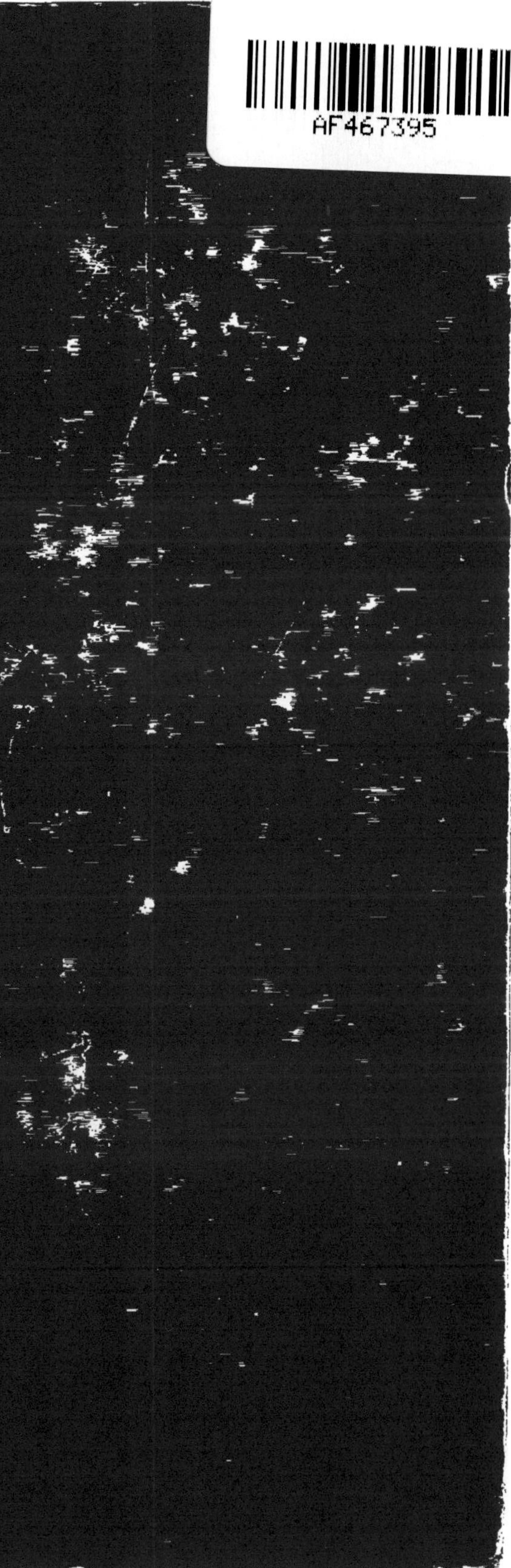

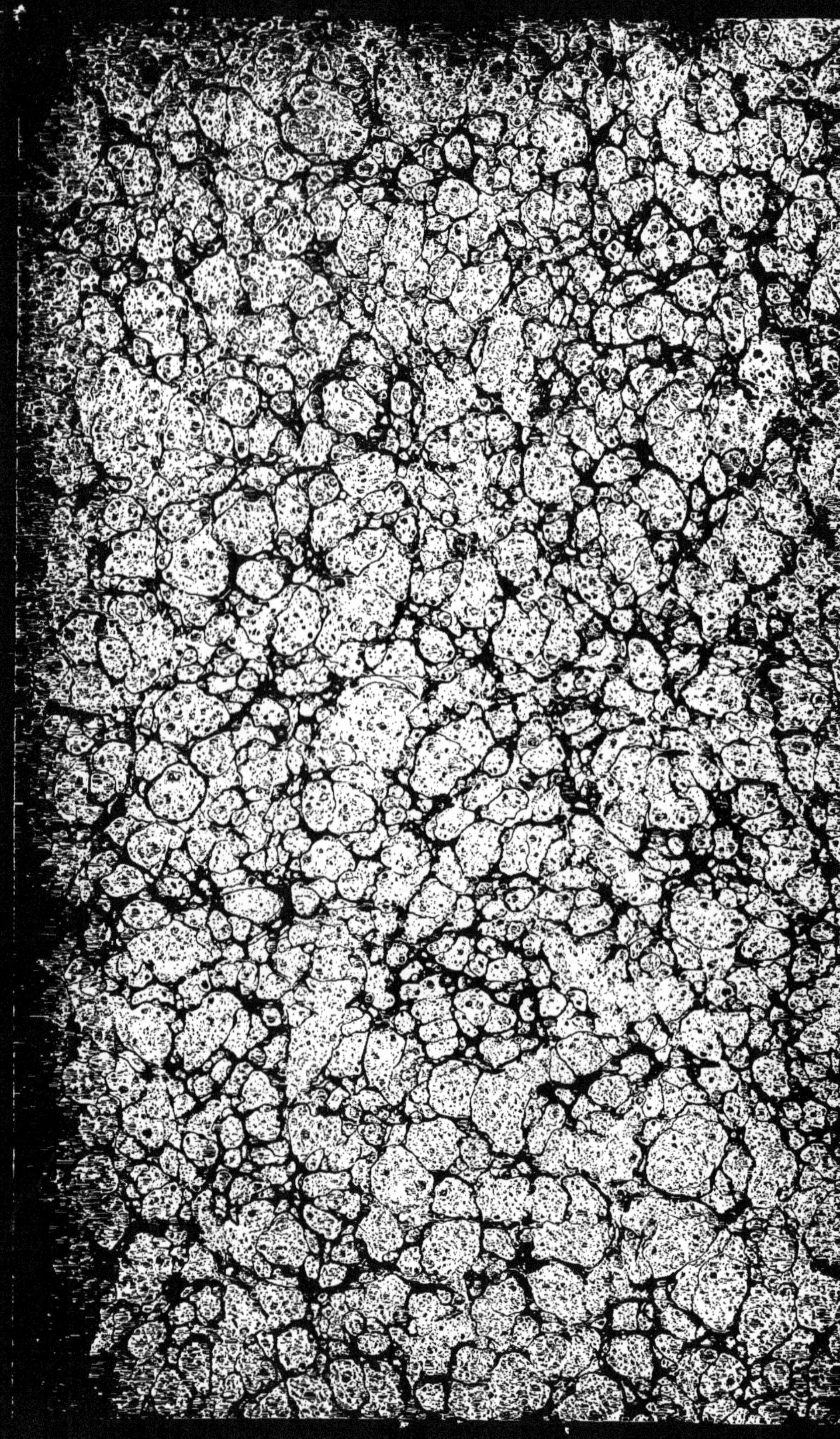

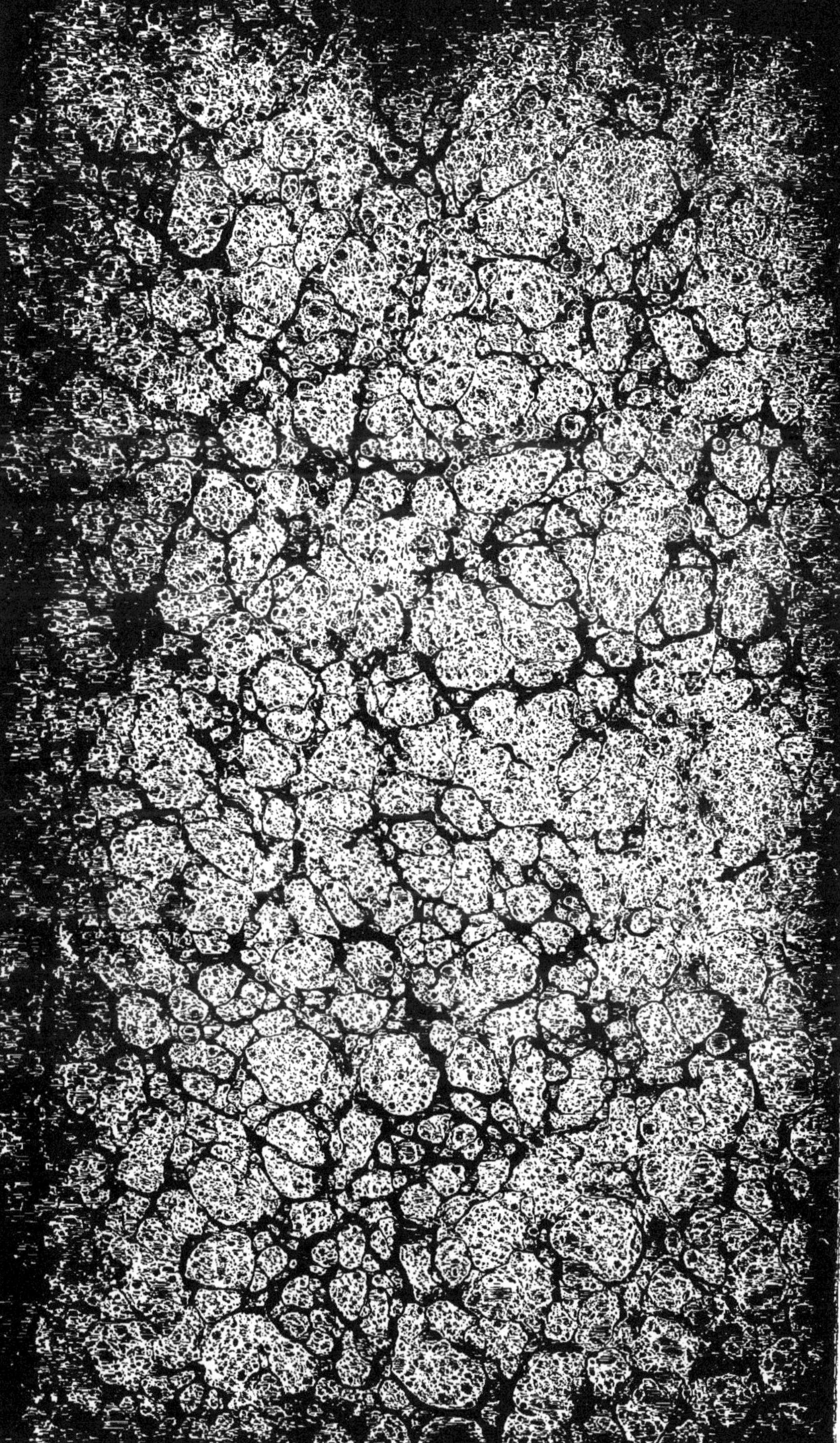

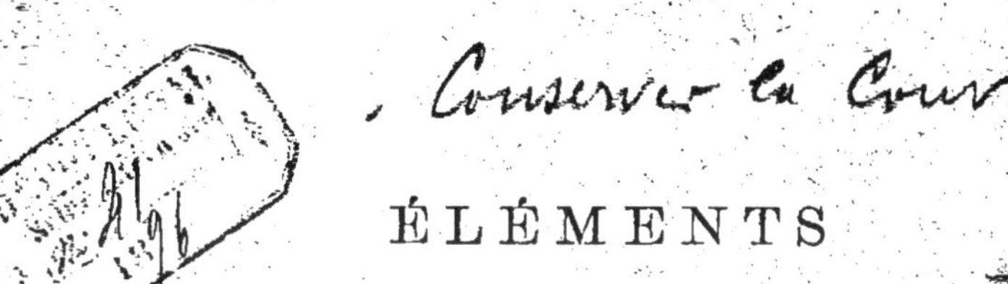

ÉLÉMENTS D'EMBRYOLOGIE

DE L'HOMME ET DES VERTÉBRÉS

LIVRE DEUXIÈME

ORGANOGÉNIE

PAR

Le Dr A. PRENANT

Professeur à la Faculté de médecine de Nancy

381 FIGURES DANS LE TEXTE

PARIS

G. STEINHEIL, ÉDITEUR

2, RUE CASIMIR-DELAVIGNE, 2

1896

ÉLÉMENTS

D'EMBRYOLOGIE

DE L'HOMME ET DES VERTÉBRÉS

IMPRIMERIE LEMALE ET Cie, HAVRE

ÉLÉMENTS
D'EMBRYOLOGIE
DE L'HOMME ET DES VERTÉBRÉS

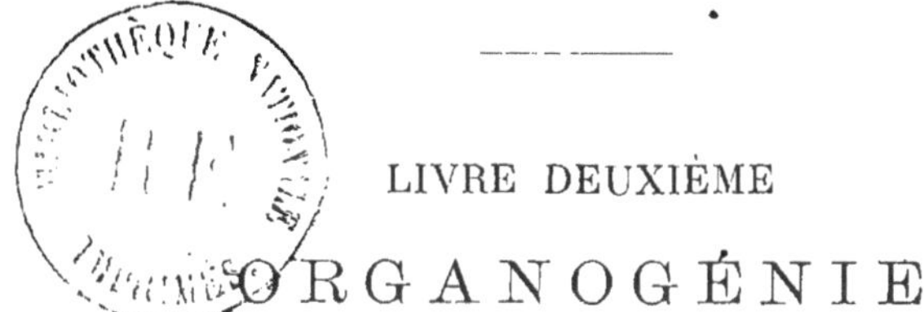

LIVRE DEUXIÈME

ORGANOGÉNIE

PAR

Le Dr A. PRENANT
Professeur à la Faculté de médecine de Nancy

PARIS
G. STEINHEIL, ÉDITEUR
2, RUE CASIMIR-DELAVIGNE, 2
1896

TABLE DES MATIÈRES [1]

PRÉLIMINAIRES

CHAPITRE I

RÉSUMÉ DES PHÉNOMÈNES EMBRYOGÉNIQUES

CHAPITRE II

PRINCIPES DE L'ORGANOGENÈSE

(1) Les numéros entre parenthèses sont ceux des figures qui correspondent au texte.

PREMIÈRE PARTIE

LE TUBE DIGESTIF ET SES ANNEXES

CHAPITRE I

DÉVELOPPEMENT DE LA BOUCHE ET DE L'ANUS. LE STOMODÆUM ET LE PROCTODÆUM

CHAPITRE II

DÉVELOPPEMENT DE L'INTESTIN RESPIRATOIRE (INTESTIN BUCCO-PHARYNGO-ŒSOPHAGIEN). L'APPAREIL BRANCHIAL ET L'APPAREIL PULMONAIRE

CHAPITRE III

APPAREIL DENTAIRE

CHAPITRE IV

DÉVELOPPEMENT DE L'INTESTIN DIGESTIF

DEUXIÈME PARTIE

SYSTÈMES NERVEUX ET TÉGUMENTAIRE

SYSTÈME NERVEUX CENTRAL

CHAPITRE I

GÉNÉRALITÉS ET PREMIERS TEMPS DU DÉVELOPPEMENT DU SYSTÈME NERVEUX CENTRAL

CHAPITRE II

HISTOGENÈSE DU SYSTÈME NERVEUX

CHAPITRE III

DÉVELOPPEMENT DE LA MOELLE

CHAPITRE IV

LE CERVEAU RHOMBOÏDAL. DÉVELOPPEMENT DE LA MOELLE ALLONGÉE, DU PONT ET DU CERVELET

CHAPITRE V

DÉVELOPPEMENT DU CERVEAU MOYEN

CHAPITRE VI

CERVEAU ANTÉRIEUR PRIMITIF ET CERVEAU INTERMÉDIAIRE

CHAPITRE VII

CERVEAU ANTÉRIEUR SECONDAIRE OU HÉMISPHÈRES CÉRÉBRAUX

APPENDICE A LA PREMIÈRE PARTIE

LE TUBE DIGESTIF ET SES ANNEXES

CHAPITRE I

CHAPITRE II

CHAPITRE III

CHAPITRE IV

APPENDICE A LA DEUXIÈME PARTIE

SYSTÈME NERVEUX CENTRAL

CHAPITRE I

CHAPITRE II

CHAPITRE III

CHAPITRE IV

CHAPITRE VI

AVANT-PROPOS

Si le même esprit qui préside à l'arrangement des matières du premier volume (Embryogénie) ordonne encore celles du tome second (Organogénie), c'est-à-dire si nous avons cherché ici encore à faire œuvre de naturaliste en groupant les faits et les mettant en doctrine suivant la loi de l'évolution, et si théoriquement l'organogénie de l'Homme ne doit être pour nous qu'un cas particulier de celle des Vertébrés, d'autre part nous n'avons pas oublié pratiquement que ce cas mérite une attention toute particulière, parce que d'abord il est le mieux connu et fournit les descriptions les mieux suivies, parce qu'ensuite, pour le plus grand nombre des lecteurs, il est le plus utile à connaître. Telles sont les raisons d'être d'une part des considérations théoriques, appuyées sur les données de l'embryologie comparée, que renferme notre volume d'Organogénie, d'autre part de l'orientation de plus en plus nette vers l'Homme qu'y présente la description des faits. Les aperçus théoriques et les données comparatives trouveront près du médecin leur justification dans la liaison utile qu'ils nous donnent des faits de l'organogénie humaine et dans la schématisation qu'ils réalisent des dispositions plus compliquées existant chez l'Homme. Les naturalistes de leur côté comprendront l'orientation des descriptions vers l'Homme, en songeant que la spécialisation progressive de notre ouvrage n'est que l'imitation harmonique de ce qui s'est passé dans la nature, où les êtres supérieurs, et l'Homme parmi eux, se sont progressivement dégagés des formes plus inférieures, mais en retenant une partie de l'organisation de ces dernières, qu'ils répètent dans leur évolution ontogénique et que nous reproduisons à notre tour dans notre Organogénie.

A ce que nous venons de dire, et à ce que nous avons exprimé déjà dans l'avant-propos de notre volume d'Embryogénie, nous n'avons rien à ajouter pour le lecteur naturaliste. Au lecteur médecin nous rappelons que c'est l'organogenèse qui le conduira le plus directement et le plus sûrement à la notion des formes et des rapports anatomiques normaux chez l'Homme, de même qu'elle le mettra en présence de l'interprétation la plus saine des dispositions tératologiques ; l'histogenèse à son tour lui tracera le croquis naturel de la structure des tissus et des organes. Nous avons essayé de satisfaire à ce triple desideratum. Dans cet ouvrage en effet, indépendamment de la description des processus organogéniques qui remplit le premier but et qui forme seule la substance habituelle des traités ou des manuels d'embryologie, nous avons introduit en outre un exposé succinct des principales malformations des organes, expliquées par les arrêts ou les perversions du développement normal, et l'histogenèse résumée de ces organes bien souvent inséparable d'ailleurs de leur organogenèse.

Pour mettre exactement à jour ce volume, nous avons donné, dans un appendice, le résumé des travaux les plus importants qui ont paru depuis le moment où les différents chapitres ont été rédigés et composés.

En terminant, nous remercions ceux qui par leurs écrits ou autrement ont fait bon accueil à notre premier volume et nous espérons que le second trouvera près d'eux la même faveur.

Dr A. PRENANT.

PRÉLIMINAIRES

CHAPITRE PREMIER

Résumé des phénomènes embryogéniques.

§ 1. — **Produits sexuels**. — La première cellule embryonnaire est formée par la conjugaison de deux éléments cellulaires du corps animal : l'**ovule** ou **cellule-œuf** et le **spermatozoïde** ou **cellule spermatique**.

a) L'ovule (fig. 1) est une cellule complète, dont le noyau (*Vg*), que l'on appelle **vésicule germinative** ou **de Purkinje**, contient une masse de *chromatine* plus ou moins considérable, concentrée d'habitude en un ou plusieurs nucléoles, les **taches germinatives** ou **de Wagner** (*tg*), et dont le corps protoplasmique, que l'on nomme **vitellus** (V), présente des caractères qu'il est tout particulièrement important de connaître pour l'intelligence des phénomènes embryogéniques. Il est (fig. 1, *d*) remarquablement riche en matériaux de réserve ou *deutoplasmiques* dérivés du protoplasma.

Deux cas extrêmes, réunis par toutes sortes d'intermédiaires, peuvent se présenter dans le mode de répartition du deutoplasma, suivant que celui-ci est peu ou très abondant. Si le deutoplasme est produit en faible quantité, il est réparti régulièrement ou à peu près dans le vitellus (Amphioxus, Mammifères) (fig. 2, A). Dans le cas contraire (Batraciens, Poissons, Oiseaux), il est distribué irrégulièrement dans la masse vitelline, et de telle sorte qu'une région du vitellus s'en surcharge, tandis que l'autre en est

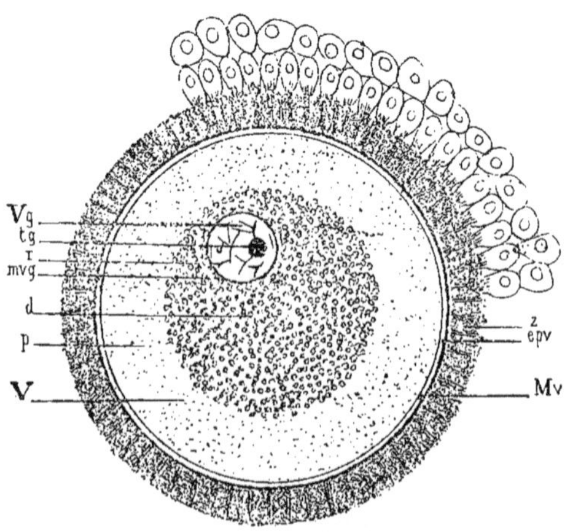

FIG. 1. — *Œuf humain* (d'après NAGEL). Cette figure est la combinaison de plusieurs dessins de l'auteur.

V, vitellus ; *p*, zone protoplasmique ; *d*, zone deutoplasmique du vitellus. — *Vg*, vésicule germinative ou noyau. — *mvg*, membrane du noyau. — *r*, réticulum nucléaire. — *tg*, tache germinative. — *Mv*, membrane vitelline. — *epv*, espace périvitellin. — *z*, zone pellucide ou radiée.

à peu près dépourvue (fig. 2, B). Celle-ci, riche en protoplasma, jouera dans le développement le rôle actif et formateur ; on l'appelle *vitellus formatif* (fig. 2, B, *vf*). Celle-là, contenant surtout des substances de réserve, n'aura qu'un rôle nutritif ; on la nomme *vitellus nutritif* (fig. 2, B, *vn*), ou simplement, par abréviation et corruption de langage, *vitellus*.

Le vitellus nutritif occupe l'un des hémisphères de l'œuf ou *hémisphère animal ;* le vitellus formatif est situé dans l'autre, dit *hémisphère végétatif*. Dans la position naturelle des œufs, l'hémisphère animal est *supérieur*, l'hémisphère végétatif *inférieur*. Il y a ainsi dans nombre d'œufs une *différenciation polaire*, telle que les deux hémisphères et par suite les deux pôles correspondants sont dissemblables. Cette différenciation polaire, bien marquée chez la Grenouille, est plus évidente encore chez la Poule, où le vitellus nutritif forme l'énorme masse du *jaune de l'œuf*, tandis que le vitellus formatif est réduit à une mince couche protoplasmique, le *disque germinatif* ou *cicatricule*. Les œufs privés de deutoplasma, les *œufs alécithes*, sont, on le conçoit aisément, beaucoup plus petits que les œufs qui renferment une quantité considérable de matériaux deutoplasmiques accumulés vers l'un des pôles de la sphère vitelline, et que l'on appelle *œufs télolécithes* (fig. 2, A et B).

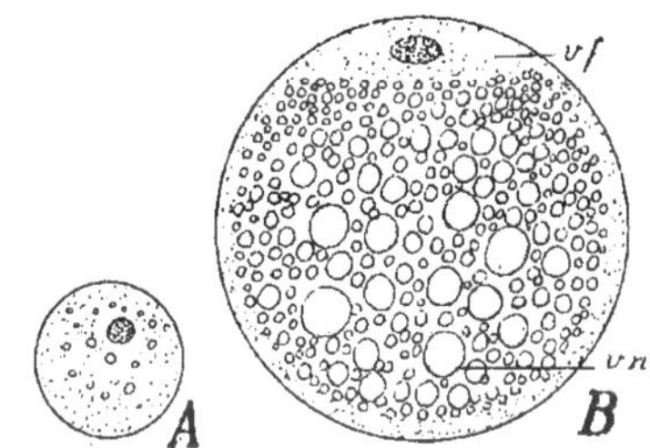

FIG. 2. -- *Schémas d'un œuf alécithe* (A) *et télolécithe* (B).
vf, vitellus formatif. — *vn*, vitellus nutritif.

b) Le spermatozoïde représente, comme l'ovule, une cellule. Mais cette cellule est très réduite et très modifiée, de sorte que ce n'est que si l'on étudie le développement du spermatozoïde, c'est-à-dire la spermatogenèse, que l'on peut se convaincre de la nature cellulaire du produit sexuel mâle, et constater alors qu'il est constitué d'un corps protoplasmique représenté par la *queue* et d'un noyau qui n'est autre que la *tête* du spermatozoïde.

§ 2. — **Phénomènes de Maturation et de Fécondation**. — Des œufs tels qu'ils ont été décrits précédemment ne sont pas capables de se développer, alors même qu'ils ont atteint leur taille normale. Si on leur ajoute du sperme mûr, ils demeurent stériles. En un mot ils ne sont pas mûrs. Pour pouvoir être fécondés, ils doivent auparavant subir une série de transformations que l'on rassemble sous le nom de **phénomènes de maturation**.

Le plus important de ces phénomènes consiste dans la production de certaines formations empruntées essentiellement à la tache germinative et accessoirement au reste du noyau ainsi qu'au vitellus.

Ces formations étant habituellement rejetées au dehors par l'œuf, la maturation nous apparaît ainsi comme un phénomène de réduction des parties constitutives de l'œuf et principalement de sa masse chromatique. Les corps ainsi éliminés par l'œuf s'appellent les **globules** ou **corpuscules polaires** (fig. 3, gp^1, gp^2). Cette élimination se fait au moyen d'une *division indirecte* (d^1, d^2), plus ou moins typique suivant les auteurs, du noyau de l'œuf et du vitellus.

On est amené à penser que cette maturation le spermatozoïde a dû aussi l'acquérir, et, comme l'œuf, au prix de l'élimination de certaines de ses parties. Mais les phénomènes de maturation du spermatozoïde sont encore mal connus.

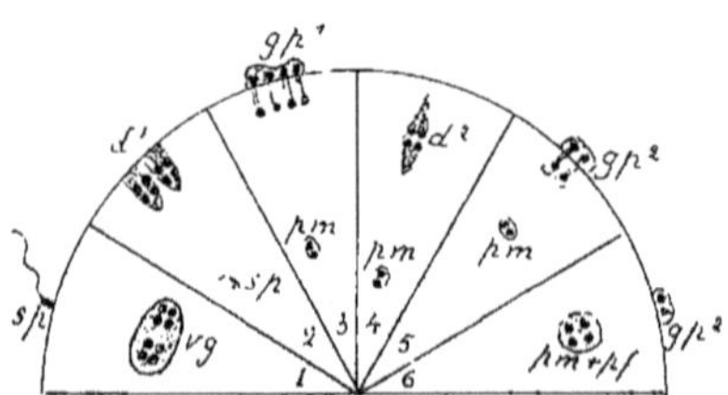

FIG. 3. — *Schéma des phénomènes de maturation et de fécondation.*

Un hémisphère de l'œuf est divisé en un certain nombre de segments 1-6, dont chacun répond à l'une des phases des phénomènes de maturation et de fécondation.

1\. — Copulation des produits sexuels. Le spermatozoïde *sp* est venu au contact de l'œuf, dont *vg* est la vésicule germinative, renfermant 8 nucléoles chromatiques.

2\. — d^1, première figure de division indirecte, grâce à laquelle un premier globule polaire sera rejeté. — *sp*, la tête du spermatozoïde.

3\. — gp^1, premier globule polaire éliminé. — *pm*, pronucléus mâle, formé par la division en deux globules chromatiques de la tête du spermatozoïde.

4\. — d^2, deuxième figure de division indirecte, pour le rejet d'un deuxième globule polaire.

5\. — gp^2, deuxième globule polaire éliminé. — Après le départ des deux globules polaires, les deux globules chromatiques qui restent dans l'œuf forment le pronucléus femelle.

6\. — *pm*+*pf*, conjugaison ou accolement du pronucléus mâle et du pronucléus femelle (fécondation proprement dite).

Une fois mûrs, ou même avant que l'œuf ait commencé de mûrir, les produits sexuels viennent au contact l'un de l'autre ; c'est l'acte de la *copulation sexuelle* (fig. 3, 1). Il ne pénètre normalement dans l'œuf qu'un seul spermatozoïde. L'acte de la *fécondation* proprement dite consiste essentiellement dans les faits suivants. La tête du spermatozoïde (2, *sp*) se transforme, au sein même du vitellus, en un noyau, le *noyau spermatique* ou *pronucléus mâle* (3, *pm*).

Ce pronucléus (4, *pm*) se confond substance à substance ou s'unit par un simple accolement avec le reste du noyau de l'œuf débarrassé des globules polaires, le *noyau de l'œuf mûr* ou *pronucléus femelle* (5, *pf*), de manière à former un corps unique, le *noyau de l'œuf mûr et fécondé* (6, *pm+pf*). S'il y a mélange des deux pronucléus, si chacun des quatre globules chromatiques de la masse *pm+pf* contient à la fois de la substance mâle et de la substance femelle, la fécondation est un phénomène de conjugaison intime, de fusion. S'il y a au contraire simple accolement, si des quatre globules de *pm+pf* deux demeurent exclusivement mâles et deux autres exclusivement femelles, la fécondation consiste dans le remplacement par le noyau spermatique des éléments du noyau de l'ovule expulsés sous forme de globules polaires, et réside dans un échange.

A la question de la fécondation se rattache étroitement celle de l'*hérédité*, que l'on peut de la manière suivante formuler en une loi. La matière qui supporte les propriétés héréditaires doit être transmise dans l'acte de la fécondation au descendant; car le descendant ressemble à ses générateurs et hérite de leur manière d'être. Comme dans la fécondation ce sont les noyaux seuls qui se conjuguent ou s'unissent, ce sont nécessairement eux qui sont le support de la matière héréditaire. De plus, le descendant ressemblant également le plus souvent au père et à la mère doit recevoir d'eux des quantités égales de propriétés héréditaires. Les noyaux mâle et femelle qui se conjuguent doivent donc être équivalents. C'est ce que vérifie l'observation; car les noyaux, ou mieux pronucléus mâle et femelle, malgré l'énorme disproportion des cellules desquelles ils dérivent (spermatozoïde et œuf), renferment la même quantité du principe essentiel, la chromatine.

§ 3. — **La segmentation**. — L'œuf fécondé représente la **première cellule embryonnaire**. Cette cellule se divise par les procédés habituels de la division indirecte : c'est-à dire que le noyau se sépare d'abord en deux (*caryodiérèse*), cette séparation s'effectuant au prix de certains mouvements (*caryocinèse*) dont les éléments du noyau et principalement les éléments chromatiques sont le siège. Vient ensuite la séparation du protoplasma en deux moitiés (*plasmodiérèse*). Ainsi se forment deux cellules embryonnaires. Chacune d'elles se divise à son tour de la même façon, et ainsi de suite. On donne à l'ensemble de ces divisions successives, soumises à des lois régulières qu'il est facile de déterminer, le nom de **segmentation**. La segmentation partage en définitive l'œuf en une pluralité de *cellules de segmentation* ou *blastomères*. Dans le cas où l'œuf était petit et pauvre en deutoplasma, celui-ci y présentant une distribution régulière, les cellules de segmentation sont toutes égales ou subégales; la segmentation est dite *égale* ou *subégale* (Amphioxus, Mammifères) (fig. 4, A, I, II, III, IV). Cependant à y regarder de plus près, on voit que les cellules de segmentation y sont franchement inégales, celles qui correspondent à l'hémisphère inférieur ou végétatif étant plus grosses. Cette inégalité est beaucoup plus marquée dans les œufs des Amphi-

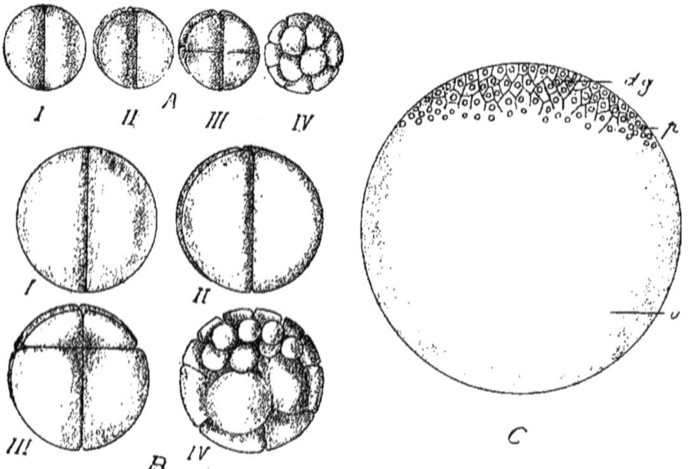

FIG. 4. — *Schémas de la segmentation et de ses principaux types.*

A, I-IV. — Phases successives de la segmentation égale.
B, I-IV. — Quatre stades successifs de la segmentation inégale.
C, Stade déjà avancé de la segmentation partielle. — *dg*, disque germinatif segmenté. — *p*, parablaste. — *v*, vitellus indivis.

biens où les cellules de l'hémisphère inférieur, surchargées de matériaux vitellins, sont notablement plus grosses ; la segmentation est dite alors *inégale* (B, I-IV).

Dans les deux cas la segmentation de l'œuf est *totale* et l'œuf est dit *holoblastique.* Dans les œufs des Poissons et des Oiseaux il arrive au contraire que le volumineux vitellus (*C,v*) (vitellus nutritif) n'est même plus entamé par la segmentation, et que l'hémisphère animal ou disque germinatif (*dg*) seul se segmente en une foule de petites cellules. La segmentation est dite alors *partielle,* et l'œuf est appelé *méroblastique.* Avec plus d'attention, on peut se convaincre toutefois que si le vitellus formatif a seul éprouvé une division cellulaire complète, portant à la fois sur les noyaux et le protoplasma, le vitellus nutritif n'est pas dans son entier demeuré indivis, mais que dans une zone voisine du vitellus formatif les noyaux embryonnaires, mais les noyaux seuls, se sont divisés, plus lentement il est vrai que dans le vitellus formatif et d'autant plus lentement qu'on s'éloigne davantage de ce dernier. Il en résulte que l'œuf segmenté d'un Poisson ou d'un Oiseau peut être partagé en trois régions superposées, confondues d'ailleurs les unes dans les autres : un disque formé de petites cellules complètement distinctes (*dg*) ; une région riche en noyaux (*noyaux vitellins*) plongés dans une masse de vitellus commune non partagée en territoires cellulaires, région appelée *parablaste* (*p*) ; une énorme masse de vitellus indivis (*v*).

§ 4. — **Produit de la segmentation. Morula et Blastula.** — L'ensemble des cellules embryonnaires qui dérivent de l'œuf segmenté s'appelle **morula** (fig. 5, A). Si la segmentation

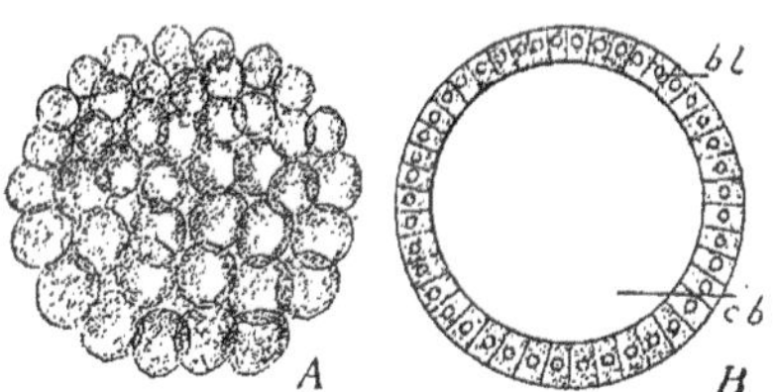

FIG. 5. — *Schémas de la Morula et de la Blastula.*

A, Morula. — B, Blastula. — *bl*, blastoderme. — *cb*, cavité de la blastula ou de segmentation.

a été totale, la morula est entièrement formée de cellules égales ou inégales entre elles. Si la segmentation a été partielle, elle est constituée par un disque segmenté, reposant sur une masse de vitellus qui superficiellement renferme les noyaux du parablaste.

Dans la morula apparaît ensuite une cavité, la *cavité de segmentation*. Par l'agrandissement de cette cavité, les cellules de segmentation, qui occupaient une situation centrale, sont refoulées à la périphérie, et la morula primitivement pleine devient une **blastula**, c'est-à-dire une vésicule (fig. 5, B). L'expression de *vésicule blastodermique*, employée à la place de celle de blastula, indique que cette vésicule est limitée par un blasderme (*bl*), c'est-à-dire une enveloppe de vésicule, enveloppe que constituent les cellules de segmentation, toutes dès à présent refoulées à la périphérie.

Dans le cas où la blastula dérive d'un œuf holoblastique à segmentation égale ou à peu près, toutes les cellules du blastoderme sont à peu près semblables, et la cavité de la blastula est à peu près centrale (fig. 6, A). Si la blastula provient d'un œuf

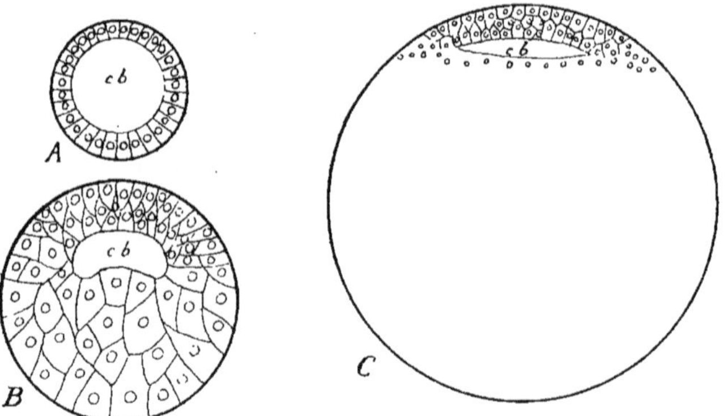

FIG. 6. — *Types de Blastula.*

A. — Blastula d'un œuf holoblastique à segmentation égale.
B. — Blastula d'un œuf holoblastique à segmentation inégale.
C. — Blastula d'un œuf méroblastique.
cb, cavité de la blastula ou de segmentation.

holoblastique à segmentation inégale (fig. 6, B), les cellules du plancher de la cavité blastuléenne, *cellules végétatives* ou *vitellines*, sont plus grosses que celles de la voûte, et la cavité de la blastula est elle même excentrique, si bien que sa voûte est manifestement plus mince que son plancher. Enfin dans un œuf méroblastique (fig. 6, C), le toit de la cavité blastuléenne est seul cellulaire, et constitue à lui seul le blastoderme tandis que la masse énorme du vitellus avec le parablaste forme le plancher de la cavité ; la blastula offre ainsi une différenciation polaire des plus accusées.

§ 5. — **Gastrula. Les deux feuillets primaires du blastoderme.** — La blastula était un germe creux, dont la cavité est limitée par une paroi très diversement conformée, souvent d'une minceur extrême en certains endroits, d'une épaisseur colossale en d'autres.

Si l'on étudie dans un cas typique, celui de l'Amphioxus, la transformation de la blastula (fig. 7, A), on observe que l'hémis-

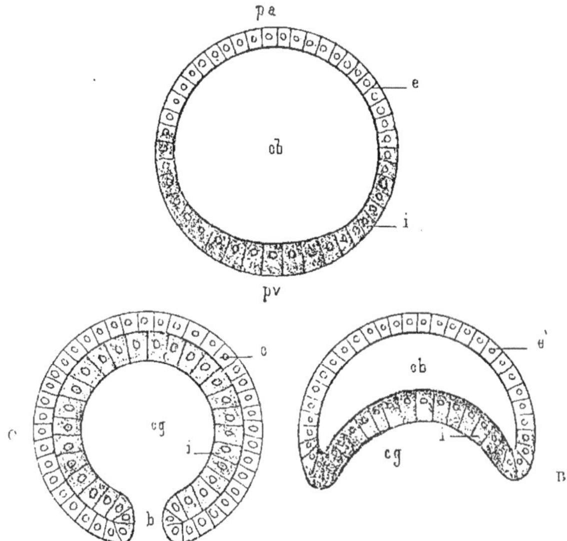

Fig. 7. — *Formation de la gastrula chez l'Amphioxus* (selon Hatschek).

A. — Blastula. — *pa*, pôle animal. — *pv*, pôle végétatif. — *cb*, cavité blastuléenne. — *e*, *i*, futurs feuillets externe et interne.

B. — Début de l'invagination gastruléenne. — *cg*, cavité de la gastrula en train de se former.

C. — Gastrula. La cavité de la blastula a disparu. — *cg*, cavité gastruléenne. — *b*, blastopore. — *e*, feuillet externe ou ectoderme. — *i*, feuillet interne ou entoderme.

phère inférieur de la blastula, répondant au pôle végétatif (*pv*) d'une blastula à différenciation polaire, s'invagine dans l'hémisphère supérieur qui correspond au pôle animal (*pa*). Cette invagination est en voie de s'opérer (fig. 7, B). Elle est effectuée en C. Le résultat de cette invagination est l'amoindrissement puis l'effacement de la cavité de segmentation (*cb*) ; c'est en même temps le développement d'une nouvelle cavité (*cg*), que limite une paroi non plus simple mais double, formée qu'elle est par les deux hémisphères de la paroi de la blastula invaginés l'un dans l'autre et intimement juxtaposés. Le germe caliciforme, creux et à double paroi, ainsi constitué se nomme la **gastrula**.

Le processus qui lui donne naissance est la **gastrulation**. La cavité de la gastrula (*cg*) s'appelle l'**intestin primitif**, ou *mésentéron*, ou encore *archentéron* ; elle s'ouvre au dehors par un large orifice, la **bouche primitive** ou **blastopore** (*b*). Les deux couches cellulaires (*e*, *i*), dont se compose la paroi de la gastrula et qui se continuent l'une par l'autre au niveau des bords de l'orifice ou *lèvres du blastopore*, portent le nom de **feuillets germinatifs** ou **blastodermiques primaires**, et se distinguent par leur situation respectivement en **feuillet germinatif externe** et **feuillet germinatif interne**, appelés aussi **ectoderme** et **entoderme**, ou **ectoblaste** et **entoblaste**, ou encore **épiblaste** et **hypoblaste**.

Cette forme larvaire, la gastrula, qui est une phase transitoire du développement individuel ou *ontogénétique* des différentes espèces de Vertébrés et par exemple de l'Amphioxus, se retrouve définitivement fixée chez des animaux inférieurs tels que les Cœlentérés. Elle représente chez eux, ainsi que l'a formulé Hæckel conformément à la doctrine de la descendance dans sa *théorie de la Gastraea*, un des stades de l'évolution spécifique ou *phylogénétique* des animaux supérieurs aux Cœlentérés, tels que le sont les Vertébrés et par exemple l'Amphioxus.

La gastrula de l'Amphioxus, constituée par un processus de gastrulation, l'invagination, qui est certainement primitif, *reproduit* sans aucun doute un type ancien qui s'est conservé héréditairement ici dans toute sa pureté ; c'est une gastrula *palingénétique*. Chez les autres Vertébrés au contraire, la présence du vitellus dans l'œuf faisant obstacle à la gastrulation par invagination a modifié le processus primitif, a placé la gastrula dans des conditions *nouvelles* de développement, si bien que le type ancien transmis héréditairement a été masqué plus ou moins par des déformations secondaires ; la gastrula est devenue *cœnogénétique*.

Les Mammifères ne font pas exception, bien que leurs œufs soient à peu près dépourvus de vitellus. Car ce groupe descend, en commun avec les Oiseaux et les Reptiles dont les œufs sont obérés de vitellus, d'un même prototype, le Protamniote, également à vitellus. On comprend alors que la déformation coenogénétique, qui s'est exercée jadis sur la gastrula du Protamniote, se soit maintenue héréditairement chez les Mammifères, quand les œufs de ceux-ci, par suite de circonstances particulières, ont perdu leur vitellus.

L'existence, chez les Vertébrés supérieurs à l'Amphioxus, d'une gastrulation comparable à celle de l'Amphioxus et d'une gastrula homologue à celle de ce dernier est un fait avéré ; mais on ne connaît pas encore tous les termes de la comparaison, et l'ensemble des homologies nous échappe encore (1). En tout cas, voici ce que l'on peut établir avec certitude. Il se fait chez les Vertébrés supérieurs une invagination du blastoderme très réduite, qui représente la cavité de la gastrula de l'Amphioxus (fig. 8, *cg*). La partie invaginée du blastoderme est un véritable entoderme, un *entoderme gastruléen* (*i*), mais on est amené à considérer également comme entoderme et à qualifier d'*entoderme vitellin*, le vitellus avec les noyaux vitellins (*v*), qui se seraient invaginés si la surcharge vitelline n'y avait mis obstacle. L'invagination consiste du reste soit dans un reploiement des bords du blastoderme (A), soit dans un enfoncement en doigt de gant communiquant avec l'extérieur par un orifice étroit. Cet orifice ne correspond d'ailleurs qu'à une partie du blastopore de l'Amphioxus, la majeure partie de ce blastopore étant représentée par une formation particulière, la **ligne primitive** (fig. 8, B, *lp*). Celle-ci,

(1) Pour l'examen de cette comparaison et l'étude de ces homologies et en général pour toute la question de la gastrula, nous renvoyons au tome premier de cet ouvrage, ne pouvant ici donner qu'un aperçu des faits et des considérations théoriques qui s'y rattachent.

vue en coupe dans la figure 8, se montre sur le blastoderme vu de face sous la forme d'une bande antéro-postérieure plus som-

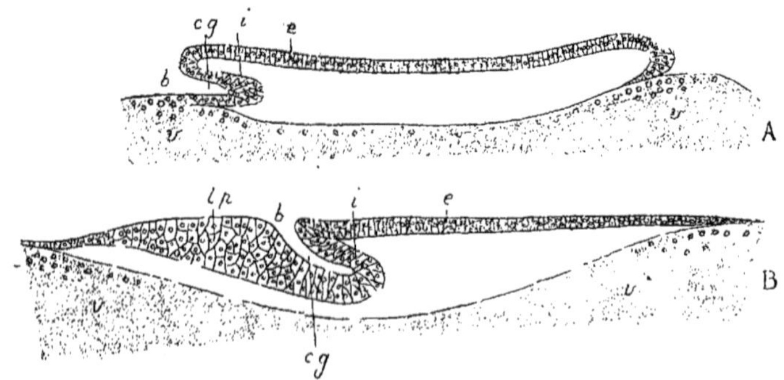

FIG. 8. — *Gastrulation des Vertébrés* (figures schématiques).

A. — Gastrulation chez les Sélaciens.

B. — Gastrulation chez les Amniotes. Coupes longitudinales et médianes du germe. — *cg*, cavité de la gastrula. — *b*, blastopore. — *lp*, ligne primitive. — *e*, ectoderme. — *i*, entoderme (entoderme vrai ou gastruléen). — *v*, vitellus avec les noyaux vitellins (entoderme vitellin).

bre, occupant la ligne médiane du blastoderme (*plaque axiale*) (fig. 9, A, *p*). Elle n'est autre qu'un orifice blastoporique allongé

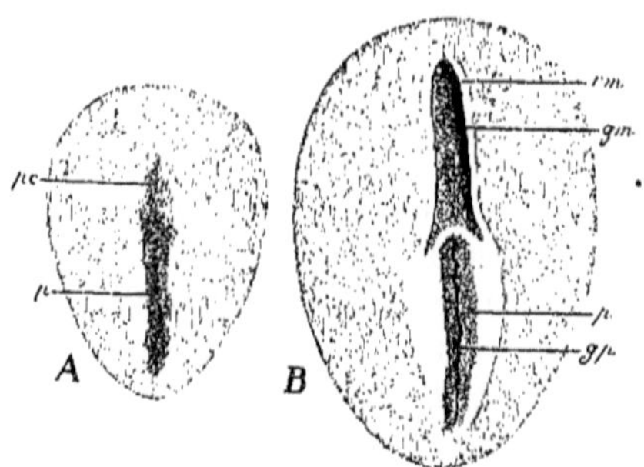

FIG. 9. — *Aires embryonnaires du Lapin en deux stades successifs du développement* (demi-schématiques).

A est le stade le plus jeune. — *pc*, prolongement céphalique (début de l'ébauche embryonnaire). — *gm*, gouttière médullaire bordée par les replis médullaires *rm*. — *p*, ligne primitive. — *gp*, gouttière primitive.

dont les lèvres se seraient soudées ; on a la trace de cette soudure dans une gouttière peu profonde, la *gouttière primitive* (fig. 9, B, *gp*), qui court le long de la ligne primitive.

Le germe offre au stade de gastrula une symétrie bilatérale évidente : on peut en effet déjà distinguer les futures extrémités céphalique et caudale, les futures faces ventrale et dorsale de l'ébauche embryonnaire. La bouche ou la ligne primitive indique l'extrémité caudale ; la face ventrale est marquée par l'endroit où se trouve le matériel vitellin. A cette époque (fig. 9, A), la ligne primitive (*p*) avec l'ébauche embryonnaire qui la prolonge en avant sous forme d'un *prolongement céphalique* (*pc*) forment ensemble les organes essentiels de l'**aire** ou **tache embryonnaire**, région du blastoderme où se formera l'embryon, différenciée elle-même au sein d'une plage claire, l'**aire transparente**.

§ 6. — **Les deux feuillets primaires de la gastrula. Leurs transformations, leur destinée.** — Les transformations ultérieures que subissent les feuillets primaires de la gastrula sont les suivantes.

L'ectoderme primaire se différencie en donnant l'**épiderme** et le **système nerveux central**. Pour former ce dernier, l'ectoderme s'épaissit le long de la ligne médiane dorsale de l'ébauche de l'embryon en une *plaque neurale* ou *médullaire* (fig. 10, I) ; celle-ci se déprime en un sillon, la *gouttière neurale* ou *médullaire*, bordé par des replis médullaires (II et III), que l'on voit de face (fig. 9, B, *gm*, *rm*) ; cette gouttière, par la coalescence de ses bords, se transforme en un tube, le *tube neural* ou *médullaire* (fig. 10, IV). Tout ce qui de l'ectoderme n'a pas été employé à la constitution du tube médullaire devient l'**épiderme**.

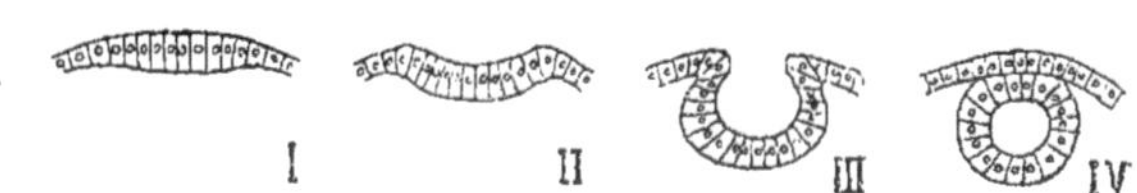

FIG. 10. — *Schémas de la formation du tube médullaire chez les Amniotes* (coupes perpendiculaires à l'axe de l'ébauche embryonnaire).

I, plaque médullaire continue avec le reste de l'ectoblaste. — II, sillon médullaire. — III, tube médullaire presque clos. — IV, tube médullaire complètement fermé et indépendant de l'ectoblaste.

Les transformations de l'entoderme primaire sont plus compliquées. Etudiées chez l'Amphioxus comme type (fig. 11, A et B), on voit que la voûte de la cavité intestinale primitive (*ci*) se creuse en gouttières qui sont au nombre de trois, une médiane et deux latérales (fig. 11, A). La première est l'ébauche de la **corde**

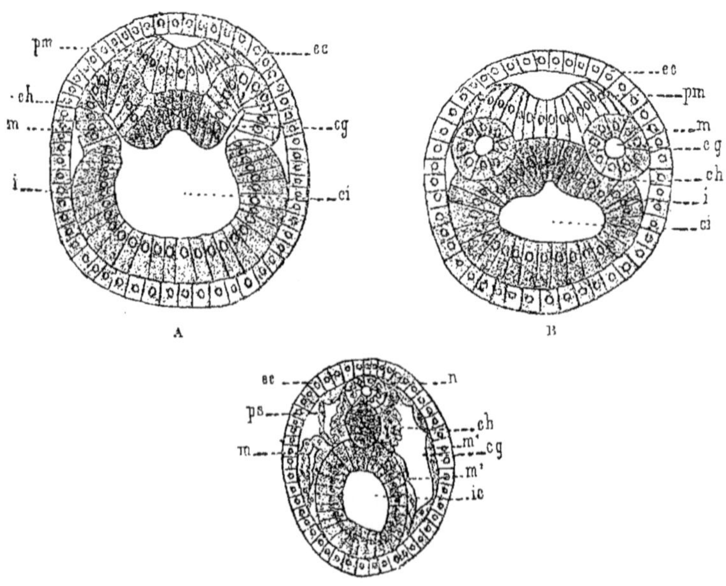

FIG. 11. — *Coupes transversales du germe de l'Amphioxus en des stades de développement différents* pour montrer les formations dérivées de l'entoderme (d'après HATSCHEK).

En A et B, *ec*, ectoderme. — *i*, entoderme. — *pm*, plaque médullaire déprimée en gouttière. — *ch*, corde dorsale. — *m*, mésoderme. — *ci*, cavité intestinale primitive. — *cg*, cavité générale.
En C, mêmes lettres. — *n*, tube nerveux ou médullaire. — m^1, m^2, feuillets pariétal et viscéral du mésoderme. — *ps*, segment primitif. — *ic*, cavité intestinale définitive.

dorsale (*ch*) et représente ainsi une *gouttière cordale ;* cette gouttière devient ensuite un cordon plein, la corde dorsale. Les gouttières latérales (A, *cg*) s'isolent de même de la cavité intestinale primitive et constituent alors (B, *cg*) des cavités closes, les *sacs cœlomiques*, dont l'ensemble forme le **cœlome** ou **cavité générale.** Ces sacs s'étendent de plus en plus loin entre les feuillets primaires jusqu'à la face ventrale de la larve.

Leur paroi, occupant une situation intermédiaire entre l'ectoderme et l'entoderme, peut être appelée **feuillet moyen**, **méso-**

derme ou **mésoblaste** (fig. 11, C, *m*). Le feuillet moyen se compose d'ailleurs de deux lames qui comprennent entre elles le cœlome ; l'une externe est le *mésoderme pariétal* ou *somatique* ou encore *feuillet pariétal moyen* (C, m^1) ; l'autre interne est le *mésoderme viscéral* ou *splanchnique* ou encore *feuillet viscéral moyen* (C, m^2). L'ectoderme et le mésoderme pariétal accolés forment la *somatopleure* ; l'entoderme et le mésoderme viscéral juxtaposés constituent la *splanchnopleure*.

Ce qui reste de l'entoderme primitif après le départ du mésoderme et de la corde dorsale forme l'*entoderme définitif*. Ce qui subsiste de la cavité intestinale primitive après isolement des gouttières de la corde et du cœlome est la *cavité intestinale définitive* (fig. 11, C, *ic*).

Chez les Vertébrés supérieurs l'évolution de l'entoderme primaire est passablement différente, bien que directement dérivée de celle que présente le type précédent.

La différence consiste d'abord en ce qu'il n'y a pas produc-

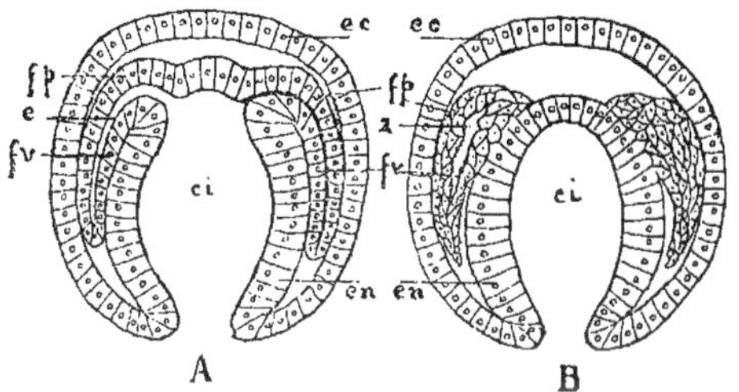

FIG. 12. — *Schémas de l'entérocœle et du schizocœle.*

A, entérocœle. — B, schizocœle. — *ec*, ectoderme. — *en*, entoderme. — *ci*, cavité intestinale primitive, — *e*, entérocœle. — *z*, schizocœle. — *fp*, *fv*, feuillets pariétal et viscéral du mésoderme.
En A, à gauche, l'entérocœle est une fente perméable ; à droite cette fente est virtuelle par accolement de ses parois.
En B, à droite, stade où le mésoderme n'est pas encore creux ; la cavité générale existe du côté gauche qui représente un stade plus avancé.

tion de gouttières du cœlome ; mais le mésoderme naît de la paroi entodermique de la cavité intestinale comme un bourgeon plein, qui ultérieurement seulement se délamine en feuillets pariétal et viscéral par l'apparition dans son épaisseur d'une cavité cœlomique. Tandis que la cavité du cœlome qui doit son origine à un diverticule parti de l'intestin primitif (fig. 12, A, *e*) porte le nom d'*entérocœle*, on appelle *schizocœle* celle qui se forme indépendamment de l'intestin primitif par fissuration du mésoderme (B, *z*). Dans la *théorie du cœlome* des frères Hertwig, le véritable cœlome est celui qui se forme par le mode entérocœlique, et le vrai mésoblaste celui qui se constitue par un plissement creux de l'entoblaste ; la dignité de cœlome n'appartient pas au schizocœle, non plus que celle de mésoblaste au feuillet moyen formé par un bourgeon plein de l'entoblaste.

En second lieu et surtout, les Vertébrés supérieurs se distinguent de l'Amphioxus en ce que chez eux tout l'entoderme primaire vrai formé par invagination du blastoderme, se transforme pour donner la corde et le mésoderme, et que par suite l'entoderme définitif, paroi de l'intestin définitif, a une autre origine.

§ 7. — **Le Parablaste.** — Dans les œufs chargés de vitellus, et possédant par conséquent un parablaste, celui-ci intervient dans la constitution de la paroi intestinale, et forme une membrane que nous avons appelée déjà, en raison de son origine, entoderme vitellin. Le parablaste fournit encore un ensemble d'éléments qui représentent un *mésoderme vitellin*, un *mésenchyme*. De même que le parablaste n'était que l'ensemble des cellules embryonnaires incomplètement différenciées, et ne différait pas essentiellement des cellules de segmentation composant le blastoderme, de même il faut bien se garder de voir dans les produits du parablaste, l'entoderme vitellin et le mésenchyme, des formations isolées dues à un processus embryologique singulier. Tout au contraire, la différenciation de l'entoderme vitellin et celle du mésenchyme représentent des processus d'invagination apotypiques (dérivés du type) et frustes d'une masse embryonnaire non édifiée en feuillet, non différenciée en épithélium et par suite impuissante à s'invaginer ; l'entoderme vitellin et le mésenchyme sont l'état imparfait de l'entoderme gastruléen vrai et du mésoderme.

L'entoderme vitellin forme vraisemblablement seul la paroi du tube digestif des Vertébrés supérieurs.

Quant au mésenchyme, son existence a été mise en doute. Son

origine parablastique a été niée parce que chez certains animaux on a vu le parablaste s'atrophier. D'autre part, sa destinée, qui consisterait dans la production des tissus conjonctifs et du sang dont il serait même la source unique, a été également rejetée ; et l'on a attribué au mésoderme lui-même la formation des tissus conjonctifs et du sang.

Il est établi par des recherches récentes qu'il se fait tardivement aux dépens du mésoderme (fig. 13, *m*) une production d'élé-

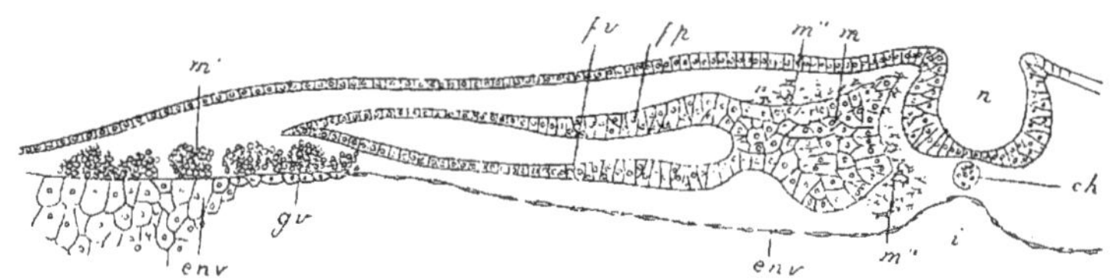

FIG. 13. — *Diagramme des formations mésenchymateuses, d'après une coupe transversale schématique du blastoderme du Poulet.*

ments pareils à ceux du mésenchyme (*m'*), qui sont aussi le point de départ de tissus conjonctifs, et que l'on peut distinguer comme *mésenchyme secondaire* (*m''*). Outre la distinction d'origine, il y a encore, entre le mésenchyme d'origine parablastique et le mésenchyme secondaire que produit le mésoderme, cette autre différence d'ordre topographique, que le premier est situé à la périphérie du blastoderme, en dehors de l'ébauche embryonnaire, tandis que l'autre, formé aux flancs du mésoderme, appartient à l'ébauche même de l'embryon (fig. 13). Il suit de là que le premier devra pénétrer en direction centripète dans le rudiment embryonnaire en dehors duquel il est primitivement situé.

Le germe mésenchymateux est situé à la surface de l'entoderme, entre lui et le feuillet viscéral du mésoderme ; en cette situation il a pu être nommé *feuillet intermédiaire*, de même que par sa destinée il mérite le nom de *feuillet vasculaire* (fig. 13, *fv*). Les cellules qui le constituent s'agencent en un réseau de cordons et en îlots cellulaires interposés.

Les cordons cellulaires se creusent par sécrétion de liquide ; par ce même fait se développent et la paroi endothéliale des vaisseaux sanguins (fig. 14 et 15, *ev*), et leur contenu cellulaire, les corpuscules du sang, ceux-ci étant réunis en groupes qu'on appelle

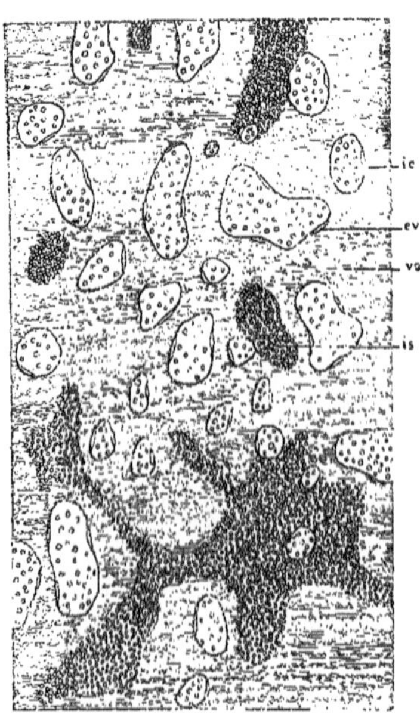

FIG. 14. — *Fragment de l'aire vasculaire du disque germinatif du Poulet*, vu de face (d'après DISSE).

vs, réseau des voies sanguines. — *is*, îles de sang situées dans ce réseau. — *ic*, plages plus claires, comprises dans les mailles du réseau, ou îles de substance. — *ev*, endothélium vasculaire appliqué sur les îles de substance qu'il sépare des vaisseaux.

îles du sang (fig. 14, *is*). Les îlots compris dans les mailles du

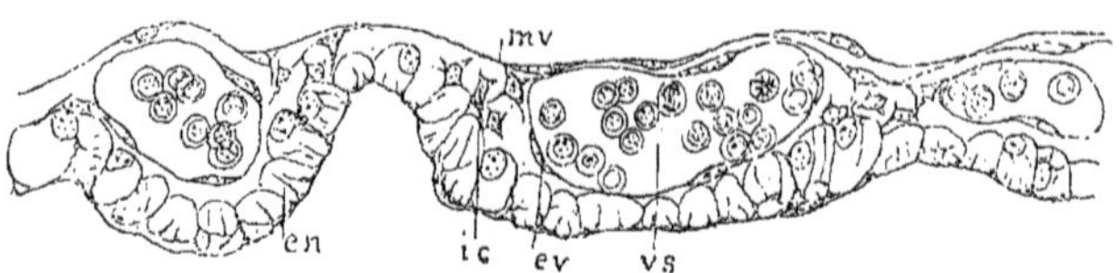

FIG. 15. — *Coupe de la partie périphérique (aire vasculaire) du blastoderme d'un embryon de Poulet, vers la 30e heure.*

en, entoderme vitellin. — *mv*, mésoderme viscéral. — *vs*, vaisseaux sanguins avec globules sanguins. — *ic*, ilots de cellules connectives. — *ev*, endothélium vasculaire.

réseau de cordons, ou *îles de substance* (fig. 14 et 15, *ic*), deviennent la substance conjonctive embryonnaire. La région du blastoderme, dans laquelle prennent naissance les îles de sang avec les vaisseaux et les îles de substance, s'appelle l'**aire vasculaire** ; elle est limitée extérieurement dans nombre de cas par un vaisseau annulaire, le *sinus terminal*.

§ 8. — **Constitution de l'embryon. Sa forme extérieure.** — Pendant que se déroulent ces processus, l'ébauche embryonnaire se sépare, au moyen de replis, du blastoderme qui l'environne, tandis que celui-ci s'étend de plus en plus sur la sphère vitelline et finit par l'envelopper complètement. L'extrémité antérieure de l'ébauche embryonnaire, séparée par un *repli céphalique* de la région correspondante du blastoderme (fig. 16, *gl'*), devient la **tête** de l'embryon ; l'extrémité postérieure se trouve délimitée

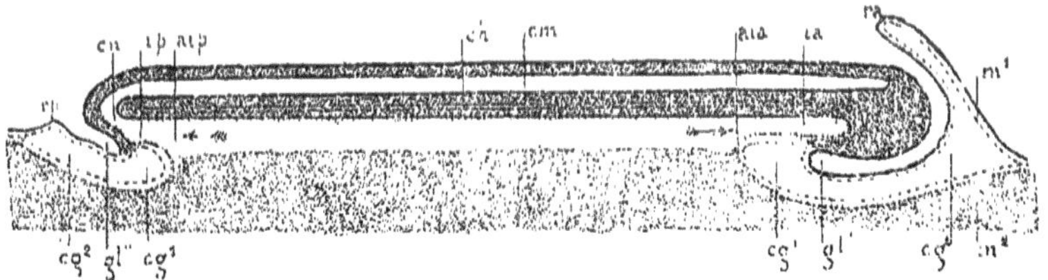

FIG. 16. — *Coupe longitudinale schématique d'un embryon de Poulet* (d'après O. HERTWIG).

cm, canal médullaire. — *ch*, corde dorsale. — *ia*, *ip*, intestins antérieur et postérieur. — *aia*, *aip*, aditus intestinalis anterior, aditus intestinalis posterior. — *gl'*, *gl''*, gouttières limitantes antérieure et postérieure. — *cn*, canal neurentérique. — cg^1, cg^2, parties embryonnaire et extra-embryonnaire de la cavité générale. — m^1, m^2, feuillets somatique et splanchnique du mésoderme. — *ra*, *rp*, replis antérieur et postérieur de l'amnios. — Le feuillet moyen est indiqué par les traits -------- ; le feuillet interne l'est par le trait xxxxxxx ; le feuillet externe est marqué par un trait simple et continu.

de la même manière par un *repli caudal* (*gl''*) et forme la **queue** ; des *replis latéraux* isolent du blastoderme les **flancs** et plus tard la **paroi ventrale** de l'embryon.

Les gouttières qui limitent l'embryon séparent ainsi chacun des divers feuillets en deux régions, *l'une embryonnaire*, *l'autre extra-embryonnaire*. Le processus de plissement atteignant donc la splanchnopleure, il en résulte que la portion d'intestin que renferme la proéminence céphalique s'individualisera sous la forme d'un tube, l'*intestin céphalique antérieur* (fig. 16, *ia*), de même que la portion d'intestin située dans la protubérance caudale deviendra l'*intestin terminal* ou *postérieur* (fig. 16, *ip*). Ces deux portions du tube intestinal sont encore fermées du côté de l'extérieur, et ne s'y ouvriront que plus tard, l'une par la bouche, l'autre par l'anus ; mais elles communiquent avec la partie moyenne de l'intestin, demeurée encore à l'état de gouttière et indistincte de la cavité vitelline, par des orifices qui sont respectivement les *aditus anterior* et *posterior ad intestinum* (*aia*, *aip*).

On donne à la région extra-embryonnaire du blastoderme, étendue tout autour de la sphère vitelline ou ovulaire, le nom de **sac vitellin**, parce que chez les animaux qui ont un vitellus (pl. I, fig. 5, *v*), celui-ci s'y trouve compris ; et l'on distingue un *sac vitellin externe* ou *cutané* (*svc*) formé par la somatopleure extra-embryonnaire, et un *sac vitellin interne* ou *intestinal* (*svi*) constitué par la splanchnopleure extra-embryonnaire, l'un et l'autre étant séparés par le cœlome extra-embryonnaire (cg^2). Par les progrès des gouttières limitantes il arrive que la région de transition entre l'embryon et le reste de l'œuf devient de plus en plus étroite et se réduit aux dimensions d'un pédicule reliant le sac vitellin à l'embryon (pl. I, fig. 5). De même que l'on distingue un sac vitellin cutané et un sac vitellin intestinal, de même on peut dire que le pédicule se compose d'un pédicule cutané attaché à l'embryon suivant une insertion circulaire qui est l'*ombilic cutané* (marqué sur les figures de la planche par un double trait courbe rouge et noir) et d'un pédicule intestinal qui est le *conduit vitellin* proprement dit inséré par un ombilic intestinal (indiqué par un double trait curviligne bleu et noir).

Dans l'extension du blastoderme autour de la sphère ovulaire, le mésoderme, plus tardivement formé, demeure en retard sur les autres feuillets. Il se comporte aussi d'une façon un peu particulière ; ainsi il respecte une région peu étendue, de forme semi-lunaire, située en avant de l'embryon, la *zone amésodermique*, qui demeure uniquement formée par l'ectoderme et l'entoderme.

La *forme* de l'embryon une fois isolé du blastoderme présente des particularités dignes de remarque, et spécialement des flexions de l'axe du corps. Il y a une flexion sur l'axe transverse de l'embryon, consistant en ce que le corps s'incurve à ses deux extrémités sur la face ventrale et se recourbe si fort que la tête et la queue viennent à se toucher. Au 3e jour de l'incubation chez le Poulet, la flexion céphalique est très nette ; comme elle porte sur la partie antérieure de la tête, on peut lui donner le nom de « flexion céphalique antérieure » ; le sommet de la courbure ainsi produite est le *vertex*. A cette première flexion s'en ajoute une autre, qui frappe la région postérieure de la tête et peut être appelée « flexion céphalique postérieure » ; le point culminant de la courbure qu'elle détermine est la *nuque*. Il se fait également une torsion sur l'axe longitudinal, telle que chez le Poulet, le tronc restant appliqué par la face ventrale sur le vitellus, la tête se contourne pour venir appliquer sa face gauche sur le même plan. Chez le Lapin il existe de même une torsion spiroïde de l'embryon, surtout marquée pour l'extrémité postérieure du corps, qui peut être complètement recourbée en hameçon. L'embryon humain n'échappe pas à ces phénomènes de flexion ; mais dans les stades très jeunes il paraît présenter d'abord au lieu d'une courbure à concavité ventrale une flexion transverse en sens opposé, plus ou moins forte suivant les embryons examinés.

La *constitution* de l'embryon à cette époque doit être étudiée sur des coupes transversales et longitudinales.

Sur des coupes transversales (fig. 6 et 7 de la pl. I), on observe d'abord comment l'embryon est séparé du blastoderme extra-embryonnaire par des gouttières limitantes (*gl*), et l'on trouve les organes principaux suivants : l'épiderme ; le tube nerveux (*n*), constitué par plusieurs assises cellulaires ; la corde dorsale (*ch*), cordon arrondi situé au-dessous du tube nerveux ; le mésoderme avec ses deux feuillets pariétal et viscéral (m^1, m^2) comprenant entre eux la cavité générale ou cœlome (cg^1) ; le tube digestif encore à l'état de gouttière (*i*) ouverte en dessous dans la cavité vitelline ; enfin entre tous ces organes des éléments formant dans leur ensemble le mésenchyme, et dérivés suivant les auteurs soit du mésenchyme formé à la périphérie du blastoderme et immigré secondairement dans l'embryon, soit du mésenchyme constitué sur place par les parois mésodermiques du cœlome, soit enfin peut-être de tous les deux.

Les coupes longitudinales sont surtout intéressantes à étudier pour la région postérieure de l'embryon. Chez l'Amphioxus et chez les Amphibiens, on voit le blastopore, qui répond à l'extrémité postérieure de l'ébauche embryonnaire, se rétrécir de plus en plus, jusqu'à ne plus représenter qu'une ouverture étroite. Quand maintenant (fig. 17, A) le sillon médullaire dans cette région s'est

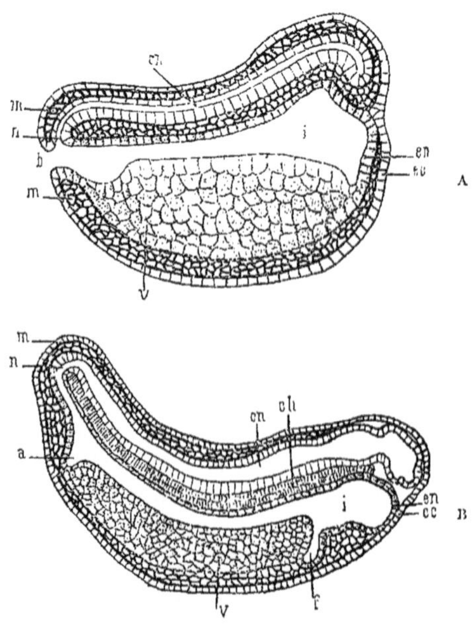

FIG. 17. — *Coupes longitudinales d'embryons de Batracien* (d'après GOETTE).

A, *embryon de Grenouille*.

B. *embryon de Bombinator*, plus âgé que le précédent.

cn, canal neural, — *n*, canal neurentérique. — *i*, canal intestinal. — *b*, blastopore. — *m*, mésoderme. — *v*, cellules vitellines. — *en*, endoderme. — *ec*, ectoderme. — *ch*, corde dorsale. — *a*, diverticule de l'intestin au niveau duquel se formera l'anus. — *f*, diverticule de l'intestin qui donnera naissance au foie.

fermé en un tube, la bouche primitive (*b*) et par suite l'intestin (*i*) arrivent à communiquer avec le tube nerveux (*cn*). Quand le blastopore est complètement obturé, l'intestin n'a plus d'autre débouché que le tube nerveux (fig. 18, B). Il existe alors un canal en forme de siphon, dont la branche supérieure est représentée par le tube nerveux, la branche inférieure par le tube digestif; on l'appelle pour cette raison le *canal neurentérique* (fig. 17, *n*). Le canal neurentérique finit par s'oblitérer, tandis qu'il se crée un nouvel orifice intestinal, qui est l'*anus* (anus primitif ou cloaque) (B, *a*).

Chez les Vertébrés supérieurs, on retrouve, il est vrai déformée, la communication neurentérique de l'Amphioxus et des Amphibiens, et il se forme aussi secondairement un anus. Le canal neurentérique, qui est très fugace, s'ouvre à l'extérieur par l'orifice blastoporique demeuré perméable à l'extrémité antérieure de la ligne primitive ; de là il se dirige obliquement en avant pour s'ouvrir en bec de flûte par la gouttière de la corde dorsale dans la cavité intestinale primitive ménagée entre le blastoderme et le vitellus ou ce qui en tient lieu (fig. 18, B, *c*). Quand la gouttière médullaire est devenue un canal (C, *cm*), celui-ci communique avec la cavité intestinale par un véritable conduit neurentérique (C, *c*). Ce conduit recule ensuite de plus en plus en arrière, à mesure que s'allongent dans le même sens la corde dorsale (C, de *ch* à *ch'*) et le tube médullaire (de *m* à *m'*). Le blastopore n'a pas ici à se fermer, ainsi que cela était le cas pour l'Amphioxus et les Amphibiens, puisqu'il l'est déjà sous la forme de ligne primitive (fig. 19,

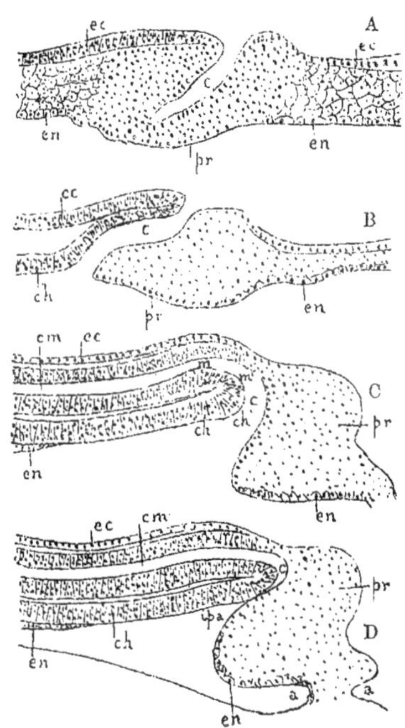

FIG. 18. — *Quatre coupes schématiques, longitudinales et médianes, de la partie postérieure de l'ébauche embryonnaire et de la ligne primitive chez des embryons de Lézard d'âge différent.* (Les coupes A et B imitées de STRAHL.)

A est le stade le plus jeune. — *c*, invagination et canal neurentérique. — *ipa*, intestin post-anal ou caudal. — *pr*, ligne primitive. — *ec*, ectoderme. — *en*, entoderme. — *ch*, corde dorsale — *cm*, canal médullaire. — En C, de *m* à *m'*, de *ch* à *ch'*, portions surajoutées du tube médullaire et de la corde. — En D, *a*, *a*, les dépressions ectodermique et entodermique desquelles l'anus prend naissance.

pr). A l'extrémité la plus reculée de la ligne primitive, c'est-à-dire du blastopore des Vertébrés supérieurs, l'ectoderme et l'entoderme sont en contact sans interposition de mésoderme et forment une sorte de membrane, la *membrane anale* ou *cloacale* (D, *a*, *a*), dont la perforation donnera lieu à l'anus. Le canal neurentérique s'oblitérant, l'extrémité de l'intestin postérieur qui se continuait par ce canal deviendra un cul-de-sac, auquel on donne le nom d'*intestin post-anal* (D, *ipa*), parce qu'il est placé en arrière de l'anus quand celui-ci, par suite de l'incurvation de l'extrémité postérieure de l'embryon se sera déplacé du côté ventral et en avant, ou bien encore le nom d'*intestin caudal* parce qu'il est situé dans l'épaisseur de la queue, laquelle dérive de la ligne primitive. Ainsi l'on peut dire que le canal neurentérique n'est que la partie la plus antérieure du blastopore des Vertébrés supérieurs, demeurée perméable ; l'anus en est la portion la plus reculée, laquelle devient perméable secondairement ; la partie moyenne du blastopore ou ligne primitive, de beaucoup la plus étendue, toujours imperméable, transformée qu'elle est en une masse cellulaire compacte, est le rudiment de la queue.

§ 9. — **Enveloppes ovulaires. Annexes embryonnaires.** — Quand l'embryon d'Amphioxus, dit O. Hertwig, a parcouru les premières phases du développement, il s'allonge, s'effile à ses deux extrémités et possède déjà grossièrement l'aspect pisciforme de l'adulte. Plus on s'élève dans la série des Vertébrés, plus les embryons, parvenus en un stade du développement comparable à celui de l'embryon d'Amphioxus, diffèrent de l'animal parfait et plus ils prennent des formes étranges en s'entourant d'enveloppes spéciales et se montrant pourvus de divers appendices destinés à disparaître plus tard. Cette différence est due d'abord à l'accumulation du vitellus chez les Vertébrés supérieurs, qui ralentit et modifie le développement. Elle tient ensuite au milieu dans lequel les œufs se développent. Les œufs des animaux aquatiques, les plus inférieurs des Vertébrés, se développent d'une façon plus directe et plus simple que ceux des Vertébrés supérieurs, qui pourvus d'enveloppes solides sont pondus sur la terre, ou que les œufs qui restent enfermés dans les oviductes jusqu'à complète maturité.

I. — ANNEXES EMBRYONNAIRES EN GÉNÉRAL.

Les annexes embryonnaires peuvent être partagées en deux groupes. Dans l'un de ces groupes figure la partie extra-embryonnaire du blastoderme, avec le vitellus qui y est contenu, le **sac vitellin** en un mot. Une telle annexe est tout simplement la portion de l'œuf non employée immédiatement et directement à la constitution du corps embryonnaire, transformée et adaptée à la nutrition de l'embryon. Cette annexe embryonnaire ne fait nulle part défaut dans la série des Vertébrés, puisqu'elle n'est autre qu'une partie de l'œuf.

Dans l'autre groupe d'annexes embryonnaires, nous pouvons placer des formations nouvelles, des créations du corps de l'embryon, que réclamaient des besoins nouveaux répondant à un nouveau genre de vie embryonnaire ; tels l'**amnios** et l'**allantoïde**. Ces annexes sont l'apanage exclusif des Sauropsidés (Oiseaux et Reptiles et des Mammifères), chez lesquels l'embryon, se développant dans des conditions spéciales de milieu, avait besoin d'enveloppes protectrices et de moyens de nutrition plus parfaits. Ces différences ont permis de partager les Vertébrés en deux grands groupes : les *Amniotes*, comprenant les Reptiles, les Oiseaux et les Mammifères, et les *Anamniotes* (Poissons et Amphibiens). Cette division des Vertébrés coïncide à peu près avec celle qui les distingue en *Allantoïdiens* et *Anallantoïdiens*.

A. *Sac vitellin.* — Le sac vitellin se compose, comme on l'a vu déjà, de deux sacs emboîtés l'un dans l'autre. Le plus interne, formé par la splanchnopleure extra-embryonnaire, et renfermant le vitellus, est le sac vitellin intestinal ou sac vitellin proprement dit, ou encore **vésicule ombilicale**. Il est le support de la *circulation vitelline* ou *première circulation fœtale*, puisque les vaisseaux qui constituent l'aire vasculaire sont situés dans l'épaisseur de la splanchnopleure entre l'entoderme et le mésoderme splanchnique. Le sang est amené et emporté par des vaisseaux dits *omphalo-mésentériques* ou *vitellins* (fig. 19).

Le sac le plus externe, formé par la somatopleure extra-embryonnaire, s'appelle le sac vitellin cutané ou **vésicule séreuse**. L'ectoblaste de cette vésicule se couvre chez les Mammifères de végétations, de villosités, qui ont fait donner à la vésicule séreuse les noms de *membrane villeuse* ou de **chorion**.

B. *Amnios*. — Si l'embryon s'enfonce vers le centre de la cavité

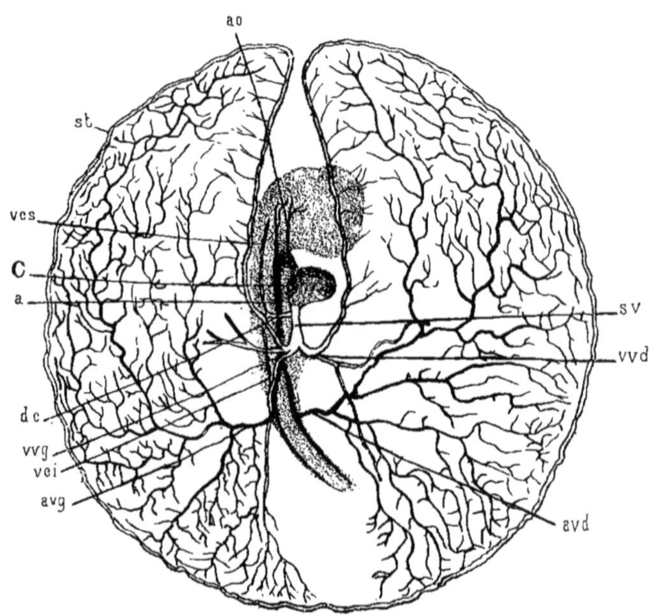

FIG 19. — *Diagramme de a circulation du sac vitellin chez le Poulet à la fin du 3e jour de l'incubation* (d'après BALFOUR).

C, cœur. — *ao*, arcs aortiques. — *a*, artère dorsale. — *avd*, *avg*, artères vitellines droite et gauche. — *st*, sinus terminal. — *vvd*, *vvg*, veines vitellines droite et gauche. — *sv*, sinus veineux. — *vcs*, veine cardinale supérieure. — *vci*, veine cardinale inférieure. — *dc*, conduit de Cuvier. (Les veines sont indiquées par deux traits parallèles correspondant à leur contour ; les artères sont en noir. Le blastoderme tout entier a été détaché de l'œuf et est vu par sa face inférieure.)

de l'œuf, on comprend qu'il entraînera avec lui les parties adjacentes du blastoderme. L'embryon arrivera de la sorte à être situé au fond d'une dépression qui sera surmontée de *replis* que l'on peut distinguer en *antérieur* ou *céphalique*, *postérieur* ou *caudal*, et même *latéraux* (fig. 1, pl. I, *ra*, *rp* ; fig. 4, *r*) ; ces replis (fig. 7, *r*) surplombent les gouttières limitantes (*gl*), qui définissent le contour de l'ébauche embryonnaire. L'ensemble de ces replis, que forme le blastoderme et particulièrement la vésicule séreuse, est l'amnios.

Les replis, grandissant de plus en plus et s'élevant de plus en plus au-dessus de l'embryon sous la forme de capuchons, arriveront à se souder (fig. 2 de la pl. I) et la dépression amniotique se transformera en une cavité, la *cavité amniotique*, bientôt remplie et de plus en plus distendue par un liquide, le *liquide amniotique*.

On conçoit que la constitution de l'amnios dépendra de celle du blastoderme qui entraîné avec l'embryon aura servi à le former. C'est ainsi que, le blastoderme qui entoure l'extrémité antérieure de l'embryon étant une zone amésodermique (fig. 20, 1, *z'p'* et *pr*), le repli céphalique ou antérieur de l'amnios sera constitué dans nombre de cas par l'ectoderme et l'entoderme seuls, au moins transitoirement ; on l'appelle, tant en raison de sa situation que de sa constitution plus primitive, le *proamnios* (fig. 20, 2-5, *pr*). Le repli postérieur, au contraire, qui, s'élevant au-dessus de l'extrémité caudale de l'embryon (fig. 20, 1), peut être appelé *gaine caudale* (2, *gc*), s'effectue en un endroit où le mésoderme existe et peut être même clivé en ses deux lames somatique et splanchnique (fig. 20, 1) ; il sera formé par conséquent par la somatopleure (ectoblaste et mésoblaste somatique réunis). Les deux parties de l'amnios, le proamnios et la gaine caudale, concourent dans des proportions variables suivant les cas à la constitution de l'amnios définitif.

C. *Allantoïde.* — L'allantoïde est essentiellement constituée par un diverticule entoblastique de l'intestin postérieur (fig, 20, 1) ; ou plutôt elle représente l'extrémité la plus reculée de l'intestin, (fig. 1 de la pl. I, *al*) à une époque où celui-ci communique encore largement avec la cavité de la vésicule ombilicale. Ce diverticule, qui peut être très minime, se produit dans une masse de tissu mésodermique qui porte le nom de « bourgeon ou éminence allantoïdienne » (fig. 20, 1) et qui n'est autre qu'un reste de la ligne primitive. Le bourgeon allantoïdien avec le diverticule entoblastique qu'il contient s'étendent de plus en plus dans la cavité du cœlome extra-embryonnaire (fig. 20, 2, et fig. 2 de la pl. I) et la

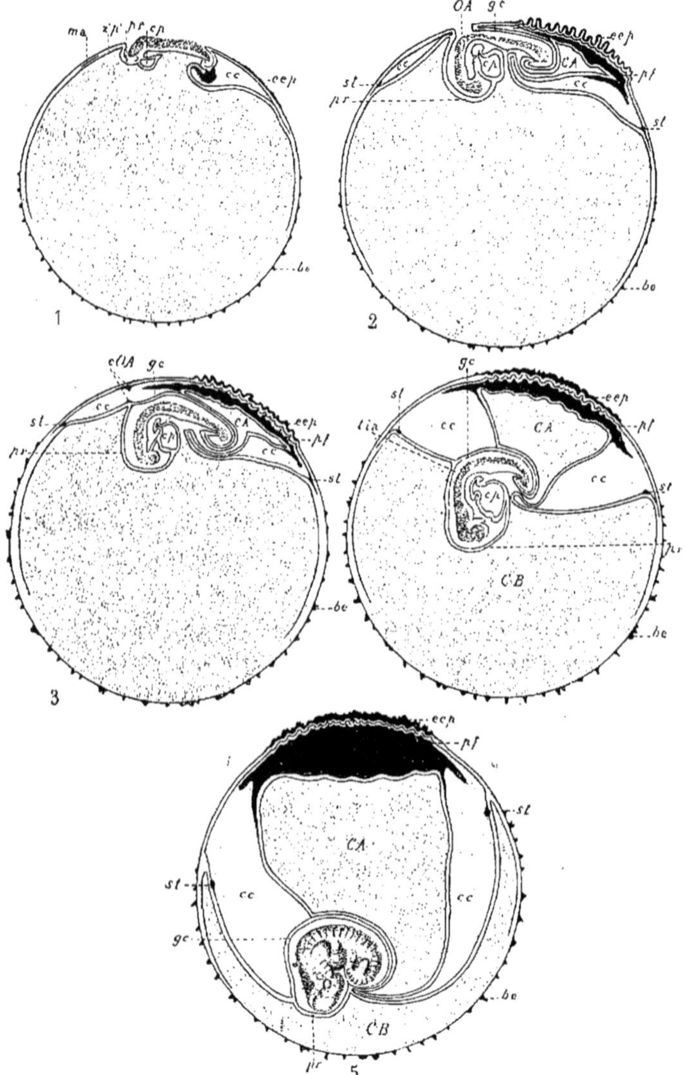

FIG. 20. — *Schémas représentant la formation des annexes fœtales chez le Lapin* (d'après E. VAN BENEDEN et JULIN).

1, Coupe longitudinale à travers un jeune blastocyste, montrant l'inflexion de la zone proamniotique au

(*Voir la suite au bas de la page 29.*)

remplissent en venant finalement s'appliquer à la face interne de la vésicule séreuse ou chorion (fig. 20, 2 et 3). L'extrémité dilatée du diverticule allantoïdien est la « vésicule allantoïdienne » ; sa base, rétrécie en un pédicule, s'appelle l'*ouraque*.

Les rapports de l'ébauche de l'allantoïde avec les organes voisins sont intéressants à connaître. Le cæcum entoblastique duquel dérive l'allantoïde fait suite à l'intestin postérieur, en arrière duquel il est d'abord situé, puis au-dessous duquel il se placera (fig. 21, *al*) quand l'incurvation de l'extrémité postérieure de l'embryon se sera opérée.

L'allantoïde figure alors un diverticule de l'intestin postérieur et lui est appendue. En arrière et au-dessus du diverticule allantoïdien l'intestin postérieur (*ip*) se prolonge en un intestin caudal (*ic*). L'endroit où se fera plus tard la perforation cloacale ou anale (*mc*) marque tout à la fois la limite de l'intestin postérieur, de l'allantoïde et de l'intestin caudal, et sépare plus particulièrement l'intestin de l'allantoïde.

L'allantoïde a deux rôles à remplir. Elle sert d'abord, comme l'indique le nom de *sac urinaire* qui lui a été aussi donné, à recevoir les produits d'excrétion rénale de l'embryon. En second lieu elle devient à cause de sa richesse vasculaire et de la situation superficielle qu'elle acquiert ultérieurement le plus important organe respiratoire de l'embryon. Le mésoderme de l'allantoïde devenant en effet très vasculaire est le siège d'une circulation que l'on

dessous de la tête de l'embryon et sa distinction en une région horizontale (*z'p'*) et une région déprimée (*pr*). A l'extrémité postérieure de l'embryon, le début de la gaine caudale et celui du cul-de-sac entodermique allantoïdien avec le bourgeon mésodermique allantoïdien. En *ma*, mésoderme antérieur. — *cp*, cavité pariétale. — *cc*, cœlome. — *ec*, épaississements épiblastiques de la zone placentaire. — *be*, bourgeons épiblastiques développés sur l'hémisphère inférieur du blastocyste.

2. Blastocyste plus âgé. Toute la membrane proamniotique a été employée à la formation du proamnios. La gaine caudale est très développée, et recouvre la presque totalité du dos de l'embryon, sauf au niveau d'un orifice, le trou amniotique OA. — CA, cavité de l'allantoïde. — *st*, sinus terminal. Les autres lettres comme ci-dessus.

3. L'orifice amniotique est fermé. — cOA, cicatrice indiquant la place qu'occupait cet orifice.

4. La cavité amniotique peut être considérée comme formée de deux espaces, l'un limité par la gaine caudale, l'autre entouré par le proamnios, communiquant l'un avec l'autre par le trou interamniotique *tia*, par lequel passe le corps de l'embryon. Le proamnios proémine fortement dans la cavité de la vésicule ombilicale CB, considérablement réduite par le grand développement qu'a pris le cœlome extra-embryonnaire.

5. Stade où le proamnios est très réduit ; il a la forme d'un verre de montre appliqué sur le front de l'embryon, lequel s'est en grande partie retiré dans la gaine caudale. La cavité ombilicale, très diminuée, présente à la coupe la forme d'un croissant.

(Dans tous les dessins, les cavités limitées par l'entoblaste sont figurées par une teinte gris foncé, le cœlome est représenté par une teinte plus claire, l'amnios est en blanc.)

appelle improprement *circulation ombilicale* mais qui serait mieux nommée *circulation allantoïdienne*, et qu'on a opposée à la circulation vitelline sous le nom de *deuxième circulation fœtale*.

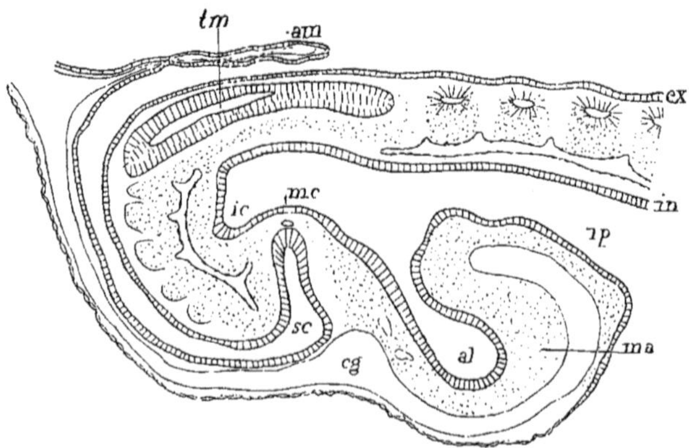

FIG. 21. — *Coupe longitudinale de l'extrémité postérieure d'un embryon de Poulet de 72 heures montrant les rapports de l'allantoïde* (d'après DUVAL).

ex, ectoderme. — *in*, entoderme. — *ip*, intestin postérieur. — *ic*, intestin caudal. — *mc*, membrane cloacale ou anale. — *sc*, dépression sous-caudale (gouttière limitante postérieure). — *am*, amnios (repli postérieur ou caudal). — *al*, allantoïde. — *ma*, bourgeon ou éminence mésodermique de l'allantoïde. — *cg*, cavité générale. — *tm*, tube médullaire.

D. *Placenta.* — Chez tous les Mammifères, sauf les Monotrèmes, il s'établit entre la surface de l'œuf et la muqueuse de l'utérus dans la cavité duquel l'embryon se développe des relations intimes, grâce auxquelles la nutrition du fœtus est assurée. Des relations semblables existent d'ailleurs dans des groupes plus inférieurs que les Mammifères, chez les Sélaciens par exemple.

Les rapports de l'œuf avec la matrice s'établissent par l'intermédiaire des végétations épiblastiques dont l'enveloppe la plus externe de l'œuf, la vésicule séreuse ou chorion, est hérissée (fig. 20, 1-5, *bc, cep*).

Ces végétations, dont la forme est du reste très variable, mais qui le plus souvent figurent des éminences coniques et ramifiées dites villosités choriales, sont la première indication du développement de l'organe, le **placenta**, par lequel l'embryon est nourri ; en raison de leur origine et de leur destinée on peut donner à leur ensemble le nom d'*ectoplacenta*. L'ectoplacenta, et plus tard le placenta qui en dérive essentiellement, n'occupe le plus souvent pas toute l'étendue de la surface de l'œuf, mais seulement une région limitée, la région placentaire. C'est dans cette étendue que les villosités acquièrent le plus grand développement, tandis qu'ailleurs elles demeurent petites et ne tardent pas à s'atrophier. De là résulte que dans la région placentaire le chorion

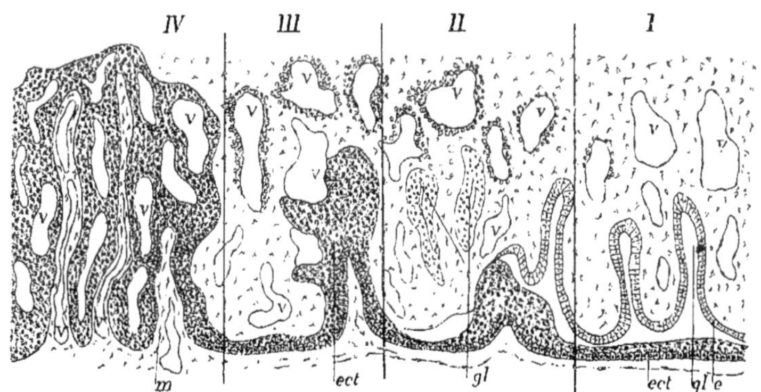

Fig. 22. — *Schéma du développement du placenta.*

Le schéma est divisé par des lignes verticales en 4 parties dont chacune correspond à un stade du développement.

I. — Stade où il y a simple accolement de l'ectoplacenta à l'épithélium utérin. — *ect*, ectoplacenta. — *e*, épithélium utérin. — *gl*, glandes. — *v*, vaisseaux utérins.

II. — Stade où l'ectoplacenta forme des végétations villeuses *vi*, qui se soudent au derme utérin dénudé de son épithélium.

III. — L'ectoplacenta entoure bon nombre de vaisseaux utérins dont l'endothélium a dès lors disparu, et qui se transforment ainsi en lacunes sanguines limitées immédiatement par l'ectoplacenta. Dans l'ectoplacenta pénètre par sa face profonde ou fœtale le mésoderme allantoïdien *m*.

IV. — Les vaisseaux utérins, sont tout entiers compris dans l'épaisseur de l'ectoplacenta. Celui-ci est découpé par l'immigration du mésoderme et des vaisseaux allantoïdiens en colonnes, dont chacune contient un vaisseau maternel ou utérin *v*, séparé par une mince couche cellulaire du vaisseau fœtal ou allantoïdien *v'*.

paraît couvert de villosités arborescentes (*chorion touffu*), au lieu que dans le reste de son étendue il semble à peu près lisse (*chorion lisse*). Le chorion touffu seul entre en relation avec la muqueuse utérine pour donner naissance au placenta, le chorion lisse n'affectant que des rapports beaucoup moins intimes avec la paroi correspondante de la matrice. A cet effet, l'ectoplacenta, après que l'épithélium utérin et celui des glandes s'est détruit, envahit le derme de la muqueuse utérine (fig. 22, I et II), en entoure les vaisseaux, dont l'endothélium disparaît et qu'il borde dès lors directement (III). Les villosités choriales de l'ectoplacenta sont ensuite envahies par le mésoderme vasculaire de l'allantoïde, qui pendant ce temps est venu s'appliquer au chorion, de telle façon que les vaisseaux allantoïdiens du fœtus ne sont plus séparés que par une mince couche de tissu des vaisseaux utérins de la mère, et que de la sorte l'échange osmotique nutritif est des plus faciles entre la mère et le fœtus (III et IV).

Quant à la forme du placenta, elle est des plus variables. Tantôt le placenta reproduit la forme générale de l'œuf dont il occupe toute la surface ; ce placenta qu'on appelle *diffus* est caractérisé par la simplicité des relations chorio-utérines (Porc). D'autres fois le placenta est limité à des champs très circonscrits (les *cotylédons*) de la muqueuse de la matrice et de la région correspondante de l'œuf, ces champs étant d'ailleurs irrégulièrement distribués dans toute l'étendue des surfaces choriale et utérine en rapport ; le placenta est dit alors *cotylédoné* (Ruminants). Enfin, le placenta le plus souvent n'occupe qu'une région déterminée de la surface de la matrice et de celle de l'œuf ; sa forme est alors indépendante de celle de l'œuf et peut être *zonaire* (Carnivores) ou *discoïde* (Rongeurs, Cheiroptères, Homme).

A la naissance, la muqueuse utérine se détache et tombe le plus souvent en même temps que le placenta ; elle est donc une *caduque*.

II. — ANNEXES EMBRYONNAIRES DE L'HOMME EN PARTICULIER

A. On a pu examiner un grand nombre d'œufs humains très jeunes, mais l'état de ces œufs n'a pas toujours permis d'en faire une étude dont les résultats soient irréprochables, et l'on a pu se demander si bon nombre des embryons humains contenus dans les œufs que l'on a eus à sa disposition n'étaient point pathologiquement altérés.

L'œuf humain présente comme particularités remarquables : un développement très rapide et très abondant des villosités choriales (fig. 23 et 24), l'occlusion précoce de l'amnios (fig. 25), la petitesse relative de la vésicule ombilicale (fig. 25) et surtout l'existence d'un pédoncule, le *pédoncule ventral* (fig. 25, *pv*), sur la signification et la formation duquel on n'est pas absolument fixé, et qui relie la face ventrale de l'extrémité postérieure de l'embryon au chorion. Le pédoncule ventral est constitué par l'extrémité posté-

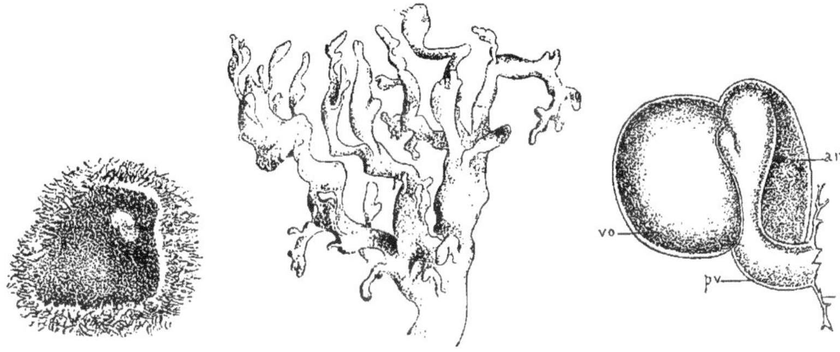

FIG. 23. — *Œuf humain* (d'après ALLEN THOMSON) ouvert et montrant en son centre un petit embryon.
Les villosités sont très développées à la surface de l'œuf.

FIG. 24. — *Villosité choriale d'un embryon humain de trois mois.*

FIG. 25. — *Œuf humain* (d'après HIS) On y voit un lambeau du chorion, *ch*, auquel l'embryon est rattaché par un pédoncule, le pédoncule ventral *pr*. — *am*, l'amnios complètement fermé. — *vo*, vésicule ombilicale.

rieure de l'amnios, par le pédicule de l'allantoïde, et par du mésoderme qui est le prolongement de celui de la ligne primitive.

L'œuf humain, arrivé dans la matrice, est entouré par la muqueuse de cette dernière, qui lui forme une sorte de capsule. La muqueuse utérine se détache à la naissance ; elle est donc une caduque. Il y a lieu de distinguer : une *caduque sérotine* ou *placentaire*, qui est la partie de la muqueuse sur laquelle repose l'œuf dès son entrée dans la matrice, et qui contribuera à la formation du placenta (fig. 26, *puds*) ; une *caduque réfléchie*, qui est la portion de la muqueuse qui a entouré l'œuf (*dr*); une *caduque vraie*, qui est le reste de la muqueuse utérine (*dv*).

B. Dans leur développement ultérieur, les annexes embryonnaires présentent les particularités suivantes. L'allantoïde ne s'accroît pas sous la forme d'un bourgeon creux libre dans la partie extra-embryonnaire du cœlome (ainsi que c'est le cas dans les figures de la pl. I) ; mais elle prend part à la constitution du pédoncule ventral et par conséquent est soudée au chorion, le long duquel son mésoderme s'étend ensuite. Le sac vitellin ou vésicule ombilicale se réduit à une petite vésicule (fig. 26, *vo*), insérée sur l'intestin par un pédicule long et étroit, le *canal vitellin* ou *ombilical.* Par l'agrandissement de l'amnios qui finit par remplir toute la cavité de l'œuf (fig. 26 A), il arrive que le canal ombilical et les

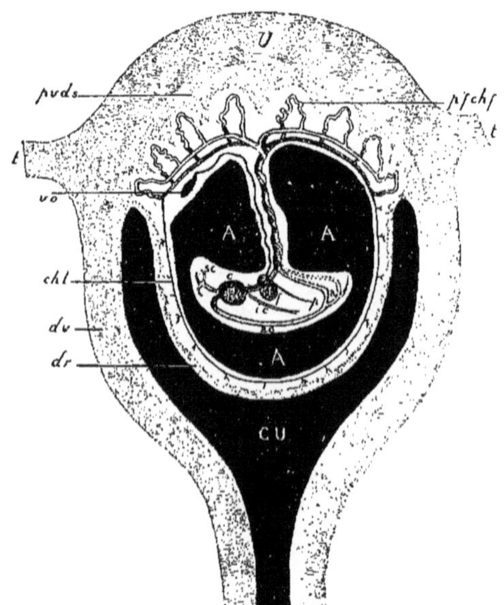

FIG. 26. — *Coupe schématique de l'utérus gravide de l'Homme* (d'après WIEDERSHEIM).

U, utérus, — CU, cavité utérine. — *t*, *t*, trompes, — *dv*, caduque vraie. — *dr*, caduque réfléchie. — *puds*, placenta utérin ou caduque sérotine. — *pfchf*, partie fœtale du placenta, ou chorion touffu. — *chl*, chorion lisse. — A, cavité amniotique, remplie par le liquide amniotique. — *vo*, vésicule ombilicale atrophiée. Dans l'embryon on remarque le cœur *c*, les vaisseaux allantoïdiens ou ombilicaux *a*, le foie *f* traversé par la veine ombilicale, l'aorte *ao*, les veines caves supérieure et inférieure *sc*, *ic*, la veine porte *p*.

vaisseaux omphalo-mésentériques d'une part, le pédoncule ventral avec l'allantoïde et les vaisseaux allantoïdiens ou ombilicaux d'autre part, sont réunis dans une formation commune, le **cordon ombilical** (fig. 26). Le chorion, dont les villosités ont un développement très précoce, peut être distingué comme chez les Mammifères en chorion lisse et chorion touffu. Le premier s'applique contre la caduque réfléchie. Le deuxième s'unit entièrement à la caduque placentaire.

La muqueuse utérine, de laquelle dérivent les caduques, subit pendant la gravidité des transformations, surtout profondes dans la future caduque sérotine. Les glandes se dilatent beaucoup et forment dans la profondeur de la muqueuse une *couche spongieuse*,

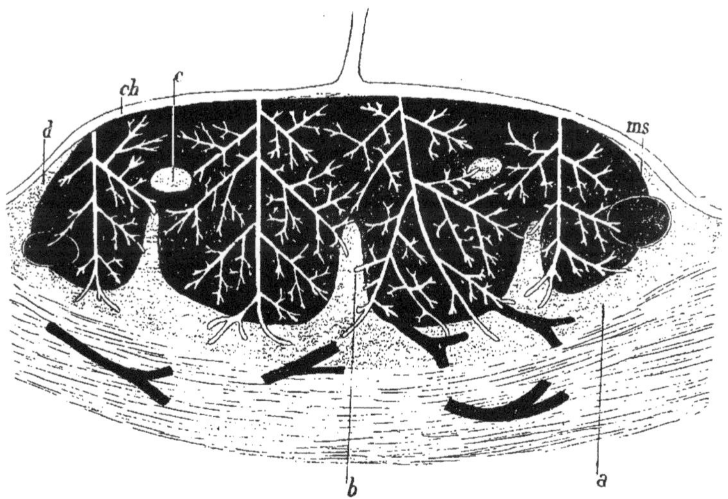

Fig. 27. — *Coupe schématique du placenta humain adulte* (d'après Heinz, un peu modifiée).

Tous les espaces sanguins sont noirs. La caduque utérine est teintée en gris ; la musculeuse est figurée par une couche striée. Le chorion est laissé en blanc, ainsi que les villosités qui en émanent.

a, reste de la sérotine, épargné par la dilatation vasculaire extrême, et se présentant sous forme d'une bande de tissu. — *b*, prolongements de cette bande, qui s'avancent dans l'intérieur du placenta et forment des cloisons placentaires. — *c*, îlots laissés par la caduque sérotine au milieu du sang. — *d*, bords de la caduque sérotine se reployant sous le chorion et formant la caduque placentaire sous-choriale de Kölliker. — *ch*, chorion duquel partent des villosités ramifiées, représentées ici très schématiquement; ces villosités plongent dans les espaces sanguins placentaires ou intervilleux, produits par la dilatation des capillaires de la muqueuse, et nommés sinus placentaires. — *ms*, sinus veineux marginal, qui règne tout autour du placenta.

tandis que l'assise superficielle, grâce à l'abondante formation d'éléments particuliers, devient plus dense et mérite le nom de *couche compacte*. Mais la plus importante des transformations éprouvées par la muqueuse utérine consiste dans une dilatation extrême des capillaires sanguins de la couche compacte, lesquels forment de vastes espaces, dits *espaces placentaires* ou *intervilleux* (fig. 27). Dans ces espaces intervilleux plongent les villosités choriales revêtues de leur ectoblaste (ectoplacenta) avec leur mésoderme et leurs vaisseaux allantoïdiens. De la sorte, en définitive, le sang maternel et le sang fœtal se trouvent comme chez les Mammifères dans les conditions de voisinage étroit nécessaires à l'échange nutritif qui assure la vie du fœtus. A la naissance, les caduques tombent grâce à une déchirure qui se produit dans l'épaisseur de la couche spongieuse, et forment, avec les enveloppes ovulaires et le placenta, le *délivre*.

CHAPITRE II

Principes de l'organogenèse.

Nous avons vu dans le chapitre précédent et avec plus de détails dans le tome 1er de cet ouvrage que le développement de l'embryon s'accomplit en plusieurs grandes étapes, dans chacune desquelles le rudiment embryonnaire prend une forme et offre une constitution de plus en plus complexes. Nous avons quitté l'ébauche de l'embryon à une époque où plusieurs organes, que l'on peut appeler organes primordiaux embryonnaires, déjà bien distincts et parfaitement caractérisés, constituent cette ébauche. Ce sont : le système nerveux, qui a la forme d'un tube ; l'épiderme, une surface épithéliale ; le tube digestif ; la corde dorsale, un cordon cellulaire ; l'épithélium mésodermique, membrane épithéliale qui entoure le cœlome ; l'organe mésenchymateux enfin, masse cellulaire lâche à laquelle on peut se refuser peut-être à attribuer la valeur d'un organe embryonnaire univoque, en raison de l'origine diversifiée (v. p. 17) de ce soi-disant organe.

Si, parcourant le développement de l'individu-Vertébré, l'ontogenèse du Vertébré en un mot, remontant la série des phases par lesquelles a passé le rudiment embryonnaire pour arriver à l'état où nous le trouvons actuellement, nous nous adressons à un stade antérieur de son développement, nous voyons que les divers organes primordiaux qui viennent d'être énumérés ont leur origine dans trois organes plus primitifs encore, étalés à la manière de feuillets épithéliaux, les feuillets blastodermiques (ectoderme, entoderme, mésoderme), et aussi dans une masse cellulaire, le germe mésenchymateux, qui n'est autre qu'une partie des cellules embryonnaires n'ayant jamais offert l'arrangement épithélial. Remontant encore dans le développement ontogénétique, nous nous trouvons en présence d'une forme remarquablement simple du germe qui contient l'ébauche de l'embryon ; cette forme est la gastrula, typiquement constituée par deux feuillets blastodermiques primaires, dont l'un entoure l'autre et qu'on nomme feuillet externe primaire et feuillet interne primaire, et représentée dans des cas apotypiques (dérivés du type) par un feuillet épithélial, le feuillet externe primaire, appelé aussi blastophore, et par une masse en partie seulement épithéliale et même cellulaire, pour le reste réduite à des noyaux et surchargée de vitellus, le feuillet interne primaire, nommé aussi lécithophore. Plus haut encore nous arrivons à un germe toujours plus simple, ayant la forme d'une sphère cellulaire, la blastula, germe en apparence composé de cellules toutes semblables, mais où l'on peut cependant reconnaître une différenciation consistant en ce que certaines cellules qui di viendront le feuillet externe primaire ont des caractères morphologiques quelque peu distincts de ceux que présentent les autres cellules destinées à fournir le feuillet primaire interne.

Telle est, esquissée à très grands traits, la série remontante des phases parcourues dans le cours de l'ontogenèse d'un Vertébré jusqu'à l'œuf fécondé ou première cellule embryonnaire, en prenant pour point de départ une ébauche embryonnaire où les organes primordiaux sont déjà différenciés. Cette série ontogénétique, suivant la loi fondamentale biogénétique posée par Serres et formulée ensuite par Fr. Müller et par Haeckel, est la courte récapitulation d'une série phylogénétique de stades que l'espèce de Vertébré considérée a parcourue depuis son état le plus simple jusqu'à celui où nous la trouvons aujourd'hui. En d'autres termes, les formes différentes, que montre successivement chaque individu-Vertébré à mesure qu'il se développe, correspondent aux formes également différentes qu'ont offertes les ancêtres de l'espèce à laquelle appartient cet individu, avant d'arriver à la forme que cette espèce présente à l'époque actuelle.

Quels ont été dans leurs grandes lignes, doit-on se demander d'abord, les processus à la suite desquels le corps embryonnaire, résumant dans un développement rapide l'évolution lente de son espèce, a acquis de bonne heure les organes primordiaux et la constitution déjà complexe que nous lui connaissons ? Quelle a été, autrement dit, l'organogenèse de l'embryon? Quels seront ensuite les processus généraux à l'aide desquels aux dépens des organes primitifs du corps embryonnaire se constitueront les organes définitifs de l'adulte, quels seront, en d'autres termes, les principes de l'organogénie?

En réalité les lois qui commandent les processus organogéniques sont les mêmes que celles qui président aux premiers phénomènes du développement embryonnaire, ainsi que l'on pouvait s'y attendre, puisque l'organogénie et l'embryogénie proprement dite ne sont que des périodes artificiellement séparées d'une évolution parfaitement continue. C'est l'examen succinct de ces lois, ou principes de l'organogenèse, applicables à toutes les périodes du développement embryonnaire et même de la vie post-embryonnaire de l'individu-Vertébré, qui fait l'objet du présent chapitre (1).

Dans cet aperçu nous nous placerons successivement à deux points de vue différents. Nous verrons d'abord comment on peut comprendre au point de vue histo-physiologique les processus à l'aide desquels les éléments du corps embryonnaire atteignent l'état de différenciation histologique le plus parfait en même temps que le degré le plus élevé de spécialisation physiologique; nous examinerons en un mot les principes de l'histogenèse. Nous rechercherons ensuite comment, au point de vue morphologique, les formes diverses représentées dans les organes de l'adulte se sont produites aux dépens des formes plus simples des organes fondamentaux de l'embryon; nous nous occuperons en d'autres termes des principes de l'organogenèse proprement dite ou même de la morphogenèse.

§ **1. — Principes de l'histogenèse. Marche générale de la différenciation histologique.** — A. Si l'on considère un organe de l'organisme adulte du Vertébré, le tube digestif par exemple, on trouvera qu'il entre dans sa constitution plusieurs formes de cellules bien différentes, à chacune desquelles, la physiologie nous

(1) Ce chapitre s'applique donc rétrospectivement au premier volume de cet ouvrage aussi bien qu'au second. Néanmoins, pour comprendre la valeur des considérations qui y sont développées, il faut faire appel à des faits exposés dans le premier volume. C'est pourquoi nous avons reporté ces considérations au début du tome second.

l'apprend, il revient une fonction distincte : telle la cellule intestinale, la cellule musculaire. Examinant d'autres organes, nous y rencontrerons de nouvelles formes cellulaires, douées de propriétés différentes de celles que nous avions vues se manifester dans les précédentes, mais aussi nous pourrons y retrouver les mêmes formes de cellules que le tube digestif nous avait présentées, par exemple la cellule musculaire. Nous en conclurons qu'il existe dans l'organisme du Vertébré un certain nombre de groupes cellulaires distincts, propres à un seul organe ou communs à plusieurs, dans chacun desquels les éléments composants auront les mêmes formes et rempliront le même rôle ; ces groupes seront les tissus.

Si nous remontons dans le développement embryonnaire, jusqu'à atteindre par exemple le moment où nous avons laissé l'ébauche embryonnaire à la fin du chapitre Ier, nous ne trouverons, dans chacun des organes primordiaux dont se compose cette ébauche, dans le tube digestif, par exemple, que des cellules toutes semblables et douées des mêmes fonctions, autant que ces fonctions peuvent s'exercer ; ce sont les cellules intestinales, dont l'ensemble formera un tissu et un seul tissu. La notion de tissu se confondra avec celle d'organe.

Plus haut encore, à la période de gastrula, nous verrons que chacun des feuillets dont se constitue le germe gastruléen est formé de cellules toutes pareilles et remplissant les mêmes fonctions, si obscurément que ce soit; chaque feuillet n'est qu'un tissu. La notion de feuillet et celle de tissu coïncident.

A la période de blastula nous n'aurons plus qu'un seul groupe histologique de cellules, un seul tissu pour constituer le germe blastuléen tout entier. La notion de tissu se confondra avec celle du germe embryonnaire même.

La conclusion que nous tirerons de cet aperçu histogénétique est que les différenciations si tranchées qui caractérisent les tissus adultes ont été atteintes successivement, par degrés, lors des étapes successives parcourues par l'ébauche embryonnaire, étapes à chacune desquelles correspond un certain degré de différenciation des éléments constitutifs des organes.

Ces différenciations de plus en plus précises n'étaient d'ailleurs que l'expression de la spécialisation de plus en plus grande des fonctions cellulaires. La fonction faisait la cellule, et deux fonctions différentes faisaient deux tissus.

Pour consacrer cette conclusion, il suffirait de diviser les cellules en espèces, genres, familles, de dresser un arbre histogénétique et de prononcer le mot de *spécificité cellulaire* (Renaut, Bard, Hillemand). Les cellules musculaires formeraient une espèce, les cellules de l'épithélium du cœlome un genre, celles du feuillet interne primaire une famille.

Cette conception, en apparence si satisfaisante, rencontre cependant certaines difficultés.

Si le développement ontogénétique et le développement phylogénétique coïncident, comme nous l'avons posé au début de ce chapitre, de telle sorte qu'un Vertébré à une certaine période de son développement embryonnaire, au stade de gastrula par exemple, se présente transitoirement en un état qui nous est offert fixé et définitif par des animaux inférieurs tels que les Hydroméduses, et que l'on peut rapprocher et distinguer à la fois de la gastrula en l'appelant gastraea, ne devient-il pas nécessaire alors que les feuillets de la gastrula éprouvent dans le développement individuel du Vertébré les mêmes différenciations que les feuillets de la gastraea chez l'Hydroméduse, que les produits de l'un ou de l'autre feuillet soient les mêmes dans la gastrula et dans la gastraea, que des éléments tels que les éléments nerveux dérivent du même feuillet dans l'un et l'autre cas? Or il n'en est pas absolument ainsi.

En outre, il arrive qu'un tel arbre peut porter à l'extrémité de deux de ses rameaux terminaux des produits analogues. Par exemple, tandis que le plus grand nombre des cellules musculaires lisses terminent les rameaux fournis par la branche-mère mésodermique, il est aussi des cellules musculaires lisses qui couronnent les rameaux terminaux émanant de la branche épidermique, supportée elle-même par la branche-mère ectodermique (fibres lisses des glandes sudoripares vues par Kölliker, Leydig, Ranvier). On en est réduit alors à dire que les feuillets et les organes embryonnaires, qui forment les branches principales de l'arbre histogénétique, ne sont pas différenciés, puisque leurs produits terminaux peuvent se ressembler.

C'est en présence de ces difficultés que Götte, les Hertwig, et surtout Kölliker ont été amenés à soutenir que les feuillets ne sont que des organes morphologiques, c'est-à-dire des formes que prennent des groupes de cellules d'ailleurs indifférentes et pouvant donner dans des cas divers des éléments dissemblables, et que, dépourvus de toute signification histophysiologique ils ne représentent nullement des organes histologiquement différenciés et physiologiquement spécialisés (1).

(1) La première objection doit être réservée.

Quant à la seconde, ne peut-on pas, renversant la proposition de Kölliker, juger non

B. — Après avoir mené de front les considérations physiologiques et les données de l'histologie, en confondant dans un exposé parallèle le perfectionnement de la fonction et la précision de la différenciation, nous devons chercher, à un point de vue spécialement histologique, à la suite de quelles différenciations se sont constitués les principaux tissus, épithélial, nerveux, musculaire, conjonctif, qui composent l'organisme adulte du Vertébré, et si ces tissus ne peuvent pas être ramenés à un plus petit nombre de types, lorsqu'on remonte dans le développement embryonnaire pour arriver à l'ensemble des cellules embryonnaires, cellules toutes homœmorphes, issues de la segmentation. Trois essais surtout ont été faits dans ce sens.

Pour His, les tissus de l'organisme adulte du Vertébré ont leur origine dans deux parties distinctes de la sphère ovulaire. Les cellules des tissus épithéliaux et nerveux et les muscles dérivent d'éléments épithéliaux, dont l'ensemble est formé aux dépens de l'hémisphère supérieur de l'œuf et porte le nom d'archiblaste. Les cellules du tissu conjonctif, auxquelles on peut ajouter les éléments du sang, proviennent d'éléments dépourvus du caractère épithélial, dont l'ensemble constitué dans l'hémisphère inférieur de l'œuf est appelé parablaste. Ainsi la différenciation histologique que l'on observe à l'état adulte ou même chez un embryon suffisamment âgé est précédée d'une distinction entre *tissus archiblastiques* (épithéliaux) et *tissus parablastiques* (non épithéliaux). Cette distinction, dans la pensée de son auteur, a sa raison d'être dans l'origine de l'archiblaste et du parablaste aux dépens de régions différentes de l'œuf. Elle comporte, toutefois, dans l'état actuel de la science, deux importantes corrections, qui en diminuent beaucoup la valeur. D'abord il est un épithélium, l'épithélium intestinal, qui dérive d'une membrane, l'entoderme vitellin, d'origine parablastique. En outre, il est une partie du tissu conjonctif,

---

pas les feuillets par les tissus, mais, ce qui paraît plus conforme aux faits actuels, ce qui tout au moins est légitime pour l'embryologiste, les tissus par les feuillets ? On dira alors que les tissus ne sont que des agrégats de formes cellulaires semblables que peuvent revêtir des éléments d'origine différente, et que, les formes cellulaires qui les caractérisent étant dépourvues de toute signification morphologique à cause de la diversité possible de leur origine, ils ne représentent pas des entités morphologiquement distinctes.

sinon le tissu conjonctif tout entier, qui doit son origine à l'épithélium mésodermique, c'est-à-dire à l'archiblaste.

Les Hertwig ont distingué, au-dessus des tissus adultes, deux groupes bien tranchés : le *tissu épithélial* et le *mésenchyme*. Les

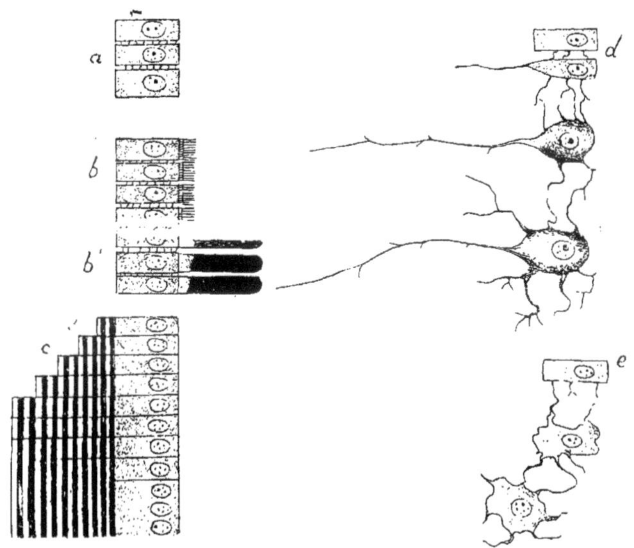

FIG. 28. — *Schéma des différenciations variées des éléments épithéliaux*, fait d'après le principe que RABL a donné.

a. Cellules épithéliales typiques de forme régulière et unies étroitement par des ponts intercellulaires.
bb'. Cellules épithéliales dont la face superficielle a différencié des cils ou des bâtonnets (épithélium cilié, épithélium rétinien).
c. Cellules épithéliales, dont les connexions sont devenues très intimes par disparition des ponts intercellulaires ou même (en bas de la figure) par effacement des limites cellulaires ; la face profonde ou base de ces cellules a différencié des fibrilles musculaires de plus en plus abondantes à partir du haut de la figure ; le complexus épithélial se trouve ainsi transformé en un faisceau de fibrilles musculaires dirigées perpendiculairement à l'axe de leurs cellules formatrices.
d. Cellules épithéliales dont les ponts intercellulaires se sont agrandis beaucoup, formant des prolongements cellulaires qui unissent les cellules à grande distance ; l'extrémité profonde de la cellule a poussé un prolongement rectiligne ; le corps de la cellule même s'est renflé (formation de la cellule nerveuse avec ses prolongements protoplasmiques et sa fibre cylindre-axile).
La cellule épithéliale devient irrégulière de forme, en même temps que les ponts intercellulaires s'allongent beaucoup et forment des prolongements cellulaires anastomosés (cellules connectives).

éléments mésenchymateux sont ceux qui, à un moment quelconque du développement embryonnaire, se détachent d'une membrane épithéliale et perdent les caractères de cellules épithéliales. La formation des éléments mésenchymateux peut être très précoce (mésenchyme primaire) ; c'est ainsi que des cellules peuvent, déjà au stade de blastula, se détacher de la paroi épithéliale de cette blastula. Ou bien elle est très tardive (mésenchyme secondaire) ; ainsi naissent des cellules mésenchymateuses aux dépens du mésoderme. Bien qu'ils présentent des caractères histologiques tranchés, les deux tissus fondamentaux, l'épithélium et le mésenchyme, pourront donner des produits analogues. C'est ainsi qu'il existe, soit chez des animaux différents soit chez un même animal, des muscles qui sont d'origine épithéliale et d'autres d'origine mésenchymateuse, lesquels présentent des caractères de structure différentiels il est vrai, mais n'en font pas moins partie d'un seul et même type histologique.

Si l'on remarque que la distinction entre épithélium et mésenchyme ne s'établit que secondairement, puisque le mésenchyme est lui-même le produit d'un épithélium, on comprendra que Rabl ait été tenté d'unifier l'origine de tous les tissus et d'en chercher la source dans un type commun, le *type épithélial*. Rabl, en effet, précédé dans cette voie par Kölliker, Haeckel et par Renaut, a montré comment proviennent de simples cellules épithéliales les cellules nerveuses, les cellules musculaires et même les cellules connectives. Tous ces tissus, qui dérivent d'épithéliums, sont des *tissus apothéliaux* (Haeckel) ou *paraépithéliaux* (Renaut). Se plaçant sur le terrain de l'histogenèse pure, Rabl a précisé les processus variés à l'aide desquels se différencient les cellules épithéliales primitives (fig. 28) : c'est par différenciation de l'une ou l'autre de leurs faces (profonde ou superficielle), production sur leur face profonde ou base par exemple de fibrilles musculaires ou encore d'une fibre nerveuse ; ou bien c'est par allongement des ponts de substance, dits ponts intercellulaires, qui unissent les cellules entre elles, d'où résulte une forme cellulaire étoilée, qui est celle de l'élément conjonctif et des éléments dérivés (cellules osseuse, cartilagineuse, etc.) (1).

(1) Bien qu'il nous semble à la fois heureux et légitime de faire dériver toutes les formes cellulaires de la forme épithéliale, nous ne pouvons cependant nous empêcher de faire observer qu'il est une partie du germe embryonnaire qui d'emblée, dans les œufs chargés de vitellus, ne présente pas la disposition épithéliale ; c'est celle qui correspond au parablaste de His, qui doit bien être cependant pour quelque chose dans la produc-

§ 2. — **Principes de l'Organogenèse proprement dite ou Morphogenèse. Processus généraux du développement organique.** — Ce sont les mêmes processus de développement organique qui interviennent dans la constitution des organes primordiaux de l'embryon et dans l'édification des organes définitifs de l'adulte; ils sont seulement plus complexes et plus diversifiés dans la seconde grande période du développement embryonnaire.

Nous étudierons d'abord les principes généraux qui président à la constitution de la forme des organes, ainsi que les principales modalités suivant lesquelles ces principes s'appliquent dans l'organogenèse. Nous verrons, en second lieu, après avoir établi les conditions de l'homologie et de l'analogie, après avoir défini la palingenèse et la cœnogenèse, comment les phénomènes organogéniques sont soumis à un plan général d'organisation qui régit le développement du Vertébré. Nous montrerons ensuite comment la différenciation histologique des organes ou différenciation organique vient compliquer les processus de la morphogenèse pure. Nous terminerons en disant un mot des principes de la tératogenèse.

---

tion des tissus de l'adulte. Pour demeurer fidèle à la doctrine de Rabl, il faut alors admettre, ce qui est d'ailleurs parfaitement compatible avec ce que l'on sait du développement phylogénétique des œufs des Vertébrés, que cette partie du germe dérive elle-même phylogénétiquement d'une région de structure épithéliale, et qu'elle a perdu secondairement cette structure dans le cours de l'évolution, en se chargeant de vitellus.

Il est un principe tout autre de différenciation histologique, qui, quoique dépourvu de toute base objective et ne reposant sur aucun fait d'observation microscopique, doit cependant être indiqué ici.

Dans toute individualité cellulaire, il y a lieu de distinguer, selon Weismann, un « plasma germinatif » et un « plasma histogène »; le premier est le substratum des caractères spécifiques et individuels; le second préside aux destinées de la cellule, commande son évolution, dirige ses divisions et ses différenciations. Celui-ci est périssable et ne dure que la vie des cellules. Celui-là est impérissable au contraire et se continue à travers les générations pour perpétuer les caractères de l'espèce et de l'individu.

Dans un individu composé d'un certain nombre de cellules, le corps du Vertébré en voie de développement par exemple, il en sera absolument de même (Nussbaum, Weismann, Zendl). Des cellules, les *cellules germinatives*, seront particulièrement chargées du plasma germinatif, qui assure la reproduction des caractères de l'individu et de l'espèce; d'autres cellules, les *cellules somatiques*, riches en plasma histogène, subiront les différenciations variées que rend nécessaire la diversité des fonctions qui s'exercent dans la vie du Vertébré.

I

A) La **multiplication cellulaire** est la base de tous les phénomènes embryogéniques : après avoir fourni la matière de tous les processus embryogéniques, elle est le facteur essentiel de l'accroissement et de la complication des organes déjà existants, ainsi que de la création d'organes nouveaux. Mais cette multiplication cellulaire peut, ainsi que l'ont exprimé His, Kölliker et O. Hertwig, se manifester de deux manières différentes.

Elle peut s'exercer en effet d'une manière régulière sur un organe embryonnaire, sur le plus primitif de tous par exemple, sur le blastoderme, en donnant lieu à l'accroissement régulier et égal de cet organe (*principe de l'accroissement égal* de His).

Mais le plus souvent, la multiplication cellulaire, au lieu de se faire d'une manière régulière sur toute l'étendue de l'organe considéré, s'opérera irrégulièrement, se localisant ou bien devenant plus active en certains points de l'organe, la croissance de celui-ci deviendra irrégulière et inégale (*principe de l'accroissement inégal* de His). C'est qu'en effet cet organe, le blastoderme primordial par exemple, contient préformées en lui, bien qu'indistinctes et en apparence confondues en une membrane partout identique à elle-même, toutes les ébauches des organes futurs qui doivent en dériver, de sorte que chaque région de ce blastoderme doit se retrouver plus tard dans un organe futur, et que l'on peut par conséquent établir en principe l'existence des régions blastodermiques formatrices d'organes distincts. Or chacune de ces régions va se comporter dans son accroissement d'une manière qui lui est propre ; en d'autres termes l'accroissement sera inégal pour les différentes régions, et, peut-on ajouter, s'y fera d'une façon différente. Les différences de croissance de deux régions voisines du blastoderme donneront, représentées graphiquement, une certaine courbe qui mesure la « pente d'accroissement suivant l'espace ».

De plus chaque région s'accroîtra avec une rapidité variable suivant l'époque à laquelle on la considère. On pourra donc dans un graphique trouver, pour une même région considérée à deux époques successives de son évolution, une « pente d'accroissement suivant le temps ». La loi de croissance d'un organisme et par suite la détermination de la forme de cet organisme sont la résultante de ces puissances d'accroissement partielles, variables suivant l'espace, suivant le temps, et, il faut bien le dire encore, selon les circonstances extérieures. Tels sont les principes généraux dont His a fait la base du problème de la forme du corps animal.

a) De l'accroissement égal résultera l'*extension* en tous sens d'un organe membraneux tel que le blastoderme ou l'un de ses feuillets, la *dilatation* et l'*allongement* réguliers ou à peu près réguliers d'un organe cylindrique creux comme le tube nerveux ou le tube digestif (fig. 29, *e*).

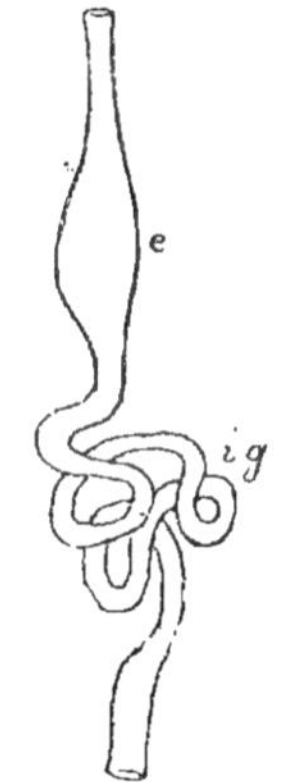

FIG. 29. — *Allongement et pelotonnement (ig). Dilatation (e).*

Si maintenant l'organe ne trouve pas la place nécessaire à son expansion, il est obligé de se *plisser*, de se *replier en anses*, de se *pelotonner* (fig. 29, *ig*), comme le fait le tube intestinal (1).

Ces processus sont assurés par une orientation particulière des figures de division cellulaire, qui sont dirigées de telle façon que leur axe soit parallèle à la surface de l'organe; de la sorte les cellules-filles de la division seront nécessairement placées côte à côte, et l'organe s'étendra, s'allongera d'une cellule (fig. 30, A, partie gauche (*a*) de la figure).

Dans le cas au contraire où l'axe des divisions cellulaires sera oblique sur la surface de l'organe (A, *b*) ou même lui deviendra perpendiculaire, il en résultera que les cellules-filles seront placées plus ou moins directement l'une au-dessous de l'autre, et par conséquent que la membrane ou la paroi du tube où s'opèrent ces divisions se trouvera épaissie d'une ou de plusieurs cellules, en un mot se stratifiera (fig. 30, A, partie droite (*c*) de la figure).

b) Il nous faut maintenant examiner les cas d'accroissement

(1) Ces phénomènes de plissement, de reploiement, de pelotonnement, dont la cause première réside bien, il est vrai, dans la croissance de l'organe, mais dont l'apparition n'est déterminée que par des causes d'ordre mécanique, doivent être distingués de phénomènes en apparence semblables, que nous verrons tout à l'heure et qui sont entièrement dus à l'exagération de la puissance prolifératrice des éléments cellulaires.

inégal d'un organe, dans lesquels la multiplication cellulaire est plus active en certains points de cet organe.

C'est alors que nous voyons se former sur une membrane, un cordon plein ou un tube, soit des bourgeons pleins ou creux de forme variée, soit des replis de la membrane ou de la paroi du tube (fig. 30, B). On appelle *bourgeonnement*, *plissement*, ces processus (1).

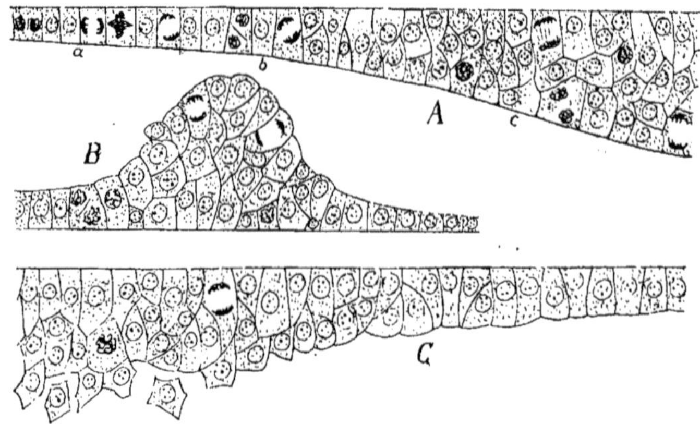

FIG. 30. — *Multiplication cellulaire et apposition cellulaire.*

A. Multiplication cellulaire égale et régulière. En *a*, les divisions cellulaires ont leur axe parallèle à la surface de la membrane qui s'étend sans s'épaissir. En *b*, l'axe des divisions est oblique ou normal à la surface de la membrane qui tend à se stratifier. En *c*, la membrane est stratifiée.

B. Multiplication cellulaire inégale. Bourgeonnement.

C. Apposition cellulaire. Du côté gauche de la figure, des cellules s'ajoutent à la membrane pour l'épaissir.

Quand le bourgeon produit est creux et peut être considéré comme un plissement d'une membrane, on dit qu'il y a *invagination* ou *évagination*, selon la direction dans laquelle le pli, le bourgeon creux est émis. On comprend en effet que, dans le cas d'un organe tubuleux par exemple, cet organe peut bourgeonner dans l'intérieur de sa cavité ou bien enfoncer son bourgeon dans les organes et tissus avoisinants (fig. 31, *a* et *b*) ; de même s'il s'agit d'une membrane superficielle, cette membrane peut se plisser du côté

(1) Il faut, rappelons-le, distinguer le plissement qui est l'effet de la végétation localisée d'une membrane de celui qui reconnaît une cause purement mécanique et qui est dû à ce qu'une membrane est gênée dans son expansion régulière.

de l'extérieur ou vers l'intérieur du corps. On pourra appeler, parallèlement à l'invagination et à l'évagination, *bourgeonnement interne* et *bourgeonnement externe* la production de bourgeons pleins, selon qu'ils sont poussés dans les tissus et organes voisins ou bien en sens inverse. Si nous avons distingué les bourgeons creux des bourgeons pleins, en employant pour désigner les premiers les termes d'invagination et d'évagination, et réservant aux seconds la dénomination de bourgeons proprement dits, il faut néanmoins reconnaître qu'il n'y a pas entre les uns et les autres de différence essentielle ; car des bourgeons peuvent être pleins au début et se creuser ensuite secondairement d'une lumière. Ces processus sont très répandus et jouent un rôle considérable dans l'organogenèse. C'est ainsi que le tube intestinal s'invagine en beaucoup d'endroits pour donner les glandes annexes du tube digestif, tandis que d'autre part il envoie vers l'intérieur de sa cavité des bourgeons connus sous le nom de papilles et de villosités. On peut trouver côte à côte, comme dans l'intestin, l'invagination (glande de Lieberkühn) et le bourgeon plein (villosité). C'est encore par un processus de bourgeonnement interne ou d'invagination que l'épiderme forme des glandes et des organes des sens tels que le cristallin, la vésicule auditive. Pour prendre un exemple bien différent, c'est par bourgeonnement de la somatopleure que se forment les membres. Il est important de savoir que le bourgeon peut rester en connexion avec sa matrice comme dans les glandes, ou s'en séparer définitivement, comme c'est le cas pour le cristallin, la vésicule auditive, qui deviennent indépendants de l'épiderme qui les a produits (fig. 32, *a*, *b*, *c*).

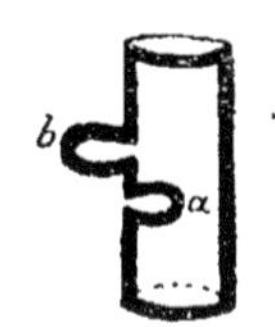

FIG. 31. — *Invagination et évagination.* *a*, invagination. — *b* évagination.

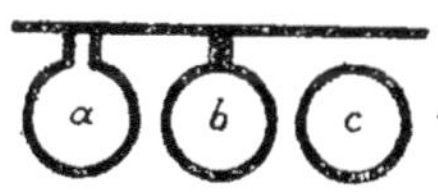

FIG. 32. — *Invagination avec séparation de la partie invaginée.*

Les processus d'invagination et d'évagination, le bourgeonnement d'une manière générale se compliquent de plusieurs façons. On comprend d'abord que, si le bourgeon, au lieu d'être simple, bourgeonne à son tour, s'il y a en un mot *ramification du bourgeon*, l'on puisse arriver à une complication très grande. Ainsi se forment des glandes dites ramifiées et des papilles dites composées. Les invaginations ramifiées ou glandes rameuses sont très répandues dans l'organisme ; à ce groupe appartiennent les glandes salivaires, l'appareil respiratoire (fig. 33, 4 et 5). Les membres,

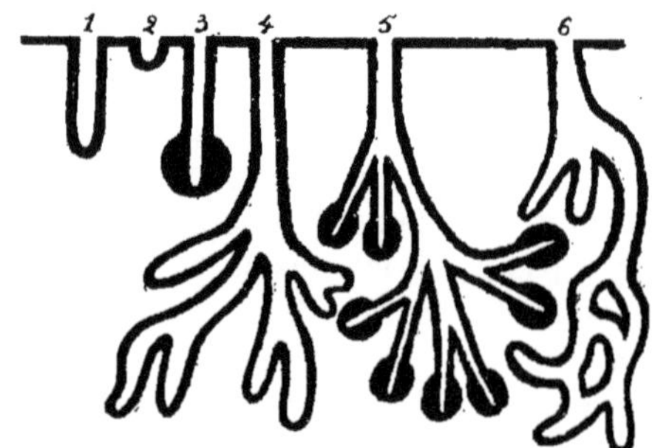

Fig. 33. — *Schéma de la formation des glandes* (d'après O. Hertwig, modifié).

1, 2, 3, Glandes simples de diverses formes. — 4, 5, Glandes ramifiées. — 6. Glande ramifiée compliquée d'anastomose des ramifications.

avec les rayons digitaux qui les terminent, ne sont pas autre chose que des bourgeons ramifiés de la somatopleure.

Il peut d'ailleurs arriver, et c'est le plus souvent le cas pour le dernier des exemples qui précèdent, que les rameaux du bourgeon primitif ne se séparent que secondairement les uns des autres et encore qu'ils ne le fassent que partiellement. Ces rameaux, par un phénomène de *concrescence*, naissent et s'accroissent longtemps confondus ensemble et en continuité de tissu ; ils ne se distinguent les uns des autres que plus tard.

L'*anastomose des branches de ramification* entre elles vient parfois compliquer encore les dispositions ; c'est ce qui se passe pour le foie (6), c'est encore le cas, bien que le point de départ soit ici différent, pour ces tubes, développés aux dépens de fentes creusées dans la masse connectivo-sanguine, qui se ramifiant à l'infini forment le système vasculaire, de figure arborescente, et dont les branches en s'anastomosant forment dans tout le corps un vaste réseau.

Le bourgeonnement peut, s'il s'étend à une région en forme de bande, produire un bourgeon allongé en forme de carène (dont la fig. 34, A donne la coupe transversale). C'est ce qu'on observe dans le développement du système nerveux de certains types, les Poissons osseux par exemple ; le bourgeon se creuse alors ultérieurement d'une lumière, pour devenir un tube nerveux. Chez la majorité des Vertébrés le tube nerveux est d'abord une plaque épaissie de tissu, c'est-à-dire un bourgeon allongé très surbaissé, puis cette plaque se déprime en une gouttière par un processus d'invagination, de plissement (fig. 34, B). Enfin les lèvres de la

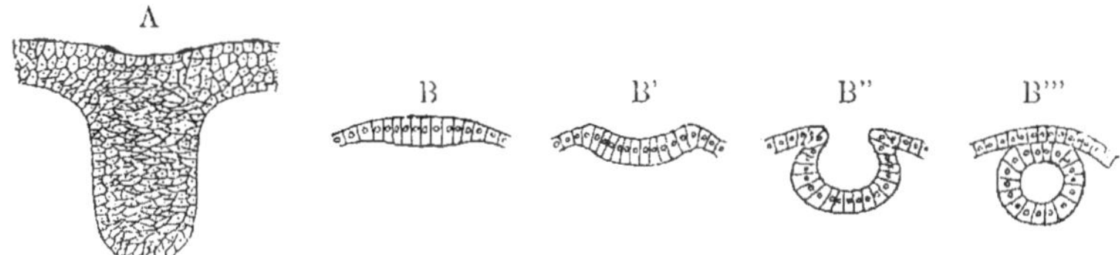

FIG. 34. — *Bourgeonnements plein et creux, suture* (développement du système nerveux, coupes transversales schématiques).

A. Poissons osseux. — *b*, bourgeon. — B. Vertébrés supérieurs. Plaque médullaire. — B'. Invagination de la plaque médullaire en gouttière. — B''. Rapprochement des lèvres de la gouttière. — B'''. Fusion de ces lèvres, et fermeture de la gouttière en un tube.

gouttière, au niveau desquelles les cellules prolifèrent activement, tendent à se rapprocher et finalement s'accolent ; la gouttière est dès lors transformée en un tube, grâce à une véritable *suture* de ses bords, qui reconnaît pour cause, elle aussi, une multiplication cellulaire localisée, c'est-à-dire un processus de bourgeonnement. Ce ne sont évidemment là que deux modalités d'un même processus : le bourgeon est plein dans le premier cas (Poissons osseux) et se creuse secondairement d'une lumière : dans le deuxième cas (la plupart des Vertébrés), il est creux à peu près d'emblée et se présente comme une invagination.

Dans les cas précédents, le bourgeon a une forme bien déterminée, variable du reste, à cause que le bourgeonnement s'est produit en une région bien limitée. Mais si le *bourgeonnement* est *diffus*, il n'en résultera pas un organe de figure définie, mais seulement une masse cellulaire irrégulière. On peut donner à ce processus le nom de « végétation », ou même l'appeler d'une façon plus significative « délamination » ; la membrane productrice en effet se délamine pour ainsi dire en détachant des cellules de sa masse.

Nous venons d'observer les aspects différents que revêt la multiplication cellulaire inégalement active d'une membrane ou d'un organe quelconque. Nous avons distingué principalement un bourgeonnement localisé, et une végétation diffuse ; le bourgeonnement localisé pouvait donner lieu à son tour à un bourgeon plein ou à un bourgeon creux variables de forme d'ailleurs (1).

B) Tous les phénomènes que nous venons de décrire ne sont que des formes de la multiplication cellulaire. C'est par elle que s'accroissent et se compliquent les ébauches primitives pour devenir des organes définitifs, et que se créent des organes nouveaux. Malgré le rôle très prépondérant qu'elle joue dans les phénomènes d'accroissement des organes, nous devons encore, dans l'état actuel de la science, admettre à côté d'elle un autre processus, comme intervenant quelquefois pour allonger, épaissir et, en général, accroître un organe, ou le régénérer en réparant les pertes qu'il fait incessamment ; c'est l'*apposition cellulaire*. Un organe peut en effet s'accroître à ses propres dépens ou emprunter à un autre organe le matériel cellulaire nécessaire à son accroissement. On voit alors des cellules étrangères à l'organe ou au système considéré venir s'ajouter aux cellules qui constituent cet organe, ce système, prendre rang parmi elles en revêtant leur forme (fig. 30, C). C'est ainsi que, chez l'embryon, la corde dorsale paraît recevoir de l'entoderme un contingent cellulaire, qui l'augmente d'autant. C'est encore de la même façon que, chez l'adulte, à nombre d'épithéliums, comme celui des grandes séreuses, s'incorporeront des cellules lymphoïdes, migratrices, remplaçant les cellules épithéliales disparues.

Les processus organogéniques qui ont pour base la multiplication cellulaire peuvent eux-mêmes se compliquer d'un phénomène

(1) On s'est demandé quelle est, des trois formes principales de la végétation, la plus ancienne, et celle dont par conséquent les autres ont dû dériver. La majorité des embryologistes, bien que quelques auteurs (Metschnikoff, Ziegler) aient accordé à la végétation diffuse, à la délamination, la priorité de date, ont pensé que le bourgeonnement creux, l'invagination ou l'évagination, avait précédé les autres processus et leur avait donné naissance.

que l'on pourrait placer à côté de l'apposition cellulaire en l'appelant *apposition organique*, et qui n'est autre qu'un accolement, un *mélange* même *de deux ébauches* primitivement distinctes. Les bourgeonnements sont ainsi le plus souvent suivis du mélange des bourgeons produits avec les dérivés d'organes embryonnaires voisins.

On comprend en effet que les bourgeons partis des organes épithéliaux de l'embryon ne seront pas sans contracter des rapports plus ou moins intimes avec les formations voisines et surtout avec la masse du mésenchyme, ou masse connectivo-sanguine, qui, nous l'avons vu, remplit tout le corps et comble tous les vides entre les organes épithéliaux. De ce mélange de parties hétérogènes en un seul et même tout résultent des organes complexes. C'est ainsi que, pour former le foie, un réseau de tubes épithéliaux, dû à une invagination du tube intestinal compliquée de ramification et d'anastomose, s'enchevêtre dans un réseau vasculaire (fig. 35). C'est ainsi encore que des invaginations épithéliales sont envahies par des masses connectives spéciales, pour constituer des organes définitifs tels que le thymus ou l'amygdale. Il en résulte, suivant l'expression de Renaut, un véritable *remaniement* de l'organe primitif (1).

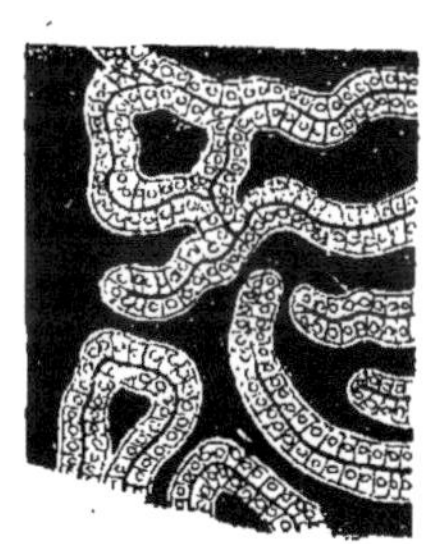

FIG. 35. — *Mélange de formations hétérogènes pour constituer un organe complexe.* Enchevêtrement de deux réseaux (formation du foie).

(1) Le mélange de deux ou de plusieurs organes primitifs simples a longtemps été considéré comme le seul processus qui puisse donner naissance à un organe définitif de constitution complexe. Pour un certain nombre d'organes complexes, constitués d'éléments hétérogènes, comme l'amygdale, le thymus, on pense aujourd'hui montrer que, loin d'être dus à la pénétration réciproque intime de diverses ébauches, ils dérivent en réalité de la différenciation variée d'une ébauche unique. Ainsi, pour Rabl, le thymus résulte de la différenciation en éléments conjonctifs d'une partie de la masse épithéliale qui constituait primitivement tout l'organe, le reste demeurant épithélial. Dans un ordre d'idées analogue, la névroglie des centres nerveux, le système de soutènement représenté dans la rétine par les fibres de Müller, seront dus non à l'immigration dans ces organes de formations connectives venues d'ailleurs, mais à une évolution dans le sens connectif d'une partie des éléments qui constituaient primitivement les centres nerveux et la rétine. De tels faits sont favorables à la théorie des tissus apothéliaux, telle que Rabl l'a exposée (v. p. 44).

D'ailleurs des bourgeons épithéliaux, partis de deux points différents et allant au-devant l'un de l'autre, peuvent venir au contact et se confondre ; s'ils sont creux, la lumière de l'un se continue alors le plus souvent avec la lumière de l'autre.

Les deux bourgeons creux, bien qu'ils puissent avoir une origine toute différente, sont alors confondus en un seul organe. C'est ainsi, par *fusion de deux bourgeons épithéliaux*, que se forment l'anus, la bouche, les fentes branchiales. Une invagination ectodermique vient au-devant d'une invagination entodermique; les deux s'ouvrent l'une dans l'autre (fig. 36) (1).

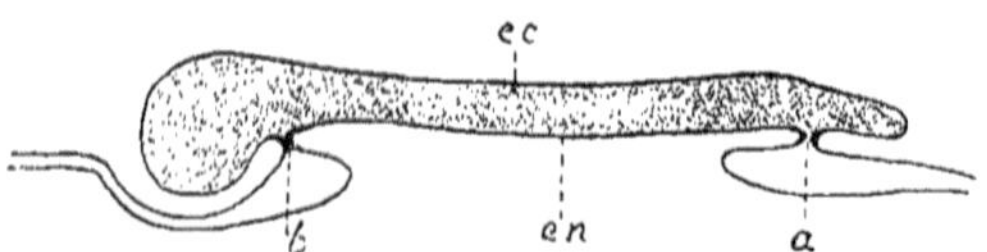

FIG. 36. — *Adossement et fusion de deux bourgeons d'origine différente.* (Formation de la bouche et de l'anus). En *a* (anus) l'adossement des deux bourgeons n'est pas encore fait ; en *b* (bouche) il s'est déjà opéré. — *ec*, ectoderme. — *en*, entoderme.

C) Un phénomène organogénétique bien différent des précédents peut transformer plus ou moins complètement un organe embryonnaire primitif. Ce phénomène est le *cloisonnement* précédé de l'*étranglement* et suivi ou non de la *séparation* des parties. Le processus, en se répétant sur un même organe un certain nombre de fois, partage cet organe en *segments ;* il est donc une **segmentation**.

Le meilleur exemple de ce fait nous est fourni par ce qui se passe du côté du cœlome. Dans la figure 38, qui représente la coupe d'un embryon de Triton, nous voyons que la partie médiane ou interne du cœlome du côté gauche de la figure est encore en communication avec le reste de la cavité, au lieu que du côté droit cette même partie s'est séparée du reste par un cloisonnement, et est devenue une cavité indépendante, la « cavité protovertébrale » ou « cavité du segment primitif » (fig. 37, *cpv*).

(1) C'est du moins ainsi que l'on pouvait comprendre autrefois la formation de la bouche et de l'anus. Comme nous le verrons au chapitre suivant, on doit s'en faire aujourd'hui une idée passablement différente.

On peut même constater chez les Sélaciens (van Wyhe), et chez les autres Vertébrés admettre hypothétiquement un cloisonnement du cœlome plus compliqué que celui qu'on vient de voir. Il y a

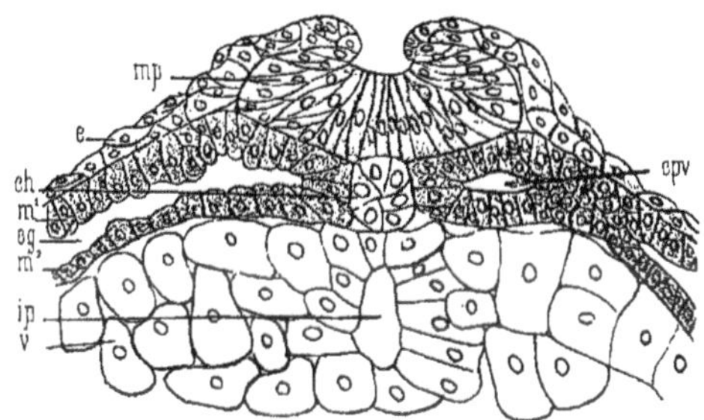

FIG. 37. — *Coupe transversale d'un embryon de Triton* (d'après O. HERTWIG). — *mp*, paroi du tube médullaire. — *ch*, corde dorsale. — *ip*, intestin primitif. — *m*¹, *m*², feuillets pariétal et viscéral du mésoblaste. — *e*, épiblaste. — *cg*, cavité générale ou cœlome. — *cpv*, cavité protovertébrale résultant du cloisonnement et de la séparation de la partie médiane de la cavité générale. — *v*, cellules vitellines.

lieu de distinguer dans la cavité générale du Sélacien trois régions, qui sont de haut en bas, en allant de la face dorsale à la face ventrale de l'embryon, l'« épicœlome », le « mésocœlome » et le « métacœlome » (fig. 38, *epc*, *msc*, *mtc*) ; les régions mésodermi-

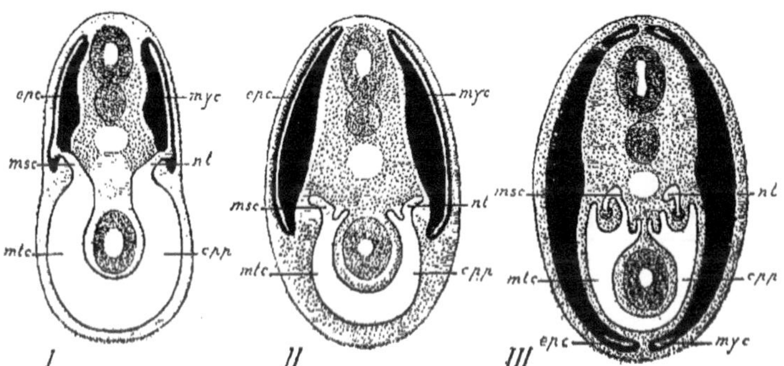

FIG. 38. — *Schémas du cloisonnement du cœlome et de la différenciation du mésoderme chez les Sélaciens* (d'après VAN WYHE).

I. Stade le plus jeune ; l'épicœlome ou myocœlome est en train de se séparer du mésocœlome ou cavité du néphrotome.
II. L'épicœlome est séparé du mésocœlome.
III. A droite de l'observateur, le mésocœlome est isolé, distinct du métacœlome.
epc, épicœlome ou myocœlome (*myc*). — *msc*, mésocœlome, ou cavité du néphrotome (*nt*). — *mtc*, métacœlome ou cavité pleuro-péritonéale (*cpp*).

ques qui en forment les parois peuvent être appelées d'une manière correspondante « épimère », « mésomère », « hypomère ». Dans la suite du développement ces différentes parties du cœlome et du mésoderme s'isolent les unes des autres ; d'abord l'épicœlome et l'épimère des deux autres (fig. 38, II), puis le mésocœlome et le mésomère du métacœlome et de l'hypomère (III). Les diverses régions cœlomiques et mésodermiques deviennent d'ailleurs des organes différents du corps de l'animal : l'épicœlome (*epc*) devient un « myocœlome » (*myc*), c'est-à-dire la cavité d'un segment musculaire ou « myotome » ; le mésocœlome (*msc*) fournit la lumière d'un segment rénal ou « néphrotome » ou canalicule rénal (*np*) ; le métacœlome (*mtc*) devient la cavité générale définitive ou « cavité pleuro-péritonéale » (*cpp*).

Outre le cloisonnement dans le sens dorso-ventral que l'on doit

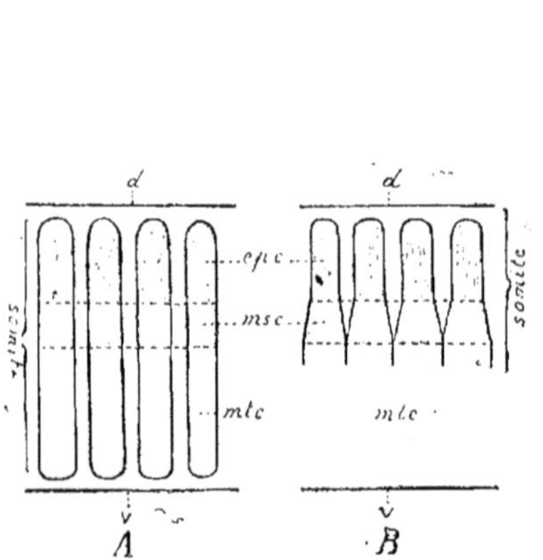

FIG. 39. — *Coupes longitudinales schématiques d'embryons d'Amphioxus et de Sélacien* menées à travers le cœlome pour en montrer le cloisonnement (imitées de VAN WYHE).

A, Amphioxus. — B, Sélaciens. — *epc*, épicœlome. — *msc*, mésocœlome. — *mtc*, métacœlome. — *d*, peau dorsale. — *v*, peau ventrale.

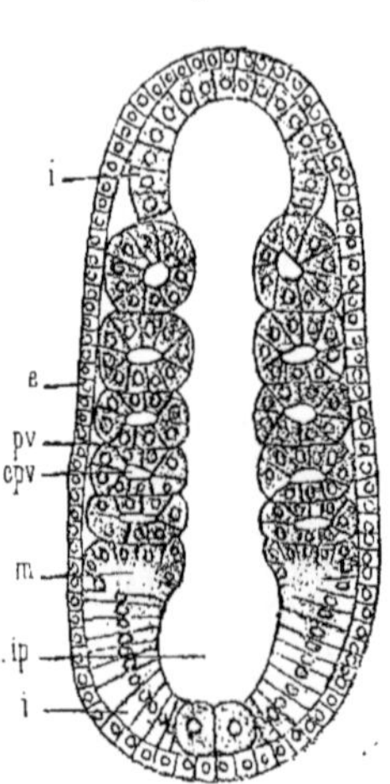

FIG. 40. — *Embryon d'Amphioxus*, en coupe longitudinale optique (d'après HATSCHEK).

e, épiblaste. — *i*, hypoblaste. — *m*, mésoblaste. — *ip*, cavité de l'intestin primitif. — *pv*, protovertèbre. — *cpv*, cavité protovertébrale.

étudier sur des coupes transversales de l'embryon, il se fait parallèlement à l'axe de l'embryon une segmentation longitudinale du cœlome qui, se répétant d'une façon très régulière, donne naissance à des segments tous semblables les uns aux autres (fig. 39 et 40). La segmentation peut porter sur toute la hauteur du cœlome comme chez l'Amphioxus (fig. 39, A). Ou bien elle n'en intéresse que la portion médiane et dorsale, le reste du cœlome demeurant continu; c'est ainsi que chez les Sélaciens l'épicœlome, le mésocœlome, et la région dorsale du métacœlome se trouvent segmentés (fig. 39, B). Chez les Vertébrés supérieurs l'étendue dorso-ventrale du cœlome qui se segmente est moindre encore, vu que la segmentation n'atteint pas du tout le métacœlome.

On donne les noms de « somite », « segment primitif », « protovertèbre » à la région segmentée du cœlome, quelles qu'en soient d'ailleurs l'étendue et la composition.

D) En regard des manifestations diverses de la multiplication et de l'apposition cellulaire, qui constituent des phénomènes d'accroissement, en regard aussi des processus de cloisonnement, qui amènent une complication, il faut placer, pour les leur opposer, des **phénomènes régressifs** qui consistent dans une *atrophie* de parties d'organes déjà existantes et qui produisent une *simplification.*

C'est quelquefois au prix de ces atrophies partielles, qui sont absolument du reste dans l'ordre normal des choses, qu'est acquise la forme d'un organe définitif. Aussi, certaines travées du réseau vasculaire s'oblitérant, le sang fait irruption dans celles qui subsistent et les dilate de façon à en faire des canaux de plus gros calibre, qui ne sont autres que les troncs et les branches des artères et des veines de l'anatomie descriptive. Ainsi encore doit se résorber, pour donner à l'os long la forme qu'on lui connaît et pour le creuser en particulier d'un canal médullaire, toute une partie de la substance osseuse, etc.

II

Nous venons de passer rapidement en revue les processus principaux qu'emploie l'organogenèse et que nous retrouverons dans le cours de cet ouvrage. L'étude des cas particuliers où se déroulent les uns ou les autres de ces processus constitue l'organogénie descriptive. Mais l'embryologie, et l'organogénie en particulier, ne doit pas consister seulement en une énumération de faits isolés ; elle doit aussi être comparative. Si chez un Poisson nous voyons un organe A (le tube digestif par exemple) émettre en un certain point un bourgeon creux B (la vessie natatoire), et que chez un Mammifère nous constations de nouveau que le même organe A' produit au même point un bourgeon B' également creux (le tube pulmonaire), nous en conclurons que la vessie natatoire du Poisson et le tube pulmonaire du Mammifère sont des organes homologues (1).

« L'*homologie* est ainsi la similitude qui a pour cause une origine commune des organes considérés, quelle que soit d'ailleurs la destinée de ces organes » (Hatschek). Elle s'oppose à l'*analogie*, « qui est une ressemblance ayant pour causes des conditions physiologiques pareilles, l'origine étant différente » (Hatschek). Sont *homologues* ainsi la vessie natatoire des Poissons et le poumon des Vertébrés supérieurs. Sont *analogues* au contraire les pieds d'un Vertébré et ceux d'un Insecte, ou les ailes d'un Vertébré et celles d'un Insecte. Les ailes d'une Chauve-Souris et celles d'un Oiseau ne sont homologues qu'en tant qu'extrémités supérieures; en tant qu'ailes elles sont analogues.

Quand à l'intérieur d'un même organisme les phénomènes de bourgeonnement, de cloisonnement, se font symétriquement à droite et à gauche de la ligne médiane, ainsi que c'est le plus souvent le cas chez les Vertébrés, les organes produits de chaque côté de l'axe, organes pairs de l'anatomie descriptive, qui donnent au Vertébré le cachet de bilatéralité qui est son principal attribut, ces organes pairs présentent entre eux une ressemblance morphologique qui est plus qu'une homologie. On les dit alors *homotypiques*. Sont homotypiques les extrémités droite et gauche antérieure ou postérieure, les glandes sexuelles, les paires nerveuses rachidiennes, etc.

On appelle d'autre part *homodynames* des organes morphologiquement semblables, qui se répètent à la suite les uns des autres

(1) Nous nous servons de cet exemple significatif, bien qu'il ne soit pas à l'abri de tout reproche, et que l'homologie du poumon et de la vessie natatoire ait été contestée.

avec les mêmes caractères et qui sont produits par les mêmes phénomènes (de bourgeonnement, de cloisonnement par exemple) dans le corps d'un même animal. Sont homodynames les extrémités antérieure et postérieure du Vertébré, les protovertèbres chez l'embryon, les vertèbres de l'adulte, etc...

Il s'en faut que l'homologie soit toujours aussi frappante que dans l'exemple du poumon et de la vessie natatoire que nous avons rapporté plus haut. Que le rudiment du poumon, au lieu d'être un tube, soit un bourgeon plein, et déjà l'homologie n'est plus évidente à première vue ; que l'ébauche soit paire au lieu d'être simple, et l'homologie sera moins évidente encore. On comprend que les ressemblances morphologiques deviennent très peu apparentes entre organes cependant homologues de Vertébrés différents. Cela tient à ce que l'adaptation aux conditions extérieures de milieu a déformé chez l'embryon des Vertébrés supérieurs la pureté du type qui existait dans les groupes plus primitifs.

« L'ontogénie dans ses diverses étapes, dit Wiedersheim, peut bien représenter une répétition chez l'individu de l'histoire de la souche. A ce sujet cependant il ne faut pas perdre de vue que cette répétition (*Palingenèse*) ne doit pas dans beaucoup de cas être regardée comme pure, mais qu'assez souvent il s'y introduit des falsifications (*Cœnogenèse*) produites par l'adaptation, qui ne montrent plus les dispositions primitives ou ne les offrent que plus ou moins effacées (1). Deux facteurs jouent ici le rôle principal : l'*hérédité* et la *variabilité*. Le premier représente le principe conservateur, tendant à maintenir le statu quo ; le second a pour résultat de modifier, sous l'influence des changements produits dans le monde extérieur, le corps de l'animal. Le corps animal ne

(1) Cette distinction des processus palingénétiques et cœnogénétiques, que l'on doit à Haeckel, n'a qu'une valeur relative à une certaine époque de l'évolution des Vertébrés. Quand nous retrouvons dans le développement de tel organe du Mammifère le même processus qui a donné naissance à l'organe homologue de l'Amphioxus, nous appelons ce processus palingénétique parce qu'il n'est que la répétition héréditaire de celui de l'Amphioxus. Mais si nous comparons à son tour l'Amphioxus à un type plus ancien, le processus que nous venons de qualifier de palingénétique deviendra cœnogénétique, parce que selon toute apparence il n'a été créé, ou n'a pris sa forme actuelle que sous l'influence des conditions extérieures de milieu. L'expression de palingénétique ne fait que contenir l'aveu de l'impuissance où nous sommes de trouver la cause déterminante de l'apparition des phénomènes.

doit donc pas être considéré comme fixé et immuable, mais comme en voie de fluctuation incessante. »

On conçoit que les manifestations de la variabilité doivent être multiples, et que les phénomènes cœnogénétiques qui en sont l'expression soient des plus divers, étant sous la dépendance de l'état éminemment variable du milieu ambiant. On comprend tout aussi bien que les processus palingénétiques par lesquels s'affirme l'influence de l'hérédité, tendant à reproduire un type ancestral déterminé, soient au contraire régis par une loi commune et assujettis au plan général d'organisation de l'ancêtre, du Protovertébré.

Les Vertébrés en effet descendent d'ancêtres dont l'organisation était bien caractérisée, chez lesquels le corps était partagé en segments ou anneaux homodynames, placés les uns derrière les autres, qu'on appelle des **métamères.** Chaque métamère comprenait un tronçon de tube nerveux, de tube digestif, de cœlome, etc., pareil à ceux que renfermaient les métamères précédent et suivant ; les différents organes étaient donc à l'intérieur d'un métamère, eux aussi, partagés en segments homodynames, eux aussi métamérisés.

Il est vrai qu'à la longue l'influence de l'hérédité s'est beaucoup affaiblie, de telle sorte que les Vertébrés les plus élevés en organisation, les plus éloignés de la souche, lui échappent presque, tandis que les Vertébrés inférieurs en ressentent encore directement les effets. Par suite, dans le corps des Vertébrés supérieurs nombre d'organes ont pu finir par se soustraire à l'arrangement métamérique qui leur était héréditairement imposé. Il reste cependant encore dans plusieurs parties du corps des dispositions, qui témoignent de toute évidence que dans le développement des organes les processus de l'ontogenèse sont souvent d'ordre palingénétique et obéissent à la loi phylogénétique qui prescrit la métamérie de l'organisme. C'est ainsi que nous avons dans la segmentation du cœlome un exemple frappant de disposition métamérique. Le cloisonnement qui atteint le tube nerveux dans la région de l'arrière-cerveau, le bourgeonnement des nerfs le long de l'axe médullaire, celui qui donne naissance aux invaginations ecto et entodermiques desquelles dérivent les fentes branchiales, le bourgeonnement des rayons de nageoires chez les Raies et bien d'autres phénomènes encore sont là pour attester la métamérisation du corps des Vertébrés.

Toutefois, comme l'observe Wiedersheim, il ne faut pas oublier que la segmentation qui frappe la plupart des organes du Vertébré ne se fait dans l'ontogenèse que relativement tard, ce qui n'autorise pas précisément des considérations phylogénétiques. Il en est tout autrement de la segmentation toute primitive du mésoderme et du cœlome, qui est la preuve d'une forme segmentée très ancienne.

Dans la tête même des Vertébrés, qui au premier abord paraît être construite sur un plan spécial et échapper à la loi de la métamérisation, on retrouve la disposition métamérique. La « métamérie céphalique », bien que défigurée par suite de nombreuses et très diverses adaptations des organes de la tête à des fonctions toutes spéciales, est parfaitement reconnaissable et aujourd'hui indiscutable.

III

Rappelons-nous maintenant que les processus organogéniques que nous venons d'indiquer se compliquent de différenciations histologiques des organes, de **différenciations organiques** en un mot, assurant la *division du travail*, et reconnaissant pour causes des *adaptations à des fonctions différentes*. L'adage « la fonction fait l'organe » ne signifie pas seulement qu'un organe est créé quand paraît une fonction, mais encore que cet organe se modifie quand la fonction subit elle-même des modifications, qu'il se complique et se perfectionne à mesure que la fonction devient, elle aussi, plus complexe et plus parfaite.

Les modifications fonctionnelles de l'organisme se reflètent dans les différenciations histologiques des organes, grâce auxquelles un organe primitif peut en différents points de son étendue donner des formations toutes différentes, aux attributions les plus diverses, qui deviennent chez l'adulte autant d'organes définitifs absolument distincts. C'est ainsi que le processus de cloisonnement dorso-ventral que nous avons observé dans le cœlome se complique d'une différenciation histologique profonde de l'épithélium cœlomique.

L'épithélium de la partie ventrale du cœlome, c'est-à-dire du métacœlome, devient un revêtement pur et simple pour la cavité pleuro-péritonéale. L'épithélium de la région plus voisine de la face dorsale de l'embryon, c'est-à-dire du mésocœlome, fournit d'une part l'ébauche des reins et des organes génitaux, et d'autre part une masse conjonctive embryonnaire, un mésenchyme secondaire. Celui qui tapisse enfin la région dorsale du cœlome, ou épicœlome, se différencie principalement en muscles et accessoirement en tissu conjonctif mésenchymateux. En raison de la disposition métamérique de ces ébauches dues à des processus divers et surtout aux différenciations histologiques profondes d'un seul et même organe primordial, l'épithélium du cœlome, on leur a donné des noms qui rappellent leur caractère segmentaire ; c'est ainsi que la région productrice de l'ébauche des reins et des glandes sexuelles a été nommée « gononephrotome » (segment génito-rénal), celle qui donne la masse mésenchymateuse « sclérotome » (segment conjonctif), celle qui fournit les muscles « myotome » (segment musculaire). Ainsi les productions de l'épithélium du cœlome, formées par bourgeonnement et par cloisonnement, et métamériquement disposées, subissent des différenciations histologiques variées qui mènent à la formation d'organes différents. L'examen de la destinée de l'épithélium du cœlome nous montre cet organe primitif de l'embryon subissant des processus ontogénétiques divers, régis par la loi phylogénétique de la métamérisation, et compliqués plus tard par la différenciation histologique.

C'est encore la différenciation histologique qui, agissant sur deux formations identiques au début, deux invaginations glandulaires du tube digestif par exemple, peut faire de celles-ci deux organes, le foie et le poumon, qui chez l'adulte seront essentiellement différents par leur constitution et par leurs attributions.

Remarquons enfin que la différenciation histologique s'exerce dans des limites très étendues, et que, par exemple dans le cas d'invaginations glandulaires, elle peut paraître à peine appréciable, l'épithélium des glandes de Lieberkühn différant, au premier abord du moins, à peine de celui de l'intestin qui l'a produit ; ou bien au contraire, comme on le voit pour la glande hépatique, elle peut modifier profondément la constitution de l'organe qu'elle atteint. Elle donne la mesure du perfectionnement d'un organe.

IV

Nous avons supposé jusqu'ici que le développement s'opérait d'une façon normale. Mais nous verrons dans le cours de cet ouvrage qu'il n'en est pas toujours ainsi, et que les anomalies décrites chez l'adulte suivant le degré de leur importance, soit dans les traités d'anatomie, soit dans les livres de pathologie, ne sont que des **anomalies du développement** *ontogénétique ou phylogénétique.* « L'ontogénie et la phylogénie viennent encore à notre aide, dit Testut, pour l'interprétation scientifique des anomalies, que l'on rencontre, à la fois si fréquentes et si variées, dans tous les systèmes organiques, depuis le système squelettique jusqu'aux organes génito-urinaires. On a considéré longtemps ces formes aberrantes comme de simples jeux de la nature ou comme des produits d'ordre pathologique, indignes d'occuper les loisirs des morphologistes. Nous savons aujourd'hui, grâce aux sciences précitées, qu'un certain nombre d'entre elles relèvent d'un arrêt de développement et représentent des dispositions embryonnaires qui ont persisté chez l'adulte. Quant aux autres elles sont bel et bien des organes typiques, apparaissant chez l'homme d'une façon accidentelle, mais existant normalement chez les animaux. Elles sont, en d'autres termes, la reproduction plus ou moins complète, mais toujours significative, d'un type qui est constant dans la série zoologique. »

INDEX BIBLIOGRAPHIQUE (1)

Ontogénie et phylogénie. Principes généraux du développement. — SERRES. *Principes d'organogénie*, Paris, 1842. — HAECKEL. Die Gastraeatheorie,

(1) L'index bibliographique de ce chapitre, comme celui de chacun des chapitres suivants, est avant tout une liste des ouvrages cités dans le texte. Il ne contient donc que les mémoires les plus importants, soit à cause de la nouveauté des faits et des vues qu'ils apportent, soit pour la quantité des faits et des considérations qui y sont exposés. Nous y joignons cependant les travaux d'ordre didactique dont la lecture est tout à la fois particulièrement facile et rémunératrice. Les publications déjà citées dans le même chapitre mais à propos d'une autre question, ou dans l'index du chapitre précédent, ne sont indiquées de rechef que par le nom de leur auteur.

die phylogenetische Classification des Thierreichs und die Homologie der Keimblätter. *Jenaische Zeitschrift*, 1874, Bd VIII. — Id. *Anthropogénie humaine*. Trad. franç. du Dr Letourneau, édit., Paris, 1889. — Balfour. *Traité d'embryologie et d'organogénie comparées*. Trad. franç. de A. Robin et Mocquard, Paris, 1884. — Koelliker. *Embryologie de l'homme et des animaux supérieurs*. Trad. franç. de A. Schneider, Paris, 1882. — O. Hertwig. *Traité d'embryologie de l'homme et des vertébrés*, 3e édit. Trad. franç. du prof. Julin, Paris, 1891. — Wiedersheim. *Lehrbuch der vergleichenden Anatomie der Wirbelthiere*, 1886. — Hatschek. *Lehrbuch der Zoologie*. 1re et 2e livr., Jena, 1889.

Valeur des feuillets et différenciation histologique. — Koelliker. Die embryonalen Keimblätter und die Gewebe. *Zeitschr. für wiss. Zool.*, Bd XL. — O. u. R. Hertwig. Die Actinien. *Jenaische Zeitschrift*, Bd XIV. — Id. *Die Coelomtheorie. Versuch einer Erklärung des mittleren Keimblattes*. Iena, 1881. — Goette. *Entwickelungsgeschichte der Unke*, Leipzig, 1875. — Haeckel. Ursprung und Entwicklung der thierischen Gewebe, etc. *Jenaische Zeitschrift*, Bd XVIII, 1884. — W. His. Der Keimwall des Hühnereies und die Entstehung der parablastichen Zellen. *Zeitschr. für Anatomie und Entw., Anat. Abth.*, 1876. — Id. Die Lehre vom Bindesubstanzkeim (Parablast). *Arch. für Anat. und Phys., Anat. Abth.*, 1882. — C. Rabl. Ueber die Prinzipien der Histologie. *Anatom. Gesellschaft*, 1889. — Id. *Ueber die Zahl der Richtungskörper und über ihre Bedeutung für die Vererbung*. Iena, 1887. — Nussbaum. Zur Differenzirung des Geschlechts im Thierreich. *Arch. für mikr. Anat.*, Bd XVIII, 1880. — Weismann. *Die Continuität des Keimplasmas als Grundlage einer Theorie der Vererbung*. Iena, 1885. — Lendl. *Hypothese über die Entstehung von Soma-und Propagationszellen*. Berlin, Friedländer, 1889. — Renaut. *Traité d'histologie pratique*. Paris, Lecrosnier et Babé, 1889. — Bard. La spécificité cellulaire et l'histogenèse chez l'embryon. *Arch. de physiologie*, 1884, no 4. — Id. La spécificité cellulaire et les faits anatomo-pathologiques sur lesquels elle s'appuie. *Verh., des X internat. med. Kongresses zu Berlin*, Bd II, Abth. 4, Allgem. Path. und Path. Anat., Berlin, 1891. — Hillemand. *Introduction à l'étude de la spécificité cellulaire chez l'homme*. Paris, Steinheil, 1889.

Mécanisme des processus organogéniques. — W. His. *Unsere Körperform und das physiologische Problem ihrer Entstehung*. Leipzig, 1875. — Koelliker. *Embryologie*. — O. Hertwig. *Traité d'embryologie*. — Altmann. *Ueber embryonales Wachsthum*. 1881.

Principes de la tératogénie. — Testut. *Les anomalies musculaires chez l'homme*, Paris, 1884. — Princeteau. *Progrès de la tératologie, etc.* Paris. 1886.

PREMIÈRE PARTIE

LE TUBE DIGESTIF ET SES ANNEXES

INTRODUCTION

L'intestin chez les embryons des Vertébrés supérieurs a d'abord la forme d'une gouttière dont la concavité est tournée du côté ventral, et qui s'ouvre dans la cavité de l'œuf ou sac vitellin interne, remplie ou non par le vitellus (1). Cette gouttière, largement ouverte au début, tend à se resserrer de plus en plus par l'accroissement des replis qui délimitent l'ébauche embryonnaire, et de la sorte à se transformer en un tube.

Cette transformation s'effectue de très bonne heure et rapidement aux extrémités antérieure et postérieure de l'embryon, tandis que vers le milieu de la longueur de l'intestin elle ne s'opère que tardivement et d'une façon lente. Il en résulte qu'il persiste longtemps une libre communication entre la cavité digestive et la cavité du sac vitellin ou de la vésicule ombilicale ; le passage de

---

(1) L'origine de la cavité intestinale et de ses parois n'est pas parfaitement connue, en particulier pour ce qui concerne les Mammifères. On ne sait pas exactement la part que prend l'intestin primitif à la constitution de la cavité intestinale secondaire non plus que la proportion dans laquelle l'entoderme cordal intervient pour constituer les parois épithéliales de l'intestin. Le trait d'union entre l'organe primitif de l'embryon (l'intestin primitif) et l'ébauche de l'organe définitif de l'adulte (de l'intestin secondaire) nous fait défaut. Rappelons cependant que nous avons été amenés à considérer chez les Mammifères l'épithélium intestinal comme d'origine entodermo-vitelline, et la cavité intestinale comme une partie de la cavité blastodermique ou vitelline (t. I, p. 207 et 214, et t. II, ch. I, p. 16).

plus en plus étroit qui assure cette communication est le conduit vitello-intestinal, encore appelé *conduit vitellin ou omphalo-mésentérique, pédicule vitellin ou ombilical.*

A cette époque, les régions intestinales antérieure et postérieure seules tubuleuses ont la forme de deux culs-de-sac dont l'extrémité est tournée respectivement en avant et en arrière; on appelle ces culs-de-sac l'**intestin céphalique** ou **antérieur** (fig. 41, *ia*) et l'**intestin terminal** ou **postérieur** (*ip*.)

Chacun de ces cæcums communique avec la région intestinale demeurée à l'état de gouttière par une ouverture qui porte le nom de *porte* ou *aditus*; on distinque la *porte intestinale antérieure* (*adi-*

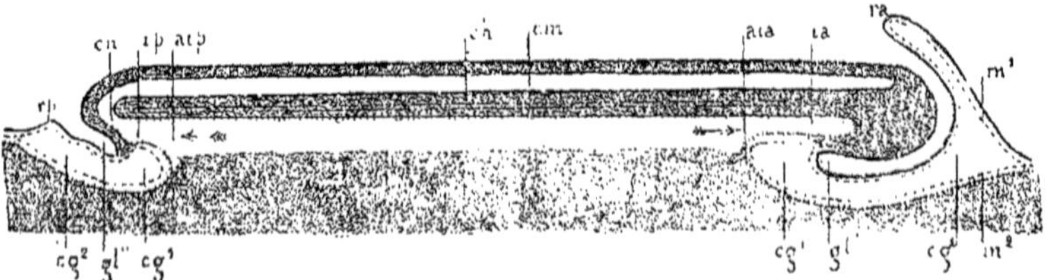

FIG. 41. — *Coupe longitudinale schématique d'un embryon de Poulet* (d'après O. HERTWIG).

cm, canal médullaire. — *ch*, corde dorsale. — *ia*, *ip*, intestins antérieur et postérieur. — *aia*, *aip*, aditus intestinalis anterior, aditus intestinalis posterior. — *gl'*, *gl''*, gouttières limitantes antérieure et postérieure. — *cn*, canal neurentérique. — cg^1, cg^2, parties embryonnaire et extraembryonnaire de la cavité générale. — m^1, m^2, feuillets somatique et splanchnique du mésoderme. — *ra*, *rp*, replis antérieur et postérieur de l'amnios. — Le feuillet moyen est indiqué par les traits --------; le feuillet interne l'est par le trait xxxxxxx; le feuillet externe est marqué par un trait simple et continu.

tus anterior ad intestinum) (*aia*) et la *porte intestinale postérieure* (*aditus posterior ad intestinum*) (*aip*). La région intestinale intermédiaire à l'intestin céphalique et à l'intestin terminal peut être appelée intestin moyen.

Il n'y a au début d'autre communication de l'intestin avec l'extérieur que la bouche primitive ou blastopore. Mais d'assez bonne heure, des orifices nouveaux, dont nous étudierons le mode de formation dans un premier chapitre, donnent accès dans le tube digestif : ce sont la **bouche** ou **bouche définitive** qui mène de l'extérieur dans l'extrémité antérieure de l'intestin céphalique, et l'**anus** qui fait communiquer avec l'extérieur l'extrémité postérieure de l'intestin terminal. La situation du blastopore, dans une région voisine de celle où plus tard se formera l'anus, suggère l'idée que l'anus pourrait bien n'être que le blastopore persistant ou tout au moins une partie de ce dernier. Et de fait, ainsi qu'il a été exposé ci-dessus au chapitre Ier et avec détails dans le tome Ier de cet ouvrage, on doit admettre que l'anus est une portion du blastopore demeurée perméable lors de l'occlusion de celui-ci, et que chez les Vertébrés supérieurs où le blastopore est représenté par une formation pleine, la ligne primitive, l'anus est une partie de cette dernière perforée secondairement.

On peut considérer les régions buccale et anale du tube digestif comme représentant les segments antérieur et postérieur de l'intestin et les désigner respectivement sous les noms d'*intestin buccal* et d'*intestin anal* (Kölliker).

Quant au tube digestif proprement dit (intestin moyen de Kölliker), l'étude de son développement comporte des divisions que nous devons autant que possible calquer sur des divisions naturelles de ce tube lui-même. Elles doivent donc être conformes à la fois aux données de l'embryologie, de l'anatomie comparée, et de l'anatomie des Vertébrés, se réaliser par conséquent dans le développement ontogénétique des Vertébrés, en même temps que se retrouver dans leur évolution phylogénétique et par suite dans les groupes plus inférieurs de la série, et enfin se conserver dans l'état adulte du Vertébré supérieur et de l'Homme en particulier. Il est malheureusement assez difficile de faire coïncider des divisions qui ne sont pas de même ordre et dont chacune répond à des exigences spéciales.

Embryologiquement, abstraction faite des régions de la bouche et de l'anus, des intestins buccal et anal, on peut distinguer temporairement dans le tube digestif une partie antérieure, tubuleuse, l'intestin antérieur, une partie postérieure également tubuleuse, l'intestin postérieur, et une portion moyenne encore à l'état de gouttière. La gouttière intestinale diminue de plus en plus de longueur, se transformant en un tube : d'avant en arrière, pour accroître l'intestin antérieur ; d'arrière en avant, pour allonger l'intestin postérieur. Il n'en reste bientôt plus qu'une région très limitée, le conduit vitellin, par lequel les intestins antérieur et postérieur communiquent avec la cavité vitelline. Chez l'adulte, la situation du conduit vitellin correspond à un point de l'intestin grêle, placé un peu au-dessus de la terminaison de ce dernier. Toute l'étendue du tube digestif située au-devant du conduit vitellin dérive de l'intestin antérieur ; tout ce qui est situé plus loin que lui appartient à l'intestin postérieur. Voilà une première division de l'intestin, ayant pour base le développement même de cet organe, mais qui ne nous serait d'aucun secours ; car loin de correspondre à quelqu'un des segments digestifs de l'état adulte, elle chevauche sur ces segments eux-mêmes.

Remak a distingué un intestin céphalique, un intestin moyen, un intestin postérieur. Cette distinction du tube digestif en trois segments est toute embryologique et repose sur les rapports primitifs de ces trois segments avec les deux portes intestinales antérieure et postérieure. Il a divisé l'intestin céphalique lui-même en intestin pharyngien et intestin antérieur, le premier répondant à la région pharyngienne de l'adulte, le second à l'œsophage, à l'estomac et au duodénum.

Kölliker partage son intestin moyen, c'est-à-dire le tube digestif proprement dit, en intestin antérieur ou proenteron (pharynx et œsophage), en intestin moyen au sens restreint du mot ou mésenteron (estomac, intestin grêle et gros intestin), et en intestin terminal ou métenteron (rectum). Cette division a pour base la constitution anatomique, la destinée et les rapports différents des divers segments intestinaux ainsi établis.

S'inspirant des faits apportés à la fois par l'embryologie et par l'anatomie comparée, Balfour, après avoir écarté les régions buccale et anale, le stomodaeum et le proctodaeum en d'autres termes, divise l'intestin en un segment respiratoire s'étendant jusqu'à l'estomac inclusivement, un segment intestinal et cloacal, comprenant le reste du tube digestif, et un segment post-anal qui n'est pas représenté dans le tractus digestif du Vertébré supérieur adulte. En prolongeant jusqu'à la naissance du duodénum l'intestin respiratoire du Vertébré, Balfour, à l'exemple de Gegenbaur, s'appuie sur les données de la phylogénie qui, d'une part, nous montre chez les représentants actuels des premiers Vertébrés, chez l'Amphioxus, chez les Tuniciers, la chambre respiratoire ou branchiale s'étendant jusqu'à l'origine du cæcum qui passe pour représenter le foie, par conséquent comprenant encore une région intestinale qui correspond à notre estomac, et qui d'autre part nous fait voir que le nerf vague ou pneumogastrique, qui anime l'estomac, est dans la série des Vertébrés un nerf respiratoire (1).

Les divisions introduites par l'anatomie comparée dans le tube digestif des Vertébrés reproduisent celles qui sont admises pour celui des Invertébrés. Elles correspondent assez bien à celles que l'embryologie a établies. On trouve le plus souvent dans les ouvrages d'anatomie comparée le tube digestif partagé en intestin antérieur appelé aussi buccal (bouche, pharynx, œsophage, estomac), intestin moyen (intestin grêle), intestin postérieur, terminal ou rectal (gros intestin) (Gegenbaur, Wiedersheim, Claus).

Après avoir examiné le mode de formation de la bouche et de l'anus, nous étudierons dans un deuxième chapitre le développe-

(1) Pour ce qui est du premier fait, il y aurait cependant, d'après les zoologistes qui se sont spécialement occupés de l'anatomie de l'Amphioxus (Rolph, par exemple), une région intestinale de courte étendue et diminuée de calibre entre l'extrémité postérieure de la chambre branchiale, et le point où naît le cæcum que l'on regarde comme le foie. Cette région pourrait correspondre au futur estomac.

ment et les transformations de la région antérieure de l'intestin, l'intestin céphalique ou antérieur. Cette région intestinale, qui a la forme d'un tube complet, ne tarde pas à entrer en communication avec l'extérieur par les fentes qu'on appelle les fentes branchiales, et qui sont en rapport chez les Vertébrés inférieurs avec la respiration aquatique, au lieu que chez les Vertébrés supérieurs elles se transforment en organes adaptés à d'autres fonctions. Chez les Vertébrés supérieurs, les fentes branchiales, destituées de toute fonction respiratoire, sont alors remplacées physiologiquement par un organe, le tube pulmonaire, qui dérive lui aussi de l'intestin antérieur dont il est un diverticule. On comprend que l'on puisse donner le nom *d'intestin respiratoire* à cette région intestinale qui fournit les branchies et le poumon, organes de la respiration. L'intestin respiratoire ainsi entendu correspond à peu près chez l'adulte au *pharyngo-œsophage.*

Comme maintenant chez l'adulte les limites de la région buccale et du pharyngo-œsophage ne sont pas nettement définies, il convient de joindre la région buccale au pharyngo-œsophage pour en faire l'intestin bucco-pharyngo-œsophagien ou intestin respiratoire (1). L'intestin respiratoire équivaut à la portion sus-diaphragmatique du tube digestif de l'anatomie descriptive des Vertébrés supérieurs et de l'Homme.

Du chapitre consacré à l'histoire de l'évolution de l'intestin respiratoire nous distrairons l'étude du développement de ces productions qui garnissent la partie antérieure de l'intestin bucco-pharyngo-œsophagien, et qu'on appelle les dents ; l'appareil dentaire mérite en effet, tant par son importance que par son caractère très spécial, une place à part dans un chapitre distinct.

Nous aurons à examiner ensuite le développement de la longue région de l'intestin qui fait suite à la partie bucco-pharyngo-œsophagienne, c'est-à-dire le développement de la région stomaco-

(1) On a vu plus haut comment, au point de vue de la pure phylogénie, on peut être amené à faire rentrer, à l'exemple de Balfour, l'estomac lui-même dans le segment respiratoire de l'intestin. On pourrait même reculer beaucoup plus encore la limite postérieure de l'intestin respiratoire, en se fondant sur ce que vraisemblablement la plus grande étendue du tube digestif chez les ancêtres des Vertébrés communiquait avec l'extérieur par des fentes branchiales et possédait des fonctions respiratoires.

intestinale, que l'on peut opposer à la précédente, qualifiée d'intestin respiratoire, en l'appelant **intestin digestif**, et qui est représentée par la partie sous-diaphragmatique du tube digestif de l'anatomie descriptive. Nous trouverons là des processus importants et variés, consistant dans des pelotonnements du tube digestif desquels résultent les anses intestinales, dans des dilatations locales de ce tube telles que la dilatation stomacale, dans des évaginations desquelles dérivent des glandes comme le foie et le pancréas. Enfin, comme le tube digestif n'est pas libre dans la cavité du cœlome ou cavité péritonéale, mais qu'il est relié à la paroi dorsale et même à la paroi ventrale du corps par une bande dorsale et en certains points par une bande ventrale de tissu mésenchymateux ou conjonctif, tapissées par l'épithélium du cœlome et constituant de véritables ligaments intestinaux, bref par les mésentères dorsal et ventral, nous aurons à étudier, concurremment avec les changements de forme et les variations de longueur du tube stomaco-intestinal, les déplacements subis par ses ligaments, c'est-à-dire par les mésentères. C'est néanmoins dans un chapitre spécial que sera traitée l'évolution du cœlome dans son ensemble.

CHAPITRE PREMIER

Développement de la bouche et de l'anus. Le stomodaeum et le proctodaeum.

§ 1. — **Généralités sur le développement de la bouche et de l'anus.** — Chez tous les Vertébrés, l'épiderme, à la face inférieure de l'extrémité céphalique et à la face inférieure de l'extrémité postérieure de l'embryon, se déprime en une fossette plus ou moins profonde, la **fossette buccale** ou **stomodaeum** (fig. 42, *g*), et la **fossette anale** ou **proctodaeum**, et va au-devant de l'extrémité borgne de l'intestin céphalique (*ph*) et de l'intestin postérieur. Par suite de la disparition du tissu intermédiaire dans le fond de la fossette buccale et de la fossette anale, l'épiderme et le revêtement entodermique de l'intestin s'accolent d'une façon immédiate et se confondent en une membrane que l'on a respectivement appelée **membrane pharyngienne** (fig. 42, *mp*) et **membrane anale** ou **cloacale**. Par suite de la déchirure de la membrane pharyngienne et de la membrane anale, la communication de l'intestin céphalique et de l'intestin supérieur avec l'extérieur se trouve établie ; les orifices buccal et anal sont constitués (4ᵉ jour de l'incubation chez le Poulet, Lapins du 10ᵉ et du 11ᵉ jours, embryon humain de 12 jours environ).

Tel est l'ancien schéma du développement de la bouche et de l'anus, reproduit dans les traités de Kölliker, Balfour, et de O. Hertwig (1ʳᵉ et 2ᵉ éditions). On peut, avec O. Hertwig y ajouter la remarque suivante : Tandis que la bouche se forme tout à fait à l'origine de la cavité de l'intestin céphalique, la formation de l'anus ne se fait pas à l'extrémité la plus reculée de l'intestin postérieur, mais à une certaine distance au-devant de cette extrémité, si bien qu'il reste en arrière de l'orifice anal une région de

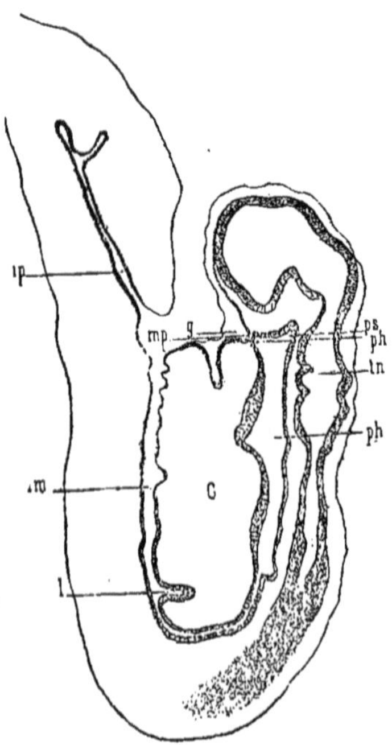

Fig. 42. — *Coupe longitudinale d'un embryon de Lapin du 9e jour* pour montrer la fossette buccale et la membrane pharyngienne.

tn, tube nerveux. — *ph*, pharynx (intestin céphalique). — *ip*, intestin postérieur. — *im*, intestin moyen. — *g*, fossette buccale ou stomodaeum. — *mp*, membrane pharyngienne. — *ps*, poche de Seessel. — *c*, cœur. — *l*, diverticule hépatique.

l'intestin dont il a déjà été question dans le tome Ier de cet ouvrage et au chapitre 1er du tome IIe.

L'ancien schéma ne saurait être conservé, au moins pour ce qui concerne les Mammifères, chez lesquels les choses se passent tout autrement d'après des recherches récentes.

Carius a montré, et Strahl et Keibel ont confirmé sa découverte, que la membrane pharyngienne, qui ferme l'intestin antérieur et dont la perforation donnera lieu à l'orifice buccal, est une formation très précoce, d'emblée didermique, c'est-à-dire constituée seulement par l'ectoderme et l'entoderme adossés sans interposition de mésoderme. On a vu d'autre part (tome Ier, p. 275 et 343), et nous pouvons le rappeler brièvement ici, que la membrane anale, d'après Gasser, Strahl, Bonnet, Keibel, etc., est une région dès l'origine didermique de la ligne primitive et plus particulièrement de la partie postérieure de cette dernière

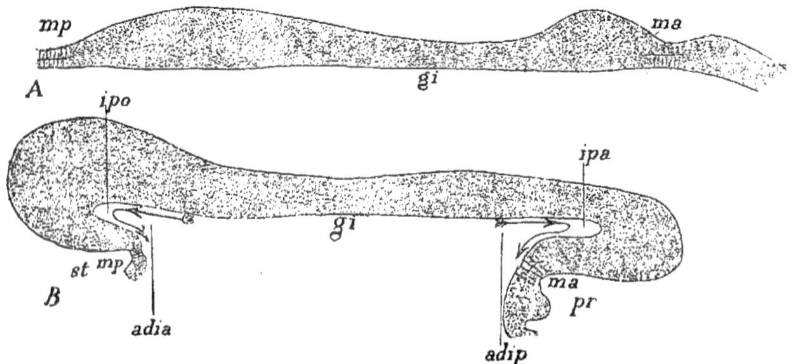

FIG. 43. — *Coupes longitudinales et médianes de deux embryons de Mammifère en deux stades différents*, faisant voir le mode de formation des membranes pharyngienne et anale, des intestins præoral et postanal, du stomodaeum et du proctodaeum (figures schématiques).

A est le stade le plus jeune, B le plus avancé. — *mp*, membrane pharyngienne. — *ma*, membrane anale. — *gi*, gouttière intestinale. — *st*, stomodaeum. — *pr*, proctodaeum. — *ipo*, intestin præoral. — *ipa*, intestin postanal. — *adia*, *adip*, aditus intestinal antérieur et intestinal postérieur. Les flèches indiquent le sens du reploiement du tube intestinal.

(fig. 43, A, *mp*, *ma*). Que maintenant l'extrémité céphalique et l'extrémité caudale de l'embryon s'épaississent et qu'en même temps elles s'infléchissent du côté ventral, l'une pour constituer la tête, l'autre pour former la queue de l'embryon (comp. fig. 43, A et B), alors les membranes pharyngienne et anale se trouveront reportées à la face ventrale de l'intestin (*Bmp*, *ma*), au fond de deux fossettes ectodermiques qui seront respectivement le stomodaeum (*st*) et le proctodaeum (*pr*), surplombées par la tête et la queue. En même temps les extrémités antérieure et postérieure de la gouttière intestinale (*gi*) seront repliées en un tube complet, début de l'intestin antérieur et de l'intestin postérieur (*fornix* et *bursa* de His). En même temps enfin les extrémités antérieure et postérieure de l'intestin ne correspondent plus actuellement à la membrane pharyngienne et à la membrane anale, mais sont des points de l'intestin situés primitivement en arrière de la première et en avant de la seconde, et qui, par suite de l'inflexion de la première en arrière, de la seconde en avant, lui sont devenus respectivement antérieur et postérieur, et représentent, la bouche et l'anus une fois formés par la perforation des membranes pharyngienne et anale, des régions *préorale* et *postanale* du tube digestif (comp. fig. 43, A et B).

Il nous faut maintenant préciser les phénomènes que nous venons d'esquisser.

§ 2. — **Formation de la bouche et du stomodaeum. La cavité buccale primitive et la cavité buccale secondaire.** — A. *La membrane pharyngienne. Ses rapports.* — On a vu que le lieu où se fera l'orifice buccal est marqué par une membrane, dite membrane pharyngienne, dont Carius, Strahl et Keibel ont montré l'existence très précoce dans le blastoderme. Keibel, décrivant la situation et les rapports de cette membrane, fait voir (fig. 44) que la membrane pharyngienne (*mp*) est une région didermique du blastoderme, formée par l'ectoderme qui précède immédiatement l'extrémité antérieure de la gouttière nerveuse (*n*) et par l'entoderme qui est situé juste au-devant de l'extrémité antérieure de la corde dorsale (*ch*). En avant de la membrane pharyngienne on retrouve du mésoderme (I, *m*), qui en se fissurant donnera naissance à la cavité péricardique (II, *cp*) ; au-devant de ce mésoderme il existe de nouveau une zone didermique, qui n'est autre que la zone proamniotique ou amésodermique, de laquelle dérive le proamnios.

Par suite de l'inflexion ventrale de l'extrémité céphalique de l'embryon, et par suite aussi du grand développement du cerveau antérieur, il arrive tout naturellement que la membrane pharyngienne se trouve reportée sous l'extrémité céphalique de l'embryon (fig. 44), c'est-à-dire en la situation occupée plus tard par l'orifice buccal. La perforation de la membrane pharyngienne donne lieu ensuite à l'ouverture buccale, de la même façon qu'on le décrivait autrefois.

Les restes de la membrane pharyngienne déchirée vers son centre persistent tout autour de l'orifice buccal, et portent le nom de

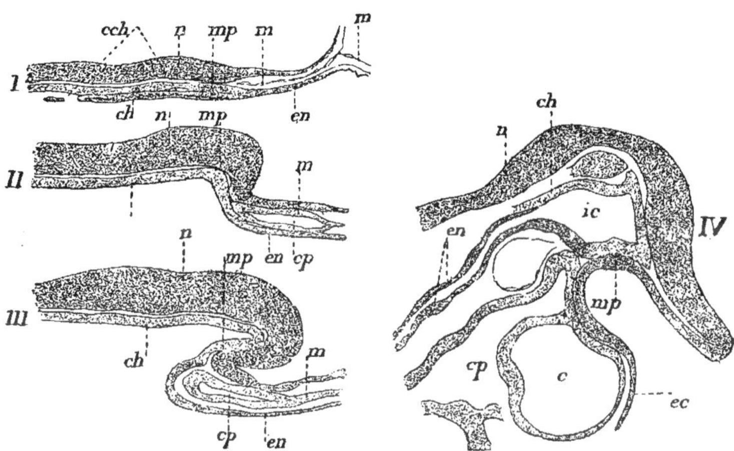

FIG. 44. — *Coupes longitudinales et médianes de l'ébauche embryonnaire d'embryons de Cobaye d'âge différent*, pour montrer les rapports de la membrane pharyngienne, de la plaque et de la gouttière nerveuses, et de la corde dorsale (d'après KEIBEL, un peu modifiées). I est le stade le plus jeune, IV appartient à l'embryon le plus âgé.

n, plaque ou gouttière nerveuse. — *ch*, corde dorsale. — *cch*, canal cordal. — *mp*, membrane pharyngienne. — *m*, mésoderme. — *cp*, cavité péricardique. — *c*, cœur. — *en*, entoderme. — *ic*, intestin céphalique.

voile du palais primitif, ou brièvement *voile*. Sur une coupe longitudinale antéro-postérieure de l'embryon, ils se présentent comme des lambeaux (fig. 45, A, *mp*, *mp*) appendus à la face inférieure de la tête et à la face supérieure du maxillaire inférieur. Ces lambeaux finissent, assez lentement d'ailleurs, par disparaître complètement (fig. 46, B). Ce n'est que chez quelques Vertébrés, les Cyclostomes par exemple, que le voile persiste comme un bourrelet de la paroi de l'espace bucco-pharyngien, et marque ainsi la limite du stomodaeum et de l'intestin céphalique.

Avant que la membrane pharyngienne soit perforée, on voit l'ectoderme qui constitue la voûte du stomodaeum se déprimer à la face inférieure de la tête en un diverticule dont la profondeur s'accroît rapidement (*prh*, fig. 45). Ce diverticule, dont nous étudierons plus tard la destinée (qui est en un mot de prendre part à la constitution de l'organe appelé hypophyse), se nomme la *poche hypophysaire* ou *poche de Rathke*. Il est séparé de l'extrémité antérieure de l'intestin céphalique, appelée *poche de Seessel* (*ps*, fig. 45),

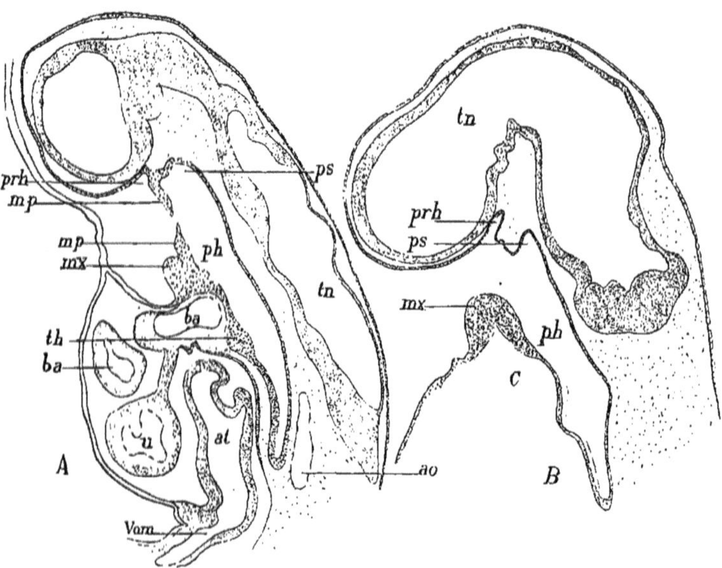

FIG. 45. — *Coupes longitudinales et médianes d'embryons de Lapin*, pour montrer la déchirure et la disparition totale de la membrane pharyngienne.

A. Embryon de 10 jours et 15 heures (la membrane est déchirée). — B. Embryon de 11 jours et 4 heures (la membrane a disparu). — *tn*, tube nerveux. — *ph*, intestin pharyngien ou antérieur. — *ps*, poche de Seessel. — *prh*, poche de Rathke ou diverticule hypophysaire du stomodaeum. — *mp*, *mp*, débris de la membrane pharyngienne ou voile du palais primitif. — *mx*, maxillaire inférieur. — *th*, ébauche de la glande thyroïde. — *c*, cœur. — *ao*, aorte, — *u*, *ba*, *ba*, *at*, chambre du cœur, bulbe aortique et *atrium*. — *vom*, veine omphalo-mésentérique.

par la membrane pharyngienne et plus tard par le voile qui en est le vestige.

Les rapports de la poche hypophysaire avec les organes voisins et en particulier avec la corde dorsale sont assez importants à connaître pour que nous les précisions ici.

Après ce que nous avons dit et figuré pour la membrane pharyngienne, montrant que d'emblée cette membrane existe avec la structure didermique, et qu'elle représente une région médiane du blastoderme, il va de soi que la corde dorsale ou bien s'arrête derrière cette région, ou bien la franchit en s'engageant dans son épaisseur et se montre dès lors interposée entre ses deux lames ecto- et entodermiques. Or on ne trouve pas trace de la corde dorsale dans la membrane pharyngienne.

La corde dorsale ne peut en tout cas pas, au moins primitivement, quitter le plan même du blastoderme, pour dépasser la base d'implantation de la membrane pharyngienne, et aller s'attacher à l'ectoderme de la fossette buccale, en particulier au fond de la dépression de cette fossette qui constitue la poche hypophysaire.

Cependant un tel rapport de contiguïté, de continuité même, entre la poche hypophysaire ou tout au moins l'ectoderme et l'extrémité antérieure de la corde dorsale peut sans doute se produire secondairement, au moins dans certains cas. Il a été figuré en effet par Reichert, Dursy, Mihalkovics, Romiti, par Duval chez le Poulet, par Sasse chez tous les Vertébrés. Duval fait aboutir l'extrémité antérieure de la corde au fond de la poche de Rathke sans adhérence de l'une avec l'autre. Romiti admet cette adhérence et croit même que la corde, exerçant une traction sur l'ectoderme auquel elle est soudée, a pu déterminer le diverticule hypophysaire et l'allonger ensuite. Enfin, selon l'opinion plus ancienne de Reichert et de Dursy, ce serait l'extrémité antérieure de la corde elle-même qui serait employée à la formation de l'hypophyse.

Pour d'autres auteurs au contraire (Selenka, Kann), l'extrémité antérieure de la corde dorsale ne va pas jusqu'à la membrane pharyngienne, mais demeure en connexion avec l'entoderme, avec l'épithélium du pharynx, auquel elle se soude dans la région de la poche de Seessel.

D'après les figures données par Paulish, Bonnet et surtout Keibel, et d'après ce que nous avons pu observer, la corde dorsale, chez les Mammifères, ne dépasse pas la membrane pharyngienne, mais d'autre part s'avance jusqu'à elle, et son extrémité s'insinue jusqu'à une certaine distance dans l'épaisseur de la membrane entre ses deux lames ecto- et entodermiques (fig. 46).

Plus tard, il est généralement reconnu que la corde dorsale subit dans cette région les modifications suivantes : Son extrémité se détache des membranes épithéliales auxquelles elle était soudée ou simplement accolée, et devient libre. D'autre part la corde obéit au mouvement d'inflexion que subit la tête tout entière ; elle se coude en genou, formant une anse ouverte en bas, à sommet de plus en plus aigu à mesure que l'inflexion céphalique s'accentue (fig. 46). Enfin, toute l'extrémité antérieure de la corde s'épaissit, perd ses limites, ses cellules se désagrégeant, en même temps qu'elle peut pousser des bourgeons, prendre même l'aspect d'une glande creuse ramifiée, que Selenka et Kann ont surtout décrite non seulement chez les Mammifères, mais encore dans l'ensemble des Vertébrés, et qu'ils ont appelée « poche palatine » ; ce sont tous là des phénomènes de régression ou tout au moins de mutation de fonction.

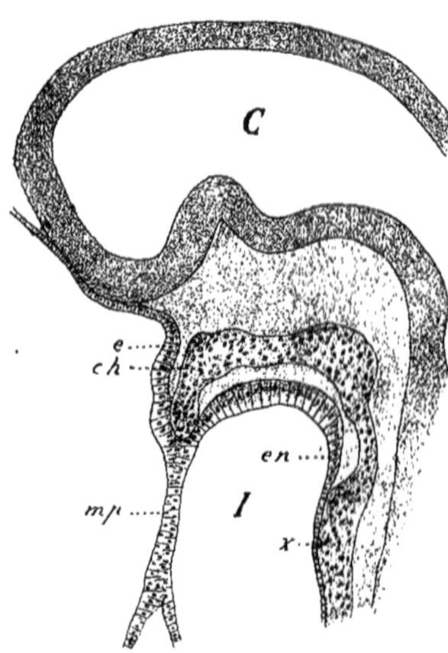

FIG. 46. — *Coupe longitudinale et médiane d'un embryon de Lapin d'un peu moins de 9 jours*, pour faire voir les rapports de l'extrémité antérieure de la corde dorsale avec la membrane pharyngienne.

e, ectoderme ou plutôt épiderme. — *C*, cavité cérébrale. — *mp*, membrane pharyngienne. — *en*, entoderme ou plutôt épithélium de l'intestin céphalique. — *ch*, corde dorsale recourbée en anse à son extrémité et venant s'appuyer contre la base de la membrane pharyngienne. — *x*, lieu de soudure de la corde et de l'épithélium intestinal. — *I*, intestin céphalique.

Nous devons ajouter que la corde, en outre des connexions dont il vient d'être question, se montre soudée constamment et manifestement à l'entoderme en un point assez reculé de la paroi postérieure du pharynx (fig. 46, x) ; c'est qu'en cet endroit l'isolement de la corde dorsale et de l'entoderme, tel que nous l'avons décrit dans le tome Ier et au chapitre 1er du tome II, ne s'est pas fait.

B. *Mode de formation et signification de la poche hypophysaire.* — Bien qu'on ait discuté sur la nature ectodermique ou entodermique du diverticule hypophysaire, bien que l'on ait mis en doute même son existence (Albrecht), il existe bien réellement un diverticule hypophysaire de l'ectoderme. Mais on ne connaît pas encore bien la nature du mécanisme qui préside à sa formation.

Laissant de côté la genèse de ce diverticule, et par suite de l'hypophyse qui en dérive partiellement, aux dépens de l'extrémité de la corde dorsale (Reichert, Dursy), abandonnant même la théorie mécanique de la formation du diverticule hypophysaire (Romiti) mentionnée plus haut, il reste encore deux moyens d'expliquer la production de ce diverticule. On peut l'attribuer à une invagination réelle, active, de l'ectoderme de la région, en voie d'abondante prolifération. On peut aussi penser qu'elle n'est autre qu'une partie de la fossette buccale transformée mécaniquement et rétrécie d'une façon quelconque en un cæcum. C'est ainsi que Mihalkovics a cru pouvoir expliquer la formation du diverticule hypophysaire en admettant que le lambeau supérieur de la membrane pharyngienne déchirée se relève au-dessous de la base du cerveau, de manière à délimiter par en dessous une région de la fossette buccale qui figure ainsi un cul-de-sac. C'est ainsi encore que d'une façon beaucoup plus vraisemblable on peut admettre que le cerveau en s'infléchissant et s'abaissant sur la fossette buccale en rétrécit la région postéro-dorsale et en fait de la sorte une annexe diverticulaire de la portion principale ; il se passerait ainsi quelque chose de comparable à la formation de la dépression sous-caudale, la poche hypophysaire figurant une dépression sous-céphalique de la surface épidermique.

L'hypothèse s'est donnée libre carrière dans l'interprétation du diverticule hypophysaire. D'une manière générale, disons que l'on a considéré ce diverticule comme un reste ancestral d'un organe plus important disparu.

En particulier, on en a fait le rudiment d'un cæcum qui chez les ancêtres des Vertébrés pouvait être invaginé et évaginé, rappelant ainsi la trompe des Némertes (Hubrecht, Sasse) ; on l'a regardé aussi comme l'entrée d'un passage buccal qui d'autre part aboutissait en plein cerveau à la face dorsale du corps, et qui existait avant que la bouche actuelle soit apparue (Owen, Dohrn, Beard) ; on en a fait une branchie rudimentaire (Dohrn) ; on a voulu y voir (Balfour) un organe sensoriel, ou une glande dépendant de la fossette buccale, et on l'a homologué à un organe particulier, à un sac cilié qui existe chez les Tuniciers et y présente les mêmes rapports, etc., etc.

Pour le développement ultérieur de la poche hypophysaire, nous renvoyons à l'article Hypophyse qui sera traité avec le système nerveux.

C. *Fossette buccale primitive et cavité buccale définitive.* — Dès que toute trace de la membrane pharyngienne a disparu (fig. 45, B), il devient impossible de délimiter la fossette buccale ou stomodaeum de l'intestin antérieur ou pharynx. En tout cas, chez l'adulte, la cavité buccale ne représente nullement la fossette buccale agrandie, non plus que le pharynx ne correspond à l'extrémité antérieure de l'intestin céphalique. Tel organe en effet dont l'origine est ectodermique, et qui appartient à la fossette buccale, est décrit en anatomie comme faisant partie du pharynx, et inversement. Ce n'est que chez certains Vertébrés inférieurs, les Cyclostomes par exemple, que le voile persiste comme un bourrelet de la paroi de l'espace céphalo-pharyngien, et marque ainsi la limite du stomodaeum et de l'intestin céphalique (1).

De même, l'orifice buccal définitif est autre chose que l'ouverture buccale primitive. Celle-ci, limitée par les débris de la membrane pharyngienne, est incorporée à la cavité du pharynx. Sa limite supérieure en effet recule de plus en plus en arrière, à mesure que la cavité buccale devient plus profonde par suite de l'inflexion plus prononcée de la tête; son bord inférieur seul demeure fixe, représenté par le maxillaire inférieur (fig. 47).

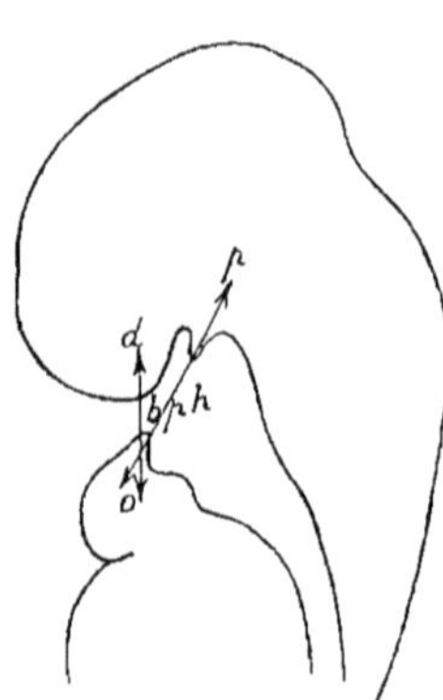

FIG. 47. — *Coupe antéro-postérieure schématique de l'extrémité céphalique de l'embryon*, montrant le déplacement de l'orifice buccal.

op, plan passant par l'orifice buccal primitif, c'est-à-dire par les insertions supérieure et inférieure de la membrane pharyngienne. — *od*, plan passant par l'orifice buccal définitif. — *bph*, espace bucco-pharyngien, dont fait partie l'orifice buccal primitif et que limite en avant l'orifice buccal définitif.

Chez certains Vertébrés inférieurs (Cyclostomes, larves d'Amphibiens) la forme de l'orifice du stomodaeum est celle d'une fente disposée en ventouse. Mais chez les Vertébrés supérieurs (Gnathostomes), nous trouvons, à la place de la forme précédente ou bouche suceuse, une bouche masticatrice, qui diffère de l'autre par la présence au pourtour de l'orifice buccal de saillies dues à la proéminence des mâchoires. Ces saillies, au nombre de deux de chaque côté, correspondant aux futures mâchoires supérieure et inférieure, sont les bourgeons maxillaires supérieurs et les bourgeons maxillaires inférieurs; entre le bourgeon maxillaire supérieur et l'inférieur se trouve une incisure, qui est l'angle buccal primitif, et qui sera aussi l'angle buccal de l'adulte. L'orifice buccal a dès lors une forme quadrangulaire. La configuration de l'ouverture de la bouche est bientôt encore modifiée par l'apparition et la rapide croissance d'une saillie impaire et médiane

(1) La persistance anormale, chez les Vertébrés supérieurs et en particulier chez les Mammifères, de la cloison qui sépare la fosse buccale du pharynx produit naturellement l'imperforation buccale, disposition tératologique dont il sera question plus loin.

qui limite par en haut et surplombe l'orifice buccal ; cette saillie est le bourgeon frontal, dont le développement est lié à celui du tube nerveux dilaté antérieurement pour former les vésicules cérébrales. Le bourgeon frontal transforme l'orifice buccal en une ouverture pentagonale. Enfin l'orifice de la bouche est complété par en bas par la soudure des bourgeons maxillaires inférieurs sur la ligne médiane (fig. 48, I-IV).

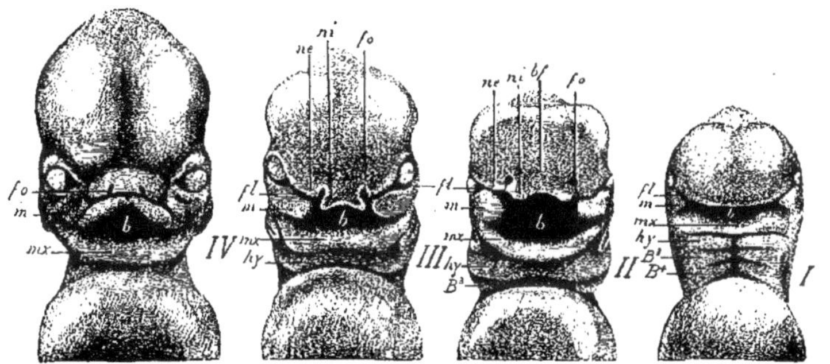

FIG. 48. — *Quatre stades différents du développement de la face chez l'embryon humain.* Modifications de forme de la fosse buccale (d'après ECKER, dessinés d'après les modèles de ZIEGLER).

I, stade le moins avancé. — IV, dernier stade. — *b*, fosse buccale. — *mx*, arc maxillaire inférieur. — *hy*, arc hyoïdien. — B^3, B^4, 3e et 4e arc branchiaux. — *m*, bourgeon maxillaire supérieur. — *bf*, bourgeon frontal. — *ni*, *ne*, bourgeons nasaux interne et externe. — *fo*, fossette olfactive. — *fl*, fente lacrymale.

La forme de la fossette buccale ne varie pas moins que celle de l'orifice de la bouche. En effet, grâce à l'inflexion à angle droit que subit chez tous les Vertébrés amniotes et aussi chez les Sélaciens l'extrémité antérieure de la tête, inflexion qui reconnaît pour cause le grand développement des vésicules cérébrales (voy. p. 21), il arrive que la fossette buccale gagne de plus en plus en hauteur et en profondeur, en se prolongeant à la face inférieure de la dépression en coup de hache qui correspond intérieurement à la saillie extérieure de la tête ou vertex. Plus tard, la cavité buccale se trouve chez les Vertébrés supérieurs (Chéloniens, Crocodiliens, Mammifères) considérablement amoindrie par le développement de deux lames qui partent de la face interne des bourgeons maxillaires supérieurs et se dirigent horizontalement de dehors en dedans à l'intérieur de la cavité buccale, vont au-devant l'une de l'autre et finissent par se souder par leurs bords libres, formant ainsi une cloison horizontale, le *palais*, qui subdivise la cavité buccale primitive en deux étages supérieur et inférieur, dont le dernier représente seul la cavité buccale définitive.

D. *Développement des glandes salivaires.* — Le développement des glandes salivaires a été suivi chez l'Homme par His, et chez l'Homme et chez plusieurs Mammifères par Chiewitz, dont les résultats confirment essentiellement ceux de His. Nous résumons ci-après les données de ces auteurs.

Si l'on fait une coupe frontale (verticale et transversale) un peu oblique de la cavité buccale et de son plancher chez un embryon humain de 2 cent. de longueur environ, on constate que le plancher de la bouche, de chaque côté de la saillie qui répond à la langue, présente un bourrelet latéral, séparé du maxillaire inférieur aussi bien que de la langue par un sillon; il y a donc un sillon externe et un sillon interne. Plus la langue devient proéminente, plus le bourrelet s'enfonce entre elle et le maxillaire, et plus aussi les sillons interposés deviennent profonds. Il arrive alors que ces sillons, et notamment l'interne, s'isolent, par coalescence de leurs bords, de la cavité buccale. Déjà chez un embryon de $13^{mm},8$ de long, l'extrémité postérieure du sillon interne se prolonge en un tube fermé à son extrémité, qui est l'ébauche de la glande sous-maxillaire. Chez l'embryon de 2 centim., cette ébauche (fig. 49, *gm*) est déjà considérable et lobée. Le

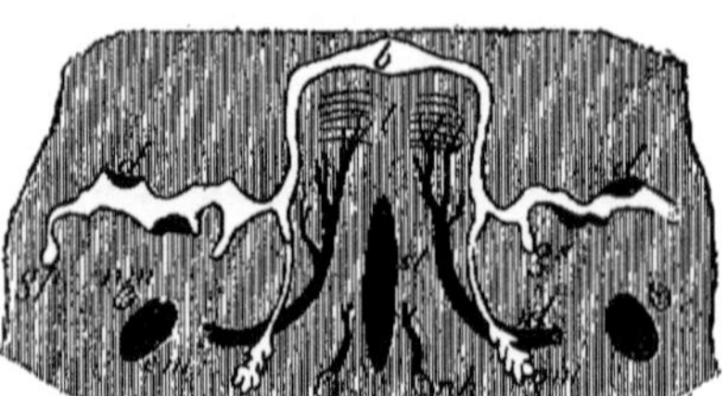

FIG. 49. — *Coupe frontale un peu oblique de la cavité buccale et du plancher de la bouché, chez un embryon humain d'environ 2 centim. de long* (d'après HIS).

sl, septum lingual. — *l*, langue. — *b*, cavité buccale. — *nl*, nerf lingual. — *nh*, nerf hypoglosse. — *nm*, nerf mandibulaire. — *cm*, cartilage de Meckel (axe de la mâchoire inférieure). — *gm*, glande sous-maxillaire. — *gs*, glande sublinguale. — *gp*, glande parotide. — *cw*, canal de Wharton. — *d*, *d*, ébauches des dents.

canal de Wharton se constitue grâce à la fermeture progressive du sillon interne, effectuée d'arrière en avant, de telle sorte que l'orifice du canal finit par se trouver reporté très en avant. Le nerf lingual doit donc, pour parvenir à la langue, passer au-dessous du sillon, ce qui explique le croisement ultérieur du nerf et du canal de Wharton chez l'adulte.

L'ébauche de la glande sublinguale (fig. 49, *gs*) se forme plus tard que celle de la sous-maxillaire, et vraisemblablement aux dépens du sillon externe.

Quant à la parotide, elle se montre avant la glande sublinguale. C'est un bourgeon plein (fig. 49 *gp*), qui dérive du sillon profond qui sépare la mâchoire supérieure et la mâchoire inférieure.

Les données de Chiewitz ne diffèrent de celles de His que sur des points de détail. Chez l'Homme et chez le Porc, cet auteur a montré que l'orifice du canal de Wharton se déplace avec l'âge en avant, tandis que la glande parotide et l'orifice de son canal excréteur se trouvent graduellement reportés en arrière.

Chiewitz a ajouté à la description de l'origine des ébauches des glandes salivaires quelques renseignements sur le développement ultérieur de ces ébauches. Pleines d'abord, les ébauches salivaires se creusent ensuite d'une lumière et poussent de nouveaux bourgeons pleins qui ne deviennent creux que plus tard. Les rameaux ainsi constitués sont séparés jusqu'à la naissance par de larges tractus conjonctifs. A partir du moment où sont différenciés les alvéoles terminaux et les « pièces intermédiaires » des canaux excréteurs il ne se fait plus de nouveaux bourgeons, et l'accroissement général de la glande doit être attribué à l'augmentation du volume de ses parties constitutives déjà existantes.

§ 3. — **Formation de l'anus et du proctodaeum. L'anus cloacal et l'anus définitif.** — Nous avons indiqué plus haut (p. 71) comment l'endroit du futur anus est marqué par la **membrane anale** qui n'est autre que la partie antérieure de la région postérieure de la ligne primitive. Nous avons fait comprendre aussi comment il se forme un **intestin post-anal** (fig. 43, B, *ipa*), qui ne mérite ce nom que par la situation apparente qu'il prend secondairement par rapport à l'anus, tandis que réellement et primitivement il représente une région préanale de l'intestin postérieur. Ajoutons que l'intestin post-anal a reçu aussi la dénomination d'*intestin caudal*, parce qu'il s'enfonce en cul-de-sac dans la région antérieure de la ligne primitive, laquelle proémine en une protubérance caudale. Mais ce n'est pas tout; car l'on a vu (ch. 1er de ce tome, et tome Ier, p. 343) que, derrière la région de la membrane anale, l'intestin postérieur forme un diverticule, le **diverticule allantoïdien**, qui s'enfonce dans l'épaisseur de la partie postérieure de la région postérieure de la ligne primitive située derrière la membrane anale, et qui, d'abord placé en arrière de cette membrane et de l'intestin postérieur proprement dit (fig. 50, I et II), s'infléchit au-dessous, puis en avant de l'une et de l'autre (III et IV).

Enfin, par l'accroissement de l'ébauche caudale, et par le recour-

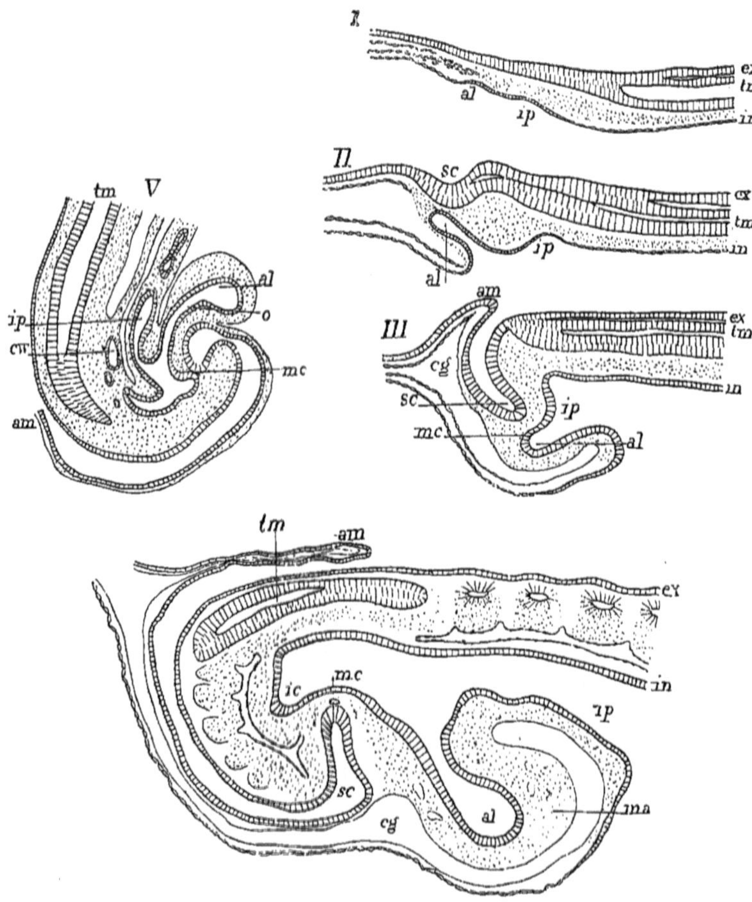

FIG. 50. — *Développement de l'allantoïde, observé sur des coupes longitudinales de l'extrémité postérieure d'embryons de Poulet de 46 h., de 48 h., de 52 h., de 72 h., et de 5 jours 1 2* (d'après DUVAL, un peu simplifiées).

In, ectoderme. — *ex*, extoderme. — *ip*, intestin postérieur. — *ic*, intestin caudal. — *mc*, membrane cloacale ou anale. — *al*, diverticule allantoïdien. — *sc*, dépression sous-caudale. — *am*, amnios. — *ma*, épaississement mésodermique de l'allantoïde. — *cg*, cavité générale. — *tm*, tube médullaire. — *o*, ouraque. — *cw*, canal de Wolff.

bement de toute l'extrémité postérieure de l'embryon en avant et en bas, il arrive qu'il se fait au-dessous de la queue et au-dessus du bourgeon allantoïdien une dépression de plus en plus profonde de la surface du corps embryonnaire, la « dépression sous-caudale » de Duval (fig. 50, III et IV, *sc*) tapissée par l'ectoderme, et au fond de laquelle se trouve la membrane cloacale ou anale. (La figure 51 (qui fait suite à la figure 43) montre ces rapports d'une façon schématique.)

On voit encore, à l'inspection des figures 51 et 52, que l'intestin postérieur, l'intestin post-anal ou caudal et le diverticule allantoïdien débouchent en commun dans une sorte de carrefour, le **cloaque** (fig. 51, *cl*), qui est séparé de l'extérieur par la mem-

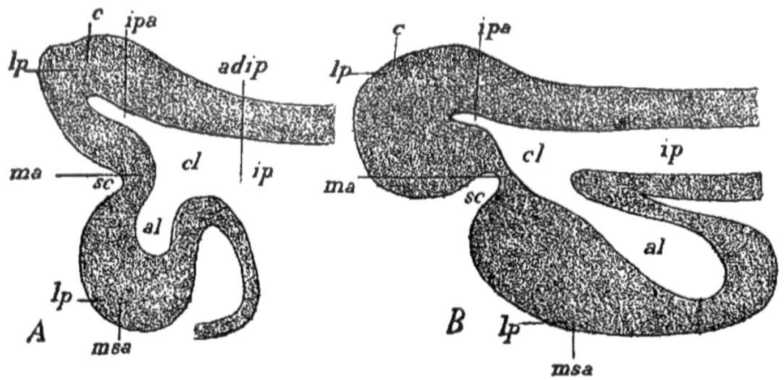

FIG. 51. — *Coupes longitudinales schématiques de l'extrémité postérieure d'un embryon de Lapin* (pour faire suite aux coupes A et B de la fig. 43).

En A : *ip*, intestin postérieur. — *aidp*, *aditus posterior ad intestinum*. — *lp*, *lp*, ligne primitive. — *c*, région antérieure de la ligne primitive formant l'ébauche caudale. — *ma*, partie antérieure de la région postérieure de la ligne primitive, représentée par la membrane anale. — *msa*, partie postérieure de la région postérieure de la ligne primitive, ou mésoderme allantoïdien. — *cl*, carrefour cloacal où débouchent l'intestin postérieur *ip*, l'intestin post-anal *ipa*, et le cæcum allantoïdien *al*. — *sc*, dépression sous-caudale de l'ectoderme, représentant le proctodaeum.

En B, qui est un stade plus avancé, les lettres ont la même valeur. La gouttière intestinale *ip* est fermée en un tube. Le diverticule allantoïdien *al* et le mésoderme allantoïdien *msa* se sont déplacés en avant.

brane anale ou cloacale (*ma*) et qui s'ouvrira au dehors quand cette membrane se sera perforée.

Rappelons ici l'ancien schéma de la formation de l'anus, dans lequel deux invaginations, l'une ecto- l'autre entodermique, appelées respectivement « cloaque interne » et « cloaque externe » ou proctodaeum, vont au devant l'une de l'autre et se mettent en communication, et voyons ce qui, d'après la description précédente, pourrait représenter ces invaginations.

Le cloaque peut figurer l'invagination entodermique ou cloaque interne, bien que toutefois on ne puisse considérer le cloaque comme dû à l'invagination de l'intestin. Quant à l'invagination ectodermique ou cloaque externe ou encore proctodaeum, il faut la chercher dans la dépression sous-caudale, ce qui n'est pas impossible, bien que cette dépression de par son mode de production ne soit nullement une invagination, et ce qui a l'avantage d'assimiler la dépression sous-caudale à la fossette buccale ou stomodaeum. Ou bien, ce qui est peu satisfaisant, il faut appeler proctodaeum et par conséquent comparer au stomodaeum une dépression cutanée dont la membrane anale ou cloacale occupe le fond, et qui d'après Gasser et Mihalkovics se produit chez le Poulet vers le 7e jour de l'incubation, grâce au soulèvement de bourrelets cutanés superficiels.

Chez un certain nombre de Vertébrés inférieurs, en particulier chez les Cyclostomes et les Amphibiens, la formation de l'anus se ferait beaucoup plus simplement, car cet orifice serait dû, d'après les observations d'un grand nombre d'auteurs, à la persistance totale ou partielle du blastopore (voy. le t. Ier de cet ouvrage, p. 257, où cette question a été exposée) (1).

Il nous faut à présent indiquer brièvement ce que deviennent les différentes formations, intestin post-anal, diverticule allantoïdien, cloaque, membrane cloacale ou anale, que nous avons trouvées sur les coupes des figures 51 et 52.

L'intestin post-anal, dont nous connaissons la signification, paraît universellement répandu chez les Vertébrés, où il a été trouvé par un grand nombre d'auteurs (Kowalewsky, Balfour, His, Schwarz, Gœtte, Ostroumoff, Kölliker, Gasser, Braun, Bonnet, etc.). Chez tous les Vertébrés l'intestin post-anal, qui est quelquefois assez long, surtout chez les Poissons et les Amphibiens, s'atrophie dans la suite purement et simplement, ou bien est incorporé à la cavité cloacale.

(1) Depuis l'apparition du tome Ier de cet ouvrage, Kupffer (*Arch. für mikr. Anat.* 1890) a défendu la même opinion pour le Petromyzon.

Chez les Mammifères l'intestin post-anal, d'abord court, s'allonge ensuite et s'enfonce dans la partie de la ligne primitive qui s'accroît pour former la protubérance caudale ; il mérite alors le nom de d'*intestin caudal*. Les expressions d'intestin caudal (Kölliker) et d'intestin post-anal (Balfour) ont été employées indifféremment l'une pour l'autre. Il semble légitime et conforme aux faits d'appeler intestin post-anal le court cæcum intestinal qui dépasse en arrière l'anus alors que la queue n'est pas encore constituée, et de réserver le nom d'intestin caudal au cæcum beaucoup plus long qui résulte de l'allongement de l'intestin post-anal dans l'épaisseur de la queue. L'intestin post-anal et l'intestin caudal ont été figurés et décrits à plusieurs reprises chez les Mammifères, par Kölliker, Braun, Mihalkovics, Strahl, Bonnet, Keibel, Tourneux et par nous ; chez l'embryon humain particulièrement par His, Fol, Janosik, Phisalix. Il résulte des recherches de Kölliker, Braun, Tourneux et des nôtres, que l'intestin caudal avant de disparaître subit un accroissement parallèle à l'allongement de la queue ; d'après les observations de Braun, sa disparition est précédée de sa fragmentation en plusieurs tronçons, qui se conservent le plus longtemps à l'extrémité de la queue.

Le diverticule allantoïdien, dans sa partie proximale, c'est-à-dire celle qui se continue avec l'excavation cloacale, devient un canal qui sert de conduit commun aux voies génitales et urinaires et qu'on nomme pour cette raison le « canal uro-génital », la portion de ce canal qui est le plus proche du cloaque portant le nom spécial de « sinus uro-génital ».

Le cloaque, dans lequel débouchent à la fois le sinus uro-génital et l'intestin postérieur ou futur rectum, est divisé chez les Mammifères sauf les Monotrèmes en deux cavités dont l'une antérieure prolonge le sinus uro-génital, et peut s'appeler vestibule uro-génital, tandis que l'autre postérieure continue l'intestin et se nomme vestibule anal. Le processus qui conduit à la séparation du cloaque en deux espaces indépendants, l'un appartenant aux organes génito-urinaires, l'autre propre au tube digestif, n'est pas encore complètement élucidé, malgré les recherches de Mihalkovics, de Retterer et de Tourneux.

Nous ne voulons pas examiner ici avec détails le mécanisme de ce processus qui sera exposé avec les développements qu'il comporte au chapitre des organes génito-urinaires. Nous voulons seulement, pour fixer les idées, présenter et expliquer les trois coupes de la figure 52, qui représentent trois stades successifs du cloisonnement du cloaque et de la formation de l'anus.

En A, le cloaque (*cl*) est fermé du côté de l'extérieur par une épaisse masse épithéliale, la membrane cloacale ou mieux *bouchon cloacal* (*bc*). L'intestin postérieur (*ip*) est séparé du pédicule de l'allantoïde ou partie uro-génitale de cet organe (*al*) par un éperon de tissu, le *repli périnéal moyen* (*rp*), dans l'épaisseur duquel il y a un

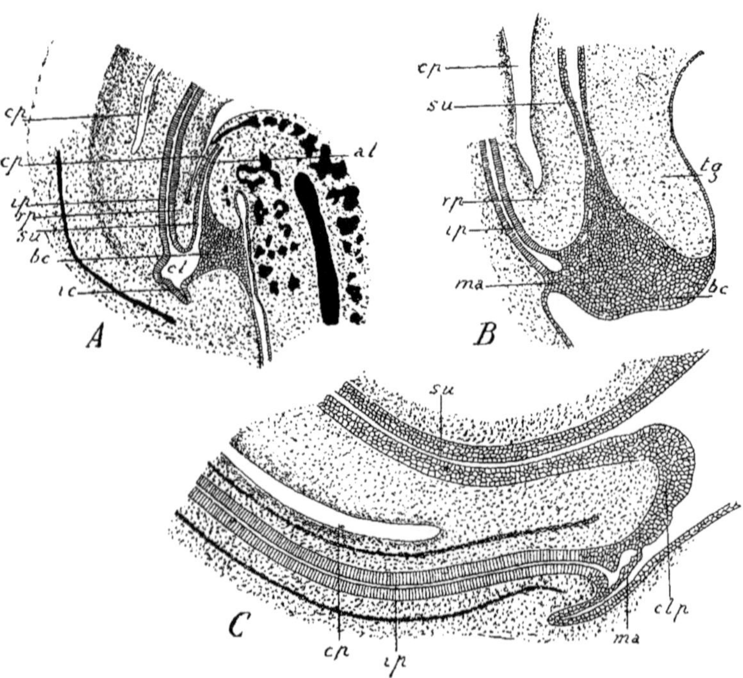

FIG. 52. — *Sections antéro-postérieures et médianes (sagittales et axiles) de la région caudale et périnéale d'embryons de Mouton d'âge différent*, représentant le cloisonnement du cloaque (d'après TOURNEUX).

I. Embryon de 7,5 mm. de long. — II. Embryon de 14 mm. — III. Embryon de 32 mm. — *cl*, cloaque. — *bc*, bouchon cloacal, — *ip*, intestin postérieur. — *al*, pédicule de l'allantoïde. — *su*, sinus uro-génital. — *rp*, repli périnéal moyen. — *ma*, membrane anale proprement dite ou secondaire. — *ic*, intestin caudal. — *cp*, *cp*, cavité péritonéale. — *tg*, tubercule génital. — *clp*, cloison périnéale ou périnée.

cul-de-sac de la cavité péritonéale. En s'abaissant, le repli périnéal moyen vient s'appuyer sur la face supérieure du bouchon cloacal et s'y soude (B). Le sinus uro-génital *su* et l'intestin (*ip*) s'ouvriront ensuite séparément (C). L'intestin, dont nous avons seulement à nous occuper ici, demeure longtemps encore fermé par une membrane mince (B et C, *ma*) que l'on peut appeler membrane anale secondaire pour la distinguer de la membrane anale primitive ou cloacale; elle résulte de l'amincissement de la région de cette dernière située au droit de l'intestin postérieur. La perforation de cette membrane et la formation de l'anus définitif se font relativement tard, bien après la formation de l'orifice buccal : chez le Poulet au 15e jour de l'incubation, chez le Lapin entre le 11e et le 12e jour (Kölliker).

On sait depuis Stieda que le diverticule du cloaque, que l'on connaît chez les Oiseaux sous le nom de *bourse de Fabricius*, présente une constitution originairement épithéliale. Pour Retterer il est d'origine ectodermique ; il est en effet fourni par la paroi postérieure de l'espace cloacal au-dessous du repli uro-anal qui s'élève de cette paroi pour cloisonner incomplètement le cloaque, et qui forme la limite ecto-entodermique. Selon Wenckebach au contraire la bourse est entodermique; elle se forme en effet comme un épaississement de la paroi postérieure du cloaque avant que celui-ci se soit ouvert à l'extérieur. Quant au développement ultérieur de la bourse de Fabricius, Retterer et Wenckebach s'accordent pour dire que de l'ébauche épithéliale partent des bourgeons qui, après s'être isolés ou non de leur matrice, sont envahis par le tissu conjonctif et prennent l'aspect de follicules constitués par des réseaux connectifs dans les mailles desquels sont des îlots épithéliaux (1).

INDEX BIBLIOGRAPHIQUE

Formation de la bouche et du stomodaeum.

Membrane pharyngienne. Ses rapports. — STRAHL. Ueber Entwicklungsvorgänge am Kopf und Schwanz von Reptilien und Säugethierembryonen. *Zool. Anz.*, n° 171. — CARIUS. Ueber die Entwicklung der Chorda und der primitiven Rachenhaut bei Meerschweinchen und Kaninchen. *Dissert.* Marburg, 1888. — KEIBEL. Zur Entwickelungsgeschichte der Chorda bei Säugern. *Arch. für Anat. und Phys., Anat. Abth.*, 1889. — RATHKE. Ueber die Entstehung der Glandula pituitaria. *Müller's Archiv.*, 1838. — SEESSEL. Zur Entw. des Vorderdarmes. *Arch. für Anat. und Phys., Anat. Abth.*, 1877. — REICHERT. *Das Entwickelungsleben im Wirbelthierreiche*, 1840. — ID. Zur Kontroverse über den Primordialschädel. *Müller's Archiv*, 1849. — ID. *Der Bau des menschlichen Gehirns*, Leipzig, 1859 et 1861. — ID. Das vordere Ende der Chorda dorsalis bei Haifischembryonen. *Abh. der Kgl. Akad phys. Klasse*. Berlin, 1877. — DURSY. *Zur Entwicklungsgeschichte des Kopfes des Menschen und der Wirbelthiere*. Tübingen, 1869. — MIHALKOVICS. Wirbelsaite und Hirnanhang. *Arch. für mikr. Anat.*, Bd XI. — ID. Entwickelung des Gehirnanhangs.

(1) L'étude des malformations de l'anus sera reportée utilement plus loin.

Centr. f. d. med. Wiss., 1874, n° 20. — ROMITI. De l'extrémité antérieure de la corde dorsale et de son rapport avec la poche hypophysaire ou de Rathke chez l'embryon du Poulet. *Arch. ital. de biolog.*, t. VII. — DUVAL. *Atlas d'embryologie*, 1889. Masson, Paris. — SASSE. Bijdrage tot de Kennis van de ontwikkeling en beteekenis der Hypophysis cerebri. *Acad. Proefschr. Utrecht*, 1886. — SELENKA. *Studien über Entwickelungsgeschichte der Tiere*, IV. *Das Opossum*. Wiesbaden, 1887. — ID. Die Gaumentasche der Wirbeltiere. *Biol. Centralblatt*, Bd VII, n° 22. — KANN. Das vordere Chordaende. *Diss.* Erlangen, 1888. — PAULISH. Das vordere Ende der Chorda dorsalis und der Frank'sche Nasenkamm. *Arch. für Anat. und Phys.*, *Anat. Abth.*, 1887. — BONNET. Embryologie der Wiederkaüer. *Arch. für Anat. und Phys.*, *Anat. Abth.*, 1889. — KEIBEL. Zur Entwickelnng der Chorda bei Säugern. *Arch. für Anat. und Phys.*, *Anat. Abth.*, 1889. — PRENANT. Annotations sur le développement du tube digestif chez les Mammifères. *Journal de l'Anat. et de la Phys.*, 1891.

Mode de formation et signification de la poche hypophysaire. — ALBRECHT. *Sur les spondylocentres épipituitaires du crâne, la non-existence de la poche de Rathke*, etc., Bruxelles, Manceaux, 1885. — REICHERT. — DURSY. — ROMITI. — MIHALKOVICS. — HUBRECHT. On the ancestral Form of the Chordata. *Quart. Journ. of micr. Sc.*, 1883. — SASSE. — OWEN. On the homology of the conario-hypophysical tract, etc. *Proc. of the Linnean Society*, vol. XVI. — DOHRN. Studien zur Urgeschichte des Wireelthiurkörpers. III. Die Entstehung und Bedeutung der Hypophysis bei Petromyzon Planeri. *Mitth. aus der zool. Stat. zu Neapel*, Bd IV, 1883. — BALFOUR.

Développement des glandes salivaires. — W. HIS. *Anatomie menschlicher Embryonen*. III. *Zur Geschichte der Organe*. Leipzig, 1885. — CHIEWITZ. Beitrag zur Entwicklungsgeschichte der Speicheldrüsen. *Arch. für Anat. und Phys.*, *Anat. Abth.*, 1885.

Formation de l'anus et du proctodaeum.

Membrane anale. — GASSER. *Beiträge zur Entw. der Allantoïs, des Müller'schen Ganges und des Afters*, 1874. — ID. Die Entstehung der Kloakenoffnung bei Hühnerembryonen. *Marburger Sitz.* et *Arch. für Anat. und Phys.*, *Anat. Abth.*, 1880. — KOELLIKER. Ueber die Chordahöhle und Bildung der Chorda beim Kaninchen. *Wurzb. Sitzunber*, 1882. — STRAHL. Zur Bildung der Kloake bei Kaninchenembryonen. *Arch. für Anat. und Phys.*, *Anat. Abth.*, 1886. — MIHALKOVICS. Entwicklung des Harn-und Geschlechtsapparates der Amnioten. *Intern. Monatsschr. f. Anat. und Phys.*, Bd II, H. 7. — BONNET. Ueber die Entwicklung der Allantoïs und die Bildung des Afters bei den Wiederkäuern u. s. w. *Anat. Anzeiger*, 1888, n° 4-5. — BONNET. — KEIBEL. Die Entwicklungsvorgänge am hinteren Ende des Meerschweinchenembryos. *Arch. für Anat. und Phys.*, *Anat. Abth.*, 1888. — GIACOMINI. Sul canale neurenterico e sul canale anale nelle vesicole blastodermiche del coniglio. *Giorn. R. Acc. di Med.*, et *Arch. Ital. de biologie*, 1888. — CARIUS. Ueber die Ausbildung der hinteren Körperendes bei Cavia. *Marburger Sitz.*, n° 2, 1888. — TOURNEUX. Sur les premiers développements du cloaque, du tubercule génital et de l'anus chez l'embryon de Mouton. *Soç. de biologie* et *Journal de l'Anat. et de la Phys.*, t. XXIV, 1888. — C. RABL. Theorie des Mesoderms. *Morph. Jahrbuch*, 1889. — PRENANT.

Intestin post-anal. — KOELLIKER. *Embryologie*. — BRAUN. Entwicklungsvorgänge am Schwanzende bei Säugethieren. *Arch. für Anat. und Phys.*, *Anat. Abth.*,

1882. — MIHALKOVICS. — STRAHL. — BONNET. — KEIBEL. — TOURNEUX. — ID. Note sur l'intestin caudal chez l'embryon de chat. *Soc. de Biologie*, 1898. — PRENANT. — W. HIS. — FOL. Description d'un embryon humain de cinq mill. et six dixièmes. *Rec. zool. suisse*, t. I. — JANOSIK. Zwei jünge menschliche Embryonen. *Arch. für mikr. Anat.*, Bd XXX, 1887. — PHISALIX. Etude d'un embryon humain de 10 millimètres. *Arch. de zool. expér.*, 1888.

Cloisonnement du cloaque et formation de l'anus définitif. — MIHALKOVICS. — RETTERER. *Soc. de biologie* (plusieurs notes), 1887. — ID. Sur l'origine et l'évolution de la région ano-génitale des Mammifères. *Journal de l'Anat. et de la Phys.*, 1888. — TOURNEUX. Sur les premiers développements du cloaque, du tubercule génital et de l'anus. *Journal de l'Anat. et de la Phys.*, 1888. — ID. Sur le développement et l'évolution du tubercule génital chez le fœtus humain, etc. *Ibid.*, 1889. — ID. *Soc. de biologie*, 1890. — STIEDA. Ueber den Bau und die Entwickelung der Bursa Fabricii. *Zeitschr. f. wiss. Zool.*, Bd XXXIV. — RETTERER. Contribution à l'étude du cloaque et de la bourse de Fabricius chez les Oiseaux. *Journal de l'Anat. et de la Phys.*, 1885. — WENCKEBACH. De ontwikkeling en de boun der Bursa Fabricii. *Tydschrift der Nederl. Dierkundige Vereeining*, II, et *Inaug. Diss.*, 1888.

CHAPITRE II

Développement de l'intestin respiratoire (intestin bucco-pharyngo-œsophagien). — L'appareil branchial et l'appareil pulmonaire.

Dans l'introduction à l'étude du développement du tube digestif, nous avons indiqué que de bonne heure la région antérieure de la gouttière intestinale se transformait en un tube fermé en avant, et que ce tube s'accroissait incessamment par son extrémité postérieure aux dépens du reste de la gouttière intestinale; nous avons appelé cette région intestinale l'intestin antérieur. La transformation tubuleuse de la gouttière intestinale n'est d'ailleurs pas le seul processus qui intervienne dans la constitution de l'intestin antérieur. Il faut aussi faire une part à l'inflexion céphalique de l'embryon, que suit évidemment le reploiement de l'extrémité céphalique de l'intestin antérieur, et qui a pour effet de reporter à la face ventrale du tube tel point de sa paroi qui appartenait d'abord à la face dorsale, de reculer ainsi l'aditus qui fait communiquer la gouttière intestinale avec l'intestin antérieur, et d'allonger ce dernier par conséquent.

Nous avons avancé dans la même introduction que la partie proximale, soit pharyngo-œsophagienne, de l'intestin antérieur se compliquait en vue de donner naissance à l'appareil respiratoire, et méritait d'être distinguée du reste du tube intestinal et d'être envisagée séparément sous le nom d'intestin respiratoire. Ce sont ces complications qu'il nous faut étudier maintenant.

I. — Le pharynx et l'appareil branchial. Les fentes et les arcs branchiaux.

§ 1. — **Aperçu général sur l'appareil branchial.** — De même que l'on a vu dans le chapitre précédent l'extrémité antérieure de l'intestin se mettre en rapport avec l'extérieur par une ouve rture uccale, et l'extrémité postérieure par un orifice anal, les parties latérales de la région antérieure du tube intestinal s'ouvrent au dehors par des orifices, les **fentes branchiales**, qui sont l'attribut le plus caractéristique de l'intestin respiratoire.

Les fentes branchiales apparaissent, à l'examen extérieur de l'embryon, comme de profondes fissures linéaires qui courent en direction dorso-ventrale le long des faces latérales du cou, au niveau par conséquent du segment pharyngien du tube digestif (voy. fig. 53 A, et fig. 53 B).

Le mode de formation des fentes branchiales est chez tous les Vertébrés le même, et rappelle celui de la bouche et de l'anus. On voit l'épithélium de la cavité de l'intestin antérieur et spécialement du pharynx se déprimer en formant de profondes gouttières dirigées de haut en bas, de la face dorsale vers la face ventrale de l'embryon, le long des parois latérales du pharynx, parallèlement les unes aux autres (fig. 53, B, côté droit de l'embryon). Ces gouttières entodermiques, devenant de plus en plus profondes, arrivent à se mettre en contact avec des sillons correspondants formés par l'épiderme (fig. 53, B, côté gauche de l'embryon).

On peut donner aux gouttières entoblastiques du tube digestif le nom de *sillons branchiaux internes*, aux gouttières ectoblastiques de l'épiderme celui de *sillons branchiaux externes*. Chacun de ceux-ci est séparé de chacun de ceux-là par une mince *membrane obturatrice*, à deux lames, formée qu'elle est par l'ectoderme adossé à l'entoderme (fig. 54, A, br^2, br^3, br^4). Si maintenant cette membrane vient à être détruite, la cavité digestive communiquera avec l'extérieur par une ouverture en forme de fente, la fente branchiale.

Entre les sillons ou les fentes branchiales subsistent des bandes de tissu, pour ainsi dire découpées dans les parois latérales du cou par les sillons branchiaux, qui prennent une forme cylindroïde, arrondie par conséquent sur la coupe, et qui dans l'intervalle

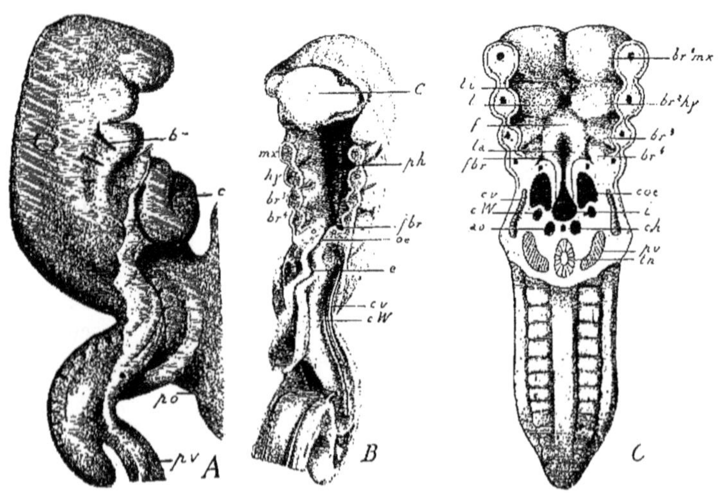

FIG. 53. — *Embryon humain de la 3e semaine* (BB de His), pour montrer l'appareil branchial (d'après His)

A. — L'embryon entier vu de profil. — *br*, fentes branchiales. — *c*, cœur. — *po*, pédicule ombilical. — *pr*, pédoncule ventral.

B. — Le même embryon ouvert en avant. — *C*, cerveau antérieur avec les vésicules oculaires. — *ph*, pharynx. — Les 4 arcs branchiaux *mx* (arc maxillaire), *hy* (arc hyoïdien), br^3, br^4 (arcs branchiaux proprement dits) sont coupés en travers et offrent la coupe des arcs aortiques correspondants. Entre les arcs on voit du côté gauche de l'embryon les sillons branchiaux externes, du côté droit de l'embryon les sillons branchiaux internes. — *fbr*, *fundus branchialis*. Le pharynx se prolonge par l'œsophage *oe* et par l'estomac *e*, suivi d'une courte région intestinale qui se continue elle-même par le large pédicule ombilical. — *cv*, veine cardinale. — *cW*, canal de Wolff.

C. — Le même embryon vu par la face dorsale et ouvert de manière à montrer la face postérieure de la paroi antérieure du pharynx. — br^1 *mx*, 1er arc branchial ou maxillaire. — br^2 *hy*, 2e arc branchial ou hyoïdien. — br^3, br^4, 3e et 4e arcs branchiaux, arcs branchiaux proprement dits. Les arcs branchiaux sont coupés transversalement. Sur la paroi antérieure du pharynx on remarque sur la ligne médiane et de haut en bas : *ti*, le *tuberculum impar*; *l*, le lieu d'invagination de la glande thyroïde; *f*, la *furcula*; *la*, l'orifice du larynx ; *fbr*, le *fundus branchialis*. Sur la section du cou, on voit la coupe des organes suivants : *i*, l'intestin. — *cœ*, la cavité générale ou cœlome. — *cv*, les veines cardinales. — *cW*, les canaux de Wolff. — *ao*, les aortes. — *pv*, les protovertèbres. — *ch*, la corde dorsale. — *tn*, le tube nerveux.

des gouttières ou des fentes branchiales font saillie à la manière de bourrelets tant à l'extérieur que dans la cavité pharyngienne (fig. 53, B, *mx*, *hy*, br^2, br^4; fig. 54, B[1] *mx*, B[2], B[3], B[4]). On appelle ces bourrelets **arcs branchiaux**, *arcs viscéraux*, *arcs* *pharyngiens*. Limités du côté de l'extérieur par l'épiderme, du côté de l'intérieur par l'épithélium intestinal, les arcs branchiaux sont typiquement constitués par un axe connectif renfermant un vaisseau, l'arc aortique, et contenant en outre une cavité d'origine

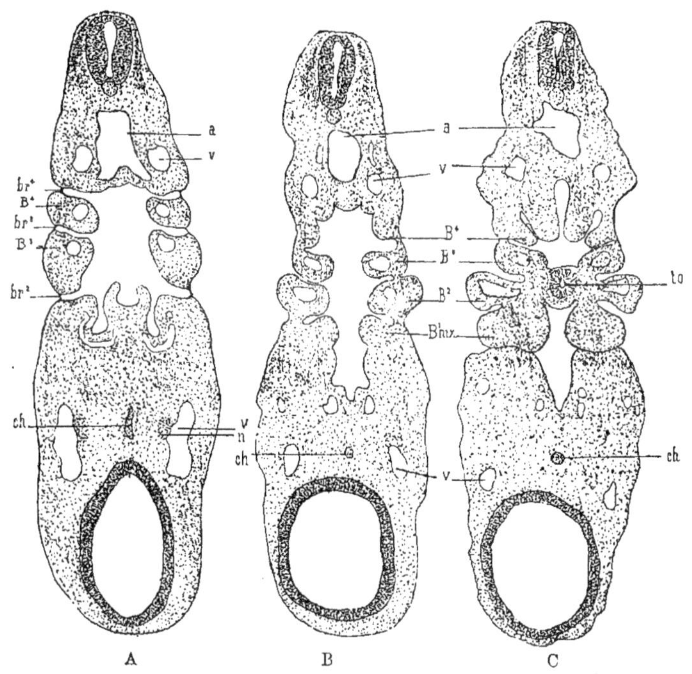

FIG. 54. — *Trois coupes transversales sur un même embryon de Poulet de 77 heures*, intéressant à la fois l'extrémité céphalique (en bas de la coupe) et le tronc (partie supérieure de la coupe).

B'mx, 1er arc branchial ou arc maxillaire. — B^2, 2e arc ou arc hyoïdien. — B^3-B^4, 3e et 4e arcs branchiaux. — *br*²-*br*⁴, 2e-4e fentes branchiales. — *to*, ébauche impaire de la glande thyroïde située dans l'épaisseur du pont de substance ventral qui unit les 2e et 3e arcs branchiaux. — *a*, aorte. — *v*, *v*, veines jugulaires ou cardinales antérieures (intéressées deux fois par la coupe). — *ch*, corde dorsale. — *n*, nerf pneumogastrique.

cœlomatique à parois par conséquent mésodermiques et susceptibles de différencier des fibres musculaires.

Chez tous les Vertébrés aquatiques, peu de temps après que les sillons se sont ébauchés, la mince membrane obturatrice qui sépare les sillons externes des gouttières internes se déchire, et dès lors des fentes branchiales sont constituées. Le courant de l'eau peut par conséquent à présent pénétrer du dehors dans la cavité de l'intestin céphalique en passant à travers les fentes branchiales, et baigner la muqueuse de l'intestin. Un réseau vasculaire superficiel très serré se développe dans cette dernière, et le sang qui y circule échange ses gaz avec ceux de l'eau ambiante. En outre la muqueuse, dans le but de multiplier la surface d'échange, se plisse en nombreuses lamelles branchiales, parallèles le uns aux autres et très serrées, dont l'ensemble forme la branchie. Des arcs branchiaux, soit cartilagineux, soit osseux, consolident l'appareil et forment un *squelette branchial* ou viscéral. Des muscles, les *muscles branchiaux*, meuvent ce squelette. Des nerfs, fournis par des ganglions nerveux correspondant aux diverses branchies, innervent celles-ci; en raison de leur situation par rapport à la branchie, en arrière et le long de laquelle ils courent, ils sont appelés *rameaux post-branchiaux*. D'après des faits embryologiques positifs, il y a lieu de croire qu'il existait, annexés à l'appareil branchial, des *organes des sens branchiaux*. Ainsi nous voyons chez les Vertébrés inférieurs l'intestin antérieur se transformer en un organe respiratoire adapté à la vie aquatique.

Cette importante différenciation de la région antérieure du canal intestinal en une *antichambre respiratoire*, que nous venons de trouver chez les Vertébrés aquatiques, existe chez les Tuniciers, le Balanoglosse, l'Amphioxus, quoique sous des états un peu différents.

Chez l'Amphioxus, la cavité respiratoire ou branchiale, séparée de la cavité buccale ou stomodaeum par un voile comparable à celui des Cyclostomes, est très longue et s'étend jusque vers le milieu du corps. Sauf sur une petite étendue, la cavité branchiale est suspendue librement dans le cœlome. Elle est d'ailleurs consolidée et sa forme est maintenue par des baguettes élastiques qui forment un véritable squelette branchial. Ces baguettes sont réunies entre elles par une bandelette ventrale et par une bandelette dorsale, creusées en gouttières ciliées (gouttières hypo- et hyperbranchiales). Entre les baguettes du squelette branchial sont ménagées des fentes branchiales qui tout d'abord s'ouvrent directement au dehors, mais qui plus tard sont recouvertes par deux replis cutanés latéraux, de telle sorte que chez l'adulte elles s'ouvrent dans un « espace péribranchial » ainsi formé, et que l'eau, après avoir baigné cette cavité, en sort par un pore, le « pore abdominal » (fig. 55).

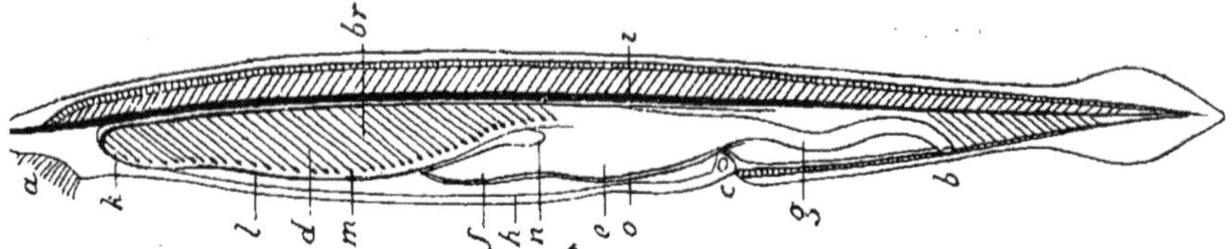

FIG. 55. — *Amphioxus lanceolatus*, grossi 2 fois 1/2 (d'après DE QUATREFAGES, emprunté à GEGENBAUR).

a, ouverture buccale entourée par des cirrhes. — *b*, anus. — *c*, pore abdominal. — *d*, intestin respiratoire. — *e*, intestin renflé à la manière d'un estomac. — *f*, cæcum hépatique. — *g*, rectum. — *br*, sac branchial formé par l'intestin respiratoire. — *h*, cavité générale. — *i*, corde dorsale accompagnée d'une aorte sur presque toute sa longueur. — *k*, arcs aortiques. — *l*, cœur aortique. — *m*, renflements des artères branchiales. — *n*, cœur veineux. — *o*, cœur de la veine porte.

Les Tuniciers et le Balanoglosse présentent des dispositions essentiellement pareilles.

Chez les Vertébrés terrestres, c'est-à-dire dans les groupes supérieurs de la série, l'ébauche des sillons branchiaux externes et internes ainsi que celle des arcs branchiaux se fait bien comme précédemment. Cependant jamais ces organes ne se développent pour remplir une fonction respiratoire. Ils demeurent à cet égard rudimentaires et ne prennent un certain développement qu'au prix d'un changement de fonction, et par conséquent aussi d'une transformation morphologique.

§ 2. — **Constitution de l'appareil branchial.** — *a*) *Nombre des fentes branchiales. Fentes branchiales transformées. Métamérie branchiale.* — Le nombre des fentes branchiales est variable dans les différentes classes de Vertébrés. Chez un Sélacien pris comme type, on voit se former d'avant en arrière, par disparition de la membrane interposée aux sillons branchiaux externes et internes, six fentes branchiales comprises entre sept arcs branchiaux. Le 1er arc, qui sépare la première fente branchiale de la fente buccale, est l'*arc maxillaire*; le 2e arc est appelé *arc hyoïdien*; on peut appliquer plus particulièrement aux cinq derniers arcs le nom d'arcs branchiaux et les désigner par les numéros 1-5 ; ou bien,

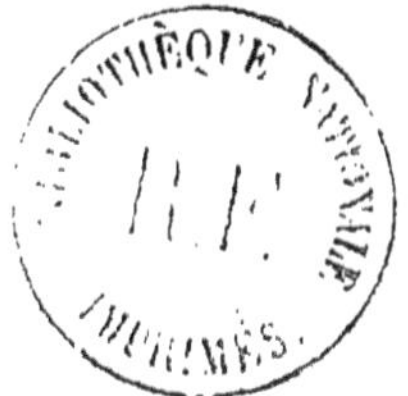

si l'on fait rentrer dans la série des arcs branchiaux les arcs maxillaire et hyoïdien, le premier arc branchial deviendra en réalité troisième, et ainsi de suite. Des six fentes branchiales, la première, dite *fente hyo-mandibulaire*, parce qu'elle est comprise entre l'arc hyoïdien et l'arc maxillaire, ou encore *évent*, ne porte pas de branchie et ne sert pas à la respiration. Souvent il se forme chez l'embryon une branchie, la « branchie de l'évent » des Sélaciens, qui du reste habituellement ne tarde pas à s'atrophier, bien qu'elle puisse persister chez certains Ganoïdes et remplir une fonction respiratoire, ou bien se transformer chez les Téléostéens en un corps particulier, la « pseudo-branchie ou glande choroïdienne ». En tant qu'il borde une fente encore capable de jouer le rôle d'organe branchial, et en raison aussi de son mode de formation, l'arc maxillaire est un arc branchial détourné de sa fonction primitive.

Chez certains Sélaciens, les Notidanides (Hexanchus, Heptanchus), il s'ajoute une ou deux fentes branchiales en arrière de celles qui existent déjà, ce qui porte le nombre total des fentes à 7 ou 8, et celui des branchies fonctionnant à 6 ou 7 (abstraction faite de l'évent).

Dans nombre de genres de Sélaciens van Bemmelen a trouvé derrière le dernier arc branchial une formation qu'il considère comme un dérivé branchial, comme une fente branchiale qui, ne s'ouvrant pas à l'extérieur, aurait perdu sa signification primitive. C'est un diverticule sacciforme de l'épithélium de la paroi ventrale de l'intestin, faisant saillie du côté de la paroi de la cavité péricardique. Le diverticule commence à se former à l'époque où vient de s'ouvrir la dernière paire de fentes branchiales. L'extrémité borgne du diverticule se dilate, pousse des bourgeons acineux, qui s'allongent en canalicules pelotonnés.

Le corps ainsi formé a une structure comparable à celle de la glande thyroïde, et peut être appelé pour cette raison « glande thyroïde accessoire » ; eu égard à sa situation il a reçu de van Bemmelen le nom de « corps suprapéricardique ». Le corps suprapéricardique persiste ou s'atrophie chez l'adulte suivant les cas examinés.

Comme maintenant la première fente branchiale se réduit et s'atrophie jusqu'à disparaître complètement ou se transforme au point de devenir méconnaissable, et que d'autre part derrière la dernière fente qui fonctionne comme branchie on trouve une formation que l'on peut avec une grande vraisemblance considérer comme une fente branchiale modifiée, on s'est demandé tout naturellement si la région occupée par les fentes branchiales, le territoire branchial en un mot, n'était pas plus considérable chez les prototypes des Vertébrés actuels et en particulier des Sélaciens, si en avant et en arrière des branchies ou formations dûment reconnues pour telles, il n'existait pas d'autres fentes branchiales encore, et si ces fentes disparues n'étaient pas représentées aujourd'hui par des organes situés au-devant et en arrière de la région branchiale actuelle.

En faveur d'abord de l'existence des branchies en arrière des limites de la région fonctionnellement branchiale, de branchies *post-branchiales* en un mot, on peut rappeler ce fait que dans des groupes qui ont précédé la série des Vertébrés, chez les Tuniciers, l'Amphioxus, l'antichambre respiratoire, garnie sur ses faces latérales de fentes branchiales, s'étendait au delà de l'endroit où finissent les branchies d'un Sélacien, et encore cet autre fait que le territoire du nerf vague ou pneumogastrique, le véritable nerf des branchies, s'étend chez les Vertébrés jusqu'à l'estomac inclusivement.

D'autre part l'idée de l'existence de fentes branchiales *pré-branchiales* a été exprimée le plus nettement et développée surtout par Dohrn, et partagée par d'autres auteurs tels que M. Marshall, Beard, Froriep, van Bemmelen, Kastschenko, Houssay, etc. Chez les Sélaciens, van Bemmelen a considéré comme des fentes branchiales rudimentaires non seulement des formations, les « follicules de l'évent » qui représentent des transformations de la 1re fente branchiale, mais encore des « follicules de l'angle de la bouche » appartenant à la fossette buccale même. Celle-ci n'est à son tour, suivant Dohrn, que le résultat de la confluence de deux branchies paires fusionnées sur la ligne médiane (branchies orales). Il y aurait même eu des branchies préorales (fig. 56). C'est ainsi que pour Dohrn, Marshall, Beard, Houssay, la fossette olfactive est elle aussi une fente branchiale transformée. Il a dû exister, suivant Dohrn, un certain nombre de fentes branchiales dans la région de la cavité oculaire, et les muscles de l'œil ne seraient que des vestiges des muscles branchiaux correspondants (van Wyhe). Enfin, Kastschenko, en avant (et aussi en arrière) de la région des branchies proprement dites, a trouvé chez le Poulet un certain nombre de formations qu'il considère comme des fentes branchiales rudimentaires. Elles se présentent comme des sillons peu accentués de l'épiderme et de la paroi intestinale.

Il appelle « gouttières céphaliques » (fig. 56, *gc*) les gouttières épidermiques situées en avant de la région branchiale.

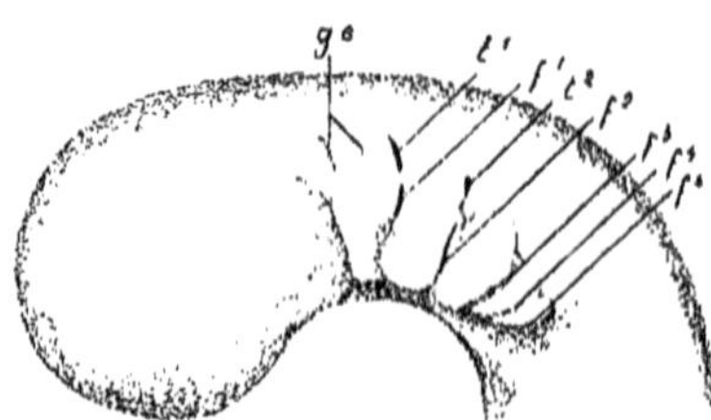

FIG. 56. — *Vue extérieure de la région des fentes branchiales d'un embryon de Poulet de la fin du 3e jour de l'incubation* (d'après KASTSCHENKO, un peu modifiée).

f^1-f^5, 1er-5e sillons branchiaux. — t^1-t^2, 1er et 2e trous branchiaux. — *gc*, gouttières céphaliques.

Non seulement il existe des branchies transformées, les unes pré-branchiales et les autres post-branchiales, mais encore il faut admettre l'existence de branchies *intercalaires* qui, placées entre les fentes branchiales vraies, se sont modifiées elles aussi profondément. C'est ainsi qu'Houssay a montré chez l'Axolotl l'existence d'une fente branchiale auriculaire (fig. 57, *a*) correspondant par conséquent à l'oreille qui n'en est qu'une simple dépendance. Cette branchie auriculaire occupe en effet, dans la série des branchies placées derrière la bouche, le n° 4, bien qu'elle soit la première formée, et qu'elle soit aussi la première qui disparaisse, ne laissant comme traces de son existence que son organe sensoriel branchial qui devient l'oreille.

L'hypothèse, d'après laquelle nombre d'organes situés tant en avant qu'en arrière du territoire branchial ou bien compris dans ce territoire même ne seraient autres que d'anciennes fentes branchiales, cette hypothèse fait corps avec la théorie de la métamérie céphalique, énoncée au chapitre II (p. 60), qui repose elle-même sur des faits bien établis. Les fentes branchiales donc, de même que le font d'autres organes de la tête et du cou des Vertébrés, se répéteraient par paires métamériquement, le long de la partie antérieure du corps, d'une façon ininterrompue depuis l'extrémité de la tête. Il y aurait en somme une *métamérie branchiale* une *branchiomérie,* beaucoup plus étendue autrefois. La branchiomérie est avant tout une *endomérie* ou *endodermérie ;* car c'est le diverticule entodermique de l'intestin, le sillon branchial

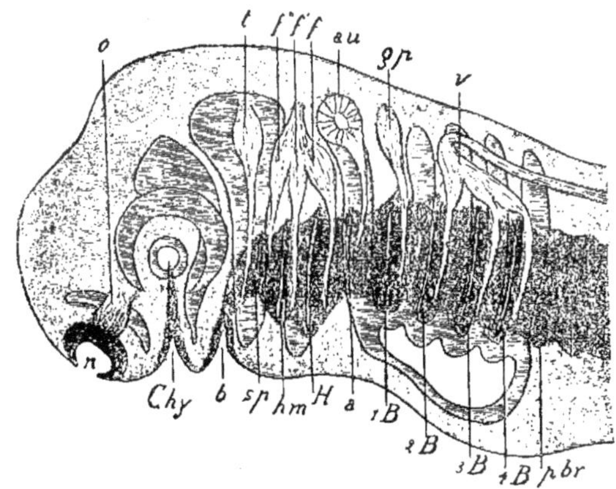

FIG. 57. — *Métamérie branchiale chez la larve de l'Axolotl* (combinaison et modification des reconstitutions, de coupes sagittales et transversales figurées par HOUSSAY).

n, fente nasale (préorale). — *Chy*, fente cristallo-hypophysaire (préorale). — *b*, bouche (fente orale). — *sp, hm*, H, *a*, 3B-4B, fentes postorales. — *sp*. fente spiraculaire ou évent. — *hm*, fente hyo-mandibulaire. — H, fente hyoïdienne ou hyo-branchiale. — 1B-4B, fentes branchiales proprement dites. — *a*, fente auriculaire, en voie de régression. — *o*, ganglion olfactif. — *t*, ganglion du trijumeau — *f, f' f''* ganglion facial subdivisé. — *gp*, ganglion glosso-pharyngien. — *v*, ganglion du vague subdivisé.

De chaque ganglion partent un ou plusieurs rameaux nerveux post-branchiaux pour les branchies correspondantes.

Le mésoderme, segmenté en somites, est représenté par la teinte grise moyennement foncée.

Les fentes ou plutôt les diverticules entodermiques post-branchiaux (*pbr*) ont été représentés en partie d'une façon schématique ; les nerfs et les somites correspondants ont été négligés.

interne, qui est le plus caractéristique et le plus constant dans la formation branchiale.

La branchiomérie était autrefois beaucoup plus étendue que celle qui se manifeste aujourd'hui par la succession régulière des fentes branchiales les unes derrières les autres. Mais la plus grande partie des métamères branchiaux a disparu, en particulier tous les métamères postérieurs, il en est resté parfois des vestiges insignifiants quoique très significatifs, tels que les diverticules entodermiques très effacés que Houssay a constatés le long du tube digestif de la larve d'Axolotl (fig. 57, *pbr*). La fonction respiratoire s'est alors localisée sur les branchies de la région antérieure. Mais parmi ces branchies à leur tour, les plus antérieures et les plus postérieures et quelques-unes aussi interposées aux autres se sont de très bonne heure modifiées profondément d'une manière adaptationnelle et sont devenues des organes très divers, tels que les organes olfactif et auditif.

L'idée d'une parenté d'origine des branchies et de ces organes repose d'ailleurs sur un fait d'observation. En effet les connexions entre épiderme et nerfs qui caractérisent certains organes des sens se retrouvent au niveau des fentes branchiales, où il existe des organes des sens branchiaux très simplement constitués. On a pu fonder ainsi la *doctrine des organes des sens branchiaux* (Beard) inséparable de celle du changement de fonction des branchies, et d'après laquelle toutes les branchies ayant possédé au début des organes sensoriels très simples, ceux-ci se seraient conservés et compliqués dans les branchies les plus antérieures en même temps qu'elles perdaient leur fonction respiratoire.

Enfin, l'hypothèse de fentes branchiales précédant et suivant celles qui existent actuellement est encore justifiée par ce fait que nous allons constater, qu'en allant des Vertébrés inférieurs, des Sélaciens par exemple, aux Vertébrés les plus élevés tels que les Mammifères, il se fait une réduction dans le nombre des fentes branchiales ébauchées même chez l'embryon, de sorte que ce nombre est moindre chez un embryon de Mammifère que chez un Sélacien adulte. Si donc le nombre des fentes se trouve diminué des Sélaciens aux Vertébrés supérieurs, il est infiniment probable que les Sélaciens nous présentent un diminutif de ce qui existait chez des Vertébrés plus anciens.

Chez les Batraciens et les Reptiles le nombre des fentes branchiales tombe à cinq. Chez les Oiseaux et les Mammifères il n'est plus que de quatre. Chez le Poulet, il apparaît dès la fin du 2e jour de l'incubation trois paires de sillons branchiaux ; à la fin du 3ᵉ jour il s'y ajoute une quatrième paire. Chez l'embryon de Lapin, les gouttières branchiales se montrent dans le cours des 3ᵉ et 10ᵉ jours. Chez l'embryon humain, c'est quand celui-ci a atteint une longueur de 3 ou 4 millim. que les sillons branchiaux sont les plus évidents.

b) *Constitution des fentes branchiales.* — Mais ce qu'il faut noter chez les Vertébrés supérieurs c'est moins, ainsi que nous l'avons indiqué déjà, une réduction numérique des fentes branchiales que la perte qu'elles font de l'importance fonctionnelle qu'elles avaient ailleurs. A peine ébauchées chez l'embryon, les fentes branchiales s'emploient à tout autre chose qu'à devenir des organes de respiration, ou même disparaissent sans laisser de traces.

Une condition indispensable au fonctionnement des fentes branchiales est en effet que celles-ci soient perméables, de telle sorte qu'une libre communication soit établie entre l'extérieur et l'intérieur du tube digestif. Or cette condition ne paraît pas être réalisée chez les Vertébrés supérieurs, au moins pour la majorité des fentes branchiales, parce qu'entre les différents arcs la membrane ecto-entodermique obturatrice se conserve au fond des sillons cutanés et pharyngiens.

Les opinions sont d'ailleurs très différentes sur cette question. Les uns (His, Born, Kölliker, Mall, Piersol) ont prétendu que les fentes ne sont que des sillons et ne sont jamais réellement ouvertes ; les autres (Fol, de Meuron, Rückert, Kastschenko, van Bemmelen) ont trouvé un certain nombre de fentes véritables, ce nombre variant d'ailleurs suivant les animaux étudiés.

On a discuté aussi sur la nature des couches qui constituent la membrane obturatrice des fentes, les uns lui reconnaissant seulement deux feuillets épithéliaux, ecto- et entodermique, les autres admettant l'existence d'une mince couche de mésoderme interposée entre ces deux feuillets.

Liessner est arrivé à cette conclusion générale intéressante, qu'à mesure que l'on s'élève dans la série des Vertébrés, on voit s'accentuer la réduction du nombre des fentes branchiales perméables, cette réduction marchant d'arrière en avant. Ainsi chez les Reptiles les deux premières paires de fentes sont seules constamment ouvertes ; la troisième paire ne l'est que rarement, la quatrième tout à fait exceptionnellement, la cinquième jamais. Chez le Poulet, les deux premières paires sont seules constamment perforées, la troisième très rarement, la quatrième et la cinquième jamais. Chez les Brebis enfin les deux premières paires seules se sont montrées ouvertes ; encore le fait était-il exception-

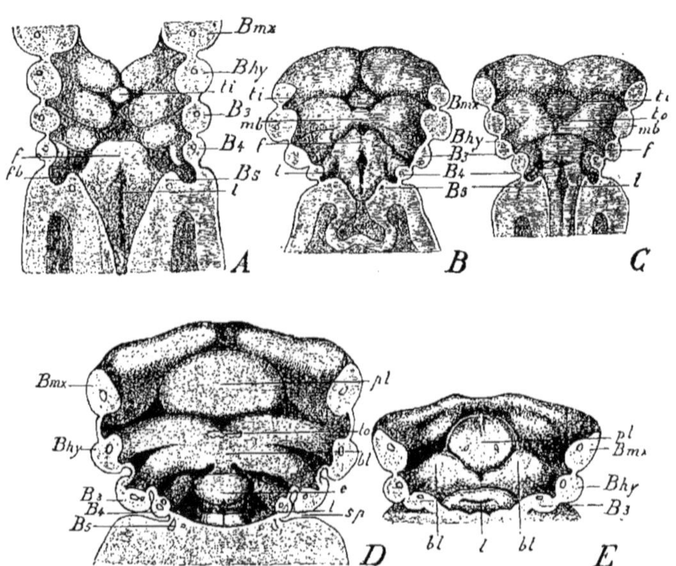

Fig. 58. — *Reconstitutions de la paroi bucco-pharyngienne antérieure d'embryons humains* (d'après W. His).

A. Embryon BB de His (3, 2 mm.). — B. Embryon Bl (4,25 mm.). — C. Embryon B (7 mm.). — D. Embryon Pr (10 mm.). — E. Embryon Sl (12,5 mm.). — B*mx*, 1er arc branchial ou arc maxillaire. — B*hy*, 2e arc branchial ou arc hyoïdien. — B3, B4, B5, 3e, 4e, 5e arcs branchiaux. — *ti*, *tuberculum impar*. — *f*, *furcula*; — *fb*, *fundus branchialis*. — *l*, orifice laryngien. — *mb*, champ mésobranchial. — *to*, invagination de la thyroïde médiane. — *e*, épiglotte. — *bl*, base ou racine de la langue. — *pl*, pointe ou corps de la langue. — *sp*, *sinus præcervicalis*.

nel. En outre, Liessner pense avoir montré que la fermeture des fentes est plus complète chez les Mammifères que chez les Oiseaux et les Reptiles ; car chez ces derniers la membrane obturatrice est purement épithéliale et didermique, au lieu qu'elle renferme en outre chez les Mammifères une couche intermédiaire de mésoderme et présente ainsi une constitution tridermique.

Kastschenko a fait voir maintenant qu'il fallait dans cette question de la perméabilité des fentes branchiales tenir grand compte des régions différentes d'une fente branchiale donnée. Ainsi chez le Poulet, la première fente branchiale n'est ouverte qu'en un seul endroit situé à son extrémité dorsale, qui figure un « trou branchial ou pharyngien », tandis que partout ailleurs elle se présente comme un sillon épidermique; la deuxième et la troisième fentes sont également perforées à leurs extrémités dorsales en un trou branchial, mais elles le sont aussi sur une certaine longueur au-dessous de ce trou de manière à présenter une fente branchiale ou pharyngienne (fig. 56, t^1, t^2).

c) *Rapports des fentes et des arcs branchiaux.* — Les arcs branchiaux et les sillons qui leur sont interposés, que ces sillons soient ou non de véritables fentes, sont au début placés les uns au-dessus des autres, de telle façon que leurs coupes transversales sont de chaque côté situées à peu près sur une même ligne droite. Les arcs et les sillons ne sont pas cependant superposés verticalement, mais ils forment dans leur ensemble deux séries qui convergent vers le bas, de telle sorte que l'espace bucco-pharyngien se rétrécit en entonnoir en se continuant avec le tube intestinal (fig. 60). Le premier arc ou arc maxillaire est le plus développé et dépasse en dehors quelque peu les autres; le deuxième arc ou arc hyoïdien est à son tour plus volumineux que ceux qui le suivent. La deuxième paire de fentes branchiales, ou si l'on veut la deuxième paire de poches épidermiques et pharyngiennes, est la plus considérable.

Les arcs ont une forme générale très simple, grossièrement cylindroïde. Cependant pour les deux premiers arcs, cette forme ne tarde pas à se compliquer. Le premier arc en effet envoie, comme nous le verrons plus tard, un prolongement maxillaire supérieur, dont il a été question déjà à la page 80. Le deuxième arc à son tour émet en arrière, c'est-à-dire du côté du 3e arc, un prolongement que Rathke a comparé à l'opercule des Poissons et qui pour cette raison a reçu le nom de « prolongement operculaire »; ce prolongement est plus développé chez les Oiseaux que chez les Mammifères, et chez ceux-ci c'est chez l'Homme qu'il est le moins apparent.

Quant aux fentes, leur forme varie évidemment, selon qu'elles sont ouvertes ou fermées. Piersol, qui d'ailleurs les considère toutes comme fermées, composées par conséquent de poches épidermiques et de poches pharyngiennes indépendantes, a pu reconstituer la forme de ces dernières, qui sont les plus intéressantes à considérer, et a donné des moules de l'ensemble du pharynx et de ses diverticules branchiaux (fig. 59) : il distingue en particulier sur chacune des poches un « diverticule dorsal » (p^1-p^4) et une « expansion aliforme ventrale » (a^1-a^4).

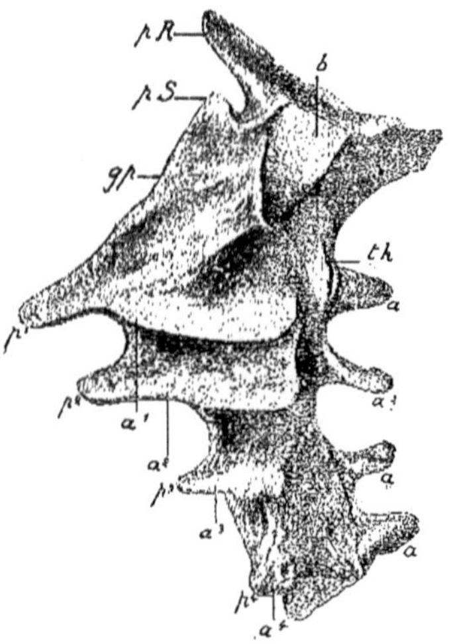

Les dispositions respectives des arcs et des fentes que nous avons indiquées ci-dessus ne tardent pas à se modifier chez les Vertébrés supérieurs. Chez l'Homme par exemple, à partir de la 4e semaine, les arcs se déplacent les uns sur les autres, par suite du développement prépondérant des deux premiers d'entre eux, à la manière des tubes d'une lorgnette, selon la comparaison de His. Il en résulte que si, de l'extérieur, on examine les parois latérales du cou, on voit le 2e arc recouvrir le 3e et celui-ci le 4e, si bien que finalement le 3e et le 4e arcs sont complètement masqués par le 2e arc qui les recouvre d'autant mieux que nous le savons pourvu d'un prolongement operculaire. S'affaissant ainsi les uns sur les autres, et se retirant dans la profondeur, du côté du pharynx, les derniers arcs viennent s'appuyer contre la paroi supérieure du thorax (fig. 58, C, D, E, fig. 60, B). Il se forme de la sorte une profonde dépression à la limite postérieure de la région cervicale ; c'est le *sinus præcervicalis* de His, *sinus cervicalis* de Rabl (fig. 60, B, *sprc*). Le fond de cette dépression présente entre

FIG. 59. — *Moule de la région bucco-pharyngienne du tube intestinal* chez un embryon de lapin de 11 jours (d'après PIERSOL).

pR, poche de Rathke. — *pS*, poche de Seessel. — *gp*, gouttière pharyngienne. — *b*, surface sectionnée de la cavité buccale. — *th*, diverticule thyroïdien de la cavité bucco-pharyngienne. — a^1-a^4, expansions aliformes des poches entodermiques des fentes branchiales, par lesquelles ces poches se mettent en continuité avec les poches entodermiques. — p^1-p^4, pointes dorsales des poches entodermiques.

les 3e et 4e arcs des fossettes qui ne sont autres que les poches ectodermiques des 3e et 4e fentes branchiales. Le 2e arc, l'arc hyoïdien, qui jusqu'à présent surplombait l'entrée du sinus præcervical et la bordait concurremment avec la paroi thoracique, s'abaisse à son tour en se développant, et vient appuyer son prolongement operculaire sur la paroi du corps. Le sinus præcervical est dès lors divisé en deux parties ; une partie initiale, superficielle, en forme d'entonnoir, *infundibulum præcervicale* dans laquelle débouche la 2e poche ectodermique et une partie terminale, profonde, qui a une forme irrégulière, *fundus præcervicalis*. Plus

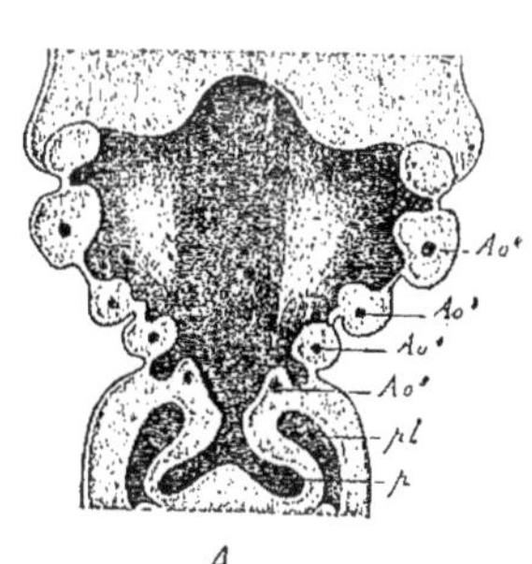

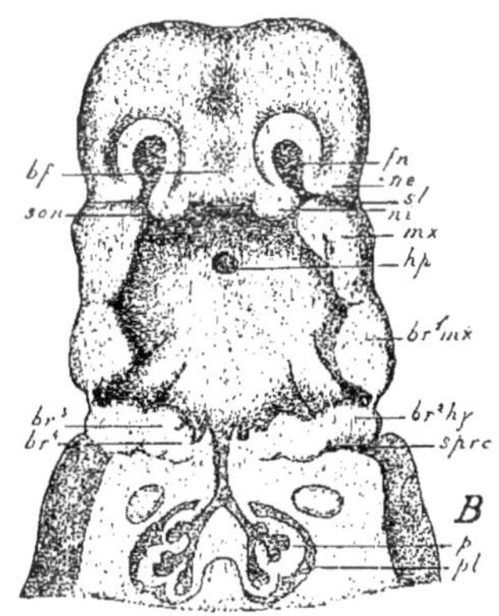

FIG. 60. — A. *Coupe frontale de l'espace bucco-pharyngien d'un embryon humain* (Embr. B 1 de His). — B. *Vue frontale et en partie section frontale d'un embryon humain plus âgé* (Embr. Rg de His) (d'après His).

En A. — *Ao*²-*Ao*⁵, 2e-5e arcs aortiques contenus dans les arcs branchiaux correspondants. — *p*, tubes pulmonaires. — *pl*, sacs pleuraux.

En B. — *br*¹*mx*, premier arc branchial ou arc maxillaire. — *br*² *hy*, 2e arc ou hyoïdien, *br*³, *br*⁴, 3e et 4e arcs branchiaux. — *sprc*, sinus præcervicalis. — *hp*, orifice du diverticule hypophysaire. — *bf*, bourgeon frontal. — *ne*, *ni*, bourgeons nasaux externe et interne. — *mx*, bourgeon maxillaire supérieur du 1er arc. — *son*, sillon oculo-nasal. — *sl*, sillon lacrymal. — *fn*, fossette nasale. — *p*, tubes pulmonaires. — *pl*, sacs pleuraux.

tard le 2e arc se soude à la paroi du thorax, dès lors le *fundus præcervicalis* est isolé de toutes parts et ne communique plus avec l'extérieur, mais est relié simplement à l'*infundibulum præcervicale* par un tractus épithélial, trace de la communication effacée.

Plus tard, alors que définitivement les 3e et 4e arcs branchiaux ont définitivement disparu de la surface du corps, le 2e arc ou arc hyoïdien s'enfonce à son tour profondément, le 1er arc ou arc mandibulaire (mâchoire inférieure future) demeurant seul superficiel et se développant beaucoup. Il en résulte que l'*infundibulum præcervicale* s'est transformé en un espace limité en avant par l'arc mandibulaire, en arrière et en dedans par l'arc hyoïdien qui forme tout à la fois le bord postérieur et le fond de cet espace. His a donné à cette cavité le nom de *fossette rétromandibulaire*, que lui vaut sa situation ; elle n'est autre que la future *excavation parotidienne*.

Fistules congénitales du cou (fistules branchiales). L'existence des fentes branchiales chez l'embryon des Vertébrés supérieurs et chez l'embryon humain en particulier rend compte de la présence accidentelle de *fistules congénitales* du cou chez les Mammifères et chez l'Homme. Ces fistules doivent être considérées comme dues à la persistance totale ou partielle de la communication établie entre le pharynx et l'extérieur par une fente branchiale, et méritent par conséquent le nom de fistules branchiales.

Découvertes par Hunczowsky, les fistules congénitales du cou ont été interprétées de la façon que nous venons de dire par Ascherson pour la première fois et depuis par Heusinger. Dès lors elles ont été l'objet d'un grand nombre de travaux (1), qui, l'interprétation générale étant désormais admise, ont eu le plus souvent pour but de préciser l'explication propre à chaque cas particulier, mais qui aussi ne l'ont pas toujours fait avec une fidélité suffisante aux données de l'embryologie.

Les fistules congénitales du cou sont ou bien *primitives*, ou bien *secondaires* (Duplay). Les premières sont celles que le nouveau-né offre en venant au monde. Les autres ne se développent en général qu'après la naissance ; elles sont consécutives à l'ouverture d'un *kyste branchial*, ce kyste étant dû lui-même à l'oblitération des deux extrémités interne et externe d'une fente branchiale (Roser).

Les fistules branchiales sont, comme toutes les fistules, *complètes, borgnes internes, borgnes externes* ; elles ont donc deux orifices (interne et externe), ou bien un seulement, soit interne, soit externe.

L'orifice externe de la fistule a une situation très variable, tant par le niveau plus ou moins élevé auquel on le trouve que par la distance plus ou moins grande qui le sépare de la ligne médiane. On peut le rencontrer au niveau du lobule de l'oreille et de l'angle de la mâchoire inférieure (*fistules lobulaires* ou *subauriculaires* et *fistules rétro-* ou *infra-maxillaires*) ; on peut le trouver ensuite dans toute la hauteur de la région com-

(1) Lire particulièrement les travaux français de Cusset et de Guzman, et surtout le mémoire de Kostanecki et Mielecki (voir l'index bibliographique).

prise entre les bords internes des muscles sterno-cléido-mastoïdiens (*fistules cervicales*), à l'exception de la région suprahyoïdienne et de la région sous-maxillaire, que limitent les deux chefs du muscle digastrique. D'autre part l'orifice externe peut s'éloigner plus ou moins de la ligne médiane, et appartenir tantôt et le plus rarement à la portion médiane du cou (fistule médiane), tantôt et plus fréquemment aux parties latérales (fistule latérale) ; dans ce cas l'orifice est habituellement placé le long du bord interne du muscle sterno-cléido-mastoïdien.

La situation de l'orifice interne est beaucoup plus fixe. L'orifice interne des fistules cervicales proprement dites est situé dans la région du pharynx comprise entre le pilier antérieur et le pilier postérieur du voile du palais et plus haut dans celle de la « fossette de Rosenmüller » ; il répond alors, comme on pourra s'en convaincre plus loin à la deuxième poche entodermique branchiale. Dans le cas de fistules médianes on a voulu que ces fistules s'ouvrent dans la trachée ; mais l'existence des *fistules trachéales* est des plus problématiques.

Le trajet fistuleux a une longueur variable de 1 à 10 centimètres ; il se dirige horizontalement si l'orifice externe de la fistule est situé à un niveau élevé ; mais si cet orifice se trouve sur les parties inférieures du cou, le trajet est oblique en haut et en dedans. Un épithélium, vibratile pour la portion interne ou pharyngienne, pavimenteux stratifié pour la portion externe ou cutanée du trajet, tapisse les parois de la fistule.

Aux fistules congénitales du cou on peut rattacher celles de la face (fistules des joues, fistules intermaxillaires) situées dans la région du premier arc branchial.

Nous avons dit que si le vestige de la fente branchiale est dépourvu d'orifices externe et interne, l'on a un *kyste branchial*, qui en s'ouvrant ultérieurement soit en dedans, soit au dehors, peut donner lieu à une fistule branchiale dite secondaire. Le contenu des kystes branchiaux peut être un liquide séreux (hydrocèle congénitale du cou), une bouillie athéromateuse (athérome congénital du cou), un ensemble de productions dermiques et épidermiques (dermoïde congénital du cou).

Enfin il faut signaler des appendices cutanés ou cartilagineux que l'on trouve soit au-devant du pavillon de l'oreille, soit dans les parties supérieures du cou ; ils doivent être considérés comme des productions des 1er et 2e arcs branchiaux.

Quant à l'interprétation précise des fistules branchiales et des kystes branchiaux de la région cervicale proprement dite, on avait cru pouvoir, d'après leur situation variable, rapporter à la persistance de l'une ou de l'autre des fentes brancihales successives les différents cas de fistule et de kyste, diviser le cou en un certain nombre de compartiments correspondant aux divers arcs et fentes et dans chacun de ces compartiments placer une fistule branchiale (Sutton, Cusset). On a dû renoncer à cette conception schématique de la genèse des fistules branchiales. En réalité, en raison de la situation à peu près constante de l'orifice interne des fistules cervicales proprement dites au niveau de la deuxième poche pharyngienne entodermique (région limitée par les piliers du voile du palais), il faut attribuer à la persistance de la deuxième fente branchiale l'existence de ces fistules (Albrecht, Kostanecki et Mielecki). L'orifice externe fistulaire serait le résultat d'un défaut d'occlusion du *sinus præcervicalis* (Kostanecki et Mielecki). Le trajet fistuleux à son tour serait réalisé par l'ouverture de la 2e poche entodermique dans le sinus præcervical.

§ 3. — **Destinée de l'appareil branchial**. — L'évolution ultérieure des fentes et des arcs branchiaux doit maintenant nous occuper. En ce qui concerne les derniers, nous reporterons l'étude complète de leurs transformations au moment où nous traiterons le développement du squelette.

A. *Évolution des arcs branchiaux.*

a) Sommaire des organes dérivés des arcs branchiaux. — Nous pouvons cependant indiquer sommairement dès à présent, en nous limitant à l'embryon humain, quelle sera la destinée des arcs branchiaux.

Le premier arc ou arc maxillaire fournit essentiellement la *mâchoire inférieure*, et son prolongement maxillaire supérieur devient la *mâchoire supérieure*.

Le deuxième arc ou arc hyoïdien donne essentiellement : par sa partie externe ou internée l'*appareil hyoïdien*, c'est-à-dire cette chaîne formée entièrement d'osselets ou osseuse et ligamenteuse qui relie les apophyses styloïdes aux petites cornes de l'os hyoïde ; par son côté interne ou pharyngien il fournit l'*arc palato-glosse*, ou *piliers antérieurs du voile du palais*, dont on fait chez l'adulte la limite de la cavité buccale et du pharynx.

Le troisième arc est considéré généralement comme devant former les *piliers postérieurs du voile du palais*, ou *arc pharyngo-glosse* ; la deuxième fente correspondrait alors à l'intervalle ménagé entre les piliers antérieurs et postérieurs et rempli par l'amygdale ou tonsille.

Quant à la quatrième paire d'arcs, elle constitue (Callender, His, Dubois) le *cartilage thyroïde*.

b) Le champ mésobranchial. Formation de la langue, du plancher de la bouche et de l'épiglotte. — Dans la suite du développement, les 2e, 3e et 4e arcs de chaque côté se soudent avec leurs congénères du côté opposé, et ensemble sur la partie médiane du plancher de l'espace bucco-pharyngien, qui se transforme ainsi en une lame épaisse, de forme triangulaire, à laquelle His a donné le nom de *champ méso-branchial* (1) (voy. fig. 58, A, B). L'extrémité antérieure de cette lame, qui correspond au point où se croisent les 1er et 2e arcs, se soulève du côté de la cavité du pharynx en une protubérance, le *tuberculum impar* (A, *ti*). Celui-ci prend part à la constitution de la langue. Il constitue en particulier la **pointe** ou **corps de la langue**, c'est-à-dire toute la partie de cet organe qui sera comprise dans la cavité buccale proprement dite (D, E, *pl*). En arrière du tubercule impair, les portions médianes des 2e et 3e arcs sont, nous l'avons dit, fusionnés en une plaque (B, C, *mb*) qui représente le champ mésobranchial proprement dit. Cette plaque, qui, grâce à la persistance de très légers sillons correspondant à la deuxième paire de fentes, a la forme d'une croix de St-André, fournit en se soulevant en deux proéminences droite et gauche, l'ébauche double de la **racine** ou

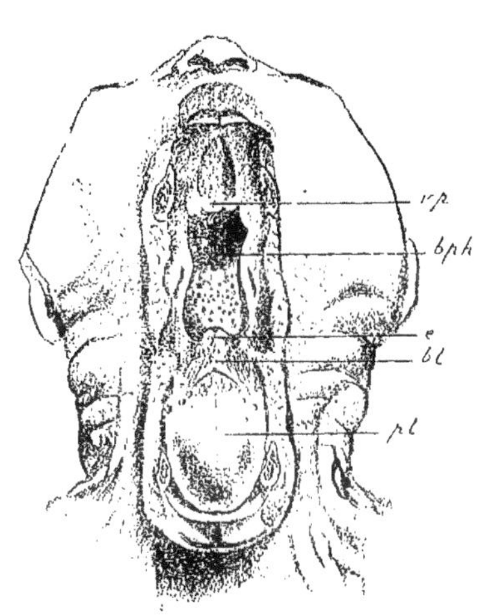

FIG. 61. — *Cavité bucco-pharyngienne d'un fœtus humain de 6 mois* ouverte pour montrer la bourse pharyngienne et la face dorsale de la langue.

La paroi postérieure du pharynx est à nu sur presque toute sa hauteur, le voile du palais *vp* ayant été en grande partie excisé ; on voit alors dans l'arrière-cavité des fosses nasales la bourse pharyngienne et le sillon médian qui la précède *bph*. Le plancher de la bouche et la langue ont été rabattus en avant et en bas ; en *e*, l'épiglotte. — *bl*, base de la langue séparée de *pl*, pointe ou corps de la langue, par un sillon en V, au sommet duquel se trouve un pertuis, le *foramen cæcum* ; en avant du sillon lingual la rangée des papilles caliciformes, appartenant au corps même de la langue.

(1) His a donné toutefois à son champ mésobranchial une signification un peu différente de celle que nous lui avons attribuée pour simplifier la description. Il appelle ainsi en effet non pas toute la région qui est commune aux arcs branchiaux et qui en représente la portion antérieure et médiane, mais seulement l'espace triangulaire demeuré libre entre les extrémités antérieures ou ventrales des trois premiers arcs à une époque déjà très précoce du développement.

base de la langue (D, E, *bl,bl*), c'est-à-dire de la portion pharyngienne de cet organe.

La langue se constitue définitivement par la coalescence de l'ébauche impaire et antérieure avec les ébauches paires et postérieures préalablement soudées entre elles. A cet effet, le tubercule impair s'accroît de plus en plus en arrière au-dessus des deux mamelons postérieurs qu'il arrive à recouvrir partiellement. Il en demeure séparé par un sillon en forme de V, le *V lingual* (fig. 57, E, et 61), dont la pointe est marquée par un trou, le *foramen cæcum*, dont nous connaîtrons bientôt la signification ; plus tard le sillon et le trou qui délimitent les ébauches linguales antérieure et postérieure s'effacent habituellement de plus en plus. Le tubercule impair s'élève aussi en avant au-dessus du maxillaire inférieur, dont il reste séparé par un sillon curviligne. C'est ainsi que le corps ou pointe de la langue devient libre dans la cavité buccale, et constitue la pointe de la langue proprement dite.

His a fourni quelques détails concernant la formation du squelette et des muscles de la langue.

Ceux-ci, chez un embryon humain de 13,8^{mm} de long, se montrent partagés en deux étages bien distincts : l'un supérieur, comprenant le *muscle longitudinal supérieur* et le *transverse de la langue*, l'autre inférieur renfermant des fibres verticales telles que celles du *génio-glosse* et le *muscle longitudinal inférieur*. Il est digne de remarque que les fibres musculaires, les fibres du génio-glosse par exemple, n'arrivent pas à la surface de la langue, que cependant elles atteindront plus tard ; il en résulte que les muscles paraissent ne pas se former d'emblée sur toute leur étendue, mais progresser à partir de la profondeur de l'organe vers sa surface.

Dans l'épaisseur de la base de la langue paraît à l'état cartilagineux l'*os hyoïde* avec ses *grandes cornes* (5e semaine). Il peut être attribué à la partie médiane du 3e arc branchial. Les *muscles stylo-glosse* et *palato-glosse* se développent aux dépens du 2e arc branchial, le *muscle hyo-glosse* aux dépens du 3e arc.

Le champ mésobranchial, auquel la langue doit son origine, forme, cet organe une fois produit, le **plancher de la bouche**, dans la constitution duquel on sait qu'il entre des fibres musculaires.

Voici comment, suivant His, le plancher buccal se formerait chez l'embryon humain. La face antérieure du champ mésobranchial est soudée au bulbe aortique (tronc commun des artères du corps entier), qui chez le très jeune embryon s'avance fort loin antérieurement et sa musculature est une dépendance d'une plaque myogène générale (*pm*, fig. 62, A). Quand maintenant, selon His, le bulbe aortique se sépare du champ mésobranchial (B), il s'entoure d'une couche musculaire propre (*mao*), et laisse à la face antérieure du champ mésobranchial une portion de la plaque myogène, la « plaque sublinguale », qui fournira les *muscles du plancher de la bouche* (B, *ps*). Dans le cours de ce processus, qui est un processus de plissement, il se forme dans l'épaisseur du plancher de la bouche une cavité, la « cavité sublinguale » (C, *cs*), destinée à disparaître bientôt d'ailleurs. La

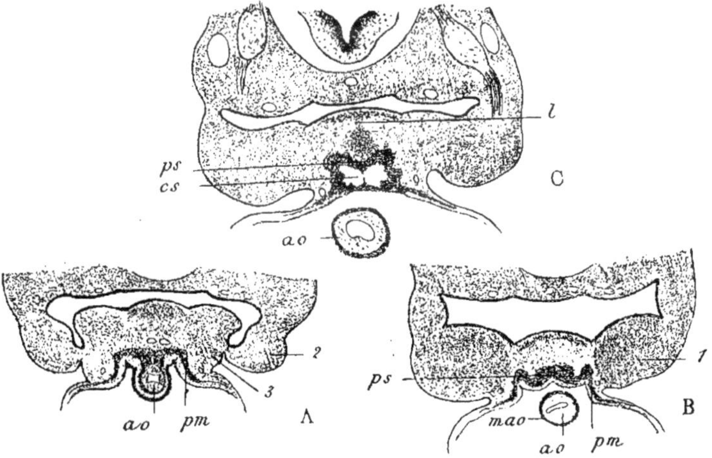

FIG. 62. — *Coupe du plancher de la bouche chez l'embryon humain*, pour montrer la formation de ce plancher et particulièrement de sa musculature (d'après His).

A. Le bulbe aortique *ao* est soudé au champ mésobranchial, et sa musculature est la continuation de la plaque myogène *pm*. — 2, 3, deuxième et troisième arcs branchiaux.
B. Le bulbe s'est séparé du champ mésobranchial, et a pris une musculature propre *mao*. La partie médiane de la plaque myogène est devenue la plaque sublinguale *ps*. — 1, premier arc branchial.
C. Apparition de la cavité sublinguale *cs*. — *l*, langue.

musculature du plancher de la bouche se forme d'avant en arrière, c'est-à-dire du bord postérieur de l'arc maxillaire au bord antérieur du 3e arc.

En arrière de l'ébauche de la base de la langue, par conséquent sur les figures 53, C et 58, au-dessous de la portion médiane commune des 2e et 3e arcs branchiaux, la paroi antérieure de l'espace pharyngien, le champ mésobranchial, se soulève de très bonne heure du côté de la cavité pharyngienne en une saillie oblongue atténuée en arrière, la *furcula* (*f*), qui est l'ébauche de l'**épiglotte** et des *replis ary-épiglottiques* (fig. 58, D, *e*). Cette saillie est creusée sur la ligne médiane d'une fente, qui se prolonge en avant sous la forme d'une dépression de moins en moins profonde, et qui en arrière conduit dans le tube aérien dont nous verrons plus tard le développement. Cette fente n'est autre par conséquent que l'entrée du larynx (fig. 54, *la* ; fig. 58, *l*). Les bords de la fente s'épaississent un peu à leur extrémité postérieure ou inférieure ; en d'autres termes, la furcula se termine en s'élargissant un peu en arrière ou en bas. Les extrémités élargies des bords de la fente laryngienne s'appellent *cristae terminales* (crêtes terminales) ; elles sont les ébauches des *cartilages aryténoïdes*. La *furcula* est séparée des parties voisines et entourée par une dépression en forme de fer à cheval. Cette dépression est limitée en haut, où elle est très légère, par le 3e arc, latéralement, où elle est beaucoup plus profonde, par le 4e arc ; elle se termine en bas, à la hauteur des crêtes terminales, par une véritable fossette, le *fundus branchialis* (fosse subbranchiale), qui plus tard prendra le nom de *sinus pyriformis*. His donne à l'ensemble de la rainure qui circonscrit la *furcula*, abstraction faite de la fosse subbranchiale, le nom de *sulcus arcuatus*.

c) *Addendum tératogénique. Anomalies de développement de la langue. Imperforation buccale.*

C'est ici le lieu de parler de certaines malformations que les phénomènes organogéniques exposés au chapitre 1er et dans le paragraphe précédent du chapitre 2e permettent de comprendre.

Mathias Duval et Hervé ont observé, chez un monstre otocéphalien, une absence de communication entre la cavité buccale et le pharynx. Une membrane établissait cette séparation, passant exactement en avant de la trompe d'Eustache et des oreilles ; elle était située en arrière du palais, sans connexion avec lui. Dans le pharynx se trouvait un bourgeon qui, par sa disposition et ses rapports avec l'épiglotte, représentait la langue.

Nicolas et nous-même avons fait plus tard une observation analogue chez un embryon de Mouton.

L'imperforation buccale, qui constitue la disposition capitale du complexus tératologique dont nous venons de citer deux cas d'une ressemblance digne de fixer l'attention, est une malformation rare. Elle peut être considérée, ainsi que l'ont fait Duval et Hervé pour le cas qu'ils ont observé, comme le résultat direct de la persistance de la membrane pharyngienne.

Quant à la situation de la langue dans l'intérieur de la cavité pharyngienne, Nicolas et nous avons pensé pour plusieurs raisons que le rudiment de langue que nous avions trouvé dans le pharynx ne représente pas cet organe tout entier, mais sa base ou portion pharyngienne seulement, développée aux dépens des 2e et 3e arcs branchiaux fusionnés, et que la pointe ou partie buccale de la langue ne s'est pas développée.

B. *Évolution des fentes branchiales.* — Nous avons dit plus haut que, chez les Vertébrés supérieurs, les fentes branchiales, détournées de leur signification primitive et privées de leurs fonctions respiratoires, s'adaptent à des usages divers et produisent des organes variés, tels que l'oreille externe et moyenne, le thymus, etc...

Il ne faudrait pas croire toutefois que les fentes branchiales s'emploient en totalité à la constitution des organes, le thymus par exemple, qu'elles sont destinées à fournir. Ces organes en d'autres termes ne sont pas nécessairement le résultat de la transformation *ad integrum* des fentes branchiales, mais peuvent être des dérivés de fentes branchiales ayant conservé d'ailleurs leurs fonctions respiratoires primitives. Ils sont alors le produit pur et simple de la végétation de l'épithélium qui tapisse les fentes branchiales. C'est par exemple ce qui arrive chez les animaux aquatiques tels que les Poissons, où les fentes branchiales végètent en émettant des ébauches thymiques en même temps qu'elles continuent à porter des branchies.

Il ne faudrait pas croire non plus que telle fente, la 3e par exemple, doive donner exclusivement et à elle seule tel organe comme le thymus. Au contraire la 3e fente branchiale peut fournir deux organes, et d'autre part le thymus peut dériver de deux ou de plusieurs fentes.

a) Destinée de la 1re fente ou fente hyo-mandibulaire. — L'opinion classique veut que la 1re fente soit, chez les Vertébrés supérieurs, l'ébauche de **l'oreille externe** et de **l'oreille moyenne.** L'oreille externe dériverait de la poche ectodermique, l'oreille moyenne (conduit tubo-tympanique) de la poche entodermique de cette fente; le tympan serait dû à la persistance de la membrane obturatrice qui sépare les deux poches. Cette opinion comporte actuellement certaines modifications. Nous renvoyons pour cette question au développement des organes des sens.

b) Destinée des fentes branchiales proprement dites. — Quand on examine comparativement dans la série des Vertébrés les fentes branchiales successives à partir de la 2e fente, on voit que chez tous la portion ectodermique ou entodermique de l'épithélium de ces fentes produit un certain nombre de diverticules creux ou de bourgeons pleins. Ceux-ci sont les ébauches de divers organes de la région cervicale que l'on rangeait autrefois, ne sachant où les placer, dans la catégorie des glandes vasculaires sanguines, et dont nous connaissons aujourd'hui la véritable signification, puisque l'étude du développement nous permet d'en faire des produits de transformation ou des dérivés des fentes branchiales. Ces organes sont essentiellement le thymus, la glande carotidienne, la glande thyroïde ou du moins une partie de cette glande appelée glande thyroïde latérale.

La question de la destinée de ces fentes et de l'origine de ces organes est des plus controversées. Pour éviter les longueurs d'un historique, nous avons résumé les principales opinions en un tableau (p. 118), dont nous allons dégager les indications essentielles (1).

c) Origine du thymus. — Dans le tableau ci-après on peut lire que la plupart des auteurs s'accordent à reconnaître que la 3e fente branchiale et spécialement la partie entodermique de cette fente donne le **thymus** chez les différents Vertébrés. Mais on y voit aussi que, pour nombre d'auteurs, outre la 3e fente, la 4e peut aussi s'employer à former le thymus, que la 5e chez les Sélaciens, la 2e chez les Sélaciens, les Reptiles y contribuent également. Par conséquent, si le thymus paraît bien toujours formé par des poches entodermiques des fentes branchiales, il s'en faut que le nombre des fentes qui prennent part à sa constitution soit le même chez tous les Vertébrés. Cette diversité dans le nombre des ébauches thymiques considérées dans les différents groupes de Vertébrés est rendue évidente par les schémas de la fig. 63. Il résulte de là que le thymus, composé chez les différents Ver-

(1) Dans ce tableau les abréviations *ecto, ento* correspondent respectivement à poches ectodermiques, poches entodermiques des fentes branchiales.

TABLEAU DES OPINIONS PRINCIPALES RELATIVES A LA DESTINÉE DES FENTES BRANCHIALES

	2me fente.	3me fente.	4me fente.	5me fente.	6me fente. (Sélaciens)	7me fente (Ento) (Sélaciens).
STIEDA (Mammifères) 1881.	. . . .	*Ento* donne le *thymus* seulement ou bien à la fois le *thymus* et l'*ébauche unique de la thyroïde*.	*Ento* fournit l'*ébauche unique de la thyroïde* ou bien à la fois la *thyroïde* et le *thymus*, donne aussi la *gl. carotid.*			
BORN (Mammif.) 1883.	. . . .	*Ento* donne le *thymus*.	*Ento* donne la *thyroïde latérale*.			
HIS (Homme) 1885.	Les poches *ecto* des 2me, 3me et 4me fentes confondues en un *sinus præcervicalis* donnent le *thymus*.		*Ento* fournit la *thyroïde latérale*.			
FISCHELIS (Mammifères) 1885.	. . . .	*Ecto* et *ento* produisent le *thymus*.	*Ento* fournit la *thyroïde latérale*.			
VAN BEMMELEN (Sélaciens, Reptiles) 1885 et 1886.	*Thymus* (Lézards, Tortues), *gl. carotidienne* (Couleuvre).	*Thymus* (Lézards, Tortues), *gl. carotidienne* (Couleuvre).	*Thymus* (Couleuvre).	*Thymus* (Couleuvre).	*Corps suprapéricardiques* (Reptiles).	*Corps supra-péricardiques* (Sélaciens).
DE MEURON (Sélaciens, Amphibiens, Reptiles, Oiseaux, Mammifères) 1886.	*Ento* fournit le *thymus* (Sélaciens, Batraciens, Lézards).	*Ento* fournit un bourgeon dorsal pour le *thymus* (Sélacien, Lézards, Poulet, Mammifères). Donne aussi (Mammifères) un cæcum ventral pour le *thymus*.	*Ento* donne un bourgeon dorsal pour le *thymus* (Sélaciens, Lézards, Poulet, Mammifères), appelé aussi *gl. carotidienne* (Lézards). *Ento* fournit un bourgeon ventral pour la *thyroïde latérale* (Lézards, Poulet, Mammifères).	*Ento* donne un bourgeon dorsal pour le *thymus* (Sélaciens).	. . . .	*Ento* produit le *corps supra-péricardique* ou *thyroïde latérale* (Sélaciens).
RABL (Oiseaux, Mammifères) 1886.	. . . .	*Ento* donne un diverticule ventral pour le *thymus*, et un bourgeon dorsal pour la *gl. carotidienne*.	. . . .			
MALL (Poulet) 1887.	. . . .	*Ento* donne le *thymus*.	*Ento* donne un corps *x* qui se réunit au *thymus*.	*Ento* donne un corps *y* qui se désagrège.		
KASTSCHENKO (Poulet) 1887.	. . . .	*Ecto* ou *organe de Froriep* donne la *vésicule thymique* du *thymus*. *Ento* fournit par sa partie dorsale le *nodule thymique* du *thymus*.	*Ecto* et *ento* prennent part à la formation du *thymus*.	*Ento* contribue à former le *thymus*.		
KASTSCHENKO (Mammifères) 1887.	Les poches *ecto* des 2me, 3me et 4me fentes confondues en un *conduit præcervical* donnent le *thymus superficiel*.					
		Ecto et *ento* donnent le *thymus profond* (*tête* et *queue* du *thymus*).	*Ento* fournit la *thyroïde latérale*.			
MAURER (Amphibiens) 1887.	*Ento* donne le *thymus* (Anoures).	Des poches *ento* des dernières fentes branchiales dérive le *thymus* (Urodèles).		. . . .	*Ento* fournit les *corps post-branchiaux*.	
PIERSOL (Mammifères) 1888.	*Ento* peut donner le *thymus*.	*Ento* fournit le *thymus*.	*Ento* fournit la *thyroïde latérale*.			

tébrés d'un nombre variable de parties homodynames, n'est pas dans tous ces Vertébrés un organe homologue.

Bien plus, si dans tous les cas rapportés plus haut la partie dorsale de la poche entodermique bourgeonne pour donner un organe thymique, il peut se faire, et c'est ce qui arrive chez les Mammifères pour la 3e fente branchiale, que la partie ventrale de la poche entodermique y contribue également et même prenne une part tout à fait prépondérante dans la constitution du thymus

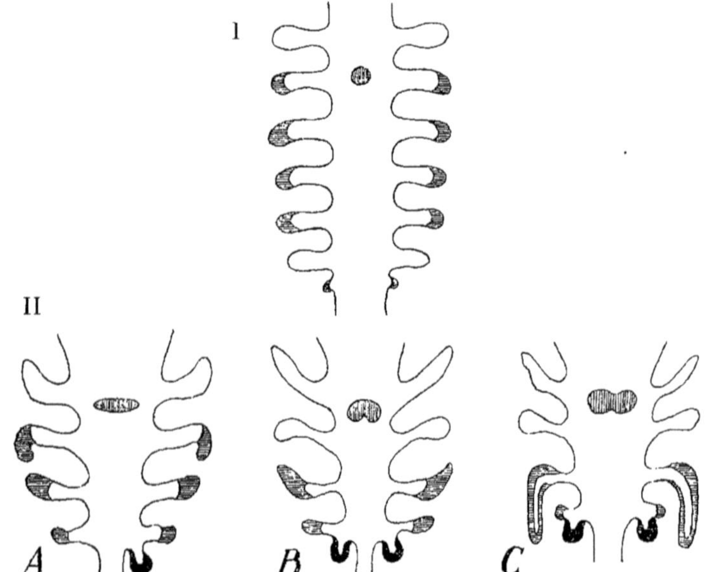

FIG. 63. — *Schémas de la formation du thymus, de la thyroïde médiane et des thyroïdes latérales* (d'après DE MEURON).

I. Sélaciens.

II. Vertébrés supérieurs : A, Lézard ; B, Poulet ; C, Mouton.

Le thymus est figuré par des hachures transversales, la thyroïde médiane par des hachures verticales, la thyroïde latérale par une teinte noire uniforme.

(de Meuron). C'est là un nouvel obstacle à l'homologie du thymus des Mammifères avec celui d'autres Vertébrés.

En outre, d'après plusieurs auteurs, entre autres Kastschenko, non seulement l'entoderme mais encore l'ectoderme de la 3e et de la 4e fentes prennent part à la formation du thymus chez le

Poulet. Chez les Mammifères, Kastschenko a admis de même la participation simultanée de la portion ectodermique des 2e, 3e et 4e fentes (conduit præcervical) et de la portion entodermique de la 3e fente à la constitution de l'organe thymique.

Cette opinion est intermédiaire entre celle qui accorde au thymus une origine entièrement entodermique, et celle, soutenue par His, qui en fait un organe exclusivement ectodermique. Pour His en effet, le thymus dérive uniquement des poches ectodermiques des 2e, 3e et 4e fentes réunies en un sinus præcervical (1).

Des remarques qui précèdent il résulte que, la part faite des divergences que l'on peut imputer aux auteurs mêmes, le thymus n'en est pas moins un organe essentiellement variable chez les Vertébrés quant à son origine et par conséquent à sa nature morphologique, et dont le seul caractère constant est d'être un dérivé des fentes branchiales.

d) Origine de la glande thyroïde latérale. — La **glande thyroïde latérale** émane chez les Reptiles, les Oiseaux et les Mammifères, suivant l'opinion la plus généralement acceptée, de la poche entodermique de la 4e fente branchiale, ou plus précisément d'un bourgeon ventral de cette fente (fig. 63). Nous disons : la glande thyroïde latérale, et non la glande thyroïde. Car l'organe de l'adulte que l'on appelle glande thyroïde dérive, comme nous le verrons plus loin, non pas d'une, mais de deux ébauches : l'une impaire et médiane, la plus anciennement connue, que nous étudierons plus tard, l'autre, paire et latérale, la seule qui nous occupe maintenant parce qu'elle est le produit de la végétation de l'épithélium d'une fente branchiale et en particulier de la quatrième.

De Meuron a montré cependant que ce n'était pas à proprement parler la 4e fente qui fournissait cette ébauche, mais bien la partie de l'épithélium du pharynx qui est immédiatement située derrière la dernière fente véritable, la 6e par conséquent chez les Sélaciens, la 5e chez les Amphibiens, la 4e chez les Vertébrés supérieurs. Ce n'était qu'à cause de la très grande proximité de

(1) His toutefois actuellement a renoncé à sa manière de voir primitive et a reconnu l'origine du thymus aux dépens de l'entoderme pharyngien exclusivement.

l'ébauche de la thyroïde latérale et de la 4e fente chez les Vertébrés supérieurs qu'on avait pu l'attribuer à cette dernière.

Maurer a fait chez les Amphibiens une même constatation : la thyroïde latérale, que l'auteur appelle « corps post-branchial » pour marquer du même coup qu'elle demeure chez ces animaux étrangère à la constitution de la thyroïde et qu'elle ne dérive pas d'une fente branchiale, se forme aux dépens d'une région de la paroi ventrale du pharynx située derrière la dernière ou cinquième fente branchiale.

His a soutenu pour l'embryon humain une opinion analogue : pour lui, ce n'est pas la 4e fente qui se transforme en glande thyroïde latérale, mais l'épithélium du pharynx qui s'étrangle et s'isole au niveau du *fundus branchialis* pour former l'ébauche thyroïdienne.

De Meuron a montré que les ébauches de la glande thyroïde latérale, telles qu'il les voit se former chez les Sélaciens (fig. 63, I), coïncident absolument avec les corps supra-péricardiques de van Bemmelen, que cet auteur a trouvés derrière la 6e fente et qu'il a considérés comme les représentants d'une 7e paire de fentes transformée. De Meuron admet qu'en passant des Sélaciens aux Vertébrés supérieurs les 6e et 5e fentes se sont atrophiées sans subir de changement de fonction et ont ainsi disparu complètement sans laisser de traces. La partie du pharynx qui les portait s'est raccourcie de plus en plus, et les restes modifiés de la 7e fente branchiale des Sélaciens se sont trouvés alors chez les Vertébrés supérieurs rapprochés de la dernière fente branchiale, c'est-à-dire de la quatrième.

Nous verrons plus loin comment la glande thyroïde latérale se réunit à l'ébauche médiane pour former la glande thyroïde définitive dont nous aurons à suivre le développement ultérieur.

Quant aux glandes carotidiennes, leur faible importance chez l'adulte ne saurait légitimer un examen détaillé de leur formation, et nous renvoyons au tableau pour le lieu de leur origine.

e) Forme et rapports des ébauches du thymus et de la glande thyroïde latérale. — L'étude de coupes sériées pratiquées chez un embryon d'un âge convenable nous apprendra, ainsi qu'on le verra ci-dessous, que : 1° l'ébauche de la glande thyroïde latérale est un diverticule de la 4ᵉ poche pharyngienne ; 2° l'ébauche du thymus a son origine dans la 3ᵉ poche pharyngienne et spécialement dans un cæcum ventral de cette poche. Les origines de l'une et de l'autre, et en même temps leur forme et leurs rapports sont représentés d'une manière demi-schématique dans la figure 64. Cette figure montre le diverticule de la 4ᵉ poche entodermique duquel dérive la glande thyroïde latérale (*tol*), encore relié au pharynx par le pédicule (p^4). Elle fait voir, relativement à l'ébauche thymique, qu'il convient d'y distinguer deux portions. L'une, terminale ou distale, qui s'allonge incessamment au-devant des 4ᵉ et 3ᵉ arcs aortiques et qui seule formera le thymus définitif, est la *queue du thymus* (*cth*) ; elle est formée par le diverticule ventral de la 3ᵉ

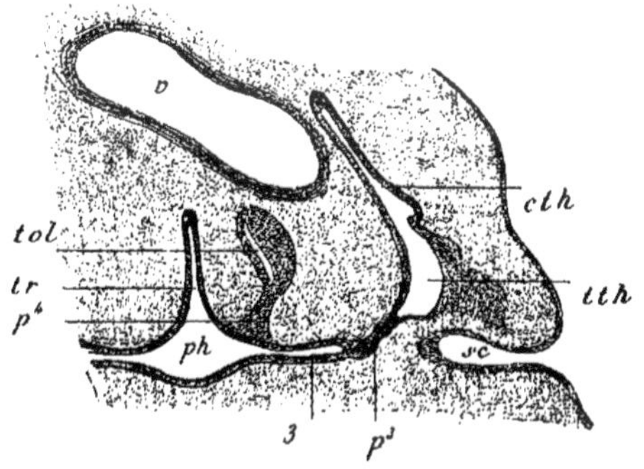

FIG. 64. — *Origine du thymus et de la glande thyroïde latérale chez un embryon de Porc de* 14 *mm. (du vertex au coccyx)* (figure demi-schématique).

ph, pharynx. — *tr*, trachée. — 3, troisième poche entodermique. — *cth*, queue du thymus. — *tth*, tête de thymus. — *tol*, glande thyroïde latérale. — p^3, p^4, pédicules épithéliaux rattachant respectivement au pharynx l'ébauche thymique et l'ébauche thyroïdienne latérale et résultant de l'oblitération d'une partie de la 3ᵉ et de la 4ᵉ poches entodermiques. — *sc*, sinus præcervical. — *v*, arc aortique.

poche entodermique. L'autre, initiale ou proximale, qui, à un certain moment devient indépendante de la précédente, et qui en tout cas ne paraît pas entrer dans la composition du thymus définitif, s'appelle la *tête du thymus* (*tth*) ; elle est constituée par la portion de la 3ᵉ poche entodermique elle-même de laquelle part le diverticule ventral qui forme la queue du thymus.

Les ébauches dont il vient d'être question, encore attachées à la cavité du pharynx par des pédicules, s'en séparent ultérieurement et deviennent libres dans la région du cou, où elles suivent des destinées différentes. Nous reporterons à plus tard le développement de l'ébauche thyroïdienne latérale, mais nous étudierons dès le paragraphe suivant les transformations que subit celle du thymus.

Si nous examinons une série de coupes pratiquées sur un embryon de

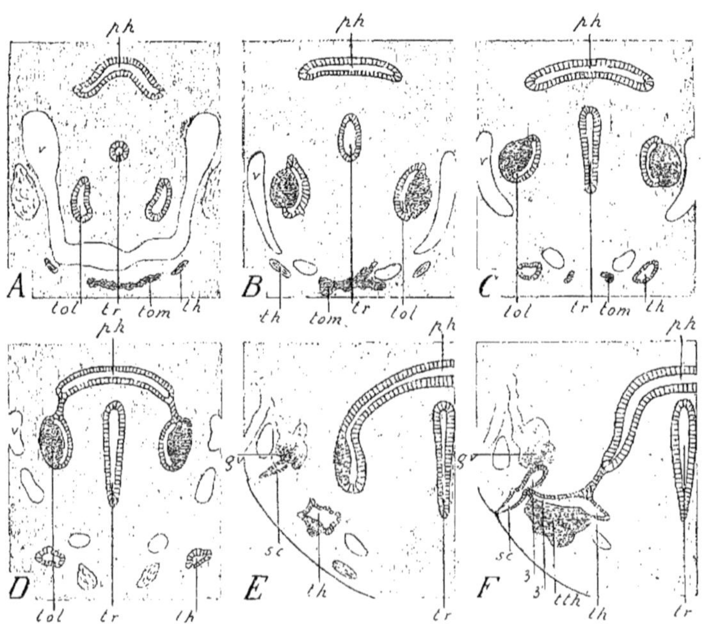

FIG. 65. — *Série de coupes à travers la région branchiale d'un embryon de Mouton de 14 millim. (du vertex au coccyx).* Origine du thymus et de la glande thyroïde latérale. (Les coupes sont un peu schématisées.)

A est la coupe la plus distale (la plus inférieure ou la plus rapprochée de la face ventrale).

ph, pharynx. — *tr*, trachée. — *tom*, thyroïde médiane. — *tol*, thyroïde latérale. — *th*, thymus. — *tth*, tête du thymus. — *cth*, origine ou base de la queue du thymus. — *sc*, *sinus praecervicalis* (3e et 4e poches entodermiques branchiales). — 3, troisième poche entodermique. — *gv*, ganglion du nerf vague. — *v*, arc aortique.

La moitié seulement des coupes E et F a été représentée.

Mouton de 14mm de longueur par exemple, nous trouvons (fig. 65) sur la coupe la plus inférieure (A), et du côté ventral et antérieur de la coupe (côté du dessin tourné en bas) deux petits organes creux de forme lenticulaire (*th*), situés de part et d'autre de la ligne médiane en avant d'un vaisseau (*v*) que nous pouvons appeler arc aortique, et qui plus spécialement est le 4e arc aortique. En arrière et au côté dorsal de ce vaisseau apparaissent deux organes également creux de forme triangulaire (*tol*).Sur la ligne médiane, on trouve, en procédant de la face dorsale vers la face ventrale (de haut en bas sur le dessin), le pharynx (*ph*), la trachée (*tr*), l'ébauche de la glande thyroïde médiane (*tom*) située entre les deux ébauches thymiques. — En B, la paroi externe de la glande thyroïde latérale est épaissie par un amas lymphoïde qui fait saillie dans la lumière de l'organe ainsi qu'au dehors. Les ébauches thymiques sont devenues plus volumineuses en C, tandis que la thyroïde médiane n'est presque plus visible. — Dans la coupe D, nous trouvons les deux ébauches thyroïdiennes latérales réunies au pharynx par un pédicule plein, qui dans une coupe ultérieure (laquelle n'a pas été figurée) se montreront creux et établiront ainsi la communication de la lumière de l'ébauche thyroïdienne avec la cavité du pharynx. — En E, les ébauches latérales de la thyroïde ne sont plus visibles que sous forme d'un léger épaississement de l'extrémité latérale du pharynx, lequel a la forme d'un fer à cheval. La paroi externe et ventrale du thymus est légèrement épaissie. En même temps paraît une cavité, en relation avec un renflement ganglionnaire (*gv*), laquelle n'est autre que le sinus præcervical (*sc*), ou fossette épidermique commune des 3e et 4e poches ectodermiques. — En F, le thymus est représenté par un conduit épithélial auquel on peut distinguer deux parties. L'une externe, *tth*, dirigée transversalement de l'extérieur vers la cavité du pharynx où elle ne s'ouvre cependant pas, et dont la paroi externe et ventrale est épaissie par une masse lymphoïde considérable, est la tête du thymus ; elle représente la 3e poche branchiale entodermique. La seconde partie du thymus, située en dedans de la précédente, et s'en dégageant à angle obtus pour se diriger du côté interne et ventral, est l'origine de l'ébauche thymique que nous avons trouvée sur les coupes précédentes, et plus spécialement de la queue du thymus ; elle est un diverticule ventral de la 3e poche branchiale entodermique.

f) Destinée ultérieure du thymus.

I. *Période de développement.* 1° *Développement anatomique.* — Dans leur développement ultérieur, les deux parties qui constituent l'ébauche du thymus, savoir la tête et la queue du thymus, se comportent différemment, ainsi que nous l'avons laissé entendre déjà. La tête du thymus, essentiellement formée de la partie moyenne de la 3e poche entodermique, perd sa lumière, et se couvre de bourgeons qui lui donnent un aspect mamelonné ; plus tard ces bourgeons eux-mêmes sont détachés les uns des autres et du noyau de la tête du thymus par des poussées connectives qui s'engagent entre eux ; la tête du thymus s'émiette ainsi en un certain nombre de grains isolés qui plus tard disparaissent. La queue du thymus au contraire non seulement persiste, mais encore prend un accroissement considérable et formera à elle seule l'organe définitif.

Le cæcum ventral de la 3e poche entodermique, qui donne naissance à la queue du thymus, est d'abord dirigé de dehors en dedans et d'arrière en avant vers la face ventrale de l'embryon, et vient se terminer au-devant des vaisseaux qui dérivent des 3e et 4e arcs aortiques, sur le côté de la glande thyroïde médiane (fig. 66). Plus tard le cæcum, d'oblique qu'il était, devient longitudinal, à peu près parallèle aux vaisseaux du cou, à l'artère carotide en particulier (qui dérive du 3e arc aortique). A ce moment la queue du thymus a perdu toute relation avec la tête de cet organe et par

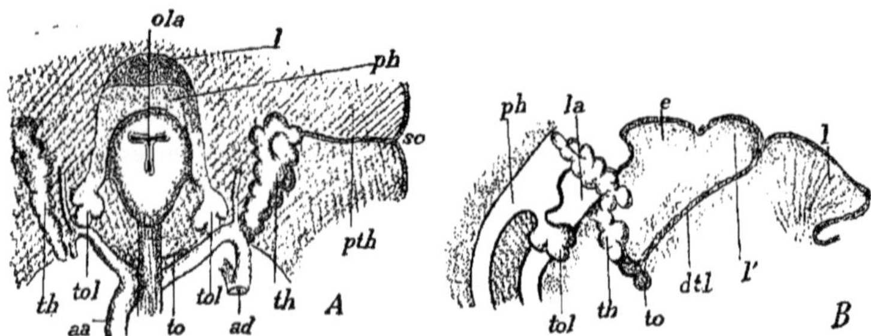

Fig. 66. — *Rapports du thymus et de la glande thyroïde chez un embryon humain de 12,5 millim. de long* (d'après His).

A. Construction d'une vue postérieure. (La figure a été retournée de telle façon que le côté gauche est devenu droit.)
B. Construction d'un profil.
ph, pharynx. — *la*, larynx. — *ola*, orifice du larynx. — *l*, corps de la langue. — *l*, base de la langue. — *e*, épiglotte. — *aa*, aorte ascendante. — *ad*, aorte descendante. — *th*, thymus. — *pth*, pédicule du thymus, qui dans la manière de voir de His relie le thymus au sinus præcervicalis se à présent effacé, et qui est la trace de l'origine du thymus aux dépens de ce dernier. — *to*, thyroïde médiane. — *tol* thyroïde latérale. — *dtl*, conduit thyréo-lingual.

conséquent aussi avec le pharynx ; elle figure un tube fermé à ses deux extrémités et complètement isolé dans l'épaisseur du cou. L'extrémité antérieure ou supérieure du tube, la plus rapprochée de la tête, se termine à peu près au niveau du cartilage thyroïde. Quant à l'extrémité postérieure ou inférieure, la plus éloignée de la tête, elle s'allonge incessamment en même temps qu'elle se dévie vers la ligne médiane du cou.

Tout en s'allongeant, la queue du thymus émet par toute sa surface de nombreux bourgeons, principalement à son extrémité postérieure ou inférieure, et se comporte à cet égard comme le ferait une glande acineuse (fig. 67). La queue du thymus, ou brièvement le thymus, est alors constituée supérieurement par un tube épithélial à surface à peu près lisse, auquel fait suite inférieurement une partie lobée (fig. 67). La figure 67 montre que la partie supérieure est seule creusée d'une lumière, tandis que les lobes de la portion inférieure en sont dépourvus.

Des coupes transversales du cou, intéressant le thymus, montrent plus nettement encore ce fait, en nous faisant voir dans les coupes pratiquées sur la partie supérieure du thymus deux tubes thymiques (fig. 68, A, T, T) à lumière considérable, situés au devant des carotides, et, dans les coupes passant par l'extrémité inférieure de l'organe, l'amoindrissement et même la disparition de la lumière en même temps que la lobulation du thymus (fig. 68, B, T, T).

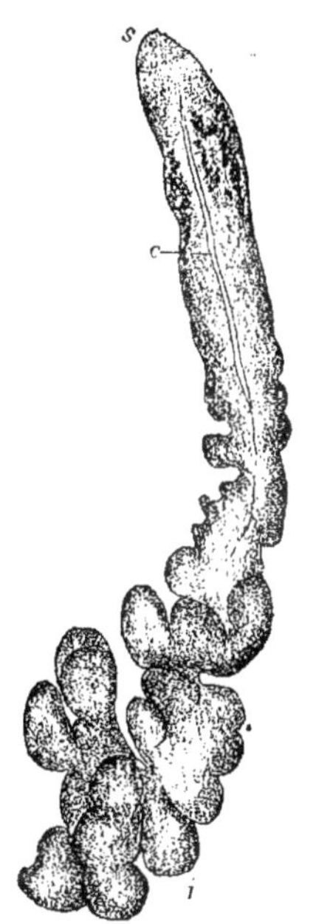

Fig. 67. — *Thymus d'un embryon de Lapin de 16 jours* (d'après Koelliker).

s, extrémité supérieure de l'organe. — *i*, extrémité inférieure. — *c*, canal thymique.

En même temps qu'il perd son lumen central et qu'il bourgeonne, le tube thymique ou plus exactement dès maintenant le cordon thymique s'allonge de haut en bas, en poussant toujours de nouveaux bourgeons par son extrémité inférieure. Celle-ci parvient ainsi dans la cage thoracique, où elle est située derrière la poignée du sternum, en avant du péricarde et de l'origine des gros vaisseaux; elle mérite donc par ses rapports avec le cœur le nom d'*extrémité cardiaque du thymus*. Les extrémités cardiaques des thymus droit et gauche, très rapprochées de la ligne médiane, s'y confondent bientôt en une masse unique. A partir de ce moment la *portion cervicale* du thymus, représentée par le cordon thymique, se réduit en un filament de plus en plus grêle; la *portion thoracique* au contraire, constituée par les extrémités cardiaques des thymus réunies en une masse impaire dont elles forment les deux lobes droit et gauche, se présente comme un organe volumineux, de forme triangulaire, qui est le *thymus définitif* (fig. 69).

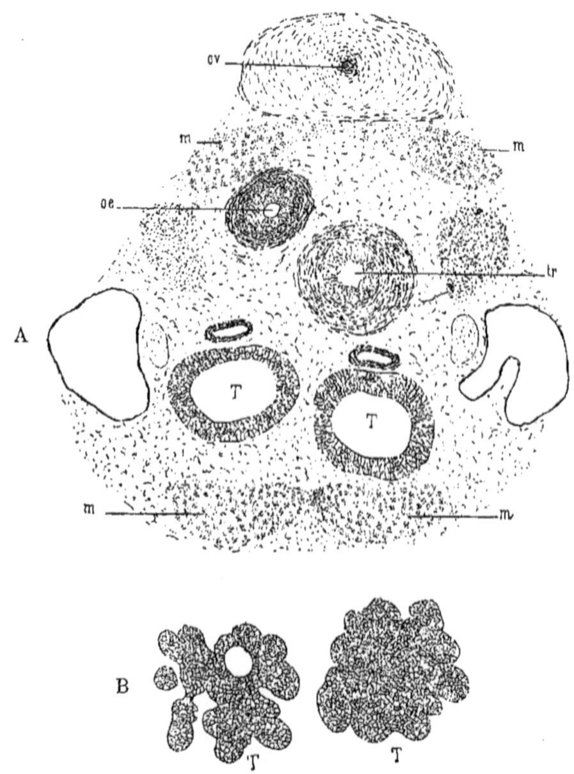

FIG. 68. — *Coupes transversales des thymus chez un embryon de Lapin de 2 cent. de long (du vertex au coccyx).* La figure a été retournée de telle sorte que le côté gauche est devenu droit.

En A, les parties avoisinantes du cou ont été figurées. En B, les thymus seuls ont été représentés. T, T, thymus. — *cr*, corps vertébral. — *m*, muscles. — *oe*, œsophage. — *tr*, trachée. En arrière des thymus se voient les carotides ; en arrière et en dehors d'eux, les nerfs pneumogastriques ; en dehors les jugulaires.

Les données anatomiques qui précèdent, relatives au développement du thymus, s'appliquent aux Mammifères et spécialement à l'Homme. Dans le groupe même des Mammifères, il est des espèces où le thymus n'est pas exclusivement thoracique, mais encore cervical, si bien que le schéma de

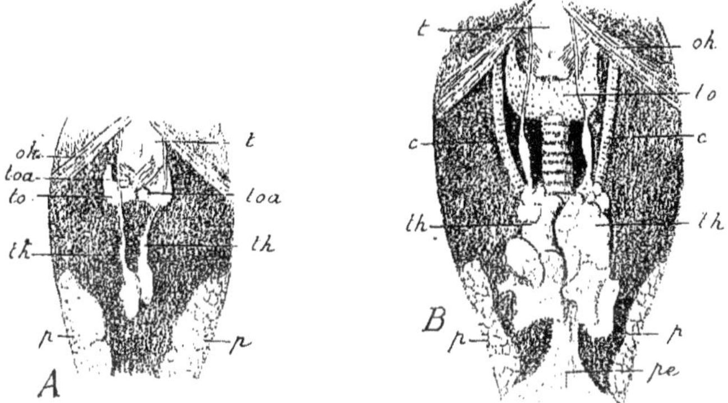

FIG. 69. — *Deux stades successifs du développement du thymus chez l'embryon humain.* A est le stade le plus jeune.

th, thymus, dont on voit la portion cervicale filiforme (cordon thymique) et la portion thoracique ou cardiaque simplement renflée en A, renflée, lobée et lobulée en B. — *to*, glande thyroïde. — *toa*, glandes thyroïdes accessoires? — *t*, cartilage thyroïde. — *oh*, muscle omo-hyoïdien. — *c*, artère carotide. — *p*, poumon. — *pe*, péricarde.

la forme et de la situation de l'organe, applicable à l'ensemble de la classe des Mammifères, serait celui qui est donné (fig. 70, A). Chez les Oiseaux, le

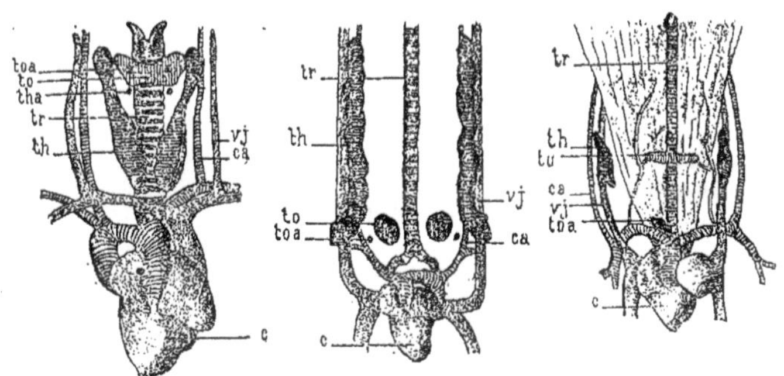

FIG. 70. — *Figures demi-schématiques représentant la disposition définitive des thymus* (d'après DE MEURON). A. Mammifère. — B. Oiseau. — C. Reptile.

th, thymus. — *to*, thyroïde médiane. — *toa*, thyroïde accessoire ou latérale. — *tha*, thymus accessoire. — *c*, cœur. — *ca*, carotide. — *vj*, veine jugulaire. — *tr*, trachée.
Les figures doivent être retournées chacune de telle sorte que leur bord gauche doit devenir droit et réciproquement.

thymus est un organe très allongé, qui se compose d'un nombre variable de lobes échelonnés le long du cou, et soudés ou non bout à bout (B). Chez les Reptiles, le thymus demeure exclusivement cervical comme chez les Oiseaux (C).

2° *Histogénèse du thymus* (1). — Notre point de départ est une ébauche épithéliale. L'organe définitif a la structure histologique d'un ganglion lymphatique ou plutôt d'un amas de follicules clos; c'est un *organe lymphoïde*. Comment l'ébauche épithéliale devient-elle l'organe lymphoïde? Deux manières de voir sont ici en présence.

Dans l'une, émise par His, Stieda, le tissu lymphoïde ne dérive pas de l'épithélium, mais du tissu connectif ambiant; celui-ci envahit l'ébauche épithéliale, se substitue à elle, de telle sorte que, selon la comparaison empruntée à His et tirée de la minéralogie, le thymus définitif est une pseudomorphose du thymus primitif.

Dans l'autre manière de voir, esquissée par Kölliker, A. Dahms, G. Herrmann et Tourneux, le thymus épithélial produit le thymus lymphoïde, à la formation duquel les éléments connectifs environnants restent étrangers; le thymus définitif est un dérivé du thymus primitif. Elle a été formulée, comme donnée histogénétique générale récemment par C. Rabl, et il en a déjà été question à ce point de vue général au chapitre II de cet ouvrage.

Avec la première manière de voir les phénomènes se passeraient de la façon suivante, d'après Stieda. Autour du cordon épithélial qui représente l'ébauche du thymus apparait une enveloppe conjonctive; entre celle-ci et le cordon épithélial se forme du tissu lymphoïde riche en vaisseaux, représenté par un réticulum dont les mailles englobent de nombreux éléments cellulaires. Le tissu lymphoïde prend de plus en plus de développement, comprime progressivement l'ébauche épithéliale, qui bientôt n'est plus constituée que par des groupes épars de cellules épithéliales, tantôt pleins, tantôt creux. Ces cellules disparaissent à leur tour; le thymus n'est alors plus représenté que par une agglomération de follicules clos lymphoïdes. C'est seulement plus tard que se montrent, au sein des follicules, des conglomérats épithéliaux très caractéristiques, les « corpuscules con-

(1) Nous n'entendons pas traiter *in extenso* la question de l'histogénèse du thymus, mais nous voulons seulement poser le problème, en indiquant les solutions qu'on lui a données, et chercher à faire ressortir par là son importance au point de vue de l'anatomie générale.

centriques » de Hassal, comparés par Verneuil à des globes épidermiques, et que l'on a regardés comme des restes du tissu lymphoïde, épargnés par l'envahissement du thymus épithélial primitif. Cette opinion cependant, en l'état actuel de nos connaissances, n'est pas acceptable sans réserves, puisque l'apparition de ces vestiges épithéliaux serait précédée d'une période où tout épithélium a disparu, et puisque aussi les corpuscules concentriques, dont le nombre s'accroît pendant un certain temps, seraient des vestiges doués du singulier privilège de reprendre dans les circonstances normales un renouveau d'activité.

Dans la seconde manière de voir, les tissus épithéliaux du thymus primitif ne cessent de s'accroître depuis l'époque de leur apparition, en se transformant à mesure par leur périphérie en productions conjonctives. Cette transformation peut déjà être reconnue sur l'ébauche même de la queue et de la tête du thymus.

Sur la partie moyenne de la 3e poche entodermique, par exemple, c'est-à-dire sur l'ébauche de la tête thymique, tandis qu'une partie de la paroi épithéliale de la poche conserve sa constitution et persiste sous la forme d'une bande épithéliale stratifiée parfaitement limitée, le reste de la paroi perd sa structure épithéliale en se transformant intégralement en un tissu conjonctif réticulé caractérisé par la présence d'un réseau de cellules anastomosées et de cellules assez grosses incluses dans les mailles du réseau, en devenant en un mot un tissu lymphoïde, en même temps qu'elle s'épaissit beaucoup et forme le nodule thymique mal limité périphériquement qui sera ensuite la portion essentielle de la tête du thymus. Plus tard les mêmes phénomènes continuent à se produire : lorsque le tube thymique pousse des bourgeons épithéliaux, les produits de la végétation de ces bourgeons n'ont plus la nature épithéliale et dégénèrent en tissu lymphoïde. L'apparition des corps concentriques comporte la même explication que précédemment ; ce sont des restes épithéliaux, ménagés il est vrai par la dégénérescence lymphoïde, mais n'échappant pas à une dégénération épidermoïdale ou cornée. Ou bien ce sont des dérivés du tissu lymphoïde (Amman, Watney). Ou bien enfin ils doivent être considérés comme des dépendances de la paroi des vaisseaux et spécialement comme des produits de l'endothélium vasculaire (Cornil et Ranvier, Afanassiew).

II. *Période d'involution ou de régression.* — La période d'état, dans laquelle le thymus présente son plus grand développement, se montre constitué essentiellement d'amas folliculaires de tissu lymphoïde, et jouit de l'activité fonctionnelle la plus grande, cette période correspond à peu près aux deux premières années qui suivent la naissance. Après quoi, commence une phase d'involution ou de régression, où l'organe diminue de volume, se modifie histologiquement et perd le rôle qu'il jouait primitivement. Quelle que soit la régression, elle n'est pas tellement complète qu'il ne reste des vestiges anatomiques du thymus, et, dans ces vestiges, des résidus du tissu épithélial primitif dont le thymus était constitué au début de sa formation. Sappey, Luschka, Waldeyer entre autres ont vu ces vestiges anatomiques du thymus ; Sappey et Waldeyer les ont retrouvés même jusque dans l'âge de la vie le plus avancé, représentés, d'après Waldeyer, par un « corps adipeux rétrosternal » dont l'existence est constante. Dans ce corps adipeux Waldeyer trouve les résidus épithéliaux caractéristiques du thymus, épargnés par la dégénérescence adipeuse qui a frappé le tissu conjonctif de l'organe. Le thymus passe donc en somme par trois phases, de développement, d'état, de régression, dans chacune desquelles il présente une constitution histologique différente : épithéliale d'abord, puis lymphoïde, graisseuse enfin.

III. *Thymus accessoires.* — Plusieurs auteurs ont signalé l'existence de *thymus accessoires*, qui généralement sont situés au niveau de la glande thyroïde, soit au-devant, soit en arrière d'elle, et qui lui sont quelquefois intimement adhérents. Ces grains thymiques accessoires peuvent être considérés comme des lobules erratiques du thymus, détachés secondairement de la masse thymique principale. Mais il n'y a rien d'impossible à ce que des thymus accessoires naissent d'une façon primitivement indépendante du thymus principal, aux dépens d'ébauches propres. Il se peut par exemple que le bourgeon thymique accessoire formé par l'épithélium dorsal de la 4e poche entodermique, que de Meuron a vu chez les Mammifères, persiste pour constituer un thymus accessoire (voy. fig. 70, A, *tha*). Il est également possible que la tête du thymus échappe à l'atrophie qu'elle subit d'habitude, et forme elle aussi un thymus accessoire.

II. — Les diverticules du pharynx. Glande thyroïde. Appareil pulmonaire.

Le pharynx, outre les diverticules qui forment les poches entodermiques des fentes branchiales et dont nous avons suivi l'évolution, émet un certain nombre de bourgeons qui ne peuvent être rattachés à l'appareil branchial que d'une manière hypothétique ou même en sont tout à fait indépendants, et dont l'étude doit maintenant nous occuper.

§ 1. **Glande thyroïde.**— A. *Formation de la thyroïde médiane.* — Nous avons déjà indiqué que les ébauches thyroïdiennes qui naissent aux dépens de la 4e paire de poches branchiales du pharynx, les ébauches thyroïdiennes latérales en un mot, n'étaient pas seules à constituer la glande thyroïde définitive, mais qu'il existait une autre formation que nous avons nommée incidemment déjà la **thyroïde médiane**.

Pour la former, le plancher ou paroi antérieure du pharynx, au niveau de l'union ventrale des deuxième et troisième arcs, subit un épaississement localisé en forme de bourgeon plein,

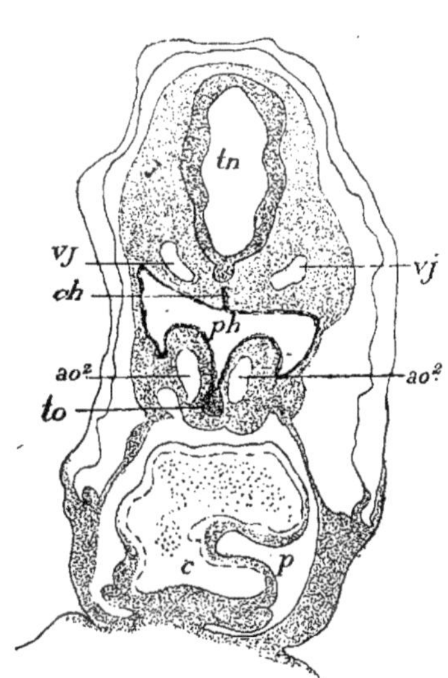

FIG. 71. — *Coupe frontale d'un embryon de Lapin de 10 jours et 15 heures*, pour montrer l'ébauche thyroïdienne médiane. — *tn*, tube nerveux. — *vj*, *vj*, veines jugulaires. — *ch*, corde dorsale. — *ao²*, *ao²*, 2es arcs aortiques. — *to*, thyroïde médiane. — *p*, cavité péricardique. — *c*, cœur.

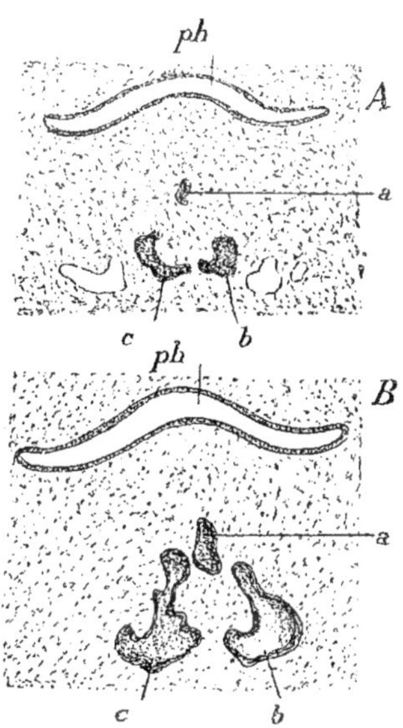

FIG. 72. — *Coupes frontales de la région du cou chez un embryon de Porc de 13 millim. (du vertex au coccyx)*, intéressant l'ébauche de la thyroïde médiane en deux points différents. — *a*, coupe du pédicule de la glande thyroïde médiane. — *b*, *c* ses deux lobes. — *ph*, pharynx.

creusé bientôt d'une lumière, ou bien émet d'emblée un diverticule creux. Cet appendice, impair et médian, qui est l'ébauche de la thyroïde médiane, découvert par Remak, a été décrit ensuite par Götte, Kölliker, W. Müller, Seessel, qui en ont établi l'existence d'une manière définitive. Sur une coupe longitudinale on trouve (voy. fig. 45, A, *th*) l'épaississement de la paroi antérieure du pharynx duquel dérivera la glande thyroïde. D'autre part, la figure 71 montre le diverticule thyroïdien (*to*) situé dans l'épaisseur du pont de substance ventral qui unit sur la ligne médiane les 2ᵉ et 3ᵉ arcs branchiaux.

L'origine de la glande thyroïde aux dépens d'un diverticule impair et médian de la paroi ventrale du pharynx fut contestée par His, Wölfler et surtout Stieda. Ces derniers, à la suite de la découverte des ébauches paires et latérales de la thyroïde, leur attribuèrent en totalité la formation de l'organe définitif.

Ces deux manières de voir absolument divergentes furent conciliées grâce aux observations de Born, confirmées depuis par tous les embryologistes pour les Vertébrés supérieurs : la glande thyroïde est composée de deux parties originairement distinctes, et prenant naissance : l'une d'une manière impaire sur la paroi ventrale du pharynx, l'autre sur chacune des poches entodermiques de la 4ᵉ fente branchiale.

Si dissemblables par leur origine que paraissent de prime abord les ébauches médiane et latérales, si distinctes qu'elles soient anatomiquement dans certains cas tout au moins où elles ne se réunissent pas pour former une seule et même glande, la thyroïde définitive, toutefois si l'on examine sur la paroi antérieure du pharynx d'un embryon humain par exemple l'emplacement occupé par l'ébauche thyroïde médiane et par les thyroïdes latérales (voy. fig. 53, *l* et *fbr*), on ne peut se défendre avec His de l'idée que l'une et les autres font partie d'un même système, qui sous la forme d'une rainure demi-circulaire embrasse le larynx, et dont seuls le sommet et les extrémités se développent.

La thyroïde médiane existe chez tous les Vertébrés. Les thyroïdes latérales peuvent manquer, chez les Poissons osseux par exemple (Maurer), chez les Reptiles et les Oiseaux (van Bemmelen), ou bien s'atrophier d'un côté, comme chez les Amphibiens Urodèles (Maurer) et chez les Reptiles Lacertiens (de Meuron). Les ébauches latérales de la thyroïde n'interviennent donc pas d'une façon constante dans la constitution de cet organe, et là où elles existent ne font-elles encore qu'y contribuer d'une façon tout accessoire. Elles méritent donc d'être appelées aussi *glandes thyroïdes accessoires*, par opposition à la thyroïde médiane, qui, d'une part ne manquant jamais et paraissant être la formation thyroïdienne la plus ancienne du Vertébré, et d'autre part constituant, quand les ébauches latérales existent, la portion principale de l'organe, peut être désignée indifféremment sous les noms de *glande thyroïde primitive* et de *glande thyroïde principale*.

Après que l'ébauche impaire de la glande thyroïde s'est constituée aux dépens de la paroi antérieure du pharynx, elle représente un bourgeon, plein ou creux suivant les types considérés, situé sur la ligne médiane au niveau de l'anastomose ventrale des 2e et 3e arcs branchiaux, et dont l'extrémité inférieure répond à l'intervalle qui sépare les deux arcs aortiques antérieurs.

Le bourgeon s'enfonce de plus en plus dans l'épaisseur de la paroi ventrale du pharynx, en même temps qu'il se pédiculise et n'est plus relié au pharynx que par un tractus épithélial assez grêle (voy. fig. 66, *dtl*, et fig. 72, A et B, *a*). Le mouvement de descente du bourgeon thyroïdien médian ne doit pas être regardé comme une migration active. Il est essentiellement passif, et la translation de l'ébauche thyroïdienne toute relative. Il s'accomplit par la déflexion de la tête de l'embryon, qui entraîne avec elle la formation du cou, suivie à son tour de l'allongement de toute la région cervicale et de tous les organes y contenus.

Dans la règle, le tractus épithélial qui relie la glande thyroïde au pharynx disparaît à son tour, si bien que dès à présent l'ébauche de la glande thyroïde figure un corps plein ou vésiculeux suivant les cas, libre de toute part au sein des tissus. L'extrémité inférieure de l'ébauche ne tarde pas à se partager en deux lobes plus ou moins séparés (voy. fig. 72, *b* et *c*).

Chez l'Homme, les rapports de l'invagination thyroïdienne ont été précisés par His de la façon suivante (voy. fig. 53, C). Sur la ligne médiane du plancher ou paroi antérieure de l'espace bucco-pharyngien, on rencontre successivement de haut en bas : l'extrémité antérieure de la paire d'arcs maxillaires ; le *tuberculum impar* (*ti*), c'est-à-dire l'ébauche du corps de la langue ; une dépression (*l*) qui n'est autre que le diverticule thyroïdien ; la région commune aux 2e et 3e paires d'arcs de laquelle doivent s'élever les deux tubercules qui formeront la base de la langue ; la *furcula (f)* avec l'entrée du larynx. Par le développement des saillies qui limitent par en haut et par en bas la dépression thyroïdienne, on comprend que celle-ci puisse devenir de plus en plus profonde en même temps que l'entrée de la fossette se rétrécira de plus en plus. Le processus à la suite duquel selon His se forme la vésicule thyroïdienne est différent de celui que l'on décrit ailleurs. Tandis que pour les autres auteurs, et dans d'autres cas, la glande thyroïde est due à une invagination active de la paroi du pharynx, pour His et chez l'Homme, elle se forme mécaniquement et d'une façon pour ainsi dire passive, puisqu'elle n'est qu'une fossette ménagée entre deux saillies qui s'élèvent de plus en plus.

Si plus tard les saillies en question se soudent ensemble, l'orifice thyroïdien paraîtra un pertuis creusé dans l'épaisseur d'une proéminence unique et continue. Cette proéminence, qui résulte de la fusion de saillies primitivement distinctes, n'est autre que l'ébauche de la langue. L'orifice du cæcum thyroïdien se trouve donc sur le dos de la langue, et comme la saillie antérieure forme le corps ou pointe et que la saillie bilobée postérieure constitue la base ou racine de la langue, il en résulte que l'orifice thyroïdien est situé sur la ligne médiane en un point qui chez l'adulte est donné par la limite de la région antérieure ou corps et de la région postérieure ou base de la langue, c'est-à-dire par le sommet du V lingual (voy. fig. 66, B). On n'a pas de peine en effet à retrouver dans le *foramen cæcum* de Morgagni, qui occupe le sommet du V lingual, la trace de l'entrée de la fossette thyroïdienne (fig. 61).

Chez l'Homme, la glande thyroïde médiane, selon les données de His, ne se sépare pas, contrairement à ce que d'autres observateurs ont vu ailleurs, de la paroi bucco-pharyngienne, mais lui demeure unie par un pédicule épithélial creux, un véritable conduit, le conduit thyréo-lingual (fig. 66, *dtl*). Quand ensuite la glande thyroïde s'enfonce et descend dans l'épaisseur des parois du cou, le conduit thyréo-lingual s'allonge et peut persister sur une étendue plus ou moins grande de son trajet. C'est ainsi que quelquefois le *foramen cæcum* s'allonge en un canal, le *conduit lingual*, qui atteint jusqu'à 25 millim. de long (fig. 74, *dl*), et qui descend jusqu'au niveau de l'os hyoïde. Dans d'autres cas, la glande thyroïde se continue par son bord supérieur et sur la ligne médiane en une corne glandulaire, la « pyramide de Lalouette » (fig. 74, *p* L), que prolonge à son tour par en haut un tube membraneux qui passe derrière le corps de l'os hyoïde et qui se trouve sous la membrane thyro-hyoïdienne ; on peut appeler ce canal, *canal thyroïdien* (fig. 70, *dth*). Non seulement les deux bouts central et périphérique du canal thyréo-lingual primitif peuvent persister sous la forme de conduit lingual et de conduit thyroïdien, mais encore on peut trouver des restes des régions intermédiaires du conduit thyréo-lingual, par exemple autour de l'os hyoïde, sous forme d'îlots glandulaires impairs et médians que Verneuil, Gruber, Madelung, His, Zuckerkandl, Kadyi, Merten, Streckeisen et bien d'autres ont décrits ; on les appelle **glandes thyroïdes accessoires** ; et, d'après leur situation, on les distingue en glande *suprahyoïde* et *préhyoïde* (fig. 74, *gpr*), auxquelles on pourrait ajouter une glande *infrahyoïde*.

B. *Valeur morphologique de la thyroïde médiane.* — Chez les Tuniciers et chez l'Amphioxus, que l'on a considérés comme des ancêtres des Vertébrés, il existe, s'ouvrant sur la paroi de la cavité branchiale, un diverticule que l'on appelle « endostyle » ou « gouttière hypobranchiale ». Comme maintenant la glande thyroïde médiane des Vertébrés est également un cæcum ventral de la cavité branchiale, c'est-à-dire du pharynx, on a pu l'homologuer à la gouttière hypobranchiale des Tuniciers et de l'Amphioxus (W. Müller). Les Cyclostomes à l'état larvaire ou Ammocètes représenteraient un état intermédiaire, dans lequel la gouttière hypobranchiale est en partie fermée en un organe d'ailleurs assez compliqué, décrit par Ant. Schneider, qui remplit un rôle glandulaire, et qui consiste essentiellement en deux tubes latéraux s'ouvrant dans le pharynx par un orifice commun. Chez le Cyclostome adulte, cet organe est en voie de régression ; il se sépare du pharynx et se transforme en amas vésiculeux tout comme nous le verrons pour les Vertébrés supérieurs.

E. van Beneden et Julin ont accepté cette opinion, en précisant les homologies : l'organe thyroïdien glandulaire de l'Ammocète et par suite la thyroïde médiane du Cyclostome adulte et de tous les autres Vertébrés répondent à une partie seulement de la gouttière hypobranchiale. Si maintenant l'on cherche à identifier l'appareil thyroïdien glandulaire de l'Ammocète et la thyroïde médiane du Cyclostome adulte et des autres Vertébrés, on se trouve en face de la difficulté suivante. Calberla a montré que, par son développement, l'appareil thyroïdien glandulaire de l'Ammocète dérive d'une étendue de paroi branchiale correspondant à quatre fentes. Julin, par l'étude anatomique des nerfs et des vaisseaux destinés à ce même appareil, arrive à une conclusion semblable. Or nous savons que la thyroïde médiane des Vertébrés supérieurs est une évagination d'une région limitée du plancher pharyngien correspondant à peu près à la 2e fente. Il est cependant possible de rattacher l'organe glandulaire thyroïdien de l'Ammocète à la thyroïde des Vertébrés en lui comparant non plus seulement la thyroïde médiane, mais encore les thyroïdes latérales, qui sont, elles aussi, des diverticules situés plus ou moins en arrière issus de la paroi ventrale du pharynx. His avait déjà fait remarquer, comme nous l'avons indiqué (p. 132), que l'ensemble des ébauches médiane et latérales de la thyroïde forme une sorte de gouttière pharyngienne demi-circulaire, dont le sommet répond à la thyroïde médiane et les extrémités aux thyroïdes latérales. Les ébauches médiane et latérales, en se réunissant pour constituer la thyroïde définitive, attesteraient en subissant une même destinée la communauté de leur origine.

Dohrn a émis sur la signification morphologique de la thyroïde médiane une opinion toute différente de celle de W. Müller. Il considère l'appareil glandulaire thyroïdien de l'Ammocète et par suite la glande thyroïde des Vertébrés comme l'homologue d'une paire de poches entodermiques branchiales appartenant à une fente disparue qui serait située entre l'arc hyoïdien et l'arc mandibulaire, et qui en cette situation serait l'homologue de la première fente branchiale (évent des Sélaciens, pseudo-branchie des Poissons osseux). Cette paire de poches entodermiques, Scott et Dohrn l'auraient trouvée à une époque reculée du développement de l'Ammocète. Elle disparaîtrait suivant Scott sans laisser de traces ; mais pour Dohrn elle donnerait naissance aux tubes de l'organe glandulaire de l'Ammocète, véritables « gouttières pseudo-branchiales », et par suite à la thyroïde des Vertébrés ; elle deviendrait ainsi un organe impair, de la même façon que nous avons vu Dohrn admettre, pour des organes impairs tels que la bouche et l'hypophyse, qu'ils dérivent de la fusion de deux branchies paires sur la ligne médiane. Dans ces conditions, les Cyclostomes, l'Amphioxus et les Tuniciers apparaissent à l'auteur comme des Vertébrés et particulièrement des Poissons dégénérés, les Cyclostomes étant le premier terme de cette dégénérescence.

C. *Glande thyroïde définitive. a) Formation anatomique.* — De l'union de l'ébauche thyroïdienne médiane, dont nous venons de suivre le développement, avec les ébauches latérales que nous avons appris à connaître plus haut (voy. p. 119), résulte la glande thyroïde définitive. A l'époque où va s'opérer cette union, l'ébauche médiane est formée de deux lobes réunis par un isthme ; chacun des deux lobes est dirigé en arrière et du côté dorsal. La thyroïde médiane figure alors un corps bilobé, transversalement allongé, situé au-devant de la fente laryngée, placé dans l'angle qui résulte de l'écartement des deux arcs aortiques de la 4e paire (future crosse de l'aorte et futur tronc brachio-céphalique) ; ce rapport disparaîtra plus tard par suite de la descente des arcs aortiques dans l'intérieur de la cavité du thorax. C'est seulement alors, assez tardivement par conséquent, que les glandes thyroïdes latérales entrent en connexion avec la glande médiane et se réunissent chacune à l'un des lobes de celle-ci. Ce ne sont donc pas, comme on l'a cru, les glandes thyroïdes latérales qui forment à elles seules les lobes latéraux de la thyroïde de l'adulte; elles viennent seulement renforcer des lobes de la thyroïde médiane déjà existants. La connexion se fait de telle sorte, suivant Born et chez le Porc, que l'ébauche thyroïde latérale, qui s'est accrue beaucoup entre temps, et dont l'extrémité ventrale s'est même épaissie et s'est couverte de bourgeons, est recouverte, englobée par le lobe latéral de la thyroïde médiane, et que sa portion dorsale seule demeure encore libre, figurant de chaque côté un prolongement de l'organe tout entier.

b) *Histogénèse.* — Avant que la thyroïde médiane se soit fusionnée avec les ébauches latérales, chacun de ses lobes a commencé à bourgeonner et à émettre des prolongements épithéliaux sinueux. De la sorte, la glande se trouve transformée en un lacis de cordons épithéliaux. Puis, d'après W. Müller, Born, G. Herrmann et Tourneux, ces cordons s'anastomosent entre eux de manière à former un réseau (fig. 73, *c*) ; Kölliker, de Meuron au contraire n'ont pas pu constater l'existence de ces anastomoses. Les cordons n'ont d'abord pas de lumière ; celle-ci n'y apparaît que plus tard (Kölliker, G. Herrmann et Tourneux), et elle se montre tout d'abord au niveau de renflements sphériques que les cordons épithéliaux présentent soit à leur extrémité libre (Kölliker), soit sur quelque point de leur parcours (G. Herrmann et Tourneux). Les renflements épithéliaux vésiculeux bourgeonnent à leur tour pour produire de nouvelles vésicules, la structure de l'organe devient ainsi de plus en plus complètement vésiculeuse. Dans un stade ultérieur, l'état définitif est constitué par l'isolement des vésicules.

En même temps que se passent du côté de l'ébauche épithéliale de la glande thyroïde les transformations dont il vient d'être question, le tissu conjonctif ambiant vient également prendre part à la constitution de l'organe. A cet égard, il semble que les phénomènes puissent se passer de deux manières différentes. Les boyaux cellulaires épithéliaux peuvent emprisonner dans leur réseau du tissu conjonctif et des vaisseaux, tandis que le tissu conjonctif qui entoure l'ensemble de l'organe épithélial se différencie en une enveloppe capsulaire. Ou bien, comme on l'a plus généralement admis, et comme l'ont en particulier montré de Meuron pour les Sélaciens et les Reptiles, Kölliker pour le Poulet, Born pour les Mammifères, le tissu conjonctif et les vaisseaux pénètrent secondairement dans l'ébauche de la glande thyroïde primitivement entièrement épithéliale et séparent les cordons cellulaires les uns des autres. Quoi qu'il en soit, à un certain moment, le tissu conjonctif et les vaisseaux forment dans l'intérieur de l'organe un réseau

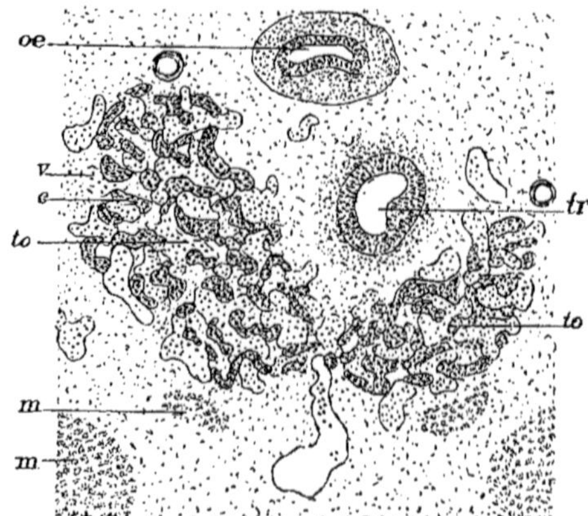

FIG. 73. — *Ébauche de la glande thyroïde chez un embryon de Brebis de 3 cent. de long*, montrant le réseau des cordons épithéliaux et le réseau vasculaire.

to, glande thyroïde. — *oe*, œsophage. — *tr*, trachée. — *e*, cordons épithéliaux. — *v*, vaisseaux. — *m*, *m*, muscles.

(fig. 73, *v*), dans les mailles duquel sont compris les cordons épithéliaux libres ou anastomosés.

Ces processus atteignent d'abord l'ébauche médiane de la glande thyroïde. Ce n'est qu'ensuite que les ébauches latérales éprouvaient les mêmes transformations, et seulement après qu'elles se sont soudées à la partie médiane (Born).

Dès lors, on ne peut plus distinguer, dans la glande thyroïde définitive, ce qui revient à l'ébauche médiane et ce qui dérive des ébauches latérales. Les unes et l'autre sont décomposées par des cloisons connectives principales en lobules, constitués chacun d'un grand nombre de vésicules que séparent les vaisseaux et des tractus connectifs. L'ensemble de l'organe s'entoure d'une capsule fibreuse.

D. *Glandes thyroïdes accessoires. Glandes thyroïdes bi- et tripartite. Arrêt de développement.* — La question des glandes thyroïdes accessoires présente un intérêt pratique. Ces glandes en effet peuvent être le point de départ de tumeurs de nature diverse (de goitres colloïdes le plus souvent), qui sont depuis longtemps connues. Nous avons vu plus haut (p. 135) que l'on peut rencontrer sur le plan médian ou tout à côté, à un niveau plus ou moins élevé, des glandules dont la présence est susceptible d'une explication embryologique précise et dont l'origine remonte aux débuts mêmes du développement de la glande thyroïde ; elles sont, en effet, la trace glandulaire laissée par la thyroïde médiane dans sa migration de haut en bas. Ces glandules ont été trouvées : dans l'épaisseur de la base de la langue, entre les muscles génio-glosses, entre les muscles génio-hyoïdiens, au-dessous du plancher de la bouche représenté par le muscle mylo-hyoïdien, au-dessous de ce muscle et au-devant du corps de l'os hyoïde ou même dans son épaisseur ; toutes ces glandules peuvent être appelées glandes *suprahyoïdienne* et *préhyoïdienne* (fig. 74, *gpr*). Plus bas, on peut trouver des thyroïdes accessoires entre l'os hyoïde d'une part et l'isthme du corps thyroïde ou la pyramide de Lalouette d'autre part ; ces glandes, que l'on peut nommer *infrahyoïdiennes*, peuvent être divisées avec Grüber et Zuckerkandl en supérieures, moyennes et inférieures, selon qu'elles sont situées directement au-dessous du corps de l'hyoïde, au-devant de la membrane thyro-hyoïdienne, du cartilage thyroïde

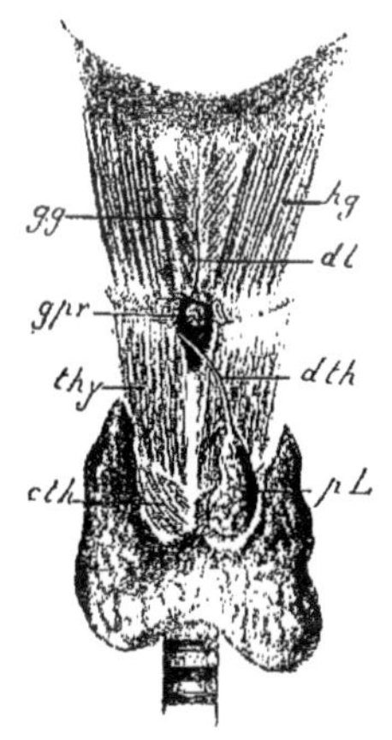

FIG. 74. — *Glande thyroïde accessoire et conduit thyréo-lingual.* (Cette figure est demi-schématique en ce qu'elle est la combinaison de deux cas distincts.)

gg, muscle génio-glosse. — *hg*, muscle hyo-glosse. — *thy*, muscle thyro-hyoïdien. — *cth*, muscle crico-thyroïdien. — *pL*, pyramide de Lalouette ou prolongement médian du corps thyroïde. — *dth*, conduit thyroïdien. — *dl*, conduit lingual. — *gpr*, glande préhyoïde, située en arrière et au-dessus de l'os hyoïde, dont la partie médiane a été réséquée pour la laisser voir.

et de la membrane crico-thyroïdienne, ou immédiatement au-dessus de l'isthme du corps thyroïde.

Indépendamment de ces thyroïdes dont la genèse a été expliquée plus haut, il en est d'autres pour lesquelles il faut invoquer un mécanisme de formation différent et qui doivent être considérées, ainsi qu'on l'avait fait à tort pour l'ensemble des thyroïdes accessoires, comme des parcelles de tissu thyroïdien détachées de la masse principale de la glande, à une époque où celle-ci n'était pas encore enfermée dans une capsule fibreuse. Ces grains glandulaires sporadiques peuvent se trouver au-dessous du corps thyroïde (Grüber) et même jusque sur la crosse aortique (« glande aortique » de Wölfler) ; cela est rendu possible par les rapports intimes qui existent primitivement entre la glande thyroïde médiane et la crosse de l'aorte (voy. fig. 66, A). Il peut en outre exister des « thyroïdes accessoires postérieures » (intratrachéales même?) et des « thyroïdes accessoires latérales ».

En somme, on peut reconnaître avec Wölfler que les thyroïdes accessoires, bien qu'elles siègent de préférence vers la ligne médiane et au-dessus du corps thyroïde, peuvent être rencontrées dans une région triangulaire assez étendue dont le sommet répond à peu près à la convexité de la crosse de l'aorte et la base aux angles de la mâchoire inférieure.

Si, d'après les indications de Grüber, Zuckerkandl, Kadyi, Streckeisen on établit le degré de fréquence moyenne des thyroïdes accessoires, on trouve que les glandes suprahyoïde et préhyoïde, les plus fréquentes, existent environ dans 18 0/0 des cas ; les glandes inférieures à l'os hyoïde dans 7 cas pour cent ; les glandes accessoires latérales 10 fois sur cent ; les glandes accessoires postérieures dans 0,2 des cas seulement.

Si les deux lobes de la thyroïde ne se réunissent pas par un isthme médian, on peut avoir une bipartition de l'organe (*glande thyroïde bipartite*). Si, l'isthme existant et même se prolongeant par en haut en une pyramide de Lalouette demeure indépendant des lobes latéraux, il y a tripartition de la glande (glande thyroïde tripartite). La thyroïde bipartite existe dans environ 5 pour cent des cas (Grüber). On a observé chez une petite fille un arrêt de développement et en même temps une absence de déplacement de l'ébauche thyroïde médiane ; la thyroïde médiane très rudimentaire était restée logée à la partie supérieure du cou comme chez l'embryon (Demme cité par G. Herrmann et Tourneux).

§ 2. **Appareil pulmonaire.** — L'appareil pulmonaire, comme l'ébauche médiane de la glande thyroïde, est un diverticule de l'intestin pharyngien, qui prend naissance sur la paroi ventrale de celui-ci en arrière de la thyroïde médiane. Le développement du poumon est comparable à celui d'une glande. Il est actuellement bien connu dans ses traits essentiels et se fait d'une manière analogue chez tous les Vertébrés supérieurs.

A. *Premiers développements de l'appareil pulmonaire.* — Les premiers linéaments de l'appareil pulmonaire consistent dans la formation aux dépens de l'intestin pharyngien d'une gouttière qui se développe à la face ventrale de cet intestin, et qui est plus haute dans son diamètre dorso-ventral, plus spacieuse par conséquent à son extrémité distale ou postérieure.

Cette gouttière apparaît chez le Poulet dès la fin du 2e jour de l'incubation, chez le Lapin au 10e jour, et chez l'embryon humain de 3,2 millim.

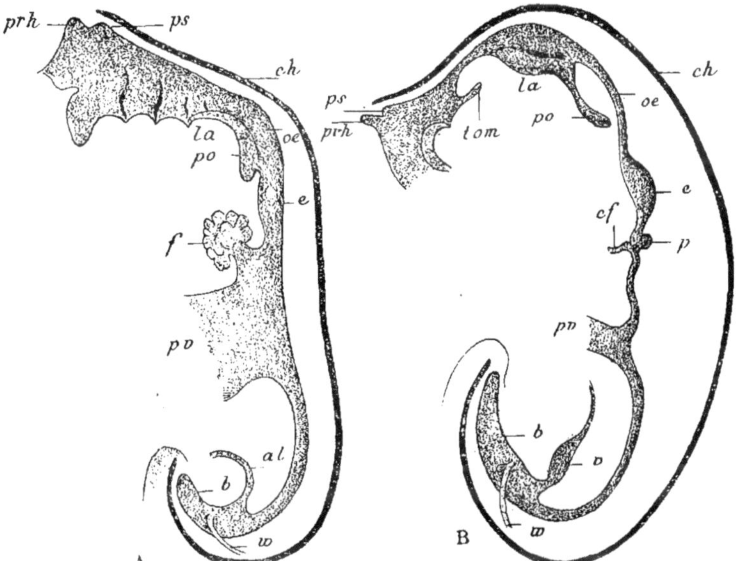

FIG. 75. — *Moules du tube intestinal chez l'embryon humain*, pour faire voir en particulier l'ébauche de l'appareil pulmonaire (d'après His).

A. Embryon de 4,2 millim. — B. Embryon de 5 millim. — *prh*, poche de Rathke ou diverticule hypophysaire. — *ps*, poche de Seessel. — *tom*, thyroïde médiane. — *la*, larynx. — *po*, ébauche pulmonaire. — *œ*, œsophage. — *e*, estomac. — *p*, pancréas. — *f*, foie. — *cf*, conduit hépatique. — *pv*, pédicule vitellin. — *b*, *bursa* de His, ou extrémité de l'intestin postérieur. — *al*, allantoïde. — *W*, corps de Wolff. — *v*, vessie.

La gouttière pulmonaire se sépare ensuite par des bourrelets latéraux du pharynx qui lui a donné naissance, cette séparation progressant d'ailleurs d'arrière en avant, de l'extrémité distale vers l'extrémité proximale de la gouttière. Cette dernière tend ainsi à se transformer d'arrière en avant en un diverticule sacciforme du pharynx, ouvert sur toute sa longueur dans le pharynx (fig. 75, A). C'est là la première indication d'une différenciation en **œsophage** et **conduit aérien**. Cette différenciation ne tarde pas à devenir complète, le diverticule se séparant, toujours d'arrière en avant, de sa portion distale dilatée vers sa portion proximale plus étroite. Quand la séparation est devenue presque totale, le diverticule pulmonaire figure un tube aveugle, le tube pulmonaire, appendu à l'intestin pharyngien, dans lequel il continue à s'ouvrir par la portion initiale ou proximale de la gouttière pulmonaire primitive (fig. 75, B).

Déjà avant que le tube pulmonaire se trouve en l'état où le représente la figure 75 B, l'extrémité distale, borgne et dilatée, a poussé deux petits cæcums, les **tubes pulmonaires proprement**

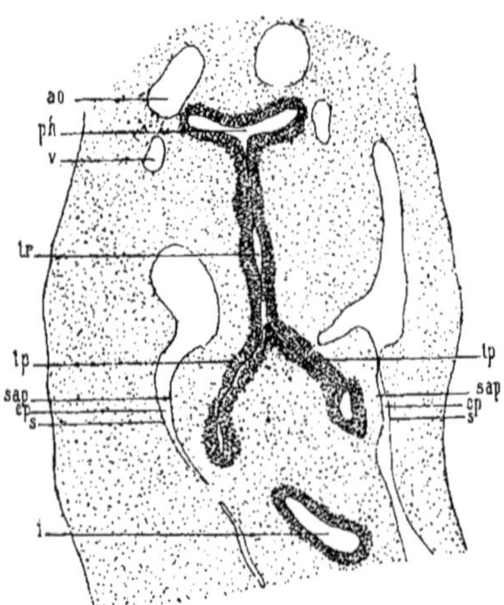

FIG. 76. — *Coupe frontale d'un embryon de Lapin du 12e jour*, intéressant dans toute sa longueur l'ébauche pulmonaire.

ph, pharynx. — *tr*, trachée. — *tp*, *tp*, tubes pulmonaires droit et gauche. — *i*, intestin. — *cp*, cavité pleurale (portion de la cavité générale du corps). — *ao*, aortes. — *v*, veines cardinales antérieures. — *s*, *s*, feuillet somatique ou pariétal de la plèvre. — *sap*, *sap*, feuillet splanchnique ou viscéral de la plèvre recouvrant l'éminence ou aile pulmonaire.

dits, l'un droit, l'autre gauche, qui sont les rudiments des deux poumons droit et gauche (fig. 76, *tp*, *tp*). Fischelis a montré que les deux bourgeons de l'ébauche pulmonaire bilobée sont indiqués déjà même alors que cette ébauche s'isole du tube intestinal. En effet les bourrelets latéraux qui, proéminant dans la lumière du tube intestinal, tendent à partager celle-ci en une portion dorsale, œsophagienne, et une portion ventrale, pulmonaire, ne sont pas dirigés transversalement, s'avançant l'un vers l'autre dans un même plan horizontal, mais leur direction est telle qu'ils convergent l'un vers l'autre, du côté ventral, déterminant ainsi une sorte de dépression de la paroi dorsale de l'ébauche pulmonaire, dépression qui est l'indice d'une division en deux lobes.

La portion moyenne de l'ébauche pulmonaire, demeurée simple, constituera la **trachée** (*tr*). La partie initiale ou proximale ouverte dans le pharynx (*ph*) subira des modifications à la suite desquelles elle deviendra le **larynx**.

On se rend peut-être mieux compte encore des dispositions anatomiques en question sur une série de coupes transversales de l'ébauche de l'appareil pulmonaire (fig. 77). Sur une telle série, on trouve en 1, sur la coupe la plus proximale, la gouttière pulmonaire (*p*), ouverte dans la portion laryngienne (*oe*) du pharynx. En 2, cette gouttière est en train de s'isoler du pharynx, qui dès lors peut porter le nom d'œsophage (*œ*) ; la séparation du tube pulmonaire est de plus en plus complète dans les coupes 3 et 4 (portion trachéale de l'ébauche pulmonaire). En 5 et 6, la coupe a porté au niveau où du tube pulmonaire simple partent les deux cæcums (*p'*, *p'*) qui deviendront les **poumons droit** et **gauche**. En 7, ces deux cæcums, indépendants l'un de l'autre, sont sectionnés non loin de leur extrémité borgne.

« Dès lors, peut-on observer avec O. Hertwig, sont ébauchées les parties essentielles de l'appareil respiratoire. Chez tous les Amniotes elles sont comparables à ce stade aux formations sacciformes simples que nous offrent les poumons des Amphibiens d'une manière définitive. »

Avant de quitter la première ébauche de l'appareil pulmonaire, il nous faut faire observer que, de même que le tube intestinal, aux dépens de qui elle s'est formée et au côté ventral duquel elle se place, cette ébauche est plongée dans une masse de tissu conjonctif embryonnaire. Celle-ci est bordée de part et d'autre par la cavité générale, et spécialement, comme nous pouvons l'indiquer par anticipation, par cette partie de la cavité générale qui deviendra la cavité pleurale ou cavité des plèvres (fig. 76, *cp*). Les cæcums pulmonaires, s'accroissant dans la masse conjonctive en question, soulèvent même cette dernière en deux saillies droite et gauche, qu'on appelle les *éminences* ou *ailes pulmonaires* (fig. 76; fig. 77, de 5 à 7). La masse conjonctive qui loge l'ébauche pulmonaire épithéliale est d'ailleurs rattachée au cœur situé

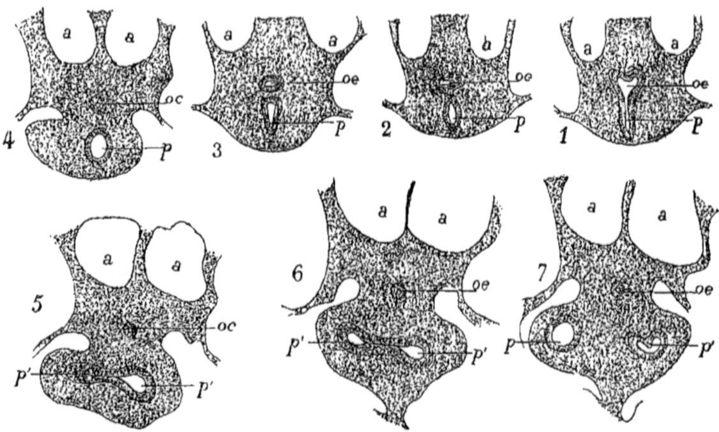

Fig. 77. — *Série de coupes transversales de l'ébauche pulmonaire chez un embryon de Lapin de 10 jours.* 1 est la coupe la plus proximale, 7 la plus distale.

oe, œsophage ou partie terminale du pharynx. — *p*, tube pulmonaire simple (futurs larynx et trachée). — *p'*, *p'*, bourgeons pulmonaires ou tubes pulmonaires proprement dits. — *a*, *a*, aortes.

sur sa face ventrale par une sorte de pédicule. Nous ne faisons qu'indiquer ces rapports anatomiques qu'il nous faudra préciser plus tard.

Les premiers embryologistes (v. Baër, Rathke, Bischoff) croyaient que d'emblée l'ébauche pulmonaire est double. His, Kastschenko ont maintenu cette opinion. Remak, Coste, Seessel montrèrent que cette ébauche est au contraire primitivement simple, quoique bilobée. Si l'on avait pu croire à la dualité primitive du rudiment pulmonaire, la faute en était, ici comme souvent ailleurs, à ce que l'on s'était adressé à des embryons trop âgés.

Pour Uskow, dire même que l'appareil pulmonaire est une ébauche impaire qui dérive d'une gouttière de l'intestin pharyngien, c'est donner à penser que l'on n'a examiné qu'un stade trop avancé déjà. En réalité, selon lui, l'appareil pulmonaire ne résulte pas d'un changement de forme d'un tube intestinal déjà constitué, mais il est contemporain du pharyngo-œsophage, et de même que celui-ci représente une région dorsale de l'intestin antérieur, il en est une région ventrale. L'un et l'autre sont constitués avec leurs rapports et avec leur forme définitive esquissée dès que s'est faite l'occlusion de la gouttière intestinale primitive ; leurs rapports et leur forme sont le résultat du mode d'occlusion même de cette gouttière.

B. *Formation du larynx et de la trachée.* — Le larynx et la trachée résultent de l'allongement intercalaire de la portion impaire de l'ébauche pulmonaire, ainsi que de la persistance de l'orifice par lequel cette ébauche s'ouvre dans le pharynx. A cet égard, le larynx et la trachée nous apparaissent comme des formations secondaires qui n'acquièrent leur état à peu près définitif qu'à une période relativement tardive du développement ontogénique. Il en est de même si l'on s'adresse à l'évolution phylogénique, qui sur ce point est copiée une fois de plus par le développement individuel. On sait, en effet, que les plus inférieurs des Vertébrés doués d'un appareil pulmonaire, les Dipnoï et les Amphibiens, ne possèdent en général qu'un tube laryngo-trachéal très court.

Nous ne possédons guère sur le développement du larynx et de la trachée que les données de His.

Les bords de l'orifice pharyngien de l'ébauche pulmonaire se soulèvent en une saillie, que nous connaissons déjà et que nous avons nommée la *furcula* (voy. p. 114). La *furcula* est une saillie de la paroi antérieure du pharynx, de figure oblongue ou spatuliforme, élargie en haut, rétrécie en bas et s'élargissant de nouveau plus inférieurement pour se continuer avec les *cristae terminales*. Sur cette saillie est creusée une fissure, très peu accentuée en haut, beaucoup plus profonde et aussi plus large inférieurement où elle correspond à l'entrée de la cavité du larynx. La *furcula* ou plutôt la portion supérieure de cette saillie formera l'**épiglotte** ; ses parties latérales, situées de chaque côté de l'orifice laryngien, deviennent les **replis ary-épiglottiques** ; les *cristae terminales*, qui terminent la *furcula* inférieurement et de chaque côté, fourniront les **cartilages aryténoïdes**. Le 4ᵉ arc branchial deviendra le **cartilage thyroïde** (Dubois, Ganghofner, His). Quant au **cartilage cricoïde**, il se forme au-dessous des *cristae terminales* aux dépens d'éléments qui paraissent étrangers à l'appareil branchial. Tels sont les faits que l'on a pu constater sur des embryons humains de 4 à 5 millim., et aussi sur des embryons de Mammifères d'un développement équivalent.

Chez des embryons humains de 7 millim., l'orifice du larynx est une fente allongée avec dilatation cruciale; la partie supérieure de la fente est toujours située au niveau du 4e arc branchial. Sur les coupes antéro-postérieures du pharynx et du larynx, la cavité de ce dernier a la forme d'une fente étroite, qui par en haut, du côté de l'épiglotte, se termine en cul-de-sac. La paroi antérieure du larynx répond à l'extrémité du bulbe de l'aorte, et les deux arcs aortiques les plus inférieurs embrassent les parois latérales du larynx. Au-dessous du larynx et du pharynx, les cavités de la trachée et de l'œsophage sont séparées par une cloison qui s'amincit par en haut.

Plus tard (embryon de 10 millim.), la base de la langue, en se développant en arrière, repousse l'épiglotte du côté de l'orifice laryngien. L'épiglotte se montre rattachée à la base de la langue par les *replis glosso-épiglottiques*, le repli médian appartenant à la racine de la langue, les replis latéraux au bord postérieur de la 3e paire d'arcs pharyngiens. Le rapport précédemment décrit entre la paroi antérieure du larynx et le bulbe aortique a disparu par suite du mouvement de descente général que subit le bulbe et le cœur lui-même.

Le développement ultérieur de la trachée et du larynx a été peu suivi. Strazza a fait connaître que les muscles du larynx sont représentés au début par une ébauche musculaire commune, qui continue inférieurement la masse des muscles de la langue, et qui a la valeur d'un constricteur du larynx, pareil à celui que présentent les Vertébrés inférieurs.

C. *Développement anatomique du poumon épithélial.* — Les deux cæcums pulmonaires qui résultent de la bifurcation de l'ébauche impaire primitive sont le rudiment des bronches et du poumon.

On peut distinguer dans la formation de ces organes deux périodes: 1° Dans la première, chacun des cæcums pulmonaires se ramifie et pousse des diverticules creux qui pénètrent dans la masse connective que nous avons appelée aile ou éminence pulmonaire; les dernières ramifications formées se dilatent à leur extrémité pour former des vésicules : en un mot, le développement du cæcum pulmonaire se fait à la manière d'une glande acineuse vraie. 2° A cette période s'en ajoute une autre, caractéristique du développement du poumon, et qui atteste l'adaptation de la glande acineuse pulmonaire primitive à la fonction respiratoire.

A partir du moment où sont bien constitués les deux cæcums pulmonaires, chacun d'eux consiste en un conduit basilaire ou pédicule rétréci, et en une portion terminale dilatée, le *sac pulmonaire primaire*. Les deux sacs pulmonaires sont asymétriques; le sac droit est plus vaste et s'étend plus loin en arrière que le gauche. Cette asymétrie se révélait de très bonne heure, déjà avant que les ébauches pulmonaires se fussent séparées l'une de l'autre, et de l'œsophage; elle est en rapport évident avec la situation du cœur plutôt à gauche de la ligne médiane, qui laisse place plutôt à droite à l'ébauche pulmonaîre.

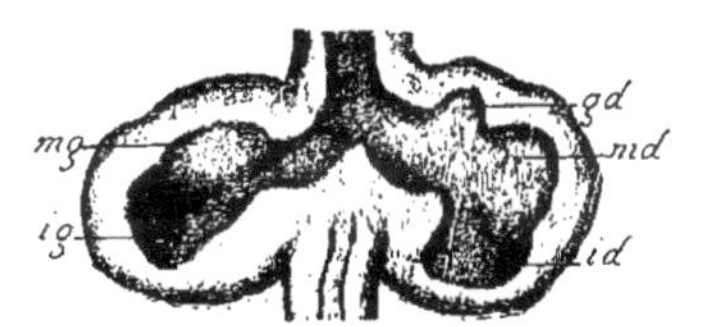

FIG. 78. — *Ebauche pulmonaire d'un embryon humain de 10 millim.* (d'après HIS).

gd, md, id, diverticules supérieur, moyen et inférieur droits. — *mg, ig*, diverticules moyen et inférieur gauches.

Au début de la première période du développement pulmonaire, l'asymétrie continue de se manifester dans la formation des diverticules aux dépens des cæcums pulmonaires; le cæcum droit ou plutôt son extrémité dilatée, c'est-à-dire le sac pulmonaire droit fournit en effet trois diverticules; le sac pulmonaire gauche deux seulement (fig. 78). De la sorte se trouve établie dès le début cette importante différence qui existe chez l'Homme adulte entre le poumon droit et le poumon gauche, le poumon droit présentant trois lobes et le poumon gauche n'en offrant que deux. Chacun des cæcums pulmonaires avec les diverticules qui le terminent est dirigé en arrière, du côté dorsal de l'embryon, de telle sorte que les deux cæcums figurent ensemble un fer à cheval qui embrasse l'œsophage dans sa concavité.

Les cinq diverticules pulmonaires que nous venons de voir se former sont le point de départ de toute la ramification qui donnera naissance aux bronches et au parenchyme pulmonaire. La portion initiale du cæcum pulmonaire primitif, rétrécie en un pédicule qui supporte les deux ou trois diverticules dilatés (fig. 78), peut être appelée *bronche principale* (fig. 81, *b*). Le diverticule inférieur (fig. 78, *ig*, *id*) en représente la terminaison et à ce titre mérite le nom de « diverticule terminal ». Le « diverticule moyen » (*mg*, *md*) est un bourgeon latéral de la bronche principale occupant une situation caractéristique, issu qu'il est de cette bronche un peu au-dessus du point où elle éprouve une forte inflexion par en bas. Quant au « diverticule supérieur », il manque à gauche, où le diverticule moyen devient en réalité supérieur, tandis qu'il est représenté à droite (*gd*).

Le développement ultérieur se fait de telle sorte que sur chacun des sacs pulmonaires prendront naissance des bourgeons dont la partie initiale, la *bronche secondaire* ou *latérale* (fig. 81, *b'*) est rétrécie en un pédicule épithélial, tandis que leur partie terminale est dilatée en un *sac pulmonaire secondaire*. Les bronches secondaires s'allongent sans plus fournir désormais de nouveau bourgeonnement. Ce sont les sacs pulmonaires secondaires qui sont le point de départ de la formation de nouveaux bourgeons. A cet effet, ils perdent leur forme sphérique primitive, en s'aplatissant au niveau de leur extrémité libre, opposée à leur insertion sur la bronche secondaire. Ainsi se prépare une bifurcation qui s'accentue de plus en plus.

C'est par le diverticule moyen gauche et droit que débute la ramification et c'est aussi en cette région qu'elle est plus tard la plus abondante. Le diverticule supérieur droit demeure au contraire en retard sur le diverticule moyen, et l'inférieur n'est guère plus avancé.

Pour se faire l'idée la plus exacte possible de la ramification du poumon, il convient d'examiner des coupes transversales de cet organe. On observe alors que la section transversale du poumon (partie épithéliale et partie conjonctive) est pareille à celle d'un prisme triangulaire, dont l'angle adhérent ou interne contient la bronche principale, dont les angles libres sont l'un dorsal, l'autre externe, et dont les faces postéro-externe et antéro-interne, ou latéro-dorsale et médio-ventrale, contiennent chacune une série de branches (fig. 79).

On peut par conséquent distinguer les branches des ramifications des sacs pulmonaires primitifs en branches dorsales (I*) et branches ventrales (I). Plus tard la position de ces branches se modifie

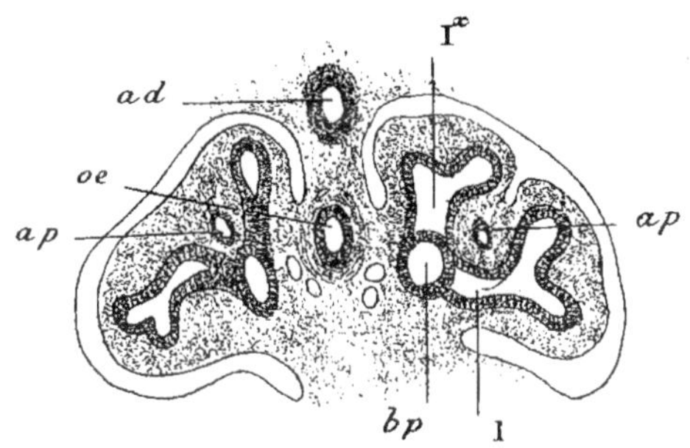

Fig. 79. — *Coupe transversale de l'étage pulmonaire moyen d'un embryon humain de 12,5 mm. de longueur* (d'après His).

ad, aorte descendante. — *oe*, œsophage. — *ap*, artère pulmonaire. — I, branche bronchique ventrale. — I*, branche bronchique dorsale.

par suite d'une torsion du poumon tout entier. En effet, la surface postéro-externe située entre les deux angles libres du prisme pulmonaire, et qui correspond à la future face costale du poumon, devient franchement externe, la face antéro-interne devenant interne, grâce à ce que le prisme pivote en avant autour de son angle fixe.

Certaines des ramifications bronchiques méritent d'attirer spécialement l'attention. C'est ainsi que, du côté droit, le système de rameaux qui provient du bourgeonnement du diverticule supérieur, est situé au-dessus de l'artère pulmonaire et par cette raison peut être appelé *système épartériel* (fig. 80, *e*).

Les rameaux issus du diverticule moyen et du diverticule inférieur droit ainsi que l'ensemble des rameaux pulmonaires gauches, par leur situation au-dessous de l'artère pulmonaire, méritent par contre le nom de *système hyparlériel*. Le poumon gauche est donc privé de bronches épartérielles, celles-ci y sont cependant suppléées par une branche ascendante (a) fournie par le diverticule moyen gauche. Il faut encore signaler la présence du côté droit d'un rameau, la « branche cardiaque », qui peut chez l'adulte alimenter un lobe pulmonaire spécial, le lobe « infra-cardiaque ».

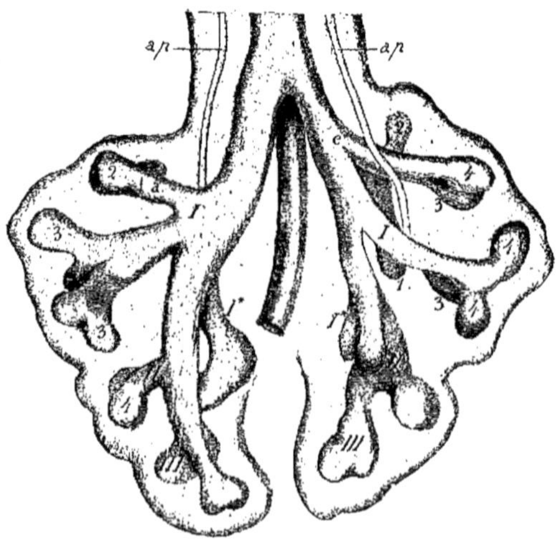

FIG. 80. — *Reconstruction des ramifications pulmonaires chez un embryon humain de 10,5 mm.* Vue antérieure (d'après HIS).

I, II, III, bronches latérales ventrales. — I*, première bronche latérale dorsale. — 1, 2, branches des bronches dorsales. — 3, 4, branches des bronches ventrales. — *e*, bronche épartérielle du poumon droit. — *a*, rameau ascendant du poumon gauche qui supplée de ce côté la bronche épartérielle absente. — *ap*, artère pulmonaire. (Le côté droit est à gauche et réciproquement.)

Les données exposées ci-dessus ont été acquises à la science par les travaux embryologiques de His et de Robinson. Avant eux, Aeby, par une autre méthode, la méthode anatomique et comparative, était arrivé aux mêmes conclusions par l'étude du poumon adulte et avait posé les lois d'après lesquelles les voies respiratoires se ramifient dans l'intérieur du poumon des Mammifères. Il était intéressant de signaler ici la concordance absolue des résultats fournis par deux méthodes bien différentes.

Si de l'exposé qui précède nous dégageons les caractères les plus généraux de la ramification pulmonaire, nous voyons que celle-ci s'effectue successivement suivant deux modes distincts (fig. 81). Les diverticules primitifs en effet naissent sur la branche principale suivant le mode monopodique, c'est-à-dire que la bronche principale émet latéralement ces diverticules tout en continuant son trajet (Küttner, His). Plus tard le mode est dichotomique; les bronches latérales s'épuisent en se bifurquant chacune en deux rameaux d'égale importance à la constitution desquels elles s'emploient complètement (Stieda, His). D'après Cadiat, la ramification des bronches, à une période du développement où nous venons de la voir se faire dichotomiquement, s'effectuerait en réalité par des bourgeons latéraux naissant sur la paroi du conduit principal; celui-ci et l'ampoule qui le termine sont arrêtés dans leur évolution. On pourrait appeler corymbiforme le type décrit par Cadiat, dans lequel la branche principale s'épuise après avoir fourni latéralement plusieurs rameaux d'à peu près égale importance (1).

Dans la deuxième période de leur développement, les tubes épithéliaux du poumon se comportent d'une manière qui leur est propre. C'est surtout à Kölliker que l'on doit la connaissance de cette période de l'évolution du poumon. A la fin du deuxième mois de la vie intra-utérine, le poumon du fœtus humain se montre irrégulièrement granuleux à sa surface. Les granulations sont produites par le relief d'un grand nombre de vésicules pulmonaires situées dans les portions superficielles de l'organe. Chaque vésicule, que Kölliker nomme « vésicule glandulaire primitive », que Stieda a appelée « vésicule pulmonaire provisoire » et que l'on peut appeler aussi vésicule pulmonaire primitive (fig. 81, *vpp*), termine un conduit bronchique. En somme, le poumon se compose d'un système ramifié de tubes épithéliaux, les **bronches**, terminés chacun par une ampoule, la **vésicule pulmonaire primitive**

(1) Quant à la question de savoir si tous les bourgeons bronchiques, desquels résulte l'arbre broncho-pulmonaire, sont au début pleins ou creux, c'est une question de valeur toute secondaire, et qui est devenue oiseuse pour le poumon comme pour tout autre organe. La discussion de cette question n'a plus aucun intérêt aujourd'hui qu'on n'admet aucune différence essentielle entre un tube creux d'emblée et un cordon plein fissuré ultérieurement.

Cadiat avait cru pouvoir soutenir que les bourgeons bronchiques sont pleins. Il n'est pas difficile de se convaincre du contraire, comme l'a spécialement fait observer Duval, et comme l'ont constaté tous les auteurs.

(fig. 81, *Vpp*). Il présente ainsi la constitution d'une glande acineuse type.

La structure du poumon demeure la même jusqu'au 6e mois. Seulement le nombre des tuyaux bronchiques et de leurs vésicules terminales augmente; à la périphérie de l'organe, on constate en effet que les vésicules sont devenues beaucoup plus nombreuses et sont maintenant serrées les unes contre les autres; en même temps aussi les vésicules nouvellement formées sont plus petites.

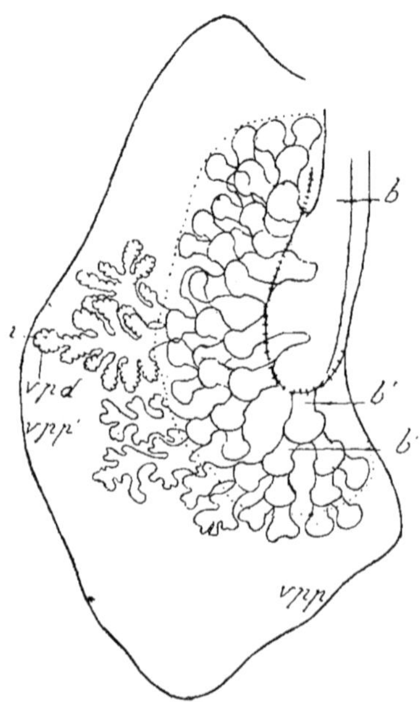

Fig. 81. — *Schéma du développement général du poumon.* — *b*, bronche principale avec ses trois bourgeons pulmonaires (côté droit). — *b'*, *b'*, bronches secondaires de divers degrés. — *vpp*, vésicule pulmonaire primitive. — *vpp'*, vésicule pulmonaire nouvellement formée ou provisoire. — *vpd*, vésicule pulmonaire définitive ou alvéole pulmonaire. — *i*, infundibulum.

Le territoire pulmonaire formé pendant la phase du développement monopodique est compris dans les limites de la ligne ++++++.

Le territoire pulmonaire constitué par dichotomie avec séparation des parties dichotomisées occupe la surface inscrite par la ligne ......

Le reste représente la région à développement caractéristique du poumon, c'est-à-dire dichotomiquement formée sans séparation des parties.

A partir du 6e mois, on constate que les vésicules pulmonaires nouvellement formées (*vpp'*), qui terminent les tubes bronchiques et que l'on pourrait appeler « vésicules pulmonaires provisoires », non seulement sont pressées les unes contre les autres, mais encore communiquent partiellement entre elles. Cela tient à ce que depuis lors les bourgeons des vésicules pulmonaires ne se sont plus séparés complètement les uns des autres en se pédiculisant, mais sont demeurés unis, ouverts en commun dans une sorte de cavité centrale. Chacune des nouvelles vésicules pulmonaires ainsi faites se couvre alors de diverticules débouchant tous dans une cavité centrale commune, qui n'est autre que la cavité de la vésicule pulmonaire et que l'on appelle *infundibulum* (fig. 81, fig. 82, *i*). Les diverticules creux incomplètement séparés que la vésicule pulmonaire a poussés, et qui figurent à présent des fossettes de l'infundibulum, sont les **vésicules pulmonaires définitives, alvéoles pulmonaires** ou *cellules aériennes* (fig. 76, *vpd*; fig. 82, *ap*). L'ensemble de l'infundibulum et des alvéoles qui s'y ouvrent constitue le *lobule primitif* de Sappey, la « cavité terminale des divisions bronchiques » (Mandl), l' « utricule fusiforme » (Kölliker), l' « infundibulum » de Rossignol. On a donné (Fr. E. Schulze) le nom de *conduits alvéolaires* à ces canaux irrégulièrement ramifiés, qui se terminent par les infundibula, et qui représentent ainsi les derniers tubes bronchiques auxquels les infundibula sont appendus ; ces canaux alvéolaires ne demeurent pas lisses, mais se couvrent de petits diverticules hémisphériques, véri-

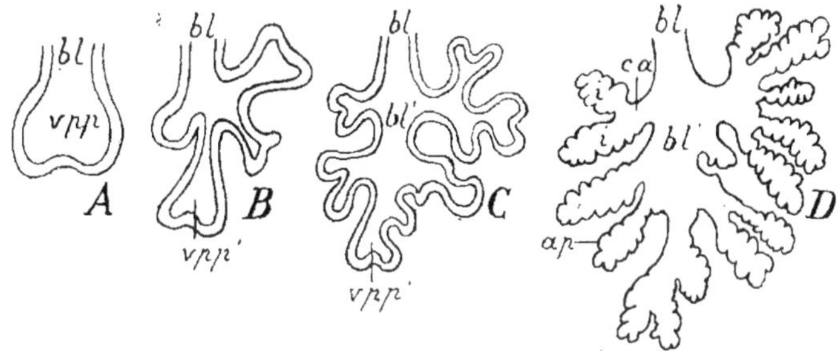

FIG. 82. — *Schéma du développement du lobule pulmonaire chez les Mammifères* (emprunté à WIEDERSHEIM).

A, stade initial. — D, stade terminal.

bl, bronche lobulaire. — *vpp*, vésicule pulmonaire primitive. — *vpp'*, vésicule pulmonaire nouvellement formée ou provisoire. — *bl* (en C) signifie bronche sus-lobulaire. — *bl'*, bronche intra-lobulaire. — *ca*, conduit alvéolaire — *i*, infundibulum. — *ap*, alvéoles pulmonaires ou vésicules pulmonaires définitives.

tables alvéoles pulmonaires, qu'on peut qualifier de latéraux pour les distinguer des alvéoles terminaux de l'infundibulum, d'autant plus nombreux qu'on examine une portion du conduit alvéolaire plus voisine de l'infundibulum.

Dès le 4e mois, on observe que les vésicules pulmonaires primitives se trouvent réunies par groupes, séparés les uns des autres par du tissu conjonctif, et se présentant à l'examen extérieur du poumon sous l'aspect de lobes polygonaux eux-mêmes subdivisés en lobes plus petits dont chacun se compose de quatre ou cinq vésicules. Plus tard, quand les vésicules pulmonaires primitives se sont transformées en infundibula et en alvéoles pulmonaires, la dispositions lobée persiste et même s'accentue davantage.

On peut considérer alors le poumon comme constitué par un grand nombre de groupes de vésicules pulmonaires définitives réunies en un même **lobule pulmonaire**. Celui-ci se compose: 1° d'une bronche, la *bronche lobulaire*, à laquelle on peut distinguer deux portions, une « sus-lobulaire », située hors du lobule auquel elle sert de pédicule; une « intra-lobulaire », ramifiée dans l'intérieur du lobule; 2° des ramifications de la bronche lobulaire ; 3° des conduits alvéolaires qui sont le prolongement de ces ramifications, mais s'en distinguent parce que leurs parois sont couvertes d'alvéoles pulmonaires; 4° des infundibula, qui sont des terminaisons ampullaires des conduits alvéolaires, et servent de carrefour commun aux alvéoles pulmonaires; 5° des alvéoles pulmonaires eux-mêmes ou vésicules pulmonaires définitives.

Toutes ces parties sont réunies par du tissu conjonctif en un tout bien individualisé, le lobule pulmonaire, indépendant des lobules pulmonaires voisins, et pareil à un *poumon élémentaire;* car l'ensemble du poumon ne se compose que d'un grand nombre de pulmonites élémentaires semblables.

Cadiat a compris tout autrement qu'il est exposé à la page précédente le développement du lobule pulmonaire et de ses diverses parties constituantes. Le lobule naît de l'épithélium des parois bronchiques de la même façon que se sont formées les bronches successivement les unes sur les autres. Il apparait donc comme une masse pleine émanant de tous les rameaux bronchiques qui occupent le centre du lobule. A peine formé, il se fissure de la même façon que le conduit bronchique. Ces fentes délimitent des rangées de cellules épithéliales qui s'accolent par leurs bords en lames continues. Les fentes intra-lobulaires s'élargissant toujours, il arrive un moment, celui où le poumon est apte à l'hématose, où le lobule est alors représenté : 1° par les bronches intra-lobulaires ; 2° par les canaux alvéolaires largement ouverts; 3° par des amas de cellules épithéliales séparées par leurs faces, réunies par leurs bords, entassées les unes sur les autres et qui devront s'écarter lors de la première inspiration pour former les parois des utricules.

Les transformations anatomiques que nous venons de voir s'opérer dans l'ontogénèse du poumon des Mammifères, et qui ont conduit à la formation du petit organe assez compliqué qu'on appelle lobule pulmonaire, ces transformations successives sont représentées plus ou moins exactement dans la phylogénèse de l'appareil pulmonaire des Vertébrés et fixées çà et là dans quelqu'un des groupes de la série.

Ontogénétiquement et phylogénétiquement en effet le but atteint et cherché est le même, savoir l'agrandissement progressif de la surface respiratoire. C'est ainsi que l'on peut présenter le schéma ci-contre (fig. 83) du développement phylogénétique du poumon. L'ampoule terminale de la bronche, à parois parfaitement lisses (A), se couvre de fossettes que séparent des replis (B) ; ces fossettes se groupent en infundibula séparés les uns des autres par des incisures (C) qui deviennent de plus en plus profondes (D). Des états comparables aux stades B et C sont réalisés chez les Dipneustes, les Amphibiens et plusieurs Reptiles.

Si maintenant nous disons que chez nombre de Vertébrés pulmonés inférieurs (Amphibiens, Sauriens) les deux bronches principales ou même la trachée ne se ramifient pas, mais s'ouvrent d'emblée dans un sac pulmonaire qui a la constitution de plus en plus complexe représentée dans la série des dessins schématiques A-D de la figure 83, ces dessins pourront s'appliquer au poumon tout entier de ces animaux. Et comme ensuite les mêmes diagrammes peuvent aussi représenter l'évolution ontogénétique du lobule pulmonaire d'un Vertébré supérieur, nous arriverons, par la com-

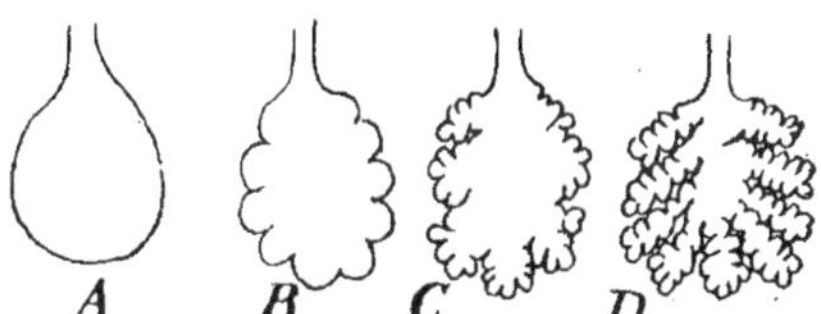

FIG. 83. — *Schéma du développement phylogénétique du poumon* (emprunté à WIEDERSHEIM). A est l'état le moins différencié.

paraison des figures 82 et 83, à identifier dans une certaine mesure le poumon entier d'un Amphibien au lobule pulmonaire d'un Mammifère.

Toutefois cette identification n'est à peu près exacte que si l'on s'adresse aux stades définitifs ; elle devient illégitime si l'on compare les processus qui conduisent phylogénétiquement et ontogénétiquement au même résultat. Dans le développement du poumon des Mammifères, c'est une ramification basifuge de la bronche que l'on observe. Dans le développement phylogénétique du poumon des Vertébrés, c'est une division basipète du sac pulmonaire primitivement lisse que l'on constate. Une des dépressions qui garnissent le sac pulmonaire en 83 B équivaut évidemment à l'une des bronchioles et à la vésicule terminale en 82 B, avec cette différence morphologique que la spécialisation en deux régions tubuleuse et vésiculeuse ne s'y est pas faite; et cette autre différence, morphologique et physiologique à la fois, que la dépression de 83 B, bien qu'homologue à l'ensemble des fossettes creusées sur un même infundibulum en 83 D, est constituée anatomiquement et fonctionne physiologiquement comme une seule de ces petites fossettes du poumon de la figure 82 D.

D. *Histogénèse du poumon. Évolution des tubes pulmonaires épithéliaux.* — Le tube épithélial bronchique avec la vésicule glandulaire primitive qui le termine est constitué chez l'embryon humain du 3e mois par des cellules allongées. A cette époque du développement de l'embryon humain non plus qu'à une époque correspondante de la vie embryonnaire du Mouton (Stieda), il n'existe pas de différence essentielle de structure entre les bronches et leurs vésicules terminales. Toutefois ces cellules sont disposées suivant une seule couche au niveau du tube bronchique, tandis que la vésicule pulmonaire primitive présente un épithélium stratifié (fig. 84, A), formé de plusieurs couches de cellules allongées (Kölliker), ou constitué par deux assises seulement, l'assise superficielle à cellules cylindriques, l'assise profonde à cellules plus petites, polyédriques, dont les extrémités pointues s'insinuent entre les cellules de la première couche (Jalan de la Croix). Bikfalvi a fait chez l'embryon du Bœuf une constatation analogue.

Au 4e mois, les bronches présentent d'après Kölliker un épithélium vibratile. Quant aux vésicules terminales, leur paroi épithéliale est demeurée pour Kölliker la même qu'au stade précédent, ou bien cette paroi est devenue simple, formée de cellules cubiques (fig. 84, B).

Dès 4 mois et demi, on peut trouver entre les bronches et les vésicules qui les terminent une différence de structure très tranchée (fig. 84, C). Dans les bronches, c'est un épithélium stratifié à cellules du type cylindrique, les unes vibratiles, les autres dépourvues de cils, quelques-unes remarquables par la coloration intense et par la minceur de leur corps protoplasmique (« cellules protoplasmatiques », « cellules grêles » des auteurs). Dans les dilatations terminales des bronches, qui ne sont plus dès lors séparées les unes des autres, et méritent déjà d'être considérées comme alvéoles pulmonaires, l'épithélium est formé d'une seule couche de cellules du type cubique, mais dont la forme exacte

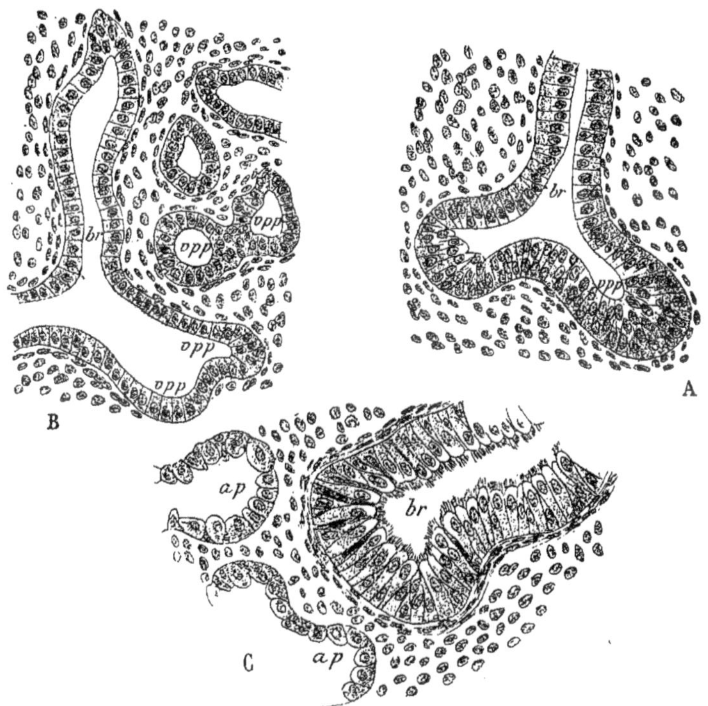

FIG. 84. — *Coupes des bronches et des vésicules pulmonaires chez des embryons humains d'âge différent.*

A, embryon de 7 c. 5. — B, embryon du 4e mois. — C, embryon de 4 mois et demi.
br, bronche terminale. — *vpp*, vésicule pulmonaire primitive. — *ap*, alvéole pulmonaire ou vésicule pulmonaire définitive.

varie beaucoup et très souvent est globuleuse. Kölliker et Jalan de la Croix ont constaté dans les dilatations terminales des bronches, chez l'embryon humain du 5e mois, l'existence d'une seule couche de cellules de forme essentiellement cubique. Bikfalvi a fait la même constatation chez l'embryon du Bœuf. Cette disposition est préparée par celle que Jalan de la Croix a observée à la fin du 4e mois, où il a trouvé une couche unique de cellules, entre lesquelles çà et là se trouvaient intercalés des éléments prismatiques ou sphériques. En somme, d'après l'auteur précité, à mesure que se forment des vésicules terminales nouvelles, les cellules épithéliales profondes s'insinuent entre les cellules cylindriques de la couche superficielle dont elles prennent la forme. Ce processus, joint à celui de la division des cellules et à l'augmentation de largeur et par conséquent l'accroissement de surface des éléments épithéliaux, permet à la paroi épithéliale de s'étendre à mesure que les vésicules pulmonaires se dilatent, et de suffire à la formation de nouvelles vésicules.

A partir du sixième mois de la vie intra-utérine de l'embryon humain et d'une époque correspondante du développement des autres Mammifères, les opinions divergent relativement à la nature de l'épithélium qui tapisse les alvéoles pulmonaires.

Rappelons que, chez l'adulte, la constitution de l'épithélium dans les diverses régions du lobule pulmonaire a été fixée, principalement par Kölliker, de la façon suivante. Les bronchioles respiratoires (sus-lobulaire et intra-lobulaire) présentent un épithélium vibratile stratifié. La portion terminale de la bronche intralobulaire offre un épithélium mixte, constitué de cellules de deux sortes : les unes sont de petites cellules cylindriques ou plates, groupées en îlots ; les autres sont de grandes plaques cellulaires polygonales. Les conduits alvéolaires présentent une paroi épithéliale semblable; mais à mesure que ces conduits se garnissent d'alvéoles latéraux, les îlots de petites cellules plates diminuent d'importance. Ces conduits et les alvéoles latéraux dont ils sont creusés, de même que les alvéoles terminaux de l'arbre pulmonaire, présentent alors l'épithélium respiratoire typique, constitué par : 1° des cellules petites, rondes ou polygonales, situées au niveau des mailles des capillaires sous-jacents à la paroi épithéliale; 2° de grandes et très minces plaques cellulaires de forme variable, recouvrant essentiellement les capillaires sanguins.

Comment ces dispositions arrivent-elles à se réaliser ? En particulier, comment se constituent les grandes cellules polygonales, endothéliformes, caractéristiques de l'épithélium pulmonaire?

Deux opinions sont ici en présence :

Dans l'une, que défendent Kölliker, Colberg, Stieda, Bikfalvi, l'épithélium des vésicules pulmonaires prend peu à peu dans les derniers temps de la vie intra-utérine la forme aplatie qu'il présente à l'état d'adulte. Dans l'autre, soutenue par Küttner et Jalan de la Croix, l'aplatissemént de cet épithélium ne se produit qu'après la naissance et reconnaît pour cause la pression déterminée par les premières inspirations.

Suivant les premiers auteurs, il existe déjà, chez l'embryon humain dès le 6e mois et chez des embryons de Mammifères d'un développement correspondant, un revêtement épithélial de cellules pavimenteuses, non seulement dans les alvéoles pulmonaires, mais même dans les conduits alvéolaires. On comprend dès lors que les transformations nécessaires pour réaliser l'état adulte puissent s'opérer progressivement jusqu'au terme de la vie embryonnaire, que les grandes plaques cellulaires épithéliales en particulier puissent se former soit par fusion de plusieurs cellules en une seule plus grande, soit par agrandissement de chacun des éléments, et qu'à la naissance les premières respirations, en distendant considérablement les alvéoles pulmonaires, n'aient d'autre résultat que d'activer et de pousser à l'extrême les modifications de l'épithélium. Parmi les auteurs précités, Bikfalvi, bien qu'admettant chez l'embryon de Veau la présence d'un épithélium alvéolaire plat pendant toute la deuxième moitié de la vie fœtale, n'attribue cependant la transformation des cellules plates en grandes plaques cellulaires endothéliformes qu'à l'influence de la distension des alvéoles consécutive à la respiration. Cette transformation est déjà effectuée un ou deux jours après que la respiration s'est établie, et elle fait défaut ou demeure incomplète si la respiration est très faible, comme c'est le cas pour les fœtus nés avant terme.

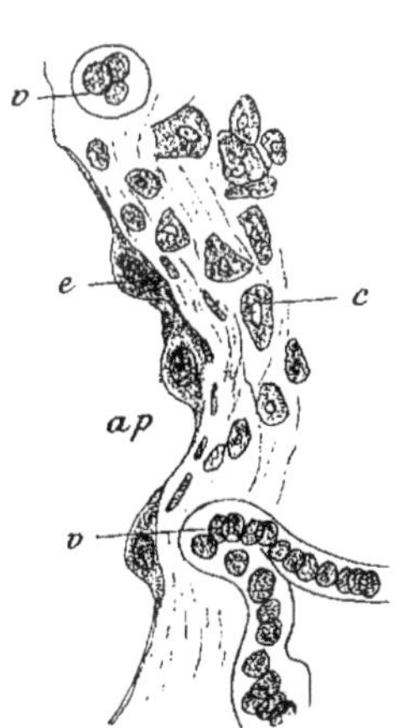

FIG. 85. — *Conduit alvéolaire d'un enfant de 7 jours*, avec épithélium aplati (un peu schématisé, d'après JALAN DE LA CROIX).

ap, cavité d'un alvéole du conduit alvéolaire. — *e*, cellules épithéliales plates. — *v*, vaisseaux capillaires. — *c*, tissu conjonctif sous-jacent à l'épithélium.

Pour la deuxième catégorie d'auteurs, l'influence des mouvements respiratoires est beaucoup plus puissante ; car elle détermine brusquement, à la naissance ou dans les premiers jours qui suivent la naissance, la formation des plaques cellulaires de l'épithélium pulmonaire. Pendant toute la durée de la vie embryonnaire, les cellules avaient une forme polyédrique.

Les premières inspirations déterminent l'aplatissement de ces cellules. Küttner chercha à prouver expérimentalement que les choses ne peuvent se passer autrement. Injectant dans les bronches d'un embryon une solution de nitrate d'Ag, puis de la gélatine, il trouva dans les vésicules pulmonaires non distendues un épithélium cubique, et un épithélium plat dans les vésicules dilatées. La pression de l'air introduit dans le poumon par les premières inspirations agit comme la pression du liquide injecté dans l'expérience précitée. Jalan de la Croix trouva chez un enfant de sept jours la même disposition que chez l'adulte, c'est-à-dire un épithélium constitué essentiellement de grandes cellules aplaties et çà et là d'îlots de petites cellules plates (fig. 85). L'influence de la respiration, si l'on compare cet état à celui que l'on trouve chez le fœtus à terme, est bien manifeste, car la croissance des poumons dans les premiers jours n'a pu être assez rapide pour que les changements colossaux de l'épithélium pulmonaire puissent s'expliquer par un développement inégal entre les alvéoles d'une part, et l'épithélium d'autre part, comme Kölliker l'a voulu. Seulement cette influence s'exerce autrement que Küttner l'a comprise. C'est la distension des alvéoles produite par la première inspiration et maintenue par les inspirations suivantes, quand le poumon remplit tout l'espace qui lui est offert par la dilatation de la cage thoracique, c'est cette distension seule et non la pression de l'air inspiré qui est la cause de l'élargissement et de l'aplatissement des cellules épithéliales.

E. — *Développement anatomique et histogénique du tissu conjonctif péripulmonaire (éminences pulmonaires).*

Nous avons indiqué plus haut (p. 147) que les tubes épithéliaux pulmonaires se ramifient à l'intérieur d'une masse de tissu conjonctif embryonnaire, d'origine mésenchymateuse, saillante dans la cavité générale sous forme d'une éminence pulmonaire double, droite et gauche, que tapisse le revêtement épithélial de la cavité générale elle-même, l'épithélium du cœlome, le mésoderme en un mot (voy. fig. 76). Uskow a montré que le mésoderme qui revêt l'éminence pulmonaire s'épaissit de bonne heure, et envoie dans la profondeur des éléments cellulaires, qui contribuent à accroître l'éminence pulmonaire (1).

(1) Uskow exprime hypothétiquement l'opinion que ces éléments, issus du mésoderme qui revêt l'éminence pulmonaire, vont former les parties constitutives musculaires du poumon. En demeurant dans les limites de l'observation des faits, nous pouvons conclure de la constatation de cet auteur à l'origine sinon de la totalité, au moins d'une partie des cellules connectives embryonnaires (mésenchymateuses) qui forment la masse de l'éminence pulmonaire : nouvelle preuve à l'appui de l'origine épithéliale, et psécialement mésodermique, du mésenchyme.

Le tissu qui forme la substance de l'éminence pulmonaire se compose, comme tout tissu connectif embryonnaire, de cellules rondes ou fusiformes avec noyaux arrondis. Au voisinage des tubes pulmonaires, ces noyaux sont plus nombreux et forment à ces tubes une sorte de gaine (fig. 84, C), qui est la première ébauche de l'*enveloppe connective et musculaire* des bronches. Plus tard, dans cette gaine se différencient en effet, comme Stieda l'a montré le premier, des fibres musculaires lisses à direction transversale, ébauche des « muscles de Reissessen »; ces fibres n'existent qu'autour des tuyaux bronchiques et font défaut à la périphérie des vésicules pulmonaires primitives.

Le tissu conjonctif péripulmonaire, au sein duquel se ramifient les tubes pulmonaires, devient relativement de moins en moins abondant à mesure que la ramification épithéliale prend elle-même plus d'importance. Comme nous l'avons indiqué (p. 153), ce tissu conjonctif demeure autour des lobules pulmonaires qu'il individualise, et qu'il réunit en même temps les uns aux autres; il persiste dans l'intérieur du lobule, et devient très vasculaire pour former le substratum des parois épithéliales alvéolaires.

La couche superficielle du tissu conjonctif de l'éminence pulmonaire, recouverte par le mésoderme qui tapisse la cavité du cœlome, est épargnée par la poussée épithéliale des tubes pulmonaires et demeure à la surface du poumon comme une membrane séreuse qui n'est autre que la *plèvre pulmonaire* ou *feuillet viscéral de la plèvre.*

F. — *Signification morphologique de l'appareil pulmonaire.*

On a imposé au poumon deux significations morphologiques distinctes. Fol et Kastschenko ont considéré les deux tubes pulmonaires comme représentant les poches entodermiques branchiales les plus reculées de l'intestin respiratoire, et ont ainsi incorporé l'appareil pulmonaire à la formation branchiale. La plupart des auteurs ont fait du poumon l'homologue de la vessie

Stieda et Kölliker, au contraire, au lieu d'admettre l'origine mésodermique des muscles lisses du poumon, en font des dérivés de l'épithélium des bourgeons pulmonaires et par suite les croient de nature entodermique.

natatoire des Poissons : homologie contre laquelle Albrecht a élevé de très sérieuses objections.

« Les vésicules pulmonaires, a dit Fol dans son mémoire sur l'anatomie d'un embryon humain, font si bien suite à la série des poches branchiales que je ne puis m'empêcher de me demander si l'on ne doit pas considérer les poumons comme résultant de la transformation d'une dernière paire de poches branchiales dont la fente s'est oblitérée depuis longtemps dans la phylogénie des Vertébrés. L'homologie sériale des poumons avec les fentes branchiales m'a frappé surtout chez les embryons de reptiles. » Kastschenko a repris cette idée et l'a rendue saisissante par la construction du moule du tube entodermique pharyngien, avec les poches branchiales et les diverticules pulmonaires qui y sont appendus. A la fin du deuxième jour

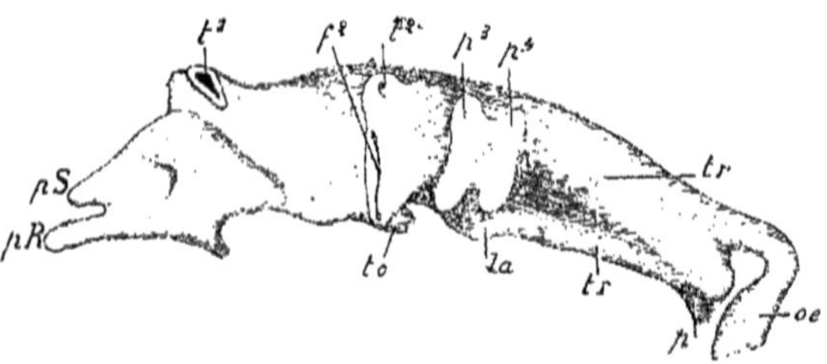

FIG. 86. — *Moule de l'intestin respiratoire d'un embryon de Poulet de la fin du 3e jour* (d'après KASTSCHENKO).

pR, poche de Rathke. — *pS*, poche de Seessel. — t^1, premier trou branchial. — t^2, deuxième trou branchial. — f^2, deuxième fente branchiale. — p^3, p^4, troisième et quatrième poches pharyngiennes. — *to*, ébauche médiane de la glande thyroïde. — *la*, larynx. — *tr*, trachée. — *p*, poumon. — *tr*, tube respiratoire. — *œ*, œsophage.

de l'incubation, l'intestin antérieur du Poulet présente, d'après Kastschenko, sur ses parties latérales deux évaginations allongées, deux gouttières en d'autres termes, qui se traduisent extérieurement par deux bourrelets longitudinaux du préintestin ; l'auteur les appelles « tubes respiratoires » (fig. 86, *tr*). Ces tubes respiratoires sont segmentés dans leur partie moyenne pour constituer les poches pharyngiennes ; ils confluent en avant pour former un tube unique, qui n'est autre que la poche de Seessel. En arrière ils s'aplatissent peu à peu et se perdent sur les côtés du préintestin ; mais au commencement du 3e jour, les extrémités postérieures des deux tubes respiratoires sont mieux limitées et plus saillantes du côté ventral ; à la fin du 3e jour même, elles paraissent comme deux petites poches symétriques, qui sont l'ébauche, paire d'emblée, de l'appareil pulmonaire (fig. 86, *p*). Ainsi, l'ébauche pulmonaire n'est autre chose que la partie postérieure non segmentée des tubes respiratoires. Les poumons deviennent de la sorte une portion de l'intestin antérieur respiratoire au même titre que les poches branchiales. Il n'existe pas entre les poumons et les branchies une simple analogie, mais une homologie ou plutôt une homodynamie complète, les deux sortes d'organes ayant la même valeur comme parties d'un même tout. Telle est l'idée que l'on peut se faire de la signification morphologique du poumon, quand on considère cet organe sous le point de vue de son développement ontogénétique.

En se plaçant sur le terrain de l'anatomie ou mieux de l'embryologie comparée, sur le terrain phylogénétique par conséquent, on peut imposer au poumon une autre signification, qui n'est pas cependant en contradiction avec la précédente. Depuis très longtemps, il est admis que les poumons des Vertébrés pulmonés sont homologues à la vessie natatoire des Poissons aérocystifères. La vessie natatoire est en effet, comme le poumon, un diverticule de l'intestin antérieur, dont elle se sépare ordinairement, mais avec lequel elle peut continuer à communiquer chez l'adulte (Ganoïdes, beaucoup de Téléostéens). Si la vessie natatoire des Poissons est homologue au poumon des Vertébrés supérieurs, elle ne lui est pas analogue physiologiquement, car elle est dépourvue de toute fonction respiratoire. Chez les Dipneustes cependant, qui servent d'intermédiaire entre les Poissons aérocystifères et les Vertébrés pulmonés, la vessie natatoire, qui acquiert la structure d'un poumon, fonctionne également comme organe respirateur pendant la sécheresse de l'été.

Albrecht s'est élevé, avec raison ce semble, contre l'homologie de la vessie natatoire et du poumon. « Chez tous les Poissons aérocystifères, fait-il observer, à l'exception du *Polypterus*, la vessie natatoire dérive d'une dévagination de la paroi dorsale, soit de l'œsophage, soit de l'estomac, tandis que, chez l'important ganoïde cité ci-dessus, l'organe, appelé vessie natatoire et homologisé avec celle des autres poissons, dérive d'une dévagination de la paroi *ventrale* de son œsophage ; d'autre côté les poumons des Dipneustes, des Amphibiens et des Amniotes sont, sans exception, des dérivés *ventraux* de leur intestin antérieur. » L'auteur restreint le nom de *vessie natatoire* à la vessie natatoire sus-intestinale des Poissons aérocystifères, et appelle *vessie oratoire* la soi-disant vessie natatoire sous-intestinale du Polyptère et l'appareil laryngo-trachéo-pulmonaire sous-intestinal des Dipneustes, des Amphibiens et des Amniotes, qui est homologue d'elle. Il y a encore des Poissons, les Diodontes et les Tétrodontes, qui possèdent, en même temps qu'une véritable vessie natatoire sus-intestinale, des sacs aériens, lesquels sont des dévaginations de la paroi ventrale de l'œsophage et ont ainsi la valeur d'une vessie oratoire. N'existe-t-il chez les Vertébrés supérieurs aucun rudiment d'une vessie natatoire sus-intestinale? L'auteur pense pouvoir le retrouver dans les organes suivants : d'abord chez l'Homme, un diverticule, connu des anatomo-pathologistes et des chirurgiens sous le nom de « diverticule de pulsion », fourni par la paroi dorsale du pharyngo-œsophage à la hauteur du larynx ; ensuite chez le Porc un « cæcum rétro-pharyngien », situé au niveau du passage du pharynx à l'œsophage, connu depuis longtemps (Mayer, Lacauchie, Luschka), d'une largeur de 5-6 centimètres, du diamètre du doigt, dont Lothes a récemment étudié le développement, montrant qu'il se forme comme un épaississement puis un diverticule de l'épithélium de la paroi dorsale du pharynx et qui doit être considéré comme un prolongement de toute la paroi de la portion nasale du pharynx (arrière-cavité des fosses nasales) et non pas comme un simple diverticule de la muqueuse (Ellenberger).

En résumé, pour Albrecht, il existe chez les Vertébrés une vessie natatoire et une vessie oratoire, la première toujours sus-intestinale, la deuxième sous-intestinale. La première se présente comme vessie natatoire sus-intestinale chez les Poissons aérocystifères, à l'état de rudiment dans le cæcum œsophagien sus-intestinal des Porcs, et par atavisme et exceptionnellement dans le diverticule rétro-pharyngien sus-intestinal de l'Homme. La vessie oratoire est représentée par la soi-disant vessie natatoire sous-intestinale du Polyptère, par le sac aérien sous-intestinal des poissons Diodontes et Tétrodontes, et par l'appareil laryngo-trachéo-pulmonaire sous-intestinal des Dipneustes, Amphibiens et Amniotes.

Bourse pharyngienne. — On peut, d'une manière tout hypothétique cependant, rattacher également à un vestige de la vessie natatoire sus-intestinale, faute de pouvoir l'expliquer autrement, une formation très intéressante de la paroi dorsale du pharynx des Mammifères, et en particulier de l'Homme. Cette formation a été découverte par Mayer chez l'Homme, et appelée par lui *bourse pharyngienne* ; Luschka l'a étudiée ensuite, d'où le nom de « bourse de Luschka » qu'on a également donné à la bourse pharyngienne. Elle se présente sous l'aspect d'une dépression peu profonde de la paroi postérieure du pharynx, et plus spécialement de la portion nasale de cet organe. Vue de face, elle figure une petite fossette précédée supérieurement d'un sillon médian peu profond ou « raphé » et limitée inférieurement par un repli de la muqueuse, appelé « pli angulaire » (fig. 87 et 88).

Nous ne décrirons pas anatomiquement toutes les variétés que présente cet organe chez l'Homme adulte. Nous dirons seulement que, pour Luschka, Tornwald, elle représente une véritable poche diverticulaire de la paroi postérieure du pharynx, située au niveau de l'apophyse basilaire, et se creusant même un lit sur la face antéro-inférieure de l'occipital ou plutôt du fibro-cartilage qui tapisse cette face. Au contraire, selon Ganghofner, Schwabach, Killian, il n'existe qu'une simple fossette de la muqueuse pharyngienne, que Ganghofner a appelée recessus pharyngien médian ; la vraie poche de Luschka serait une formation pathologique (1). Nous dirons encore que d'après les recherches de Killian, une bourse pharyngienne comparable à celle de l'Homme n'existe que chez un petit nombre de

(1) Un grand nombre d'auteurs se sont occupés de cette question, que l'on trouvera exposée tout au long dans les travaux de Schwabach et de Killian, mentionnés à l'index bibliographique.

Mammifères (Marmotte, Ours, Chevreuil, Porc) ; encore la bourse pharyngienne de la Marmotte paraît-elle seule pouvoir être strictement homologuée à celle de l'Homme. Celle des autres animaux, celle du Porc par exemple, qui n'est autre que le cæcum rétro-pharyngien dont il a été question plus haut (p. 163), diffère absolument par sa situation de la bourse pharyngienne de l'Homme.

Quoi qu'il en soit de sa constitution définitive, la bourse ou fossette pha-

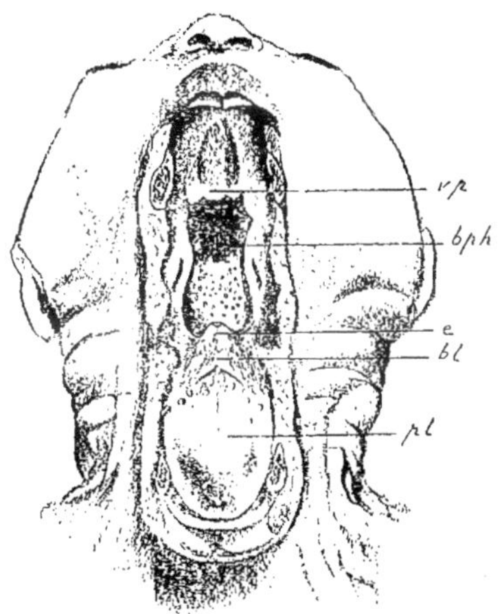

FIG. 87. — *Cavité bucco-pharyngienne d'un fœtus humain de 6 mois* ouverte pour montrer la bourse pharyngienne et la face dorsale de la langue.

La paroi postérieure du pharynx est à nu sur presque toute sa hauteur, le voile du palais *vp* ayant été en grande partie excisé ; on voit alors dans l'arrière-cavité des fosses nasales la bourse pharyngienne et le sillon médian qui la précède *bph*. Le plancher de la bouche et la langue ont été rabattus en avant et en bas : en *e*, l'épiglotte. — *bl*, base de la langue séparée de *pl*, pointe ou corps de la langue, par un sillon en V, au sommet duquel se trouve un pertuis, le *foramen cæcum* ; en avant du sillon lingual la rangée des papilles caliciformes, appartenant au corps même de la langue.

ryngienne a été diversement interprétée et son origine différemment expliquée par les auteurs.

Luschka en avait fait le vestige du canal hypophysaire, c'est-à-dire du pédicule creux qui relie à la paroi du pharynx la poche hypophysaire ou de Rathke une fois développée. Cette opinion doit être rejetée, parce que la bourse pharyngienne est située plus bas, plus en arrière que la poche hypophysaire, et parce que Suchannek à montré péremptoirement l'indépendance des deux formations, en les trouvant toutes les deux à la fois sur un même sujet.

Il nous reste deux explications à proposer.

Nous avons vu (p. 78) que la corde dorsale adhère dans une certaine étendue à la paroi postérieure de l'intestin pharyngien. Or Froriep a constaté cette adhérence chez un embryon humain de la 2e moitié du 3e mois, et a trouvé à ce niveau un recessus pharyngien, qui par sa situation répond à la future bourse pharyngienne. A la suite de Dursy, et suivi lui-même par Schwabach, il a donc pensé pouvoir expliquer la bourse par un retrait de

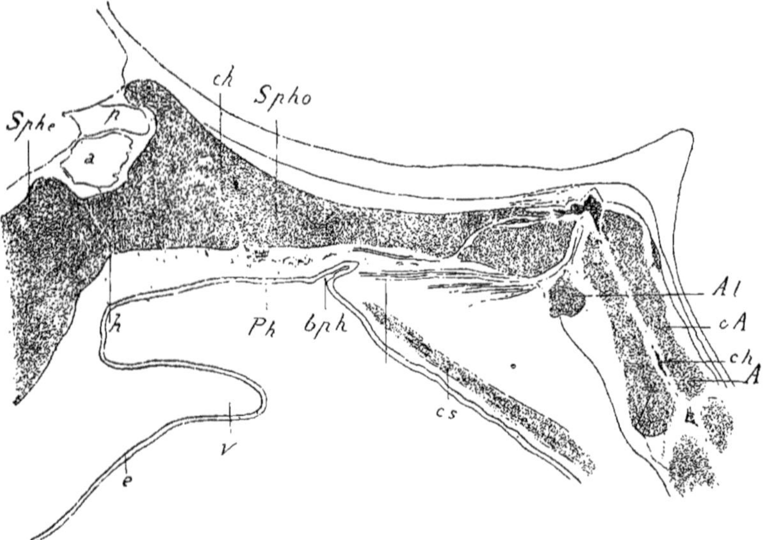

FIG. 88. — *Coupe sagittale de la région pharyngienne d'un embryon humain de la 11e semaine.* Rapports de la bourse pharyngienne et de la corde dorsale (d'après FRORIEP).

bph, bourse pharyngienne. — *ch*, corde dorsale. — *l*, ligament occipito-pharyngien. — *Ph*, paroi postérieure du pharynx. — *cs*, constricteurs du pharynx. — *e*, épithélium. — *v*, voile du palais. — *h*, conduit hypophysaire. — *a*, lobe antérieur; *b*, lobe postérieur de l'hypophyse. — *Sphe*, cartilage sphéno-ethmoïdal. — *Spho*, cartilage sphéno-occipital. — *A*, corps de l'axis. — *oA*, apophyse odontoïde. — *Al*, arc antérieur de l'atlas.

la muqueuse pharyngienne consécutif à l'adhérence de la corde et du pharynx à cet endroit.

Killian, à la suite d'études d'embryons humains du 4e au 6e mois, rejette toute influence mécanique dans la production de la bourse pharyngienne, qu'il attribue à la végétation active de la muqueuse. Quant à la raison d'être de cette végétation elle-même, ce n'est qu'avec de grandes réserves qu'on peut la trouver selon lui dans une réapparition chez l'Homme et certains Mammifères d'un vestige de vessie natatoire.

III. — Œsophage.

On ne connaît que peu de choses sur le développement de l'œsophage. Nous avons vu que ce conduit résulte de la division de la région postérieure du pharynx en deux tubes parallèles dont l'un est le tube pulmonaire, l'autre le canal œsophagien (voy. fig. 77). Le canal ainsi formé est d'abord extrêmement court, comme la région du cou dont il fait partie. C'est seulement quand l'embryon s'allonge, quand le cou et le thorax se délimitent, que l'œsophage devient plus long. Les circonstances dont s'accompagne cet allongement du conduit œsophagien sont encore assez obscures.

On a montré cependant que la lumière du tube œsophagien s'oblitère en un stade assez avancé du développement. Balfour a découvert ce fait intéressant chez les Sélaciens. De Meuron l'a confirmé pour les autres Vertébrés, sauf les Mammifères : chez les Amphibiens anoures, cette disposition peut être constatée sur des larves qui viennent de quitter les enveloppes gélatineuses de l'œuf; chez les Lézards, les parois antérieure et postérieure de l'œsophage s'accolent ; il persiste toutefois, sur les bords de la coupe aplatie de l'œsophage et de chaque côté, une lumière minime ; chez l'embryon de Poulet de 5 jours 1/2, l'œsophage est oblitéré sur une longueur de 115 μ derrière l'orifice du larynx (fig. 89, *oe*) ; dans la partie inférieure du cou, il est remarquable de voir que l'œsophage présente deux lumières juxtaposées. L'état oblitéré de l'œsophage est du reste dans tous les cas transitoire et bientôt ce conduit recouvre son lumen central.

Des observations analogues à celles que nous venons de rapporter ont été peut-être, par suite d'une fausse interprétation, l'origine des manières de voir que Robin d'une part, Reichert de l'autre ont émises sur le mode de développement et le processus d'allongement de l'œsophage. Pour ces auteurs, l'œsophage, c'est-à-dire la partie du tube pharyngo-œsophagien située au-dessous (en arrière) de la naissance du conduit aérien, serait de formation secondaire. Robin invoque à cet égard le bourgeonnement plein du pharynx. Pour Reichert, l'œsophage se formerait aux dépens du blastème céphalique étendu depuis la région pharyngo-laryngienne jusqu'à la région stomacale de l'intestin ; d'abord plein, l'œsophage s'ouvrirait secondairement ensuite dans le pharynx et dans l'estomac.

Les particularités du développement normal constatées par Balfour et de Meuron sont pour nous intéressantes à noter, parce qu'avec leur secours nous pouvons expliquer certains cas de malformation de l'œsophage. Les anomalies, dont l'œsophage peut être le siège, sont les suivantes : absence complète du conduit, rétrécissement, oblitération complète et terminaison en cul-de-sac du tube pharyngo-œsophagien, abouchement anormal dans la trachée, duplicité du tube œsophagien. Les cas les plus fréquents, rap-

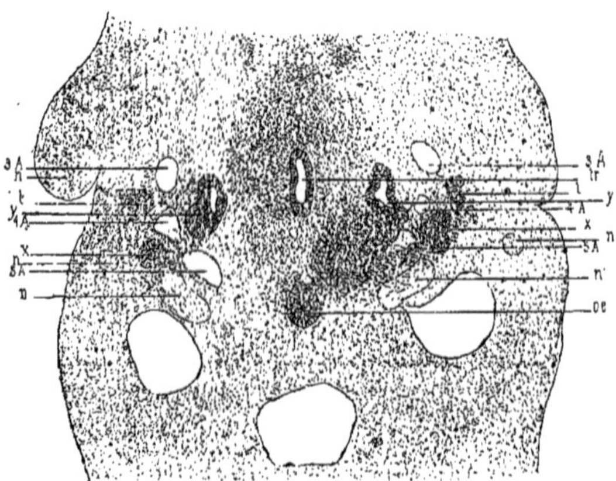

FIG. 89. — *Coupe transversale de la région du cou chez un embryon de Poulet de 122 heures.*

œ, œsophage sans lumière. — *tr*, trachée. — 3A, 4A, 5A, troisième, quatrième et cinquième arcs aortiques. — *n*, nerf hypoglosse. — *n'*, nerf vague. — *u*, prolongement operculaire du 2e re branchial. — *t*, extrémité inférieure du thymus. — *y*, corps formé par la 5e poche entodermique branchiale ou fundus subbranchialis (corps y de Mall). — *x*, corps formé par la 4e poche entodermique branchiale (corps x de Mall). (Comp. Mall, fig. 25.)

portés par Reynier, sont des cas complexes, où il y a en même temps oblitération de l'œsophage, et ouverture du bout inférieur dans la trachée; l'oblitération porte sur la partie supérieure ou moyenne du conduit œsophagien; le bout supérieur terminé en cul-de-sac et le bout inférieur ouvert dans la trachée sont habituellement réunis par un cordon musculo-fibreux plus ou moins développé. L'abouchement anormal dans la trachée peut s'expliquer par un défaut de séparation des conduits œsophagien et respiratoire, lorsque se forme ce dernier, ainsi que nous l'avons vu au paragraphe consacré à l'appareil pulmonaire. Quant au rétrécissement et surtout à l'oblitération de l'œsophage, elle peut avoir son origine dans la persistance en un certain point de l'état plein de l'ébauche œsophagienne.

IV. — DÉVELOPPEMENT HISTOLOGIQUE DU PHARYNGO-ŒSOPHAGE.

Il n'existe sur cette question que des données éparses. Nous ne savons rien du développement de la musculature du pharyngo-œsophage. Mais nous possédons des faits nombreux et importants sur l'évolution de l'épithélium.

L'épithélium qui revêt la muqueuse du pharyngo-œsophage est constitué au début, comme celui de la muqueuse du tube digestif tout entier, par une couche simple de cellules cylindriques. Typiquement et originairement, comme on l'observe encore chez l'Amphioxus adulte ou chez les larves des Cyclostomes (J. Müller) et des Batraciens (Sacchi), ces cellules étaient ciliées, sur toute la longueur du tube digestif; et nous verrons plus loin que plusieurs auteurs ont retrouvé çà et là dans la région stomaco-intestinale des plages d'épithélium vibratile. On sait que, sauf dans la partie supérieure, respiratoire, du pharynx, l'épithélium du pharyngo-œsophage est chez l'adulte un épithélium stratifié à cellules superficielles plates. Cet état paraît procéder d'une période où l'épithélium est vibratile : ainsi Neumann a trouvé chez l'embryon humain du 4e mois, un épithélium cilié dans l'œsophage; Tourneux, cité par Retterer, a vu l'épithélium de la région amygdalienne du pharynx revêtu de cils vibratiles.

Outre les invaginations glandulaires fournies par l'épithélium du pharyngo-œsophage, lesquelles donnent lieu à des glandes vraies, il se produit en beaucoup de points des culs-de-sac épithéliaux, qui pénètrent dans le derme sous-jacent, lequel en même temps éprouve certaines modifications. La combinaison de ces deux processus, dont l'épithélium et le derme de la muqueuse sont le siège, donne lieu, en se localisant à certains points, à des amas plus ou moins limités de véritables follicules clos, que l'on peut distinguer dans la région bucco-pharyngienne sous le nom générique d'*amygdales* ou *tonsilles*. On a surtout examiné le développement anatomique et l'histogénèse de la *tonsille pharyngienne* et de la *tonsille palatine* ou *amygdale* proprement dite.

Nous examinerons en premier lieu le développement de celle-ci, connu par les recherches de Schmidt, Kölliker et surtout de Retterer, auquel nous empruntons notre description.

Le lieu de formation de l'amygdale est une dépression, la *fossette amygdalienne*, qui se montre limitée par l'arc palatin antérieur et l'arc palatin postérieur, le premier saillant sous forme d'un « pli triangulaire » allant du voile du palais aux parties latérales de la langue ; la fossette amygdalienne n'est autre par conséquent que l'espace qui sépare les 2e et 3e arcs pharyngiens (His). La muqueuse qui tapisse la fossette amygdalienne s'invagine au 4e mois chez l'Homme pour former un cul-de-sac s'ouvrant dans la cavité du pharynx par un orifice fusiforme et qui est la première ébauche de l'amygdale (Kölliker, Retterer).

Vers le 5e mois, ce cul-de-sac primitif pousse des invaginations secondaires, lesquelles à leur tour produisent des bourgeons pleins, en somme l'ébauche se ramifie. A l'encontre de ce qui se passe quand se forment des glandes, alors que la couche profonde de l'épithélium stratifié seule bourgeonne, les involutions épithéliales desquelles dérive l'amygdale sont constituées par toutes les couches de l'épithélium. En même temps on remarque dans la couche superficielle du chorion de la région amygdalienne la production autour des bourgeons épithéliaux d'amas connectifs vasculaires, dus à une active prolifération en ces points. Jusqu'ici nous avons en présence deux ébauches : l'une épithéliale, l'autre connective, qui se touchent mais ne se pénètrent point. Au 6e mois, les bourgeons épithéliaux ont perdu leur membrane basilaire, et les éléments conjonctifs viennent s'interposer entre eux et plus tard pénétrer entre leurs éléments, s'enchevêtrer avec chacun d'eux sous forme de trabécules lamineuses. Retterer propose, pour le tissu complexe qui résulte de la pénétration intime, élément à élément, de l'épithélium par le conjonctif vascularisé, le nom de « tissu angiothélial ». — Dans une seconde période, l'augmentation des nodules conjonctifs amène peu à peu la séparation de la portion terminale des bourgeons d'avec l'involution originelle, qui persiste sous forme d'un diverticule creux et forme l'une des *cryptes* de l'amygdale adulte. Les bourgeons épithéliaux, séparés de l'involution qui les a produits, forment des îlots dont chacun est le point de départ de la formation d'un follicule clos, ou *lobule amygdalien*. Chaque îlot est envahi sur toute sa périphérie par du tissu conjonctif d'abord privé, puis pourvu de vaisseaux, et de purement épithélial qu'il était, se transforme ainsi de dehors en dedans en tissu angiothélial.

Vers la 5e année de la vie, les lobules amygdaliens sont constitués dans toute leur épaisseur par du tissu angiothélial. Ces lobules deviennent de plus en plus indépendants les uns des autres par l'augmentation du tissu conjonctif et la raréfaction des cellules épithéliales dans leurs portions périphériques en contact. Dans un âge avancé, les follicules clos ou lobules amygdaliens diminuent de dimensions et même disparaissent sur certains

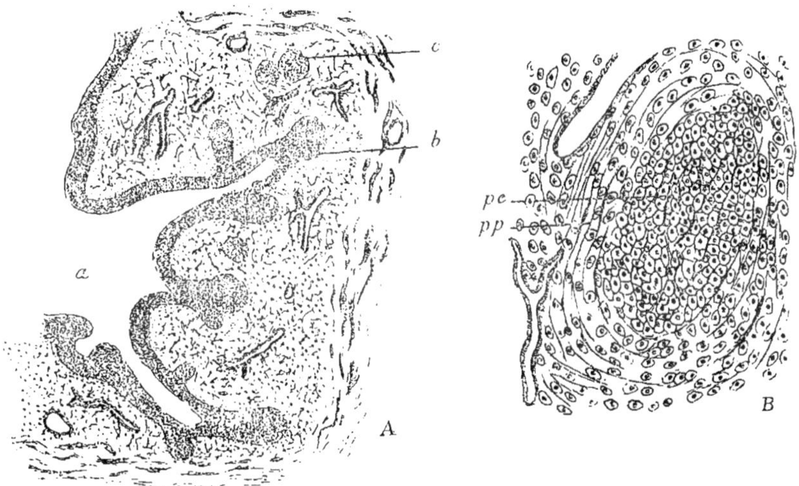

Fig. 90. — *Développement de l'amygdale chez l'Homme* (d'après Retterer, figures un peu modifiées).

I. — Section de l'ébauche amygdalienne chez un embryon du 5e mois. *a*, invagination initiale, partie de la fossette amygdalienne. — *b*, invaginations secondaires. — *c*, *c*, bourgeons pleins fournis par les précédents et formant les centres de formation des follicules clos.

II. — Lobule amygdalien ou follicule clos de l'amygdale chez un enfant de 5 ans 1/2. *pp*, couche périphérique du lobule formée de tissu angiothélial parfait. — *pe*, portion médullaire ou centrale du lobule constituée par du tissu épithélial encore peu pénétré par le tissu conjonctif, par du tissu angiothélial imparfait en un mot.

points; le tissu conjonctif augmente de plus en plus d'importance aux dépens des éléments épithéliaux qui sont résorbés et laissent à leur place des alvéoles.

Stöhr récemment a décrit tout autrement que Retterer le développement de l'amygdale. Il reconnaît l'existence des bourgeons épithéliaux, mais ne leur accorde aucune importance dans l'édification de l'amygdale. Pour lui le tissu des follicules clos amygdaliens dérive uniquement d'un remaniement du tissu conjonctif ordinaire de la muqueuse par des leucocytes sortis des vaisseaux du voisinage.

A côté de l'opinion de Retterer, pour lequel le tissu amygdalien est un mélange d'épithélium et de tissu conjonctif vasculaire, à côté de celle de Stöhr où nous le voyons dériver uniquement de tissu connectif et d'éléments sanguins, on pourrait encore imaginer une troisième manière de voir, qui cependant jusqu'ici n'est appuyée sur aucun fait pour ce qui concerne le développement de l'amygdale ; le tissu adénoïde de cet organe serait tout entier un produit épithélial.

La tonsille pharyngienne, située sur la paroi dorsale de la portion nasale du pharynx, apparaît chez l'Homme du 3e au 6e mois de la vie intra-utérine (Ganghofner, Killian) ; elle est dessinée par un certain nombre de replis de la muqueuse, la plupart longitudinaux, entre lesquels se trouve le sillon médian et la bourse pharyngienne dont il a été question plus haut. Il n'y a pas encore à cette époque d'infiltration lymphoïde dans le derme de la muqueuse correspondante. C'est seulement à partir du 6e mois que se montrent les premiers follicules, d'abord sur le toit du pharynx ; puis la transformation lymphoïde envahit la paroi postérieure et même les parties antérieures et latérales de la cavité pharyngienne. L'infiltration est la plus puissante au-devant de la bourse pharyngienne, où elle peut atteindre 2 millim. d'épaisseur. Chez les Mammifères, où la tonsille pharyngienne est très répandue, l'infiltration tantôt se fait d'une façon diffuse, tantôt se circonscrit en follicules clos. Contrairement à Schwabach, qui met le développement de la tonsille pharyngienne en rapport avec l'existence de la bourse pharyngienne, qui pense qu'il se produit ici, comme dans le développement de l'amygdale, des invaginations actives de l'épithélium et que la bourse pharyngienne est comparable à l'une des cryptes amygdaliennes, Killian soutient que la tonsille pharyngienne se développe indépendamment de la bourse du même nom, et que l'infiltration adénoïde et la formation des replis ne sont pas dans la tonsille pharyngienne reliées par une relation causale, comme c'était le cas pour l'amygdale.

INDEX BIBLIOGRAPHIQUE

Appareil branchial. — Généralités. — DOHRN. *Der Ursprung der Wirbelthiere und das Princip des Functionswechsels.* Leipzig, 1875. — ID. Neue Grundlage zur Beurtheilung der Metamerie des Kopfes. *Mitth. aus d. Zool. Stat. zu Neapel*, Bd IX, 1890. — VAN BEMMELEN. Ueber vermuthliche rudimentäre Kiemenspalten bei Elasmobranchiern. *Mitth. aus d. Zool. Stat. zu Neapel*, Bd VI, 1885. — ID. *Over de ontwikkeling en de metamorphose der Kieuw of visceraalspleten en der Aortabogen by embryonen van Tropidonotus natrix en Lacerta muralis.* Amsterdam, 1886. — ID. Die Visceraltaschen und Aortenbogen bei Reptilien und Vögeln. *Zool. Anzeiger*, 1886, nos 231, 232. — ID. Die Halsgegend der Reptilien. *Zool. Anzeiger*, 1886, no 244. — ID. Ueber die Suprapericardialkörper. *Anat. Anzeiger*, 1889, no 13. — BEARD. The system of branchial sense organs and their associated Ganglia in Ichthyopsides. *Quart. J. of micr. Sc.*, 1885. — GEGENBAUER. Die Metamerie des Kopfes und die Wirbeltheorie des Kopfskeletes. *Morphol. Jarhbuch*, 1887, Bd XIII. — M. MARSHALL. On the heard Cavities and associated Nerves of Elasmobranchs. *Quart. J. of micr. Sc.*, 1881. — FRORIEP. Ueber Anlagen von Sinnesorganen u. s. w. *Arch. für Anat. und Phys.*, *Anat. Abth.*, 1885. — BLAUE. Untersuchungen über den Bau der Nasenschleimhaut bei Fischen und Amphibien, u. s. w. *Arch. für Anat. und Phys.*, *Anat. Abth.*, 1884. — VAN WYHE. Ueber die Mesodermsegmente und die Entwickelung der Nerven des Selachierkopfes. *Verh. d. Konink. Akad. van Wetenschappen.* Amsterdam, 1883. — KASTSCHENKO. Das Schlundspaltengebiet des Hühnchens. *Arch. für Anat. und Phys.*, *Anat. Abth.*, 1887. — HOUSSAY. Etudes d'embryologie sur les Vertébrés. *Arch. de Zool. expér.*, 1890, 2e s., t. VIII. — ID. Etudes d'embryologie sur les Vertébrés. *Bull. sc. de la France et de la Belgique*, t. XXIII, 1891. — ID. La métamérie de l'endoderme et du système vasculaire primitif dans la région post-branchiale du corps des Vertébrés. *Soc. de Biologie*, 1891. — QUÉNU. *Des arcs branchiaux chez l'homme.* Thèse d'agrégation. Paris, 1886.

Fentes branchiales. — W. HIS. Mittheilungen zur Embryologie der Säugethiere und des Menschen. *Arch. für Anat. und Phys.*, *Anat. Abth.*, 1881. — ID. *Anatomie menschlicher Embryonen.* III. *Zur Geschichte der Organe.* Leipzig, 1885. — KOELLIKER. *Embryologie.* — BORN. Ueber die Derivate der embryonalen Schlundbogen und Schlundspalten bei Säugethieren. *Arch. für mikr. Anat.*, Bd XXII, 1883. — MALL. Entwickelung der Branchialbogen und Spalten des Hühnchens. *Archiv für Anat. und Phys.*, *Anat. Abth.*, 1887. — PIERSOL. Ueber die Entwicklung der embryonalen Schlundspalten und ihre Derivate bei Säugethieren. *Zeitsch. f. wiss. Zool.*, Bd XLVII, 1888. — FOL. Description d'un embryon humain, etc. *Rec. Zool. suisse*, t. I. — DE MEURON. Recherches sur le développement du thymus et de la glande thyroïde. *Rec. zool. suisse*, t. III. — RUECKERT. Vorläufige Mittheilung u. s. w. *Mitth. d. Gesells. für Morph. und Phys. zu München*, 1884. — KASTSCHENKO. — ID. Das Schicksal der embryonalen Schlundspalten bei Saügethieren. *Arch. für mikr. Anat.*, Bd XXX, 1887. — LIESSNER. Ein Beitrag zur Kenntniss der Kiemenspalten und ihrer Anlagen bei amnioten Wirbelthieren. *Morph. Jahrbuch*, Bd XIII.

Fistules branchiales. — HUNCZOWSKY, in FISCHER. Historiche Notiz zur angeborenen Halsfistel. *Deutsche Zeitschr. für Chirurgie*, Bd II, 1873. — ASCHERSON. *De fistulis colli congenitis*, 1832. — ROSER. *Handbuch der anatomischen Chirurgie.* Tübingen, 1859. — DUPLAY. Des fistules congénitales du cou. *Arch. gén. de médecine*, S. 6, XXV, 1875. — ALBRECHT. Ueber die morphologische Bedeutung der Pharynxdivertikel. *Deutsche med. Wochenschr.*, 1885, n° 4 ; *Centralblatt für Chirurgie*, 1885, n° 24. — SUTTON. Abstract of lectures on evolution in pathology. *Lancet*, 1888. — ID. On branchial fistulæ, cysts, diverticula and supernumerary auricles. *Journal of anat. and phys.*, 1887. — BROCA. Fentes branchiales et fistules congénitales du cou *Bull. de la Soc. anat. de Paris*, 1889. — CUSSET. Etudes sur l'appareil branchial des Vertébrés et quelques affections qui en dérivent chez l'homme, Paris, 1877. — GUZMAN. Des fistules congénitales du cou (fistules branchiales). Paris, Davy, 1886. — KOSTANECKI u. MIELECKI. Die angebornen Kiemenfisteln des Menschen u. s. w. *Arch. für path. Anat.*, Bd CXX, H. 3, et Bd CXXI, H. 2, 1890 (avec nombreuses indications bibliographiques).

Arcs branchiaux et leurs dérivés. — W. HIS. *Anatomie menschlicher Embryonen.* — QUÉNU. — W. HIS. Die Retromandibularbucht. *Anat. Anzeiger*, 1886. — ID. Ueber den Sinus praecervicalis und die Thymusanlage. *Arch. für Anat. und Phys.*, *Anat. Abth.*, 1886. — C. RABL. Zur Bildungsgeschichte des Halses. *Prager med. Wochenschr.*, 1886 et 1887.

Malformations. Imperforation buccale. Anomalies de la langue. — DUVAL et HERVÉ. *Société de biologie*, 1883. — NICOLAS et PRENANT. Observation d'une monstruosité rare. *Journal de l'anat. et de la phys.*, 1888.

Évolution des fentes branchiales. — STIEDA. *Untersuchungen über die Entwicklung der Glandula thymus, Glandula thyreoïdea und Glandula carotica*. Leipzig, 1881. — WŒLFLER. *Ueber die Entwicklung und den Bau der Schilddrüse*. Berlin, 1880. — BORN. — W. HIS. *Anatomie menschlicher Embryonen*. — ID. *Arch. für Anat. und Phys., Anat. Abth.*, 1886. — ID. Schlundspalten und Thymusanlage. *Arch. für Anat. und Phys., Anat. Abth.*, 1889. — FISCHELIS. Beiträge zur Kenntniss der Entwicklung der Glandula thyreoidea und der Glandula thymus. *Arch. für mikr. Anat.*, Bd XXV. — VAN BEMMELEN. — DE MEURON. — C. RABL. — MALL. — KASTSCHENKO. — MAURER. Schilddrüse und Thymus der Teleostier. *Morph. Jahrbuch*, Bd XI. — Id. Schilddrüse, Thymus und Kiemenreste der Amphibien. *Morph. Jahrbuch*, Bd XIII. — PIERSOL. — PRENANT. Annotations sur le développement du tube digestif. *Journal de l'anat. et de la phys.*, 1891.

Thymus. — BORN. — W. HIS. — STIEDA. — KOELLIKER. *Embryologie*. — A. DAHMS. *Etude sur le thymus*, Paris, 1877. — AFANASSIEW. Ueber die concentrischen Körper der Thymus, et : Weitere Untersuchungen über den Bau und die Entwicklung der Thymus u. s. w. *Arch. für mikr. Anat.*, Bd XIV, 1877. — AMMAN. *Beiträge zur Anatomie der Thymusdrüse*. Zurich, 1882. — WATNEY. The minute Anatomy of the thymus. *Philos. Transactions*, 1882. — G. HERRMANN et TOURNEUX. Article Thymus. *Dict. encycl.*, 1887. — ID. Sur l'évolution histologique du thymus chez l'embryon humain et chez les mammifères. *Soc. de biologie*, 1888. — SAPPEY. *Traité d'anatomie descriptive*, t. IV. — LUSCHKA. *Die Anatomie des Menschen*. Bd I. — WALDEYER. Die Rückbildung der Thymus. *Sitz. d. Königl. pr. Akad. d. Wiss. zu Berlin*, 1890 (avec indications bibliographiques nombreuses).

Diverticules du pharynx. Glande thyroïde. Appareil pulmonaire. —

Glande thyroïde. — REMAK. *Untersuchungen über die Entwicklung der Wirbelthiere*. Berlin, 1855. — GOETTE. *Beiträge zur Entwicklungsgeschichte des Darmcanals im Hühnchen*. Tübingen, 1867. — W. MUELLER. Ueber die Entwicklung der Schilddrüse. *Jenaische Zeitschrift*. Bd VI, 1871. — KOELLIKER. *Embryologie*. — SEESSEL. Zur Entw. des Vorderdarms. *Arch. für Anat. und Entw.*, 1877. — WÖLFLER. — BORN. — MAURER. — VAN BEMMELEN. — DE MEURON. — W. HIS. — G. HERRMANN et TOURNEUX. Article Thyroïde. *Dict. encycl.*, 1887.

Valeur morphologique de la thyroïde. — W. MUELLER. — ANT. SCHNEIDER. *Beiträge zur vergleichenden Anatomie und Entwicklung der Wirbelthiere*. Berlin, 1879. — E. VAN BENEDEN et JULIN. Recherches sur la morphologie des Tuniciers. *Archives de biologie*, t. VI, 1886. — JULIN. Recherches sur l'appareil vasculaire et le système nerveux périphérique de l'Ammocœtes. *Archives de biologie*, t. VII, 1890. — DOHRN. Studien zur Urgeschichte des Wirbelthierkörpers. Entstehung und Bedeutung der Glandula thyroïdea. Die Thyroidea bei Petromyzon, Amphioxus und Tunicaten. *Mitth. aus der Zool. Stat. zu Neapel*, Bd VI, 1885. — ID. Studien zur Urgeschichte des Wirbelthierkörpers. Thyroidea und Hypobranchialrinne, etc. *Mitth. aus der Zool. Stat. zu Neapel*, Bd VII, 1887.

Thyroïdes accessoires. — MERTEN. Historisches über die Entdeckung der Glandula suprathyroidea. *Arch. für Anat. und Phys., Anat. Abth.*, 1879. — VERNEUIL. *Arch. génér. de médecine*, 1863. — GRUBER. Ueber die Glandula thyroidea accessoria. *Virch. Archiv*. Bd LXVI. — ID. Eine Glandula thyroidea bipartita u. s. w. *Virch. Archiv*. Bd LXVI. — ID. Ueber die Glandula thyroidea ohne Isthmus beim

Menschen. *Arch. v. Reich. und Dubois-Reymond*, 1876. — MADELUNG. Anatomisches und Chirurgisches über die Glandula thyroidea accessoria. *Arch. für klin. Chirurgie*, Bd XXIV. — ZUCKERKANDL. *Ueber eine bisher noch nicht beschriebene Drüse in der Regio suprahyoidea.* Stuttgart, 1879. — KADYI. Ueber accessorische Schilddrüsenläppchen in der Zungenbeingegend. *Arch. für Anat. und Phys., Anat. Abth.*, 1879. — STRECKEISEN. Beiträge zur Morphologie der Schilddrüse. *Virchow's Arch.* Bd CIII. — W. HIS. *Anatomie menschlicher Embryonen.* — E. LALITTE. *Des glandes thyroïdes accessoires au point de vue chirurgical.* Thèse de Nancy, 1890.

Appareil pulmonaire.

Premiers développements. — W. HIS. *Anatomie menschlicher Embryonen.* — ID. Zur Bildungsgeschichte der Lungen beim menschlichen Embryo. *Arch. für Anat. und Phys., Anat. Abth.*, 1887. — AEBY. *Der Bronchialbaum der Säugethiere und des Menschen u. s. w.* Leipzig, Engelmann, 1880. — USKOW. Bemerkungen zur Entwick. der Leber und der Lungen. *Arch. für mikr. Anat.*, Bd XXII, 1883. — FISCHELIS. Beiträge zur Kenntniss der Entw. der Lunge. *In. Diss.*, Berlin, 1885. — KASTSCHENKO. Das Schlundspaltengebiet des Hühnchens. *Arch. für Anat. und Phys., Anat. Abth.*, 1887. — SEESSEL. — RENÉ. Développement de l'arbre broncho-pulmonaire. *Thèse d'agrég.*, 1883.

Larynx et trachée. — W. HIS. — GANGHOFNER. Beiträge zur Entwickl. des Kehlkopfs. *Zeitschr. für Heilk.*, Bd 188. — DUBOIS. Zur Morphologie des Larynx. *Anat. Anzeiger*, 1886, n°s 7 et 9. — STRAZZA. Zur Lehre über die Entwicklung der Kehlkopfmuskeln. *Mediz. Jahrbücher.* Wien, 1888.

Poumon. — W. HIS. — AEBY. — ROBINSON. Observations on the earlier stages in the development of the lungs of rats and mice. *Journ. of Anat. and Phys.*, vol. XXIII, 1889. — CADIAT. Des rapports entre le développement du poumon et sa structure. *Journal de l'anat. et de la phys.*, 1877. — KOELLIKER. *Embryologie.* — KUETTNER. Studien über das Lungenepithel. *Virchow's Archiv*, Bd LXVI. — COLBERG. *De penitiore pulmonum structura et physiologica et pathologica.* Halis, 1863. — ID. Beiträge zur normalen und pathologischen Anatomie der Lungen. *Deutsches Arch. f. kl. Medic.*, 1867. — STIEDA. Einiges über Bau und Entwicklung der Säugethierlungen. *Zeitschr. für wiss. Zool.* Bd XXX. — DUVAL. Article Poumons. *Nouveau Dict. de méd. et de chir.* — JALAN DE LA CROIX. Zur Entwickelung des Lungenepithels beim menschlichen Fœtus und der Einfluss der Athmung auf dasselbe. *Arch. für mikr. Anat.*, Bd XXII, 1883. — BIKFALVI. Beiträge zur Entwickelung der Lunge. *Allg. medizin. Centralzeitung*, LVII, 1888.

Signification du poumon. — FOL. — KASTSCHENKO. *Arch. für Anat. und Phys., Anat. Abth.*, 1887. — ALBRECHT. *Sur la non homologie des poumons des vertébrés pulmonés avec la vessie natatoire des poissons.* Paris et Bruxelles, Manceaux, 1886.

Bourse pharyngienne. — MAYER. Bursa seu cystis tubae Eustachianae bei einigen Säugethieren. *Notizen aus dem Gebiete der Natur-und Heilkunde von Froriep.* Bd XIV, n° 1, 1840. — ID. *Neue Untersuchungen aus dem Gebiete der Anatomie und Physiologie.* Bonn, 1842. — LACAUCHIE. *Traité d'hydrotomie.* Paris, 1853. — LUSCHKA. *Hirnanhang und Steissdrüse des Menschen.* Berlin, 1860. — ID. *Der Schlundkopf des Menschen.* Tübingen, 1868. — GANGHOFNER. Ueber die Tonsilla und Bursa pharyngea. *Sitz. der math.-nat. Klasse d. K. Akad. der Wiss. zur Wien*, 1878. — TORNWALD. *Ueber die Bedeutung der Bursa pharyngea u. s. w.*, Wiesbaden, 1885. — SUCHANNEK. Ein Fall von Persistenz des Hypophysenganges. *Anat. Anzeiger*, 1887, n° 16. — SCHWABACH. Ueber die Bursa pharyngea. *Arch. für mikr. Anatomie*,

Bd XXIX. — KILLIAN. Ueber die Bursa und Tonsilla pharyngea. *Morph. Jahrbuch*, Bd XIV (avec bibliographie abondante). — DURSY. *Zur Entwicklung des Kopfes des Menschen und der höheren Wirbelthiere.* Tübingen, 1869. — FRORIEP. Kopftheil der Chorda dorsalis bei menschlichen Embryonen. *Beiträge zur Anatomie und Embryologie.* Bonn, 1882.

Œsophage. — BALFOUR. *Traité d'embryologie et d'organogénie comparées*, t. II. — DE MEURON. — ID. Sur le développement de l'œsophage. *Comptes rendus de l'Acad. des sc.*, t. CII, n° 24, 1886.

Histogénèse du pharyngo-œsophage. Amygdales. — KOELLIKER. *Embryologie.* — SACCHI. Contribuzioni all' istologia ed embriologia dell' apparecchio digerente dei Batraci e dei Rettili. *Atti della Soc. Ital. di Sc. natur.*, vol. XXIX, 1886. — NEUMANN. Flimmerepithel in Oesophagus menschlicher Embryonen. *Arch. für mikr. Anat.*, Bd XII. — W. HIS. — RETTERER. Sur le développement des tonsilles chez les Mammifères. *Comptes rendus Acad. sc.*, 1885. — ID. Origine et évolution des amygdales chez les Mammifères. *Journal de l'Anatomie et de la Physiologie*, 1885 (avec bibliographie de l'amygdale). — GANGHOFNER. — SCHWABACH. — KILLIAN (avec bibliographie de la tonsille pharyngienne).

CHAPITRE III

Appareil Dentaire.

« Les dents qui, chez les Mammifères, attachées au rebord des mâchoires, ne bordent que l'entrée du tube intestinal, présentent chez les Vertébrés inférieurs une disposition très étendue. Chez beaucoup d'espèces en effet elles recouvrent non seulement la voûte et le plancher de la cavité buccale, ainsi que la face interne des arcs branchiaux (dents palatines, linguales et pharyngiennes), mais s'étendent encore, disposées en rangs serrés les uns contre les autres, sur la totalité de la face cutanée, produisant chez les Sélaciens une cuirasse puissante et flexible » (O. Hertwig). C'est parce que les dents ne sont pas l'apanage de la cavité buccale exclusivement, mais s'étendent au delà de ses limites, que nous avons cru devoir séparer leur étude de celle du développement de la bouche, et c'est en raison de l'importance de l'appareil dentaire que nous examinerons sa formation dans un chapitre distinct.

Dans le point où une dent doit se former, dit à peu près Tomes, les tissus mous affectent toujours une disposition particulière ; on donne le nom de **germes dentaires** à ces zones de tissus mous ainsi modifiés dans un but spécial. Tout ou partie seulement des tissus mous qui constituent le germe d'une dent se convertit en tissus dentaires par le dépôt de sels calcaires dans leur propre substance. Des trois parties qui entrent dans la constitution de la dent, savoir l'**émail**, l'**ivoire** et le **cément**, les deux premières dérivent chacune certainement, la troisième probablement, de germes ou organes embryonnaires particuliers, auxquels on a donné les noms d'**or-**

gane de l'émail, organe de l'ivoire, organe du cément. L'organe de l'émail a pour origine une papille épithéliale de la peau ou de la muqueuse pharyngo-buccale. L'organe de l'ivoire et celui du cément ont pour point de départ commun une condensation papilliforme du tissu conjonctif de la peau ou de la muqueuse bucco-pharyngienne. Il y a donc au début de la formation dentaire une *double ébauche, épithéliale et connective,* très comparable à l'ébauche double qui est le prélude du développement du poil. Le caractère dentaire des deux ébauches, épithéliale et conjonctive, s'affirme ultérieurement par leur *calcification*, qui de papilles jusque-là banales fait un organe bien différencié, la **dent.**

I. — Développement des dents cutanées des Sélaciens

Il convient de commencer l'étude du développement de la dent par le cas le plus simple, celui que nous offrent les dents cutanées ou écailles placoïdes des Sélaciens (1).

Chez de jeunes embryons de Raie se développent à la surface du derme, aux dépens du mésenchyme ou tissu conjonctif embryonnaire, de petites papilles, les *papilles dentaires* (fig. 91, A, *pd*), riches en cellules et issues d'une prolifération active des éléments déjà existants. De leur côté, les cellules épidermiques les plus profondes, au niveau de la papille, se modifient, s'allongent en éléments cylindriques, et représentent un organe, qui a pour rôle la sécrétion de l'émail, qu'on appelle pour cette raison *membrane de l'émail* ou *adamantine* (*me*) et dont les éléments constituants méritent le nom d'*adamantoblastes*. Par les progrès du développement, l'ébauche totale prend ensuite la forme de la future dent (fig. 91, B).

C'est alors que commence le processus de calcification. Les cellules les plus superficielles de la papille, ou *odontoblastes*, dont l'ensemble a reçu le nom de *membrane de l'ivoire* (fig. 91, B, *o*),

(1) Toute la description de la formation des dents des Sélaciens qui va suivre est empruntée à O. Hertwig, qui a résumé dans son traité le résultat de ses recherches sur le développement des dents des Sélaciens.

sécrètent une mince couche d'*ivoire* ou *dentine* (*i*) qui coiffe la papille. En même temps la membrane adamantine commence aussi à manifester son activité sécrétrice ; elle produit à la surface extérieure de la coiffe dentinienne (*i*) une couche dure et mince d'*émail* (*e*). De nouvelles couches d'ivoire se déposant à la face

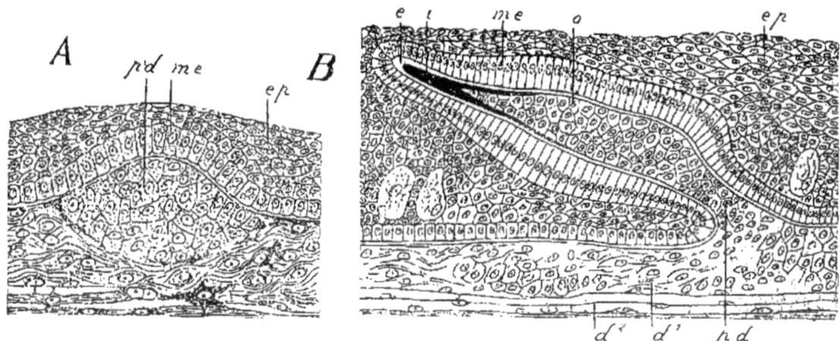

FIG. 91. — *Coupes de l'ébauche dentaire en deux stades différents chez des embryons de Sélaciens* (d'après O. HERTWIG).

A, stade le plus jeune. — *pd*, papille dentaire. — *me*, membrane de l'émail. — *ep*. épithélium cutané. B. stade plus avancé. Calcification de l'ébauche. — *ep*, épithélium cutané. — *me*, membrane de l'émail. — *pd*. papille dentaire. — *o*, odontoblastes. — *e*, émail. — *i*, ivoire. — d^1, couche superficielle du derme. d^2, couche profonde lamelleuse du derme.

intérieure du capuchon dentinien déjà formé, et de nouvelles strates d'émail venant se former à la face extérieure de la couche adamantine déjà constituée, il arrive que le corps de la dent devient de plus en plus épais et s'élève toujours davantage au-dessus de la surface cutanée, dont il finit par traverser le revêtement épidermique, en pointant au dehors.

Plus tard la dent acquiert un moyen de fixation qui lui manquait à peu près jusqu'à présent, grâce à ce que, dans les couches connectives superficielles, qui entourent l'ivoire et sa papille, se déposent des sels calcaires ; ces couches connectives se transforforment en une sorte d'os, le *cément* dentaire.

Ainsi se constitue la dent définitive, aux dépens de trois tissus calcifiés, dérivant de trois ébauches distinctes. De la membrane épithéliale de l'émail (organe ou germe de l'émail) dérive l'émail. De la couche des odontoblastes de la papille dentaire (organe ou germe de l'ivoire) provient l'ivoire ; du tissu connectif ambiant naît par ossification directe le cément.

Il faut ajouter que la dent définitive contient dans son intérieur un tissu conjonctif richement vascularisé, la **pulpe dentaire**, qui est le reste de la papille dentaire, non employé à la formation de l'ivoire.

Ainsi, dans le cas des dents cutanées ou « écailles placoïdes » des Sélaciens, la formation dentaire se fait à la surface même de la peau, et l'organe de l'émail se forme directement aux dépens de l'épithélium cutané ou épiderme. De plus, les germes et en particulier les ébauches épithéliales d'une même série se forment indépendamment les unes des autres. Il en est de même pour les dents buccales et pharyngiennes des Poissons osseux.

II. — Développement des dents maxillaires

§ 1. **Première ébauche dentaire.** — Les dents des Amphibiens, des Reptiles, des Mammifères et celles des Sélaciens, qui placées au bord des mâchoires servent à la division des aliments et représentent les dents proprement dites, diffèrent des formations dentaires que nous avons étudiées plus haut par un caractère important. Elles ne prennent pas leur origine à la surface libre de la muqueuse buccale, mais dans la profondeur même de celle-ci. L'épithélium en particulier, qui doit fournir l'organe de l'émail, s'enfonce sous forme de bourrelet ou **lame dentaire** dans le tissu du derme sous-jacent ; et c'est aux dépens de ce bourrelet seulement et non pas directement de l'épithélium buccal que se formera le germe adamantin. Cette différence d'avec les cas décrits ci-dessus est le résultat d'une prolifération beaucoup plus intense de l'épithélium adamantogène. Cette exagération du processus proliférateur reconnaît à son tour les causes suivantes : d'abord la taille des dents maxillaires beaucoup plus considérable que celle des dents cutanées, et ensuite et surtout l'usure plus rapide des dents maxillaires et la nécessité de leur remplacement. La lame dentaire doit donner naissance alors non plus à une seule, mais à deux, à plusieurs dents même, qui, à mesure que les dents usées tombent, viendront les remplacer.

Le processus formateur des dents est d'ailleurs le même, s'opérant sur le bourrelet dentaire, que nous l'avons trouvé à la surface libre de la peau.

A. *Dents maxillaires des Sélaciens.* — Chez les Sélaciens, les dents maxillaires se forment en effet comme il suit :

A la face externe de la lame dentaire (fig. 92, *ld*), se développent de nombreuses papilles connectives juxtaposées (*pd*) qui, de même que les papilles dentaires cutanées s'enfonçaient tout à l'heure dans l'épiderme, pénètrent ici dans la masse épithéliale invaginée du bourrelet dentaire.

De la sorte, prennent naissance dans la profondeur de la muqueuse plusieurs rangées superposées de dents, dont les plus

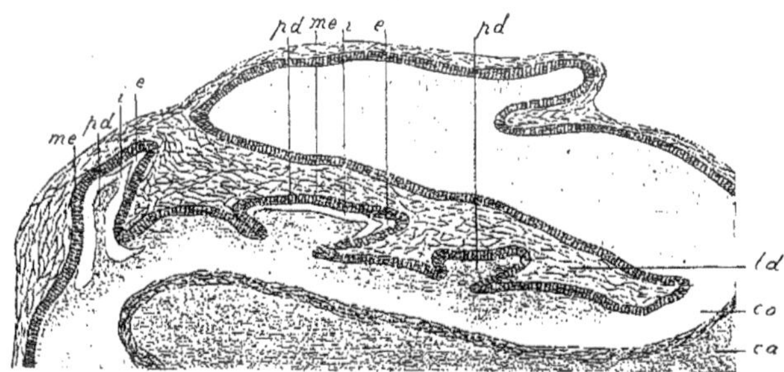

FIG. 92. — *Coupe transversale de la mâchoire inférieure d'un embryon de Sélacien avec ébauches dentaires* (d'après O. HERTWIG).

ca, cartilage de la mâchoire inférieure. — *ld*, lame dentaire. — *pd*, papille dentaire. — *i*, ivoire. — *e*, émail. — *me*, membrane de l'émail. — *co*, derme conjonctif de la muqueuse.

superficielles sont plus développées que celles qui occupent une situation plus profonde ; elles perforent les premières la muqueuse, pour fonctionner aussitôt ; et une fois usées, elles tombent, repoussées par les dents de remplacement placées derrière et plus jeunes qu'elles.

Chez les Sélaciens, ainsi que chez les Vertébrés inférieurs en général, le remplacement des dents est absolument illimité, et se prolonge pendant toute la durée de la vie. Aussi ces animaux ont-ils pu être appelés, en raison de la production dentaire incessante qu'ils présentent, *polyphyodontes*. Au contraire, les Vertébrés supérieurs, les Mammifères, l'Homme en particulier, ont vu le remplacement dentaire se limiter ; chez eux, en effet, les dents ne se remplacent, dans l'immense majorité des cas et normalement tout au moins, qu'une seule fois.

On peut donc les nommer *diphyodontes*, puisqu'ils ne présentent durant tout le cours de leur existence, en un même point de la mâchoire, que deux dents, l'une **dent de lait** ou **temporaire**, l'autre **dent permanente.** Il est d'autres Mammifères chez lesquels, en dépit de l'existence d'une lame dentaire capable de faire deux fois les frais d'une production dentaire, la dent persiste toute la vie. On peut appeler ces Mammifères *monophyodontes* (la plupart des Edentés, les Cétacés pourvus de dents, certains Rongeurs). Enfin, il est des Mammifères, les Cétacés porte-fanons, (Baleines) chez lesquels les productions de la lame dentaire sont rudimentaires et même disparaissent, si bien qu'à l'état adulte ces Mammifères sont véritablement édentés. Nous reviendrons plus loin sur cette question du remplacement des dents, nous bornant à présent à avancer que, vraisemblablement, les différents types édenté, monophyodonte, diphyodonte, sont dérivés successivement les uns des autres et du type polyphyodonte, le plus ancien de tous.

B. *Dents des Mammifères.* — A présent que nous connaissons dans quelles limites la lame dentaire manifeste son activité adamantogène chez les Mammifères comparés aux Sélaciens, il nous faut voir de plus près quels sont les processus de la formation dentaire chez les Mammifères, encore qu'ils y soient essentiellement pareils à ceux que nous avons trouvés chez les Sélaciens (1).

a) *Lame dentaire.* — Chez l'embryon humain de la 6ᵉ semaine (Kölliker, Röse) et chez des embryons de Mammifère qui sont à un degré de développement correspondant, on voit que l'épithélium buccal qui recouvre le futur bord alvéolaire du maxillaire supérieur et du maxillaire inférieur est fortement épaissi, saillant d'une part dans l'intérieur de la cavité buccale sous forme de *bour-*

(1) Nous devons beaucoup pour la rédaction de cet article à l'Anatomie dentaire de Ch. Tomes, à la « Contribution à l'odontogénie » de Debierre et Pravaz, auxquelles nous avons emprunté des descriptions entières.

relet gingival (Pouchet et Chabry) (fig. 93, *bg*), proéminant d'autre part dans l'épaisseur de la future mâchoire sous forme d'une lame épithéliale continue et régnant sur toute la longueur de la mâchoire (*ld*), à laquelle les auteurs ont donné différents noms :

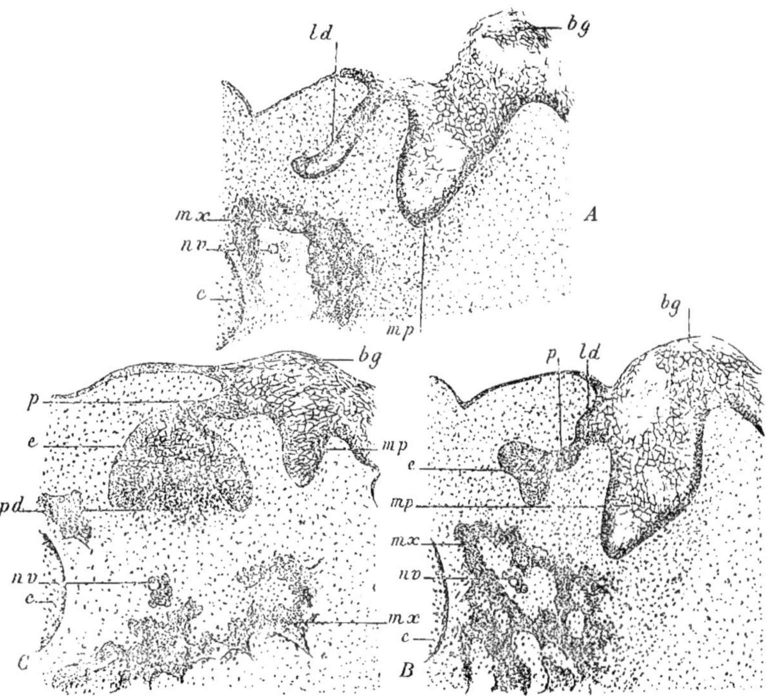

FIG. 93. — *Coupes de la région dentaire incisive chez l'embryon de Veau.*

A. Section passant par la lame dentaire, mais n'intéressant pas de germe dentaire, chez un embryon de 7 cent.
B. Section chez un embryon du même âge à travers un germe dentaire.
C. Section chez un embryon plus âgé (8 cent.).

bg, bourrelet gingival. — *mp*, mur plongeant. — *ld*, lame dentaire. — *e*, germe de l'émail, — *p*, son pédicule. — *pd*, papille dentaire (germe de l'ivoire). — *nv*, nerf et vaisseaux dentaires. — *mx*, mâchoire inférieure. — *c*, cartilage de Meckel.

bourrelet épithélial (Legros et Magitot), *crête* ou *rempart épithélial* (Kölliker, Waldeyer, Kollmann), *lame dentaire* (Pouchet et Chabry), *mur adamantogénique* (Debierre et Pravaz). Cette invagination épithéliale se creuse pour ainsi dire un sillon dans le tissu conjonctif sous-jacent, de telle sorte que si on la suppose enlevée par la pensée ou détruite par un réactif quelconque, il reste une profonde gouttière, qui est le « sillon dentaire primitif » de Goodsir. Comme toute invagination, la lame dentaire a la valeur d'un véritable plissement ; elle est constituée, en effet, par une double couche extérieure de cellules cylindro-cubiques appartenant à la couche profonde du stratum de Malpighi et par une masse centrale de cellules polyédriques interposées.

Nous avons dit que la lame dentaire est continue, et de plus s'étend à toute la longueur de l'arcade maxillaire. Elle existe, en effet, là même où il n'y aura jamais de dents, comme au niveau de la barre des Solipèdes et des Ruminants, au niveau des vastes étendues dépourvues de dents de la mâchoire des Edentés (Pouchet et Chabry contre Pietkewickz) ; le bord incisif du maxillaire supérieur des Ruminants, que l'on sait être privé de dents chez l'adulte, ne présenterait par contre pas même de lame dentaire différenciée.

Dans les cas habituels, la lame dentaire dérive directement, de la façon que nous venons de voir, de la région alvéolaire de l'épithélium buccal. Mais il peut se faire aussi qu'elle n'en provienne que secondairement par l'intermédiaire d'un bourgeon épithélial plus ancien qu'elle, et dont elle représente une branche latérale. C'est ce qu'ont observé Pouchet et Chabry, par exemple, dans la région antérieure ou incisive du rebord alvéolaire de la mâchoire inférieure du Mouton. Le bourrelet gingival, c'est-à-dire l'épaississement épithélial que nous avons vu revêtir le bord alvéolaire des maxillaires, peut proéminer à l'extérieur, dans la cavité buccale (mur saillant), ou à l'intérieur dans la profondeur des tissus (mur plongeant) (fig. 93, *mp*). Le mur plongeant, dans la totalité de son étendue chez la plupart des Mammifères, et dans toute sa partie postérieure chez le Mouton, n'a aucun rapport avec la formation des dents ; mais il se fissure et se dédouble de telle sorte que son feuillet externe demeure appliqué à la lèvre, tandis que son feuillet interne forme le revêtement de la gencive. Dans la région incisive de la mâchoire inférieure du Mouton au contraire, le mur plongeant prend encore part à la formation de la lame dentaire qui naît de sa face interne, et non plus directement du bourrelet gingival de l'épithélium buccal. Röse, chez l'embryon humain, a trouvé des faits qui paraissent analogues ; la lame dentaire dérive en effet du dédoublement d'une lame dentaire primitive (équivalente sans doute au mur plongeant de Pouchet et Chabry), l'autre moitié de la lame dentaire primitive contenant en elle l'ébauche du sillon labial.

b) *Organe de l'émail.* — La lame dentaire, dont la direction est des plus variables, et qui s'enfonce verticalement dans l'épaisseur des maxillaires de manière à présenter une face externe et une autre interne, ou bien qui se recourbe horizontalement de façon à ce que sa face externe devienne inférieure et sa face interne supérieure, la lame dentaire se comporte différemment par sa face externe ou inférieure et par sa face interne ou supérieure. La première en effet, qui est irrégulière, bourgeonnante, produit les organes adamantins des dents successives, et mérite par conséquent le nom de « face adamantine » ; la deuxième, régulière, lisse, ne joue aucun rôle dans la formation de la dent et particulièrement dans la production de l'organe de l'émail ; c'est la « face abadamantine » (Pouchet et Chabry). Quant au bord inférieur, libre, de la lame dentaire, il devient irrégulier, et se festonne en émettant des lobes descendants, allongés, séparés par des rentrants plus ou moins profonds. Ces lobes ont été considérés par la majorité des auteurs comme destinés à fournir les organes de l'émail des dents de la première dentition ou dents de lait.

Toutefois, comme nous l'avons fait pressentir ci-dessus, la lame dentaire ne produit pas encore directement les organes adamantins des dents de lait. Mais ceux-ci sont pour Tomes, Legros et Magitot, Pouchet et Chabry, le résultat de la différenciation d'une « lame épithéliale » (Legros et Magitot) qui naît soit du bord libre, soit de la place externe (adamantine de Pouchet et Chabry) de la lame dentaire, et qui se festonne en autant de lobes qu'il se formera d'organes adamantins. Quant aux lobes descendants par lesquels se termine le bord libre même de la lame dentaire, Pouchet et Chabry leur attribuent la formation des germes adamantins des dents définitives.

L'opinion que Röse s'est faite du développement des dents temporaires et des dents permanentes chez l'embryon humain procède en partie de celle de Pouchet et Chabry. Röse admet, contrairement aux auteurs français, que le bord libre de la lame dentaire se festonne une première fois, les festons se pédiculisant pour devenir les germes adamantins des dents de lait; avec Pouchet et Chabry il reconnaît ensuite, entre les germes des dents temporaires, l'existence de lobes descendants de la lame dentaire, produits par l'accroissement secondaire et par le festonnement de la lame entre les dents temporaires; et comme Pouchet et Chabry, il fait de ces lobes l'ébauche des organes adamantins des dents définitives (1).

Quoi qu'il en soit de leur origine exacte, les organes adamantins naissent comme autant de petites massues sessiles ou pédiculées au début (fig. 93, B et C, *e*, *p*), toujours pédiculées plus tard et reliées à la lame dentaire par le *collet de l'organe de l'émail*. Ils sont constitués par les mêmes éléments épithéliaux dont se compose la lame dentaire, c'est-à-dire par une couche périphérique de cellules allongées et par une masse centrale d'éléments polyédriques. De bonne heure, le fond de ce bourgeon claviforme ou piriforme se déprime, à la façon d'un fond de bouteille, de telle sorte que l'organe de l'émail prend une forme comparable à celle d'une petite cloche, suspendue par un cordon épithélial qui la rattache à la lame épithéliale de la lame dentaire et par elle à l'épithélium buccal qui tapisse l'alvéole (fig. 88, B). La dépression dont se creuse le fond de l'organe de l'émail est généralement attribuée au refoulement de cet organe par une sorte de papille ou de bourgeon connectif qui n'est autre que la papille dentaire. Tomes cependant affirme que la dépression existe avant toute indication de papille dentaire.

L'organe de l'émail, se déprimant de plus en plus, prend une figure caliciforme de plus en plus accentuée, en même temps qu'il augmente d'importance, ses cellules se multipliant par cinèse (Canalis). Il se fait une véritable invagination de la paroi cellulaire cylindrique de l'organe, de telle façon que cette paroi présente deux feuillets, l'un externe, *épithélium externe de l'émail*

(1) Nous avons essayé de reproduire exactement, quoique brièvement et d'une façon un peu schématique, les distinctions que les auteurs ont faites entre les bourgeons épithéliaux successifs desquels dérivent en fin de compte les organes adamantins. Ces distinctions, malheureusement difficiles à établir, plus difficiles encore à suivre et surtout à schématiser exactement, ont de l'importance dans la détermination de la valeur réelle des organes de l'émail et par suite des dents des divers mammifères.

(fig. 94, et fig. 97, A, *epx*), l'autre interne, *épithélium interne de l'émail* (*epi*), séparés par la masse des cellules épithéliales polyédriques (*pe*). Il nous faut étudier séparément le sort de ces diverses parties constituantes de l'organe de l'émail.

L'épithélium externe de l'émail, composé primitivement de cellules cylindriques, s'aplatit, en même temps que ses éléments

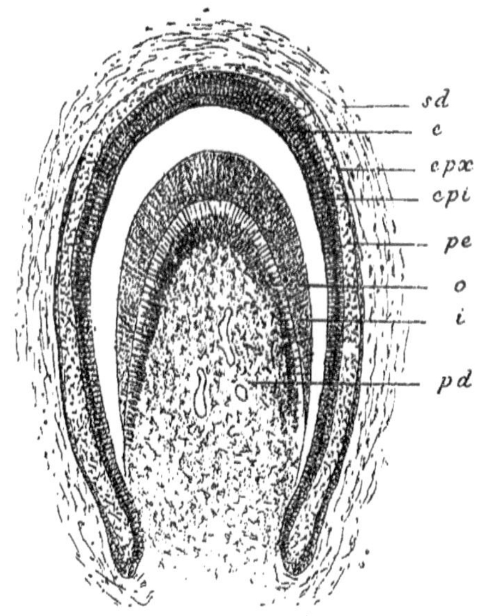

FIG. 91. — *Ébauche dentaire d'un Chat nouveau-né.*

Sd, sac dentaire. — *e*, émail. — *epx*, épithélium externe de l'émail. — *epi*, épithélium interne de l'émail. — *pe*, pulpe de l'émail. — *o*, couche des odontoblastes. — *i*, ivoire. — *pd*, pulpe dentaire. — Entre l'émail *e* et l'ivoire *i* se trouve un espace vide artificiel.

deviennent irréguliers. Il émet par toute sa face externe des bourgeons, « bourgeons épithéliaux de la lame externe de l'organe de l'émail », qui pénètrent sous forme de cordons cellulaires dans l'épaisseur du tissu connectif ambiant. D'autre part la lame externe bourgeonnante de l'organe de l'émail se laisse elle-même envahir par des poussées connectives, qui la tronçonnent irrégulièrement en îlots épithéliaux. Finalement, la lame externe de l'émail disparaît, suivant l'opinion généralement admise, en tant que formation distincte, et il n'en reste plus que les îlots épithéliaux auxquels nous venons de la voir donner naissance. Pour Waldeyer toutefois, les cellules de l'épithélium externe de l'émail persistent, kératinisées, à la surface de l'émail complètement formé, et par suite comme couche la plus externe de la dent, en constituant la *cuticule de l'émail* ou *membrane de Nasmyth.*

Les transformations et la disparition finale de la lame externe de l'émail marchent du fond vers les bords de la capsule adamantine ; sur les bords de celle-ci, la lame externe demeure longtemps visible, se repliant pour se continuer avec la lame interne et ainsi former le pourtour circulaire de la capsule (fig. 94 et 97).

La masse centrale des tissus polyédriques éprouve de son côté des modifications très profondes et finalement disparaît comme l'épithélium externe. On voit les cellules polyédriques se transformer en éléments ramifiés, qui par leurs ramifications s'anastomosent entre eux en un réseau étoilé. Il en résulte l'apparence d'un tissu conjonctif muqueux, et l'analogie est encore rendue plus frappante par le dépôt dans les mailles du réseau d'une substance muqueuse ou gélatineuse. Il y a là un très remarquable exemple de métamorphose d'un tissu épithélial en tissu d'aspect conjonctif, et un cas typique de pseudomorphisme histologique.

La transformation muqueuse de la masse centrale de l'organe de l'émail n'en atteint pas toute l'épaisseur. En effet les cellules les plus voisines de l'épithélium interne conservent à peu près leur forme polyédrique générale, ou tout au moins se ramifient peu, et plus tard formeront 2 ou 3 strates de cellules basses, aplaties parallèlement à la surface de l'épithélium interne. On a appelé à cause de sa structure, *réticulum étoilé de l'émail,* en raison de sa mollesse, *pulpe de l'émail,* la masse cellulaire transformée en tissu d'aspect muqueux (fig. 94 et 95, *pe*) ; et en raison de leur situation entre la pulpe de l'émail et l'épithélium interne, on a donné le nom de *couche intermédiaire* (*stratum intermedium*) aux deux ou trois strates cellulaires qui ont échappé en partie à la transformation muqueuse (fig. 95, *st*). La pulpe de l'émail et la couche intermédiaire, tout comme l'épithélium externe, n'interviennent en aucune manière dans la formation de l'émail. En effet, d'après les observations de Tomes, les dents des Poissons et des

Reptiles, bien que pourvues d'émail, sont dépourvues de pulpe de l'émail. Chez les Mammifères, d'autre part la pulpe disparaît avant que l'émail soit complètement formé, de sorte que l'épithélium externe et l'épithélium interne arrivent au contact.

L'épithélium interne de l'organe de l'émail prend seul part à la formation de l'émail. Pour cette raison il a reçu le nom, que nous lui connaissons déjà, de membrane de l'émail ou membrane adamantine, et ses éléments celui de cellules de l'émail ou adamantoblastes. Ces éléments sont des cellules cylindriques très hautes ; le noyau est situé dans la moitié périphérique de la cellule (fig. 95, *e*). A mesure que l'on se rapproche du rebord de la cupule adamantine, on voit les cellules de l'émail diminuer de hauteur et devenir cubiques, pour se continuer avec les cellules cubiques de l'épithélium externe. A leur extrémité centrale ou profonde, les cellules de l'émail sont recouvertes d'un plateau cuticulaire, et les plateaux cuticulaires des cellules voisines sont adhérents les uns aux autres, ici comme en beaucoup d'autres régions, de telle sorte que l'on peut isoler une membrane cuticulaire continue, que l'on a appelée *membrane préformative* (fig. 95, *c*). Par leur extrémité périphérique les cellules de l'émail sont en connexion au moyen de prolongements avec les éléments de la couche intermédiaire.

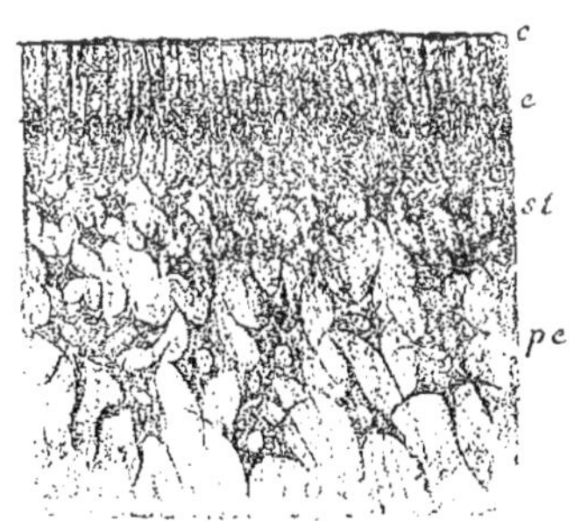

Fig. 95. — *Coupe partielle de l'organe de l'émail d'un embryon humain de trois mois* (selon Legros et Magitot).

e, cellules de l'épithélium interne de l'émail. — *c*, leurs plateaux cuticulaires soudés en une cuticule continue (la membrane préformative des auteurs). — *st*, stratum intermedium. — *pe*, pulpe de l'émail.

Suivant Spee, les cellules de l'émail se font remarquer par leur aspect grossièrement granuleux, déjà indiqué par Annel ; les grains offrent les mêmes réactions que l'émail jeune, et représentent par conséquent de la substance adamantine à son début ; les granules adamantins s'accumulent dans la partie centrale de la cellule. Tomes, d'autre part, a vu que les extrémités centrales des cellules de l'émail sont granuleuses, et que ces granulations, solubles dans les acides, sont des particules calcaires. Nous verrons plus loin quel parti on peut tirer de ces constatations pour l'explication de la formation de l'émail.

L'organe de l'émail tout entier est rattaché par son *collet* ou *pédicule suspenseur* à la lame dentaire et par suite à l'épithélium buccal (fig. 97, A, *p*). Plus tard le pédicule de l'émail se rompt, se segmente, et donne lieu à des îlots épithéliaux qui finalement se désagrègent et disparaissent vers l'époque de l'éruption.

La lame dentaire elle-même subit une régression analogue. D'après les résultats des recherches de Pouchet et Chabry chez le Mouton, confirmés par Röse chez l'Homme, elle se perfore de trous qui la transforment en un réseau, et, la raréfaction du tissu continuant, se réduit à des globules épithéliaux épars, dont la disparition complète ne s'effectue qu'avec une grande lenteur, si même elle se fait complètement (persistance d'îlots épithéliaux dans la région des dents antérieures sous la forme des « glandes du tartre ».)

c) *Papille dentaire*. — Du temps que se formait l'organe de l'émail et que cet organe subissait les premières transformations dont il vient d'être question, le tissu conjonctif situé au-dessous de l'organe de l'émail se condensait, grâce à une prolifération active de ses éléments, donnant naissance à un amas plus ou moins bien limité (fig. 93, C, *pd*) auquel nous avons déjà donné les noms de papille dentaire, d'organe de l'ivoire, et que l'on a appelé aussi *bulbe dentaire*; et la papille dentaire à son tour éprouvait un certain nombre de modifications qu'il nous faut examiner maintenant.

La papille dentaire apparaît sous la forme d'un petit point plus opaque, bien vascularisé, constitué par une masse fondamentale amorphe, remplie de cellules connectives embryonnaires, arrondies au début et plus tard fusiformes et étoilées. A la surface du bulbe, directement au-dessous de la membrane de l'émail par conséquent, la couche fondamentale amorphe forme une bande vide de cellules, qui représente pour Robin, Legros et Magitot « la membrane préformative de Raschkow ». En cette situation, la membrane préformative de Raschkow, interposée à la portion épithéliale et à la portion connective de la dent, représente la membrane basale qui partout ailleurs sépare l'épithélium du derme sous-jacent.

De bonne heure les cellules connectives les plus superficielles du bulbe, sous-jacentes à la membrane de l'émail, prennent des caractères spéciaux et se différencient en une sorte d'épithélium, la membrane de l'ivoire, composée d'éléments serrés les uns contre les autres, et disposés en une seule rangée, que nous avons appelés déjà odontoblastes, et qui vont produire l'ivoire ou dentine. Les odontoblastes (fig. 96) sont des cellules volumineuses, piriformes, émettant trois ordres de prolongements : un ou plusieurs prolongements périphériques, *prolongements de l'ivoire*, *fibres de Tomes*, plongés dans la couche amorphe superficielle; des prolongements latéraux, par lesquels elles s'anastomosent entre elles ; des prolongements centraux ou profonds au moyen desquels elles s'unissent avec les cellules du bulbe immédiatement sous-jacentes. Celles-ci forment une couche assez distincte du reste du bulbe, à laquelle Legros et Magitot ont donné le nom de « stratum des cellules de l'ivoire ». La membrane de l'ivoire et la papille dentaire tout entière s'accroissent de plus en plus par suite d'une division active de leurs cellules constitutives (Canalis).

Toute la masse centrale de la papille dentaire, revêtue par la membrane de l'ivoire, représente un tissu conjonctif muqueux riche en vaisseaux, la pulpe dentaire.

d) Sac dentaire. — De la base ou collet de la papille dentaire s'élève une sorte de bourrelet circulaire qui entoure à la fois l'organe de l'émail et la papille dentaire. Ce bourrelet n'est autre qu'un produit de condensation du tissu connectif; ce serait par conséquent s'en faire une idée fausse que de vouloir le trouver parfaitement délimité vis-à-vis des tissus conjonctifs ambiants, de même qu'il faut le considérer comme continu avec la base même de la papille dentaire. S'étendant de plus en plus vers la surface alvéolaire, ce bourrelet arrive bientôt à envelopper complètement les ébauches épithéliale et connective de la dent d'une sorte de sac ou follicule, comparable au follicule pileux, le **sac** ou **follicule dentaire** (fig. 97, B, *sd*). Le sac dentaire est encore à ce moment ouvert par en haut, et son orifice donne passage au collet de l'organe de l'émail, que les bords du sac dentaire entourent d'une sorte d'anneau. Quand ce collet s'est rompu, le follicule se complète, et la cavité folliculaire se clot, contenant l'ébauche de la dent isolée définitivement de sa matrice épithéliale et connective. Les parois du sac dentaire, minces et molles d'abord, formées qu'elles sont par du tissu connectif embryonnaire simplement condensé, s'épaississent et se durcissent plus tard, et deviennent fibreuses.

Nous verrons plus loin leur destinée ultérieure, qui est en partie la formation du cément dentaire.

En résumé, nous avons vu que l'ébauche de la dent est constituée par deux organes primordiaux, l'un épithélial, l'organe de l'émail, l'autre connectif, la papille dentaire ou organe de l'ivoire ; l'ébauche totale est entourée d'un follicule ou sac dentaire. Jusqu'alors comparable à l'évolution du poil, l'évolution dentaire va maintenant se distinguer par des processus de calcification qu'il nous faut maintenant étudier.

§ 2. **Calcification de l'ébauche dentaire.** — La calcification du germe dentaire comprend : 1° la formation de l'ivoire ; 2° la formation de l'émail ; 3° la formation du cément. En d'autres termes, elle comporte l'étude du fonctionnement de la membrane de l'émail, de la membrane de l'ivoire, et celle des transformations du sac dentaire.

D'une manière générale, « le phénomène de la calcification peut s'opérer suivant deux processus : dans le premier cas, le dépôt de sels se fait au sein même de la substance de l'organe formateur, qui se trouve ainsi transformé en tissu calcifié ; dans le second, l'organe formateur rejette à sa surface les matériaux organiques et inorganiques, et excrète, pour ainsi dire, le tissu nouveau qui en résulte » (Tomes). La première théorie est celle de la calcification par substitution ; la deuxième, celle de la calcification par sécrétion. Les deux théories ont été soutenues pour la formation de l'ivoire et pour celle de l'émail. Quant à la calcification qui donne naissance au cément, elle est une véritable ossification.

A. *Phénomènes généraux de la calcification.* — Il n'est pas inutile de faire précéder l'étude des phénomènes de calcification de la dent de quelques données générales sur la calcification en général, que nous empruntons à Tomes, et qui sont utilisées par les partisans de la *théorie* dite *de la substitution*. Nous devons à Raynie, Harting et Ord (cités d'après Tomes) la connaissance des faits suivants. Si l'on opère avec lenteur le mélange d'un sel de chaux soluble avec une autre solution qui le précipite, le sel tombera sous forme d'un précipité amorphe en tout petits cristaux. En présence de l'albumine, de la gélatine, la forme et les caractères physiques du précipité calcique sont modifiés. Le carbonate de chaux par exemple, formé lentement dans une solution mucilagineuse ou albumineuse, se dépose sous forme de globules laminés. Ces globules arrivent au contact, s'accolent et perdent leur individualité en se fondant en une masse plus volumineuse. Ces globules à structure laminée ont été nommés « calcosphérites ».

L'albumine qui reste, quand on décalcifie un calcosphérite par un acide, est une albumine extrêmement résistante vis-à-vis de tous les réactifs et analogue à la chitine ; cette albumine modifiée a été nommée « calcoglobuline » ou « calcokératine ». On la trouve dans tous les tissus calcifiés de l'économie (paroi des lacunes osseuses, des canaux de Havers, gaines de l'ivoire). D'une façon générale, il existe dans un tissu en voie de calcification une zone très résistante, intermédiaire à la partie non encore calcifiée et à celle qui l'est déjà.

B. *Destinée de l'organe de l'émail et spécialement de la membrane de l'émail. Formation de l'émail.*

La formation de la première couche d'émail succède immédiatement à celle du premier chapeau d'ivoire. Cette première couche d'émail apparaît sur la face centrale de la membrane de l'émail ; elle est de plus en plus mince vers la base de la dent. La première couche une fois formée, il se dépose incessamment de nouvelles calottes adamantines à la face externe de celles déjà existantes. La production de l'émail est le résultat de l'activité des cellules de la membrane de l'émail, cette activité résidant dans une métamorphose ou dans une exsudation du corps cellulaire.

Il ne faudrait pas croire cependant que la présence de la membrane de l'émail et celle de l'organe de l'émail tout entier fussent nécessairement liées à la formation de l'émail. L'organe de l'émail peut exister là où plus tard, chez l'adulte, il ne se formera pas de substance adamantine. Ainsi chez les Édentés, dont les dents manquent d'émail, l'organe de l'émail est complètement représenté au début, mais s'atrophie de bonne heure, du sommet vers la base de la dent, envahi et tronçonné par la végétation du tissu connectif ambiant; à la base de la dent il persiste longtemps comme un bourrelet épithélial, formé par la réflexion de l'épithélium externe sur l'épithélium interne (Tomes, Pouchet et Chabry). Chez le Rat, les surfaces masticatrices des molaires sont incomplètement recouvertes d'émail; ce n'est pas cependant qu'à une certaine époque il n'y ait eu en ce point comme ailleurs d'épithélium de l'émail; mais là les cellules ont diminué de hauteur et se sont atrophiées de bonne heure (v. Brünn). Les incisives des Rongeurs, où l'émail fait défaut sur les faces latérales, postérieure et sur la pointe, ont présenté cependant au début un organe de l'émail complet; mais la portion de cet organe qui répond aux parties plus tard privées d'émail se détruit rapidement, envahie par le tissu conjonctif (v. Brünn). Enfin, d'une manière générale, l'organe de l'émail s'étend beaucoup plus bas vers la base de la dent, que ne le fera plus tard l'émail lui-même; il y a donc toute une région de l'organe de l'émail qui ne remplit pas de fonction adamantogène; c'est ce que l'on voit chez les Amphibiens (O. Hertwig), chez l'Anguille et d'autres Poissons osseux (Tomes), et en général dans les racines de toutes les dents des Mammifères.

Il paraît établi par tous ces faits que la formation de l'émail n'est pas la seule fonction du soi-disant organe de l'émail, que plutôt l'organe de l'émail a surtout pour rôle d'assurer la forme de la dent, à la façon d'une gaine épithéliale à l'abri de laquelle la papille dentaire conjonctive se constituerait et prendrait sa forme définitive. Ce rôle morphogénique de l'organe de l'émail est constant, et par conséquent plus important que sa fonction adamantogénique qui peut ne pas s'exercer ou le faire d'une façon incomplète, et qui dès lors devient accessoire (v. Brünn).

Il faut ajouter immédiatement que, si au début la raison d'être de la présence de l'organe de l'émail est le rôle morphogénique dont nous venons de parler, la raison de sa persistance à un stade plus avancé du développement est dans la production adamantogénique. La membrane de l'émail en effet, là où l'émail s'accroît d'une façon continue pendant toute la vie, comme à la face antérieure des incisives des Rongeurs, persiste également indéfiniment. Et ailleurs au contraire, où l'émail à un moment donné cesse de se former, l'organe de l'émail et en particulier la membrane de l'émail disparaissent avec la cessation de la production adamantine. La pulpe de l'émail est pénétrée par le tissu conjonctif vasculaire ambiant (Brünn, Kölliker, Mahn) et finalement disparaît; la membrane de l'émail s'aplatit considérablement sous la pression du tissu ambiant et se réduit à une lame amorphe et anhiste ou même cesse d'exister; enfin l'épithélium externe de l'émail se tronçonne en îlots épithéliaux épars normalement voués à l'atrophie, ainsi que nous l'avons déjà indiqué.

L'émail a été considéré, avons-nous dit, comme un produit soit de la transformation, soit de la sécrétion des cellules de l'émail. Chacun des prismes dont il se compose représente soit la partie centrale, transformée par la calcification, d'une cellule de l'émail, soit un produit exsudé de cette cellule et durci par la calcification.

Tomes défend la théorie de la substitution de la façon suivante.

Si l'on détache par le raclage les cellules de l'émail des premières couches d'émail déjà formées, on constate que ces cellules envoient dans l'émail un prolongement assez grêle, le prolongement de Tomes. L'ensemble de la cellule a la forme représentée (fig. 96, A); elle se compose d'un corps cellulaire cylindrique, élargi vers son extrémité centrale, et d'un prolongement effilé. L'élargissement du corps cellulaire représente la ligne de calcification, formée d'une albumine plus résistante, que l'on trouve à l'origine de tout phénomène d'imprégnation calcaire et que nous avons appelée calcoglobuline ou du nom plus significatif de calcokératine.

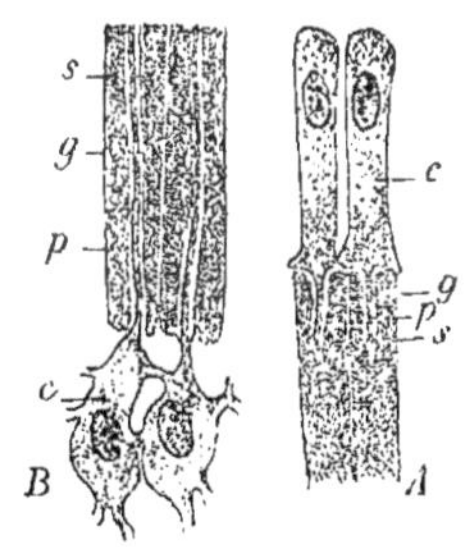

FIG. 96. — *Formation de l'émail et de l'ivoire par transformation des adamantoblastes et des odontoblastes* (figure schématique faite selon les données de TOMES et de WALDEYER).

A, formation de l'émail. — B, formation de l'ivoire. — *c*, cellule formatrice. — *p*, prolongement de cette cellule (prolongement ou fibre de Tomes). — *g*, gaine de calcokératine (en B, gaine de l'ivoire ou de Neumann, limitant le tube de l'ivoire). — *s*, substance fondamentale calcifiée (en A, prisme de l'émail).

L'imprégnation calcaire a débuté par l'extrémité centrale de la cellule de l'émail, et en outre a envahi la périphérie de cette extrémité avant le centre, si bien que l'axe de la cellule est ménagé là par la calcification sous forme d'un prolongement mou, le prolongement de Tomes. Il résulte de là que la surface de l'émail en voie de formation est percée de trous, dont chacun forme le centre d'un prisme de l'émail et livre passage au prolongement de Tomes. Il en résulte encore que l'on peut isoler entre les cellules de l'émail et l'émail lui-même une membrane fenêtrée, dite membrane préformative, à travers les trous de laquelle passent les prolongements des cellules adamantines. A mesure que la cellule se transforme comme nous venons de le voir par son extrémité centrale, elle s'accroît par son extrémité périphérique, nucléée, pour faire les frais du remplacement de la portion calcifiée.

Pour les partisans de la théorie de la sécrétion (Kölliker, Huxley, Wendzel, Legros et Magitot), les phénomènes se passeraient tout autrement. La membrane préformative, que l'on peut isoler, à toutes les périodes du développement, entre l'émail et la membrane de l'émail, est un obstacle absolu pour admettre la participation directe de la cellule à la formation de l'émail. Celle-ci ne peut se faire qu'indirectement, à travers la membrane préformative. Le produit élaboré par les cellules de l'émail transsude au travers de cette membrane et vient en dedans d'elle se durcir en un prisme de même forme que la cellule qui lui a donné naissance. A l'appui de la théorie de la sécrétion vient l'observation, citée plus haut, que Spee a faite de grains sécrétés à l'intérieur de la cellule et présentant les mêmes propriétés que la substance adamantine jeune.

C. *Destinée de la papille dentaire et spécialement de la membrane de l'ivoire. Formation de l'ivoire.*

C'est par la formation de la première couche d'ivoire que débute la calcification du germe dentaire. Cette première couche se montre sur la face périphérique de la membrane de l'ivoire, que nous savons elle-même située à la surface de la papille dentaire; elle est de moins en moins épaisse vers la base de la dent. Une fois la première couche constituée, il s'en dépose incessamment de nouvelles à la face interne de celles qui existent déjà. La formation de l'ivoire est le produit de l'activité des odontoblastes, quelle que soit la façon dont s'exerce cette activité.

Waldeyer, Frey, Boll, Beale et surtout Tomes ont soutenu que la formation de l'ivoire est due à la transformation directe des odontoblastes. Les fibrilles de l'ivoire (*fibres de Tomes*), les gaines de l'ivoire (*gaines de Neumann*), la substance fondamentale même située entre ces dernières (*tubes de l'ivoire*) sont des produits et des degrés divers de la transformation d'une seule et même substance : « c'est en premier lieu la fibrille de l'ivoire, tissu mou, d'un ordre un peu plus élevé que le simple protoplasma de la cellule; ensuite, la gaine de l'ivoire, un de ces tissus particulièrement résistants qui occupent les limites de la calcification ; et enfin, la substance fondamentale, tissu achevé, dont la calcification est absolument complète » (Tomes) (fig. 96, B).

Kölliker, Lent, Hertz, Legros et Magitot se sont prononcés plus ou moins complètement pour la formation de l'ivoire par sécrétion des odontoblastes. Kölliker et Lent croient par exemple que, si les gaines de l'ivoire et leur contenu sont des prolongements des odontoblastes, la substance fondamentale des tubes de l'ivoire est une sécrétion, soit de ces cellules, soit du reste de la pulpe, et que, par suite, elle représente une substance intercellulaire.

Les premiers moments de la formation de l'ivoire sont marqués par des phénomènes de calcification imparfaits et préparatoires, pareils à ceux qu'ont observés Raynie et Harting dans leurs expériences et qui consistent dans l'apparition, au sein du mince chapeau de dentine déjà formé, d'un certain nombre de corps globulaires. Ces globules réfringents, dits « grains dentinaires », peuvent se réunir ou non ; dans ce dernier cas, entre eux persistent, sur l'ivoire adulte, des « espaces interglobulaires » (Czermak), qui indiquent en ces points un arrêt de développement.

Partout ailleurs et à tous les autres moments, la formation de l'ivoire, quelle que soit la nature du processus, se fait de telle sorte que le résultat final est une substance calcifiée, parfaitement et définitivement tubulaire. A l'intérieur de ces tubes persiste indéfiniment la fibre de Tomes, prolongement de l'odontoblaste, qui laisse exsuder les matériaux de calcification formés par l'odontoblaste et par les vaisseaux de la pulpe, ou bien qui se calcifie directement, et se régénère au fur à mesure qu'elle se transforme.

Le travail des cellules de l'ivoire se fait par poussées successives, qui donnent naissance à autant de strates. La présence des « lignes de contour » d'Owen est la démonstration de ce processus ; ces lignes correspondent à autant d'ondulations éprouvées à la fois par l'ensemble des fibres de l'ivoire.

Les strates d'ivoire, en s'ajoutant les uns aux autres, recouvrent le bulbe ou la papille dentaire, entre temps convertie en pulpe dentaire, d'une coque d'ivoire, dont l'incessant accroissement en largeur et en épaisseur rétrécit d'autant et d'une façon progressive le volume du bulbe.

Celui-ci arrive de la sorte à se trouver peu à peu enfermé dans une cavité close, la *cavité dentaire* ou *cavité de la pulpe*, remplie du tissu bulbaire mou et pulpeux. La coque d'ivoire enveloppante et le bulbe enveloppé prennent bientôt nettement la forme de la dent future, conique pour les canines, aplatie et légèrement trifoliée pour les incisives, bicuspidée pour les prémolaires, tricuspidée ou davantage pour les molaires. L'une et l'autre s'allongent de plus en plus à leur extrémité profonde, en raison du développement de la racine, en même temps qu'ils se bifurquent ou se trifurquent dans les dents à racines multiples.

D. *Formation du cément.*

La formation du cément, la troisième substance calcifiée qui dérive de l'ébauche dentaire molle jusqu'alors, est une véritable ossification. Le cément, c'est-à-dire la substance calcifiée qui recouvre l'ivoire dans toute l'étendue de la racine de la dent, le *cément radiculaire* en un mot, est tout simplement le produit de l'ossification du sac dentaire.

Il existe d'autre part un tissu calcifié, que l'on appelle aussi cément, et qui, revêtant en totalité ou en partie la couronne de certaines dents de quelques Rongeurs, des dents des Ruminants, et des Pachydermes, et par conséquent peut porter le nom de *cément coronaire*. Ainsi dans les molaires du Campagnol, qui sont privées de racine et réduites à la couronne, la surface masticatrice est entourée à sa périphérie d'un ruban d'émail, et présente en son centre la dentine à nu ; de la surface masticatrice vers l'extrémité profonde de la dent descendent trois bandes dépourvues d'émail, mais recouvertes de cément (Mahn).

Le cément coronaire peut être cartilagineux ou osseux (v. Brünn). Le cément cartilagineux se présente dans les molaires du Cobaye, remplissant toute la gouttière interne de la dent, et d'autre part recouvrant çà et là les faces libres de la couronne sous forme de perles cartilagineuses. Le cément qui remplit le sillon interne de la dent dérive de la transformation cartilagineuse insulaire d'un tissu conjonctif muqueux préexistant ; les îlots cartilagineux se fusionnent ensuite en une masse continue de cartilage cémentaire.

Le cément osseux est caractérisé, selon Legros et Magitot, en ce qu'il ne dérive pas directement de l'ossification d'un tissu fibreux, mais indirectement par l'intermédiaire d'un tissu fibro-cartilagineux; v. Brünn au contraire nie l'existence d'un état fibro-cartilagineux intermédiaire.

D'après Legros et Magitot et d'après v. Brünn, le tissu fibreux, de la transformation duquel résulte en définitive le cément coronaire, doit être considéré comme un organe du cément spécial, au même titre que l'organe de l'émail et l'organe de l'ivoire.

Le cément radiculaire a pour origine le tissu fibreux des couches les plus internes du sac dentaire, dont il dérive directement par ossification.

Le processus d'ossification ne diffère en rien des autres cas de formation de l'os aux dépens du tissu fibreux. Le dépôt de sels calcaires se fait autour de cellules du tissu conjonctif spéciales, ou ostéoblastes, de telle sorte que les différents territoires de calcification arrivent à se souder ensemble en une substance fondamentale continue. Il peut y avoir cependant des accidents de calcification, consistant en ce que la soudure ne se fait pas entre les différents centres de calcification, dont chacun alors, complètement isolé des autres, entoure un ostéoblaste; il se forme ainsi ce qu'on appelle les « lacunes encapsulées ».

§ 3. **Rapports et moyens de fixation des dents temporaires.** — A l'époque où ils sont bien constitués déjà, individualisés dans un sac dentaire différencié, les germes dentaires sont situés dans une gouttière osseuse, la *gouttière alvéolaire* du maxillaire, qui n'est fermée du côté de la cavité buccale que par la muqueuse buccale. Pour le maxillaire inférieur, la gouttière alvéolaire est située au-dessus du cartilage de Meckel, qui demeure en dedans d'elle, et elle contient, outre les germes dentaires, les vaisseaux et nerf dentaires inférieurs.

A la naissance, la gouttière alvéolaire se montre subdivisée par des cloisons osseuses transversales en un certain nombre de loges indépendantes, dont chacune renferme une dent, et porte le nom d'**alvéole dentaire** (fig. 97) ; cette séparation est plus complète dans les régions antérieures de la bouche qu'en arrière. Toute la masse du tissu connectif du sac dentaire, qui est emprisonnée dans l'alvéole, entre lui et la dent, forme le **périoste alvéolo-dentaire** (fig. 97, B, *pe*), lequel sert à la fois d'organe nutritif pour l'os et pour la dent et de moyen de fixation de l'une à l'autre. La formation du périoste alvéolo-dentaire, ou en d'autres termes l'établissement des connexions de la dent avec son alvéole, se fait d'ailleurs différemment dans les régions pourvues d'émail et dans celles qui en sont privées (v. Brünn). Dans celles-ci (racines des dents, faces antérieures des incisives des Rongeurs, bandes revêtues de cément dans les molaires des Rongeurs) on peut admettre que les connexions entre la dent et l'alvéole sont primitives, et qu'aucun tissu ne venant s'interposer entre l'ivoire dentaire et

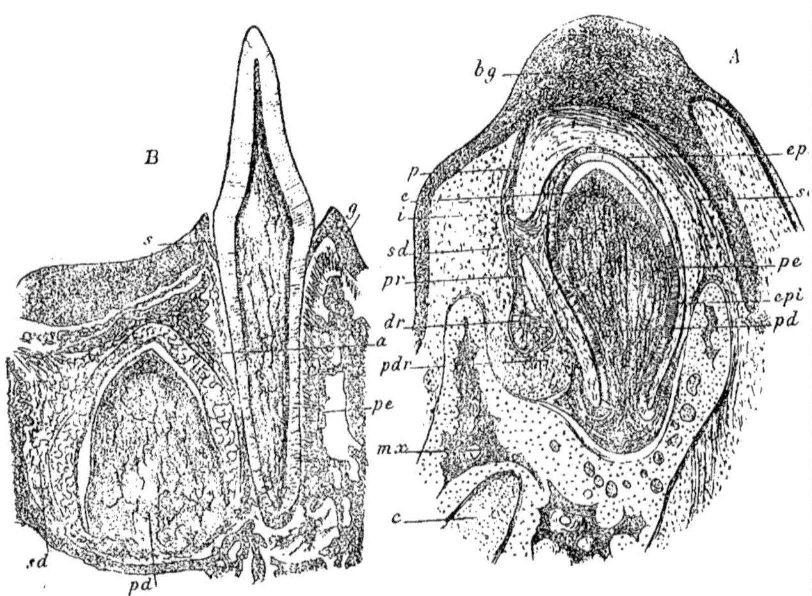

FIG. 97. — *Coupes des ébauches de la dent de lait et de la dent de remplacement du Chat en deux stades différents* (d'après KÖLLIKER, avec quelques modifications).

A. Embryon. — B. Animal jeune.

En A, *bg*, bourrelet gingival. — *epx*, épithélium externe de l'émail de la dent de lait. — *epi*, épithélium interne. — *pe*, pulpe de l'émail. — *e*, émail. — *p*, pédicule de l'organe de l'émail de la dent de lait. — *pd*, papille dentaire. — *i*, ivoire. — *pr*, pédicule de l'émail de la dent de remplacement. — *dr*, organe de l'émail de la dent de remplacement. — *pdr*. la papille dentaire de cette dent. — *sd*, *sd*, sac dentaire général, enveloppant l'une et l'autre dents. — *mx*, mâchoire inférieure. — *c*, cartilage de Meckel. — En B, mêmes lettres et de plus : *pe*. périoste alvéolo-dentaire, se continuant avec *g*, la gencive. — *s*, sertissure. — *a*, cloison osseuse alvéolaire séparant les alvéoles de la dent de lait et de la dent de remplacement.

l'alvéole osseux, si ce n'est le tissu conjonctif embryonnaire qui les rattache l'un à l'autre, le périoste alvéolo-dentaire peut se différencier dès le début aux dépens de ce tissu conjonctif (1). Dans

(1) Pour v. Brünn, qui, nous l'avons vu plus haut, admet autour de la racine, l'existence d'une gaine d'épithélium adamantin, séparant la papille dentaire du sac dentaire,

les régions pourvues d'émail, qui cependant sont fixées à l'alvéole, telles qu'en présentent les molaires des Rongeurs, le tissu conjonctif ambiant se différencie en cément, et le cément formé comprimant l'épithélium de l'émail le détruit, et vient ainsi au contact de l'émail; étant d'autre part en connexion avec l'alvéole, il rattache directement la dent à la paroi alvéolaire (v. Brünn).

Remarquons en passant que le mode d'implantation des dents dans des alvéoles, s'il est très répandu, est loin d'être général. Les dents peuvent n'être rattachées à la mâchoire que par la muqueuse buccale seule, de manière à pouvoir glisser sur le maxillaire; elles offrent alors une très grande mobilité (Sélaciens). Au contraire elles peuvent être immobilisées sur la mâchoire, en s'ankylosant complètement avec le tissu osseux de celle-ci (Poissons osseux, Amphibiens, Reptiles).

§ 4. **Formation et rapports des dents permanentes.** — Les processus odontogéniques décrits plus haut ne s'appliquent aux dents permanentes que pour ce qui concerne un développement déjà avancé, mais nullement pour les premiers stades de l'évolution de ces dents.

Comme les dents de lait, les dents permanentes dérivent de plusieurs organes primordiaux, organe de l'émail, organe de l'ivoire, sac dentaire, dont le premier en date et aussi le plus important à considérer est l'organe de l'émail.

La formation de l'organe de l'émail doit être étudiée séparément pour les dents permanentes, dites *de remplacement*, qui succèdent aux dents de lait, et pour les dents permanentes (*molaires vraies*) qui ne sont pas précédées de dents de lait.

Pour ce qui est des premières, on dit habituellement que leur organe de l'émail naît du cordon suspenseur, pédicule ou collet de l'organe de l'émail de la dent de lait, sous la forme d'un bourgeon qui bientôt se renfle en massue à son extrémité libre, et qui vient se placer au fond de la gouttière alvéolaire, au-dessous et

---

la pénétration réciproque du tissu conjonctif de l'une et de l'autre qui assurent leur continuité et la fixation de la dent ne peut être obtenue qu'au prix de la destruction préalable de la gaine épithéliale et par suite doit être regardée comme secondaire.

en arrière du sac des dents provisoires. Pour Pouchet et Chabry il n'en est pas ainsi, et les organes adamantins des dents de remplacement ne proviennent pas de bourgeons secondaires des pédicules de l'émail des dents de lait correspondantes, mais sont formés aux dépens des lobes descendants ou festons que nous avons signalés sur le bord profond et libre de la lame dentaire (voy. p. 185), contrairement à l'opinion généralement adoptée qui veut que ces lobes aient pour destinée de fournir les germes adamantins de la première dentition.

Pour ce qui est des dernières ou vraies molaires, non précédées par des dents temporaires, leur mode de formation est différent. On le décrit d'habitude comme il suit : la première molaire naît directement de l'extrémité postérieure de la lame dentaire, la deuxième molaire du cordon de la première, la troisième du cordon de la seconde. Pouchet et Chabry, Morgenstern ont modifié ce schéma. Pour les premiers, un prolongement de la lame dentaire en arrière donne naissance à l'organe adamantin de la première molaire ; celui des deuxième et troisième molaires dérive, comme pour les dents permanentes précédées de dents temporaires, des lobes descendants de la lame dentaire. D'après Morgenstern, l'organe adamantin de la première grosse molaire naît de la partie postérieure de la lame dentaire, tout comme l'organe adamantin d'une dent de lait ; l'organe de l'émail de la deuxième molaire prend origine sur le collet de celui de la première molaire, sous la forme d'un prolongement transversal ou germe secondaire, de la même façon que partout ailleurs l'organe de l'émail d'une dent de remplacement dériverait du collet de l'organe adamantin de sa dent de lait ; quant au germe de l'émail de la dent de sagesse ou troisième grosse molaire, ce serait un prolongement postérieur direct de la lame dentaire même, et non pas un bourgeon du collet de l'organe de l'émail de la deuxième molaire.

La formation des organes de l'ivoire des dents permanentes ne présente aucune particularité digne d'être notée.

Quant aux sacs dentaires des dents définitives, ils adhèrent à ceux des dents de lait correspondantes. En effet, le sac dentaire de la dent de lait se prolonge sous la forme d'une gaine connective sur le pédicule épithélial adamantin de la dent de remplacement et de là sur cette dent elle-même, dont il forme le sac dentaire. Celui-ci est placé en arrière du sac de la dent de lait, et à l'intérieur du même alvéole osseux que ce dernier (fig. 97). Plus tard il se fait une cloison osseuse qui sépare l'alvéole commun en deux loges, l'une pour la dent temporaire, l'autre pour la dent permanente (fig. 98, A, *a*). Cette dernière est ainsi enfermée dans une coque osseuse propre, complète de toutes parts, sauf inférieurement où elle est perforée pour laisser passer les nerfs et vaisseaux de la dent, et supérieurement où il existe un orifice osseux, l'*iter dentis* (98, A, *id*), qui donne passage au cordon épithélial de l'organe adamantin de la dent permanente, entouré par une gaine de tissu fibreux, le *gubernaculum dentis*. Ce gubernaculum dentis est le prolongement du follicule dentaire; de la dent permanente il va s'attacher à la gencive, tout près du collet de la dent de lait, en dedans duquel il est placé, et se continue en partie avec le sac dentaire de la dent de lait. Quand le collet épithélial de l'organe de l'émail de la dent permanente a été rompu, on en trouve dans le gubernaculum des restes sous forme de tractus épithéliaux (98, A, *i*), plus nombreux vers la profondeur, unis en un réseau, présentant des prolongements latéraux, et continus avec l'organe de l'émail (Verneuil, Magitot, Legros et Magitot, Malassez). Malassez a montré que quand la dent définitive, suivant la voie tracée par le gubernaculum, fera éruption au dehors, les tractus épithéliaux réticulés entoureront sa racine à la manière de « débris épithéliaux paradentaires ».

Certains de ces débris épithéliaux offrent des cavités, et celles-ci peuvent devenir le point de départ de formations kystiques (Malassez).

§ 5. **Mécanisme de l'éruption des dents. Les dentitions.** — A. *Éruption des dents temporaires.* — Les dents sont d'abord constituées uniquement par la couronne; ce n'est qu'ensuite que, la dent continuant de s'accroître, se forme la racine, qui s'allonge peu à peu et finit par atteindre le fond de l'alvéole. « Une conséquence directe, dit Kölliker, de l'apparition de la racine, c'est de soulever la couronne de la dent, qui commence dès lors à presser contre la paroi supérieure du sac dentaire et la muqueuse gingivale qui adhère intimement à ce dernier. Elle se fait donc jour peu à peu à travers ces parties, qui subissent elles-mêmes de leur côté une atrophie. La muqueuse gingivale se resserre autour de la couronne de la dent, pendant qu'au-dessous d'elle la partie du sac dentaire qui n'a pas été détruite s'applique étroitement sur la racine et devient le périoste de l'alvéole. » L'anneau de la muqueuse gingivale, qui enserre le collet de la couronne dentaire, s'appelle la *sertissure* (fig. 97, B, *s*).

L'atrophie, déterminée par la poussée de la dent en voie d'éruption, ne porte pas seulement sur les parties molles, mais encore sur les os ; il se produit une résorption active de l'os environnant, particulièrement de la paroi antérieure ou externe de l'alvéole, la paroi postérieure demeurant pour constituer une partie de la loge de la dent permanente correspondante. Quand la couronne de la dent s'est fait jour au dehors, la résorption osseuse s'arrête et fait place au contraire à une production osseuse qui entoure complètement la racine et embrasse étroitement le collet de la dent.

Tandis que, pour expliquer l'éruption de la dent de lait, l'on fait intervenir d'habitude uniquement l'allongement de la racine et la poussée de la dent qui en est la conséquence, ce mécanisme, pour plusieurs raisons, ne paraît pas à Tomes donner de l'éruption dentaire une explication suffisante : en effet, on trouve souvent des dents à racines atrophiées, qui cependant peuvent faire leur éruption ; en outre, une dent peut avoir toute la longueur de ses racines et demeurer renfermée dans le maxillaire pendant la moitié de la vie, pour faire son éruption dans un âge avancé ; enfin, quand une dent parfaitement normale a fait son éruption, la distance parcourue par la couronne est matériellement plus grande, dans un temps donné, que le total de l'allongement des racines, opéré dans le même temps. En somme, Tomes conclut que le mécanisme par lequel les dents, et en particulier les dents temporaires, sont poussées au dehors, à l'époque de leur éruption, est loin d'être parfaitement élucidé.

B. *Éruption des dents permanentes.* — Nous avons vu que primitivement les sacs des dents permanentes sont contenus dans les alvéoles des dents provisoires ; ce n'est qu'au bout d'un certain temps qu'ils en sont peu à peu séparés par une cloison qui s'élève du fond de l'alvéole et sépare celle-ci en deux alvéoles secondaires, dont l'un loge la dent permanente (fig. 98, A). « Quand le remplacement des dents s'opère, les cloisons osseuses séparent les alvéoles des dents permanentes de celles des dents de lait, se résorbent, et simultanément les racines des dents de lait s'atrophient à partir de leur extrémité, en vertu d'un phénomène de résorption qui s'accomplit, d'après mes recherches, exactement de la même manière que celui de la résorption nouvelle des os... » (Kölliker) (fig. 98, A, B, *a*). Ce processus est une véri-

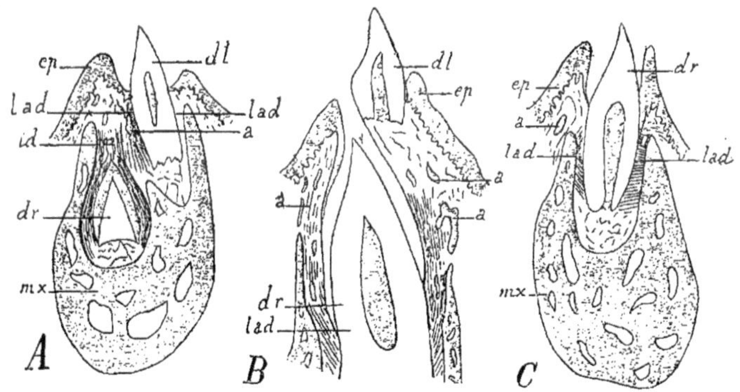

FIG. 98. — *Rapports des ébauches dentaires chez l'enfant* (demi-schématiques, d'après ALBARRAN).

A. Enfant de 5 ans et demi (incisive médiane inférieure). — *ep*, épithélium de la gencive. — *dl*, dent de lait. — *dr*, dent de remplacement. — *mx*, coupe de la mâchoire inférieure. — *lad*, ligament alvéolo-dentaire. — *id. iter dentis* rempli par les fibres du *gubernaculum dentis*. — *a*, cloison interalvéolaire en voie de destruction et ilots épithéliaux résultant de la désagrégation de l'épithélium externe et du pédicule de l'émail. — La racine de la dent de lait est déjà en partie résorbée.

B. Enfant de 6 ans et demi incisive latérale inférieure). La dent de lait *dl* est sur le point de tomber. La paroi postérieure et la paroi antérieure *a*, *a*, de l'alvéole se détruisent et se résorbent. Les fibres du ligament alvéolo-dentaire *lad* nouvellement formé sont obliques en haut et en dehors.

C. Enfant de 6 ans et demi (incisive médiane inférieure). Éruption de la dent de remplacement *dr* Les fibres du ligament alvéolo-dentaire *lad* ont la même direction que chez l'adulte.

table ostéite raréfiante, s'accompagnant de la formation « d'ostéoclastes » (éléments destructeurs de la substance fondamentale des os) et de lacunes de Howship » (cavités résultant de la destruction de la substance fondamentale osseuse).

L'éruption de la dent permanente paraît due à plusieurs causes (Albarran) : la chute de la dent de lait ; la poussée de la dent permanente elle-même ; l'accroissement enfin de la partie du maxillaire sous-jacente à la portion alvéolaire

La chute de la dent de lait est précédée de la disparition de sa racine ; cette disparition est due elle-même à un véritable processus d'ostéite avec ostéoclastes et lacunes de Howship (Tomes, Redier, Albarran). La racine des dents de lait, dit Tomes, s'excave à son sommet, ou dans un point qui en est très rapproché, en une série de petites dépressions, qui finissent par se réunir, si bien que graduellement toute la racine disparaît. Bien que le plus souvent la résorption débute du côté de la racine le plus rapproché de la dent permanente correspondante, le fait n'est pas constant. Il ne faut donc pas vouloir trouver dans la compression exercée par la dent permanente la cause déterminante de cette ostéite.

En second lieu, la racine de la dent s'accroissant de plus en plus pousse au dehors la couronne, qui vient faire saillie à l'extérieur. Cette poussée entraîne avec elle par en haut les fibres du périoste alvéolo-dentaire de la dent de remplacement. On voit alors en effet que ces fibres, qui primitivement étaient dirigées de haut en bas, parallèlement à la nouvelle racine, deviennent obliques de haut en bas et de dehors en dedans, cette obliquité étant de plus en plus prononcée et pouvant aller jusqu'à la direction transversale pour les fibres les plus élevées ; l'obliquité des fibres du périoste alvéolo-dentaire mesure ainsi la poussée subie par la racine (Malassez, Albarran) (comp. fig. 98, B et C, *lad*).

« Enfin, un troisième facteur est représenté par le développement de la mâchoire elle-même, développement qui se fait surtout (examiné pour le maxillaire inférieur) par la partie convexe de l'os, recouverte d'un périoste épais. Ce mode d'accroissement du maxillaire fait tout naturellement apparaître la jeune dent de plus en plus rapprochée de son bord supérieur » (Albarran).

C. *Influence de la dentition sur la forme de la mâchoire.* — Il ne sera pas sans intérêt de montrer à présent combien le développement, l'éruption et la chute des dents influent sur la forme du maxillaire, qui est entièrement subordonnée à l'évolution dentaire. L'influence dont nous parlons est surtout évidente pour le maxillaire inférieur, auquel nous limiterons notre aperçu.

Si l'on examine la mâchoire inférieure d'un fœtus, d'un nouveau-né ou même d'un enfant de quelques années, chez lequel toutes les dents de lait sont sorties, on remarque les faits suivants : le peu de hauteur de la branche montante du maxillaire inférieur, dont le condyle dépasse à peine chez le fœtus le bord alvéolaire de la branche horizontale ; l'inclinaison de la branche montante à angle obtus sur la branche horizontale ; la situation des germes dentaires des grosses molaires non encore sorties, qui, au lieu d'être contenus dans la région alvéolaire des maxillaires, sont enfouis, en arrière de cette région alvéolaire, dans la base de l'apophyse coronoïde pour le maxillaire inférieur, dans l'épaisseur de la tubérosité maxillaire pour la mâchoire supérieure ; la hauteur relative très grande, surtout chez le fœtus, de la partie alvéolaire du maxillaire, c'est-à-dire de cette partie qui,

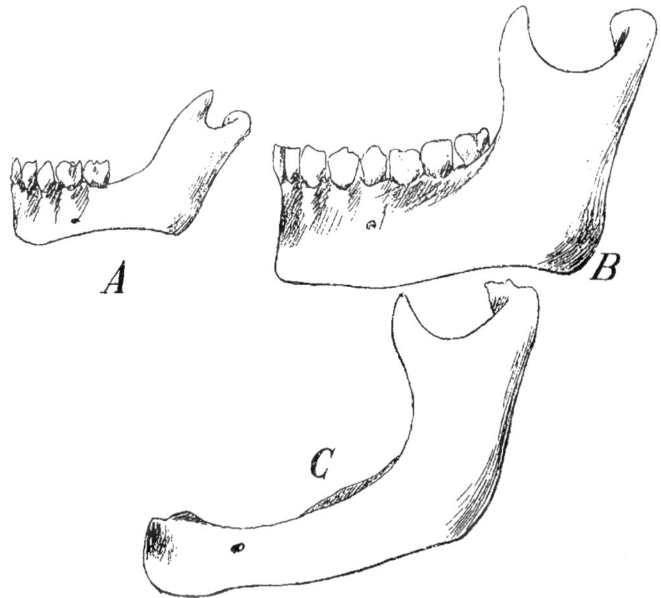

FIG. 99. — *Forme du maxillaire inférieur aux différents âges de la vie.*
A, enfant de 7 ans. — B. adulte. — C, vieillard.

contenant les dents ou leurs ébauches est placée au-dessus du canal dentaire inférieur ; la hauteur relative par contre très faible de la partie non alvéolaire du maxillaire sous-jacente au canal dentaire ; enfin chez un enfant où les dents sont en voie d'éruption, la hauteur variable du bord alvéolaire, au niveau des dents sorties et de celles qui sont encore profondément enfoncées, et les sinuosités du bord alvéolaire alternativement rentrant et saillant, qui sont la conséquence de ces variations de hauteur (comp. fig. 99, A, B, C).

Chez un adulte, la branche montante du maxillaire inférieur est devenue beaucoup plus haute ; elle fait avec la branche horizontale un angle (l'angle de la mâchoire) à peu près droit ; toutes les dents (la troisième grosse molaire elle-même, si elle a fait son éruption) sont situées sur le bord alvéolaire désormais régularisé du maxillaire inférieur, et forment une arcade dentaire régulière, où les couronnes des dents arrivent à la même hauteur ; la partie alvéolaire du maxillaire est demeurée relativement aussi haute que chez le fœtus et l'enfant, mais la portion sous-alvéolaire s'est beaucoup accrue dans le sens vertical, ce dont on peut juger par la situation du canal dentaire inférieur, traduite à l'extérieur par celle du trou mentonnier.

Chez le vieillard édenté enfin la branche horizontale du maxillaire inférieur s'est déplacée sur la branche montante, et tombe en avant, de manière à former avec la branche montante un angle maxillaire obtus ; la partie sous-alvéolaire du maxillaire est à peu près demeurée telle qu'elle était chez l'adulte ; mais la portion alvéolaire a presque complètement disparu avec la chute des dents, de telle sorte que la hauteur totale de la mâchoire a diminué beaucoup.

Il résulte de cet exposé que l'existence de la partie alvéolaire du maxillaire et sa forme sont absolument subordonnées à la présence des dents, et que par suite la hauteur de la branche horizontale dentée de la mâchoire est sous la dépendance de l'évolution dentaire. En second lieu l'accroissement en longueur de la branche horizontale et par suite la forme de l'angle mandibulaire sont commandés par le développement et l'éruption des dents les plus reculées, c'est-à-dire des molaires ; à mesure que celles-ci se constituent et qu'elles font leur éruption, le bord alvéolaire de la mâchoire s'allonge d'autant pour leur donner place, en même temps que la base de l'apophyse coronoïde recule en arrière, et que l'angle mandibulaire se redresse ; l'allongement du bord alvéolaire et le recul de la base de l'apophyse coronoïde étant dus, pense-t-on généralement, à une résorption osseuse incessante des parties antérieures de la branche montante, compensée par une production osseuse continue sur les parties postérieures.

D. *Époques de l'apparition du follicule et de l'éruption des dents.* — Nous donnons ci-dessous, d'après Magitot, le tableau de l'époque d'apparition du follicule et de l'éruption des dents, chez l'Homme (1). La lecture de ce tableau permet de dégager les lois

(1) Il ne faut pas accorder une valeur absolue aux chiffres de ce tableau, non plus qu'à l'ordre dans lequel les différentes dents se succèdent. En effet les chiffres donnés par d'autres auteurs sont plus ou moins différents de ceux fournis par Magitot. D'autre

suivantes. Les follicules dentaires, et par conséquent les germes dentaires y contenus, se forment sans interruption de la fin du 2e mois à la fin du 4e mois de la vie fœtale, de telle sorte que la série des germes des dents permanentes continue sans temps d'arrêt celle des dents temporaires ; les deuxième et troisième

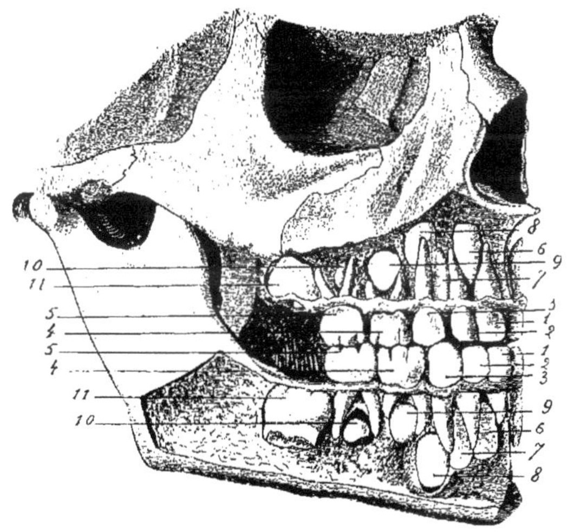

FIG. 100. — *Dents de la première et de la seconde dentitions chez un enfant de 7 ans* (d'après SAPPEY).

1, 1, incisives temporaires internes. — 2, 2, incisives temporaires externes. — 3, 3, canines temporaires. — 4, 4, molaires temporaires antérieures. — 5, 5, molaires temporaires postérieures. — 6, 6, incisives internes permanentes. — 7, 7, incisives externes permanentes. — 8, 8, canines permanentes. — 9, 9, petites molaires antérieures permanentes. — 10, 10, petites molaires postérieures permanentes. — 11, 11, premières grosses molaires permanentes.

molaires sont seules réellement retardataires. Les dents de même espèce apparaissent par paire. Celles de la mâchoire inférieure précèdent celles de la mâchoire supérieure.

---

part, on peut trouver interverti l'ordre de succession des dents ; c'est ainsi que pour la dentition de lait, les canines peuvent sortir avant les prémolaires.

ORDRE DE SUCCESSION		ÉPOQUE D'APPARITION DU FOLLICULE	ÉPOQUE D'ÉRUPTION
		Dents temporaires.	
Incisives centrales	inf...	65e jour, vie fœtale........	7e mois.
— —	sup..	70e jour, —	10e —
Incisives latérales	inf...	80e jour, —	16e —
— —	sup..	85e jour, —	20e —
Prémolaires antérieures...	inf...	du 85e au 100e jour........	24e —
— — ..	sup..	id.	26e
Prémolaires postérieures..	inf...	id.	28e —
— — .	sup..	id.	30e —
Canines................	inf...	id.	Du 30e au 33e mois.
—	sup..	id.	—
		Dents permanentes.	
Premières molaires	inf...	90e jour, vie fœtale........	De 5 à 6 ans.
— —	sup..	100e jour,.................	id.
Incisives centrales.......	inf...	Du 110e au 120e jour.......	7e année.
— —	sup..	id.	id.
Incisives latérales.......	inf...	id.	8 ans 1/2.
— —	sup..	id.	id.
Prémolaires antérieures...	inf...	id.	De 9 à 12 ans.
— — ..	sup..	id.	id.
Prémolaires postérieures..	inf...	id.	11e année.
— — ..	sup..	id.	id.
Canines................	inf...	id.	11 à 12 ans.
—	sup..	id.	id.
Deuxièmes molaires............		Vers le 3e mois...........	12 à 13 ans.
Troisièmes molaires (dents de sagesse....................		A la 3e année..............	19 à 25 ans.

E. *La dentition au point de vue phylogénétique.* — Nous avons indiqué déjà que les dents qui font éruption, c'est-à-dire qui paraissent à l'extérieur sur le bord alvéolaire des mâchoires, se montrent aussi chez les différents Vertébrés en nombre variable dans un même endroit du rebord maxillaire. Chaque région de la lame dentaire peut former en un même point un, deux ou plusieurs germes dentaires. Autrement dit, un germe dentaire, une dent peut être à un, deux ou plusieurs termes ; elle est, selon l'expression de Lataste, *monophysaire*, *diphysaire* ou *polyphysaire*. Les animaux, chez lesquels les dents sont monophysaires, diphysaires ou polyphysaires, sont appelés *monophyodontes*, *diphyodontes* ou *polyphyodontes*.

L'Homme est tout à la fois diphyodonte et monophyodonte, et présente par conséquent des dents diphysaires et d'autres qui ne sont que monophysaires. Chacune de ses incisives, de ses canines, de ses prémolaires est diphysaire, puisqu'elle est représentée par une dent de lait et par une dent permanente. Ses molaires vraies sont au contraire simplement monophysaires, puisque ces molaires ne sont pas précédées de molaires de lait. Diphyodonte par le plus grand nombre de ses dents, l'Homme est monophyodonte par ses molaires.

La plupart des Mammifères sont diphyodontes et monophyodontes tout à la fois à la manière de l'Homme. Mais un certain nombre sont exclusivement ou presque exclusivement monophyodontes. Et il existe toutes sortes d'intermédiaires entre l'état diphyodonte et l'état monophyodonte. Selon Lataste, le second dériverait du premier, et l'on pourrait prendre sur le fait des animaux qui de diphyodontes qu'ils étaient sont en train de devenir monophyodontes, par différentes voies d'ailleurs. C'est ainsi que chez les Marsupiaux, la dernière prémolaire est seule habituellement diphysaire ; mais il y a des genres (*Dasyurus*, *Sarcophilus*) où, d'après Flower et O. Thomas, la dent de lait de la dernière prémolaire est absente ; ces animaux sont ainsi devenus monophyodontes. Chez les Rongeurs, les incisives permanentes sont habituellement précédées de dents de lait, ainsi qu'on le savait depuis longtemps pour les petites incisives supérieures, et comme Pouchet et Chabry l'ont montré pour les grandes incisives de chaque mâchoire. Mais il est des Rongeurs, chez lesquels les incisives sont monophysaires, et comme ces animaux manquent de canines, ceux qui, comme les Rats, ont également perdu leurs prémolaires, sont devenus, comme les Marsupiaux, mais par une autre voie, monophyodontes.

Il y a enfin des Mammifères qui sont actuellement exclusivement monophyodontes (Édentés, Cétacés dentés, Cheiroptères, beaucoup d'Insectivores). Le nombre des animaux réputés monophyodontes et qui ont des dents supposées monophysaires s'est réduit d'ailleurs depuis que l'on ne s'est plus borné à l'examen de la dentition après la naissance, mais que l'on a porté ses observations sur la période fœtale ; en effet chez certains animaux la chute des dents de lait se fait de très bonne heure ; le Phoque, le Cobaye perdent leurs dents de lait pendant la vie intra-utérine.

D'autres Mammifères même, comme les Cétacés porte-fanons (Baleines), n'ont pas de dents à l'état adulte. Ce n'est que pendant la période fœtale qu'ils présentent une série de dents rudimentaires précocement caduques (Geoffroy St-Hilaire, Julin, Pouchet et Chabry, Weber).

Il est digne de remarque que les animaux monophyodontes ont en général leurs dents toutes semblables : ils sont « homodontes ». Ceux au contraire qui sont diphyodontes offrent une différenciation dentaire en incisives, canines, molaires, plus ou moins marquée. Weber toutefois a trouvé, dans les germes dentaires d'un fœtus de Baleine (que l'on doit regarder comme monophyodonte, bien que Pouchet et Chabry y aient observé l'indice d'une seconde dentition), une tendance à la différenciation de plusieurs formes, et un passage vers le type « hétérodonte ». Les Cétacés dentés que l'on considère aussi comme monophyodontes, bien que Kükenthal leur trouve des germes de remplacement bien marqués, offrent aussi une tendance à l'hétérodontie (Kükenthal).

Nous venons de voir qu'il existe entre l'état diphyodonte et l'état monophyodonte toutes sortes d'intermédiaires. En est-il de même entre le diphyodontisme de l'Homme et de la plupart des Mammifères et le polyphyodontisme des Vertébrés inférieurs, des Sélaciens par exemple? Certains faits portent à le faire croire, ceux par exemple d'une troisième dentition (quelque rudimentaire qu'elle soit pourvu qu'elle soit avérée) observés chez l'Homme. Plusieurs auteurs (Kollmann, Malassez et Albarran) ont considéré comme représentant des ébauches de dentition surnuméraire et comme des germes adamantins d'attente les productions épithéliales qui peuvent prendre naissance sur le pédicule de l'organe de l'émail. Albarran en particulier a attiré l'attention sur un amas épithélial volumineux, situé en arrière de la dent de remplacement et né probablement du cordon épithélial de cette seconde dent, amas qui lui a paru représenter un organe atrophié correspondant à une troisième rangée de dents; il a comparé au schéma du développement des dents chez les Sélaciens celui que l'on obtient alors chez l'Homme en faisant partir du collet adamantin de la dent de lait l'organe de l'émail de la dent permanente, et du collet de cette dernière l'amas épithélial dont il vient d'être question. Indépendamment de ces constatations odontogéniques, il existe un certain nombre d'observations plus ou moins authentiques de 3e et même de 4e dentition, en d'autres termes de dents s'étant renouvelées deux et trois fois, chez l'adulte (cas cités par Debierre et Pravaz, cas de Montigel).

Peut-être n'y a-t-il donc pas de ligne de démarcation tranchée à établir entre le type polyphyodonte et le type diphyodonte, pas plus que nous n'en avons trouvé entre le diphyodontisme et le monophyodontisme. Il est même vraisemblable que ces différents états dérivent l'un de l'autre, le polyphyodontisme représentant, ainsi que l'ont exprimé Pouchet et Chabry, la disposition originelle, et le monophyodontisme un état dérivé du diphyodontisme. Les observations de Kükenthal l'ont conduit à adopter la même opinion : la monophyodontie est une disposition secondaire dérivée de la diphyodontie et celle-ci à son tour est le reste de la polyphyodontie.

S'il en est ainsi, si l'ordre de succession des différents types de dentition est bien celui que nous venons d'admettre, la réponse à cette question, vivement débattue dans ces derniers temps « des deux dentitions, de lait ou permanente, des Mammifères, quelle est la dentition primitive? », cette réponse ne peut être que la suivante : les deux dentitions sont contemporaines, et, peut-on ajouter, équivalentes. Lataste et Kükenthal qui ont fait cette réponse, ont accumulé les raisons qui militent en faveur de son opinion (1). On a admis plus généralement cependant que la dentition de lait

(1) Voici les principaux arguments présentés par Lataste. Ontogénétiquement, les deux dentitions se succèdent immédiatement, ce qui n'exclut pas leur simultanéité phylogénétique. En second lieu, il n'y a rien de singulier, mais il est au contraire naturel que, si l'une des deux dentitions tend à disparaître en totalité, cette tendance soit manifestée de préférence par la plus éphémère et la moins utile, la dentition de lait; d'ailleurs

est la dentition primitive « représentant le trésor héréditaire de la famille tandis que la dentition définitive constituait les acquisitions ultérieures » (Vogt) (1). Enfin on a soutenu (Flower, Old. Thomas) que c'est au contraire la dentition permanente qui est la plus ancienne.

Mais la majorité des Mammifères et l'Homme en particulier ne sont pas exclusivement diphyodontes et ne possèdent pas que des dents diphysaires; ils sont monophyodontes par leurs dents molaires, qui sont monophysaires. A quelle dentition convient-il de rattacher la série monophysaire des dents molaires? Et d'une façon plus générale à quelle dentition faut-il attribuer toutes les dents monophysaires ? Telles sont les questions qui se relient étroitement à la précédente.

Pour ce qui est des grosses molaires, plusieurs réponses ont été fournies. Magitot, considérant que ces molaires se forment à des intervalles de temps très éloignées, reconnaît chez l'Homme l'existence de cinq phases de dentition, les deux premières étant représentées par la dentition de lait et par le remplacement des dents de lait, les trois autres par la formation successive des trois molaires; mais il n'admet que deux dentitions, la deuxième et les trois dernières phases formant ensemble la seconde dentition. Lataste ne trouve d'autre motif pour ranger les grosses molaires monophysaires dans la dentition permanente que le fait même de leur per-

---

quand c'est non pas toute une dentition, mais seulement quelques dents isolées qui disparaissent, la disparition peut être supportée aussi bien par l'une que par l'autre des deux dentitions ; il y a plus, c'est que les cas dans lesquels l'un des deux termes seulement d'une série diphysaire disparaît, ces cas sont rares, le plus souvent les deux termes disparaissant en même temps. En troisième lieu, la double dentition est la règle en haut et en bas de la série des Mammifères ; les animaux monophyodontes sont l'exception, soit ceux qui sont absolument monophyodontes, soit ceux qui sont en train de le devenir ; il faudrait, pour faire dériver les diphyodontes des monophyodontes, supposer (puisque les monophyodontes sont des types très divers) à la classe des Mammifères plusieurs souches distinctes, qui auraient convergé par la suite, ce qui est bien moins satisfaisant que d'admettre, conformément à la doctrine transformiste, la dérivance des Mammifères monophyodontes aux dépens d'un type diphyodonte unique. Enfin c'est évidemment parmi les Vertébrés inférieurs qu'il faut chercher les ancêtres des Mammifères ; or ceux-ci sont polyphyodontes ; n'est-il pas tout naturel de faire dériver les diphyodontes des polyphyodontes, plutôt que de considérer la deuxième dentition comme une néoformation.

(1) Lataste reconnaît que cette opinion a pour elle les arguments suivants. D'abord la dentition de lait apparaît ontogénétiquement la première ; or il est habituel d'admettre que les phénomènes ontogénétiques se succèdent dans le même ordre que les phénomènes phylogénétiques. En second lieu, la dentition de lait peut être rudimentaire, précocément caduque et sans usages, tandis qu'il n'existe pas de cas de dentition permanente rudimentaire ; or il est élémentaire, dans l'hypothèse transformiste, d'admettre que les organes que nous trouvons rudimentaires sont les vestiges d'organes primitifs, et d'organes d'autant plus anciens que ces vestiges sont eux-mêmes plus réduits.

sistance. Beauregard au contraire, pour les attribuer à la dentition temporaire, s'est fondé sur des considérations odontogéniques : sur ce fait que le laps de temps qui sépare l'apparition des vraies molaires de celle des dents de lait est insignifiant (voir le tableau, p. 210), et que les molaires paraissent ainsi continuer la série des dents temporaires ; sur ce que d'autre part les molaires se forment sur la lame dentaire de la même façon que les dents de lait.

Quant aux dents qui, ailleurs et normalement diphysaires, sont, dans certains groupes, monophysaires, Lataste les rattache encore à la deuxième dentition, parce que, lorsqu'une dent passe de l'état diphysaire à l'état monophysaire, on constate que c'est la dent de lait qui disparaît. Beauregard au contraire, se fondant sur ce que chez les Cétacés, qui sont monophyodontes par excellence, les dents, d'après Pouchet et Chabry, naissent plutôt à la manière des dents de lait, attribue les dents monophysaires à la dentition temporaire.

F. *Anomalies de la dentition. Irrégularités de l'éruption dentaire.* — Nous avons vu déjà qu'il paraît exister chez l'Homme, auquel nous limitons cet aperçu, des irrégularités de la dentition, consistant dans l'éruption successive de 3 ou 4 dents au même endroit, en somme dans une *troisième* et une *quatrième dentitions*.

Il existe en outre plusieurs catégories bien distinctes d'anomalies de la dentition. Avec Magitot et R. Virchow, il convient de distinguer en effet : la *rétention*, l'*hétérotopie*, et l'*excès numérique des dents*.

La *rétention* est la condition dans laquelle une ou plusieurs dents demeurent enfoncées à l'intérieur de la mâchoire au lieu où elles ont été formées, et ne font pas éruption dans l'ordre régulier et à l'époque habituelle. Il n'est pas de dents sur lesquelles on n'ait pu observer la rétention ; mais il est exceptionnel de trouver des dents voisines retenues à l'intérieur de la mâchoire.

La dent de sagesse (3e molaire) est de celles qui subissent très souvent la rétention. On a attribué la rétention de la dent de sagesse à des causes purement mécaniques (Scheff). Mais il est plus probable que si la dent de sagesse dans nombre de cas demeure cachée et rudimentaire dans l'épaisseur des maxillaires, c'est que cet organe est en voie de disparition ; car son éruption est constante et relativement précoce chez le Singe, tandis que chez l'Homme elle fait souvent défaut et se montre moins tardive chez les races humaines inférieures que chez les races caucasiques, où l'on a vu la dent de sagesse retenue jusqu'à l'âge de 103 ans.

L'*hétéropie* ou erreur de lieu est la condition dans laquelle une dent donnée se forme en un endroit anormal. Il peut y avoir hétérotopie, comme aussi rétention pure et simple ; mais aussi la rétention et l'hétérotopie peuvent se compliquer l'une par l'autre.

Enfin il peut y avoir *excès numérique des dents*, *dents surnuméraires*, *polyodontie*, cette augmentation numérique devant être d'ailleurs bien distinguée des cas de 3e et 4e dentitions. Le nombre des dents est augmenté de diverses manières. Il peut se faire qu'une dent de lait demeure en place, constituant ainsi une dent surnuméraire. Ou bien c'est la dent de remplacement correspondante, retenue dans la mâchoire, que l'on considèrera comme surnuméraire; l'excès numérique se compliquera ainsi facilement de rétention dentaire. Il s'accompagnera aussi presque fatalement d'hétérotopie. Car s'il y a plus de dents que normalement cela doit être, il en résultera une diminution d'espace dans la partie alvéolaire du maxillaire, qui fera qu'une ou plusieurs dents seront rejetées hors de la série, et déplacées soit à côté, soit au-devant ou en arrière de cette série; la polyodontie devient ainsi la cause d'une hétérotopie, que ce soit la dent surnuméraire ou que ce soit la dent normale qui prenne une situation irrégulière.

Indépendamment de l'augmentation numérique due à la persistance des dents temporaires, il peut exister dans l'épaisseur des mâchoires de l'Homme des dents réellement surnuméraires et d'apparition nouvelle. Ces dents sont habituellement rudimentaires et frappées de rétention; elles peuvent être de petits rudiments dentaires coniques (« embolus », « cônes »), privés d'émail. Mais on peut aussi trouver à l'intérieur des mâchoires des dents surnuméraires complètement développées. Ces dents surnuméraires se rencontrent le plus souvent dans la région prémolaire; elles font défaut dans la région molaire. Sur 630 cadavres, Zuckerkandl a trouvé 20 fois des rudiments dentaires représentant des dents surnuméraires.

Quelle idée convient-il de se faire de l'origine de ces dents surnuméraires? Tout excès numérique des dents, abstraction faite de la persistance éventuelle des dents de lait, doit être considéré comme un fait d'atavisme, comme une théromorphie.

L'apparition d'une dent surnuméraire serait une réapparition d'une dent typique autrefois propre à la formule dentaire de l'Homme (R. Virchow, Zuckerkandl, Scheff, Albrecht). La formule dentaire de l'Homme aurait en effet compris jadis un plus grand nombre de dents qu'actuellement, et aurait possédé 44 dents. Le prototype des Mammifères supérieurs serait un grand ongulé fossile, l'*Hamalodontherium*, découvert par Flower, et pourvu de 44 dents. L'Homme aurait perdu 4 incisives et 8 prémolaires. Plusieurs faits plaident en faveur de cette dérivance des dents véritablement surnuméraires. L'augmentation numérique de la formule dentaire est en effet fréquente chez le nègre; elle est en général en raison directe du degré d'infériorité de la race et proportionnelle au prognathisme. En outre, c'est surtout dans les régions (incisive, prémolaire), desquelles on admet que des dents ont disparu lors de l'établissement de la formule dentaire actuelle, que l'on trouve les rudiments dentaires et les dents surnuméraires.

Enfin on peut expliquer d'une autre manière, quoique toujours dans le sens de la théorie évolutionniste, la formation de dents surnuméraires rudimentaires. L'archétype, l'unité dentaire est en effet le type conique, à couronne et à racine simples, la canine (1). Les dents, dont la couronne est bi ou multicuspidée, et dont la racine est bifide ou multifide ou même présente des traces seulement de bifidité, doivent être considérées comme composées de deux ou plusieurs unités dentaires, ainsi que l'a exprimé récemment encore Kükenthal, en rappelant que l'on trouve chez les plus anciens Mammifères (Triconodon) des dispositions intermédiaires à l'état simple et à l'état agrégé des dents, et favorables à l'hypothèse. Dès lors, si l'on trouve un rudiment dentaire conique, une cheville dentaire, on sera en droit de penser qu'elle doit son origine à une décomposition d'une dent agrégée, qui s'est fissurée, détachant l'un de ses éléments composants primitifs.

INDEX BIBLIOGRAPHIQUE

Dents cutanées des Sélaciens. — O. HERTWIG. Ueber die Entwickelung der Placoidschuppen und Zähne. *Jenaische Zeitschrift*, 1874.

Développement des dents maxillaires. — CH. TOMES. *Traité d'anatomie dentaire humaine et comparée.* Trad. franç. du Dr Cruet, Paris. Doin, 1880 (avec un index bibliographique des travaux plus anciens). — LEGROS et MAGITOT. Article Dents *Dict. encycl. des sc. méd.*, 1882. — DEBIERRE et PRAVAZ. Contribution à l'odontogénie. *Arch. de physiologie*, 1886. — WALDEYER. Article Dents. *Stricker's Handbuch*, 1870. — POUCHET et CHABRY. Contribution à l'odontologie des Mammifères. *Journal de l'Anat. et de la Phys.*, 1884. — ROBIN et MAGITOT. Sur la genèse et le développement des follicules dentaires. *Journ. de l'Anat. et de la Phys.*, 1866. — MAGITOT. De la structure et du développement du tissu dentinaire dans la série animale. *Comptes rendus de l'Acad. des sc.*, t. XC, 1880. — MAGITOT et LEGROS. Sur l'origine et la formation du follicule dentaire. *Journ. de l'Anat. et de la Phys.*, 1873. — LEGROS et MAGITOT. Morphologie du follicule dentaire chez les Vertébrés. *Journ. de l'Anat. et de la Phys.*, 1879. — KOELLIKER. Die Entwicklung der Zahnsackchen der Wiederkauër. *Zeitschr. f. wiss. Zool.*, 1863. — ID. *Embryologie.* — KOLLMANN. Entwicklung der Milch- und Ersatzzähne beim Menschen. *Zeitschr. f. wiss. Zool.*, 1870. — WALDEYER. Untersuchungen über die Entwicklung der Zähne. *Zeitschr. f. rat. Med.*, 1865. — WENDZEL. Untersuchungen über das Schmelzorgan und das Schmelz. *Arch. f. Heilk.*, 1868. — LENT. Beiträge zur Entwickelung des Zahnbeins und Schmelzes. *Zeitschr. f. wiss. Zool.* — HUXLEY. On the development of the teeth, etc. *Quart. Journ. of micr. Sc.*, 1853-56. — BEALE. On the structure of the simple tissue. *Archives of Dentistry*, 1865. — BOLL. Untersuchungen über die Zahnpulpa. *Arch. für mikr. Anat.*, 1868. — HERTZ. Untersuchungen über den feineren Bau und die Entwicklung der Zähne. *Virchow's Archiv*, 1866. — MARCUSEN. Ueber die Entwicklung der Zähne. *Bull. de l'Acad. d. sc. de St.-Pétersb.*, 1850, t. VIII. — HANNOVER. Ueber die Entwicklung und den Bau des Saügethierzahns.

(1) La canine toutefois elle-même peut avoir une racine bifide (femme de Solutré, sujet n° 2 de Grenelle, fossile de Smoermass, race de Cro-Magnon d'après de Quatrefages et Hamy). Magitot a trouvé le fait 20 fois sur 2000 canines ; Albrecht l'a signalé chez l'Homme, mais ne l'a pas trouvé chez le Singe.

Verh. d. k. Leop.-Carol. Akad. der Naturf., Breslau, 1836. — MORGENSTERN. Untersuchung über den Ursprung der bleibenden Zähne. *Deutsche Monatsschr. für Zahnheilk.*, Bd III, 1885. — V. BRÜNN. Notiz über unvolkommene Schmelzentwicklung auf den Mahlzähnen der Ratte. *Arch. für mikr. Anat.*, Bd XVII, 1879. — ID. Ueber die Ausdehnung des Schmelzorganes und seine Bedeutung für die Zahnbildung. *Arch. für mikr. Anat.*, Bd XXIX, 1886; et *Anat. Anz.*, 1886, n° 10. — CANALIS. Sullo sviluppo dei denti nei mammiferi. *Anat. Anz.*, 1886, n° 7. — MALASSEZ. Présentation de préparations microscopiques, etc. de l'iter et du gubernaculum dentis. *Soc. de biologie*, série IX, t. V, 1888. — MALASSEZ. Sur l'existence d'amas épithéliaux autour de la racine des dents, etc. — Sur le rôle des débris épithéliaux paradentaires. *Arch.de physiologie*, 1885. — MAHN. Bau und Entwickelung der Molaren bei Mus und Arvicola. *Morph. Jahrbuch*, Bd XVI, H. 4, 1890. — RÖSE. Ueber die Entwicklung des menschlichen Gebisses. *Verh. d. deutschen odont. Ges.*, Bd III, H. 1, 1891, et *Verh. d. Anat. Ges.*, 1891. — V. BRÜNN. Beiträge zur Kenntniss der Zahnentwickelung. *Arch. f. mikr. Anat.*, Bd XXXVIII, H. 1 1891. — SPEE. Ueber die ersten Vorgänge der Ablagerung des Zahnschmelzes. *Anat. Anz*, 1887, n° 4. — V. EBNER. Histologie der Zähne mit Einschluss der Histogenese. *Scheff's Handbuch der Zahnheilkunde*, Bd I. Wien, 1890.

Éruption des dents. Phylogénie de la dentition. Anomalies de la dentition. — CH. TOMES. — DEBIERRE et PRAVAZ. — LEGROS et MAGITOT. — MAGITOT et LEGROS. État de l'évolution folliculaire, etc. *Comptes rendus de l'Acad. d. sc.*, 1874. — LATASTE. Des deux dentitions, de lait ou permanente, des Mammifères, quelle est la dentition primitive? — Considérations positives sur les deux dentitions des Mammifères. — Encore sur les deux dentitions des Mammifères. *Comptes rendus Soc. biologie*, t. V, série IX, 1888. — BEAUREGARD. Considérations sur les deux dentitions des Mammifères. — Deuxième note sur les deux dentitions des Mammifères. *Comptes rendus Soc. biologie*, t. V, série IX, 1888. — KÜKENTHAL. Einige Bemerkungen über die Säugethierbezahnung. *Anat. Anzeiger*, n° 13, 1891. — MAGITOT. *Traité des anomalies du système dentaire*. Paris, 1877. — SCHMIDT. Strukturverhältnisse eines Zahnrudiments. *Deutsche Monatsschr. für Zahnheilk.*, 1889. — MONTIGEL. Ueber zwei Fälle seltener Dentitionsanomalie. *Deutsche Monatsschr. für Zahnheilk.*, 1888. — SCHEFF. Ueber das Rudimentärwerden des Weisheitszahnes (*Dens Sapientiæ*). *Wiener med. Presse*, 1887, n° 37. — ID. Ueber Rudimentäre (schmelzlose) Zähne. *Deutsche Monatsschr. für Zahnheilk.*, 1888. — R. VIRCHOW. Retention, Heterotopie und Ueberzahl von Zähnen. *Verh. d. Berl. Gesellsch. f. Anthr.*, 1886. — BUSCH. Die Ueberzahl und Unterzahl in den Zähnen des menschlichen Gebisses u. s. w. *Deutsche Monatsschr. für Zahnheilk.*, 1887. — SCHMIDT. Zur Kasuistik der Zahnanomalien. *Zeitschr. für Heilkunde*, Bd VII, 1887. — ZUCKERKANDL. Beiträge zur Anatomie des menschlichen Körpers. VI. Ueber Zahnretention. VII. Ueber rudimentäre Zähne. *Wiener med. Jahrbücher*, 1885. — ALBARRAN. Développement des dents permanentes; ébauche d'une troisième dentition chez l'homme. *Bull. Soc. anat.* 1887. — ALBRECHT. Ueber zweiwurzelige Eck-und Schneidezähne beim Menschen. — Ueber sechsschneidige Gebisse beim normalen Menschen. *Centralblatt für Chirurgie* 1885, n° 24.

CHAPITRE IV

Développement de l'Intestin digestif.

A l'intestin respiratoire fait suite l'**intestin digestif** dont le développement sera l'objet du chapitre présent. La distinction de ces deux segments principaux du tube digestif, consacrée par des dénominations empruntées à leur adaptation physiologique différente, appuyée chez les Vertébrés supérieurs sur des relation topographiques fondamentales précises, l'une étant sus-diaphragmatique, l'autre sous-diaphragmatique au contraire, se justifie au point de vue embryologique non seulement par la destinée différente des deux grandes régions intestinales, mais encore par la nature des processus de développement qu'elles subissent. Tandis que ce qui caractérise l'évolution de l'intestin respiratoire, c'est l'utilisation d'un appareil primitif du Vertébré, l'appareil branchial, au moyen de processus cœnogénétiques déjà anciens et bien fixés, dans l'intestin digestif nous voyons s'opérer des transformations à la fois plus récentes dans le développement phylogénétique et plus variables selon les espèces. On voit en effet les diverses parties de l'intestin digestif prendre des formes et des proportions variées selon la nature des aliments, des rapports différents entre elles et avec la paroi abdominale suivant l'espace qui leur est laissé et même selon leur état de réplétion ou de vacuité à tel moment du développement. En un mot il intervient ici, pour produire l'état définitif de l'intestin digestif chez une espèce donnée, des influences mécaniques pures que nous voyons s'exercer actuellement encore dans chaque développement ontogénétique, et qui semblent ainsi produire des processus cœnogénétiques de la dernière heure.

Nous étudierons successivement :

I. — Le développement anatomique de l'intestin digestif et de son mésentère.

II. — L'histogénèse de cet intestin et du mésentère.

III. — La formation des glandes annexes, foie et pancréas, qui, bien que devant être strictement rattachée à l'histogénèse, mérite cependant, en raison de l'importance des glandes formées, d'être examinée à part.

I. — DÉVELOPPEMENT ANATOMIQUE DE L'INTESTIN DIGESTIF ET DE SON MÉSENTÈRE

La portion digestive de l'intestin est d'abord largement ouverte

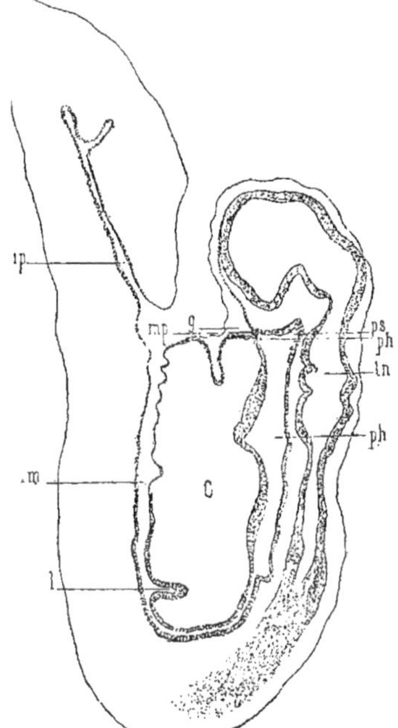

Fig. 101. — *Coupe longitudinale d'un embryon de Lapin du 9e jour*, montrant l'étendue de la communication omphalo-mésentérique, dont on se rendra compte en défléchissant la moitié antérieure de l'embryon sur sa moitié postérieure.

tn, tube nerveux. — *ph*, pharynx (intestin céphalique). — *ip*, intestin postérieur. — *im*, intestin moyen (région encore à l'état de gouttière ouverte dans la vésicule ombilicale). — *q*, fossette buccale ou stomodaeum. — *mp*, membrane pharyngienne. — *ps*, poche de Seessel. — C, cœur. — *l*, diverticule hépatique situé à l'union de la partie antérieure tubuleuse avec la gouttière intestinale.

dans le sac vitellin intestinal ou vésicule ombilicale, avec lequel elle communique par le conduit vitellin ou omphalo-mésentérique (fig. 101, voy. aussi la fig. 20, et les fig. 1-3 de la pl. II). Dans toute l'étendue de cette communication, l'intestin digestif n'est qu'une gouttière ouverte dans la cavité de la vésicule ombilicale. Peu à peu s'opère la fermeture de l'intestin digestif en un tube, et par suite le rétrécissement de l'orifice du conduit vitellin. Le processus de fermeture subit un temps d'arrêt au moment où il atteint la région de l'intestin de laquelle prend naissance le foie; en d'autres termes, le foie dérive d'une région intestinale (futur duodénum), qui marque pour un temps assez long le passage entre la portion tubuleuse et la gouttière intestinales. Puis, ce temps d'arrêt subi et cette région dépassée, l'intestin se ferme toujours plus complètement d'avant en arrière et d'arrière en avant, jusqu'à ce qu'il ne reste plus qu'un étroit orifice vitellin.

Une fois l'intestin digestif transformé en un tube sur la presque totalité de sa longueur, et même avant que cette transformation ait fait des progrès sensibles, il s'opère en lui une foule de changements de forme et de situation.

Toutes ces transformations s'effectuent à l'intérieur de la cavité péritonéale ou abdominale, qui représente une partie de la cavité du corps ou cœlome, et se trouve par conséquent tapissée sur toute sa surface par l'épithélium de ce cœlome, formant le feuillet épithélial du péritoine. Mais l'intestin n'est pas libre dans cette cavité. Il est au contraire réuni à ses parois dorsale et ventrale par des bandes de tissu, elles aussi revêtues par l'épithélium cœlomique, les **mésentères**, que l'on doit distinguer en mésentères **postérieur** ou **dorsal** et **antérieur** ou **ventral** (fig. 102 et 103).

Le mésentère dorsal ou postérieur (*mp*) règne sur toute la longueur de l'intestin digestif et aussi de l'intestin respiratoire, se présentant toutefois avec des caractères différents dans ces deux régions.

Le mésentère ventral ou antérieur (*ma*) est limité par contre, chez les Vertébrés supérieurs, à la région respiratoire et à la partie initiale de la région digestive. Dans la région respiratoire de l'intestin, il renferme le cœur (*c*), auquel il constitue un *mésocarde;* la situation du cœur dans l'épaisseur du mésentère ventral ou mésocarde partage celui-ci en deux segments, l'un dorsal, le *mésocarde postérieur* (*mcp*), l'autre ventral, le *mésocarde antérieur* (*mca*), ce dernier d'existence très passagère. Dans la partie initiale de la région digestive, le mésentère ventral contient le foie (*f*); la présence de cet organe dans l'intérieur du mésentère ventral divise celui-ci en deux parties, l'une dorsale, qui relie l'estomac et le duodénum au foie et se nomme *ligaments gastro-hépatique* et

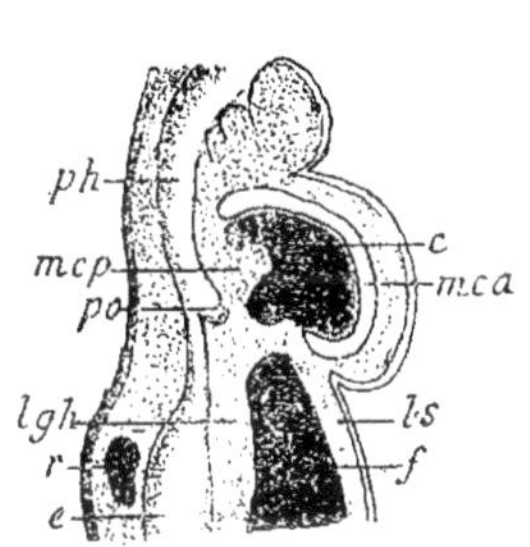

Fig. 102. — *Schéma de la coupe longitudinale antéro-postérieure de l'intestin et de son mésentère dans la région respiratoire et la partie digestive.*

ph, pharynx. — *po*, poumon. — *c*, cœur. — *mcp*, mésocarde postérieur. — *mca*, mésocarde antérieur. — *e*, estomac. — *r*, rate. — *f*, foie. — *lgh*, ligament gastro-hépatique. — *ls*, ligament suspenseur du foie.

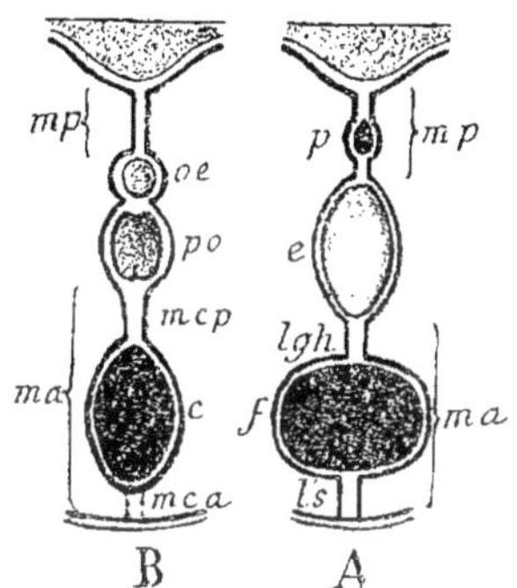

Fig. 103. — *Schéma de coupes transversales de l'intestin et de son mésentère dans la région respiratoire et la partie initiale de la région digestive.* — A, région digestive. B, région respiratoire.

Même signification des lettres que dans la figure 102 et de plus : *œ*, œsophage. — *po*, poumon. — *p*, pancréas. — *mp*, mésentère postérieur. — *ma*, mésentère antérieur.

hépato-duodénal ou encore *petit épiploon* (*omentum minus*) (*lgh*), l'autre ventrale, qui rattache le foie à la paroi abdominale antérieure et forme ainsi un *ligament suspenseur du foie* (*ls*).

C'est un fait d'observation indéniable que le mésentère ventral, au moins chez les Vertébrés supérieurs, fait défaut sur une grande longueur du tube digestif. Toutefois, l'idée d'un mésentère ventral incomplet est peu satisfaisante pour l'esprit ; car, ainsi que le remarque O. Hertwig, on doit s'attendre à la présence d'un mésentère ventral régnant tout le long de l'intestin, au moins à l'origine du développement, en raison même de la formation du cœlome par deux moitiés séparées antérieurement par une cloison médiane.

Or ce mésentère ventral, dont l'existence primitive, si passagère qu'elle soit, est une conséquence nécessaire du développement du cœlome, se présente successivement d'avant en arrière, de l'extrémité céphalique vers l'extrémité caudale de l'embryon. Ainsi que Ravn l'observe, il se trouve à chaque stade de l'évolution embryonnaire, au lieu de passage de la gouttière intestinale à la portion devenue tubuleuse. Le mésentère ventral doit donc reculer de plus en plus, se déplacer incessamment en arrière, disparaissant en avant : c'est ce qu'il fait jusqu'au moment où il a atteint le bord caudal du proamnios, suivant lequel les veines omphalo-mésentériques ou vitellines quittent la vésicule ombilicale et cheminent le long des bords antérieurs de la gouttière intestinale pour se rendre dans le corps de l'embryon et former le cœur. Là il demeure indéfiniment, et c'est dans son épaisseur que se développe le diverticule intestinal qui deviendra le foie. En arrière de cette région où subsiste le mésentère ventral, l'intestin se ferme et s'isole assez complètement et assez rapidement pour qu'il n'y ait pas lieu de dire que le mésentère ventral s'y est conservé. Toutefois il est bon de remarquer que, si l'on suit, par exemple chez un Lapin de 10 jours, les coupes de l'intestin et de son mésentère en arrière de la région du foie, on voit que l'intestin est relié à la splanchnopleure qui forme la paroi de la vésicule ombilicale par un pédicule lamelliforme représentant un mésentère ventral. Ce pédicule, qui contient les veines omphalo-mésentériques, tandis que le mésentère dorsal renferme l'artère, est la trace, assez longuement persistante et en tout cas assez étendue, de la fermeture de l'intestin. Mais il n'y a jamais là qu'un mésentère ventral ombilical et non pas un mésentère ventral cutané ou somatique, parce que cette connexion ventrale de l'intestin disparaît, avant que s'effectue dans cette région l'isolement de l'embryon et que la paroi abdominale se constitue.

Chez les Vertébrés inférieurs, dont la vésicule ombilicale est remplie par le vitellus, il peut y avoir, pour un temps plus ou moins long de la vie embryonnaire, un mésentère ventral, surtout bien indiqué dans la moitié postérieure du tronc. Voici, par exemple, chez les Poissons osseux, ce qu'Henneguy dit du processus de fermeture de l'intestin. La lumière de l'intestin s'est produite dans la région antérieure de l'embryon, grâce à l'existence de deux replis d'invagination, dont le fond est dirigé du côté dorsal et dont les lèvres externes et ventrales se rapprochent ensuite et se soudent. Dans le tronc, le processus est modifié, en ce que les deux replis très voisins l'un de l'autre arrivent à se souder ; ils constituent ainsi une masse cellulaire trapézoïdale, qui se creuse d'une cavité par écartement des cellules. « Dans la région postérieure du tronc de l'embryon, l'endoderme ne donne naissance qu'à un seul pli d'invagination, situé sur la ligne médiane et dont les faces internes s'accolent, laissant entre elles une fente virtuelle qui s'agrandira plus tard pour donner la lumière du canal intestinal. Les cellules endodermiques, qui n'entrent pas dans la formation du pli, se concentrent plus tard sur la ligne médiane, et forment un pédicule plein, compris entre les deux splanchnopleures. Ce pédicule, qui rattache l'intestin au vitellus, s'atrophie petit à petit, aux stades ultérieurs de la fermeture du blastoderme, par résorption de ses éléments. Les splanchnopleures se réunissent au-dessous de l'intestin ; la cloison ainsi formée se résorbe à son tour et l'intestin entouré de sa gaine mésodermique devient libre inférieurement. Ce phénomène ne se produit qu'à un stade avancé, surtout dans la partie postérieure de l'embryon ». Nous sommes là en présence d'un mésentère ventral parfaitement reconnaissable, sous les modifications que lui a fait subir la présence du vitellus.

Chez les Vertébrés supérieurs donc comme chez les Vertébrés inférieurs, nous trouvons des traces plus ou moins durables attestant la formation d'un mésentère ventral continu.

Que si maintenant le mésentère ventral, toujours par le fait même du développement du cœlome, n'a qu'une existence très fugace sur la plus grande partie de son étendue, il n'y a rien là qui doive nous étonner. Car il peut en être de même pour le mésentère dorsal lui-même. Nous savons en effet, grâce aux recherches de Goette, que chez le *Petromyzon*, par exemple, le mésentère dorsal ne se conserve qu'au niveau de l'œsophage et de la partie initiale de l'intestin digestif, et disparaît partout ailleurs, comme on le sait depuis Rathke et Stannius. Chez le même animal du reste, et aussi chez le *Bombinator*, le mésentère ventral n'a qu'une étendue beaucoup moindre encore que partout ailleurs. Goette conclut que les mésentères dorsal et ventral (et il en serait de même pour des mésentères latéraux dont il sera question plus tard) ne persistent que là où s'établissent et se maintiennent des connexions vasculaires entre l'intestin et la paroi du corps, et ne demeurent pas pour remplir le rôle de moyens de suspension de l'intestin (1).

§ 1. — **Changements de forme de l'intestin digestif**. — Il y a de bonne heure à distinguer, dans le tractus digestif de l'intestin, quatre régions : le **renflement stomacal**, la **courbure duodénale**, l'**anse intestinale** et l'**intestin terminal**. On peut y ajouter la portion cloacale (et plus tard anale) de l'intestin, et la partie post-anale ou caudale. Il a déjà été question de ces dernières (v. p. 84 et suiv.), et du reste nous aurons à en parler encore à propos des orifices génitaux. Il ne s'agira donc ici que des quatre autres, qui forment essentiellement l'intestin digestif.

a. — Le renflement stomacal se montre de bonne heure, sous l'aspect d'une dilatation fusiforme de l'intestin, déjà reconnaissable chez l'embryon humain de la 3e semaine, bien accusée à la 4e semaine (fig. 104, *e*). Cette dilatation n'est d'ailleurs pas absolument régulière; mais elle est plus prononcée pour la face posté-

(1) Cette question des mésentères sera complétée dans le chapitre consacré à l'évolution du cœlome.

rieure de l'estomac que pour la face antérieure, de telle sorte que la face postérieure, tournée vers la colonne vertébrale, est fortement bombée, tandis que la face antérieure est à peu près plane, de telle façon aussi que la ligne qui unit le cardia et le pylore, c'est-à-dire les orifices d'entrée et de sortie de l'estomac, est plus

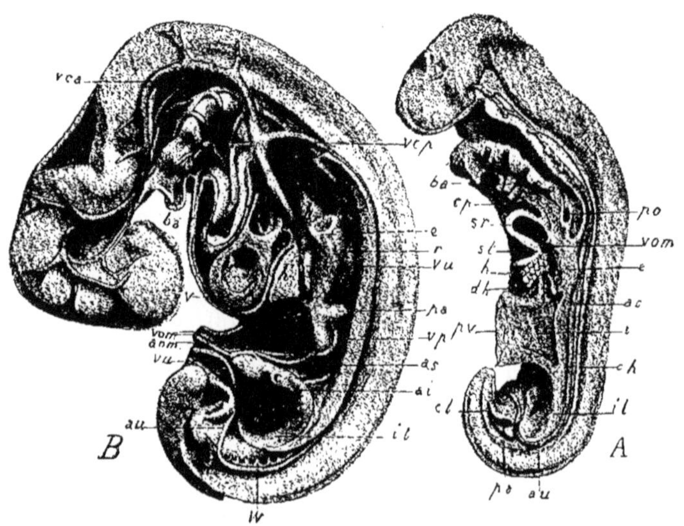

FIG. 104. — *Embryons humains de la 3e semaine (embryon* LR de HIS) *et de la 4e semaine (embryon* A de HIS) (d'après les modèles de A. ZIEGLER).

A. Embryon de 3 semaines. — *e*, estomac. — *po*, ébauche pulmonaire. — *dh*, conduit hépatique. — *h*, foie. — *i*, intestin encore ouvert en gouttière. — *pv*, pédicule vitellin. — *it*, intestin terminal. — *cl*, cloaque. — *pa*, pédicule allantoïdien en partie ouvert. — *ba*, bulbe aortique. — *sr*, *sinus reuniens*. — *st*, *septum transversum*. — *ao*, aorte descendante. — *au*, artère ombilicale gauche continuant l'aorte descendante. — *ch*, corde dorsale.

B. Embryon de 4 semaines. — mêmes lettres ; et de plus : *r*, rate. — *pa*, pancréas. — *as*, *ai*, branches supérieure et inférieure de l'anse intestinale. — *c*, cæcum. — *vca*, veine cardinale antérieure ou jugulaire. — *vcp*, veine cardinale postérieure. — *vu*, *vu*, veine ombilicale gauche. — *vp*, veine porte. — *au*, artère ombilicale gauche. — *aom*, artère omphalo-mésentérique. — *vom*, les deux veines omphalo-mésentériques. — *v*, ventricule. — W, canal de Wolff et canalicules Wolffiens.

longue en arrière qu'en avant ; la face postérieure, bombée, et d'ailleurs assez étroite pour mériter le nom de bord postérieur, sera la *grande courbure* de l'estomac ; la face antérieure, mieux nommée aussi bord antérieur, sera la *petite courbure* (fig. 105, *pc*). C'est à la grande courbure, c'est-à-dire au bord postérieur de l'estomac, que s'insère le **mésentère stomacal** ou **mésogastre** (*mg*). La dilatation stomacale est d'abord dirigée longitudinalement, de telle façon que son grand axe coïncide avec l'axe longitudinal du corps de l'embryon. Puis, l'estomac augmentant de volume et de longueur, et ne trouvant pas la place nécessaire à son accroissement, s'incurvera, si bien que son grand axe, de longitudinal qu'il était, deviendra oblique ou même transversal. Ce changement de situation, grâce auquel l'axe de l'estomac, de longitudinal qu'il était, devient à peu près transversal, se compliquera d'un mouvement de rotation de l'organe autour de son axe; par cette rotation, qui est d'environ un quart de cercle, le bord postérieur, avec l'insertion du mésogastre, se trouvera reporté à gauche, et le bord antérieur sera naturellement déplacé d'autant vers la droite. Ces déplacements, qui, comme on le conçoit, s'accompagnent de déplacements semblables du mésogastre, seront d'ailleurs examinés plus tard.

Les différentes portions de l'estomac composé des Ruminants se montrent de très bonne heure (Bonnet), sous forme de renflements de l'intestin digestif placés les uns au dessous des autres (fig. 106, A). Le renflement distal, la *caillette*, prend seul une position transversale et éprouve des déplacements comparables à ce qui existe et se passe pour l'estomac simple.

b. — La courbure duodénale (fig. 105, *d*) n'est pas autrement intéressante, si l'on n'envisage que la forme de l'intestin digestif, qu'en ce qu'elle constitue la région de passage entre le renflement stomacal et l'anse intestinale ; elle s'unit au premier par le *pylore*, et à la seconde par la *courbure* ou *inflexion duodéno-jéjunale* (*fd*), d'abord peu marquée, puis de plus en plus accentuée. Elle est au contraire remarquable par les organes glandulaires (foie et pancréas) auxquels elle donne naissance, et par les importants changements qu'elle éprouve ultérieurement dans ses rapports. Attachée au péritoine pariétal par un mésentère duodénal très étendu, mais longtemps ignoré, tant qu'on n'avait pas étudié de stade suffisamment jeune, la courbure duodénale est convexe en avant, et concave en arrière.

c. — L'anse intestinale (fig. 104, *as* et *ai*; 105, *da* et *aa*) est destinée à former la plus grande partie de l'intestin digestif, savoir tout l'**intestin grêle (jéjunum et iléon) proprement dit**, et une portion du **gros intestin** (**cæcum** et **côlons ascendant** et **transverse**). Au sommet de l'anse, tourné en avant, se trouve le *conduit vitellin* dont l'orifice intestinal, d'abord très large, est ensuite de plus en plus rétréci. L'anse intestinale commence à la courbure duodéno-jéjunale et se termine par un coude, la *courbure* ou *inflexion côlico-splénique* (105, *fs*), qui la réunit à l'intestin terminal (*it*) ou gros intestin proprement dit. Elle se compose de deux branches, l'une *descendante*, à calibre d'abord plus gros puis plus grêle que celui de la seconde branche ; celle-ci *ascendante*, d'un diamètre d'abord inférieur, puis supérieur à celui de la branche descendante. La branche descendante, jointe au sommet de l'anse intestinale et à la portion initiale de la branche ascendante, constituera l'intestin grêle (jéjuno-iléon). Le reste, c'est-à-dire la majeure partie de la branche ascendante, formera le cæcum et les côlons ascendant et transverse. Les deux branches sont d'abord l'une supérieure, l'autre inférieure (104, B et 10, *as*, *ai*). Puis elles se déplacent l'une et l'autre de telle façon que la première prend place à droite, tandis que la seconde se trouve située à gauche. Ce déplacement est le début d'une série de modifications importantes dans les rapports des branches de l'anse de l'intestin, modifications dont il sera question plus loin. L'anse intestinale est reliée au péritoine pariétal par un mésentère, le **mésentère** au sens étroit du mot, *commun* aux branches ascendante et descendante (*mesenterium commune*) (105, *ms*). Les branches qui constituent l'anse intestinale s'allongent de plus en plus, trouvant pendant quelque temps la place nécessaire à cet allongement, sans changer leur rapport primitif, grâce à l'accroissement du dia-

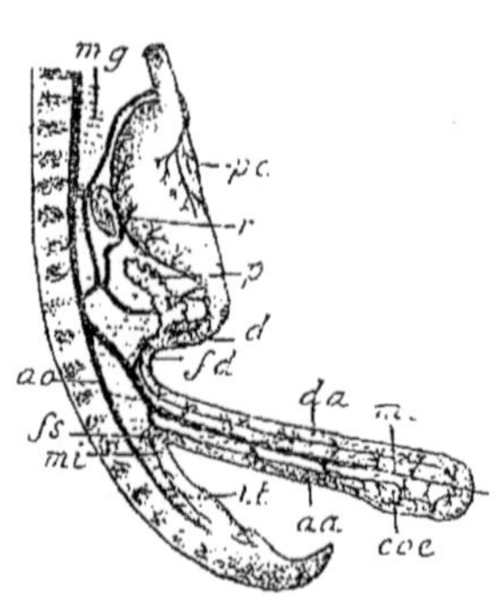

FIG. 105. — *Intestin digestif d'un embryon humain de 6 semaines* (demi-schématique, d'après TOLDT).

pc, petite courbure de l'estomac. — *mg*, mésogastre inséré à la grande courbure de l'estomac. — *r*, rate. — *d*, duodénum. — *fd*, courbure duodéno-jéjunale. — *p*, pancréas. — *da*, *aa*, branches descendante et ascendante de l'anse intestinale. — *coe*, cæcum. — *ms*, artère mésentérique supérieure et mésentère commun. — *fs*, courbure splénique de l'intestin. — *it*, intestin terminal. — *mi*, artère mésentérique inférieure. — *ao*, aorte.

mètre dorso-ventral du corps de l'embryon. Il en résulte nécessairement que la courbe de l'anse intestinale, d'abord peu accentuée et largement ouverte en arrière du côté de la colonne vertébrale, se prononce de plus en plus et se ferme toujours davantage du côté postérieur (comp. fig. 104 B et 105). Il arrive un moment où l'accroissement de l'anse de l'intestin fait des progrès beaucoup plus rapides que celui du diamètre dorso-ventral du corps. Dès lors commencent une série de déplacements et de changements de forme des branches intestinales, ceux-ci devant nous occuper seuls pour le moment.

Du côté de la branche descendante (futur intestin grêle), ce sont des inflexions qui bientôt deviennent de véritables *circonvolutions*. Elles paraissent à la 7e semaine chez l'embryon humain vers l'extrémité de la branche descendante, et dans la région du sommet de l'anse (fig. 110, A et B, fig. 111, B et C, *ig*). Elles sont dues à deux facteurs : l'allongement très rapide et très considérable dont l'intestin iléo-jéjunal est le siège, et l'impossibilité où se trouve le mésentère de suivre cet allongement.

Du côté de la branche ascendante, c'est surtout une augmentation de calibre, variable et inégale suivant les endroits, que l'on constate. Il se fait avant tout, à quelque distance du sommet de l'anse intestinale, un renflement de la branche ascendante, qui est l'ébauche du futur **cæcum** (fig. 104 B et 105, *cæ*). La présence de ce renflement divise en 3 régions la branche ascendante : une région proximale, faisant suite à la branche descendante et constituant la *portion terminale de l'iléon ;* une région moyenne renflée, le *cæcum;* et une troisième, distale, précédant l'intestin terminal et représentant les *côlons ascendant et transverse.*

La première région ou portion terminale de l'iléon forme avec la branche descendante de l'anse intestinale le sommet de celle-ci, qui porte la communication ombilicale. Le sommet de l'anse intestinale ainsi que l'orifice vitellin de l'intestin, manquant de place pour se développer et repoussés eux-mêmes par l'accroissement des autres parties de l'intestin, pénètrent et s'enfouissent dans l'ombilic cutané, c'est-à-dire dans l'ouverture, encore largement béante à cette époque, que présente la paroi abdominale de l'embryon. Bientôt sont entraînées les parties qui avoisinent le conduit vitellin, c'est-à-dire une bonne portion des circonvolutions de l'iléon d'une part, et le cæcum d'autre part, qui proéminent hors de la cavité ventrale à la façon d'une vaste hernie ombilicale. Cette hernie se réduit naturellement, lorsque se ferme l'ombilic cutané (3e mois de la vie fœtale), les intestins herniés ne trouvant plus de bonne heure en dehors de l'abdomen la place nécessaire à leur développement. L'absence de réduction donne lieu à la *hernie ombilicale congénitale*.

Dans certains ordres de Mammifères (Carnivores, Ongulés), la région de l'iléon qui contribue le plus à la formation de la hernie ombilicale, laquelle est volumineuse aussi chez ces animaux, est enroulée en spirale.

C'est dans la présence de la communication omphalo-mésentérique et la connexion toute primitive de l'intestin avec la vésicule ombilicale qu'il faut certainement voir la cause de la formation de l'anse intestinale (His). Dès avant que cette région de l'intestin soit fermée, cette cause a pour effet de produire, par une sorte de traction, une inflexion à convexité ventrale de la gouttière intestinale, qui est l'indication de la courbe future de l'anse intestinale (voy. fig. 104, A, *i*).

La communication omphalo-mésentérique, découverte par Wrisberg, qui la considérait comme exceptionnelle, reçut de Hunter et Meckel sa véritable interprétation; ces auteurs firent voir en effet que l'intestin est bien réellement ouvert à ce niveau dans la vésicule ombilicale. Cette ouverture disparaît dans les cas normaux, dès le 3e mois chez l'homme, mais elle peut persister, en même temps que subsiste sur une étendue variable le conduit vitellin ou pédicule de la vésicule ombilicale. On peut même observer, chez le nouveau-né, mais alors dans des cas extrêmement rares (cas de Tiedemann par exemple), la vésicule ombilicale elle-même implantée sur l'iléon.

Il a déjà été question au tome Ier de cet ouvrage (p. 428) de la persistance du conduit et des vaisseaux omphalo-mésentériques, comme éléments constitutifs du cordon pendant une durée plus ou moins longue de la vie fœtale. La persistance du canal omphalo-mésentérique jusqu'à la naissance donne lieu à quatre cas d'anomalie congénitale (Hansen).

1° Le conduit peut se conserver sur toute sa longueur, depuis la paroi intestinale jusqu'à l'extrémité du cordon; dans ce cas une partie se gangrène, comprise dans la ligature du cordon, et il reste sur l'autre portion, lors de la chute du cordon, une fistule iléo-ombilicale. — 2° Le conduit s'est développé jusqu'à la face externe de l'ombilic; il est rouvert à la chute du cordon, et les conditions sont alors les mêmes que dans le cas précédent. — 3° La partie intra-abdominale du conduit est développée, ainsi qu'une courte portion située dans l'ouverture ombilicale même ou en dehors d'elle; de cette dernière peuvent résulter les entérotératomes ou adénomes de l'ombilic et certains kystes, ainsi que des vésicules sacciformes implantées sur la cicatrice ombilicale (cas de Dittrich, Hansen, Viti, etc). — 4° La portion intra-abdominale du conduit, située entre la paroi de l'abdomen et l'intestin, se développe seule, et figure alors un appendice de l'intestin, un cul-de-sac de l'iléon. Ce cul-de-sac a reçu le nom de *diverticule de Meckel*, du nom de l'anatomiste qui l'a sinon découvert du moins bien interprété, après qu'il eut trouvé la communication omphalo-mésentérique

La formation anormale, connue sous le nom de « diverticule de l'iléon » ou « de Meckel », constituée histologiquement comme l'intestin lui-même, est habituellement cylindrique ou conique, longue en moyenne de 7 à 8 centimètres. Elle est d'ailleurs variable et dans sa conformation et dans ses rapports. Viti relate les cas suivants : 1° Le diverticule est creux sur toute sa longueur, et va de l'intestin grêle à l'ombilic. — 2° Il est converti en un cordon plein, formé par les restes du conduit omphalo-mésentérique oblitéré et des vaisseaux omphalo-mésentériques, ou par les vestiges de l'un ou des autres seulement. — 3° Le diverticule est libre, séparé de l'ombilic, et pend dans la cavité abdominale; il est perméable, avec ou sans rudiment de cordon ligamenteux (cas ordinaire). — 4° Le diverticule, parti de l'intestin, adhère par son extrémité aux parties voisines ou de nouveau à la paroi intestinale même. — 5° Toute connexion du diverticule avec l'intestin a disparu, et le diverticule fixé à l'ombilic pend dans la cavité abdominale. — 6° Rattaché encore à l'ombilic, le diverticule est fixé par son extrémité en un point quelconque de la paroi de l'abdomen (ces deux derniers cas rares).

La région moyenne, renflée, de la branche ascendante de l'anse intestinale, le cæcum, est située à une faible distance du sommet de l'anse, c'est-à-dire du lieu d'insertion du conduit vitellin. Chez les Ruminants, d'après Stoss et P. Martin, il y aurait entre le cæcum et le conduit vitellin des rapports de voisinage plus étroits. Stoss, sans oser dire que le cæcum est formé par le conduit vitellin même, l'avait trouvé en relation avec celui-ci. Il avait vu, et P. Martin l'a retrouvé, que près de l'orifice du conduit vitellin il existe un épaississement mésodermique de la paroi intestinale, d'abord plein puis creusé d'une lumière, et se prolongeant en s'effilant de plus en plus sur le canal vitellin. Ce rapport primitif avec le canal vitellin se conserve longtemps sous la forme d'un pont mésodermique filamenteux, mais la lumière du cæcum et celle du canal omphalo-mésentérique ne sont nullement en continuité directe (P. Martin).

Quelle que soit l'origine première exacte du cæcum, qui demanderait à être étudiée à nouveau, le renflement cæcal de l'intestin s'isole de plus en plus et figure un cul-de-sac intestinal, qui s'allonge toujours davantage avec les parois de l'âge. De bonne heure, la partie distale ou terminale, voisine du fond du cæcum, se développe moins en diamètre que la partie proximale ou initiale, qui acquiert un calibre au contraire de plus en plus considérable (fig. 110). La portion terminale représente alors à partir de la naissance un appendice de la portion initiale, l'*appendice vermiculaire* ou *iléo-cæcal,* qui avec l'âge se délimite de mieux en mieux du cæcum lui-même, prenant l'aspect d'un diverticule cæcal, d'un centimètre de diamètre, de 8 à 10 centim. de longueur, plus ou moins enroulé sur lui-même.

La partie distale de la branche ascendante, destinée à constituer une portion du côlon, subit chez les Mammifères des processus variés suivant les cas.

Chez l'Homme, son développement est assez simple. Elle représente d'abord une région intestinale à trajet transversal ou plutôt oblique de bas en haut et de droite à gauche ; c'est le **côlon transverse** (fig. 110, A). La partie initiale de ce côlon transverse, continue avec le cæcum, s'allonge ensuite de bas en haut et prend une direction ascendante, de telle sorte que le reste du côlon transverse repoussé par le développement de la partie initiale prend une position franchement transversale. L'une et l'autre parties, le côlon transverse et le **côlon ascendant** (110, B, *ct*, *ca*) se continuent par un coude à angle droit, la *courbure* ou *inflexion hépatique du côlon* (*fh*).

Chez les Périssodactyles (Cheval) et les Artiodactyles (Porc, Ruminants) se constituent soit une *anse côlique géante*, soit un *labyrinthe côlique* ou *disque intestinal.* La formation de ce dernier se fait de la façon suivante d'après Bonnet et P. Martin. Le côlon forme une anse, puis un hameçon à pointe antéro-inférieure (fig. 106, B, *s*). L'hameçon est composé de deux branches ou anses, une initiale et en même temps intérieure, l'autre terminale, c'est-à-dire plus voisine de l'anus, et en même temps extérieure ; ces deux branches ont au début des mésentères indépendants.

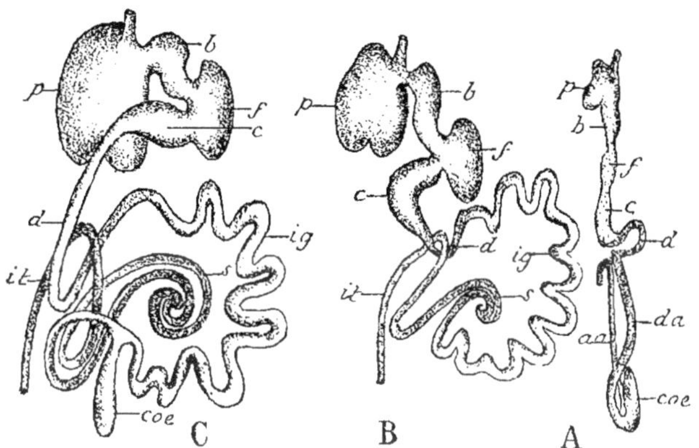

FIG. 106. — *Développement de l'intestin digestif chez les Ruminants* (d'après BONNET).
A, le stade le plus jeune ; C, le stade le plus avancé.

p, panse — *b*, bonnet. — *f*, feuillet. — c, caillette. — *d*, duodénum. — *da*, *aa*, branches descendante et ascendante de l'anse intestinale. — *ig*, intestin grêle. — *coe*, cæcum. — *s*, hameçon et spirale formant l'ébauche du labyrinthe côlique. — *it*, intestin terminal.

L'une des branches de l'hameçon, la branche extérieure, s'allongeant plus rapidement que l'autre, la branche intérieure, il se formera une spirale (fig. 106, C, s). Chez le Cochon, qui conserve des dispositions simples, les choses demeurent indéfiniment en cet état, c'est-à-dire sous forme d'une spirale décrivant 3 tours 1/2 extérieurs et 3 tours 1/2 intérieurs (fig. 107, s). Mais chez les Ruminants la spirale devient de plus en plus surbaissée, les différents tours de spire conservant leur indépendance et leur mésentère propre. C'est seulement à la 12e semaine chez le Veau que les tours de spire se soudent les uns aux autres, que leurs mésentères d'abord distincts se confondent et que cette partie du côlon prend sa constitution labyrinthique définitive, en même temps que l'aspect d'un disque intestinal aplati, soudé au mésentère de l'intestin grêle.

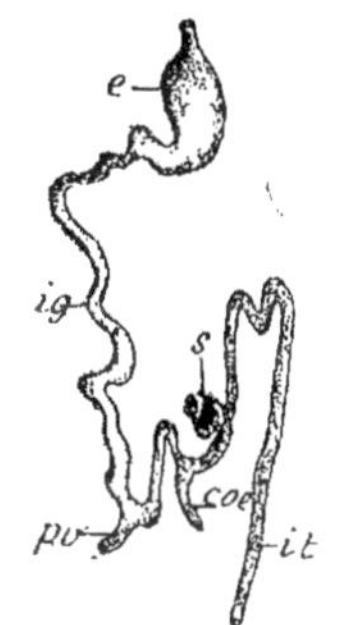

FIG. 107. — *Intestin digestif de l'embryon de Cochon.*

e, estomac. — *ig*, intestin grêle. — *pv*, pédicule vitellin. — *coe*, cæcum. — *s*, spirale. — *it*, intestin terminal.

d. — L'intestin terminal ou gros intestin proprement dit est d'abord dirigé verticalement et descend droit jusqu'à l'anus (fig. 104, 105, 110, *it*). Il se partage, dans un « stade de segmentation ou de différenciation » (Jonnesco), en trois régions, le **côlon descendant**, l'**S iliaque, le rectum** (3e mois de la vie fœtale).

Le côlon descendant se continue avec le côlon transverse au niveau de la courbure splénique ; il présente une légère courbure à concavité interne et repose au devant du rein gauche.

L'S iliaque présente déjà à cette époque ses deux anses typiques ; l'inférieure, toujours située au-devant de la glande génitale (Toldt), (« anse prégénitale » de Jonnesco), moule sa concavité sur la glande génitale gauche ; l'anse supérieure « (anse prépariétale » de Jonnesco) est couchée sur la paroi abdominale postérieure entre la glande génitale et le pôle inférieur du rein, et tourne sa concavité en dedans. La branche la plus élevée de cette anse supérieure formera d'après Jonnesco la portion iliaque du côlon descendant. La branche inférieure de cette même anse et surtout l'anse inférieure tout entière constitueront, d'après le même auteur, après s'être beaucoup développées, une grande anse intestinale, l'anse pelvienne du côlon, *côlon pelvien* de Jonnesco (« l'anse oméga » de Trèves), qui ne devient en réalité pelvienne qu'après la naissance.

Quant au rectum, il mérite jusqu'au 6e mois le nom qu'on lui a donné, car il descend directement jusqu'à l'anus, appliqué d'abord sur la face antérieure du sacrum, dont il s'écarte plus bas à angle aigu, si bien que l'anus se trouve situé à 1 centim. au-devant de la dernière vertèbre coccygienne. Mais au 7e mois déjà existe la courbure périnéale du rectum, à concavité postérieure, qui s'accentue jusqu'à la naissance, de telle sorte que la distance qui sépare l'anus de la pointe du coccyx devient toujours plus petite (Toldt).

§ 2. — **Déplacements de l'intestin digestif et de son mésentère.** — En parlant des modifications qu'éprouve dans sa forme l'intestin digestif, il s'est agi à plusieurs reprises déjà des changements topographiques que subissent les diverses régions de cet intestin. Quatre facteurs principaux entrent ici en jeu :

1° L'accroissement soit en longueur soit en diamètre de ces diverses régions.

2° L'accroissement moindre le plus souvent des régions correspondantes du mésentère, d'où résulte que l'intestin peut être bridé çà et là par son mésentère, et qu'il lui faut alors ou s'enrouler sur lui-même ou demeurer appliqué contre la paroi abdominale.

3° Le défaut de place que trouve l'intestin dans la cavité abdominale, rétrécie encore en certains endroits par le foie, les reins, les glandes génitales, etc.

Quant aux déplacements actifs de l'intestin (conversion, glissement, torsion), ils doivent être rejetés, comme ne reposant sur aucune base objective et étant d'ailleurs insuffisants pour l'explication des phénomènes de développement de l'intestin et de son mésentère (Bischoff, Toldt). Lors donc qu'on parle de torsion, de rotation, etc. de l'intestin, il est entendu qu'il ne s'agit que de mouvements passifs dus à des influences purement mécaniques.

4° Il faut encore faire intervenir, comme facteur déterminant des modifications dans les rapports de l'intestin et du mésentère, les *processus de soudure* entre le mésentère et le péritoine pariétal, qui se passent en maint endroit dans le cours du développement. Telle région du mésentère, qui d'abord était libre, se soude au péritoine pariétal par l'une de ses faces et devient ainsi fixe. Cette coalescence n'a nullement, comme on l'a cru longtemps, la signification d'une adhérence pathologique, mais est parfaitement physiologique ; et la bande opaque, qui marque la limite de la région soudée, ainsi que le tissu cicatriciel, que l'on trouve çà et là dans les endroits où se sont faites des soudures, ne sont pas les produits d'une péritonite circonscrite de cause pathologique (R. Virchow), ni même d'une inflammation localisée, d'ailleurs due à l'irritation parfaitement physiologique qui résulte du tiraillement et du va-et-vient de l'intestin rempli de matières fécales (Jonnesco), mais les vestiges normaux d'une soudure de deux feuillets péritonéaux et d'une oblitération d'une partie de la cavité du péritoine (Treitz, Langer, Toldt, Brœsike).

La soudure d'une région du mésentère entraîne nécessairement à son tour celle de la fixation de la région intestinale correspondante. C'est même là pour Toldt le seul moyen employé dans l'ontogénie pour amener l'immobilisation d'une portion donnée de l'intestin. Tout en reconnaissant que la soudure du mésentère au péritoine pariétal joue, dans la fixation du segment intestinal correspondant, le rôle prépondérant, il convient peut-être d'admettre que dans certains cas et au moins en partie la fixation est due à l'absorption du mésentère par le feuillet pariétal du péritoine

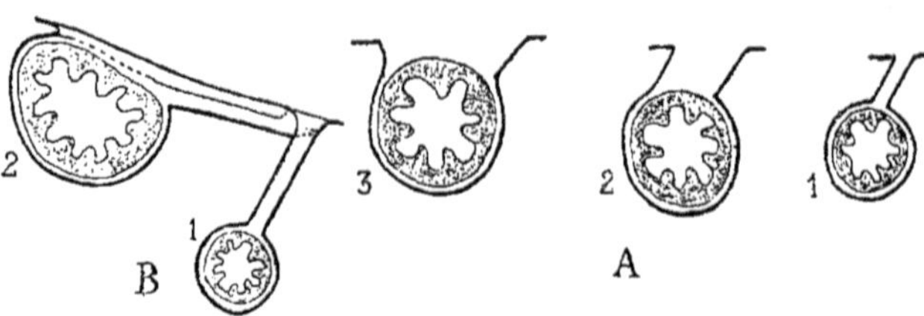

FIG. 108. — *Schémas de la fixation d'un intestin et de son mésentère.*

A. Fixation par l'absorption du mésentère incorporé au péritoine pariétal. — 1, 2, 3, stades successifs de cette incorporation.
B. Fixation par soudure du mésentère au péritoine pariétal. — 1. Mésentère libre. — 2, Mésentère soudé.

(fig. 108). C'était autrefois le seul processus que l'on fît intervenir pour l'immobilisation de l'intestin.

Il y a d'ailleurs à distinguer entre les soudures qui sont normales et typiques, étant constantes et se présentant toujours avec les mêmes caractères, et celles d'autre part qui sont anormales et atypiques et que caractérisent leur inconstance et la variabilité des dispositions auxquelles elles donnent lieu.

La question des déplacements de l'intestin digestif et de son mésentère, dégagée de celle des changements de forme du tube intestinal précédemment examinés, et limitée à l'Homme, a été dans ces derniers temps, l'objet d'études détaillées de la part de Jonnesco, Brœsike et surtout de Toldt. Nous résumerons ici les résultats de ces divers auteurs et principalement ceux de Toldt, en suivant dans notre exposé l'ordre chronologique du développement que Toldt lui-même a adopté.

Auparavant il convient d'observer qu'en étudiant des séries de coupes d'embryons humains beaucoup plus jeunes que ceux que Toldt a examinés surtout par dissection, et faisant ensuite des reconstructions de ces séries de coupes, qui donnent des modèles de la forme et de la direction des divers organes, His a pu trouver des inflexions de l'intestin digestif, très légères mais aussi très précoces, fondamentales par conséquent et s'accentuant du reste dans les stades ultérieurs. Ces inflexions sont de deux ordres : les unes dorso-ventrales, s'opérant suivant le plan sagittal de l'embryon, rapprochent ou éloignent le tube digestif de la colonne vertébrale, raccourcissent ou allongent par conséquent le mésentère postérieur; les autres, latérales, se faisant dans le plan frontal de l'embryon, déplacent à gauche ou à droite l'intestin et son mésentère.

Les inflexions dorso-ventrales, à convexité ventrale, sont au nombre de deux ; c'est-à-dire qu'en deux points le tube digestif présente un maximum et en deux autres points un minimum d'éloignement de la colonne vertébrale. Le lieu d'écartement maximum, répondant au point culminant de l'inflexion antérieure, marque l'emplacement du futur estomac; celui qui correspond à l'endroit le plus saillant de l'inflexion postérieure indique le sommet de l'anse intestinale et le point d'insertion du vestige de la communication ombilicale. Des deux endroits où l'intestin est au minimum éloigné de la colonne vertébrale, l'antérieur a la situation que présentera plus tard l'extrémité inférieure ou caudale du duodénum, et non pas, d'après His, la position de la future courbure duodéno-jéjunale qui ferait ultérieurement partie de l'anse intestinale; le postérieur se trouve là où sera la courbure splénique du côlon.

Quant aux inflexions latérales, elles se manifestent de très bonne heure, alors que la plus grande partie de l'intestin digestif est encore à l'état de gouttière. L'estomac est légèrement infléchi vers la gauche; l'anse intestinale est au contraire quelque peu dirigée vers la droite, entraînée par son adhérence avec la vésicule ombilicale qui est déjetée vers le côté droit de l'embryon.

Embryons de la 6e semaine. — On reconnaît l'estomac, le duodénum décrivant une courbe à convexité antérieure, la courbure duodéno-jéjunale, l'anse intestinale avec ses deux branches, la courbure côlico-splénique, l'intestin terminal. Toutes ces régions de l'intestin digestif sont reliées à la paroi postérieure de l'abdomen par un mésentère postérieur continu (fig. 105).

L'estomac présente la petite et la grande courbure, celle-ci tournée en arrière (fig. 105, et 109 A). Il est rattaché au péritoine pariétal par une portion du mésentère postérieur général, le mésogastre, découvert par J. Müller ; inséré sur la grande courbure, c'est-à-dire le bord postérieur de l'estomac, le mésogastre (fig. 105, 109 A, *mg*) contient dans son épaisseur l'artère cœliaque et ses branches.

Le duodénum (fig. 105, *d*) forme une anse à convexité antérieure. Le mésogastre ne cesse nullement à son niveau (comme le croyait J. Müller), mais se prolonge sur son bord postérieur. Contrairement à ce que l'on écrit encore quelquefois, le duodénum n'est donc pas primitivement fixé contre la paroi abdominale, par suite de l'absence de mésentère, mais librement suspendu par une lame mésentérique comme toute autre région intestinale.

La courbure duodéno-jéjunale (fig. 105, *fd*), qui vient ensuite, est l'endroit le plus fixe de tout l'intestin (Treitz), parce que c'est en ce point que le mésentère est le plus court et que la distance est le plus faible du bord postérieur de l'intestin à la paroi abdominale.

Des deux branches descendante et ascendante de l'anse intestinale (fig. 105 *da*, *aa*), l'une était primitivement supérieure ou antérieure, l'autre inférieure ou postérieure, ainsi que cela résulte des observations de Coste, de His et de Kölliker (embryons de 35 jours au plus). Toldt trouve qu'à 6 semaines la branche antérieure ou supérieure s'est placée à droite, la branche postérieure ou inférieure se reportant à gauche. Cette rotation de l'anse intestinale autour de son axe, par laquelle les deux branches se déplacent d'un quart de cercle, est le prélude d'une torsion complète de l'une sur l'autre. Cette torsion est d'ailleurs indiquée déjà même à ce stade, en ce que, la branche descendante demeurant en place du côté droit, la branche ascendante par son extrémité distale (continue avec l'intestin terminal) se porte un peu au-dessus et au-devant de l'extrémité proximale de la branche descendante et la croise pour s'infléchir par un brusque coude, que nous avons nommé coude splénique du côlon, dans l'intestin terminal. La communication ombilicale de l'anse intestinale a déjà disparu.

Le mésentère de l'anse intestinale forme une lame très allongée, à insertion très courte sur le péritoine pariétal. Il est impossible d'y distinguer deux régions, l'une pour la branche descendante (intestinale grêle), l'autre pour la branche ascendante (gros-intestinale) ; aussi peut-il à cette époque être désigné du nom de mésentère commun, sous lequel déjà nous l'avons désigné (fig. 105 et 111 A).

Le mésentère postérieur général, partout continu avec lui-même à ce stade du développement, ne pourrait être partagé en régions répondant aux segments intestinaux successifs par des limites fictives, si l'on n'avait, dans la distribution des vaisseaux qui cheminent dans l'épaisseur du mésentère et se rendent aux diverses portions du tube digestif, le moyen de réaliser les limites des parties mésentériques correspondantes. Grâce à cette considération, on peut diviser le mésentère en trois portions : la partie supérieure (mésogastre), territoire de distribution de l'artère cœliaque, appartient à l'estomac et au duodénum ; la partie moyenne, dans laquelle se ramifie l'artère mésentérique supérieure, répond à l'intestin grêle et à une partie du gros intestin, c'est-à-dire en somme à l'anse intestinale (mésentère commun) ; la troisième partie (mésocôlon proprement dit ou mésocôlon descendant) appartient à l'intestin terminal auquel se distribue l'artère mésentérique inférieure (fig. 105).

Embryons de la 6e semaine au début du 3e mois. — A cette époque, l'estomac et le mésogastre ont subi dans leur orientation des changements importants dont il a déjà été question (p. 225). L'estomac a subi un double mouvement de rotation autour de son axe longitudinal, de bascule autour d'un axe antéro-postérieur passant par le pylore.

Par l'effet du premier, dont l'étendue est de 90 degrés, le bord postérieur ou grande courbure s'est tourné vers la gauche, et le bord antérieur ou petite courbure a été reporté vers la droite. Grâce au second, la grande courbure, dirigée du côté gauche, s'est abaissée et est devenue un bord inférieur de l'estomac ; la petite courbure, placée à droite, est devenue bord supérieur. Les faces de l'estomac ont subi naturellement des déplacements de même étendue ; de latérale gauche et latérale droite qu'elles étaient, elles sont à présent postérieure et antérieure.

Il résulte du second de ces phénomènes une situation transversale ou tout au moins oblique de l'estomac chez l'Homme et chez nombre de Mammifères.

Ces changements de rapport de l'estomac font défaut chez la plupart des Vertébrés, où l'estomac conserve son orientation originelle et sa direction verticale primitive.

Là où, comme chez les Ruminants, l'estomac est composé d'un certain nombre de compartiments distincts, ceux-ci, qui d'abord étaient placés à la file, se replient les uns sur les autres et se juxtaposent; le compartiment le plus inférieur, la caillette, qui du reste représente seul l'estomac digestif comparable à celui de l'Homme, subit seul également des déplacements identiques à ceux qu'éprouve celui-ci.

On comprend que, si le bord postérieur de l'estomac se tourne à gauche, puis se porte en bas, le mésogastre qui s'y insère devra suivre nécessairement ce mouvement de rotation et d'abaissement et qu'il ne pourra le suivre qu'au prix d'un allongement notable. Il en résultera qu'entre la face postérieure de l'estomac et la face antérieure du mésogastre sera constitué un espace en forme de diverticule allongé de la cavité abdominale, ouvert tout le long de la ligne médiane du corps suivant l'insertion pariétale ou racine du mésogastre et fermé tout le long de l'insertion stomacale ou bord libre de ce même mésogastre (fig. 109, B et C, fig. 110).

Là où se termine l'estomac. c'est-à-dire au pylore, cesse aussi l'allongement du mésogastre qui est la conséquence du déplacement de l'estomac.

Mais alors, et comme par contre-coup, se produit, dans la région intestinale qui fait suite à l'estomac et qui est le duodénum, une rotation en sens inverse de la torsion stomacale, c'est-à-dire effectuée de la ligne médiane vers la droite ; de telle sorte que la convexité de la courbure duodénale, qui était d'abord tournée en avant, est à présent dirigée en avant et à droite. Le mésentère duodénal suit naturellement le mouvement de rotation du duodénum, dans la concavité duquel il est attaché.

Il résulte de ces phénomènes que maintenant la ligne d'insertion stomaco-duodénale du mésogastre continué par le méso-duodénum est incurvée à la façon d'une S ; la partie supérieure (stomacale) de cette ligne est dirigée à gauche et en bas ; la portion moyenne (pylorique) regarde en bas et en avant; la partie inférieure (duodénale) est tournée à droite, en bas et en avant.

Dans l'épaisseur du méso-duodénum, puis le long de la ligne suivant laquelle la région pylorique et la partie la plus inférieure de la région gastrique du mésogastre se continuent avec le péritoine pariétal, se trouve situé le pancréas (fig. 109, *p*) dont nous étudierons plus tard le mode de formation ; l'axe du pancréas offre ainsi une direction générale à droite, en bas et en avant.

La partie du mésogastre qui est placée le plus à gauche et qui confine ainsi à la grande courbure de l'estomac contient un autre

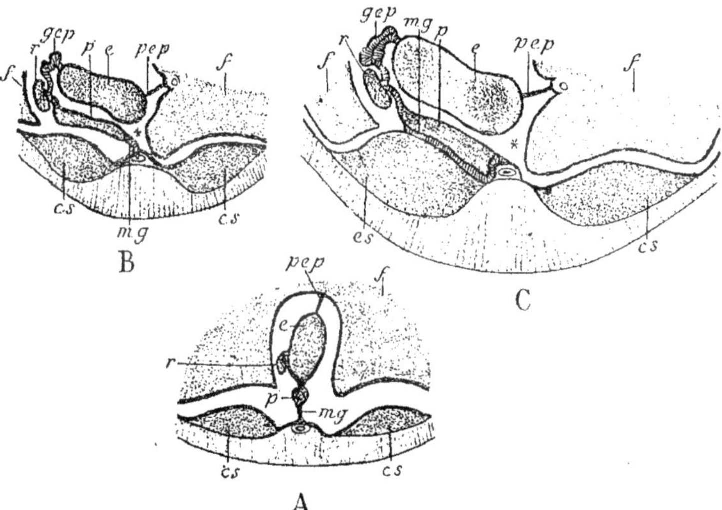

FIG. 109. — *Coupes transversales schématisées et amplifiées d'embryons humains faites dans la région du mésogastre.*

A. Embryon de la 6ᵉ semaine. — B. Embryon du début du 3ᵉ mois (d'après TOLDT). — C. Embryon de la fin du 3ᵉ mois (d'après TOLDT).

e, estomac. — *mg*, mésogastre. — *p*, pancréas. — *r*, rate. — *pep*, petit épiploon. — *f*, foie. — *gep*, grand épiploon. — *cs*, *cs*, capsules surrénales. — * marque l'antichambre de la cavité épiploïque.

organe, la rate (fig. 109, *r*), dont le développement sera aussi examiné plus loin.

Les changements topographiques, que viennent de subir l'estomac et le duodénum ainsi que leurs mésentères, se produisent avant le 3ᵉ mois. Dès le début de ce mois surviennent de nouvelles modifications.

Tout d'abord le mésogastre continuant à s'allonger, attaché d'autre part à la grande courbure de l'estomac qui dès lors demeure fixe dans la situation que nous lui avons vu prendre, ne peut augmenter de longueur qu'en se réfléchissant le long de son insertion. Il en résulte que le cul-de-sac péritonéal, que nous avons vu plus haut se constituer et qui était limité par la face postérieure de l'estomac en avant et par la face antérieure du mésogastre en arrière, se trouve allongé d'une portion qui déborde par en bas la grande courbure de l'estomac, et qui diffère de la portion précédemment formée par la nature de ses limites. En effet, cette partie surajoutée est située entre un *feuillet antérieur* ou *réfléchi* et un *feuillet postérieur* ou *direct du mésogastre*. Comme maintenant le mésogastre, dans son étendue qui dépasse par en bas l'estomac, a reçu le nom spécial de **grand épiploon** (fig. 109 et 110, *gep*, fig. 111, *ep*), on donnera le nom de *cavité épiploïque* à l'espace compris entre les deux feuillets du grand épiploon et ce ne pourra être que par abus de langage qu'on se servira de la même dénomination pour désigner aussi l'espace situé entre l'estomac et le mésogastre proprement dit. La cavité épiploïque, ainsi comprise dans sa plus large acception, ne s'ouvre pas directement dans la cavité péritonéale, mais indirectement par l'intermédiaire d'un espace, la *petite cavité épiploïque* ou *antichambre de la cavité épiploïque* (fig. 109, *) limité en arrière par le péritoine pariétal, en avant par la petite courbure de l'estomac qui s'est tournée à droite en arrière et en haut, et par le petit épiploon (ligament gastro-hépatique et ligament hépato-duodénal), qui relie au foie la petite courbure de l'estomac et la partie supérieure du duodénum. Cette petite cavité épiploïque à son tour, à l'époque où nous la considérons, est ouverte dans la grande cavité abdominale par un orifice, l'*hiatus de Winslow*, placé derrière le bord libre du petit épiploon ou ligament hépato-duodénal (1).

Le mésogastre éprouve en outre une deuxième modification, qui consiste en ce que sa partie inférieure, qui par ses insertions au duodénum pouvait en être distinguée sous le nom de méso-duodénum, mais était en réalité parfaitement continue avec lui, s'en rend actuellement indépendante. Elle éprouve en effet des déplacements tout différents. Le duodénum, entraînant avec lui son mésentère, tourne maintenant directement sa convexité vers la

(1) Nous n'étudierons pas ici la formation de l'hiatus de Winslow, dont il sera question quand nous examinerons l'évolution du cœlome et sa transformation en grandes cavités séreuses de l'état adulte.

droite, de telle façon que le mésoduodénum offre à présent à considérer une face postérieure appliquée contre le péritoine pariétal et une face antérieure qui regarde librement la cavité péritonéale. Cette conversion du duodénum et de son mésentère est attribuée par Toldt et Brœsike à ce que le duodénum, qui jusqu'alors était maintenu dans une direction antéro-postérieure entre le foie et la paroi abdominale postérieure, se dégage, à présent que l'accroissement du foie diminue relativement à ce qu'il était auparavant, de dessous le foie, mais alors se trouve repoussé contre la paroi postérieure du tronc par le développement des anses intestinales.

Enfin un troisième processus, ayant pour résultat de modifier profondément les rapports du mésogastre, est la soudure de sa partie postérieure (de celle qui forme la paroi postérieure de la cavité épiploïque) avec le péritoine pariétal. Cette soudure, d'abord peu étendue, fera par la suite des progrès de plus en plus marqués.

Du côté de l'anse intestinale ont lieu, au début du 3e mois, des changements de forme dont il a déjà été question, consistant en ce que la branche descendante ou intestinale grêle, le sommet de l'anse et la partie adjacente de la branche ascendante se sont repliés en un grand nombre de sinuosités. La portion gros-intestinale de la branche ascendante, qui commence au cæcum, ne s'allongeant que très peu, demeure droite.

Elle est portée en haut par les circonvolutions de l'intestin grêle, de sorte que le cæcum, qui marque son origine, prend place dans la partie supérieure de la cavité abdominale, au-devant des anses du jéjunum, de telle façon aussi que la courbure splénique du côlon est rejetée très haut vers la gauche. Ainsi, dit Toldt, cette importante disposition topographique de la partie antérieure (proximale) du gros intestin est uniquement due aux phénomènes de développement que présente l'intestin et son mésentère ; il n'y a nulle part processus actif de torsion ou de redressement.

Embryons de la deuxième moitié du troisième mois. — A cette époque, la soudure du mésogastre avec le feuillet pariétal du péritoine se propage de plus en plus vers la gauche, de telle sorte que l'insertion de la portion demeurée libre paraît se déplacer toujours davantage de ce côté ; le pancréas compris dans l'épaisseur du mésogastre se trouve dès ce moment aussi fixé contre la colonne vertébrale. Toldt a montré, contrairement à J. Müller, que telle était bien la véritable explication du changement de l'insertion du mésogastre sur la paroi abdominale, et qu'il ne s'agissait nullement d'un déplacement réel de la racine du mésogastre, tiraillée par l'estomac, quand celui-ci subit les mouvements de torsion et de bascule ci-dessus décrits.

La portion proximale du gros intestin, qui formera les côlons ascendant et transverse, mais où la distinction de ces deux régions n'existe pas encore, a augmenté de longueur, de sorte que la courbure splénique a été portée de plus en plus en haut, en arrière et à gauche. La partie distale du gros intestin présente déjà dans la fosse iliaque gauche une légère courbure (*flexura sigmoïdea*) qui permet de distinguer les trois portions (côlon descendant, S iliaque et rectum) de l'âge adulte. Dans sa totalité elle est repoussée tout à fait vers la gauche, et son mésentère est allongé dans la même mesure, à cause du développement de plus en plus grand de l'intestin grêle.

Embryons de la première moitié du quatrième mois. — Cette période est caractérisée par un allongement et un élargissement considérables de toutes les parties de l'intestin, et surtout par un déplacement de l'iléon sur le jéjunum, et du côlon sur la masse intestinale générale.

L'intestin grêle en effet, gêné dans son expansion du côté gauche par le développement de l'S iliaque, se rejettera du côté droit ; son mésentère, suivant ce mouvement, de la direction antéro-postérieure qu'il avait, s'orientera vers la droite. La migration intestinale sera à peu près nulle pour la portion jéjunale de l'intestin grêle, laquelle est peu mobile, étant la plus voisine de la racine du mésentère ; plus éloigné au contraire de cette dernière et par conséquent doué d'une plus grande mobilité, l'iléon viendra se loger dans le flanc droit.

Le cæcum, et avec lui toute la partie du gros intestin (côlons ascendant et transverse) qui est reliée à l'intestin grêle par le mésentère commun, suivra naturellement l'iléon, et, descendant au-devant de l'intestin grêle et particulièrement de l'iléon, prendra place dans la partie droite de la cavité abdominale. Ainsi s'effectue la soi-disant *torsion* du gros intestin sur l'intestin grêle ;

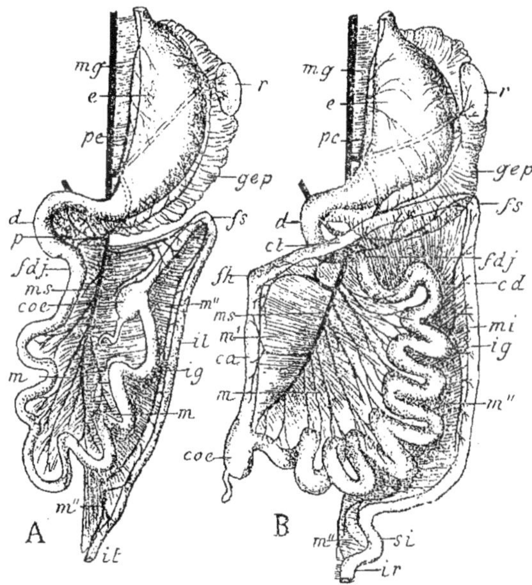

FIG. 110. — *Figures schématiques du développement de l'intestin digestif et de son mésentère* (d'après BROESIKE, un peu modifiées).

A. Embryon de 4 mois. — B. Embryon de 9 mois.

e, estomac. — *pc*, petite courbure. — *r*, rate. — *gep*, grand épiploon. — *d*, duodénum. — *p*, pancréas. — *ig*, intestin grêle. — *fdj*, courbure duodéno-jéjunale. — *cæ*, cæcum. — *ca*, côlon ascendant. — *ct*, côlon transverse. — *fs*, courbure splénique du côlon. — *fh*, courbure hépatique du côlon. — *cd*, côlon descendant. — *it*, intestin terminal. — *si*, S iliaque. — *ir*, intestin rectal. — *m*, mésentère commun. — *m's*, artère mésentérique supérieure. — *m'*, partie du mésentère commun affectée au gros intestin. — *m''*, mésentère de l'intestin terminal (mésocôlons transverse et descendant). — *mi*, artère mésentérique inférieure et ses branches. L'aorte et ses divisions viscérales sont en noir.

elle n'est pas le résultat d'une migration active du gros intestin, comme Meckel et J. Müller l'ont pensé, et comme on l'a dit si souvent depuis, mais ne reconnaît d'autre cause que le déplacement de l'iléon qui est à son tour la conséquence nécessaire de son allongement. Les différentes phases de la torsion du gros intestin sur l'intestin grêle, c'est-à-dire de la rotation de l'anse intestinale et de son mésentère sur son axe, peuvent être résumées schématiquement comme il suit (Brœsike) : 1er *stade*. La lame mésentérique est placée dans le plan médian ; elle possède une

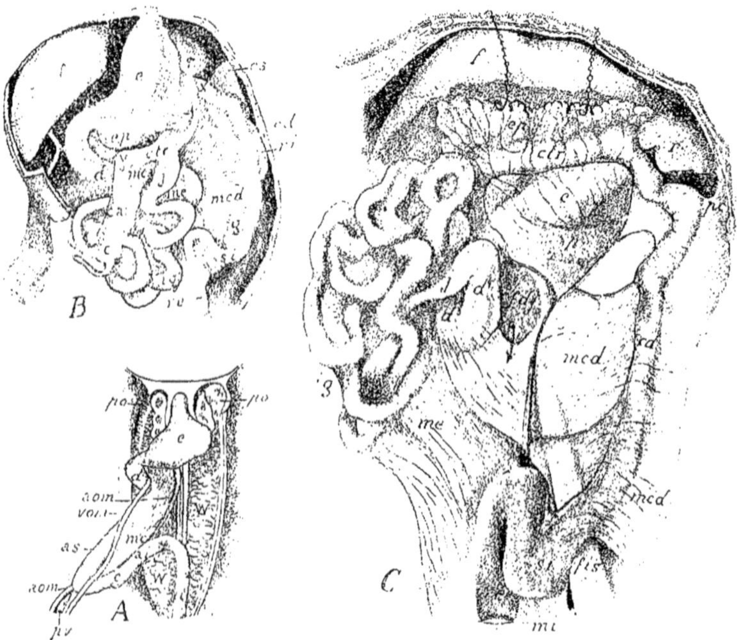

FIG. 111. — *Trois stades successifs du développement de l'intestin digestif et de son mésentère chez l'embryon humain.*

A. Embryon de 35 jours (d'après COSTE). — *e*, estomac. — *d*, duodénum. — *as*, *ai*, branches supérieure et inférieure de l'anse intestinale. — *c*, cæcum. — *it*, intestin terminal. — *me*, mésentère commun. — *pu*, *po*, poumons. — *aom*, *aom*, artère omphalo-mésentérique droite. — *vom*, veine omphalo-mésentérique gauche. — *pv*, pédicule vitellin. — W, W, corps de Wolff.

B. Embryon de la 10e semaine environ (4,5 centim. du vertex au coccyx). — Mêmes lettres ; en outre *ep*, grand épiploon. — *ig*, intestin grêle. — *j*, jéjunum. — *me*, mésentère de l'intestin grêle ou mésentère proprement dit. — *c*, cæcum avec l'appendice iléo-cæcal. — *ca*, côlon ascendant. — *y*, courbure hépatique du côlon. — *ctr*, côlon transverse. — *x*, courbure splénique du côlon. — *mca*, mésocôlon ascendant. — *mcd*, mésocôlon descendant. — *cd*, côlon descendant. — *si*, S iliaque. — *re*, rectum. — *f*, foie. — *r*, rate. — *cs*, capsule surrénale. — *ri*, rein. — *g*, glande génitale (ces derniers organes vus en partie par transparence à travers le mésocôlon descendant).

C. Embryon du 5e mois. — Mêmes lettres ; de plus : *p*, pancréas. — *d³*, *d⁴*, troisième et quatrième portions du duodénum. — *fdj*, fossette duodéno-jéjunale. — *fis*, fossette intersigmoïde. — *mi*, méso de l'S iliaque. — *pc*, ligament pleuro-colique. (L'estomac est vu par transparence au travers du grand épiploon, érigné par en haut ainsi que le côlon transverse auquel il est soudé.)

face droite et une face gauche ; la première ébauche du cæcum est visible sur la branche inférieure ou distale de l'anse intestinale. — 2ᵉ *stade*. La lame mésentérique est dans un plan horizontal, sa face gauche étant devenue supérieure ; la branche distale de l'anse intestinale avec le cæcum est à gauche. — 3ᵉ *stade*. La lame mésentérique est dans un plan sagittal un peu dévié à droite, sa face supérieure s'étant tournée à droite ; le cæcum occupe la partie supérieure de l'anse intestinale primitive. — 4ᵉ *stade*. La lame mésentérique s'est placée dans un plan transversal, sa face droite étant devenue postérieure et s'étant appliquée contre la paroi postérieure de l'abdomen ; le cæcum est situé au bord externe droit de la lame mésentérique.

Quand le côlon (ascendant et transverse) et la portion du mésentère commun qui lui appartient se sont rejetés par-dessus le jéjuno-iléon et son mésentère, il en résulte, sur le bord droit du duodénum et de la partie initiale du jéjunum, et à gauche de l'insertion du mésocôlon ascendant, un enfoncement profond, connu communément sous le nom de *fosse* ou *recessus duodéno-jéjunal* (bien qu'il faille attribuer à cette dénomination un sens plus précis que nous déterminerons plus loin) et découvert par Huschke et par Treitz. Telles sont, d'après Toldt, les circonstances dans lesquelles apparaît pour la première fois le recessus duodéno-jéjunal.

Pendant que du côté de l'anse intestinale se déroulaient les processus qui viennent d'être relatés, le duodénum s'allongeait de plus en plus, et comme ses deux points extrêmes, le pylore et la courbure duodéno-jéjunale, sont à peu près fixes, cet allongement avait pour résultat de fermer davantage la courbe que décrit le duodénum et de changer par conséquent sa forme, qui, de demi-circulaire qu'elle était, devient presque annulaire. De là résulte qu'il s'est surajouté à la portion horizontale inférieure du duodénum une partie ascendante, par laquelle cet intestin se continue avec le jéjunum.

Embryons de la fin du quatrième mois. — Cette période est marquée par de nombreuses soudures s'effectuant en divers points, soit entre deux mésentères, soit entre un mésentère et le péritoine pariétal.

La portion gros-intestinale de l'anse primitive avec le segment correspondant de mésentère se soude à la face antéro-latérale gauche de la partie descendante du duodénum, au-dessous du foie. L'endroit de cette soudure, marqué plus tard par un coude intestinal, la *courbure hépatique du côlon*, qui se prononcera de plus en plus, partage la partie gros-intestinale de l'anse primitive en deux segments; l'un, dirigé en avant, en bas et à droite jusqu'à la terminaison de l'iléon, comprend le cæcum et le côlon ascendant; l'autre, s'enfonçant en arrière, en haut et à gauche jusqu'à la courbure splénique du côlon, représente le côlon transverse. Ainsi se trouve indiquée la distinction des deux parties ascendante et transverse du côlon, et de leurs mésentères respectifs, que l'on peut partager également en *mésocôlons ascendant* et *transverse*. Quand maintenant le duodénum continue à se tourner à droite et s'applique de plus en plus sur la face postérieure du tronc, il entraîne naturellement avec lui la courbure hépatique du côlon ; de là le déplacement complet du côlon ascendant dans le flanc droit; de là aussi l'allongement du côlon transverse vers la droite ; de là encore l'accentuation du coude formé par la courbure hépatique.

La soudure du mésogastre, que nous avons vue débuter dans une précédente période, s'est propagée vers la gauche jusqu'au niveau du hile de la rate, de telle sorte qu'à présent le corps et la queue du pancréas sont complètement soudés à la paroi postérieure du tronc, et que la rate a perdu presque complètement sa mobilité. A présent donc, la paroi postérieure de la cavité épiploïque est tout entière fusionnée avec le péritoine pariétal, sauf dans la partie qui déborde en bas l'estomac, et qui entre temps s'est considérablement allongée; cette partie contracte des adhérences, ainsi qu'on va le voir, avec une autre région du péritoine.

Le mésoduodénum, qui primitivement formait la continuation du mésogastre tout entier, n'a pas pris part à l'allongement de ce dernier, et à présent il paraît prolonger seulement la portion du feuillet postérieur du mésogastre accolée à la paroi du tronc. Il partage d'ailleurs la destinée de cette dernière, car on le voit s'appliquer contre le péritoine pariétal et s'y unir par sa face postérieure, qui était tournée à droite avant sa complète rotation. C'est par les portions ascendante et horizontale inférieure que débute l'accolement du duodénum, tandis que les parties descendante et horizontale supérieure, séparées du tronc par le foie, demeurent encore libres. De là, la soudure se propage vers le haut, le long de la tête du pancréas et de la partie descendante du duodénum. Jonnesco, contrairement à Toldt, a attribué l'accolement du duodénum et de son méso à ce que le péritoine qui tapisse sa face postérieure s'en détache, absorbé par le péritoine pariétal, pour servir au revêtement d'autres organes, du rein droit par exemple.

Un autre phénomène de soudure enfin, découvert par Meckel, consiste dans celle du mésocôlon transverse et spécialement de son feuillet supérieur avec le feuillet inférieur (ou postérieur) du mésogastre (fig. 112). Cette soudure débute dans la portion droite (pylorique) de l'épiploon, et ne s'étend que plus tard vers la gauche. Elle progresse du bord inférieur du pancréas au côlon transverse qu'elle atteint, si bien que le mésocôlon de l'adulte est formé de deux plaques mésentériques fusionnées, savoir le mésocôlon primitif et le feuillet postérieur du mésogastre. Le reste de ce dernier, c'est-à-dire la presque totalité du feuillet antérieur formant la paroi antérieure du sac

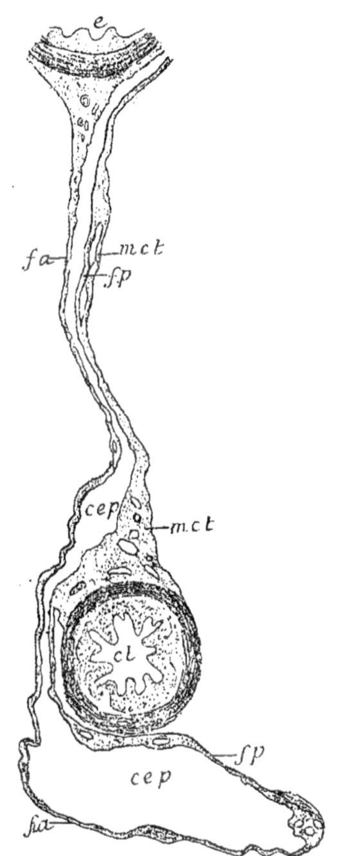

FIG. 112. — *Coupe sagittale (antéro-postérieure) de l'estomac, du côlon transverse et de leurs mésentères chez l'embryon humain*, montrant, comme exemple de soudure entre mésentères, celle du feuillet postérieur du mésogastre avec le mésocôlon (d'après TOLDT).

e, estomac. — *cl*, côlon transverse, — *fa*, *fp*, feuillets antérieur et postérieur du mésogastre. — *mct*, mésocôlon transverse, avec lequel le feuillet postérieur du mésogastre est confondu sur une grande étendue déjà. — *cep*, cavité épiploïque.

épiploïque, devient le grand épiploon de l'adulte (*omentum majus*) qui s'étale au-devant du côlon transverse, le dépasse et s'étend au-devant de la masse intestinale générale. Par suite de la soudure du feuillet postérieur du mésogastre, contenant le pancréas, avec le mésocôlon transverse, il arrive que cette glande entre en rapport avec le mésocôlon, dans l'épaisseur duquel elle paraît située, et que ce mésocôlon semble d'autre part émerger du bord inférieur du pancréas.

La coalescence entre le mésocôlon et le mésogastre (feuillet postérieur) se poursuit d'une part dans le flanc droit jusqu'à atteindre le mésocôlon ascendant, c'est-à-dire jusqu'à la courbure hépatique du côlon, et d'autre part dans le flanc gauche jusqu'à intéresser le mésocôlon descendant, par conséquent jusqu'à la courbure splénique du côlon. Bien que cette coalescence appartienne à des stades plus âgés du développement, nous indiquerons cependant dès à présent ici en quoi elle consiste, pour ne pas scinder la description.

Du côté gauche elle aboutit à la formation du *ligament pleuro-côlique*, découvert par Bochdalek jun. au 5e mois de la vie fœtale, et dont le développement se fait de la façon suivante. L'attache de la lame postérieure du grand épiploon au mésocôlon transverse s'étend jusqu'à la courbure splénique du côlon en contournant le bord supérieur de celui-ci. En même temps le mésentère de la courbure splénique, c'est-à-dire de la région intermédiaire au mésocôlon transverse et au mésocôlon descendant se soude à la paroi du tronc. Le grand épiploon par suite, est à son tour fixé indirectement, au-dessus de la courbure splénique et par l'intermédiaire du méso de celle-ci, à la paroi de l'abdomen. Si l'on écarte un peu la paroi latérale du corps, le ligament pleuro-côlique se montre comme un repli allant de cette paroi au mésocôlon, celui-ci étant recouvert par la partie du grand épiploon la plus extrême vers la gauche, occupée par l'extrémité inférieure de la rate.

Du côté droit, les phénomènes sont un peu plus compliqués à cause de la présence du petit épiploon et du ligament hépato-duodénal qui forme le bord libre de ce dernier. Rappelons en même temps la soudure de la courbure hépatique (région de passage des côlons ascendant et transverse) avec la partie descendante du duodénum. Cela étant, disons que le grand épiploon s'accroît du côté droit, au 7e mois de la vie fœtale, jusqu'à atteindre la courbure hépatique du côlon, en formant ce que l'on appelle l'*omentum colicum* de Haller, et l'on comprendra que, si cette portion surajoutée du grand épiploon, l'épiploon côlique, se soude au méso de la courbure hépatique, fusionné lui-même avec la face antérieure de la portion descendante du duodénum, reliée à son tour au foie par le ligament hépato-duodénal, c'est-à-dire par le bord du petit épiploon, dans ces conditions il se forme un *ligament hépato-côlique* suspendant l'angle hépatique du côlon à la face inférieure du foie.

Embryons du cinquième mois. — La fixation de la courbure splénique et de la courbure hépatique du côlon, déjà effectuée dans le mois précédent, a fait des progrès par en bas, de façon à ce que le mésocôlon ascendant et le mésocôlon descendant s'accolent à la paroi abdominale dans une étendue toujours plus grande.

Pour ce qui concerne le mésocôlon ascendant, nous l'avons vu fixé à son origine, c'est-à-dire au niveau de la courbure hépatique, au duodénum et par son intermédiaire à la paroi abdominale à laquelle le duodénum est soudé. L'adhérence du mésocôlon ascendant au péritoine pariétal se continue par en bas jusqu'au cæcum inclusivement, et de la ligne médiane vers la droite. La ligne d'adhérence répond en dehors au côlon ascendant et au cæcum eux-mêmes, qui sont par conséquent fixés à la paroi de l'abdomen ; cependant, le long de la portion inférieure du côlon et le long du cæcum, elle peut s'arrêter pour un temps variable un peu en dedans de ces organes qui demeurent alors libres et pourvus d'un méso. En dedans et inférieurement, la limite de l'adhérence pariétale du mésocôlon et du mésocæcum est donnée par une ligne qui part de la courbure duodéno-jéjunale (à laquelle s'arrête la soudure du mésocôlon transverse), descend le long de la partie ascendante du duodénum, et se dirige jusqu'à l'angle iléo-cæcal, jusqu'à la jonction par conséquent de l'intestin grêle et du gros intestin. Cette ligne d'adhérence coïncide naturellement avec la ligne d'insertion du mésentère de l'intestin grêle ou *mésentère* proprement dit, lequel est alors formé par le reste, non soudé et demeuré libre, du mésentère primitif de l'anse intestinale.

Quant au mésocôlon descendant, sa soudure au péritoine pariétal diffère absolument par sa marche de celle du mésocôlon ascendant. Tandis que l'adhérence de ce dernier progressait de la ligne médiane et d'en haut vers le côté droit et par en bas, celle du mésocôlon descendant procède d'en haut et du côté gauche en bas et vers le plan médian. Elle débute en effet au niveau de la voussure que forment l'extrémité supérieure du rein gauche et la capsule surrénale, et se propage ensuite sur la face antérieure du rein. Entre le rein et la colonne vertébrale, il y a une gouttière, dans la moitié inférieure de laquelle chemine l'uretère. Le long de cette gouttière, l'adhérence du mésocôlon descendant se fait beaucoup plus tard que plus en dehors au niveau du rein; la face postérieure du mésocôlon descendant est ainsi libre jusqu'au duodénum en haut et jusqu'au bord du rein en dehors. Si donc on relève le mésocôlon descendant et avec lui le côlon descendant et l'S iliaque, on aperçoit une cavité infundibuliforme ouverte en bas, qui est limitée en arrière par le péritoine pariétal, du côté interne par l'insertion du mésocôlon descendant sur ce péritoine pariétal, en avant par la face postérieure du mésocôlon descendant, du côté externe par la ligne d'adhérence du mésocôlon oblique en bas et en dehors le long de la face antérieure du rein. La pointe de l'entonnoir peut aller jusqu'au duodénum (Toldt) et même jusqu'au pancréas (Engel, Brœsike). Cette cavité est le *recessus intersigmoideus* des auteurs. La formation de ce recessus n'est pas une des moindres preuves que Toldt fasse valoir en faveur de l'opinion, défendue par Langer et par lui, suivant laquelle la fixation pariétale d'un mésentère donné ne peut se faire que par soudure de ce mésentère au péritoine pariétal, et non pas par écartement des feuillets du mésentère déplissé, incorporés alors à la paroi péritonéale, comme l'ont voulu Treitz, Luschka, Hyrtl, Waldeyer dans le cas particulier du mésocôlon descendant.

Deuxième mois de la vie fœtale et période extra-utérine. — Le commencement du 6e mois marque le début de l'établissement des rapports définitifs de l'intestin et de ses mésentères. L'ère des déplacements à grande distance et des soudures étendues est terminée. Par suite, les processus qui vont suivre ne produiront que des modifications de détail : de plus ils se distingueront de ceux qui ont précédé par l'inconstance de leurs effets, et à ce titre mériteront d'être nommés *atypiques*, par opposition aux processus *typiques* que présente le développement de l'intestin et de son mésentère dans la première moitié de la vie fœtale.

L'estomac, dont la grande courbure est de plus en plus franchement dirigée du côté gauche, se partage en deux régions, dont l'une, distendue par le liquide stomacal, forme le *grand cul-de-sac*, tandis que l'autre, rétrécie et cylindrique par vacuité, constitue l'*antre du pylore*.

Le duodénum a la forme annulaire déjà décrite, et, sauf sa partie pylorique, il est complètement fixé, et recouvert par le côlon et son méso.

Le mésogastre est actuellement divisé en 3 portions. L'une est fixée à la région gauche de la paroi abdominale postérieure, et fait partie du péritoine pariétal ; elle concourt à la formation de la paroi postérieure de la cavité épiploïque et contient le corps et la queue du pancréas ; plus bas elle se prolonge, soudée au mésocôlon transverse pour former la *lame postérieure du grand épiploon*. La deuxième portion, qui continue la première en bas et à droite, est le *mésentère du duodénum*, primitivement libre mais à présent adhérent au péritoine pariétal. La troisième portion, constituée par l'allongement de la portion du mésogastre qui s'insère à la grande courbure de l'estomac, forme la *lame antérieure du grand épiploon*. Nous avons dit déjà que le grand épiploon s'allonge beaucoup inférieurement, du côté droit, et du côté gauche. Du côté gauche, il forme l'*épiploon gastro-splénique*, fixé à la paroi abdominale pour constituer le ligament pleuro-côlique, dont il a déjà été question. A droite, son prolongement se nomme l'*épiploon gastro-côlique* (*omentum colicum* de Haller), qui recouvre le côlon transverse, la courbure hépatique, le côlon ascendant et même le cæcum, et qui est relié au foie et par suite au tronc par le ligament hépato-côlique déjà décrit. Un nouveau changement dans la constitution du grand épiploon survient dans la première année de la vie ; il consiste dans la soudure des deux lames antérieure et postérieure du grand épiploon, et par suite dans l'oblitération de la cavité épiploïque. Cette soudure débute au niveau de la courbure hépatique du côlon, à l'endroit de l'épiploon gastro-colique de Haller, dont la cavité peut être séparée, par la coalescence partielle de ses parois, de la cavité épiploïque principale. Elle ne s'effectue qu'ensuite pour la portion gauche, gastro-splénique, du grand épiploon, qui, en se soudant alors avec la paroi postérieure de la cavité épiploïque, permet à l'artère splénique, jusque-là placée dans l'épaisseur de la lame postérieure, d'aborder la lame antérieure, c'est-à-dire l'épiploon gastro-splénique, pour gagner la rate.

L'intestin grêle s'allonge de plus en plus, et son mésentère se développe proportionnellement. La ligne d'insertion du mésentère descend jusqu'à l'union des veines iliaques primitives, rarement, au moins dans les premières années de la vie, jusqu'à la symphyse sacro-iliaque. La longueur de la racine d'attache du mésentère dépend nécessairement d'ailleurs de la situation du cæcum, qui est sujette à varier.

Le cæcum descend dans le flanc droit à partir du 6e mois de la vie fœtale. Au 6e mois, il est placé au-devant et au-dessous du pôle inférieur du rein droit ; au 7e mois, il est au-dessous du rein ; au 8e mois, il occupe la fosse iliaque. Quand il est très élevé, il est soudé au péritoine pariétal ; situé plus bas, il devient libre, complètement ou en partie, ainsi que l'appendice vermiculaire. Le cæcum et l'appendice vermiculaire offrent avec l'iléon des rapports qu'il est intéressant de connaître et qui seront précisés plus loin.

Le côlon ascendant se dirige obliquement en haut et en dedans jusqu'au pylore où se fait la courbure hépatique du côlon. Son méso est absolument fixé au péritoine pariétal, de telle sorte que le feuillet antérieur de ce méso est incorporé au péritoine pariétal.

Le côlon transverse s'étend du pylore vers la gauche et s'infléchit au niveau de la courbure splénique pour se continuer avec le côlon descendant. Dans ce trajet, il présente une ou deux flexuosités. La courbure splénique est toujours fixée à la paroi abdominale à l'époque de la naissance, avec une situation un peu variable toutefois.

Le côlon descendant décrit un arc allongé le long du bord externe du rein gauche, et se montre fixé à la paroi abdominale comme l'est le côlon ascendant. Aux 6e et 7e mois, sa partie inférieure est encore libre. Mais la soudure de son mésentère, progressant toujours vers le bas, atteint cette partie inférieure et même une portion du méso-iliaque, qui jusqu'alors avait conservé sa mobilité.

Il en résulte que l'S iliaque, que caractérisait jusque-là sa mobilité complète, en se fixant à la paroi abdominale ne représente plus, du moins pour son anse supérieure, que le prolongement du côlon descendant. Une partie de cette anse devient alors le *côlon iliaque* de Jonnesco. L'anse inférieure tout entière demeure mobile et se développe beaucoup dans l'abdomen, puis dans le bassin, quand celui-ci est assez large pour la loger ; c'est l'anse pelvienne du côlon, ou *côlon pelvien* de Jonnesco.

Quant au rectum, il descend encore au 6ᵉ mois droit à l'anus; mais au 7ᵉ mois, il présente, comme il a été dit plus haut, une courbure périnéale, concave en arrière, qui s'accentue de plus en plus jusqu'à la naissance.

§ 3. — Anomalies de développement de l'intestin digestif et de son mésentère (1).

A. — *Anomalies par perversion du développement.* — *Transposition des viscères.* — L'anomalie la plus profonde et la plus étendue qui puisse résulter d'une perversion du développement des intestins et de leur mésentère consiste dans la transposition des viscères (*inversion viscérale, situs inversus viscerum, hétérotaxie*). Il est probable que c'est de très bonne heure, dans le développement embryonnaire, que s'exerce la cause qui produit la transposition des viscères. Mais cette cause est demeurée inconnue, malgré les recherches expérimentales de Lombardini, de Dareste, de Warynski et Fol, et les explications spéculatives de Serres, I. Geoffroy Saint-Hilaire et de nombreux autres auteurs. L'hétérotaxie peut-être *complète*, tous les organes du côté gauche du corps étant placés à droite et inversement. Les intestins et leur mésentère subissent le sort commun, et, sauf que ceux du côté droit se retrouvent à gauche et inversement, leurs rapports entre eux demeurent les mêmes que sur un sujet normal. Au lieu d'être complète, et en même temps *typique*, l'inversion peut

(1) Il a déjà été question de l'anomalie due à la rétention dans le cordon ombilical d'une partie des anses intestinales (p. 228), et de celle qui consiste dans la persistance du conduit omphalo-mésentérique (p. 229). L'étude des malformations du rectum, ainsi que celle des vices de conformation de l'anus, sera faite avec la tératologie des orifices génito-urinaires.

être *partielle* ou bien *atypique ;* dans l'inversion partielle, un seul groupe d'organes splanchniques ou même un seul viscère est déplacé; l'inversion atypique est celle qui, totale ou partielle d'ailleurs, s'accompagne d'anomalies plus ou moins graves.

La transposition des viscères abdominaux seuls, les organes du thorax et du cou demeurant en place, est la forme partielle visée spécialement ici. Elle ne s'accompagne d'aucun changement dans les rapports des organes abdominaux entre eux. Mais il faut savoir que l'inversion peut être plus limitée, et que l'une des parties ou l'une des annexes de l'intestin, l'estomac ou le foie par exemple, ou les deux en même temps, peuvent être seules transposées. Les organes déplacés prennent alors, ainsi que leurs mésentères, des relations anormales avec les viscères demeurés en place. Les combinaisons les plus variées peuvent se présenter dans l'inversion partielle des organes intestinaux : la transposition peut porter sur l'estomac seul, ou l'estomac et la rate, ou l'estomac, le duodénum, le pancréas et la rate; elle peut n'atteindre que le côlon descendant ou au contraire le cæcum et les côlons ascendant et transverse, etc. Il est évident que dans ces cas d'inversion tout à fait limitée, à l'inverse de ce que nous avons admis pour les inversions généralisées, il faut faire intervenir des causes, d'ailleurs inconnues dans leur nature, à action bien localisée.

B. — *Anomalies étendues résultant d'arrêts de développement.* — L'intestin digestif et son mésentère peuvent garder chez l'Homme, soit dans leur ensemble, soit dans une de leurs parties seulement, la forme et les rapports qui existent en un stade quelconque du développement : il peut y avoir arrêt total ou partiel de développement. L'arrêt total de développement de l'intestin digestif n'est pas compatible avec la vie et ne s'observe même pas. On comprend qu'il en soit de même de l'absence complète du mésentère antérieur, du mésentère postérieur, ou même d'une portion plus ou moins étendue de celui-ci, puisque l'on sait que le mésentère d'un organe intestinal est le substratum nécessaire des vaisseaux de cet organe, et que l'absence de mésentère entraîne l'absence de vaisseaux.

Mais ce que l'on observe, c'est que l'un des processus de l'évolution d'un mésentère peut faire défaut : soit par exemple la soudure de ce mésentère avec un feuillet péritonéal quelconque. Il se fait de la sorte un véritable arrêt de développement de la région mésentérique considérée.

C'est ainsi que le mésogastre peut chez l'Homme ne pas se souder au péritoine pariétal, conservant chez lui une disposition qu'il présente chez un grand nombre de Mammifères. Sa fusion avec le côlon et le mésocôlon transverses peut faire défaut aussi, ainsi qu'on le voit chez la plupart des Mammifères (les Singes anthropomorphes exceptés). Le feuillet postérieur de l'épiploon est alors parfaitement libre d'adhérence, tant avec la paroi abdominale qu'avec le côlon et le mésocôlon en même temps qu'avec le feuillet épiploïque antérieur (Toldt).

De même le duodénum peut demeurer mobile, et son méso être absolument flottant, reproduisant un état commun chez les Mammifères (mais ne se présentant pas chez la plupart des Singes) (Toldt).

Le mésentère commun primitif, territoire de distribution de l'artère mésentérique supérieure, peut à son tour, si la torsion de l'anse intestinale ne se fait pas et si ensuite la soudure du mésocôlon ascendant avec la paroi abdominale postérieure droite fait défaut, demeurer indivis chez l'Homme adulte comme il l'est dans la majorité des Mammifères : Il n'y a pas alors de distinction à faire entre mésocæcum et mésocôlon ascendant d'une part, mésentère proprement dit d'autre part. L'intestin grêle, le cæcum et le côlon ascendant sont parfaitement mobiles, sauf dans certains cas où il se produit des adhérences secondaires de ce mésentère commun primitif (Toldt).

Si maintenant la soudure du mésocôlon descendant fait défaut, et que la courbure splénique du côlon ne soit pas fixée à la paroi abdominale, on obtiendra un mésentère commun plus étendu encore que le précédent, puisqu'il comprendra, outre le territoire de distribution de l'artère mésentérique supérieure, celui de la mésentérique inférieure (Toldt).

Tous les cas qui précèdent ont été observés, surtout celui de la persistance du mésentère commun de l'anse intestinale primitive. Ils peuvent se présenter isolément, ou bien se combiner les uns avec les autres. Il peut enfin arriver que ces divers cas d'absence d'évolution compliquent des cas de perversion du développement, d'inversion en un mot, donnant ainsi lieu à des anomalies d'une interprétation souvent très difficile.

C. — *Anomalies peu étendues dérivant d'irrégularités bien localisées dans les phénomènes de soudure péritonéale.* — Nous rangeons dans cette catégorie des dispositions anomales, de faible importance morphologique, intéressantes surtout par les conséquences pathologiques qu'elles peuvent entraîner avec elles : dispositions anomales qui ont pour causes des irrégularités de soudure en un point bien circonscrit du péritoine. Ces irrégularités sont du reste de deux ordres : par excès et par défaut. Dans le premier cas, on voit se produire une soudure atypique, qui ne se fait pas dans les circonstances habituelles : celle par exemple du cæcum, des parties terminale de l'iléon et initiale du jéjunum avec le péritoine pariétal, celle du ligament hépato-duodénal avec le ligament hépato-rénal, grâce à laquelle se trouve oblitéré l'hiatus de Winslow à un âge avancé de la vie (Brœsike). Dans le deuxième cas, il y a absence au contraire de la soudure normale de deux feuillets péritonéaux, ou de l'oblitération normale aussi d'une portion de la cavité péritonéale comprise entre deux lames du péritoine. Les deux cas peuvent entrer d'ailleurs en combinaison ; et de leur combinaison diverse résultent des *poches péritonéales* très variables comme forme et comme rapports, qui ont pour intérêt pratique d'être parfois chez l'enfant et l'adulte le siège de hernies. Ces poches, ainsi déterminées par une absence de soudure entre feuillets péritonéaux, sont accentuées par l'existence sur leur pourtour de *plis du péritoine*. Les poches péritonéales qui sont intéressantes à ce point de vue se trouvent en des endroits bien déterminés : à l'S iliaque, au pourtour du cæcum, au voisinage de la partie ascendante du duodénum, près du jéjunum. Toutes ces poches étant des diverticules de la cavité péritonéale, les portions d'intestin qui s'y engageront formeront une hernie interne intra-péritonéale, dont le sac sera constitué par les parois de la fossette péritonéale même ; puis cette hernie, en se développant, s'enfoncera dans le tissu cellulaire rétro-péritonéal, et décollant le péritoine pariétal deviendra ainsi rétro-péritonéale. Nous donnerons une description succincte des diverses poches qu'il est facile de trouver chez un embryon de cinq ou six mois par exemple, et qui peuvent devenir le siège de *hernies rétro-péritonéales*.

1° *Recessus intersigmoïde*. — Nous avons vu déjà (p. 225) comment se constitue le recessus intersigmoïde, situé (fig. 111 C) non pas comme on l'avait

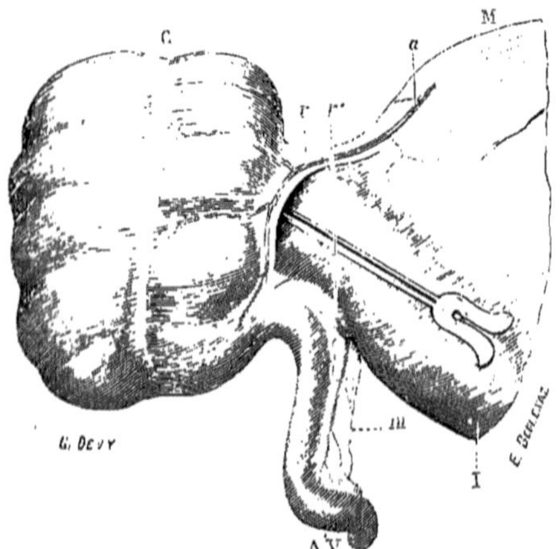

FIG. 113. — *Fossette iléo-cæcale* (d'après JONNESCO, et telle que nous l'avons vue chez l'embryon humain de 22 cent.).

C, cæcum en place. — I, iléon. — A. V., appendice vermiculaire. — M, mésentère. — *m*, méso-appendice. — *r*, repli mésentérico-cæcal. — *r'*, repli iléo-appendiculaire. — *a*, artère iléo-cæcale antérieure. — La sonde cannelée est poussée dans la fossette iléo-cæcale.

cru dans l'épaisseur du méso de l'S iliaque, mais bien entre celui-ci et le péritoine pariétal, s'étendant parfois derrière le méso-iliaque jusqu'au duodénum et même jusqu'au pancréas (Engel, Brœsike) ; son ouverture ne peut être vue que si l'on relève par en haut l'S iliaque ; elle est limitée par deux bords antérieur et postérieur saillants, le bord antérieur renfermant dans son épaisseur l'artère sigmoïde gauche de Jonnesco. On ne connaît

(Jonnesco) que deux cas avérés de hernie dans le recessus intersigmoïde,

2° *Poches péricæcales.* — Elles ont été étudiées surtout par Waldeyer. Tuffier, Jonnesco et Brœsike.

Waldeyer distingue plusieurs poches différentes au voisinage du cœcum.

a) Le *recessus iléo-cæcal supérieur*, ou *fossette iléo-cæcale* de Jonnesco (fig. 113), limité par un repli péritonéal qui, partant du feuillet antérieur du mésentère iléo-cæcal, descend à droite au-devant de l'extrémité de l'iléon pour se perdre sur la face antérieure du cæcum ; c'est le « repli mésentérico-cæcal » de Jonnesco, ou « repli iléo-cæcal antérieur » de Brœsike ; son bord libre, concave, tourné vers la gauche, renferme l' « artère iléo-cæcale antérieure » de Tuffier. Le recessus iléo-cæcal supérieur est ainsi limité en avant par le pli péritonéal sus-indiqué, en arrière par la région de passage de l'iléon au cæcum ; il s'ouvre en bas et à gauche.

b) Le *recessus iléo-cæcal inférieur*, ou *fossette iléo-appendiculaire* de Jonnesco (fig. 114) est placé entre l'iléon et l'appendice vermiforme. Sa

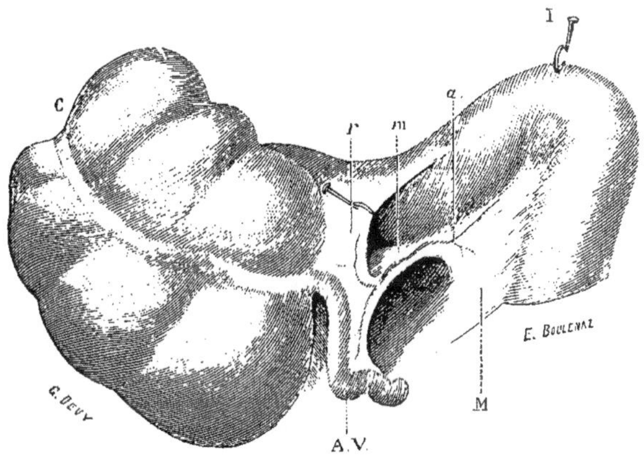

FIG. 114. — *Fossette iléo-appendiculaire* (d'après JONNESCO, et telle qu'elle s'est présentée à nous chez l'embryon humain de 22 cent.).

C, cæcum attiré en dehors et en bas. — I, iléon attiré en haut et en dedans. — A. V., appendice vermiculaire. — M, mésentère. — *m*, méso-appendice. — *a*, artère appendiculaire. — *r*, repli iléo-appendiculaire, attiré en dehors et en haut pour montrer l'orifice de la fossette iléo-appendiculaire.

paroi droite est formée par l'appendice, sa paroi supérieure et gauche par l'iléon, sa paroi postérieure par le « mésentériole » ou « méso-appendice », contenant dans son bord libre l'artère appendiculaire ; la paroi antérieure enfin est formée par un pli du péritoine, le « repli iléo-appendiculaire » de Jonnesco, contenant des fibres musculaires lisses et des vaisseaux, et dirigé de l'extrémité antérieure de l'iléon, où il se confond avec l'origine du méso-appendice, vers la base de l'appendice, sur lequel il se prolonge pour se continuer avec le feuillet antérieur du méso-appendice. L'ouverture du recessus regarde en bas et à gauche et son fond correspond à l'angle iléo-cæcal. Le recessus est le siège de hernies dites « iléo-appendiculaires ».

c) La *fosse cæcale* de Waldeyer, découverte par Huschke, dont la paroi postérieure forme le lit du cæcum, est ainsi placée entre cet intestin et le péritoine pariétal. A droite, cette fossette est limitée par un repli du péritoine, le « ligament intestinal cæcal » de Huschke (« repli pariéto-cæcal » ou « pariéto-côlique » de Jonnesco), qui de la circonférence du cæcum se rend au péritoine pariétal. A gauche elle est bordée par un autre repli, qui part de l'angle iléo-cæcal et continue le mésentère de l'iléon vers le bas, le long de la paroi abdominale postérieure ; c'est le « repli mésentérico-pariétal » de Jonnesco, ou « pli infra-angulaire » de Brœsike. Les deux replis peuvent se rejoindre par leurs extrémités situées dans la fosse iliaque, formant ainsi par leur réunion un pli semi-lunaire dont la concavité tournée en haut embrasse le cæcum et dont la corne gauche répond à l'angle iléo-cæcal, la corne droite au bord externe du cæcum. Ainsi limitée, la fosse cæcale tourne son ouverture en bas. La fosse cæcale peut être le siège de hernies « cæcales » ou « rétro-cæcales ».

3° *Recessus duodéno-jéjunaux et jéjunaux.* — Huschke a découvert la fosse duodéno-jéjunale. Treitz le premier l'a bien décrite; voici le sommaire de sa description. Si l'on relève l'épiploon et le côlon transverse, de façon à voir la face inférieure du mésocôlon transverse, et qu'on reporte vers la droite le paquet intestinal grêle, on voit au côté gauche de la courbure duodéno-jéjunale un repli péritonéal. Sa forme est semi-lunaire. Son bord libre, concave, est dirigé à droite et en haut et entoure la courbure duodéno-jéjunale. La corne supérieure de ce repli se perd dans le mésocôlon transverse ; la corne inférieure se confond avec le revêtement péritonéal de la portion ascendante du duodénum. Le bord convexe du repli se fusionne avec le feuillet interne des mésocôlons transverse et descendant. Dans la corne supérieure chemine la veine mésaraïque inférieure ; la corne inférieure renferme l'artère côlique gauche. Entre le repli et le duodénum se trouve un recessus péritonéal. Tel est le cas typique dont Treitz a décrit plusieurs variantes.

Les travaux des auteurs qui ont suivi (Gruber, Waldeyer, Eppinger, Landzert, Toldt, Trèves, Jonnesco, Brœsike) ont conduit peu à peu à cette donnée, actuellement admise, qu'il n'y a pas un type unique de recessus duodéno-jéjunal, mais qu'il en existe un certain nombre, bien différenciés les uns des autres. Ainsi Gruber et Landzert décrivent un pli qui partage la fosse duodéno-jéjunale de Treitz en deux fossettes secondaires, l'une externe, située derrière le repli duodéno-jéjunal, l'autre interne ou fossette duodéno-jéjunale proprement dite, sous-jacente au duodénum même. Jonnesco trouve dans cette région trois fossettes distinctes : l'une *duodéno-*

jéjunale, l'autre *duodénale inférieure*, la troisième *duodénale supérieure*. La fossette duodéno-jéjunale ou « mésocôlique » (fig. 115), jusqu'alors méconnue, est placée au-dessus de la courbure duodéno-jéjunale, entre elle et le mésocôlon transverse; son orifice, antérieur, est circonscrit en haut et à gauche par la veine mésaraïque inférieure. La fosse duodénale infé-

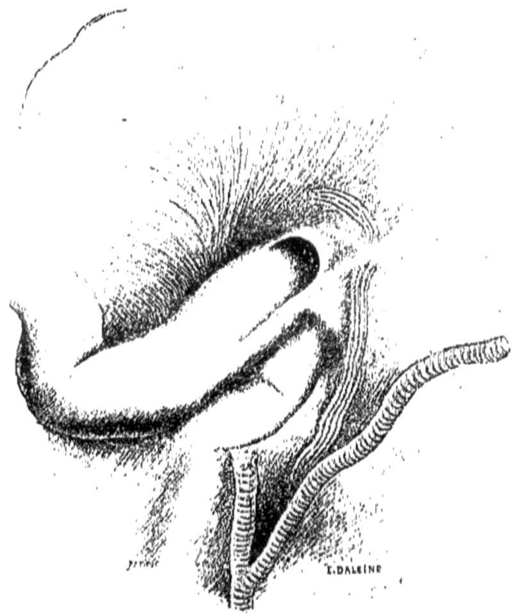

FIG. 115. — *Fossette duodéno-jéjunale simple* (d'après JONNESCO).

On voit sortir d'au-dessous du duodénum l'artère mésentérique inférieure qui donne plus bas l'artère côlique gauche. Celle-ci croise bientôt la veine mésentérique inférieure qui monte parallèlement au duodénum et va, après avoir longé la fossette, se perdre au-dessous d'elle. Entre la crosse veineuse et l'orifice de la fossette on voit un petit pli péritonéal semi-lunaire.

rieure est sous-jacente à la corne inférieure du repli duodéno-jéjunal de Treitz (fig. 116). La fosse duodénale supérieure est située au-dessous de la corne supérieure du même repli (fig. 116). — Brœsike distingue jusqu'à 5 recessus dans la fosse duodéno-jéjunale : a) le « recessus duodéno-jéjunal gauche » ou « recessus veineux », limité en arrière par le péritoine pariétal, en avant par le pli péritonéal, « pli veineux », qui renferme la veine mésaraïque inférieure ou l'artère côlique gauche; b) le « recessus duodéno-jéjunal postérieur » (« fosse duodéno-jéjunale » de Landzert), limité en avant par la courbure duodéno-jéjunale et la portion ascendante du duodénum, en dehors c'est-à-dire à droite par un repli contenant le muscle de Treitz ou suspenseur du duodénum (« repli suspenseur »), en dedans ou à gauche par un autre repli péritonéal, et tournant son orifice en haut et à gauche; c) le « recessus duodéno-jéjunal supérieur » (« fosse de Jonnesco », « fossette duodéno-jéjunale » ou « mésocólique » de Jonnesco) à direction sagittale, à orifice dirigé en bas et en avant, limité à gauche et à droite par les « plis duodéno-jéjunaux supérieurs » de Jonnesco; d) le « recessus

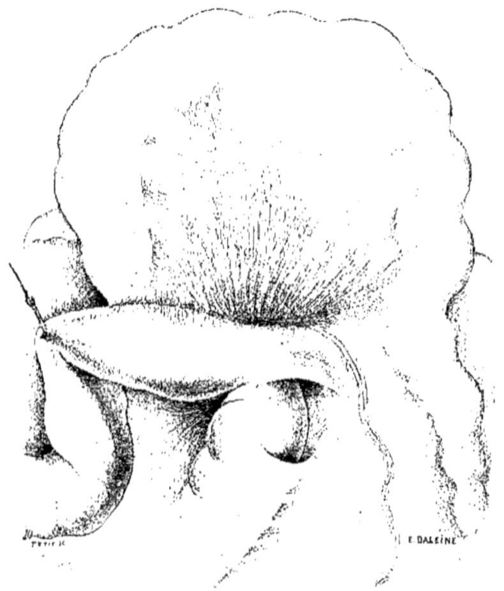

FIG. 116. — *Fossettes duodénales inférieure et supérieure* (d'après JONNESCO).

La veine mésentérique inférieure, très écartée de la fossette inférieure, longe le bord gauche de la supérieure. On voit en haut le côlon transverse et son méso renversés : à gauche de la figure le côlon descendant ; à droite la branche ascendante du duodénum, les deux plis duodénaux et les fossettes qu'ils limitent ; enfin le jéjunum attiré à droite ainsi que le mésentère sous lequel disparait le duodénum.

intermésocôlique transverse », situé dans l'épaisseur du mésocôlon transverse et transversalement dirigé; e) le « recessus duodéno-mésocôlique inférieur » ou « fossette duodénale inférieure » de Jonnesco, limité en avant par la corne inférieure du repli duodéno-jéjunal de Treitz. Ainsi, observe Brœsike, tous les plis péritonéaux de cette région, sauf le repli veineux et le repli suspenseur, sont dus à des adhérences péritonéales. Les recessus déterminés par ces replis peuvent être vus isolément, mais le plus souvent ils se combinent les uns avec les autres. Le recessus inter-mésocôlique transverse et le recessus duodéno-jéjunal postérieur seuls ne sont pas le siège de hernies connues.

4° *Recessus parajéjunal ou mésentérico-pariétal.* — Brœsike nomme ainsi une fosse péritonéale qui dépend de la fixation plus ou moins étendue de la partie initiale du jéjunum (et par conséquent du mésentère) sur le duodénum ascendant et sur le péritoine pariétal. Cela étant, et la ligne de soudure du mésentère commun primitif ou ligne d'insertion de la racine du mésentère étant d'autre part déviée de sa rectitude en une légère courbure à convexité supérieure, si cette portion déviée du mésentère n'est pas soudée au péritoine pariétal, il en résultera un recessus mésentérico-pariétal. C'est, selon Brœsike, dans ce recessus que s'engage la « hernie parajéjunale » ou « hernie rétro-péritonéale droite » des auteurs, dont le siège exact n'était pas connu jusqu'alors.

§ 4. — **Types spéciaux de développement de l'intestin digestif.** — Bien que nous n'ayons pas l'intention d'étudier ici les formations si variées que peut présenter l'intestin digestif dans toute la série des Vertébrés,

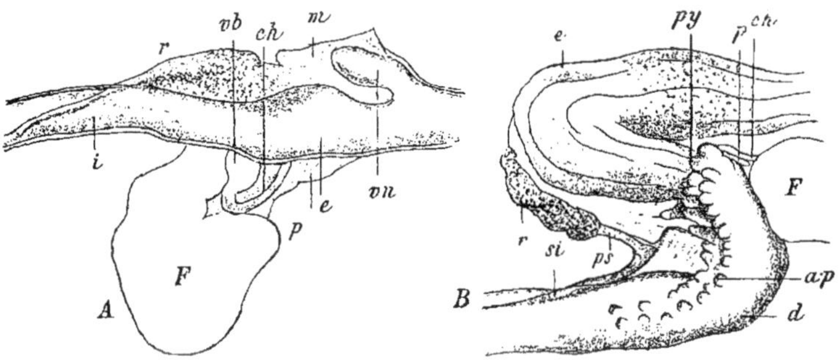

FIG. 117. — *Formes du tube digestif en voie de développement chez la Truite* (d'après LAGUESSE).

A. Alevin qui vient d'éclore (stade N de Laguesse). — B, Alevin plus âgé (stade O).

d, duodénum. — *py*, pylore. — *e*, estomac. — *vn*, vessie natatoire. — *m*, mésentère. — *r*, rate. — *p*, pancréas et canal pancréatique. — *ch*, canal cholédoque. — *vb*, vésicule biliaire. — *F*, foie. — *ap*, appendices pyloriques. — *i*, intestin. — *si*, veine sous-intestinale. — *ps*, veine pancréatico-splénique.

nous ne pouvons nous dispenser d'indiquer le développement de certaines productions anatomiques caractéristiques de quelques types spéciaux.

L'intestin digestif des Poissons osseux et des Sélaciens se distingue chez l'adulte par la simplicité de sa constitution et par la rectitude de son trajet, plus grandes que chez n'importe quel autre Vertébré.

Chez l'alevin ou l'embryon, ces caractères sont plus nettement exprimés encore, ainsi que l'on pourra le constater par la comparaison des deux dessins A et B de la figure 117. Dans le premier, l'intestin est presque droit, et ne présente d'autre particularité que l'existence d'une légère dilatation stomacale. Dans le second, outre que la dilatation stomacale s'est accentuée, il s'est fait une double inflexion, en S, du tube digestif; la courbure proximale est le futur estomac ; la courbure distale correspond au duodénum. Le long de cette dernière se montrent des rangées de saillies, qui correspondent à autant de diverticules intestinaux, et qui sont les ébauches des appendices pyloriques.

L'intestin digestif des Sélaciens et aussi celui des Ganoïdes et des Cyclostomes a pour attribut distinctif la valvule spirale, peu saillante chez les derniers, puissamment développée chez les Sélaciens. Chez la larve de Petromyzon (l'Ammocète), la valvule spirale a pour ébauche une plaque cellulaire spéciale, la « plaque spirale » de Götte, qui correspond à l'endroit où existait la lumière primitive de l'intestin, actuellement effacée ou en voie de disparition. Cette plaque présente une direction spirale qui a pour cause une torsion de l'intestin par rapport à son plan médian, telle que sa face dorsale se tourne à gauche (Götte). La plaque spirale se développe en hauteur et devient alors le « pli spiral » de l'adulte (fig. 118). On peut dési-

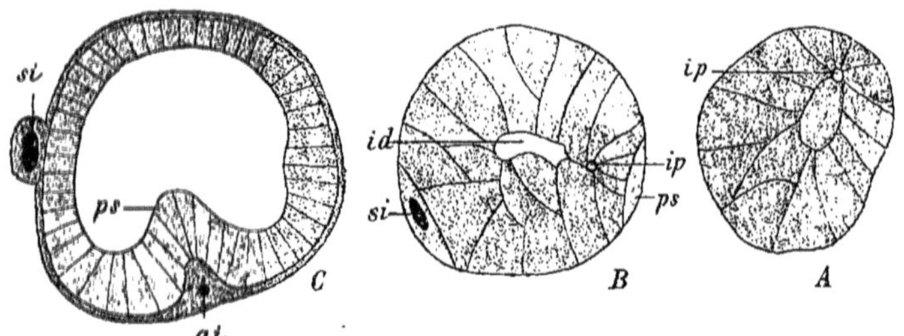

Fig. 118. — *Développement du repli spiral de l'Ammocète* (*Petromyzon fluviatilis*) (coupes demi-schématiques de l'intestin, d'après Goette, un peu modifiées).

A, stade le moins avancé. — *ip*, lumière de l'intestin primitif. — *id*, lumière de l'intestin secondaire. — *ps*, plaque spirale et pli spiral. — *si*, veine sous-intestinale. — *ai*, artère intestinale. Observer le déplacement de ces diverses formations par rapport au plan médian de l'intestin, c'est-à-dire la torsion de l'intestin.

gner sous le nom de « valvule spirale » le degré le plus parfait de cette formation ; on le trouve chez les Sélaciens par exemple, s'ébauchant chez l'embryon de la même façon (Balfour) que nous venons de le voir pour les Cyclostomes, et se transformant ensuite en une crête spirale épaisse et fortement saillante dans la lumière de l'intestin, dont les tours deviennent avec l'âge de plus en plus serrés.

Nous ajouterons quelques mots sur l'intestin digestif des Oiseaux. Indépendamment de la différenciation d'un estomac succenturié et d'une dilatation latérale constituant le gésier, il offre, chez l'embryon de Poulet du 6e jour par exemple, deux anses intestinales, à convexité antérieure, bien distinctes l'une de l'autre (fig. 119 A). L'une, supérieure, moins saillante en

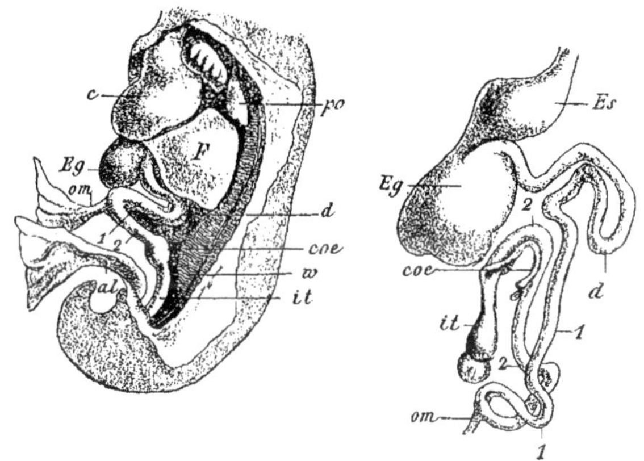

FIG. 119. — *Développement de l'intestin digestif chez l'embryon de Poulet* (d'après DUVAL).

A. Embryon âgé de 6 jours. — B. Embryon âgé de 13 jours. — *Es*, estomac succenturié. — *Eg*, gésier. — *d*, anse duodénale. — 1, 2, branches supérieure et inférieure de l'anse intestinale. — *om*, canal omphalo-mésentérique. — *al*, allantoïde. — *cœ*, appendices cæcaux. — *c*, cœur. — *po*, poumon. — *w*, corps de Wolff. — *it*, intestin terminal.

avant, est l'anse duodénale, plus tard légèrement contournée, sans présenter toutefois de véritables circonvolutions. Nous retrouvons dans l'autre l'anse intestinale proprement dite, séparée de la précédente par la courbure duodéno-jéjunale et ayant pour sommet l'insertion du canal omphalo-mésentérique; elle se compose de deux branches, l'une supérieure, l'autre inférieure, bientôt tordues autour du canal vitellin comme centre de façon à devenir l'une droite, l'autre gauche ; plus tard les deux branches de l'anse intestinale se pelotonneront pour donner naissance aux circonvolutions de l'intestin grêle. Le gros intestin fait suite à la branche inférieure de l'anse intestinale, et son origine est marquée par l'existence de deux saillies mamelonnées, correspondant à deux diverticules intestinaux, qui dans la suite s'allongeront beaucoup et constitueront les appendices cæcaux ou cæcum pair de l'adulte. On voit ainsi que, pour sa destinée, l'anse intestinale du Poulet ne correspond pas exactement à celle des Mammifères, puisque chez ceux-ci elle donne naissance à une partie du gros intestin, qui chez celui-là n'en dérive pas.

II. — HISTOGÉNÈSE DE L'INTESTIN DIGESTIF ET DE SON MÉSENTÈRE.

§ 1. — **Histogénèse de l'intestin digestif.** — A. *Développement de la muqueuse et spécialement de l'épithélium.* — a) *Trans-*

formations de l'épithélium. — Chez tous les Vertébrés, le tube digestif est tapissé au début par un revêtement entodermique de *cellules cubiques* ou *cylindriques*, dont la forme typique n'est altérée que dans certains groupes par le fait du remplissage des cellules par le matériel vitellin.

A une période ultérieure du développement, c'est un caractère général des formes embryonnaires et larvaires de tous les Vertébrés, que la muqueuse digestive soit revêtue en totalité ou partiellement d'une couche unique de *cellules cylindriques à cils vibratiles :* caractère qui persiste chez l'Amphioxus à l'état adulte. Il est très rare que le revêtement épithélial cilié soit continu (chez l'Ammocète ou la larve de la Lamproie, d'après J. Müller et Leydig). Le plus souvent les cellules vibratiles se montrent isolées ou réunies en îlots entre des cellules cylindriques ordinaires.

Chez les larves de Batraciens, Leydig et Sacchi ont trouvé l'estomac et l'intestin tapissés par une garniture ciliée complète (les observations de Sacchi portent sur l'Amblystome et la Grenouille). Chez le Batracien adulte même, l'état vibratile de l'épithélium persiste, par places tout au moins : Braun et Regeczy ont trouvé l'épithélium cilié dans l'estomac de la Grenouille, Fraisse dans celui du Pleurodèle, R. Blanchard dans l'intestin des Tritons. Eberth, chez le Poulet, pendant la période embryonnaire ou dès après l'éclosion, a trouvé l'intestin tapissé par des cellules ciliées. Chez l'Homme, rappelons que le revêtement cilié est facile à constater, sur toute la longueur de l'œsophage, où il est connu depuis Kölliker, Neumann, Klein (voy. fig. 122). Ajoutons enfin que çà et là on observe, particulièrement dans des enfoncements de la muqueuse et comme protégées par leur situation profonde, des cellules vibratiles qui sont peut-être un reste de l'état primitif. Bochdalek jun., v. Ebner, Tourneux, dans les conduits des glandes des régions linguale et amygdalienne, Nicolas, dans les cryptes intestinales du Lézard, ont fait une telle observation.

L'épithélium intestinal primitif, constitué par une couche simple de cellules cylindriques vibratiles ou non, subit chez beaucoup de Vertébrés une série de *transformations* qui conduisent à l'*état définitif,* et qui, au dire de certains auteurs, seraient souvent fort compliquées. Pour Kölliker, jamais même l'état adulte ne serait atteint directement ; l'épithélium cylindrique simple de l'estomac chez l'adulte ne serait pas par exemple le résultat de la persistance de l'épithélium du fœtus, mais il existerait entre les deux une forme intermédiaire représentée par un épithélium cylindrique stratifié.

Examinons ces transformations dans quelques cas.

L'épithélium œsophagien de l'Homme passerait successivement, d'après Kölliker, par les formes suivantes : pavimenteuse simple, cylindrique simple, cylindrique stratifiée, vibratile stratifiée, pavimenteuse stratifiée. Demon, chez un embryon humain de 8 millim., l'a vu tapissé par un épithélium cylindrique simple, à deux couches chez l'embryon de 19 millim., stratifié chez celui de 55 millim., avec cellules superficielles en plusieurs points ciliées ; chez l'embryon de 75 millim., et vers le cardia, il a constaté que, de distance en distance, les cellules polyédriques des couches moyennes de l'épithélium stratifié affleurent à la surface, interrompant ainsi la continuité du revêtement cilié et indiquant le début de la transformation de ce revêtement en un épithélium stratifié continu ; sur un fœtus de 32 centim., cette transformation était complète. L'estomac, d'après Kölliker, présenterait un épithélium stratifié à cellules superficielles cylindriques dès le 2e mois de la vie fœtale, et seulement ensuite une couche simple d'épithélium cylindrique ; les résultats de Laskowsky sur l'embryon de Porc l'ont au contraire conduit à admettre que l'épithélium ne cesse pas d'avoir la forme cylindrique simple. Dans l'intestin, Kölliker, Brand, Demon ont trouvé également une phase intermédiaire de l'épithélium, où celui-ci est stratifié.

b) *Formation des glandes.* — Le mécanisme de la formation des *glandes* varie suivant les auteurs. Deux opinions principales ont été soutenues : dans l'une, les glandes sont des évaginations actives de la muqueuse et particulièrement de l'épithélium ; l'autre en fait de simples cryptes produites par la formation d'élevures de la surface muqueuse.

Les glandes ont d'abord été considérées, par Kölliker par exemple, comme des bourgeons épithéliaux s'enfonçant de plus en plus profondément au-dessous de la surface libre de la muqueuse ; la formation des glandes serait ainsi uniquement le résultat localisé de la végétation active de l'épithélium. Ce processus a été remis en honneur par Toldt, pour qui les glandes de l'estomac proviennent de la multiplication d'amas creux de cellules épithéliales placés çà et là à la base de l'épithélium ; il a été invoqué aussi par Griffini et Vassale dans leurs recherches sur la régénération de la muqueuse gastrique. C'est aussi de cette façon que se développeraient les glandes de Brünner, d'après quelques observateurs, les glandes intestinales du Saumon (Cattaneo), les glandes gastriques des Oiseaux (Cazin).

Kölliker plus tard et à sa suite plusieurs auteurs ont fait intervenir un autre mécanisme, d'après lequel les glandes ne seraient d'abord que des enfoncements produits par le développement de saillies de la muqueuse de plus en plus proéminentes. Dans l'intestin, les enfoncements de l'épithélium seraient de bonne heure inscrits, d'après Kölliker, dans les mailles d'un réseau formé par des plis anastomosés du chorion. Ce serait seulement ensuite que les portions d'épithélium comprises dans les enfoncements proliféreraient sous forme de plis et s'allongeraient tout à la fois vers la profondeur et vers la surface; de l'allongement vers la surface de la muqueuse, il résulte que celle-ci redevient lisse, et que les orifices glandulaires sont constitués; là où les glandes sont du type composé, comme dans l'estomac de beaucoup de Vertébrés, indépendamment des plis de premier ordre produits mécaniquement, il se développe encore dans le fond de chaque dépression des plis accessoires, circonscrivant des fossettes secondaires, qui ne s'élèvent pas assez pour atteindre le niveau de la muqueuse comme le font les premiers; les fossettes secondaires sont les différents culs-de-sac de la glande, dont le canal collecteur sera formé par la dépression initiale et principale (fig. 120). Laskowsky, Brand, Sewall et

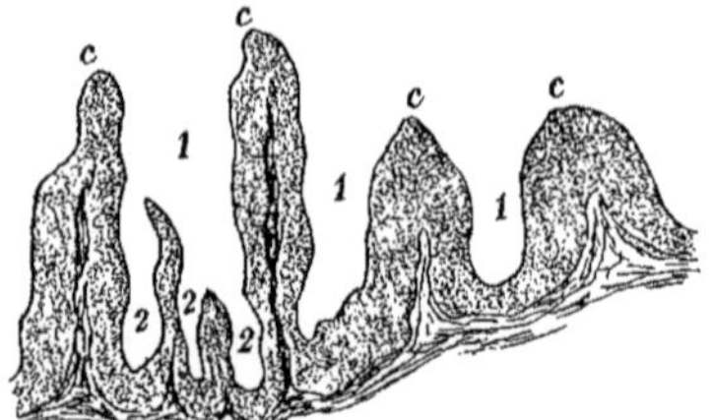

FIG. 120. — *Schéma de la formation mécanique des glandes composées.*

c, crêtes qui séparent les *infundibula* primaires. — 1, 1, *infundibula* primaires. — 2, 2,2, fossettes secondaires.

plus récemment Salvioli n'ont invoqué aussi, pour expliquer la formation des glandes, que des soulèvements de l'épithélium et du chorion sous-jacent laissant entre eux des sinus qui sont les culs-de-sac glandulaires. Salvioli, par exemple, a pu distinguer, comme Kölliker, un infundibulum primaire, bientôt subdivisé sur une certaine hauteur par des crêtes qui délimitent autant de tubes secondaires. Brand a admis, d'une manière passablement différente, que, pour former les culs-de-sac glandulaires, de la fossette initiale partent des végétations secondaires actives de l'épithélium.

La formation des glandes de l'estomac débute chez l'embryon

humain au 4e mois de la vie fœtale ; les glandes de l'intestin grêle se montrent à peu près vers la même époque (Kölliker). Quant au nombre des glandes, Toldt en trouve vingt-cinq fois plus chez l'adulte que chez le nouveau-né, et admet que le surplus résulte d'une division des glandes déjà formées. Les observations de Baginsky l'ont conduit aussi à penser que la production des glandes se poursuit d'une manière ininterrompue jusque dans les premières années qui suivent la naissance.

Quant à la différenciation si variée que subissent les cellules de l'épithélium glandulaire, nous ne pouvons songer à en examiner ici tous les résultats.

Dans l'un des exemples les plus étudiés, dans les glandes de l'estomac, qui présentent à l'état adulte, comme on le sait, deux sortes d'éléments glandulaires, les cellules délomorphes et adélomorphes de Rollett, Toldt, Sacchi ont admis qu'elles dérivent de la différenciation dichotomique d'un type cellulaire d'abord indifférent. Pilliet trouve au début de la différenciation histologique des glandes stomacales des Mammifères une forme cellulaire indifférente, dont la cellule adélomorphe ou principale est un premier stade d'évolution ; la cellule délomorphe ou de bordure représenterait une phase ultérieure de la vie de la précédente.

c) *Crêtes et villosités.* — La totalité de la surface de l'intestin digestif se couvre de bonne heure de saillies allongées, *crêtes* ou plis, et d'éminences coniques ou cylindro-coniques, les papilles ou *villosités,* qui sont des excroissances du chorion de la muqueuse, recouvertes par l'épithélium qui s'est accru d'une manière corrélative. Il faut bien distinguer à ce propos entre des saillies temporaires telles que celles dont la production prélude à la formation des glandes, et qui seules se forment dans l'estomac, et des saillies permanentes dont les plus remarquables sont les *villosités intestinales.* Celles-ci apparaissent chez l'Homme dans le cours du 3e mois (Kölliker), chez l'embryon de 55 millim. de long (Demon). Les villosités ne sont pas limitées chez l'embryon à l'intestin grêle, mais s'étendent aussi sur le gros intestin, comme l'ont montré Kölliker et d'autres observateurs, parmi lesquels Langer (fig. 121) ; elles y disparaissent à la naissance (Langer).

d) *Follicules clos.* — Kölliker a vu que les *plaques de Peyer* se montrent chez l'Homme au 6e mois ; elles sont formées de follicules

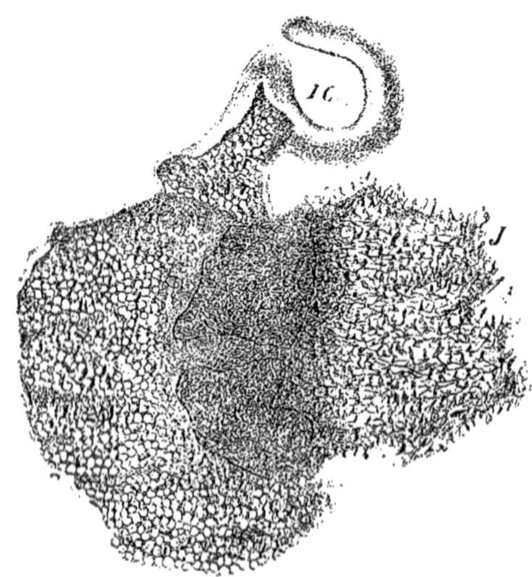

FIG. 121. — *Surface interne de l'iléon, du cæcum et de l'appendice iléo-cæcal chez un embryon humain du 5e mois*, pour montrer les villosités du gros intestin (gross. de 5 diam.).

I, iléon. — C, cæcum. — IC, appendice iléo-cæcal. — Entre l'iléon et le cæcum, la valvule iléo-cæcale.

clos d'abord isolés et placés dans le fond de dépressions notables, environnées de villosités très serrées.

Sur l'histogénèse des *follicules clos*, les observations sont contradictoires. Dans le côlon du Cobaye nouveau-né, Retterer a vu que les dépressions de l'épithélium, au fond desquelles nous venons de dire que se forment les follicules clos, sont le résultat d'invaginations épithéliales actives, dont les éléments se mélangent avec ceux du tissu conjonctif et avec les vaisseaux sous-jacents pour former ici un tissu angiothélial comparable à celui qui constitue l'ébauche de l'amygdale (voy. p. 170) ; il a retrouvé ensuite le même processus chez d'autres types de Mammifères. Selon Stöhr qui a étudié le développement des follicules clos de l'intestin du Lapin et du Chat, ces follicules naissent d'emblée dans la muqueuse elle-même et dans les parties adjacentes de la muqueuse, aux dépens de leucocytes qui se multiplient par division indirecte.

e) *Régions de transition des différents segments de la muqueuse.* — Nous ajouterons quelques mots relativement à la façon dont s'établissent en quelques endroits les limites qui séparent les diverses régions de la muqueuse de l'intestin digestif.

Au cardia, la transition de la muqueuse œsophagienne à celle de l'estomac est d'abord graduelle chez l'embryon humain (Demon) ; ce serait seulement dans les derniers mois de la vie intra-utérine que l'on verrait l'épithélium stratifié de l'œsophage s'adosser sans transition à l'épithélium cylin-

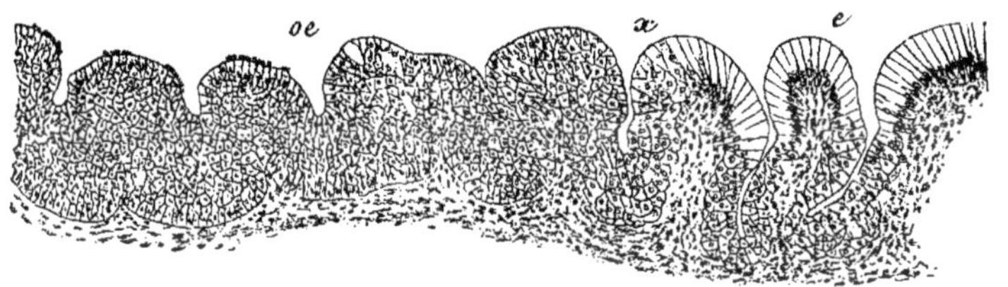

FIG. 122. — *Coupe du cardia chez l'embryon humain du 4e mois.*

x, passage brusque de l'épithélium stomacal (*e*) à l'épithélium œsophagien (*oe*). Ce dernier présente quelques îlots de cellules vibratiles.

drique de l'estomac ; la fig. 122 représente cet état déjà chez l'embryon du 4e mois.

Pour ce qui est de la valvule iléo-cæcale, c'est-à-dire de la zone limite entre la muqueuse de l'intestin grêle et celle du gros intestin, Langer a vu que chez le fœtus les deux muqueuses présentent d'abord les mêmes caractères, et que leur limite anatomo-microscopique n'existe pas. Chez l'adulte la délimitation est possible, mais il y a transition insensible de l'aspect de la muqueuse du gros intestin à celui de la muqueuse de l'iléon ; la formation villeuse caractéristique de cette dernière ne cesse pas brusquement à la valvule iléo-cæcale, mais se modifie peu à peu de manière à former des crêtes, qui s'effacent plus loin, de telle sorte que la muqueuse du gros intestin à une faible distance de la valvule devient lisse.

Herrmann a déjà constaté chez des embryons de 8 centim. l'existence dans la région anale des différentes zones épithéliales décrites chez l'adulte par Ch. Robin et Cadiat : la ligne « ano-rectale » marquant la transition entre l'épithélium cylindrique muqueux du rectum avec ses diverticules glandulaires et la muqueuse anale ; — celle-ci (« région anale » proprement dite), caractérisée par son épithélium stratifié à cellules superficielles prismatiques ; — la ligne « ano-cutanée » établissant la limite entre la muqueuse anale et la peau de l'anus ; — celle-ci modifiée dans sa partie voisine de la ligne ano-cutanée, pourvue déjà cependant de l'épithélium pavimenteux stratifié caractéristique.

B. *Tuniques externes de l'intestin digestif.* — A propos des tuniques externes de l'intestin digestif, savoir le chorion de la muqueuse, la musculaire muqueuse, la sous-muqueuse ou celluleuse, les couches musculaires annulaire et longitudinale, la séreuse enfin, une question d'histogénèse générale se pose, déjà soulevée par Kölliker. Le mésoderme viscéral, c'est-à-dire le feuillet interne de l'épithélium cœlomique, devient-il seulement l'endothélium de la séreuse intestinale, et les autres tuniques, intermédiaires à l'endothélium péritonéal et à l'épithélium intestinal, ont-elles pour origine un mésenchyme intestinal (feuillet intestinal de Schenk) formé d'éléments particuliers venus d'ailleurs et immigrés secondairement entre l'endothélium et l'épithélium? Ou bien le mésoderme viscéral fournit-il à lui seul et en se transformant sur place les différentes tuniques dont il est ici question?

La seconde opinion est celle qui est le mieux en accord avec les idées générales acceptées aujoud'hui, mais elle ne s'appuie pas sur des faits positifs.

Les *muscles* paraissent chez l'embryon humain au 3e mois de la vie fœtale. Comme Laskowsky, Barth, Brand l'ont fait voir, les *muscles circulaires* se montrent avant les *longitudinaux*. C'est seulement dans le cours du 4e mois (Demon) que la *musculaire muqueuse* fait son apparition.

Vers la même époque Kölliker a vu se dessiner entre les deux couches de muscles annulaires et longitudinaux une assise spéciale, dans laquelle il croit reconnaître l'ébauche du plexus nerveux d'Auerbach et qu'il propose d'appeler pour cette raison « tunique nerveuse ».

Ajoutons en terminant que, selon les observations de Brand et de Demon, le développement général des tuniques intestinales progresse d'avant en arrière, c'est-à-dire de l'œsophage vers le gros intestin.

§ 2. — **Histogénèse du mésentère. Développement de la rate.** — Le mésentère éprouve un certain nombre de modifications histologiques communes à toutes les régions qui le composent. En outre, quelques-unes de celles-ci présentent des processus particuliers de développement, dont un est surtout important à connaître, puisqu'il conduit à la formation d'un organe caractéristique des Vertébrés, la rate.

A. *Histogénèse du mésentère en général.* — C'est à Toldt que nous devons les principales données existant sur ce sujet. Le mésentère d'un embryon humain de la 4e semaine est formé, d'après Toldt, d'une masse de cellules fusiformes; il est tapissé par un épithélium cubique, non aplati comme le sera l'endothélium définitif; au milieu de la masse cellulaire se trouvent des vaisseaux. A la 8e semaine, on voit les cellules immédiatement sous-jacentes à l'épithélium se régulariser le long de la direction longitudinale même des mésentères. A la 11e semaine le mésentère, grâce à la continuation du processus précédent, s'est différencié en une lame axiale vasculaire ou « membrane propre » du mésentère et deux lames sous-épithéliales privées de vaisseaux et formées de 4-6 couches de cellules fusiformes. C'est la distribution des vaisseaux qui influe le plus sur la forme du tissu conjonctif de la lame axiale. Une autre cause qui exerce aussi son action dans le même sens, c'est le dépôt de graisse qui se fait dans le mésentère au 5e mois, la graisse apparaissant d'abord sous forme de cellules isolées ; c'est au 8e mois seulement que le tissu adipeux du mésentère prend la forme caractéristique de lobules disposés le long des petits vaisseaux, et qui ne deviennent confluents que plus tard. Une conclusion générale intéressante se dégage des recherches de Toldt ; c'est que la membrane propre du mésentère est une formation particulière à cet organe; elle n'est pas une duplicature péritonéale; le mésentère, par suite, est une lame unique et ne dérive pas, à la manière d'un simple repli du péritoine, de deux feuillets péritonéaux soudés.

L'étude du développement des éléments histologiques constitutifs du mésentère n'est qu'un cas particulier de la question de l'histogénèse de la séreuse péritonéale et sera faite plus tard. Disons cependant dès maintenant que l'*endothélium péritonéal définitif* ne se montre qu'à une époque déjà avancée du développement, soit qu'il résulte de la réduction en hauteur d'éléments primitivement cylindriques, soit qu'il provienne de cellules plates sous-jacentes à l'épithélium primitif lequel disparaîtrait. Parmi les formations histologiques du mésentère, les fibres élastiques offrent comme particularité, surtout dans le grand épiploon, leur apparition tardive et leur augmentation numérique avec l'âge (Baraban).

B. *Processus spéciaux d'histogénèse.* — a) Nous rangerions

volontiers dans ce paragraphe le développement des *lobules adipeux*, prépondérant en certains endroits, et la *perforation* de certains mésentères, comme le grand épiploon avec ses dépendances et une partie du petit épiploon (*pars flaccida* de Toldt).

Il ne sera question ici que du second phénomène. Il a été surtout étudié par Ranvier, pour qui les trous, qui apparaissent dans le grand épiploon et le fenêtrent de plus en plus complètement, sont le résultat du passage d'éléments lymphatiques migrateurs à travers la membrane épiploïque. Toldt pense, tout différemment, que la formation des mailles des épiploons résulte simplement de l'écartement des faisceaux conjonctifs qui constituent la membrane, et que cet écartement est une véritable raréfaction du tissu épiploïque qui est la conséquence de l'agrandissement des épiploons en surface.

b) *Développement de la rate.* — La **rate** est le produit d'une différenciation localisée du mésentère stomaco-duodénal (mésogastre primitif), caractérisée histogénétiquement par une condensation cellulaire; la masse de cellules se creuse ultérieurement de lacunes qui se mettent en rapport avec les vaisseaux. Nous croyons que personne aujourd'hui ne se refuserait à accepter ce résumé de l'organogénie de la rate. Quand au contraire nous cherchons à en préciser les divers points, c'est-à-dire à fixer exactement d'abord le lieu d'apparition de la rate ensuite les éléments constitutifs du mésentère qui lui donnent naissance, la nature enfin des transformations histologiques subies par l'ébauche splénique, nous nous trouvons en face de divergences profondes, suivant les groupes de la série que l'on a examinés, et aussi suivant les observateurs.

Le premier point nous occupera peu ; il est presque oiseux de discuter si la rate paraît dans le mésentère stomacal ou mésogastre proprement dit (Peremeschko, W. Müller, Balfour), ou bien dans le mésentère duodénal (Gray, His, Duval, Phisalix, Laguesse). Car la rate paraît, chez l'Homme par exemple, à une époque (le 38e jour, d'après Ch. Robin), où la distinction entre mésentères stomacal et duodénal ne peut être faite (voy. p. 237); et quand la délimitation des deux régions mésentériques est devenue possible, l'ébauche splénique a subi des déplacements qui ne permettent plus de considérer l'endroit où on la trouve alors comme correspondant à sa situation primitive. Toutefois, le voisinage de la rate et du pancréas observé par Arnold, Bischoff, Schenk, Peremeschko, Götte, Kölliker, Duval, Laguesse dans les diverses classes de Vertébrés, et la constatation de l'ébauche splénique des Poissons immédiatement en arrière de l'estomac (Laguesse) disposent à penser que c'est au niveau du duodénum que la rate se développe dans le mésentère.

Quelle est en second lieu la matrice première des éléments qui constituent le rudiment splénique? L'opinion la plus ancienne est que la rate a pour origine un blastème mésodermique (nous dirions aujourd'hui mésenchymateux), interposé à l'épithélium péritonéal du mésentère et à l'épithélium intestinal. Cette opinion a été restaurée dans ces derniers temps par Laguesse pour les Téléostéens et les Sélaciens. Mais Laguesse, introduisant dans cette question l'importante notion moderne de l'existence du mésenchyme embryonnaire, a admis que la partie intestinale de ce mésenchyme se condense en une masse cellulaire qui persiste chez l'adulte et constitue un reliquat mésenchymateux ayant les attributs essentiels du mésenchyme primitif, et remarquable par ses connexions intimes avec la « veine sous-intestinale» ; ce résidu est la rate. Goette avait émis pour les Amphibiens une opinion analogue, en disant que la rate n'est pas représentée d'abord par une ébauche morphologique, mais par un amas de cellules indifférentes, situé près de l'artère mésentérique; ces cellules sont un reste ou tout au moins des descendants directs des cellules vitellines formatives ou cellules sanguines embryonnaires. Quant à l'origine du mésenchyme intestinal à son tour et du mésenchyme embryonnaire en général, Laguesse la trouve dans l'immigration cellulaire partie de la région de la corde dorsale et s'insinuant entre l'épithélium péritonéal et l'épithélium intestinal, et aussi, mais seulement à un stade plus avancé et d'une façon hypothétique, dans une délamination cellulaire de l'épithélium péritonéal même, c'est-à-dire du feuillet viscéral ou intestinal du cœlome.

C'est exclusivement de ce dernier que Toldt fait dériver le rudiment splénique chez l'embryon humain. Il a vu, au côté gauche du mésogastre, l'épithélium cœlomique fortement épaissi (constatation faite d'ailleurs déjà par Kölliker chez l'Homme, et reproduite par Phisalix chez les Amphibiens et les Sélaciens et par Laguesse chez les Mammifères et les Poissons) ; cet épaississement, qui n'est du reste pas caractéristique de l'ébauche splénique et qu'on aperçoit en d'autres points du revêtement du cœlome, est le siège de nombreuses divisions cellulaires. Quand maintenant, dans un stade ultérieur, il trouve une masse cellulaire bien limitée, représentant l'ébauche de la rate, il voit dans cette masse cellulaire l'état plus développé de l'épaississement cœlomique ; par suite, pour Toldt, la rate est le produit direct de l'épithélium du mésogastre. Phisalix, chez les Sélaciens, a émis une opinion analogue ; il a trouvé, en effet, l'épaississement épithélial du mésogastre ; mais il a vu en outre (et c'est par là que sa manière de voir s'écarte de la précédente) l'épithélium s'invaginer par places dans la masse cellulaire sous-jacente.

Le blastème cellulaire duquel procède la rate, Maurer le cherche dans une nouvelle source, jusqu'ici négligée, savoir l'épithélium intestinal. Il a vu que cet épithélium offre en maint endroit des divisions cellulaires orientées de telles orte que l'une des cellules-filles doit se détacher de la lame épithéliale et gagner le tissu conjonctif sous-jacent. Les cellules ainsi produites s'amassent autour des vaisseaux intestinaux, le long desquels elles cheminent, s'arrêtant au niveau des bifurcations vasculaires et formant là des amas plus ou moins considérables ; l'un de ces amas plus gros, vers lequel confluent des cellules venues de tous les points du tractus intestinal, est l'ébauche de la rate.

Il nous reste à étudier l'organogénèse et l'histogénèse de l'ébauche splénique une fois constituée. Cette étude a été surtout faite, chez la Truite et l'Acanthias, c'est-à-dire chez un Poisson osseux et un Sélacien, par Laguesse, auquel nous empruntons la description qui suit.

La première ébauche de la rate apparaît assez tardivement, chez la Truite et l'*Acanthias*, comme d'ailleurs chez d'autres animaux. Elle est située dans la paroi intestinale, à gauche de l'insertion du mésentère primitif. Elle affecte dès l'origine des rapports étroits avec le pancréas, et présente une connexion bien plus importante, jusqu'alors méconnue, avec la « veine sous-intestinale », à l'endroit où celle-ci contourne la face supérieure de l'intestin pour se diriger vers le foie et former la veine porte (fig. 116 et 122). Comme le mésenchyme intestinal, l'ébauche splénique est formée d'un *réseau de cellules anastomosées ;* elle présente, en outre, dans les mailles de ce réseau, des éléments arrondis, *futures cellules libres de la pulpe splénique*, « noyaux d'origine » de Pouchet (fig. 123). Le premier phénomène caractéristique du développement, le premier phénomène de splénisation est la formation des *veines;* il débute par la transformation des mailles du réseau splénique en logettes creuses à paroi incomplète, les *espaces spléniques*, communiquant entre elles; quelques-unes d'entre elles s'ouvrent aussi dans la veine sous-intestinale (fig. 122, B). Il en résulte la for-

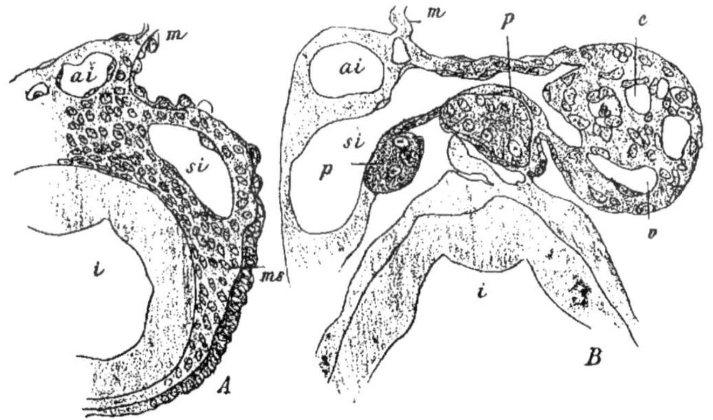

FIG. 122. — *Coupes de la région splénique du mésentère chez la Truite* (d'après LAGUESSE).

A est le stade le plus jeune. — *i*, intestin. — *m*, mésentère. — *si*, veine sous-intestinale (sus-intestinale à cet endroit). — *ai*, artère intestinale. — *ms*, mésenchyme splénique. — *e*, espaces spléniques primitifs. — *v*, veines spléniques déjà formées tendant à s'ouvrir dans la veine sous-intestinale. — *p*, *p*, pancréas.

mation dans la rate d'un système de cavités irrégulières, lacunaires, débouchant dans la veine de l'intestin. Plasma et globules sanguins y pénètrent, tandis que les éléments d'abord emprisonnés dans les logettes s'échappent dans le sang. De proche en proche, à partir de la veine, les cavités se régularisent en se transformant en veinules, leurs cellules limitantes prenant l'aspect endothélial. A cette époque, où les artères n'ont pas encore pénétré l'ébauche et ne sont pas encore entrées en communication avec les mailles de la pulpe, la rate n'est donc qu'un diverticule veineux, en forme de sinus cloisonné réticulé, dépendant du système porte. Les éléments libres contenus dans les cavités du réseau splénique deviennent des noyaux d'origine, desquels dérivent de très bonne heure des globules blancs et surtout des globules rouges; la rate est ainsi dès le début un *organe hématopoiétique*. Quant au réseau cellulaire primitif du mésenchyme, il se modifie; le corps cellulaire et ses prolongements deviennent plus résistants, presque homogènes, les noyaux disparaissent (fig. 123) ; de cette façon la charpente de la rate est constituée par

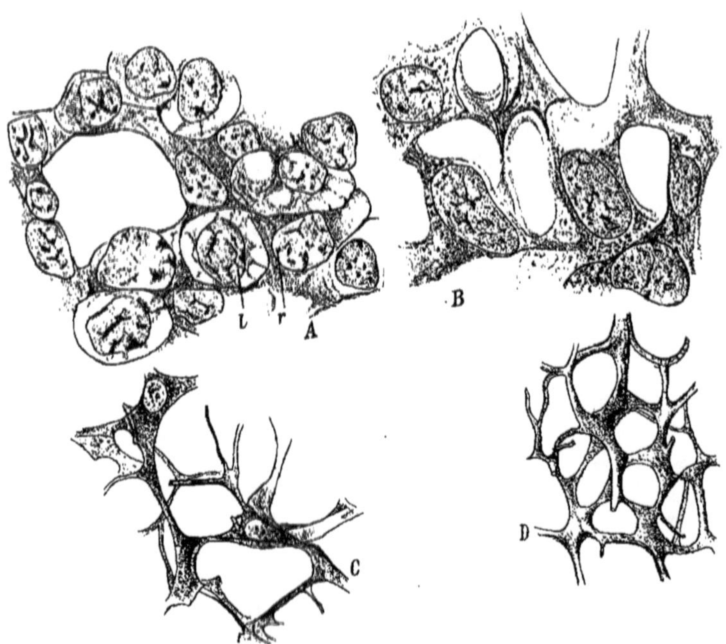

FIG. 123. — *Transformations histologiques de l'ébauche splénique et formation du réticulum chez l'Acanthias* (d'après LAGUESSE).

A, le stade le moins avancé. — *r*, cellules du réticulum. — *l*, cellules libres de la pulpe.

la transformation de cellules anastomosées. Pour Phisalix, au contraire, la trame de l'organe est le résultat de la modification d'un tissu conjonctif ordinaire, formé de faisceaux conjonctifs supportant à leur surface des cellules plates endothéliales.

III. — Développement du foie et du pancréas

§ 1. **Première ébauche du foie et du pancréas.** — Les rudiments du **foie** et du **pancréas** apparaissent comme des diverticules de la cavité intestinale limités par un repli de l'entoderme. La région intestinale qui leur donne naissance correspond exactement à l'*aditus anterior ad intestinum*, c'est-à-dire au lieu de passage, alors remarquable par l'existence de villosités, entre la portion antérieure et déjà tubuleuse de l'intestin et la partie demeurée à l'état de gouttière ouverte dans la cavité vitelline (fig. 126). L'étude des rapports de la région intestinale formatrice du foie et du pancréas et par suite de ceux de ces organes eux-mêmes ne pourrait être faite complètement dès maintenant, parce que nous n'acquerrons que plus tard les connaissances nécessaires à ce sujet. Il est très indispensable toutefois que nous indiquions quels sont essentiellement ces rapports, examinés sur la coupe antéro-postérieure d'un embryon, sans nous préoccuper de la façon dont ils se sont établis.

A l'endroit où naît le diverticule (diverticule hépatique) qui est figuré en 126, l'éperon entodermique qui correspond à la limite actuelle de l'intestin antérieur tubuleux, de la gouttière intestinale et de la vésicule vitelline ou ombilicale, se montre doublé par un épaississement du mésoblaste splanchnique ou viscéral et du mésenchyme sous-jacent ; cet épaississement est situé juste au-devant et au-dessus du diverticule hépatique qui semble s'y enfoncer. Il est placé d'autre part derrière une cavité qui contient le cœur, et qui est la « cavité pariétale » ou « cavité péricardique primitive ». Une intéressante particularité de cet épaississement, c'est que sa face, qui est tournée vers le cœur et qui appartient par conséquent à la paroi de la cavité pariétale, n'est pas lisse, mais soulevée en *villosités* irrégulières, qui proéminent dans la cavité (fig. 127, *vm*). Ces villosités, que nous retrouverons tout à l'heure, sont connues depuis longtemps chez le Poulet (His) et chez les Mammifères (Lieberkühn), décrites depuis par Kölliker, His, Uskow, etc. chez les Mammifères et chez l'Homme.

La masse cellulaire épaissie dont nous parlons a été désignée sous divers noms, entre autres sous ceux de *bourrelet hépatique* (Kölliker) et *d'avant-foie* (His), qui rappellent ses relations avec l'ébauche du foie. Nous n'examinerons pas ici son développement qui sera reporté au moment où nous étudierons l'évolution du cœlome, dans laquelle elle se comporte comme une importante cloison de cette cavité. Nous dirons seulement qu'elle est en réalité formée de deux masses confondues mais dérivant d'ébauches distinctes (Ravn) : l'une, transversalement dirigée ou frontale, le *septum transversum*, est due à la présence de deux veines, logées dans son épaisseur, les *veines vitellines* ou *omphalo-mésentériques*, qui, venues des parois de la vésicule vitelline convergent vers le cœur ; l'autre, perpendiculaire à la précédente, sagittale par conséquent, le *diaphragme primaire*, est le résultat de la persistance du *mésentère ventral* dans cette région (voy. p. 220). Le soi-disant bourrelet hépatique ainsi constitué est important pour nous, parce qu'il forme le substratum dans lequel va se développer le diverticule hépatique.

Dans l'étude du développement du foie et du pancréas nous trouvons tout d'abord une question qui est la base même de l'organogénie de toutes les glandes et qui s'est posée surtout pour les deux organes glandulaires dont il s'agit ici. C'est celle de savoir si les diverticules intestinaux, ébauches hépatique et pancréatique, sont le produit d'une végétation active et d'une évagination véritable de la paroi intestinale, comme la plupart des auteurs l'ont soutenu, ou bien si avec His et Goette on doit les considérer comme un résultat mécanique de l'accroissement du feuillet entodermique.

Pour Goette, le diverticule sacciforme, qui chez le Crapaud représente, au côté ventral de l'intestin, le rudiment du foie (fig. 124), est dû à un processus de plissement ; le lieu de sa formation est déterminé par la moindre résistance que l'intestin rencontre à ce niveau lors de son extension ; sa direction en bas et en avant est la conséquence de la présence de la cavité péricardique qui n'oppose qu'un obstacle très faible à son allongement (fig. 125).

His a défendu pour le Poulet une opinion analogue. Il représente la face ventrale d'un embryon de Poulet au 3e jour ; on voit le fond de la gouttière intestinale largement béante ; sur ce fond courent en direction longitudinale, parallèlement à la ligne médiane, deux sillons. La fermeture de ces deux sillons en un point déterminé donnera lieu aux deux diverticules hépatiques, qui se trouveront sur le prolongement longitudinal des deux culs-de-sac pulmonaires, d'ailleurs formés de la même façon.

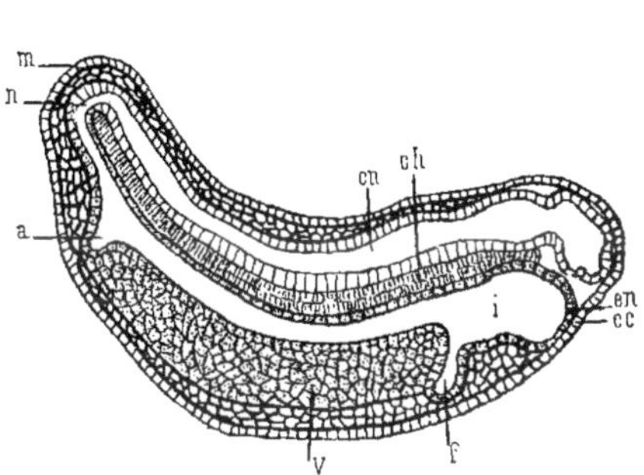

FIG. 124. — *Coupe antéro-postérieure et médiane d'une larve de Bombinator* (d'après GOETTE).

f, diverticule du foie. — *i*, intestin. — *a*, évagination anale. — *n*, canal neurentérique. — *cn*, canal neural. — *ec*, ectoderme. — *en*, entoderme. — *m*, mésoderme. — *v*, cellules vitellines. — *ch*, corde dorsale.

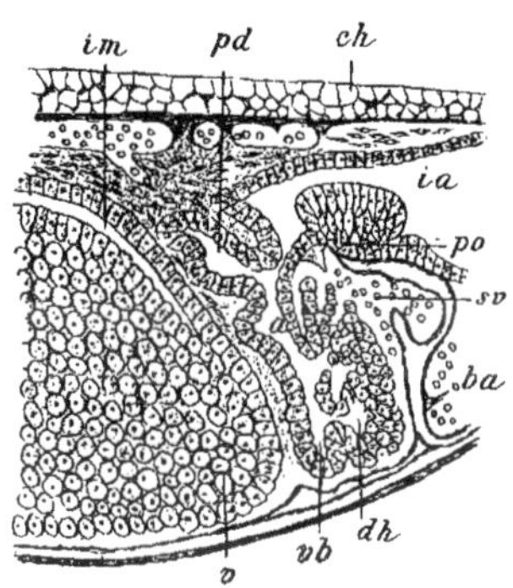

FIG. 125. — *Portion d'une coupe antéro-postérieure et médiane d'une larve de Bombinator plus âgée qu'en* 124. (d'après GOETTE).

dh. conduit hépatique. — *vb*, vésicule biliaire. — *pd*, pancréas dorsal, indépendant du foie. — *ia*, intestin antérieur. — *im*, intestin moyen. — *a*, lieu de communication de ces deux intestins. — *ch*, corde dorsale. — *po*, poumon. — *sv*, sinus veineux. — *ba*, bulbe aortique. — *v*, masse vitelline.

On a cru longtemps que l'ébauche du foie est simple chez tous les Vertébrés; mais on sait aujourd'hui que ce n'est le cas que pour les Vertébrés inférieurs, y compris l'Amphioxus, tandis que chez les Oiseaux et les Mammifères elle a paru paire dès le début. Le rudiment du pancréas à son tour, jusque dans ces derniers temps regardé comme impair, a été rencontré, dans les plus récentes recherches sur cette question, presque constamment double ou même multiple. Il semble donc que l'état simple du foie soit primitif, ontogénétiquement et phylogénétiquement, puisque nous trouvons un cæcum impair dans les embryons des Vertébrés inférieurs et chez l'Amphioxus adulte. Au contraire la disposition primitive du pancréas paraît être représentée par des ébauches multiples.

Depuis v. Baër, Valentin, Bischoff et surtout Remak, on sait que le foie des Oiseaux et des Mammifères débute, dans la région que nous avons indiquée plus haut, et qui correspond au futur duodénum, plus exactement encore à la portion moyenne de l'anse duodénale, sous la forme de deux diverticules de la paroi intestinale, distincts l'un de l'autre (fig. 127). Ces deux diverticules ne

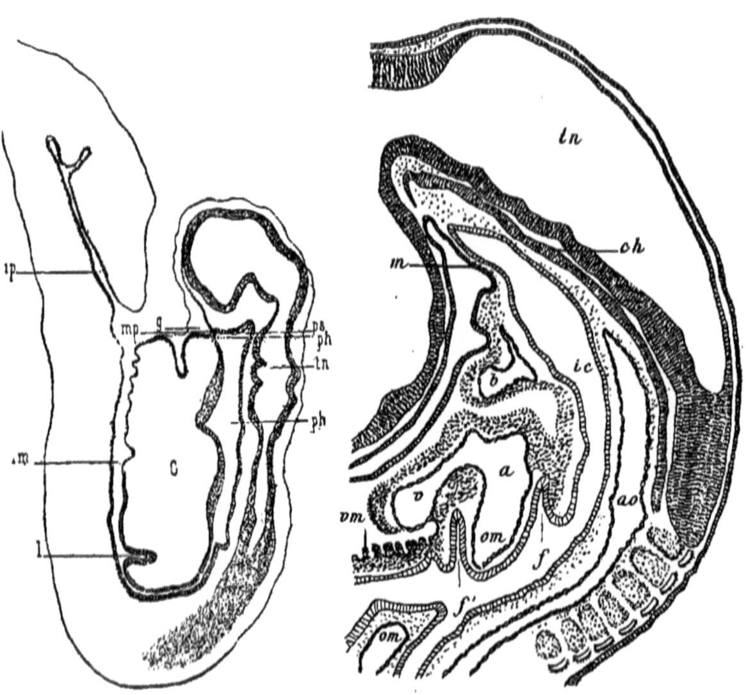

FIG. 126. — *Coupe longitudinale d'un embryon de Lapin du 9e jour* pour montrer le diverticule du foie.

tn, tube nerveux. — *ph*, pharynx (intestin céphalique). — *ip*, intestin postérieur. — *im*, intestin moyen. — *g*, fossette buccale ou stomodaeum. — *mp*, membrane pharyngienne. — *ps*, poche de Seessel. — *c*, cœur. — *l*, diverticule hépatique.

FIG. 127. — *Coupe antéro-postérieure et médiane de la moitié antérieure d'un embryon de Poulet de 52 heures* (d'après DUVAL, simplifiée).

ic, intestin céphalique (pharynx). — *tn*, tube nerveux renflé en vésicules cérébrales. — *ch*, corde dorsale. — *ao*, aorte. — *mp*, membrane pharyngienne. — *f*, *f'*, diverticules hépatiques. — *om*, veine omphalo-mésentérique. — *vm*, villosités du bourrelet hépatique. — *a*, *v*, *b*, régions auriculaire, ventriculaire et bulbaire du cœur.

se développent pas simultanément, non plus qu'au voisinage immédiat l'un de l'autre. Chez le Lapin, par exemple, on ne trouve avant et pendant le 10e jour qu'un seul cæcum hépatique (fig. 126). Le second prend naissance seulement au 11e jour (Kölliker). Chez le Poulet, les deux diverticules ont paru au début du 3e jour (Remak, Goette, Duval) (fig. 127). His, chez l'embryon humain de 4 millim., n'a vu qu'un seul cul-de-sac; Janosik et Chiarugi, sur des embryons de 15 jours et de 2 millim. 6 de long, n'en ont trouvé qu'un aussi; plus tard, il en paraît un second (His).

Quant à la première ébauche du pancréas, on a pendant longtemps admis qu'elle consiste dans une évagination de la paroi dorsale de la région duodénale de l'intestin, dont la paroi ventrale donnerait naissance au cul-de-sac hépatique simple ou double; de cette façon le rudiment du pancréas serait absolument indépendant du foie. Goette avait cependant montré, dès 1875, en même temps que l'existence de plusieurs formations pancréatiques initiales, les relations intimes qui unissent, chez le Crapaud, les deux ébauches hépatique et pancréatique. Des recherches plus récentes, portant sur différents Vertébrés, tendent à confirmer l'un et l'autre fait.

Il suit de là qu'il est presque impossible de poursuivre séparément l'histoire de la formation du foie et celle de la genèse du pancréas, qu'il nous faut mener parallèlement, sur quelques exemples.

Chez les Batraciens, Goette a donné la description suivante. Le cul-de-sac hépatique, que nous avons vu ci-dessus se constituer, se plisse et forme ainsi des diverticules secondaires, par le même mécanisme qui a présidé à la formation du cæcum principal, c'est-à-dire par l'obstacle à l'extension régulière (fig. 125). Le diverticule hépatique primitif qui relie actuellement, à la façon d'un pédicule, la masse lobée du foie à la paroi intestinale, se sépare par étranglement en constituant le canal hépatique; ce qui en reste forme le canal cholédoque et la vésicule biliaire; cette dernière vient se placer à la face inférieure du rudiment hépatique, sur laquelle elle laisse une empreinte et qu'elle tend à diviser en un lobe principal droit et un lobe principal gauche. La formation des canaux hépatique, cystique et cholédoque et de la vésicule biliaire serait très simple, si le pédicule hépatique primitif ne produisait autre chose. On voit en effet naître de deux points distincts de ce pédicule deux diverticules, qui, par leur développement ultérieur, se montreront de nature pancréatique, tout en demeurant en étroite connexion avec le foie. Il existe, en outre, mais alors d'une façon indépendante du foie, une troisième ébauche pancréatique, qui naît directement de la face dorsale du duodénum.

Göppert a fait connaître des faits analogues. Il se forme, chez les Amphibiens Anoures et Urodèles, trois ébauches pancréatiques, l'une dorsale, les deux autres ventrales ; cela correspond à ce que l'on connaît de l'état adulte. L'ébauche dorsale perd chez les Anoures sa communication avec l'intestin, ce qui fait que chez l'adulte il n'y a qu'un orifice pancréatique. Chez tous les Amphibiens, l'ébauche dorsale et le rudiment ventral droit s'unissent au côté postérieur de l'intestin : fusion qui se retrouve à l'état définitif. Chez tous, les deux rudiments ventraux et les canaux pancréatiques qui en dérivent sont réunis sur la paroi antérieure du canal cholédoque. Contrairement à Goette, les connexions qui existent chez l'adulte entre le foie et le pancréas sont secondaires pour Göppert.

Chez le Poulet, les recherches de Goette et de Duval nous ont appris qu'il existe, ainsi qu'on l'a vu plus haut, deux conduits hépatiques primitifs placés l'un derrière l'autre (fig. 127). Les mêmes auteurs ont en outre

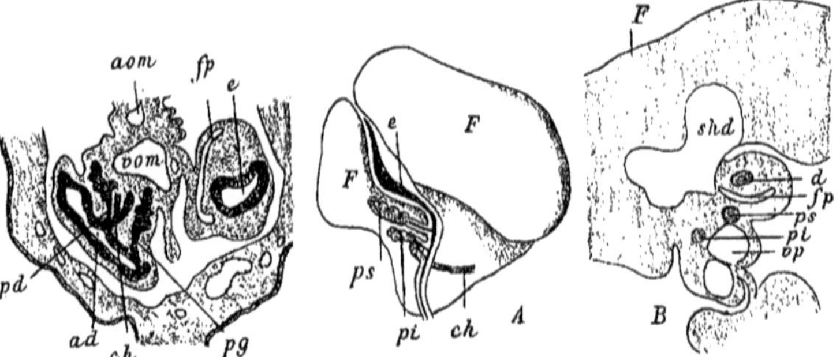

FIG. 128. — *Coupe des ébauches du foie et du pancréas chez un embryon de Poulet du 7e jour d'incubation* (d'après DUVAL).

e, estomac. — *ad*, anse duodénale. — *ch*, conduits hépatiques. — *pg*, *pd*, pancréas gauche et droit. — *fp*, fente péritonéale. — *aom*, artère omphalo-mésentérique. — *vom*, veine omphalo-mésentérique.

FIG. 129. — *Ébauches pancréatiques chez l'embryon humain de 10 millim.* (d'après PHISALIX).

A, Reconstruction d'une série de coupes transversales. — B, L'une de ces coupes.

F, foie. — *shd*, sinus hépatique droit. — *e*, estomac. — *d*, duodénum. — *fp*, fente ou recessus péritonéal. — *vp*, veine porte. — *ch*, canal cholédoque. — *ps*, *pi*, pancréas supérieur et inférieur.

montré qu'il se forme deux diverticules pancréatiques. L'apparition au 6e jour de l'incubation d'un deuxième cul-de-sac pancréatique destiné à devenir un *pancréas accessoire* a été indiquée par Goette ; pour lui, ce cul-de-sac finirait par s'unir au premier formé, de telle sorte qu'il en résulterait un seul canal excréteur du pancréas. C'est aussi vers la même époque que Duval a vu se développer un deuxième cæcum pancréatique ; le premier formé, auquel sa situation mérite le nom de *pancréas gauche*, aboutit isolément au duodénum ; le deuxième, ou *pancréas droit*, se forme à droite de la veine omphalo-mésentérique (future veine porte) comme un bourgeon creux du duodénum, naissant tout à côté du point où les deux canaux hépatiques confluent pour s'ouvrir en commun dans l'intestin (fig. 128, *pg*, *pd*).

Chez les Mammifères, on connaît à présent l'existence de deux bourgeons hépatiques et il semble établi qu'il y a aussi deux formations pancréatiques. C'est ce qui résulte de l'examen qu'a fait Phisalix d'un embryon humain de 10 millim.; les deux rudiments du pancréas sont séparés par la veine porte et se trouvent ainsi dans une situation correspondante à celle où Laguesse a trouvé les pancréas de la Truite.

Stoss, d'autre part, par l'étude d'embryons de Brebis de différents âges, est arrivé aux conclusions suivantes. Le duodénum ou plutôt le *duodénum primitif*, dont la lumière est très agrandie dans le sens dorso-ventral, se montre divisé sur la coupe transversale d'un embryon de 4 millim. en trois régions superposées : une dorsale, elle-même légèrement bilobée, le *pancréas dorsal*; une moyenne, le *duodénum définitif*; une ventrale, élargie, qui donnera naissance au canal de Wirsung, au conduit hépatique, au canal cholédoque, à la vésicule biliaire et au canal cystique et qu'il appelle *canal cholédoque primitif* (fig. 130, 1, *pd*, *d*, *chp*; et fig. 131, C, *p*, *i*, *dh*).

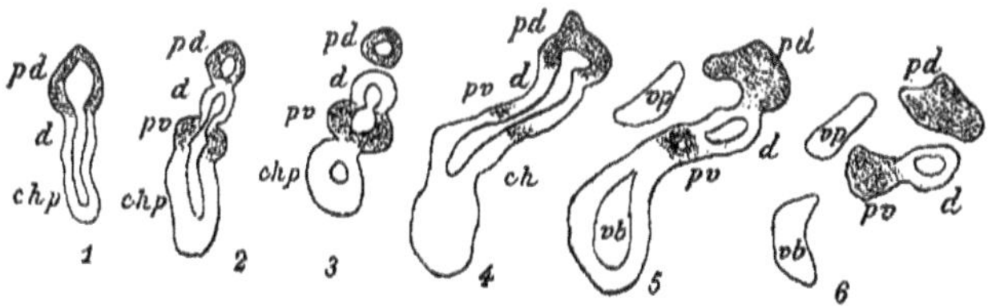

FIG. 130. — *Coupes des ébauches du pancréas et du foie chez des embryons de Brebis de divers âges* (selon STOSS).

est le plus jeune stade. *d*, duodénum. — *pd*, pancréas dorsal. — *chp*, canal cholédoque primitif. — *pv*, pancréas ventral. — *ch*, canal cholédoque définitif. — *vb*, vésicule biliaire. — *vp*, veine porte.

Un peu plus tard (c. de 4, 5 millim.), entre le duodénum définitif et le pancréas dorsal, apparaissent deux renflements latéraux, qui représentent ensemble l'ébauche paire du *pancréas ventral* (2, *pv*) (1). Ensuite le pancréas dorsal s'isole peu à peu du tube intestinal; et toute communication avec ce dernier disparaît. Le pancréas ventral, lui aussi, se sépare, en haut du duodénum définitif, en bas du canal cholédoque primitif, et cela d'avant en arrière; mais sa lumière reste ouverte en avant dans le canal cholédoque et le duodénum, et devient le *canal de Wirsung* (fig. 130, 3, 4, 5). Les extrémités postérieures ou caudales des pancréas dorsal et ventral, isolées de l'intestin, sont séparées de la veine porte, suivant le rapport que nous avons pu déjà constater (fig. 130, 6). Les faits apportés par Stoss ont ceci d'intéressant qu'ils permettent de se rendre compte des dispositions

(1) Les embryons de Lapin du 10e jour présentent la même disposition, sans que je puisse affirmer qu'il s'agisse d'un pancréas ventral.

variées dans lesquelles on trouve les canaux pancréatiques chez les divers types de Mammifères. Trois cas peuvent en effet se présenter : persistance des embouchures distinctes des deux ébauches ; régression du canal excréteur de l'ébauche dorsale ; atrophie de celui de l'ébauche ventrale. Ces régressions sont possibles sans que le fonctionnement de la glande en soit entravé, grâce à l'établissement d'anastomoses entre les deux conduits.

§ 2. — **Développement anatomique ultérieur et histogénèse du foie et du pancréas**. — A. *Pancréas.* — Il y a peu de choses à dire sur l'évolution ultérieure de l'ébauche pancréatique. Nous savons qu'elle est formée de deux ou de plusieurs diverticules, dont nous venons d'examiner ci-dessus les rapports et la destinée. Ces diverticules bourgeonnent de plus en plus, et l'extrémité des bourgeons se renfle de telle sorte que la glande prend bientôt une constitution acineuse. Il se forme de la sorte, dans la plupart des cas, une glande compacte, bien limitée, dans laquelle il est impossible de distinguer les ébauches primitives qui l'ont composée. Chez les Poissons osseux, au contraire, la ramification pancréatique s'étend au loin tout le long du tube digestif ; les fusées glandulaires ainsi produites se séparent en îlots par le fait de la réticulation du mésentère qui les supporte et pour d'autres causes encore (Laguesse). Ainsi se forme le *pancréas diffus* des Poissons osseux décrit par Legouis.

B. *Foie.* — Les transformations qu'éprouve le rudiment du foie sont passablement compliquées. Pour constituer l'organe adulte, deux *ébauches*, l'une *épithéliale*, l'autre *vasculo-conjonctive*, entrent en rapport, et ce rapport est tellement intime que ces deux ébauches sont positivement le moule l'une de l'autre. Nous examinerons d'abord les deux ébauches d'une manière séparée ; nous indiquerons ensuite les transformations anatomiques du foie, et nous terminerons par quelques détails sur les voies biliaires.

a) *Ébauche épithéliale du foie.* — Les deux diverticules ou le diverticule hépatique simple se plissent ou bourgeonnent de manière à constituer des cæcums secondaires. On a beaucoup discuté la question de savoir si ces cæcums méritent réellement leur nom, c'est-à-dire représentent des tubes, ou bien s'ils ne sont que des bourgeons pleins (*cylindres primitifs de Remak*).

D'après Balfour et Goette, ce seraient des culs-de-sac à lumière étroite chez les Sélaciens et les Amphibiens. Pour Kölliker, His, Duval et d'autres, chez le Poulet, les Mammifères et l'Homme, le bourgeonnement donnerait lieu à des cordons pleins au début, et qui ne se creuseraient ensuite d'un lumen rétréci qu'au voisinage et à partir des premiers bourgeons formés, destinés à devenir les voies biliaires principales. Toldt et Zuckerkandl ont observé, chez l'embryon humain dès la 4e semaine, l'existence d'une lumière dans les cylindres hépatiques ; il n'est pas impossible cependant, disent-ils, que dès leur origine, ces cylindres aient été solides. D'autres avaient soutenu l'existence simultanée de cordons creux et de cylindres pleins sans relation les uns avec les autres. La question, qui d'ailleurs n'a pas tout l'intérêt qu'on lui accordait autrefois (1), puisque tôt ou tard les bourgeons hépatiques seront toujours canaliculés, demeure donc sans solution définitive.

Un caractère essentiel de la ramification des cæcums hépatiques, qui distingue le foie de toutes les autres glandes, c'est, dans une seconde période de la différenciation anatomique du foie, la formation d'anastomoses entre les extrémités ou les parties latérales des plus jeunes cæcums, jusqu'alors indépendants. De cette façon prend naissance un *réseau* serré de canalicules glandulaires creux ou de cylindres pleins, entrevu par Valentin et bien décrit par Remak (fig. 130, A, *f*).

Il y a lieu de se demander à quoi tient cette différence essentielle entre l'organogénèse du foie et celle des autres glandes. Elle peut être attribuée à une propriété spéciale de la végétation épithéliale hépatique, dont les bourgeons s'anastomosent pour ainsi dire spontanément ensemble. Ou bien au contraire, et plus vraisemblablement la disposition réticulée est commandée par la forme du milieu même dans lequel les bourgeons sont plongés. Si ce milieu renferme en effet des cavités réunies en un réseau continu, les travées hépatiques, qui remplissent les mailles de ce réseau, se disposeront elles aussi d'une façon réticulée; de même que dans une éponge s'enchevêtrent exactement le système des travées et

(1) Ce qui n'avait pas peu contribué à la faire croire intéressante, c'est cette idée qu'à la dualité fonctionnelle du foie, alors admise, devait correspondre une différenciation anatomique de la substance hépatique, déjà exprimée à l'état embryonnaire par la présence de cordons creux et de cylindres pleins chez une même espèce animale.

celui des cavités. Or telle est, comme nous allons le voir, la constitution du milieu conjonctif du foie avec ses vaisseaux.

Parvenue à ce point de son évolution, la portion épithéliale du foie représente une *glande en tube ramifiée et réticulée*, la future

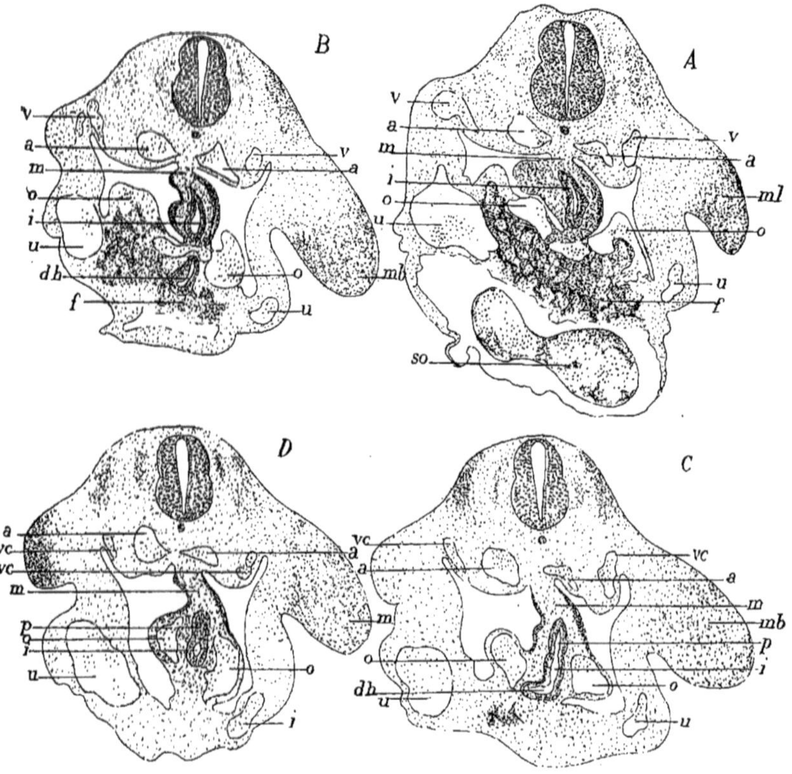

FIG. 130. — *Quatre coupes transversales intéressant la région hépatique d'un embryon de Chauve-Souris.* A est la coupe antérieure.

i, intestin. — *f*, foie, avec son réseau épithélial. — *dh*, conduit hépatique. — *p*, pancréas (plus spécialement pancréas dorsal). — *a*, *a*, aortes. — *vc*, *vc*, veines cardinales. — *o*, *o*, veines omphalo-mésentériques. — *u*, *u*, veines ombilicales. — *m*, mésentère. — *so*, sinus veineux. — *mb*, membre antérieur.

glande biliaire. Chacune des travées du réseau offre une lumière nette, le futur *canalicule* ou mieux *capillaire biliaire*, bordée par trois ou quatre cellules polyédriques (embryon humain de quatre semaines) (Toldt et Zuckerkandl).

A côté de ces trabécules canaliculées, se trouvent dans le voisinage des canaux hépatiques et cholédoque des conduits à lumière beaucoup plus large, tapissée par un épithélium cylindrique ; ce sont certainement les premières branches de la ramification hépatique générale, destinées à fournir les plus grosses *voies biliaires*. C'est donc de cette époque que date, chez l'Homme, la différenciation des canaux sécréteurs et des conduits excréteurs de la glande hépatique.

A la 10e semaine apparaît çà et là comme deuxième élément constituant des travées, une autre forme de cellules, du type arrondi, isolées entre les cellules polyédriques ou bien disposées en amas dans la paroi d'un canalicule. Ces cellules, qui seront le plus abondantes du 4e au 7e mois, disparaissent vers la naissance. Aussi sont-elles considérées par Toldt et Zuckerkandl comme des formes jeunes des cellules hépatiques définitives. Chez les embryons de Poulet et des Mammifères, van der Stricht les regarde comme de jeunes globules rouges (1). Au voisinage des ramifications de la veine porte, on trouve des conduits tapissés par des cellules plates ou plutôt fusiformes, qui reçoivent perpendiculairement les travées hépatiques finement canaliculées, et qui, à n'en pas douter, représentent déjà, tant par leur structure que par leur situation, les *canaux biliaires interlobulaires* du foie de l'adulte (fig. 131, C).

C'est vers la naissance et dans les premières années de la vie que la glande tubuleuse ramifiée perd chez l'Homme ses caractères, et que s'opère la transformation des tubes en *rangées cellulaires* telles qu'on les trouve dans le foie adulte (fig. 131, comp. A et B). Rappelons, pour mettre une fois de plus en parallèle le développement ontogénique avec l'évolution phylogénique, que, si l'on examine la série des Vertébrés, la structure glandulaire tubuleuse, évidente dans le foie des Batraciens et des Reptiles, fait place dans l'organe des Vertébrés plus élevés à une constitution

(1) Sous l'influence de l'idée de la dualité physiologique du foie, que nous avons vue plus haut déjà s'exercer à propos de la constitution des travées hépatiques, certains auteurs (Ch. Robin et Legros) avaient considéré le foie comme formé de deux glandes, biliaire et glycogène, enchevêtrées l'une dans l'autre, à chacune desquelles correspondrait l'une des deux catégories cellulaires dont il vient d'être question (Ch. Robin, Wertheimer).

spéciale, hépatique, connue depuis les recherches de Gerlach et de Hering. Comment s'opère ontogénétiquement cette transformation ? Plusieurs hypothèses ont été émises. Précisons auparavant qu'il s'agit d'expliquer comment les travées hépatiques larges, creusées d'une lumière circonscrite par plusieurs cellules, que l'on trouve aux stades embryonnaires, deviennent chez l'adulte des trabécules le plus souvent plus minces, chez certains animaux même réduites à une rangée cellulaire simple, qui contient sur le milieu des faces

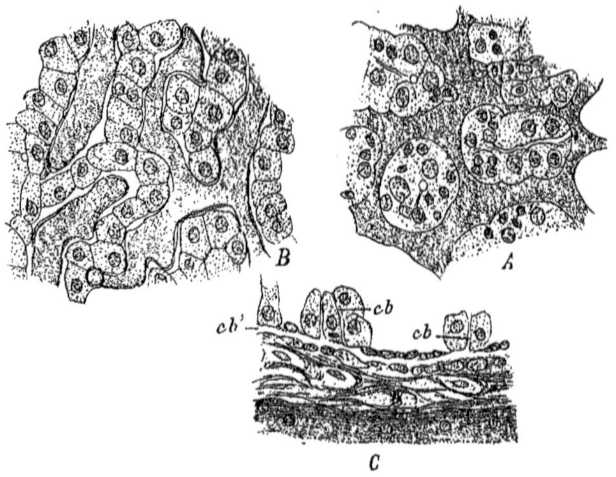

FIG. 131. — *Développement des travées épithéliales du foie chez l'Homme* (selon TOLDT et ZUCKERKANDL).

A. Embryon de 6 mois. — B. Enfant de 4 ans. — C. Embryon de 4 mois et demi ; apparition des canaux biliaires interlobulaires *cb'*, dans lesquels se jettent perpendiculairement les canalicules ou capillaires biliaires intralobulaires *cb*.

contiguës de deux cellules voisines une lumière glandulaire minime. Kölliker a cherché l'explication de ces différences, en invoquant deux processus ; ou bien les travées hépatiques minces de l'adulte naissent sous forme de bourgeons secondaires développés sur les premiers formés. Ou bien ces mêmes travées sont le résultat d'une division des cylindres primitifs, effectuée par des bourgeons vasculaires qui les envahissent; les faits récents indiqués par van der Stricht disposent en faveur de cette hypothèse.

Toldt et Zuckerkandl admettent que, lentement mais d'une façon incessante, les tubes cellulaires s'étendent, en devenant plus longs et plus grêles, de telle sorte que le nombre des cellules qui limitent la coupe transversale des tubes diminue à mesure que l'âge avance. La taille des cellules demeurant à peu près la même, contrairement aux données d'Harting, il faut de toute nécessité, que les cellules glissent les unes sur les autres dans une direction parallèle à l'axe des tubes, et se sérient suivant des lignes brisées d'abord, rectifiées ensuite. Ce processus, qui s'effectue d'une manière complète et s'étend à tout le foie chez certains Mammifères tels que le Lapin, n'est ni poussé aussi loin ni aussi répandu dans le foie de certains types, de l'Homme par exemple, d'où résulte chez ces derniers en quelques endroits une disposition assez voisine de l'état primitif. Il est difficile de dire comment au cours de ces transformations se comportent les capillaires biliaires, c'est-à-dire les lumières des trabécules hépatiques, dans leurs rapports avec les cellules de ces travées.

b) *Ébauche vasculo-conjonctive.* — Nous avons dit plus haut que pour constituer le foie deux ébauches, l'une épithéliale, l'autre vasculo-conjonctive se pénètrent réciproquement de la façon la plus intime, de façon que l'une devient le moule ou le négatif de l'autre. Nous avons même laissé entendre que la forme caractéristique, réticulée, de l'ébauche épithéliale pourrait bien être la conséquence d'une configuration semblable de l'ébauche vasculo-conjonctive, précédant l'autre dans son apparition. Si en effet la ramification épithéliale est entièrement primitive, la réticulation des bourgeons hépatiques paraît succéder à l'état réticulé de l'ébauche connective et vasculaire; ou tout au moins lui est-elle contemporaine, auquel cas il faut parler d'une influence réciproque et égale des deux formations l'une sur l'autre.

L'ébauche vasculo-conjonctive du foie a pour origine le bourrelet hépatique et particulièrement le *septum transversum*, avec les vaisseaux qui y sont contenus. Ces vaisseaux sont les deux *veines omphalo-mésentériques* fusionnées plus en avant, mais toujours à l'intérieur du septum transverse, pour donner lieu au « sinus veineux » ou « réunissant ». Le septum transverse est partagé en deux moitiés, en deux sortes de *lobes*, droit et gauche, dont chacun est occupé en partie par une veine omphalo-mésentérique, qui reçoit et émet un grand nombre de vaisseaux anastomosés situés dans les mailles du réseau hépatique épithélial. On parvient aisément à constater que de ces vaisseaux, les uns (*af*) communiquent avec la veine omphalo-mésentérique assez loin du sinus veineux, tandis que les autres (*ef*) débouchent dans cette veine tout près de ce sinus. Si maintenant les deux ordres de vaisseaux viennent à communiquer entre eux (et l'on rencontre de très bonne heure de ces communications), il arrivera nécessairement qu'une partie du sang pourra être détournée de la veine omphalo-mésentérique et traversera le foie, dont les conduits (*af*) deviendront des *vaisseaux afférents*, tandis que les canaux (*ef*) en seront les *vaisseaux efférents*. Plus tard, les veines afférentes (*rameaux porte* futurs) se distingueront de mieux en mieux des veines efférentes (*veines sus-hépatiques* futures). Les unes et les autres auront d'ailleurs pris d'autres connexions, les premières avec une veine intestinale, la *veine porte*, dont elles seront les ramifications, les autres avec une *veine cave inférieure* dont elles seront devenues tributaires.

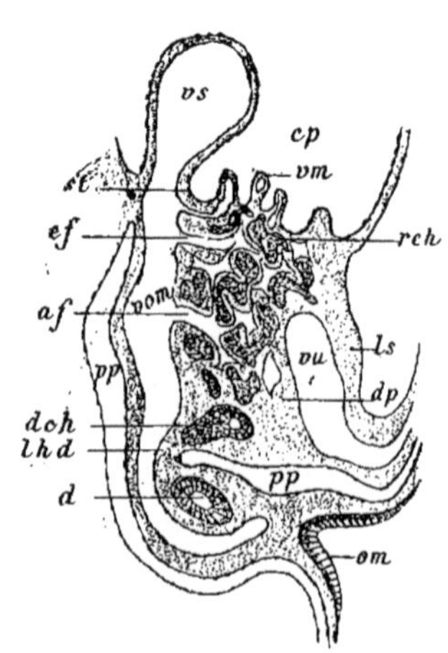

FIG. 132. — *Coupe antéro-postérieure de la région hépatique d'un embryon de Lapin du 11e jour* (demi-schématique).

Le bourrelet hépatique est constitué par les deux régions : *st*, septum transverse, et *dp*, diaphragme primaire ou mésentère ventral. Celui-ci est partagé par la présence du foie en *ls*, le ligament suspenseur du foie et *lhd*, le ligament hépato-duodénal (partie du petit épiploon). — *cp*, cavité péricardique. — *sv*, sinus veineux. — *vm*, villosités mésodermiques du plancher de la cavité péricardique. — *rch*, réseau épithélial du foie. — *vom*, veine omphalo-mésentérique. — *af*, vaisseaux afférents du foie. — *ef*, vaisseaux efférents. — *vu*, veine ombilicale. — *d*, duodénum. — *om*, pédicule de la veine ombilicale. — *dch*, canal cholédoque. — *pp*, cavité péritonéale.

Pour certains auteurs (His, Lieberkühn, Uskow), les villosités que nous avons signalées sur le bourrelet hépatique et qui proéminent dans la cavité pariétale interviendraient aussi, d'une manière encore mal connue, dans la constitution du système vasculaire et de la masse connective du foie. Ces villosités en effet sont composées d'une écorce cellulaire entourant une masse intérieure plus claire ou même circonscrivant une cavité limitée par un endothélium. Çà et là on peut voir ces cavités s'ouvrir dans le sinus veineux ; elles représenteraient pour les auteurs précités la première ébauche du système vasculaire du foie.

Parmi les lumières vasculaires que présente le foie, chez de très jeunes embryons, il faut encore mentionner celles des *veines ombilicales* (*vu*) et plus tard de la veine ombilicale unique (l'autre s'étant atrophiée) ; elle est située particulièrement dans la région du bourrelet hépatique qui forme le diaphragme primaire et correspond au mésentère ventral. Quant à la façon dont se comporte ultérieurement la veine ombilicale dans ses rapports avec les autres vaisseaux du foie, c'est ce qui sera examiné dans la partie de cet ouvrage consacrée à l'appareil vasculaire.

Chaque veine omphalo-mésentérique, située dans une moitié du septum transverse, forme au début le centre d'un *lobe hépatique* mal délimité de son congénère ; ce lobe est constitué par la masse conjonctive embryonnaire du septum transverse, la veine omphalo-mésentérique, les vaisseaux hépatiques qui partent de cette dernière et qui y aboutissent, la ramification épithéliale enfin. Ainsi composé, il représente jusqu'à un certain point un des lobules hépatiques de l'adulte. (Schenk, Kölliker, Toldt et Zuckerkandl).

C'est à Toldt et Zuckerkandl qu'on doit les renseignements les plus précis sur la façon dont le lobe hépatique primitif se partage en *lobules*. La lobulation du foie a pour cause un arrangement déterminé du système vasculaire sanguin, qui commence à paraitre chez les embryons humains du 3e et du 4e mois. Dans leur incessant allongement et leur continuelle ramification, les deux ordres de vaisseaux hépatiques, afférents et efférents (sus-hépatiques et porte), vont à la rencontre l'un de l'autre et se rapprochent de plus en plus, limitant à l'intérieur de la masse hépatique, jusqu'alors uniformément et confusément ordonnée, des territoires vasculaires de premier ordre, *lobules primitifs* si l'on veut, qui donnent à l'organe une constitution grossièrement et peu distinctement lobulée. Ces territoires lobulaires primitifs sont caractérisés par la disposition suivante : la ramification terminale d'une veine afférente ou sus-hépatique se fait à l'intérieur d'une région de substance hépatique commune à toute la ramification, et qui est encapsulée dans sa totalité et pénétrée par des rameaux efférents ou porte. Ces territoires figurent ainsi des îlots hépatiques lobés, ayant en leur centre une veine sus-hépatique qui se ramifie dichotomiquement. Par la pénétration progressive des ramuscules de la veine porte, chacun de ces îlots hépatiques lobés, tout en s'agrandissant, se trouve partagé en îlots plus petits, qui se comportent ultérieurement de la même façon que les lobules primitifs dont ils dérivent. Les derniers territoires formés représentent les *lobules hépatiques définitifs*.

L'unité anatomique du foie, le lobule hépatique, est ainsi chez l'adulte un territoire vasculaire, puisqu'il a pour centre un vaisseau, la veine sus-hépatique, autour duquel la substance épithéliale du foie est ordonnée radiairement. Nous venons de voir que ce lobule hépatique apparaît secondairement et par conséquent est d'importance morphologique secondaire. Les recherches de Sabourin l'ont conduit à ce résultat remarquable que l'unité anatomique du foie adulte est non pas le lobule hépatique, territoire vasculaire, mais le lobule on acinus biliaire, territoire glandulaire, comparable au lobule pulmonaire ou au lobule d'une glande quelconque, ayant pour pédoncule central un canal biliaire (soi-disant interlobulaire dans le schéma du lobule hépatique) et pour branches les canalicules biliaires. Ce lobule biliaire précède le lobule hépatique dans son apparition et par suite a une valeur morphologique de premier ordre.

Quant aux communications vasculaires qui unissent les veines sus-hépatiques et les rameaux de la veine porte, et qui dans l'intérieur d'un lobule de premier, de second ou de dernier ordre sont disposées d'une manière plus ou moins nettement irradiée autour de la veine sus-hépatique et de ses branches, de façon à former une étoile vasculaire, on pourrait croire qu'elles deviendront directement les *capillaires du lobe hépatique*. Mais il n'en est rien. Kölliker avait déjà supposé que ces vaisseaux, situés entre les travées épithéliales du foie, bourgeonnent et fournissent des capillaires secondaires (vaisseaux capillaires définitifs du lobule hépatique), qui divisent les travées en trabécules plus minces; c'était là le mécanisme invoqué par lui (voy. p. 288) pour expliquer le remaniement des cordons épithéliaux et leur transformation en rangées cellulaires. Van der Stricht a montré récemment le bien fondé de cette hypothèse. Dans le foie des embryons de Mammifères, il n'existe, suivant lui, d'abord qu'un « réseau capillaire intertrabéculaire ». A un stade plus avancé apparaît l'ébauche d'un nouveau réseau, intercalé sur le trajet du premier, à l'intérieur des travées épithéliales; c'est donc un « réseau intratrabéculaire ». Il renferme essentiellement des globules rouges jeunes ou érythroblastes; il a par conséquent la signification d'un réseau *hématopoiétique*, et c'est en lui que réside le pouvoir formateur du sang reconnu depuis longtemps au foie embryonnaire. Il n'est d'ailleurs pas indépendant, comme on pourrait le croire tout d'abord, du réseau intertrabéculaire, mais ses différentes branches sont des bourgeons de celles de ce réseau. Dans la suite du développement, le système intratrabéculaire s'accroîtra beaucoup et constituera le réseau capillaire lobulaire définitif.

On comprend que, par l'augmentation rapide et considérable des travées épithéliales et des vaisseaux du foie, la masse connective embryonnaire, qui est le substratum de ces formations, se réduise de bonne heure et d'une façon très notable. Elle persiste à la surface de l'organe, où elle forme l'*enveloppe conjonctive du foie ou capsule de Glisson*, autour des lobules où elle englobe les ramifications de la veine porte et des artères hépatiques ainsi que des canaux biliaires qui les accompagnent, dans l'intérieur des lobules enfin où elle constitue de très minces filaments entre les rangées de cellules hépatiques et les capillaires.

Quelque puissant que soit l'accroissement du foie, dû à la végétation multipliée des vaisseaux et de l'épithélium, il ne s'étend toutefois pas à la totalité du bourrelet hépatique conjonctif, dont il respecte diverses régions. C'est d'abord, du côté du septum transverse, une lame qui forme le fond de la cavité pariétale ou péricardique primitive, le *diaphragme ventral* d'Uskow. Ensuite le foie, en s'enfonçant dans le mésentère ventral, n'en occupe que la partie moyenne dont il se coiffe pour s'en faire une enveloppe péritonéale, et laisse libres deux portions de ce mésentère : l'une ventrale ou antérieure, comprise entre la paroi abdominale et le foie; l'autre dorsale ou postérieure, située entre le foie d'une part, l'estomac et le duodénum d'autre part. La première s'amincit et s'étale, en formant une lame sagittale ou antéro-postérieure, qui loge dans son épaisseur la veine ombilicale; c'est le *ligament suspenseur du foie*. La seconde devient également très mince et constitue une membrane, le *petit épiploon* (*ligaments gastro-hépatique* et *hépato-duodénal*), contenant les canaux (épithélial et vasculaires) qui de l'intestin se rendent dans le foie.

c) *Transformations anatomiques du foie.* — Le foie présente de très bonne heure chez l'embryon un volume très considérable, à tel point qu'il distend la cavité abdominale, dont il soulève la paroi en une énorme saillie arrondie, et qu'il remplit jusqu'à ne laisser que très peu de place aux autres viscères (embryon humain du 3e mois). Il doit en grande partie ce volume à son abondante vascularisation, corrélative du passage à travers le foie d'une grande partie du sang qui du placenta revient au cœur. Dans le cours ultérieur du développement (dès le début de la seconde moitié de la grossesse chez l'Homme), la croissance du foie n'est plus aussi considérable et demeure peu à peu en arrière sur celle des autres parties. A la naissance, le foie est encore le double de ce qu'il est chez l'adulte, proportionnellement à la masse générale du corps; il descend encore jusqu'à l'ombilic ou même au delà. Après la naissance, l'établissement de la respiration pulmonaire détourne de l'appareil vasculaire du foie une bonne part de la masse sanguine qui le traversait pendant la vie fœtale; aussi le foie diminue-t-il rapidement d'une manière relative. Cette diminution se ralentit plus tard dans une certaine mesure par le regain d'activité que prend la circulation de la veine porte.

Le foie est d'abord symétriquement conformé; les deux lobes droit et gauche, ou, dans le cas d'une segmentation plus complexe, les deux segments droit et gauche du foie lobés chacun à son tour, sont sensiblement égaux. Mais la diminution relative de croissance que nous avons signalée dans la deuxième moitié de la grossesse s'exerçant surtout sur le segment ou lobe gauche, celui-ci devient plus petit que le droit, dans des proportions qui peuvent être très considérables.

L'amoindrissement général du foie relativement à la masse du corps et le rapetissement de la région hépatique gauche par rapport à la région droite, qui entraîne l'asymétrie du foie, ne sont pas entièrement le résultat d'un ralentissement dans la croissance de l'organe. Mais il se fait certainement, durant la période d'accroissement du corps et du foie en particulier, des phénomènes régressifs dans certaines régions hépatiques, avec disparition du tissu glandulaire et effacement des lumières vasculaires; les voies excrétrices du foie, c'est-à-dire les canaux biliaires, résistent le plus longtemps à l'atrophie et demeurent en formant ce que l'on appelle dans l'organisme adulte les *vasa aberrantia*. Ces phénomènes destructifs, dont nous n'étudierons pas les détails histolytiques, nous ont été révélés par les recherches de Toldt et Zuckerkandl, complétées par celles de S. Mayer et de Czerny. Ils ont lieu de préférence dans les portions du parenchyme hépatique voisines des divers ligaments (le ligament triangulaire gauche de préférence) qui rattachent le foie aux organes voisins; il en résulte que ces ligaments se trouvent agrandis par l'adjonction de régions hépatiques atrophiées; celles-ci, ne renfermant plus que les parties de la capsule qui se correspondaient et revêtaient les deux faces du foie, du tissu conjonctif, çà et là quelques débris de parenchyme hépatique, des vaisseaux sanguins oblitérés et surtout des canaux biliaires, représentent alors des sortes d'appendices membraneux du foie, intermédiaires au parenchyme hépatique et aux ligaments. Quant à la cause qui détermine ces atrophies localisées de la substance hépatique, c'est la compression exercée par les organes voisins (Toldt et Zuckerkandl, Sappey).

d) *Voies biliaires.* — Il nous reste quelques mots à dire du développement des principales voies biliaires. Les diverticules hépatiques primitifs droit et gauche forment les *canaux hépatiques définitifs;* ils s'ouvrent côte à côte dans le duodénum. Il se forme ensuite, au point de leur embouchure, un petit cæcum duodénal, dans lequel les canaux hépatiques viennent s'ouvrir, et qui s'allonge peu à peu jusqu'à former un canal impair, le *canal cholédoque*. La *vésicule biliaire* avec le *canal cystique* n'est autre qu'un diverticule soit du canal cholédoque (qui apparaît chez l'Homme au 2e mois), soit du canal hépatique droit (qui se montre chez le Lapin du 11e jour) (Kölliker). Le rapprochement des orifices duodénaux du canal cholédoque et du canal pancréatique principal ou de Wirsung, d'abord assez éloignés l'un de l'autre, a été attribué par Goette et Kölliker à un développement inégal du duodénum. Sur le duodénum de l'adulte en effet, ces orifices, quoique très voisins, sont encore plus écartés l'un de l'autre que chez le fœtus;

pour les voir dans les rapports qu'ils ont chez l'adulte, il suffit de se représenter que la région de la paroi intestinale à laquelle ils appartiennent s'étende très peu (ce qui les rapproche de haut en bas), et qu'en même temps le duodénum subisse un mouvement de torsion autour de son axe longitudinal (ce qui les réunit dans le sens latéral) (5e mois de la vie fœtale de l'Homme, d'après Meckel).

Relativement au mode de ramification des voies biliaires du foie adulte, c'est-à-dire des bourgeons hépatiques les premiers formés chez l'embryon aux dépens des deux diverticules primitifs, les recherches de Rex sur la morphologie du foie des Mammifères donnent à penser que cette ramification doit s'effectuer ontogénétiquement non pas d'une manière quelconque, mais suivant un plan parfaitement déterminé, le même dans un groupe suffisamment homogène de Vertébrés tel que l'est le groupe des Mammifères. Chez ceux-ci en effet, Rex a montré, comme l'avait fait Aeby pour le poumon, que les conduits excréteurs, accompagnés d'ailleurs à peu près fidèlement par les branches de la veine porte et celles de l'artère hépatique, se distribuent toujours aux mêmes parties du foie, que celles-ci soient ou non indépendantes sous forme de lobes hépatiques. Il reste à donner à ces recherches morphologiques de Rex la consécration embryogénique que His a apportée à celles d'Aeby pour le poumon.

INDEX BIBLIOGRAPHIQUE

Développement anatomique de l'intestin digestif et de son mésentère. — MECKEL. Bildungsgeschichte des Darmkanales u. s. w. *Meckel's Arch.*, 1817. — W. HIS. *Anatomie menschlicher Embryonen.* Leipzig, 1880-85. — ID. *Unsere Körperform u. s. w.*, Leipzig, 1875. — COSTE. *Histoire générale et particulière du développement des corps organisés*, 1847-1859. — TOLDT. Bau und Wachsthumsveränderungen der Gekröse des menschlichen Darmkanales. *Denkschriften d. Math.-Naturw. Classe d. Kais. Ak. der Wiss. zu Wien*, 1879 et 1889. — KOELLIKER. *Embryologie.* — RAVN. *Om Dannelsen af Skillevaeggen mellem bryst-of bughulen hos pattedyrforstre.* Copenhague, 1888. — ID. Ueber die Bildung der Scheidewand zwischen Brust-und Bauchhöhle in Säugetierembryonen. *Arch. für Anat. und Phys., Anat. Abth.*, 1889. — HENNEGUY. Recherches sur le développement des Poissons osseux. *Journal de l'Anat. et de la Phys.*, 1888. — GOETTE. *Beiträge zur Entw. des Darmkanals im Hühnchen.* Tübingen 1867. — ID. *Entwicklungsgeschichte der Unke.* Leipzig, 1874. — ID. *Abhandlungen zur Entwickl. der Thiere.* H. 5. *Entw. des Flüssneunauges.* Hambourg et Leipzig, Voss, 1890.— STOSS. Vergleichend-anatomische Untersuchungen über die Entw. des Verdauungskanals der Wiederkäuer. *Deutsche Zeitschrift für Thiermedicin.* Leipzig, 1889. — P. MARTIN. Die Entwicklung des Wiederkäuermagens und Darmes. *Festschrift z. Feier von v. Naegeli und v. Kölliker.* Zürich 1891. — BONNET. *Grundriss der Entwicklungsgeschichte der Haussäugethiere.* Berlin, Parey, 1891. — JONNESCO. *Le côlon pelvien pendant la vie intra-utérine,* Thèse Paris, Steinheil, 1892. — BISCHOFF. *Entwicklungsgeschichte der Säugethiere und des Menschen,* 1842. — TREITZ. *Hernia retroperitonealis.* Prag., 1857. — TRÈVES. The anatomy of the intestinal canal and peritoneum in man. *Hunterian lectures.* Londres, 1885. — LANGER. Die Peritonealtuschen am Cæcum. *Wochenblatt d. Aertzte in Wien,* 1862. — ID. *Lehrbuch der Anatomie des Menschen.* Wien, 1865. — BRŒSIKE. *Ueber intra-abdominale (retro-peritoneale) Hernien und Bauchfelltaschen.* Berlin, Fischer, 1891. — HARTMANN. Quelques remarques sur le développement et la torsion de l'intestin. *Bull. de la Soc. anatomique de Paris,* 1889. — LOCKWOOD. The development of the great omentum and transverse mesocolon. *Journal of anat. and phys.,* 1884. — J. MUELLER. Ueber den Ursprung der Netze u. s. w. *Meckel's Archiv.* 1830. — DEMON. *Développement de la portion sous-diaphragmatique du tube digestif.* Paris, 1883.

Anomalies de développement de l'intestin digestif et de son mésentère.— LOMBARDINI. *Intorno alla genesi delle forme organiche irregolari negli ucelli e nei batrachidi.* Pisa, 1868. — DARESTE. *Recherches sur la production artificielle des monstruosités,* Paris, 1877. — WARYNSKI et FOL. Recherches expérimentales sur la cause de quelques monstruosités simples, etc. *Rec. zool. suisse,* t. I. — SERRES *Recherches d'anatomie transcendante,* Paris, 1832. — I. GEOFFROY St-HILAIRE. *Histoire des anomalies.* Bruxelles, 1837, t. II. — MARTINOTTI. *Della trasposizione laterale dei visceri.* Bologna, 1888. — GRUBER. Ueber das Vorkommen eines mesenterium commune, etc. *Reichert's Archiv,* 1865. — FARABEUF. *Progrès médical,* 1886. — VITI. *Contribuzione allo studio dei vizi di conformazione per persistenza del condotto onfalo-mesenterico.* Siena, tip. dell'Ancora, 1887. — HANSEN. *Ein Beitrag zur Persistenz des Ductus onfalo-entericus.* Inaug. Diss., Kiel, 1885. — AUGIER. *Contribution à l'étude du diverticule de l'iléon ou diverticule de Meckel.* Paris, 1888. — DITTRICH. Ueber zwei seltenere, auf mangelhafte Involution des Ductus omphalomesentericus zu beziehende Darmbefunde. *Prager Zeitschr. f. Heilkunde,* Bd VI, 1885. — TOLDT. Die Darmgekröse und Netze im gesetzmässigen und gesetzwidrigen Zustand. *Denkschriften der Math.-Naturw. Classe d. k. Akad. d. Wiss,* zu Wien, 1889. — HARTMANN. — MARTINOTTI. Della trasposizione laterale dei visceri. *Storia della teratologia del prof. Taruffi.* Bologna, 1888. — JONNESCO. *Hernies internes rétro-péritonéales.* Paris, Steinheil, 1890. — BRŒSIKE. — HUSCHKE. *Lehre von den Eingeweiden u. s. w.* Leipzig, 1844. — WALDEYER. Hernia retroperitonealis nebst Bemerkungen zur Anatomie des Peritoneum. *Virchow's Archiv,* 1874 — TUFFIER. Étude sur le cæcum et ses hernies. *Arch. génér. de médecine,* 1887. — TREITZ. — GRUBER. *St-Petersburger med. Zeitung,* 1861-62 ; et *Arch. für Anat. und Phys., Anat. Abth.,* 1862-64. — EPPINGER. Hernia retroperitonealis. *Vierteljahrschrift f. d. pract. Heilkunde.* Prag, 1870. — LANDZERT. Ueber die Hernia retro-peritonealis, etc. *Beiträge zur Anat. und Hist.* II. 1, St-Pétersbourg, 1872. — TRÈVES.

Histogénèse de l'intestin digestif et de son mésentère. — Histogénèse de l'intestin digestif.— J. MUELLER. Vergleichende Anatomie der Myxinoiden. *Abh. d. Akad. d. Wiss.,* Berlin, 1835-45. — LEYDIG. *Beiträge zur mikr. Anat. und Entw. der Rochen und Haie.* Leipzig, 1852. - NICOLAS. Recherches sur l'épithélium intestinal. *Internat. Monatsschrift für Anat. und Phys.,* 1891. — TOURNEUX et HERR-

MANN. Article Intestin. *Dict. encycl. des sc. méd.*, Paris, 1880. — KOELLIKER. *Embryologie.*— BRAND. *Beiträge zur Entw. der Magen-und Darmwand.* Würzburg, 1877. — BARTH. Beitrag zur Entwicklung der Darmwand. *Wiener Sitzungsber.*, 1868. — CATTANEO. Istologia e sviluppo del tube digerente dei pesci. *Atti d. Soc. ital. d. sc. nat.* XXIX, 1886. — NEUMANN. Flimmerepithel in Œsophagus menschlicher Embryonen. *Arch. für mikr. Anat.*, Bd XII. — EBERTH. Ueber Flimmerepithel in Darm der Vögel. *Zeischr. f. wiss. Zool.*, Bd X. — KLEIN. Ciliated Epithelium in the Œsophagus. *Quart. J. of micr. Sc.*, 1880. — M. BRAUN. Zur Vorkommen von Flimmerepithel im Magen. *Zool. Anzeiger.* Bd III. — R. BLANCHARD. Sur la présence de l'épithélium vibratile dans l'intestin. *Zool. Anzeiger*, Bd III. — REGECZY. Ueber die Epithelzellen des Magens. *Arch. für mikr. Anat.*, Bd XVIII. — LASKOWSKY. Ueber die Entw. der Magenwand. *Wiener Sitzungsberichte*, 1868. — TOLDT. Die Entw. und Ausbildung der Drüsen des Magens. *Wiener Sitzungsberichte*, 1880. — DEMON. — CAZIN. Recherches anatomiques, histologiques et embryologiques sur l'appareil gastrique des Oiseaux. *Annales des sc. nat.* (*zool.*), t. IV. — SACCHI. Contribuzioni all'istologia ed embriologia dell' apparecchio digerente dei Batraci e dei Rettili. *Atti della soc. ital. di sc. natur.*, 1886. — SALVIOLI. Quelques observations sur le mode de formation et d'accroissement des glandes de l'estomac. *Internat. Monatsschrit für Anat. und Phys.*, Bd VII, 1890. — SEWALL. The development and regeneration of the gastric glandular epithelium, etc. *Journal of Physiology*, 1878. — PILLIET. Sur l'évolution des cellules glandulaires de l'estomac chez l'homme et chez les vertébrés. *Journal de l'Anat. et de la Phys.*, 1888. — BAGINSKY. Ueber den Darmkanal des menschlichen Kindes. *Virchow's Archiv*, Bd 1889. — LANGER. Ueber das Verhalten der Darmschleimhaut der Iliocæcal Klappe, nebst Bemerkungen über ihre Entwickelung. *Denkschr. der K. Akad. d. Wiss. zu Wien.*, 1888. — RETTERER. Du tissu angiothélial des amygdales et des plaques de Peyer. *Mémoires de la Soc. de Biologie*, janvier 1892. — ID. *Comptes rendus de la Soc. de Biologie*, mars 1892. — STOEHR. Ueber die Lymphknötchen des Darmes. *Arch. f. mikr. Anat.*, Bd XXXIII. — HERRMANN. Sur la structure et le développement de la muqueuse anale. *Journal de l'Anatomie et de la Physiologie*, 1880.

Histogenèse du mésentère. — TOLDT. — KOELLIKER. — RANVIER. *Traité technique d'histologie*, Paris, 1875-82. — ID. Recherches sur la formation des mailles du grand épiploon. *Travaux du labor. d'histol. du Coll. de France*, 1874. — BARABAN. Article *Péritoine. Dict. encycl. d. sc. méd.*, 1888. — ID. Sur l'existence de fibres élastiques dans l'épiploon humain. *Journal de l'Anatomie et de la Physiologie*, 1888.

Développement de la rate. — W. MUELLER. Milz. *Stricker's Handbuch*, 1870. — BALFOUR. *A monograph on the development of the elasmobranch Fishes.* Londres, 1885. — GRAY. *On the structure and use of the Spleen.* Londres, 1854. — ID. On the development of the ductless glands in the Chick. *Phil. trans. of the Roy. Soc.*, 1852. — DUVAL. *Atlas d'embryologie*, Paris, 1889. — PEREMESCHKO. Ueber die Entw. der Milz. *Viener Sitzungsber.*, 1867. — CH. ROBIN et LEGROS. Article Rate. *Dict. encycl. des sc. méd.* — GOETTE. *Entwicklungsgeschichte der Unke.* Leipzig, 1874. — KÖLLIKER. *Embryologie.* — PHISALIX. Recherches sur l'anatomie et la physiologie de la rate chez les Ichthyopsidés. *Arch. de zool. expér.*, 1885. — LAGUESSE. *Recherches sur le développement de la rate chez les Poissons.* Paris, 1890. — ID. Le tissu splénique et son développement. *Anatom. Anzeiger*, 1891, nº 5. — TOLDT. Die Darmgekröse und Netze, etc. *Denkschriften der k. Ak. d. Wiss. zu Vien*, 1889. — MAURER. Die erste Anlage der Milz und das erste Auftreten von lymphatischen Zellen bei Amphibien. Bd XVI, 1890.

Développement du foie et du pancréas. — HIS. — LIEBERKUEHN. *Marburg. Sitzungsber.*, 1876. — KÖLLIKER. — RAVN. — GOETTE. — USKOW. Ueber die Entwicklung des Zwerchfells, etc. *Arch. für mikr. Anat.* Bd XXII, 1883. — ID. Bemerkungen zur Entwicklungsgeschichte der Leber und der Lungen. *Ibid.* — DUVAL. — PHISALIX. Étude d'un embryon humain de 10 millim. *Arch. de zool. expér.*, 1888. — CHIARUGI. Anatomia di un embrione umano. *Atti della Societa toscana di Sc. nat.* Pise, 1888. — JANOSIK. Zwei junge menschliche Embryonen. *Arch. für mikr. Anat.*, Bd XXX, 1887. — GÖPPERT. Die Entw. und das spätere Verhalten des Pankreas der Amphibien. *Morph. Jahrbuch*, Bd XVII. — STOSS. Zur Entwicklungsgeschichte des Pankreas. *Anatom. Anzeiger*, 1891, nos 23-24. — LAGUESSE. Développement du pancréas chez les Poissons osseux. *Comptes rendus de la Soc. de Biol.*, mai 1889. — TOLDT U. ZUCKERKANDL. Ueber die Form-und Texturveränderungen der menschlichen Leber während des Wachsthums. *Wiener Sitzungsberichte*, 1875. — VAN DER STRICHT. Recherches sur la structure du foie embryonnaire. *Annales et Bull. de la Soc. méd. de Gand*, 1888. — ID. Le développement du sang dans le foie embryonnaire. *Arch. de biologie*, 1891. — SAPPEY. *Traité d'anatomie descriptive*, 3e édit., Paris, 1879. — CZERNY. Ueber Rückbildungsvorgänge an der Leber. *Arch. für mikr. Anat.*, Bd XV, 1890. — SABOURIN. *Recherches sur l'anatomie normale et pathologique de la glande biliaire de l'homme.* Paris, Alcan, 1888. — REX. Beiträge zur Morphologie der Säugerleber. *Arch. für mikr. Anat.* Bd XIV 1889. — WERTHEIMER. *Développement du foie et du système porte abdominal.* Lille, 1883.

DEUXIÈME PARTIE

SYSTÈMES NERVEUX ET TÉGUMENTAIRE

INTRODUCTION

§ 1. — **Différenciation de l'épiderme et de l'appareil neurosensoriel.** — « Une des plus importantes découvertes embryologiques récentes est le fait que le système nerveux central, chez tous les Métazoaires où il est pleinement développé, dérive (avec quelques exceptions douteuses) de l'épiblaste primitif. Comme nous avons déjà vu que l'épiblaste représente principalement l'épiderme primitif, le fait que le système nerveux dérive de l'épiblaste implique que les fonctions du système nerveux central, remplies à l'origine par la peau toute entière, se sont graduellement concentrées dans une partie spéciale de la peau, qui s'éloigne progressivement de la surface pour devenir enfin, dans les types supérieurs, un organe bien défini, englobé dans les tissus sous-jacents » (Balfour).

Ainsi, l'épiblaste cumule à l'origine les fonctions d'organe de revêtement et d'appareil sensoriel. Les faits embryologiques que nous connaissons déjà et ceux qu'il nous reste encore à faire connaître montrent comment se dégagent l'une de l'autre les deux fonctions cumulées tout d'abord par un seul feuillet-organe, et comment les éléments de ce feuillet se différencient corrélativement dans deux directions divergentes. Les données anatomo-comparatives ne sont pas moins instructives ; aussi ne sera-t-il pas sans intérêt de jeter tout d'abord un coup d'œil sur l'état de l'épiblaste chez les formes les plus inférieures des Métazoaires ; nous y trouverons le point de départ de la marche suivie dans l'évolution phylogénétique de l'épiblaste.

On sait que les Cœlentérés (polypiers) sont construits sur le type d'une gastrula et présentent par conséquent deux feuillets, l'ectoderme et l'entoderme, séparés par une couche de peu d'importance, que l'on appelle un mésoderme. L'étude histologique des éléments de l'ectoderme a conduit aux résultats suivants.

Chez un Hydropolype, l'Hydre, on connaît depuis Kleinenberg l'existence, parmi les éléments ectodermiques, de cellules très remarquables par la présence dans leur portion basale ou profonde d'une fibre musculaire ; aussi ces cellules méritent-elles le nom d'*épithélio-musculaires* (fig. 133). Bien plus, suivant Kleinenberg, leur partie superficielle, épithéliale, serait impressionnable par les influences extérieures, l'ébranlement reçu par elle se transmettrait directement à la partie profonde, musculaire, qui entrerait en action ; de là le nom de « neuro-musculaires » imposé par Kleinenberg à des éléments, qui, cependant, ne méritent que celui d'épithélio-musculaires. Les recherches des auteurs qui ont suivi ont en effet montré qu'il existe des éléments nerveux ganglionnaires distincts, jouant le rôle de centres nerveux (Jickeli, C. Schneider) et que d'autre part les nombreuses cellules urticantes réparties dans l'ectoderme sont les éléments impressionnables du tégument (C. Schneider).

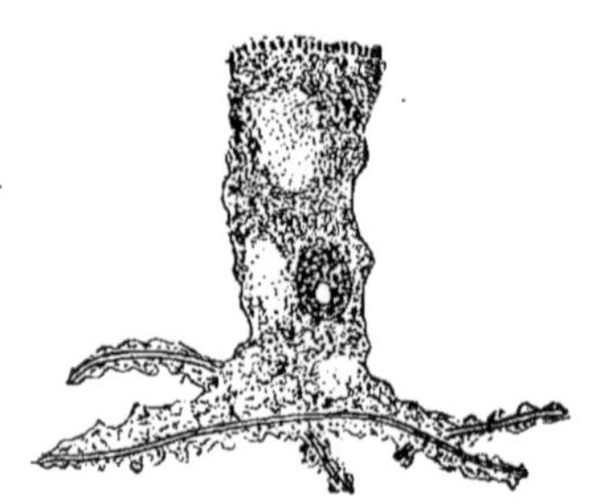

FIG. 133. — *Cellule tégumentaire épithélio-musculaire (neuro-musculaire de* KLEINENBERG) *de l'Hydre* (d'après C. SCHNEIDER).

L'ectoderme d'un Anthozoaire, de l'Actinie, renferme à son tour, d'après les recherches de Heider et des Hertwig, des *cellules sensorielles, neuro-épithéliales* (fig. 134, *cn*) disséminées entre les *cellules de revêtement* (*ce*). L'extrémité profonde de ces cellules émet des prolongements qui se continuent dans une couche fibrillaire nerveuse sous-jaccente (*f*). Celle-ci contient à son tour de nombreuses *cellules ganglionnaires* (c g), qui sont vraisemblablement en rapport par leurs prolongements avec la couche musculaire située au-dessous.

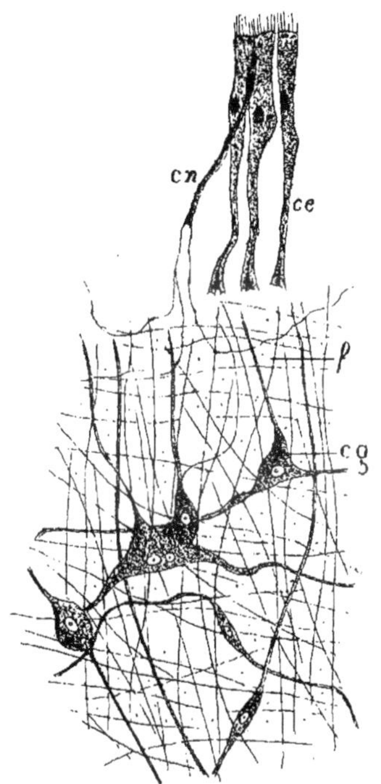

FIG. 134. — *Cellules épithéliales sensorielles, couche nerveuse fibrillaire et cellules ganglionnaires d'une Actinie, l'Anthea cereus* (d'après O. et R. HERTWIG).

La figure est demi-schématique en ce que l'on y a rapproché pour les placer dans leurs rapports naturels l'épithélium et la couche nerveuse.

ce, cellules épithéliales. — *cn*, cellules nerveuses sensorielles avec leurs prolongements se continuant dans la couche nerveuse fibrillaire *f*. — *cg*, cellules ganglionnaires.

Ainsi chez les types précités se trouve réalisée la première différenciation de l'ectoderme en : **cellules de revêtement, cellules neuro-épithéliales ou sensorielles, cellules nerveuses ganglionnaires centrales.** Seulement, si déjà les éléments de l'ectoderme sont différenciés, les différentes sortes de cellules ectodermiques pourvues d'attributions spéciales sont disséminées sur toute la surface du corps et ne sont nulle part rassemblées de manière à constituer, aux dépens du feuillet-organe qu'est l'ectoderme, des organes différenciés qui seront le **tégument,** les **organes des sens,** le **système nerveux central** ; en un mot la différenciation s'est faite sans localisation des éléments différenciés (1).

L'étude détaillée d'un animal beaucoup plus élevé en organisation, d'un Ver, le Lombric, étude faite à l'aide des méthodes neurotechniques récentes (bleu de méthyle, procédé chromo-osmio-argentique de Golgi) a révélé à

(1) Ajoutons que chez les Cœlentérés en question non seulement le revêtement cutané, c'est-à-dire l'ectoderme, mais encore le revêtement intestinal ou entoderme, ont formé des cellules épithélio-sensorielles et des cellules nerveuses. La neurilité chez eux n'est donc pas encore concentrée dans le seul ectoderme.

M. von Lenhossek, à G. Retzius, des faits qui prennent place naturellement à la suite de ceux qui viennent d'être relatés.

On a vu chez cet animal, parmi les cellules tégumentaires (fig. 135, *ce*) des éléments neuro-épithéliaux (*cn*) pourvus de deux

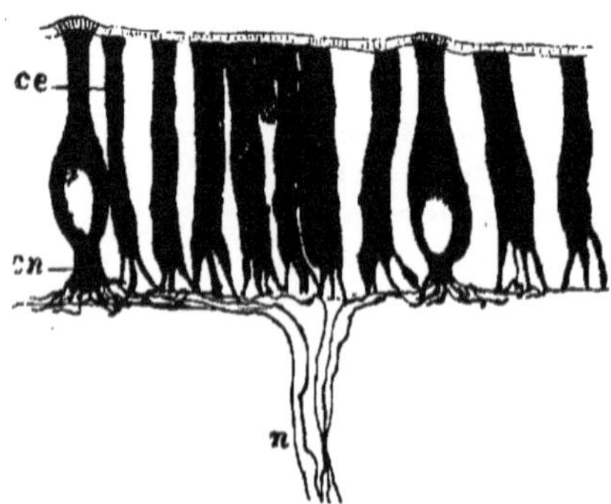

FIG. 135. — *Portion d'une coupe verticale de l'épiderme du ver de terre* traité par la méthode de GOLGI (d'après RETZIUS).

cn, cellules nerveuses. — *ce*, cellules épithéliales ordinaires. — *n*, nerf sensible.

prolongements, l'un périphérique en rapport avec le milieu ambiant, l'autre central, qui se met en relation avec le système nerveux central. Nous retrouvons ici les trois éléments, tégumentaire, sensoriel, nerveux, qui marquent le terme de l'évolutilité des cellules ectodermiques. Comme dans les cas précédents, les cellules sensorielles sont encore éparses sur tout le revêtement cutané, bien que réparties d'une manière segmentaire évidente sur les anneaux successifs qui composent le corps de l'animal. Mais les cellules nerveuses sont agglomérées en un groupe cellulaire, en un organe de forme définie, en un ganglion nerveux (fig. 136) ; une série longitudinale de pareils ganglions constitue la *chaîne nerveuse ganglionnaire* ; celle-ci, d'autre part, s'est beaucoup éloignée de la surface du tégument, s'est séparée définitivement de l'**épiderme** qui est devenu un organe indépendant, et a formé un véritable **système nerveux central** : tous perfectionnements qui réalisent un progrès considérable.

On peut dire que le type primitif du Vertébré ne s'écartait pas sensiblement de celui qui vient d'être décrit, toutes différences de formes extérieures étant négligées d'ailleurs. Il n'y avait qu'un peu plus de précision dans la localisation des organes formés aux

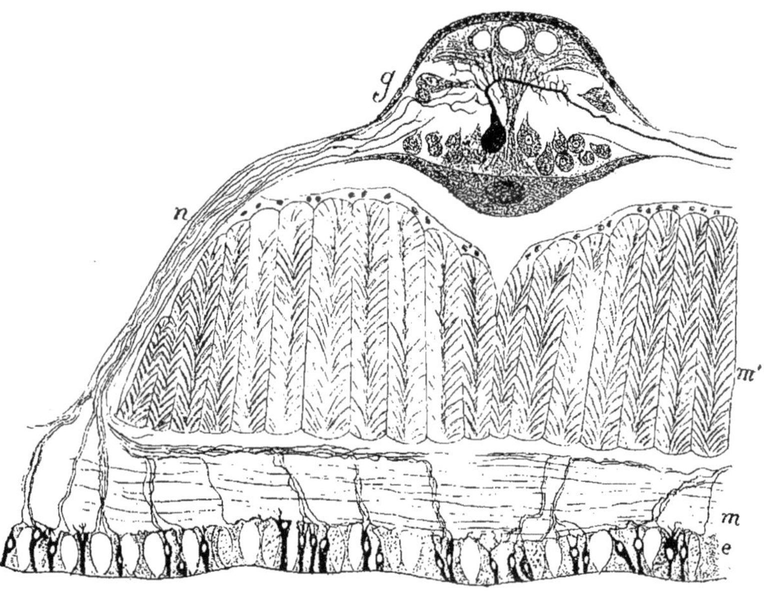

FIG. 136. — *Coupe transversale de la peau ventrale et de la chaîne nerveuse ganglionnaire du ver de terre,* traitement par la méthode de GOLGI (d'après M. VON LENHOSSEK).

e, épiderme de la face ventrale du corps. — *n*, nerf sensible. — *g*, chaîne ganglionnaire centrale. — *mm*, couches musculaires, circulaire et longitudinale, de la paroi ventrale.

dépens de l'ectoderme. Les cellules sensorielles étaient groupées par paires sur les segments du corps du Protovertébré, de manière à former une double série d'**organes des sens**. Le système nerveux central, outre qu'il avait changé de situation par rapport à la position normale de l'animal, était de texture plus compacte et de forme mieux définie.

Les Vertébrés actuels réalisent un progrès marqué sur ce type, non seulement au point de vue de la forme extérieure des organes ectodermiques, mais encore sous le rapport de leurs connexions microscopiques intimes. Les organes des sens, déjà différenciés chez la plupart des Invertébrés en plusieurs catégories, offrent ici constamment cette différenciation, et sont devenus, en même temps qu'ils diminuaient beaucoup de nombre, des **organes des sens spéciaux**, aptes à recevoir d'une façon distincte les impressions produites par le monde extérieur : des *organes visuel*, *auditif*, *olfactif*, *gustatif*, etc., ont ainsi pris naissance. Le système nerveux central, décomposé jusqu'alors en segments plus ou moins indépendants, s'est concentré dans le sens longitudinal, suivant l'axe de l'animal ; et sa partie antérieure, logée dans la tête, est devenue de plus en plus, sous le nom de **cerveau**, le centre de la fonction de neurilité.

La complication des dispositions microscopiques a marché de pair avec la différenciation des formes extérieures. La plupart des organes des sens se sont perfectionnés en s'adjoignant des cellules épidermiques, structurées d'une façon spéciale, propre à l'organe considéré. Quelques-uns, comme l'organe de l'olfaction (Ramon y Cajal, v. Gehüchten, Kölliker, Retzius, Cornil, v. Brünn, M. v. Lenhossek) ont gardé toutefois la simplicité primitive dans leur constitution et dans leurs rapports avec le système nerveux central, reproduisant ainsi le schéma que le Lombric nous a présenté (1). Le système nerveux central surtout s'est à tel point compliqué que, pour élucider sa structure, il a fallu les efforts combinés des méthodes anatomique, anatomo-comparative, embryologique, pathologique et expérimentale : fait sans exemple dans l'histoire anatomique des organes.

Telle est, brièvement tracée par trois de ses étapes importantes, la marche de l'évolution phylogénétique du feuillet ectodermique. Vouloir retrouver dans le processus ontogénétique du Vertébré des étapes semblables, à chacune desquelles correspondraient un système tégumentaire, des organes sensoriels, un système nerveux central d'une constitution en harmonie avec l'étape considérée, serait une utopie depuis longtemps délaissée. Nous ne manquerons

(1) D'après les recherches de Fusari et Panasci, il semblait que l'organe de la gustation dût être rangé dans cette catégorie. D'après un travail récent de Retzius cependant, les cellules gustatives ne sont pas les cellules d'origine des fibres nerveuses affectées au sens du goût ; ces fibres se terminent en effet (ou plus exactement prennent naissance) entre les cellules gustatives et l'on doit chercher plus profondément que ces dernières leurs cellules d'origine.

pas cependant de paralléliser, dans la mesure du possible, l'ontogénie et la phylogénie, en indiquant à l'occasion les dispositions transitoires chez l'embryon, qui paraissent avoir une signification ancestrale.

§ 2. — **Évolution et organisation générale de l'appareil neuro-sensoriel. Différenciation du système nerveux central et du système nerveux périphérique avec les organes des sens.** — Pour devenir nerveuse, une cellule de l'ectoderme subit une certaine différenciation qui la rend capable de recevoir une impression extérieure, de transmettre ensuite, soit directement, soit indirectement l'ébranlement reçu à un organe le plus souvent musculaire et quelquefois électrique.

Dans le cas de transmission directe, la cellule nerveuse doit nécessairement modifier le mouvement qui lui a été imprimé pour le transformer en mouvement excito-moteur ou excito-électrique. Ce cas paraît très rare, si même il se réalise dans la nature ; car il ne pourrait être représenté que par les cellules épithélio-musculaires, qu'il faudrait alors supposer neuro-musculaires, comme dans l'hypothèse de Kleinenberg (fig. 137, A).

Le plus souvent, la transmission de la surface extérieure sensible, où siège la cellule nerveuse, à l'organe musculaire ou électrique est indirecte, et se fait par l'intermédiaire d'une nouvelle cellule intercalée sur le trajet sensitivo-moteur. Cette cellule, qui est aussi d'origine ectodermique, diffère, entre autres caractères, des autres cellules nerveuses, par sa situation profonde. Elle peut porter le nom de cellule nerveuse, auquel on ajoutera l'épithète de *motrice,* pour la distinguer de la cellule nerveuse première existante, la cellule nerveuse *sensible* ou *sensorielle* (fig. 137, B).

C'est là le cas qui, dans le paragraphe précédent, nous a été offert par l'Hydre, l'Actinie, le Lombric. Dès à présent, on comprend que la transmission pourra se faire de deux manières entre la surface sensible et l'organe musculaire, soit par continuité entre les différents composants de la chaîne cellulaire, soit par simple contact. Entre la cellule nerveuse sensorielle et la cellule nerveuse motrice on a supposé longtemps qu'il y avait continuité directe; et Hensen, dont Balfour adopta les vues, s'expliqua de la façon suivante comment dans le développement pouvait s'établir cette continuité. Il supposa que les cellules sensorielle et motrice dérivent de la division d'une cellule mère commune, et que le protoplasma commun à ces deux éléments s'est étiré en une fibre unitive, reliant les deux cellules entre elles, la fibre nerveuse. Cette hypothèse ayant dû être abandonnée, on pensa ensuite (J. Gerlach, Golgi) que les connexions entre les deux cellules s'établissent par l'intermédiaire d'un réseau à mailles très fines et très serrées, dans lequel vient se terminer la fibre nerveuse émanée de la cellule sensorielle, le nerf sensitif en un mot, et par lequel la cellule motrice se met en rapport avec le nerf sensitif. Aujourd'hui, à la suite des recherches de His, Forel, Nansen, Ramon y Cajal, v. Kölliker, v. Gehüchten, Waldeyer, etc., la transmission par contact ou même à distance est seule admise : un feutrage nerveux, le « neuropilème » de His a remplacé le réseau nerveux ; il n'y a plus d'anastomose nerveuse, mais seulement un entrelacement, aux confins de la cellule sensorielle et de l'élément moteur (1).

Quant aux connexions entre la cellule motrice et la cellule-organe musculaire, on peut se les représenter de deux manières différentes. On peut les considérer comme immédiates et primitives, en montrant, par l'étude du développement des terminaisons nerveuses motrices, que ces terminaisons, qui font directement suite à la fibre nerveuse motrice et par conséquent à la cellule correspondante, se développent aux dépens de la même substance que la cellule musculaire. Au contraire, les recherches de plusieurs auteurs et surtout de His ont fait voir : d'abord que la connexion neuro-musculaire est secondaire, parce qu'on voit le nerf moteur pousser son prolongement vers la cellule musculaire qu'il n'atteint que tardivement; ensuite que la connexion est médiate et se fait par simple contact entre la substance du muscle et celle du nerf (Mitrophanow) et non pas par fusion intime de l'une avec l'autre comme J. Gerlach l'avait admis.

En somme, la question doit plutôt être tranchée en faveur de la

(1) Golgi lui-même d'ailleurs a reconnu récemment que la continuité des conducteurs du courant nerveux n'était pas une condition sine quâ non du passage de ce courant ; il regarde comme oiseuse la question de savoir s'il y a entre les éléments nerveux un lacis très serré de fibrilles non anastomosées ou un « réseau nerveux diffus ».

transmission par contact, dans tous les points du trajet sensitivo-moteur.

Le schéma C (côté gauche) s'applique particulièrement aux Vertébrés, et représente un stade hypothétique, soit embryonnaire, soit philogénétique, de l'évolution de leur système nerveux. Les cellules ectodermiques qui sont destinées à devenir nerveuses, réunies en une bande compacte, s'invaginent en masse et acquièrent ainsi une situation profonde, prenant part à la formation d'un organe plein ou creux que nous avons appris à connaître sous le nom de cordon ou tube nerveux et dont nous avons étudié la première apparition dans le tome I de cet ouvrage. Les cellules sensorielles (*c s*) appartiennent à la région de transition entre l'ectoderme tégumentaire (épiderme) et l'ectoderme nerveux (tube ou cordon nerveux). Les cellules motrices sont situées au fond même de l'invagination, d'où elles poussent peu à peu leur prolongement vers les cellules musculaires du myotome.

Les cellules sensorielles ne demeurent ordinairement pas en cette situation ; mais le plus souvent elles émigrent, elles aussi, dans la profondeur, demeurant en connexion avec la surface par un prolongement périphérique, tandis que leur prolongement central s'enfonce dans l'axe nerveux pour se mettre en rapport avec la cellule motrice. Devenues ainsi profondes, les cellules sensorielles forment un *organe des sens profond*, un *ganglion*, et peuvent être appelées *ganglionnaires* (C, *c s g* à droite) (1). Il arrive souvent dans ce cas, que, pour suppléer dans une certaine mesure à l'insuffisance sensible d'un organe aussi profondément situé que l'est le ganglion, les prolongements périphériques des cellules ganglionnaires sont protégés et renforcés par des cellules ectodermiques spécialement différenciées, qui correspondent aux soi-disant cellules sensorielles (D, à droite).

Deux modifications nouvelles amènent encore un perfectionnement et une complication de plus (schéma D).

(1) On observe une migration semblable des cellules sensorielles disséminées à la surface du tégument chez quelques Invertébrés (Nereis, Limaciens) étudiés par Retzius à l'aide de la méthode de Golgi. Ces cellules sensorielles profondes, pareilles aux cellules ganglionnaires des Vertébrés, présentent comme celles-ci deux prolongements, l'un central, l'autre périphérique de forme parfois très particulière.

L'une consiste en un changement de situation des cellules sen-

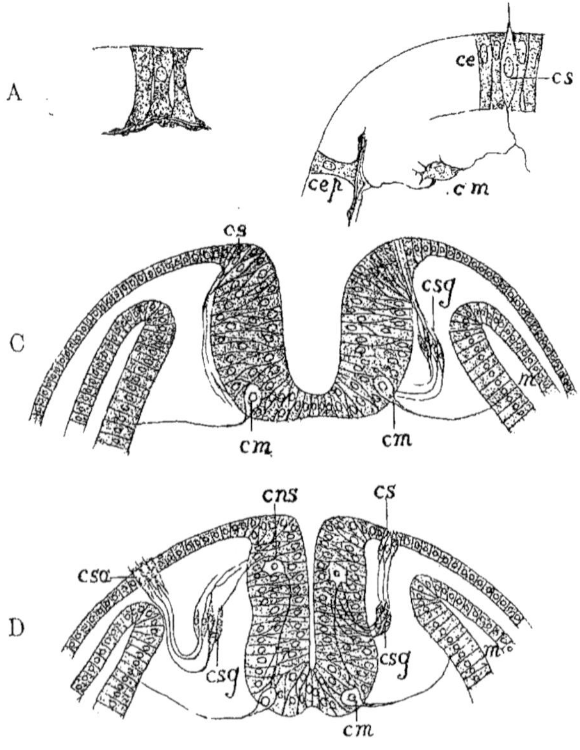

FIG. 137. — *Schémas représentant la complication et le perfectionnement graduels du système nerveux s'opérant en quatre stades principaux.*

A. Stade le plus primitif. Cellules épithélio-musculaires (neuro-musculaires de Kleinenberg). — *B.* Apparition, parmi les cellules épithéliales ordinaires *c e*, de cellules sensorielles *c s*, de nature nerveuse ; connexion de celles-ci avec une cellule profonde, d'origine ectodermique, nerveuse également *cm*; celle-ci ou cellule-motrice anime par un prolongement fibrillaire nerveux la partie contractile d'une cellule épithélio-musculaire *c e p.* — *C.* Formation d'un système nerveux central (gouttière nerveuse ou médullaire) contenant les cellules nerveuses motrices *c m* qui vont animer les éléments musculaires des myotomes *m* ; à gauche de la figure *c s* sont des cellules sensorielles qui demeurent au niveau de l'épiderme ; à droite ces cellules se sont enfoncées profondement et sont devenues des cellules sensorielles ganglionnaires, *c s g* dont l'ensemble forme un ganglion ; dans l'un et l'autre cas ces éléments sont en connexion avec les cellules motrices par des prolongements nerveux fibrillaires. — *D.* A gauche, on retrouve les cellules sensorielles ganglionnaires du schéma précédent, mais à leurs extrémités périphériques se sont annexées des cellules sensorielles accessoires *c s a* ; à droite quelques-unes des cellules sensorielles *c s* sont restées dans le tractus épidermique, les autres *c s g* ont gagné la profondeur et représentent des cellules sensorielles ganglionnaires ; les cellules motrices *c m*, qui innervent les éléments des myotomes *m*, ne sont plus, comme dans le cas précédent, directement réunies aux cellules sensorielles, mais indirectement par l'intermédiaire d'une cellule nerveuse centrale *c n s*, appelée cellule nerveuse sensitive.

sorielles ; celles-ci s'écartent de la ligne médiane ; et au lieu d'appartenir à la région ectodermique voisine de l'axe nerveux, elles peuvent faire partie d'un territoire ectodermique plus ou moins éloigné latéralement. On a même admis que le ganglion pouvait éprouver une dislocation telle qu'une partie du groupe ganglionnaire conservait sa situation juxta-médiane habituelle (*ganglion neural* de Beard, *ganglion spinal proprement dit*), tandis que l'autre partie s'éloignait de l'axe et formait un ganglion surajouté (*ganglion latéral* de Dohrn, Beard, Kupffer).

La deuxième modification (schéma D, côtés gauche et droit) a pour résultat d'introduire sur le trajet sensitivo-moteur un élément de plus. Celui-ci, que l'on peut appeler *cellule nerveuse sensible*, est intercalé entre la cellule ganglionnaire ou sensorielle et la cellule motrice. Par sa situation près des bords de la gouttière nerveuse, il se montre intermédiaire entre la région de l'ectoderme ganglionnaire et celle de l'ectoderme nerveux proprement dit, douée de fonctions motrices, qui occupe le fond de la gouttière. Par l'époque tardive de son apparition, soit dans la série animale, soit dans le développement ontogénique des Vertébrés (époque tardive sur laquelle presque tous les auteurs sont d'accord) il représente une formation secondaire, surajoutée. Les cellules nerveuses sensibles, incorporées à l'axe nerveux, en constituent la portion dorsale, tandis que la partie ventrale est formée par les cellules motrices. Observons en passant que cette situation des deux catégories de cellules nerveuses est celle qui répond le mieux à leurs fonctions physiologiques et qu'elle est commandée par les rapports que ces cellules contractent : les cellules sensibles sont en effet de cette façon le plus voisines des cellules sensorielles auxquelles des *fibres sensitives* les unissent ; d'autre part les cellules motrices sont le plus près des éléments musculaires des myotomes auxquels elles envoient leurs *fibres motrices*.

La complication s'accroît encore dans l'axe nerveux : d'abord par la nécessité d'unir entre elles au moyen de fibres les cellules soit sensitives, soit motrices, placées sur des plans transversaux différents de cet axe, d'où formation de *cordons anastomotiques de fibres longitudinales ;* en second lieu par l'obligation de relier les cellules soit sensitives soit motrices d'un côté à celles de l'autre côté, d'où constitution de *fibres anastomotiques transversales* ou *fibres commissurales*.

De ce qui précède il résulte que le système neuro-sensoriel se décompose en deux formations principales distinctes, que nous étudierons successivement. L'une est le **système nerveux central** ou **axe nerveux** ou **nevraxe**. L'autre est le **système nerveux périphérique, sensoriel** ou **ganglionnaire**, avec les **organes accessoires des sens** qui lui sont annexés.

L'un et l'autre comprennent dans leur constitution des cellules et des fibres.

Dans l'axe nerveux, les cellules sont : les unes *sensitives*, en rapport avec le système nerveux périphérique, les autres *motrices*, en relation avec les organes musculaires et électriques par des fibres nerveuses motrices (*nerfs moteurs*). Il y a aussi des fibres nerveuses (*nerfs centraux*), qui sont des fibres commissurales ou des fibres anastomotiques longitudinales.

Dans le système ganglionnaire ou sensoriel, les cellules sont ou bien profondes (ganglions proprement dits) ou bien superficielles (organes des sens proprement dits). De ces cellules comme centre partent dans deux directions des fibres : les unes vers la périphérie, les autres vers l'axe nerveux. Ces dernières (*racines sensibles*) gagnent le névraxe pour y prendre les relations que nous connaissons avec les cellules sensitives de ce névraxe : courtes quand leurs cellules d'origine sont profondément situées (ganglionnaires) plus ou moins longues quand elles sont superficielles (sensorielles). Les fibres périphériques présentent selon la position des cellules dont elles émanent une longueur inverse des précédentes ; elles constituent les *nerfs sensitifs*.

INDEX BIBLIOGRAPHIQUE

Balfour. *Traité d'embryologie et d'organogénie comparées*. Paris, 1883. — Kleinenberg. *Hydra, eine anat.-entw. Untersuchung*. Leipzig, 1872.— Jickeli. Der Bau der Hydroidpolypen. *Morphol. Jahrbuch*. Bd VIII. — C. Schneider. Histologie von Hydra fusca, u. s. w. *Arch. für mikr. Anat.*, Bd XXXV. — Heider. Sagartia troglodytes. Cerianthus membranaceus. Ein Beitrag zur Anatomie der Actinien. *Sitz. d. K. Akad. der Wiss. zu Wien*. Bd LXXV et LXXIX. — O. u. R. Hertwig. *Das Nervensystem u. die Sinnesorgane der Medusen*. Leipzig, 1878. — Id. Die Actinien anatom. und histol. mit besonderer Berücksichtigung des Nervenmuskelsystems untersucht. *Jenaische Zeitschrift*, Bd. XIII u. XIV, 1879. — M. v. LENHOSSEK. Ursprung, Verlauf und Endigung der sensiblen Nervenfasern bei Lumbricus. *Arch. für mikr. Anat.*, Bd XXXIX, 1892. — RETZIUS. Das Nervensystem der Lumbricinen. *Biol. Untersuchungen.* N. F., III, 1892. — RAMON Y CAJAL. Nuevas applicaciones del metodo de coloracion de Golgi. *Gaceta sanitaria municipal*, Barcelona, 1889. — ID. Origen y terminacion de las fibras nerviosas olfatias, *Ibid.*, 1890. — VAN GEHUCHTEN. Contributions à l'étude de la muqueuse olfactive chez les Mammifères. *La Cellule*, t. VI, 2e fasc. 1890. — VAN GEHUCHTEN et MARTIN. Le bulbe olfactif chez quelques Mammifères. *La Cellule*, t. VII, 2e fasc., 1891. — KOELLIKER. Histologische Mitteilungen. *Sitz. d. Würzb. phys. med. Gesellschaft.* 1892. — RETZIUS. Endigungsweise der Gehörnerven. *Verh. d. Anat. Ges. in Wien*, et *Biolog. Untersuchungen*, 1892. — CONIL. Des résultats obtenus par la méthode de Golgi appliquée à l'étude du bulbe olfactif. *Mém. de la Soc. de biologie* Paris, 1892. — V. BRÜNN. Die Nervenendigung in Riechepithel. *Naturf. Ges. zu Rostock*, 1891. — ID. Die Endigung der Olfactoriusfasern im Jacobson'schen Organ des Schafes. *Arch. f. mikr. Anat.* Bd XXXIX, 1892. — M. v. LENHOSSEK. Die Nervenursprunge und Endigungen im Jacobson'schen Organ des Kaninchens. *Anat. Anz.*, 1892, nos 19-20. — FUSARI et PANASCI. Les terminaisons des nerfs dans la muqueuse et dans les glandes séreuses de la langue des Mammifères. *Arch. ital. de biologie*, t. XIV, 1891. — RETZIUS. Die Nervenendigungen in dem Geschmacksorgan der Säugethiere und Amphibien. *Biol. Unters.* N. F. IV, 1892. — HENSEN. Zur Entw. des Nervensystems. *Virch. Archiv*, Bd XXX, 1864. — J. GERLACH. Rückenmark. *Stricker's Handbuch*, 1871. — GOLGI. *Sulla fina anatomia degli organi centrali del sistema nervoso*, Milan, 1886. — ID. La rete nervosa diffusa degli organi centrali del sistema nervoso. Suo significato fisiologico. *Rendiconti del R. Ist. Lombardo.* Série II, vol. XXIV, f. 8 et 9, 1891, et *Arch. ital. de biologie*, t. XV, 1891. — HIS. Die Entw. der ersten Nervenbahnen beim menschlichen Embryo. *Arch. für Anat. und Phys*, *Anat. Abth.*, 1888. — ID. Histogenese und Zusammenhang der Nervenelemente. *Arch. für Anat. und Phys.*, *Anat. Abth.*, Suppl. Bd. 1890. — FOREL. Einige hirnanatomische Betrachtungen und Ergebnisse. *Arch. für Psychiatrie*, Bd XVIII. — NANSEN. The Structure and Combination of the histological Elements of the central nervous system. *Bergen's Museum Aarsberetning*, 1886. — ID. Die Nervenelemente, ihre Struktur und Verbindungen im Centralnervensystem. *Anat. Anzeiger*, 1888, no 6. — RAMON Y CAJAL. Estructura de los centros nerviosos de las aves. *Revista trimestrial de histologia normal y patologica*, no 1, 1888. — ID. Nota sobre la estructura de los tubos nerviosos del lobulo cerebral electrico del Torpedo. *Ibid.* — Sobre las fibras nerviosas de la capa molecular del cerebelo. *Ibid.* — Estructura de la retina de los aves. *Ibid.* — Sur la morphologie et les connexions des éléments de la rétine des Oiseaux. *Anat. Anz.*, 1890, no 4. — A propos de certains éléments bipolaires du cervelet, etc. *Intern. Monatsschrift für Anat. und Phys.*, Bd VII, 1890. — KOELLIKER. Nervenzellen und Nervenfasern. *Verh. d. Anat. Gesellschaft in München*, 1891, et *Biol. Centralblatt*, Bd XII, no 2, 1892. — VAN GEHUCHTEN. Les découvertes récentes dans l'anatomie et l'histologie du système nerveux central. *Conférence donnée à la soc. belge de microscopie*, Bruxelles, Manceaux, 1891. — WALDEYER. Ueber einige neuere Forschungen im Gebiete der Anatomie des Centralnervensystems. *Deutsche med. Wochenschrift*, nos 44-48. *Berliner klin. Wochenschrift*, no 28, 1891. — MITROPHANOW. Entw. der motorischen Nervenendigungen in den quergestreiften Muskeln der Amphibien. *Bull. de l'Acad. imp. des sc. de St-Pétersbourg*, 1888 (en russe). — J. GERLACH. Ueber das Verhalten der Nerven zu den quergestreiften Muskelfäden der Wirbelthiere. *Sitz. d. phys.-med.*

Soc. zu Erlangen, 1873. — Id. Ueber die Einwirkung des Methylenblaus auf die Muskelnerven des lebenden Frosches. *Sitz. d. math.-phys. Classe d. Ak. d. Wiss. zu München*. Bd XIX, 1889. — Retzius. Ueber die neuen Prinzipien in der Lehre von der Einrichtung des sensiblen Nervensystems. *Biol. Untersuchungen*. N. F. Bd IX, 1892. — Dohrn. Studien zur Urgeschichte der Wirbelthierkörpers, n° 17. Nervenfaser und Ganglienzelle. Histogenetische Untersuchungen. *Mitth. aus der zool. Stat. zu Neapel*. Bd X, H. 2, 1891. — Beard. A contribution to the morphology and development of the Nervous System of Vertebrate. *Anat. Anzeiger*, 1888. — Id. The development of the peripheral Nervous System of Vertebrate. *Quart. Journ. of micr. Sc.* Vol. XXIX, N. S. 1889. — Kupffer. Die Entw. der Kopfnerven der Vertebraten. *Verh. d. Anat. Gesellschaft*, München, 1891.

SYSTÈME NERVEUX CENTRAL

CHAPITRE PREMIER

Généralités et premiers temps du développement du système nerveux central.

§ 1. — **Le tube nerveux ou médullaire. Constitution générale et signification morphologique.** — Le système nerveux central se présente, ainsi qu'il est dit au tome Ier de cet ouvrage (p. 137), d'abord comme un épaississement, puis comme une invagination de l'ectoderme, le plus souvent creuse (gouttière nerveuse), quelquefois pleine (cordon nerveux). La gouttière nerveuse se ferme ensuite en un canal; le cordon nerveux se creuse d'une lumière. Dans les deux cas, le résultat final de ce processus sur lequel nous ne reviendrons pas, est un **tube nerveux** ou **médullaire**.

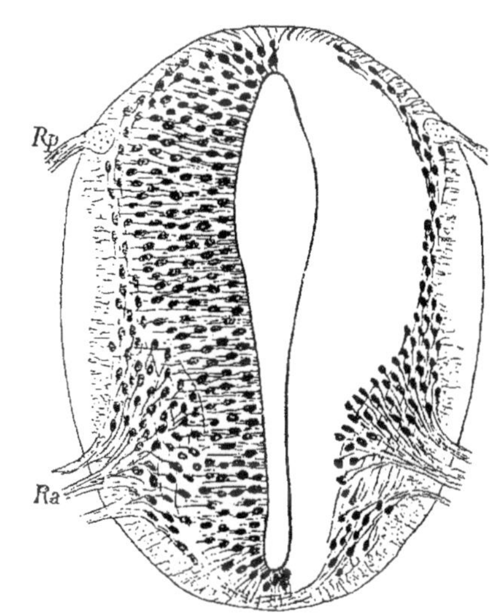

Fig. 138. — *Coupe transversale du tube médullaire d'un embryon humain de 4 semaines* (d'après His).

On distingue supérieurement la plaque recouvrante, inférieurement la plaque basale, toutes deux amincies : de chaque côté, on voit les plaques latérales très épaisses. — *Rp*, racines postérieures. — *Ra*, racines antérieures. Dans la moitié droite de la figure, la couche engainante a été seule représentée; la plaque interne a été négligée.

Le tube nerveux s'étend longitudinalement, suivant l'axe de l'embryon. Il est recouvert par l'épiderme, du côté dorsal ; du côté ventral, il est contigu à la corde dorsale. Sa forme générale est celle d'un cylindre creux comprimé latéralement, de telle sorte que sa lumière est beaucoup plus étendue dans le sens dorso-ventral que transversalement. Les parois du tube sont d'épaisseur très inégale. La paroi dorsale, qui résulte de l'occlusion des lèvres de la gouttière médullaire, est très mince; elle s'appelle *plaque du toit* ou *plaque recouvrante* (His) (fig. 138). La paroi ventrale (qui peut être à son tour considérée théoriquement comme due à l'oblitération d'une fissure ventrale longitudinale intéressant le fond de la gouttière médullaire) est également amincie; on la nomme *plaque du fond* ou *plaque basale* (His). Les parois latérales, au contraire, sont épaisses et font saillie dans la lumière du tube. De cette disposition il résulte que, sur la coupe transversale, l'axe nerveux apparaît composé de deux moitiés parfaitement symétriques, représentant les parois latérales du tube médullaire, réunies par deux étroites commissures, qui forment les parois dorsale et ventrale du tube.

Nous avons maintenant quelques considérations à présenter, relativement aux deux propositions précédentes, savoir d'abord la constitution du système nerveux par deux moitiés symétriques, puis la nature et la signification des deux commissures.

1° Bien que le tube nerveux passe habituellement pour une formation impaire, on doit le considérer comme présentant typiquement une constitution bilatérale. Cela résulte de trois faits principaux d'ordre différent. En premier lieu, ainsi que l'anatomie embryonnaire vient de nous l'apprendre, la forme du tube nerveux définitivement constitué est manifestement bilatérale, à cause de l'importance de ses parties latérales (parois latérales) et de la réduction de ses portions axiales et juxta-axiales (parois dorsale et ventrale). Ensuite, l'étude de la genèse du tube nerveux nous montre que l'épaississement ectodermique nerveux, la plaque médullaire, qui doit s'incurver en gouttière puis se reployer en un tube, est une formation plus ou moins nettement paire, et dans quelques cas (Amphibiens, par exemple, jusqu'à l'évidence. Enfin la constitution paire et bilatérale du tube médullaire est un des résultats fournis par la tératogénie de cet organe ; elle ressort en effet de la constatation, faite par O. Hertwig sur des larves monstrueuses d'Amphibiens, de la disjonction du système nerveux central en deux moitiés parallèles.

On est alors tenté de rapprocher cette conformation bilatérale primitive, qu'offre l'axe nerveux des Vertébrés, de celle qui caractérise le système nerveux central ou chaîne ganglionnaire des Annélides.

Pour plusieurs auteurs cependant, pour Rauber et O. Hertwig principalement, telle ne serait pas la disposition tout à fait primitive du système nerveux des Vertébrés, dont la forme première était non pas bilatérale mais annulaire.

Cette hypothèse émise sur la configuration originelle du système nerveux est en harmonie avec l'idée la plus rationnelle que l'on puisse se faire actuellement du mode de constitution du corps de l'embryon ; cette idée est exprimée dans la *théorie de la concrescence*. Suivant cette théorie, dont Lereboullet est le véritable fondateur, qui a été ensuite développée par His et adoptée depuis par Rauber, Roux, S. Minot, O. Hertwig, et qui a été appliquée par Hatschek au cas particulier de l'Amphioxus, « l'ébauche du corps serait un anneau plat (le bourrelet germinatif) (1), dont les deux moitiés latérales s'appliquent l'une contre l'autre et s'unissent en moitiés du corps symétriques » (His). Ou bien, comme a dit Rauber, « le processus, qui a pour résultat l'ébauche de l'embryon tout entier, doit être considéré comme consistant en une conjonction (syzygie) de l'anneau germinatif » (fig. 139).

Or le bourrelet germinatif entoure le blastopore de la gastrula, c'est-à-dire la masse demeurée à nu du vitellus, dans le cas des Sélaciens par exemple.

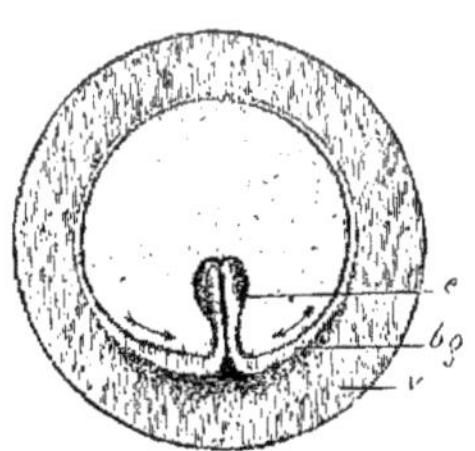

FIG. 139. — *Diagramme de la formation de l'embryon par concrescence chez les Sélaciens.*

V, vitellus. — *bg*, bourrelet germinatif. — *e*, prolongement embryonnaire du bourrelet germinatif (plaque médullaire).

Et comme maintenant le bourrelet germinatif renferme en lui les éléments de l'ébauche embryonnaire, et par conséquent en premier lieu le système nerveux, qui est la première formation de l'embryon par l'époque de son apparition aussi bien que par son importance, il en résulte que le système nerveux a primitivement une forme annulaire et entoure circulairement la bouche primitive, comme l'ont exprimé Kowalewsky d'abord, puis Hertwig. Celle-ci, étant la région où l'ectoderme et l'entoderme se continuent l'un par l'autre et se confondent, était en effet l'endroit le plus favorable où pût être placé un système nerveux pour recevoir directement les impressions reçues par l'ectoderme et, d'autre part, pour agir immédiatement sur les muscles qui dépendent de l'entoderme (O. Hertwig).

Assistant aux progrès de la formation du corps embryonnaire par le mode de la concrescence (fig. 139), la gouttière médullaire nous apparaît comme un prolongement du blastopore; bien plus, elle est une partie, la partie embryonnaire, de ce blastopore même; les replis médullaires qui la bordent symétriquement de chaque côté offrent une disposition bilatérale dans laquelle il faut voir le résultat d'une déformation subie par un système

(1) Le bourrelet embryogène de Lereboullet.

nerveux tout d'abord de forme annulaire et de symétrie radiée. Cette phase du développement concrescent de l'embryon, qui succède à la période de gastrula, qui s'étend depuis le moment où l'ébauche embryonnaire se constitue aux dépens du bourrelet germinatif jusqu'à celui où les plaques médullaires se sont formées et soudées et où, par conséquent, le système nerveux a pris forme, cette phase a été appelée par Rauber « stade neurulaire », et l'embryon qui se trouve en cet état a reçu le nom de *neurula*.

2° Si les vues théoriques qui précèdent sont exactes et si la gouttière médullaire est une partie du blastopore, il doit s'ensuivre les trois corollaires que voici. D'abord, la plaque médullaire, formation ectodermique, doit adhérer de chaque côté à la corde dorsale, formation entodermique, pour que la structure typique de la lèvre du blastopore soit realisée. En second lieu, la gouttière médullaire doit être primitivement ouverte du côté ventral dans l'intestin primitif par un canal cordal, celui-ci représentant la partie profonde, celle-là la partie superficielle du blastopore linéairement allongé. Enfin, la fermeture ventrale de la gouttière médullaire au moyen de la commissure ventrale ou plaque du fond, même sa fermeture dorsale par la commissure dorsale ou plaque du toit, ne sont que des cas particuliers de l'occlusion du blastopore ; par suite, les deux commissures ont la valeur de deux sutures blastoporiques.

Ces divers corollaires sont vérifiés par les faits. La continuité de la plaque médullaire avec la corde dorsale s'observe normalement à l'extrémité

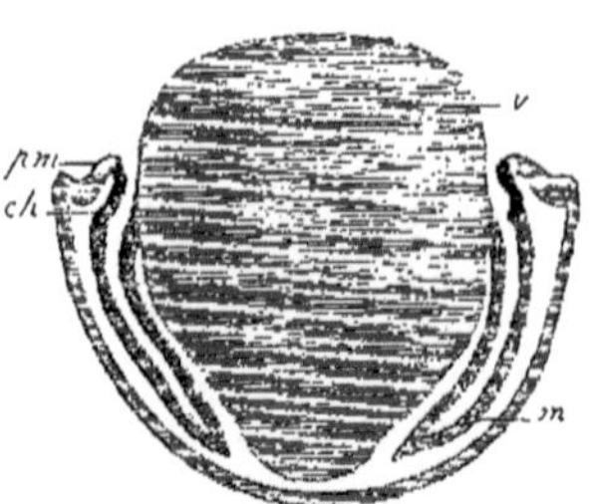

Fig. 140. — *Diagramme d'une coupe transversale à travers une larve de Batracien arrêtée dans son développement et devenue monstrueuse par spina-bifida* (d'après O. Hertwig).

v, vitellus. — *pm*, plaque médullaire. — *ch*, corde dorsale. — *m*, mésoderme.

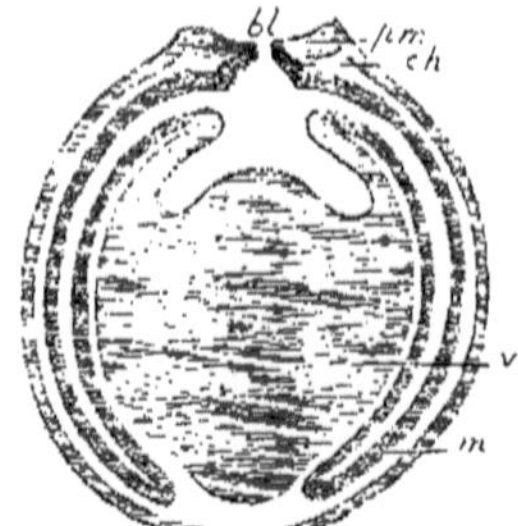

Fig. 141. — *Diagramme de la coupe transversale d'une larve de Batracien normale passant par le blastopore.*

Même signification des lettres que dans la figure précédente. De plus : *bl*, blastopore.

postérieure de l'embryon (voyez t. Ier, fig. 135 et 136 C) ; elle existe aussi dans les monstruosités produites par O. Hertwig chez les Batraciens (fig. 140). La fissuration ventrale de la gouttière médullaire peut être constatée dans les mêmes conditions normales et anormales ; elle caractérise la région neurentérique, et le canal neurentérique n'est autre que sa trace temporairement persistante dans une région déterminée de l'embryon ; elle est un fait consacré par les expériences tératogéniques d'O. Hertwig. Le troisième corollaire enfin est admis essentiellement par O. Hertwig et par His : les commissures ventrale et dorsale ont la valeur des sutures blastoporiques; avec cette réserve que la suture blastoporique qui produit la commissure ventrale est un fait acquis n'ayant plus à se produire ontogénétiquement, puisque la forme primitive sous laquelle le système nerveux paraît est celle d'une plaque non fissurée du côté ventral ; avec cette restriction que le phénomène de l'occlusion du blastopore s'est trouvé dédoublé, et que ce qui reste à présent de ce processus, c'est-à-dire la fermeture dorsale de la gouttière médullaire, n'a plus le caractère d'une soudure de deux lèvres blastoporiques, puisqu'elle n'intéresse plus que l'ectoderme.

§ 2. — **Spina-bifida. Anencéphalie.** — A. *Spina-bifida. Neuroschisis et rachischisis.* — A la suite des considérations qui précèdent vient se placer l'étude des monstruosités dans lesquelles le corps tout entier et particulièrement le tube médullaire se montrent partagés en deux moitiés symétriques.

a) Ces monstres sont connus depuis longtemps déjà. Ils ont été décrits chez les Poissons osseux par Lereboullet, Oellacher, Rauber ; ils ont reçu d'Oellacher le nom de *terata mesodidyma* et de Rauber celui de *terata hemididyma*. Chez les Amphibiens, Roux, Klaussner et surtout O. Hertwig ont pu les produire expérimentalement. La tératogénie expérimentale a aussi donné à Richter des résultats positifs chez le Poulet ; auparavant Dareste au contraire n'avait obtenu que des résultats négatifs. Quant aux Mammifères (et à l'Homme), sur lesquels, on le comprend, l'expérimentation n'a que peu de prise (1), il existe dans la science quelques cas où l'axe nerveux s'est montré fissuré, la gouttière médullaire encore ouverte, à une époque du développement embryonnaire où il n'aurait plus dû en être ainsi si ce développement avait procédé normalement. De plus si, à partir de ces cas comme début, l'on ignore ensuite l'évolution ultérieure de la malformation, on en connaît du moins le résultat définitif, l'état complet ; car les monstruosités qui forment le groupe générique des *spina-bifida* paraissent avoir eu toutes pour point de départ une division primitive de l'axe nerveux, quelle que soit la forme sous laquelle elles se présentent finalement, forme souvent compliquée par des processus accessoires et secondaires.

La malformation initiale consiste donc, vraisemblablement dans tous les cas, en une disjonction ou plutôt un défaut de réunion du système nerveux

(1) Les essais faits par Giacomini sur le Lapin n'ont pas donné de résultats quant aux malformations du système nerveux qui nous occupent ; les résultats généraux mêmes de ses expériences manquent du reste encore, de l'aveu même de l'auteur, de précision et de constance.

central, que Roux a appelé *asyntaxia medullaris* et qui pourrait porter le nom de *neuroschisis*. Cette malformation peut être à son tour rapportée, d'après les vues exposées au paragraphe précédent et selon O. Hertwig, à une absence de fermeture de la bouche primitive (fig. 142, A, B, C); ce qui pré-

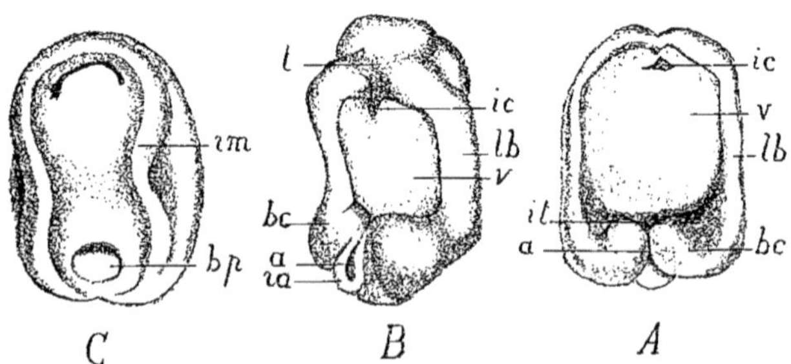

FIG. 142. — *Embryons de Grenouille monstrueux* (*Terata mesodidyma*) (d'après O. HERTWIG).

A. Embryon présentant une fissure blastoporique étendue. — B. Embryon dont la bouche primitive s'est fermée seulement dans la région la plus antérieure de la tête, tandis que partout ailleurs elle est demeurée ouverte. — C. Embryon chez lequel, la bouche primitive s'étant fermée dans les régions de la tête et du tronc, les replis médullaires se sont développés dans ces régions, tandis que la bouche est demeurée largement ouverte à sa partie postérieure.

ic, intestin céphalique. — *it*, intestin terminal. — *lb*, lèvre ou bord du blastopore. — *v*, vitellus. — *bc*, bourgeon caudal. — *t*, région de la tête. — *a*, gouttière anale. — *ra*, replis anaux. — *bp*, partie de la bouche primitive demeurée ouverte. — *rm*, replis médullaires.

cise embryologiquement la formule de von Recklinghausen, pour qui l'origine de la monstruosité était dans un défaut de croissance localisé, dans une aplasie limitée du blastoderme.

b) Le neuroschisis constitue, chez les Vertébrés supérieurs, l'un des types de spina-bifida distingués par Dareste, le plus simple de tous, mais aussi le plus profondément monstrueux. Tourneux et Martin, puis Dareste lui-même ont ramené ensuite cette forme tératologique à sa véritable signification, en la considérant non plus comme étant seulement un type distinct et définitif de la monstruosité, mais en outre comme représentant le premier stade nécessaire et constant de l'évolution de tout spina-bifida, et comme étant aussi le *primum movens* de toutes les modifications qui retentiront ensuite sur le voisinage de l'axe nerveux malformé. Koch, Lebedeff, von Recklinghausen et d'autres ont admis, d'une façon plus restrictive, qu'une partie seulement des monstruosités décrites comme spina-bifida avaient pour origine un neuroschisis. Bien plus enfin, autrefois, le neuroschisis était complètement méconnu, et tout spina-bifida était considéré comme ayant eu pour point de départ non plus un arrêt de développement du tube médullaire demeuré à l'état de sillon, mais une hydropisie du canal central de ce tube.

Quant à la cause productrice du neuroschisis primitif, Panum, Dareste,

Perls avaient supposé que l'amnios, se développant incomplètement, faisait obstacle à la transformation régulière de la gouttière médullaire en tube : influence compressive de l'amnios qui est niée en général par Fol et Warynski, et dans le cas particulier de la genèse du spina-bifida, par Lebedeff et Richter. Lebedeff, par exemple, a trouvé chez ses embryons de Poulet la malformation en question, soit quand l'amnios n'existait pas, soit quand cette membrane avait son amplitude ordinaire, c'est-à-dire dans deux conditions où aucune compression venant de l'amnios ne pouvait s'exercer. Il s'adresse alors à un autre facteur et attribue l'arrêt de développement de l'axe nerveux à des courbures exagérées du corps, qui troublent le développement normal du tube médullaire ; il cherche à réaliser plastiquement la scissure médullaire, convaincu, sous l'influence des idées émises par His sur le mécanisme embryologique, que dans le développement embryonnaire l'élasticité des organes, comparable à celle d'un tube en caoutchouc, est mise en jeu pour produire tout aussi bien le processus anormal que l'évolution normale. Nous savons à présent comment le neuroschisis peut être interprété, à l'aide des considérations théoriques et des données expérimentales d'O. Hertwig.

c) La scissure neurale consiste en ce que la gouttière médullaire ne se ferme pas, mais demeure largement béante ; la plaque médullaire, plus ou moins nettement divisée en deux moitiés droite et gauche, baigne dans le liquide amniotique. Elle demeure ainsi dans un état très primitif, mais ne cesse pas pour cela de s'accroître ; tout au contraire elle s'étale, et en s'étalant change de forme ; de légèrement concave qu'elle était sur une coupe transversale, elle devient plane ou même transversalement convexe.

Dans ces conditions, on peut s'attendre à certaines conséquences, pour la première fois développées par Dareste et Ranke, dont le résultat sera d'ajouter à la malformation initiale et essentielle quelques dispositions tératologiques secondaires et accessoires, et de donner ainsi lieu au type complet de spina-bifida.

Le tissu conjonctif embryonnaire, le mésenchyme, ne pourra en effet pas se réunir sur la face dorsale du tube médullaire, puisque celui-ci demeure à l'état de gouttière et que la continuité de cette gouttière avec l'ectoderme oppose une barrière infranchissable aux éléments mésenchymateux. Il ne se formera donc rien des parties qui normalement recouvrent la moelle et le cerveau du côté dorsal ; il n'y aura ni méninges, ni os, ni téguments. La gouttière médullaire sera en contact direct avec l'extérieur sur une plus ou moins grande étendue. Et si le spina-bifida est partiel, on verra, à l'endroit où la gouttière médullaire étalée continue la moelle proprement dite, une solution de continuité se traduisant extérieurement par une dépression infundibuliforme, sur laquelle Virchow avait attiré l'attention, en comprenant toutefois autrement que nous ne le faisons ici la production de cet orifice en entonnoir.

L'un des faits accessoires, concomitants de la malformation principale, l'absence de toute formation osseuse à la face dorsale du tube cérébro-spinal, a pris aux yeux des tératologistes et surtout des pathologistes, une importance prépondérante, tandis que le fait capital a passé au second rang et souvent même inaperçu. On a donc compté la monstruosité parmi les malformations squelettiques. La colonne vertébrale paraît fendue ou largement ouverte, les arcs vertébraux ne s'étant pas formés et les corps vertébraux existant seuls. Il y a ou paraît y avoir *spina-bifida*, *rachischisis postérieur* (brièvement *rachischisis*).

d) A côté des cas de spina-bifida dans lesquels la forme originelle est une gouttière médullaire persistante, il en est d'autres qui ont pour point de départ une exagération de la forme initiale précédente et qui consistent dans une division longitudinale complète de l'axe nerveux, limitée à la région cervicale, dorsale ou lombaire, ou étendue à toute la longueur de la moelle (*diastématomyélie* d'Ollivier). Cette disposition tératologique, réalisée expérimentalement entre autres par Lebedeff et par O. Hertwig, comporte elle-même deux variétés : ou bien chaque moitié de la plaque médullaire demeure unie à sa congénère par une bande commissurale ; ou bien chaque demi-plaque se ferme isolément en un tube. Dans ce dernier cas, la coupe transversale de l'embryon donne des aspects qui ont pu en imposer pour une monstruosité double, alors qu'il ne s'agissait que d'une bipartition : erreur contre laquelle Lereboullet, Oellacher, Dareste, Rauber, v. Recklinghausen, O. Hertwig se sont élevés.

e) Mettant à part les cas de diastématomyelie, il reste encore un nombre considérable de formes de spina-bifida dont le neuroschisis pur et simple, en lui ajoutant même certains processus accessoires capables de le compliquer, ne rend pas suffisamment compte. Dans la plupart des cas de spina-bifida, il existe en effet, par dessus la substance nerveuse étalée (*nappe médullaire* de Tourneux et Martin) qui résulte de la gouttière médullaire demeurée béante, des tissus de caractère variable, que l'on peut trouver simultanément ou bien à l'exclusion les uns des autres. Tantôt ce sont des membranes, dans lesquelles il n'est pas difficile de reconnaître les méninges. D'autres fois c'est une masse de tissu rouge spongieux, très vascularisé comparable à un tissu caverneux (J. Müller, Dareste), semblable à celle que l'on voit au milieu de la base du crâne et qui remplace le cerveau dans l'acranie et l'anencéphalie ; elle peut être mélangée intimement à la substance nerveuse qui dérive de l'étalement et de la fragmentation de la nappe médullaire et forme alors ce que v. Recklinghausen a appelé *area medullo-vasculosa*. Enfin, tout à fait à la surface de la région affectée tératologiquement, on peut trouver une lame fibro-cutanée modifiée, dépourvue qu'elle est d'involutions glandulaires et pileuses; ou bien la peau peut être parfaitement normale et se continuer sans modifications par dessus la malformation qu'elle cache (*spina-bifida occulta*); ou bien encore la peau, dont les propriétés normales sont exagérées au niveau de la région monstrueuse, y offre un excès de productions pileuses, un hypertrichosis localisé (par ex.

lombo-sacré), une touffe de poils, qui attire l'attention sur la malformation sous-jacente (Virchow, v. Recklinghausen).

Pour ces divers cas, qui sont de beaucoup les plus nombreux dans le groupe des spina-bifida, nous avons à notre disposition plusieurs explications. Elles ont ceci de commun qu'elles font parvenir à la face dorsale de la moelle du tissu conjonctif embryonnaire (mésenchyme), qui pourra ensuite fournir les méninges, le derme, etc.

La plus ancienne de ces explications a régné dans la science avec une extension beaucoup plus considérable que celle qui lui est accordée aujourd'hui ; on l'étendait en effet à tous les cas. Nous savons au contraire qu'il faut la limiter à ceux-là seulement qui ne sont pas expliqués par la persistance de la gouttière médullaire. On admettait alors que la gouttière nerveuse se transformait en tube comme dans l'évolution normale, que ce tube se séparait ensuite de l'ectoderme ainsi que cela arrive normalement aussi, et qu'enfin entre les deux, sur la ligne médiane de la face dorsale du corps, le tissu conjonctif embryonnaire pouvait s'interposer, comme c'est encore normalement le cas. Jusque-là il n'y a aucune irrégularité dans le développement. Mais ensuite, il s'accumule dans le canal central de la moelle un liquide qui dilate la paroi médullaire et l'étale de tous côtés ; une poche est ainsi constituée (*hydrorachis interne, hydromyélocèle* de Virchow). A la suite de cette accumulation de liquide, la poche hydrorachidienne pouvait se rompre, pensait-on ; le tube médullaire fortement distendu devenait déhiscent et l'on se trouvait ainsi ramené aux mêmes conditions que si la gouttière médullaire avait persisté (Virchow, Fœrster). Il est certain que l'hydrorachis interne existe, et qu'il doit être nettement distingué par sa tératogénie et par son anatomie des autres cas de spina-bifida (Koch, Dareste, Tourneux et Martin, Lebedeff) ; on sait d'ailleurs qu'il est rare. Quant à la rupture de la poche hydrorachidienne, ce serait, aussi si l'on en croit Lebedeff, un phénomène possible ; cet auteur en effet pense avoir montré que le tube médullaire une fois fermé peut disparaitre de nouveau ; car il a trouvé, chez ses embryons monstrueux, certains points de la face dorsale de la moelle unis entre eux par des ponts de substance, qui représenteraient les restes de la paroi postérieure du tube nerveux.

Tourneux et Martin, ainsi que Dareste, pour expliquer l'existence, extérieurement à la substance médullaire, d'une lame fibro-cutanée protectrice, font intervenir une progression secondaire du mésoderme par-dessus la moelle, comparable à la formation de la lame fibreuse cicatricielle qui vient recouvrir dans une brûlure grave les tissus profonds.

Lebedeff a invoqué pour certains cas un autre processus. Il a vu en effet chez des embryons de Poulet que la plaque médullaire, qu'elle résulte soit de la persistance de la gouttière, soit de la déhiscence secondaire du tube, végète, forme des replis, des diverticules, qui peuvent ensuite s'isoler et constituer dans le tissu conjonctif sous-jacent des cavités et des conduits irréguliers (fig. 143). Puis l'eau de l'amnios détruit la plaque médullaire, de telle sorte que le tissu conjonctif vient au contact du liquide amniotique ; et comme ce tissu fournit l'ébauche des méninges spinales et cérébrales et qu'il est criblé des cavités qu'on vient de voir, il s'ensuit que les méninges, épaissies d'ailleurs par une inflammation chronique, renfermeront des kystes et se présenteront avec l'aspect cystiforme si fréquemment observé dans les tumeurs de l'hydrorachis et de l'anencéphalie.

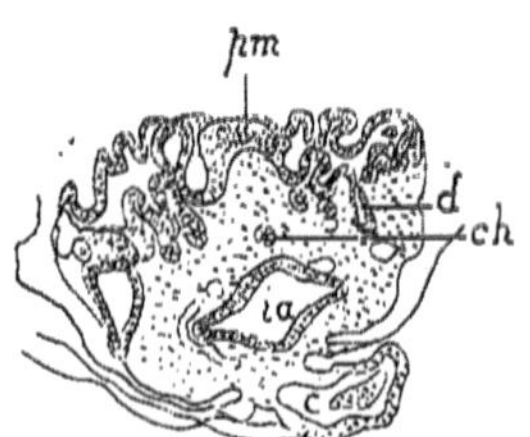

Fig. 143. — *Coupe transversale d'un embryon de Poulet monstrueux* (d'après Lebedeff).

pm, plaque médullaire. — *d*, diverticules et plis de celle-ci. — *ia*, intestin antérieur. — *ch*, corde dorsale. — *c*, cœur.

La tératogénie du spina-bifida nous étant connue, nous ajouterons les traits les plus essentiels de la constitution anatomique de la malformation (1). Le spina-bifida est le plus souvent limité ; il occupe de préférence la région lombo-sacrée. Parfois il est caché sous la peau, qui ne présente rien de particulier à son niveau, mais qui d'autres fois est atteinte d'hypertrichose (voir plus haut) ; on peut voir alors une touffe de poils implantée sur la région lombo-sacrée, en la situation que les artistes donnaient à celles dont ils ornaient les faunes et les satyres ; si de plus à cet endroit le tégument est soulevé, s'il y a tumeur, ainsi que cela est fréquent, celle-ci peut simuler une queue (pseudo-queue d'Albrecht). Le plus souvent, le spina-bifida est à nu, entouré annulairement par un bourrelet tégumentaire (cas de Sandifort) ; il est alors recouvert dans un grand nombre de cas par une masse spongieuse et vasculaire qui contient une nappe médullaire plus ou moins fragmentée (Tourneux et Martin), du tissu fibreux et des vaisseaux ; l'ensemble forme l'aire médullo-vasculaire de v. Recklinghausen). La nappe médullaire se continue avec le bout proximal et le bout distal de la moelle, qui forment pour ainsi dire les pôles supérieur et inférieur

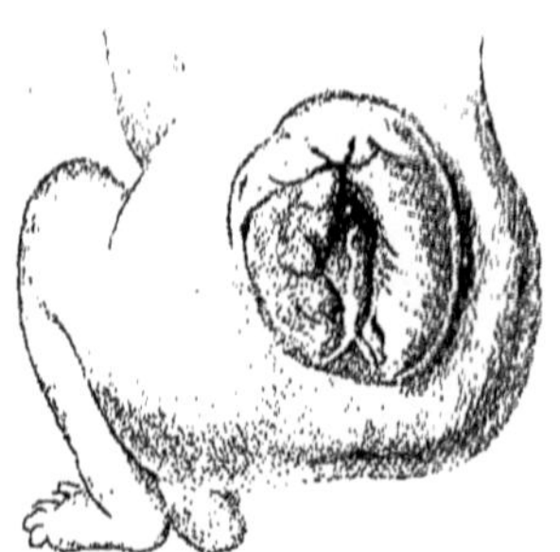

Fig. 144. — *Région lombaire d'un nouveau-né atteint de spina-bifida* (d'après Cruveilhier).

On voit le sac hydrorachidien, d'une coloration rouge, recouvert extérieurement par la peau et en son milieu par la dure-mère seulement ; à la partie supérieure de la tumeur existe une ouverture.

(1) Le lecteur ne doit pas s'attendre à trouver ici la description complète du spina-bifida, non plus que l'indication de toutes les variations anatomiques que cette monstruosité peut offrir ; il est prié, pour acquérir ces connaissances, de se reporter aux ouvrages de tératologie. Nous ne voulons en effet nous occuper des monstruosités qu'en tant qu'elles sont visiblement des aberrations du développement normal, et nous entendons les traiter exclusivement au point de vue de leur genèse comparée à l'organogenèse normale.

de l'aire médullo-vasculaire ; au niveau du pôle supérieur on peut voir l'ouverture du canal central de la moelle (Virchow). La nappe médullaire peut adhérer à une couche fibreuse superficielle (Tourneux et Martin, Cruveilhier) et former alors un bourrelet médullaire. Cette adhérence explique que l'on trouve la moelle dans la région lombo-sacrée, où normalement on n'observe plus que les nerfs qui en partent (queue de cheval) ; c'est que la moelle a été retenue par cette connexion et n'a pu obéir au mouvement ascensionnel qui reporte, dans le développement normal, son extrémité inférieure jusqu'à la hauteur de la 2e vertèbre lombaire. La nappe médullaire donne naissance, de même que le cylindre médullaire normalement constitué, à des racines nerveuses qui vont rejoindre les trous de conjugaison ou les trous sacrés correspondants par un trajet transversal ou même récurrent, bien différent de la direction très obliquement descendante que suivent habituellement les nerfs de cette région pour former la queue de cheval (fig. 145).

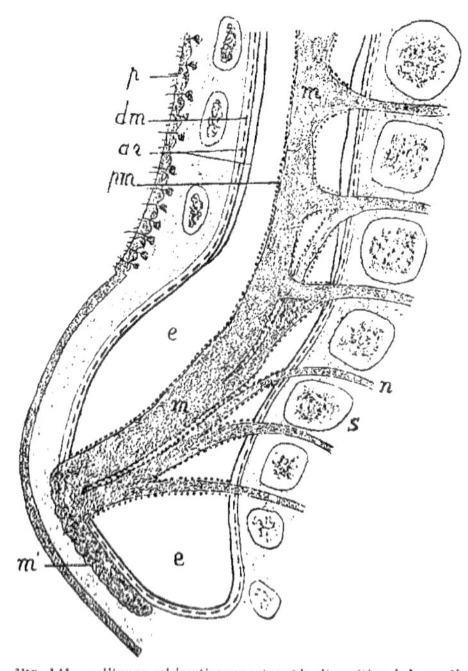

FIG. 145. — *Figure schématique montrant la disposition de la moelle et de ses enveloppes dans un cas de spina-bifida avec hydrorachis externe chez un fœtus humain de 7 mois 1/2* (d'après TOURNEUX et MARTIN).

m, moelle épinière s'étalant en *m'* pour former la nappe médullaire qui est adhérente aux téguments. — *n*, nerfs sacrés prenant naissance dans la nappe médullaire. — *s*, vertèbres sacrées. — *p*, peau (modifiée au niveau de la tumeur, dépourvue de poils). — *dm*, dure-mère, représentée par un trait interrompu. — *ar*, les deux feuillets de l'arachnoïde, figurés par un trait plein, confondus en un seul dans toute l'étendue de la tumeur. — *pm*, pie-mère correspondant partout à la ligne ponctuée. — *e*, espaces sous-arachnoïdiens remplis de liquide et formant l'hydrorachis externe.

Il est relativement rare que le spina-bifida ne soit pas saillant à l'extérieur. Le plus souvent, il forme une tumeur, distendu qu'il est par du liquide. Exceptionnellement ce liquide est situé dans le canal central de la moelle, qui est considérablement distendu ; il y a alors *hydropisie de la moelle*, *hydrorachis interne*, *myélocèle*, *hydromyélocèle*. Dans la très grande majorité des cas, le liquide est en dehors de la moelle qu'il refoule du côté dorsal, entre les enveloppes méningées ; il existe alors une *méningocèle*, une *hydroméningocèle*, *myéloméningocèle* ou *hydrorachis externe;* la méningocèle est rarement pure, il y a le plus souvent pénétration de la moelle dans la poche, ce que les considérations tératogéniques qui précèdent font aisément comprendre. On croyait autrefois que le liquide s'épanchait entre les deux feuillets de l'arachnoïde. Il est plus généralement admis aujourd'hui qu'il n'est autre que le liquide céphalo-rachidien et qu'il a donc pour siège les espaces sous-arachnoïdiens ménagés entre la pie-mère et le feuillet viscéral de l'arachnoïde (fig. 145). La tumeur ainsi constituée peut être volumineuse; on l'a vue descendre jusqu'aux talons (cas de Broca).

B. *Anencéphalie. Pseudencéphalie. Exencéphalie.* — A l'étude des spina-bifida se rattache celle de plusieurs monstruosités (de l'ordre des monstres autosites), dont l'encéphale et le crâne sont le siège et que l'on distingue depuis les Geoffroy Saint-Hilaire sous les noms d'*Anencéphalie*, *Pseudencéphalie*, *Exencéphalie* et sous ceux d'*Acrânie* et d'*Hémicrânie* (1). Cette étude doit faire suite à celle du spina-bifida pour deux raisons : d'abord parce que ces dispositions tératologiques accompagnent le plus souvent la monstruosité précédente; en second lieu, parce qu'elles reconnaissent vraisemblablement la même cause qu'elle.

Voici d'après les Geoffroy Saint-Hilaire la caractéristique de ces diverses monstruosités encéphaliques :

L'*anencéphalie* consiste dans l'absence de l'encéphale ; elle s'accompagne d'une absence le plus souvent totale de la moelle épinière (*anencéphalie proprement dite*), plus rarement limitée à la région cervicale (*dérencéphalie*). Comme conséquence du défaut de substance encéphalique, la voûte du crâne manque entièrement, de même qu'il existe une fissure spinale sur toute l'étendue où la moelle est absente.

Dans la *pseudencéphalie* (fig. 146), il existe quelques vestiges de substance cérébrale, plus ou moins reconnaissables ; la masse encéphalique est figurée par une tumeur vasculaire, d'un rouge foncé, lobée et simulant les hémisphères cérébraux, continue avec la pie-mère dont elle paraît être une partie démesurément hypertrophiée, revêtue par une membrane qui semble être l'arachnoïde. Il y a d'une façon concomitante fissure spinale et absence de la moelle épinière (*pseudencéphalie proprement dite*) ; ou bien ces complications font défaut (*nosencéphalie*, *thlipsencéphalie*). La voûte du crâne est absente sur une étendue plus ou moins considérable. Dans

(1) Il ne faut pas confondre les monstres précités avec les *Paracéphales* et les *Acéphales* (Geoffroy Saint-Hilaire) qui appartiennent à un ordre différent, celui des *Omphalosites*, et qui, n'ayant presque pas ou même pas de tête, représentent une monstruosité beaucoup plus profonde que celles que nous avons en vue ici, trop profonde même pour que nous puissions nous en occuper en la rattachant à une aberration de développement.

les Pseudencéphales proprement dits, elle fait complètement défaut; la masse vasculaire pseudencéphalique repose sur la base du crâne que l'on voit à nu, entourée par un bourrelet tégumentaire chevelu. Chez les Nosencéphales, le crâne est largement ouvert en dessus, mais seulement dans les régions frontale et pariétale ; car le trou occipital demeure dis-

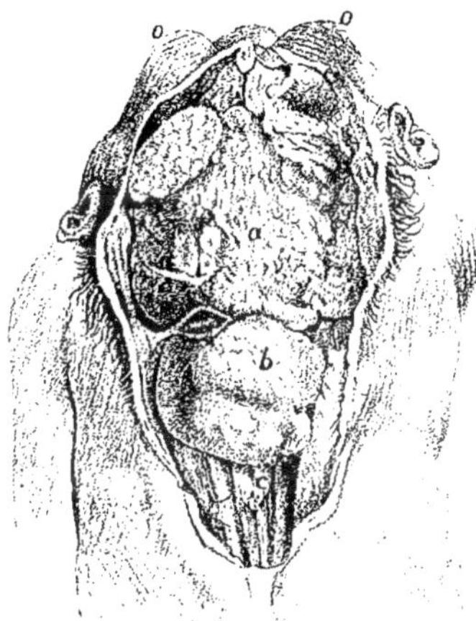

FIG. 146. — *Pseudencéphale né au 7e mois de la grossesse* (d'après VROLIK).

Tête engoncée entre les épaules. Base du crâne à découvert : colonne vertébrale entièrement fissurée. Orbites saillants (*o*). En *a*, substance sanguinolente entourée d'un rebord cutané poilu. En *b*, un sac plein de liquide, qui recouvre la moelle allongée *c*.

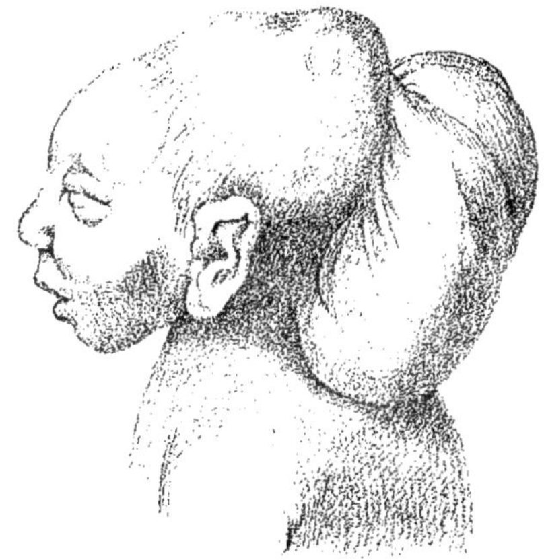

FIG. 147. — *Exencéphale (notencéphale)* (d'après VROLIK)

tinct. Chez les Thlipsencéphales, le crâne est complètement ouvert comme chez les vrais Pseudencéphales.

L'*exencéphalie* (fig. 147) est caractérisée par un cerveau mal conformé, plus ou moins incomplet, et placé, au moins en partie, hors de la cavité crânienne, elle-même très imparfaite. Suivant que le crâne est ouvert dans la région frontale ou dans la région occipitale pour livrer passage au cerveau, on distingue le genre *Proencéphale* et le genre *Notencéphale*. Si l'encéphale, très nettement pédiculé, fait saillie hors du crâne pour la plus grande part de sa masse, on a la *Podencéphalie*. Dans le genre *Hyperencéphale* enfin, la paroi supérieure du crâne manque presque complètement, et l'encéphale est situé presque totalement hors de la boite crânienne.

Dareste a adopté à peu près exactement la classification précédente. Förster et Perls, confondant ensemble l'anencéphalie et la pseudencéphalie sous le nom commun d'anencéphalie, ont distingué dans cette monstruosité trois degrés : *a*) le cerveau manque complètement ; la base du crâne est revêtue par une membrane fibreuse, villeuse et vasculaire (dure-mère) ; *b*) le cerveau fait défaut ; il est remplacé par une masse spongieuse et vasculaire, quelquefois hydatiforme, constituée par les enveloppes cérébrales criblées de lacunes sanguines et de cavités kystiques ; *c*) il y a des parties cérébrales plus ou moins importantes et plus ou moins reconnaissables.

Dans tous les cas d'anencéphalie, de pseudencéphalie et d'exencéphalie, la monstruosité cérébrale s'accompagne d'une *acrânie* ou tout au moins d'une *hémicrânie*, ou, si l'on veut, d'une fissure crânienne (*cranioschisis* de Förster) ; elle est d'étendue variable, la voûte osseuse du crâne pouvant arriver à manquer totalement, tandis que la base seule existe encore.

Dans tous ces cas aussi, même dans ceux où à première vue toute matière cérébrale paraît absente, il y a néanmoins des nerfs cérébraux qui se perdent ou semblent prendre naissance dans la dure-mère et la pie-mère profondément modifiées. Comme c'est une nécessité inéluctable que, partout où existent des nerfs périphériques, il doit y avoir de la substance nerveuse d'où ces nerfs partent ou à laquelle ils aboutissent, on peut en induire que cette substance doit exister en minime partie, ou doit s'être formée à un moment donné du développement. C'est ce que confirme l'observation directe, qui permet de reconnaître souvent dans la masse pseudencéphalique des formations dont la configuration rappelle celle de diverses parties de l'encéphale. Bien plus, on a réussi dans certains cas à montrer, particulièrement pour la moelle allongée, que certains cordons, par exemple les voies pyramidales, faisaient ordinairement défaut, tandis que d'autres, tels que les cordons postérieurs, étaient habituellement conservés ; on a pu ainsi faire servir les monstruosités encéphaliques dont il s'agit à la détermination des trajets des nerfs centraux (Flechsig, Leonova, Arnold, etc.).

D'autre part, les auteurs qui, comme Dareste, Lebedeff, se sont appliqués non plus à l'étude de l'anencéphalie définitivement constituée, mais à la recherche de sa tératogénie, s'accordent à dire qu'il n'y a pas dans cette monstruosité absence complète mais seulement arrêt du développement de l'encéphale. Cette interprétation tératogénique avait déjà été esquissée, au commencement de ce siècle, par Meckel et par Et. Geoffroy Saint-Hilaire ; ce dernier disait en effet que « tout cerveau, toute moelle épinière ont un commencement qui est l'état ordinaire et permanent des anencéphales ». Cette opinion en remplaçait, déjà alors, une autre plus ancienne qu'elle, aujourd'hui abandonnée, d'après laquelle l'anencéphalie, la pseudencéphalie et l'exencéphalie résulteraient d'une augmentation de la sérosité encéphalique, d'une hydropisie cérébrale survenant chez l'embryon. Contre cette manière de voir on peut faire valoir certains faits ; entre autres, la base du crâne est plane ou même convexe dans l'anencéphalie et la pseudencéphalie au lieu qu'elle devrait être concave, telle qu'on l'observe dans l'hydrencéphalie, et telle que devrait la rendre une augmentation de la pression intra-crânienne; d'autre part, dans l'exencéphalie, on constate aisément que ce n'est pas le cerveau qui, devenu hydropique, s'est élevé au-dessus du crâne, mais le crâne qui ne s'est pas formé au-dessus du cerveau (Dareste).

L'arrêt de développement qui frappe la région cérébrale du système nerveux central est semblable à celui qui atteint la région médullaire ; la gouttière nerveuse est complètement fermée et ne se clôt pas en un tube. Il peut arriver ensuite, ainsi que cela a été expliqué plus haut et comme l'ont constaté Oellacher, Lebedeff, Dareste, Arnold, que la gouttière nerveuse forme des plis, qui en s'isolant donneront naissance à des kystes (voyez fig. 143). L'état incomplet du cerveau entraîne celui du crâne dont la voûte osseuse ne peut pas se former, parce que le stade de voûte membraneuse n'a jamais existé.

Quelle est la cause de cet arrêt de développement à son tour? La plupart des auteurs sont muets sur cette question. Panum, Perls et surtout Dareste invoquent, comme toujours, la compression exercée sur la partie cérébrale de la gouttière nerveuse par le capuchon céphalique de l'amnios incomplètement développé, ou, en l'absence de ce capuchon et chez le Poulet, par la coquille (1).

§ 3. — **Moelle épinière et cerveau. Le cerveau ; ses grandes divisions.** — Avant que la gouttière médullaire se transforme en un tube, elle se dilate à son extrémité antérieure ; cette région dilatée est l'ébauche du **cerveau** ; le reste constitue l'ébauche de la **moelle épinière**.

La dilatation cérébrale ne fait défaut à aucun Vertébré. L'Amphioxus lui-même, que l'on oppose aux Vertébrés crâniotes sous le nom d'Acrâniote, et qui n'a pas de tête, possède, au moins dans la période larvaire, un cerveau qui apparaît à la 42ᵉ heure du développement sous la forme d'un épaississement de la paroi nerveuse ; ce cerveau devient rudimentaire pendant la métamorphose par rapport aux autres organes de l'animal (Hatschek).

On sait depuis longtemps déjà que le cerveau de l'Amphioxus se décompose en deux régions. L'une, antérieure, connue sous le nom de *premier ventricule primaire* ou appelée brièvement le *ventricule*, correspond à ce que l'on appelle le cerveau ou cerveau proprement dit des autres Vertébrés ; elle se caractérise, parce

(1) Nous retrouverons le spina-bifida et l'acrânie à propos du développement du squelette.

qu'elle émet un prolongement aboutissant à la fossette vibratile qui représente à la fois l'hypophyse et la fossette olfactive des Vertébrés crânioles. L'autre région, postérieure, est homologue par sa forme et sa situation à la moelle allongée des Crânioles; comme chez ces derniers, elle est dilatée du côté dorsal surtout, en même temps que la paroi qui forme la voûte est considérablement amincie, de telle sorte qu'elle présente vue d'en haut l'aspect caractéristique qui lui a valu le nom de *fosse rhomboïdale.*

L'étude comparée de l'Amphioxus, de Vertébrés inférieurs tels que le *Petromyzon* (Lamproie) et l'*Acipenser* (Esturgeon) et aussi de Vertébrés supérieurs, a permis à Kupffer d'établir qu'il n'existe tout d'abord chez tous les Vertébrés que cette division du cerveau en deux grandes régions : le *précerveau* (*Vorhirn*) et le *postcerveau* (*Nachhirn*), séparés par un *pli cérébral ventral.* — His d'autre part, par des études morphologiques très précises du cerveau d'embryons très jeunes et principalement d'embryons humains, était arrivé au même résultat et avait aussi distingué dans le cerveau deux régions principales : le *bras du grand* cerveau (*Grosshirn-Arm*) et le *bras du cerveau rhomboïdal* (*Rautenhirn-Arm*) à la limite desquelles se fait une inflexion cérébrale prononcée jusqu'à angle aigu, et correspondant à une région intermédiaire qu'il appelle « cerveau moyen » et que nous retrouverons tout à l'heure sous cette même dénomination. — Houssay, chez l'Axolotl, a obtenu un résultat analogue; il admet donc une première division du cerveau en deux vésicules cérébrales, qui ont toutefois une autre valeur que celles reconnues par His et par Kupffer.

Aux deux régions cérébrales de l'Amphioxus, Hatschek en ajoute une troisième, interposée entre les précédentes et qui mérite de par sa place le nom de *vésicule cérébrale moyenne;* elle est très minime, réduite à un canal étroit. Elle est prise aux dépens de la vésicule cérébrale antérieure, dont elle représenterait la partie postérieure.

La division du cerveau de l'Amphioxus en trois vésicules correspond à celle qui, chez les Crânioles, fait suite à l'état bivésiculaire du cerveau. Chez tous les Vertébrés, il y a ainsi un stade du développement du cerveau où cet organe est partagé en trois régions distinctes (fig. 149). Dans l'opinion classique, encore très généralement adoptée, l'état tripartite du cerveau était considéré comme primitif. On disait alors que le cerveau, encore sous forme

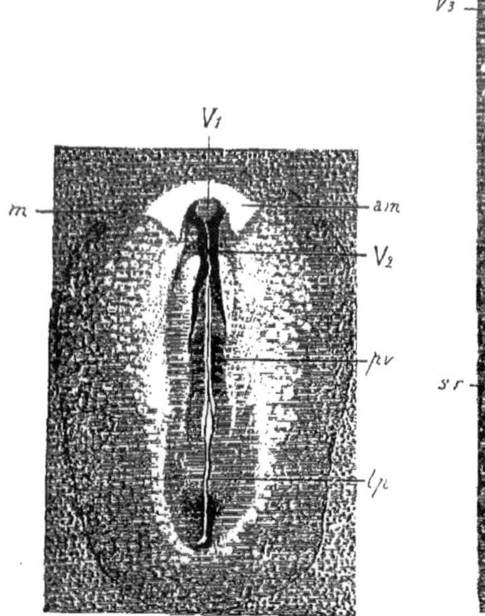

FIG. 148. — *Embryon de Poulet et aire transparente à la 24e heure de l'incubation* (d'après DUVAL).

V1, vésicule cérébrale primitive antérieure. — V2, vésicule cérébrale moyenne, région dans laquelle a débuté la fermeture de la gouttière primitive. — *pv*, protovertèbres. — *m*, mésoderme. — *lp*, ligne primitive. — *am*, région amésodermique.

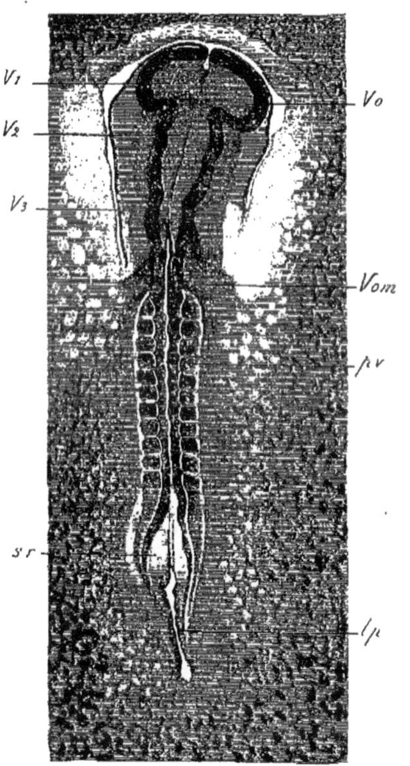

FIG. 149. — *Embryon de Poulet à la 29e heure de l'incubation* (d'après DUVAL).

V1, vésicule cérébrale antérieure primitive, encore ouverte en avant (neuropore antérieur). — V2, vésicule cérébrale moyenne. — V3, vésicule cérébrale postérieure. — *Vo*, épanouissement latéral de la vésicule cérébrale antérieure (future vésicule oculaire primitive). — *Vom*, veine omphalo-mésentérique. — *pv*, protovertèbres. — *sr*, sinus rhomboïdal, partie postérieure du canal médullaire, largement ouvert et encadrant l'extrémité antérieure de la ligne primitive *lp*.

de simple gouttière, se divise au moyen de deux légers étranglements en trois portions successives qui, quand la gouttière sera devenue un tube, formeront les vésicules cérébrales primitives, distinguées en **antérieure, moyenne** et **postérieure**, ou encore **cerveau antérieur, moyen** et **postérieur**. Nous venons de voir que des recherches récentes, instituées sur de très jeunes embryons, ont montré qu'au début il n'existe que deux vésicules; la vésicule moyenne n'est qu'un compartiment distinct de la vésicule antérieure primitive. Nous verrons plus loin, d'autre part, que l'opinion classique doit être modifiée en ce qui concerne la façon dont les vésicules cérébrales prennent naissance et que, dire qu'elles doivent leur formation à l'étranglement du tube nerveux est une façon inexacte de caractériser le processus.

Chez l'Amphioxus, la division régionale du cerveau n'est pas poussée plus loin. Chez les autres Vertébrés au contraire, l'organisation du cerveau se complique, grâce à ce que, toujours du moins d'après la description classique, deux des trois vésicules cérébrales se subdivisent par étranglement en deux compartiments secondaires (1). L'antérieure en effet se partage de cette façon en une **vésicule cérébrale antérieure définitive** et en une **vésicule cérébrale intermédiaire** interposée à la première et à la vésicule cérébrale moyenne. La postérieure se divise à son tour en un **cerveau postérieur proprement dit** et un **arrière-cerveau** ou **moelle allongée**. Nous obtenons de la sorte, en dernière analyse, cinq vésicules cérébrales distinctes, découvertes par v. Baër, cinq cerveaux secondaires ou définitifs, dont les principales synonymies sont données dans le tableau suivant, en même temps que leurs rapports avec les régions cérébrales primitives dont elles dérivent.

(1) Nous verrons plus loin quelles modifications il convient d'apporter sur ce point au schéma classique.

HIS	KUPFFER	HATSCHEK (Amphioxus)	V. BAËR ET LA PLUPART DES AUTEURS	V. BAËR ET LA PLUPART DES AUTEURS	HAECKEL	HUXLEY
Bras du grand cerveau.	Précerveau.	Ventricule ou vésicule cérébrale.	Cerveau antérieur.	Cerveau antérieur (définitif ou secondaire).	Proto- psyche.	Prosen- céphalon.
				Cerveau intermédiaire.	Deuto-	Thalamen-
Cerveau moyen.		Cerveau moyen.	Cerveau moyen.	Cerveau moyen.	Méso-	Mésen-
				Cerveau postérieur (définitif ou secondaire).	Méta-	Méten-
Bras du cerveau rhomboïdal.	Post-cerveau.	Fosse rhomboïdale.	Cerveau postérieur.	Moelle allongée ou arrière-cerveau.	Epi-	Myélen-

§ 4. — **Occlusion de la gouttière nerveuse; sutures médullaires. Extrémité antérieure du tube médullaire; le neuropore antérieur.** — Lorsque, dit Oppel, on veut distinguer dans le développement du système nerveux central un certain nombre de stades, on ne peut reconnaître que les suivants :

1° Le tube médullaire futur est préformé dans l'ectoderme, mais ne peut encore en être distingué; 2° Le tube médullaire futur peut être délimité en tant que partie constituante de l'ectoderme; 3° Le tube médullaire futur commence à s'isoler de l'ectoderme; 4° Le tube médullaire est séparé de l'ectoderme. Entre les stades 3 et 4, il est impossible d'établir une série de phases intermédiaires : on ne voit que le début de la séparation du tube médullaire, et on constate ensuite que cette séparation est terminée.

L'occlusion de la gouttière nerveuse, sa transformation en un tube, ne sont pas en effet soumises à des règles fixes mais varient chez les différentes espèces de Vertébrés, et aussi, il faut bien l'ajouter, suivant les auteurs, quant à l'endroit où débute la fermeture et à celui où elle se fait en dernier lieu, quant à l'époque où elle commence et à celle où elle est terminée. Telle est la conclusion à laquelle Oppel est arrivé, en comparant à cet égard un grand nombre de monographies embryologiques. Dans la plupart des cas cependant, la gouttière nerveuse commence à se fermer dans la région de l'arrière-cerveau futur; de là, la soudure des lèvres se propage en avant et en arrière; en avant, elle respecte une région tout à fait antérieure du cerveau, qui demeure ouvert et dont l'ouverture porte le nom de *neuropore antérieur* (fig. 149 et 150).

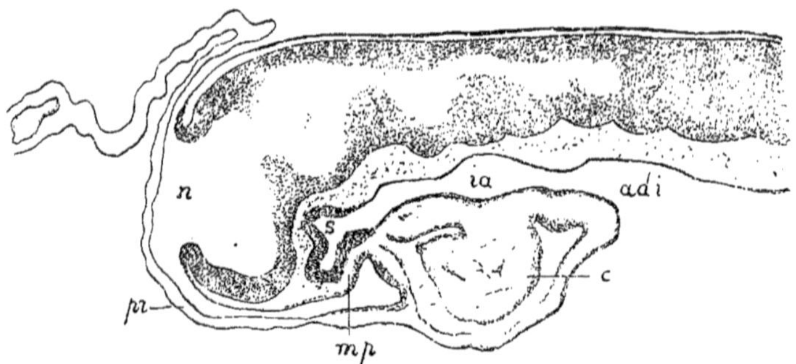

FIG. 150. — *Coupe longitudinale et médiane (sagittale) d'un embryon de Lapin de 8 jours 1/2* avec le neuropore antérieur.

n, neuropore antérieur. — *ia*, intestin antérieur. — *adi*, *aditus anterior*. — *s*, poche de Seessel. — *c*, cœur. — *mp*, membrane pharyngienne. — *pr*, proamnios.

Voici du reste quelques-uns des résultats obtenus.

Chez les Oiseaux (Poulet, Perroquet, Étourneau, Moineau, Choucas, Rouge-queue), Foster et Balfour, Duval, Braun, Oppel ont vu la gouttière nerveuse fermée en premier lieu dans la région du cerveau postérieur et de l'arrière-cerveau ; la fermeture progresse de ce point en avant et en arrière. Mihalkovics, chez l'Oie, reporte le début de l'occlusion au cerveau moyen. Pour Gasser, chez l'Oie également, les bords de la gouttière nerveuse s'accolent sur toute leur longueur et se soudent en même temps tout le long de l'axe. Van Wijhe, chez le Canard, décrit le neuropore antérieur.

Oppel, chez l'*Anguis*, a constaté que c'est dans la région de la nuque (moelle allongée) que la fermeture commence ; le cerveau demeure pour un temps ouvert en avant. Ce dernier fait a été observé par Strahl chez

Lacerta agilis. Orr, chez *Anolis sagraei,* a vu les replis médullaires se confondre d'abord au milieu du dos, la gouttière demeurant béante dans ses régions antérieure et postérieure. La Couleuvre a donné à Hoffmann, Reichel, Oppel des résultats variables, la fermeture débutant tantôt dans la nuque, tantôt au milieu du tronc.

Chez les Sélaciens (*Pristiurus et Torpedo*), le tube médullaire reste ouvert en avant, spécialement au niveau de la future épiphyse (Rabl). Chez *Torpedo,* d'après van Wijhe, une ouverture, le neuropore antérieur, persiste longtemps à la partie antérieure du tube nerveux. His figure aussi chez un Sélacien le neuropore antérieur.

Quant aux Mammifères, Selenka a vu, chez *Opossum*, le tube nerveux se fermer d'abord dans la région nuquale. Kölliker chez le Lapin, Fleischmann chez le Chat, Oppel chez le Murin ont fait une semblable constatation. Pour d'autres auteurs au contraire, pour Bischoff (Bouc), pour Bonnet (Brebis) pour Heape (Taupe), la soudure a lieu d'abord plus en arrière, vers le milieu du corps.

Chez l'embryon humain, on connaît l'observation faite par Thomson sur un germe de 15 jours qui présentait encore une gouttière nerveuse complète. Il en est de même pour les embryons de Graf Spee ($1^{mm},54$), et de His ($2^{mm},2$). Sur un embryon de $2^{mm}.5$, Kollmann a trouvé le tube médullaire fermé dans la moitié postérieure du tronc. Dans l'embryon de Janosik (3^{mm}), le tube était ouvert en avant seulement, dans la région cérébrale.

Chez l'Amphioxus, la suture nerveuse marche d'arrière en avant, et le neuropore antérieur, qui persiste chez l'adulte au fond d'une fossette garnie de cils vibratiles et qui conduit l'eau dans la cavité du tube nerveux, correspond à un défaut de substance dans la région la plus antérieure du toit de la gouttière médullaire (Kowalewsky, Hatschek). Donc le bord antérieur (ou inférieur) du neuropore, remarquable par la présence d'une tache pigmentaire oculaire, appartient au plancher de la gouttière nerveuse.

S'il en est chez les Vertébrés crâniotes comme chez l'Amphioxus, si le neuropore antérieur des uns est l'équivalent de celui de l'autre, le bord antérieur (ou inférieur) du neuropore devra ici marquer l'extrémité du plancher de l'axe nerveux. Nous aurons du reste à préciser plus loin la situation du neuropore antérieur. En tout cas, le neuropore antérieur, et c'est par là surtout qu'il se caractérise, représente le lieu de connexion dernier à disparaître entre l'ectoderme et le système nerveux. Si donc nous voyons, ainsi que l'ont constaté van Wijhe chez le Canard, Kupffer chez l'Esturgeon, à l'emplacement même du neuropore antérieur et au lieu de lui, un cordon cellulaire unissant l'ectoderme au tube nerveux, nous imposerons à ce cordon la signification d'un neuropore qui aurait cessé d'être perméable.

Dans la région du neuropore antérieur, c'est-à-dire selon toute l'étendue de la paroi antérieure ou terminale du cerveau, la fermeture du tube cérébral s'effectuera plus ou moins tard par prolongation en avant de la suture dorsale. Cette suture tardive et surajoutée, qui achève en avant l'occlusion de la paroi cérébrale, a été distinguée par His du reste de la suture dorsale et a reçu le nom de *suture terminale*, ou *frontale* (comp. fig. 150 et fig 152 de * à *), qui rappelle en même temps la situation de la suture à l'extrémité antérieure du cerveau et la part qu'elle prend à l'achèvement de la limitation de la cavité nerveuse. On appellera *plaque terminale* la paroi nerveuse qui résulte de l'occlusion de la suture terminale.

Nous avons laissé entendre plus haut que la paroi ventrale de la gouttière et plus tard du tube médullaire devait être considérée aussi comme le résultat d'une suture se produisant entre les deux bords d'une fissure ventrale et longitudinale de la gouttière ; c'est la *suture basale* de His. Son étendue mesure celle même du contact entre la corde dorsale et la gouttière nerveuse. Son extrémité antérieure, au moins au début, correspond à celle de la corde dorsale. Cela n'est vrai que pour les Vertébrés supérieurs ; car chez les plus inférieurs (Amphioxus, Cyclostomes), la corde dorsale dépasse en avant le tube médullaire.

§ 5. — **L'axe du tube nerveux. Ses courbures. Détermination de l'extrémité antérieure de l'axe.** — I. *Courbures du cerveau.* — A l'époque de sa fermeture, la région antérieure ou cérébrale du tube nerveux est droite ; elle offre, tout au plus, au stade où le cerveau se partage en deux et trois vésicules, une légère incurvation à concavité ventrale (Mihalkovics). Pour His, au contraire, la gouttière médullaire, avant de se fermer, présente déjà la succession des courbures caractéristiques que nous retrouverons tout à l'heure. A ce moment, l'axe rectiligne ou faiblement curviligne du tube cérébral se termine en avant au milieu de la plaque terminale qui comble la suture terminale. Telle est, du moins, la terminaison de l'axe géométrique du cerveau, c'est-à-dire de la ligne idéale qui court le long du centre de la lumière du tube (Mihalkovics). Il en serait autrement si, avec Goette et d'autres, on considérait comme ligne axiale la ligne médiane du plancher du tube médullaire; l'extrémité d'un tel axe serait évidemment située plus du côté ventral que celle de l'axe précédent et viendrait tomber à l'extrémité ventrale (ou inférieure et postérieure) de la suture terminale.

Puis en même temps que le cerveau antérieur s'allonge d'une façon notable (fig. 151, 1) et que sa région ventrale s'agrandit (2),

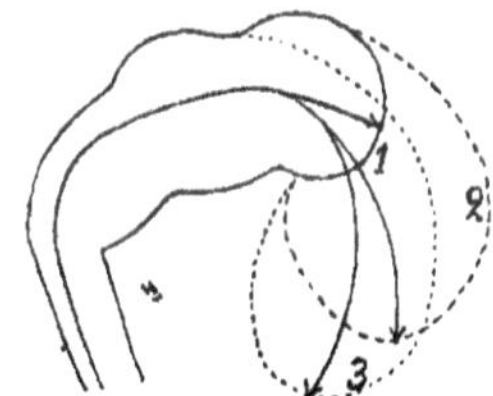

FIG. 151. — *Diagramme du mode d'accroissement du cerveau.*

Au stade le plus jeune (1), le contour du cerveau est marqué par un trait plein ; au stade suivant (2) par un trait interrompu ; au dernier stade (3) par une ligne ponctuée. Les axes (axes géométriques) du cerveau en ces 3 stades successifs sont indiqués par des flèches.

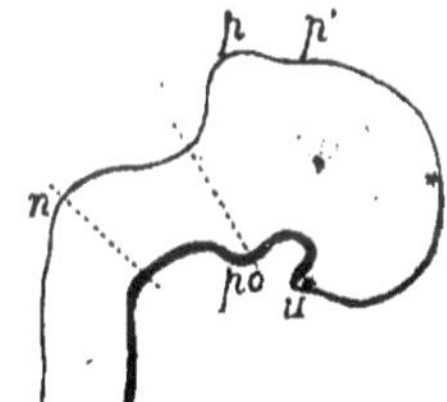

FIG. 152. — *Diagramme des courbures du cerveau*

u, courbure unciforme. — *p*, *p'*, courbures pariétales antérieure et postérieure (His), ou courbures du vertex. — *n*, courbure nuquale. — *po*, courbure pontique. — Le plancher est indiqué par un trait plus épais. L'étendue de la suture terminale ou frontale (His), de * à *, est marquée par un trait' d'épaisseur moindre. Le reste correspond à la suture dorsale.

il s'infléchit du côté ventral (3), de telle sorte que le cerveau moyen devient à présent la partie culminante du cerveau tout entier et se trouve comme enclavé entre les deux cerveaux antérieur et postérieur qui tendent à se rapprocher. Comme le sommet de cette courbure correspond au sommet de la tête soulevée en une proéminence du vertex, His a pu l'appeler *courbure du vertex*. Parce qu'aussi la tête suit les inflexions subies par le cerveau et que sa forme est commandée par la configuration de ce dernier, la courbure qui nous occupe a été nommée successivement *courbure céphalo-faciale* (Reichert), *courbure céphalique* (Dursy, Mihalkovics), *courbure céphalique antérieure* (Kölliker), par opposition à une flexion céphalique postérieure que nous allons voir se produire. Observant que le sommet de la courbure est non pas simple mais double, et que les deux sommets correspondent respectivement aux limites antérieure et postérieure du cerveau moyen, His a pu distinguer une « courbure antérieure » et une « courbure postérieure pariétales » ou « du vertex » (fig. 152, *p*, *p'*). Il y ajoute une *courbure unciforme* (en hameçon), que subit le plancher du cerveau antérieur qui, de cette façon, arrive à se retirer sous le cerveau moyen; elle est la conséquence de la précédente (fig. 152, *u*).

Le cerveau présente alors, suivant la comparaison de Mihalkovics, la forme d'une cornue. La courbure de la cornue représente le cerveau moyen ; au ventre correspond le cerveau antérieur, au col le cerveau postérieur. La concavité du coude décrit par la cornue est occupée par un tissu conjonctif abondant, qui forme un pli transversal autour duquel s'opère la courbure, et qui constituera plus tard le « pilier moyen du crâne ». Le coude se prononçant de plus en plus par les progrès de la flexion, le pilier conjonctif sus-indiqué devient une lame transversale de plus en plus mince, et les parois ventrales ou planchers du cerveau antérieur et du cerveau postérieur deviennent presque parallèles.

De très bonne heure il se produit, à la limite de la moelle allongée ou arrière-cerveau et de la moelle proprement dite, une courbure qui, par sa situation dans l'ensemble du corps embryonnaire, mérite le nom de *courbure nuquale*, ou encore de *courbure céphalique postérieure* (Kölliker) par opposition à celle dont il a été précédemment question (fig. 152, *n*). Elle détermine à la limite du tronc et de la tête la proéminence nuquale, de même que tout à l'heure nous avons appelé proéminence du vertex celle qui est due à la présence de la courbure du vertex. Beaucoup moins prononcée que la précédente, elle ne se fait que sous un angle obtus plus ou moins ouvert, qui, chez les Mammifères et surtout chez l'Homme, peut devenir presque droit, tandis qu'au contraire la courbure nuquale des Oiseaux et surtout des Batraciens et des Poissons est à peine marquée.

Les deux incurvations que nous venons de voir se font de telle sorte que leur concavité est ventrale. Il en est une troisième qui au contraire tourne du côté ventral sa convexité. Elle se produit à la limite du cerveau postérieur et de l'arrière-cerveau et a reçu de Kölliker le nom de *courbure pontique* ou *du pont*, parce qu'elle correspond à la région de l'encéphale qui sera plus tard le pont de Varole (fig. 152, *po*). Pour la constituer, le plancher de la vésicule cérébrale postérieure s'épaissit et se plisse ensuite jusqu'à ce que la portion de ce plancher qui appartient au cerveau postérieur fasse un angle droit puis aigu avec celle qui fait partie de l'arrière-cerveau, ou même lui devienne presque parallèle. C'est chez les Poissons osseux, les Mammifères et surtout chez l'Homme que la courbure pontique est le plus développée. Nous allons voir tout à l'heure quelles modifications de la région cérébrale correspondante accompagnent l'incurvation du pont.

Les diverses courbures cérébrales n'apparaissent pas en même temps ; la courbure nuquale, bien que la moins prononcée, est la plus précoce.

Chez l'embryon d'une espèce animale donnée, les différentes courbures ne sont pas également marquées ; mais il semble y avoir entre elles un balancement tel que l'une se développe beaucoup en l'absence d'une autre.

D'une manière générale les incurvations cérébrales sont en rapport avec le grand développement que prend rapidement l'encéphale, chez tous les Vertébrés. Aussi ne manquent-elles pas aux Vertébrés les plus inférieurs eux-mêmes (Petromyzon, Acipenser) (Kupffer).

Les deux principales courbures, la courbure céphalique et la courbure pontique, ont un degré proportionnel à l'importance des hémisphères cérébraux et du cervelet chez l'animal considéré ; chez les Mammifères et l'Homme la courbure céphalique très prononcée est en rapport avec la puissance des hémisphères cérébraux ; chez les Poissons, où le cervelet est en général volumineux, la courbe pontique est aussi généralement très marquée. Il ne faut donc pas, pour apprécier les conditions de développement des courbures, se contenter de la formule trop simple, qui consisterait à les dire d'autant plus développées que l'animal appartient à un rang plus élevé dans la série des Vertébrés (Mihalkovics).

Plus tard, les courbures s'effacent ou diminuent. Plus les hémisphères cérébraux (cerveau antérieur) prennent de développement, moindre est la diminution des flexions cérébrales, et inversement. C'est chez les Reptiles et les Oiseaux, dont les hémisphères cérébraux sont peu volumineux, que la régression des courbures est la plus grande. Ainsi, la courbure céphalique antérieure diminue, grâce à ce que la profonde incisure qui sépare les bases des cerveaux antérieur et postérieur est comblée de haut en bas par de la substance cérébrale correspondant à la protubérance, aux pédoncules cérébraux et à l'espace interpédonculaire. On retrouve cette courbure dans la déviation de l'axe de la cavité encéphalique, lorsqu'on passe de l'aqueduc de Sylvius au ventricule moyen (Mihalkovics).

Les causes des courbures cérébrales nous sont aujourd'hui connues, grâce surtout aux efforts faits par His pour comprendre la mécanique du développement embryonnaire. D'anciens auteurs, v. Baër, Rathke, Reichert ont cherché tout d'abord les causes de ces courbures dans un accroissement prépondérant du cerveau par rapport à la base du crâne et au tube digestif. His, qui a fondé le principe de l'accroissement inégal suivant les régions et les organes de l'embryon, a consacré l'opinion précédente par des chiffres résultant de mensurations précises ; il a vu en effet que, tandis que le tube médullaire ne s'allonge dans le tronc que d'un sixième, le tube cérébral s'accroit en longueur de plus du double dans le même laps de temps. La conséquence de cet accroissement considérable ne peut être qu'une déviation de l'axe du cerveau. Et comme le toit du cerveau s'allonge plus que le plancher, c'est évidemment du côté ventral que devra se faire l'incurvation.

Tous les changements de forme du cerveau, spécialement la production de toutes les courbures sont, d'après His, phénomènes purement mécaniques, que l'on peut produire avec un tube de caoutchouc remplaçant le tube cérébral (fig. 153).

A. Si l'on ploie le tube, il se fait au sommet du pli un coude; l'endroit coudé devient plus large que le reste du tube, s'aplatit transversalement; dans la concavité du coude, il se produit un sillon, qui est le plus profond au milieu ; le coude se prolonge latéralement par deux saillies que l'on peut appeler oreilles de courbure. — *B*. Si l'on fixe en un point le tube de caoutchouc ainsi ployé, on verra l'extrémité antérieure du tube s'infléchir vers le point de fixation. — *C*. En fendant le tube sur une certaine longueur, ou mieux en en réséquant un segment fusiforme, puis ployant le tube, de façon à le courber en dessous, les bords de la fissure ou de l'ouverture deviendront béants, et la lumière du tube s'élargira en une fosse aplatie de forme rhomboïdale, dont la plus grande largeur correspondra au point où l'incurvation du tube est maxima. — *D*. Si maintenant l'on repousse l'une vers l'autre les extrémités du tube ainsi fendu, on verra dans la région de la fente une partie du tube se replier au-dessous de l'autre. — *E*. Si le tube fendu est ployé de façon à former une courbe à con-

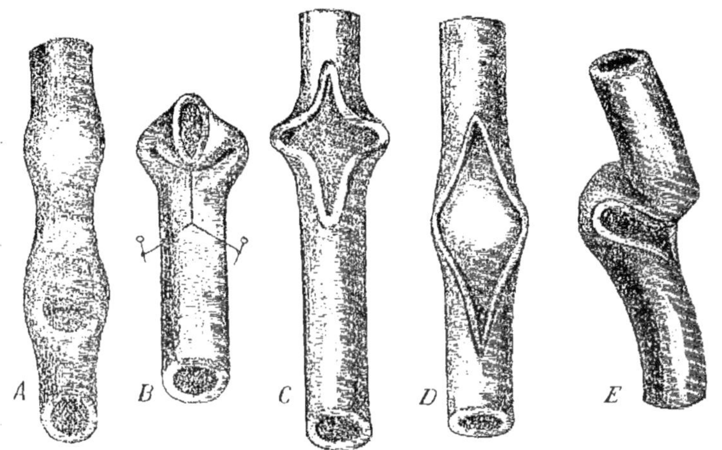

FIG. 153. — *Changements de forme (dilatations, étranglements, fissures, courbures) que subit le cerveau, démontrés à l'aide du schéma plastique du tube de caoutchouc* (d'après HIS).

A. Tube incurvé, en haut, de sorte qu'il présente une convexité dorsale ; en bas, de façon à offrir une concavité ventrale.
B. Tube dont l'extrémité supérieure a été rétractée par un bout de fil qui y a été attaché.
C. Tube fendu et infléchi de façon à devenir concave du côté de la fente.
D. Tube fendu et fléchi de façon à devenir convexe du côté de la fente.
E. Tube fendu et repoussé à partir de ses deux extrémités.

vexité supérieure, on verra le fond du tube s'étaler en une sorte de dos d'âne transversal correspondant au sommet de la courbe.

Ces différents cas que l'on peut artificiellement réaliser à l'aide du schéma plastique du tube en caoutchouc se présentent dans la nature pour le développement des formes du tube cérébro-médullaire. Par exemple, le troisième cas s'observe, comme on le verra plus tard, dans l'élargissement qu'éprouve le tube médullaire dans sa région dorsale, en raison de la courbure convexe par en haut que l'axe du corps subit en cet endroit. L'union admise par His entre l'intestin antérieur et le cerveau antérieur, union dont les restes seraient l'infundibulum cérébral et l'hypophyse pharyngienne, permet de comprendre que le deuxième cas du schéma précédent se retrouve dans le développement du cerveau antérieur ; l'intestin antérieur représente le fil qui fixe en arrière et en dessous la vésicule cérébrale, et la forme que prend celle-ci devient bien celle qui est prévue par le schéma ; le point d'application du fil se fait au niveau de l'infundibulum cérébral ; les vésicules oculaires sont les oreilles de courbure ; la gouttière, qui s'étend du point de fixation aux oreilles de courbure, correspond au sillon qui dans la réalité se termine à la face inférieure des vésicules oculaires. Ainsi explique His la façon dont se produit la courbure unciforme du cerveau antérieur.

Tout aussi satisfaisante paraît l'explication du processus par lequel se fait la courbure pontique. Ce processus est celui du cas *D* dans le schéma précédent. La large fosse résultant de l'incision dorsale pratiquée sur le tube de caoutchouc est la fosse rhomboïdale ; les bords postéro-latéraux de l'incision sont les corps restiformes ; les bords antéro-latéraux fournissent l'ébauche du cervelet.

L'inflexion qui se produit au niveau de cette fosse a pour résultat de l'élargir latéralement toujours davantage. Par les progrès de l'inflexion, le plancher de la fosse rhomboïdale sera reporté de plus en plus en avant. Les bords antéro-latéraux de la fosse rhomboïdale, c'est-à-dire le rudiment du cervelet, seront d'autant plus développés que la fosse sera plus large, que la courbure pontique sera plus prononcée.

Ces différents phénomènes s'observent dans une dépendance aussi étroite les uns vis-à-vis des autres, quand on jette un coup d'œil sur l'anatomie comparée de la région cérébrale qui nous occupe. Partout où la courbure pontique est faible et n'est que peu reportée en avant, la fosse rhomboïdale est peu large et demeure à découvert, le cervelet est petit. Inversement, la courbure pontique très accentuée et fortement projetée en avant s'accompagne d'un élargissement considérable de la fosse rhomboïdale, que recouvre un volumineux cervelet.

L'essai d'explication tenté par His est certainement le plus remarquable et le plus satisfaisant qui ait été fait. Accepté essentiellement par Mihalkovics, il a été modifié par cet auteur en ce qui concerne la courbure unciforme du cerveau antérieur. Pour Mihalkovics, le fil fixateur qui maintient en arrière et en dessous le plancher de la vésicule cérébrale antérieure et qui oblige celle-ci à s'incurver, est autre que celui que His faisait intervenir ; il est formé par la membrane pharyngienne adhérente à la base du crâne embryonnaire et par suite à la base du cerveau, reliée d'autre part à l'arc maxillaire et par son intermédiaire au cœur. Que toutes ces parties se retirent en arrière, et la courbure du cerveau antérieur se produira (voir, pour l'intelligence de ce phénomène, la figure 47, p. 76).

Dursy admet à son tour pour produire la courbure céphalique une adhérence entre la plaque terminale du cerveau, l'extrémité antérieure renflée en bouton de la corde dorsale, et l'intestin antérieur.

Kölliker, Dursy, Mihalkovics, Löwe indiquent encore, pour l'explication de la formation et de la disparition des courbures du cerveau, l'influence du développement de la face et du crâne membraneux. Ainsi, selon Dursy, après que la paroi antérieure, puis la paroi dorsale du crâne et du cerveau se sont reportées en arrière et au-dessous, de manière à faire respectivement partie de la base du crâne et de celle du plancher cérébral, formant cependant avec celles-ci un angle de plus en plus aigu, le développement de la face intervient pour relever l'une et l'autre, pour ouvrir de plus en plus cet angle. Kölliker, Mihalkovics et Löve expliquent la formation de la courbure céphalique et de la courbure pontique par la présence du pilier moyen du crâne, qui forme une sorte de crête transversale, par-dessus laquelle le cerveau antérieur s'incurve (courbure céphalique) et sur la face postérieure de laquelle le cerveau postérieur vient buter, trouvant obstacle à son allongement (courbure pontique).

En somme, la cause essentielle, constante, des courbures est l'allongement inégal de la paroi cérébrale dans les diverses régions et aussi de la paroi dorsale comparée à la paroi ventrale. Le développement du squelette facial et crânien, la fixation médiate de l'extrémité antérieure du cerveau à l'intestin sont des causes adjuvantes, à laquelle on peut encore ajouter d'autres influences, comme celle exercée par le repli antérieur de l'amnios, qui, comme His et d'autres l'ont admis, fait certainement obstacle au développement du cerveau en avant et en haut et l'oblige à chercher en se recourbant en arrière et en bas la place nécessaire à son expansion.

II. *Extrémité antérieure de l'axe cérébral.* — Nous avons à envisager maintenant une deuxième question, très controversée, relative à la morphologie du cerveau embryonnaire. C'est celle de la détermination de l'extrémité antérieure du tube cérébral. L'importance de cette détermination est que toute région cérébrale qui sera au-devant de ce point extrême de l'axe nerveux appartiendra ou aura appartenu morphologiquement à la voûte du cerveau, bien que pouvant faire partie de la base du cerveau adulte; toute partie cérébrale située en arrière sera comprise dans le plancher, et dans la base véritable du cerveau.

Mais quel est d'abord l'axe nerveux? Est-ce un axe géométrique, passant par le centre de la lumière du tube cérébral (Mihalkovics)? Ou bien cet axe est-il donné par la ligne médiane du plancher du cerveau (Goette)? Déterminera-t-on l'extrémité antérieure de l'axe géométrique, l'extrémité géométrique en un mot? Ou bien sera-ce, au contraire, l'extrémité antérieure d'un axe génétique, l'extrémité génétique, celle où se rencontrent le plancher du tube cérébral et sa voûte formée par suture de la gouttière médullaire, ou ce qui revient au même, le dernier point de connexion entre l'épiderme et le tube nerveux, le neuropore antérieur en un mot?

Dans la plupart des tentatives faites pour élucider ce point de morphologie cérébrale, il s'est agi plutôt de déterminer l'extrémité de l'axe idéal, géométrique.

Pour v. Baër, His, Löve, l'extrémité antérieure du cerveau correspond à l' « infundibulum », selon Reichert et Kölliker à la « lame terminale ». — Pour His, ce point extrême est celui où se ferment en dernier lieu et le tube nerveux et l'intestin antérieur et où ces deux organes sont adhérents ; c'est leur adhérence intime qui, par suite du déplacement de la tête, produirait du côté de l'intestin le « diverticule hypophysaire », du côté du cerveau la « crête basilaire ». — Dursy place de même l'extrémité cérébrale dans l'infundibulum ; c'est là qu'au début le tube nerveux, la corde dorsale et

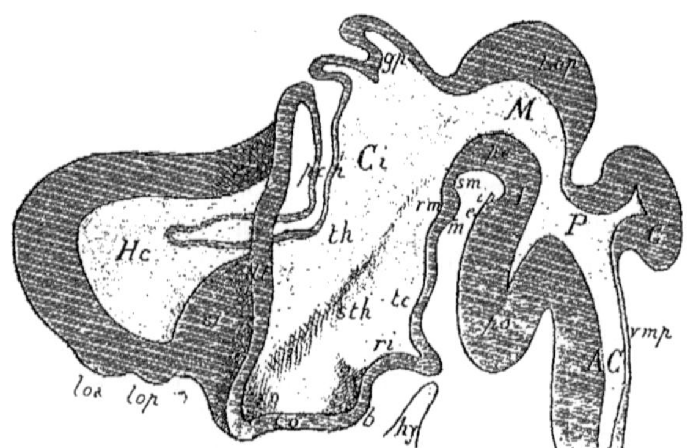

FIG. 154. — *Diagramme d'une coupe sagittale de l'encéphale chez un embryon de Mammifère* (imité d'EDINGER et de HIS).

Hc, hémisphère cérébral. — *loa*, *lop*, lobes olfactifs antérieur et postérieur. — *st*, corps strié. — *Ci*, cerveau intermédiaire. — *pch*, plexus choroïdes. — *gp*, glande pinéale. — *th*, thalamus (couche optique. — *sth*, région sous-thalamique. — *ro*, recessus optique. — *co*, région du chiasma des nerfs optiques. — *b*, crête basilaire. — *tc*, *tuber cinereum*. — *ri*, *recessus infundibuli*. — *in*, infundibulum. — *hy*, hypophyse. — *rm*, recessus mamillaire. — *m*, tubercule mamillaire. — *sm*, fosse supramamillaire. — *M*, cerveau moyen. — *Lop*, lobes optiques (tubercules bijumeaux et quadrijumeaux). — *pe*, région pédonculaire. — *ip*, fosse interpédonculaire. — *e*, éminence interpédonculaire. — *I*, isthme de l'encéphale. — *P*, cerveau postérieur. — *po*, pont de Varole. — *C*, cervelet. — *AC*, arrière-cerveau. — *rmp*, *velum medullare posterius*.

L'hémisphère cérébral étant situé latéralement n'est pas intéressé par la coupe, mais vu par sa face interne.

l'intestin sont en connexion ; cette connexion persistant lors de l'inflexion céphalique détermine la formation de l'infundibulum. — Goette et Mihalkovics ont abandonné l'opinion précédente, parce que pour eux l'infundibulum est une formation secondaire. Goette a reporté l'extrémité antérieure du cerveau plus en avant, au niveau du lieu de formation de la « plaque optique », c'est-à-dire au niveau du « recessus optique », ou même plus haut du côté dorsal à l'endroit de l'épiphyse. Quant à Mihalkovics, il dit que l'axe du cerveau, d'abord rectiligne, vient tomber au milieu de la lame terminale du cerveau antérieur, mais que l'axe s'incurvant plus tard du côté ventral, le point idéal auquel il se termine devient la région des nerfs optiques.

D'autres essais au contraire ont eu pour objet de fixer le point de terminaison de l'axe génétique, le neuropore, correspondant au neuropore de l'Amphioxus, le lieu dernier ouvert de la paroi cérébrale; ils ont généralement abouti à placer le neuropore en un point de la paroi cérébrale situé entre les deux organes olfactifs.

Pour van Wijhe, il existerait chez la Torpille une fente étendue depuis les vésicules oculaires jusqu'à l'épiphyse du côté dorsal; c'est au niveau de celle-ci que le tube se fermerait en dernier lieu; l'épiphyse ne serait que le produit de la transformation de cette dernière connexion (1). — Plus tard van Wijhe a reconnu sur plusieurs Oiseaux l'inexactitude de sa première opinion et a reporté le point dernier fermé de la paroi cérébrale plus bas du côté ventral, au milieu de la vésicule cérébrale antérieure, entre les deux épaississements cutanés desquels dérive l'organe olfactif. — Selon Keibel, l'infundibulum n'est pas chez les Mammifères le point le plus antérieur de la base primitive du cerveau; car le chiasma des nerfs optiques appartient encore à cette base, puisque les vésicules oculaires se forment par suture ; car aussi la corde dorsale, dont l'extrémité antérieure correspond à celle du tube nerveux, s'étend jusqu'à la base de l'hypophyse, en arrière de laquelle seulement se trouve l'infundibulum ; en somme, le point antérieur est certainement en avant du chiasma. — Chez l'Acanthias, Julia Platt montre un cordon unissant l'ectoderme au tube cérébral et partant de l'extrémité la plus antérieure du cerveau antérieur ; ce cordon est considéré par l'auteur comme l'ébauche du pédicule oculaire. — Enfin Kupffer, étudiant avec soin des coupes médianes antéro-postérieures du cerveau chez l'embryon de l'Esturgeon (*Acipenser sturio*), considère comme étant l'extrémité antérieure de l'axe génétique et comme représentant chez cet animal le neuropore antérieur une plaque de substance par laquelle l'ectoderme et le tube nerveux sont en continuité. Plus tard, à l'emplacement de cette masse de tissu, et comme vestige de la connexion primitive, se trouve un diverticule conique de la cavité cérébrale, que l'auteur appelle *lobe olfactif impair* (voir fig. 205, II et III, *lo*). Ce diverticule a été figuré par Goronowitch chez un autre Esturgeon (*Acipenser ruthenus*), par Balfour

(1) Cette opinion, qui reproduit celle de Gœtte précitée, a été acceptée par Hatschek pour l'Amphioxus, dont le neuropore antérieur, transformé en fossette vibratile, représenterait l'épiphyse des Vertébrés supérieurs.

et Parker chez le Lépidostée, par Gœtte chez le Crapaud, par Osborn chez une Tortue du genre *Emys*. Il ne manque pas aux Mammifères; car il est représenté par His chez l'embryon humain, et Kupffer affirme son existence chez plusieurs mammifères (Chat, Lapin) (1); chez l'adulte, le lobe olfactif impair correspond à l'espace situé au-dessus de la commissure antérieure, entre les piliers antérieurs du trigone (*recessus triangularis* de Schwalbe ou *vulve*). Toutefois Kupffer ajoute que chez les Amniotes, où l'étude de la fermeture du tube nerveux n'est pas encore achevée, il n'est pas prouvé que le lobe olfactif impair soit l'extrémité antérieure génétique du cerveau. Quant à sa signification, le lobe impair olfactif représenterait chez les Amphirhiniens (animaux à fossettes olfactives paires) la fossette olfactive impaire des Monorhiniens tels que les Cyclostomes.

§ 6. — **L'extrémité postérieure du tube médullaire.** — On a vu (t. Ier, p. 252 et suiv.) qu'à son extrémité postérieure la lumière du tube médullaire communique avec la cavité intestinale, et que cette communication s'appelle le canal neurentérique. De même donc que le tube médullaire débouche au dehors en avant par le neuropore antérieur, il s'ouvre en arrière dans l'intestin primitif, et par l'intermédiaire de l'anus primitif ou blastopore communique aussi au dehors; c'est pourquoi cette ouverture postérieure a pu être opposée au neuropore antérieur sous le nom de *neuropore postérieur* ou *blastoneuropore*.

La présence, chez les Amniotes, d'un blastopore obturé, qui n'est autre que la ligne primitive, place le canal neurentérique dans des conditions nouvelles, de telle sorte que le schéma précédent se trouve modifié. On retrouve cependant chez eux le canal neurentérique au niveau de l'extrémité antérieure de la ligne primitive, à l'endroit du nœud de Hensen. Son existence est très fugace, et il laisse comme vestige l'intestin post-anal ou caudal. La partie antérieure de la ligne primitive s'accroît librement en une protubérance qui constituera la queue de l'embryon (fig. 155).

L'extrémité postérieure du tube médullaire passe ainsi par un premier stade, où sa cavité communique avec l'espace intestinal par le canal neurentérique. Dès que cette communication est rompue, on comprend que la pointe du tube médullaire peut s'allonger librement en arrière dans l'épaisseur de la queue. Parallèle-

(1) Nous croyons aussi l'avoir trouvé chez le Lapin.

ment au tube nerveux s'accroissent aussi postérieurement la corde dorsale et l'intestin caudal, qui s'enfoncent dans la protubérance caudale à mesure que celle-ci grandit (fig. 155). Les extrémités

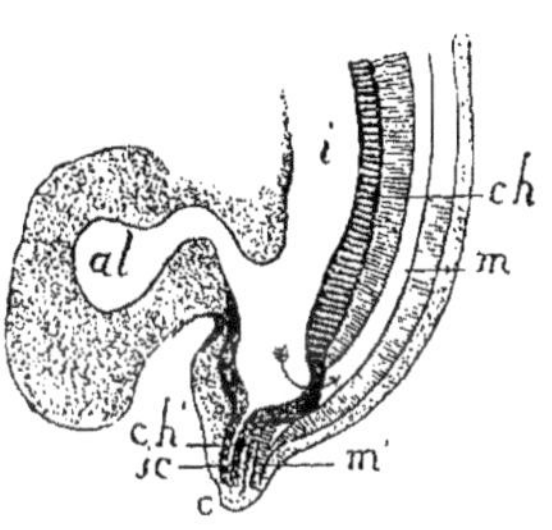

Fig. 155. — *Construction du profil de l'extrémité postérieure chez l'embryon d'un Mammifère quelconque.*

Cette figure représente à la fois deux périodes successives du développement. Dans la première, l'intestin *i* communique avec le tube médullaire *m* par le canal neurentérique, dont la direction est donnée par une flèche, en arrière de la corde dorsale *ch*. Dans la deuxième période, le canal neurentérique étant oblitéré, le canal médullaire, la corde, l'intestin se prolongent en arrière dans l'épaisseur de la protubérance caudale *c* pour former *m'*, *ch'*, et l'intestin caudal *ic*. En *al*, allantoïde.

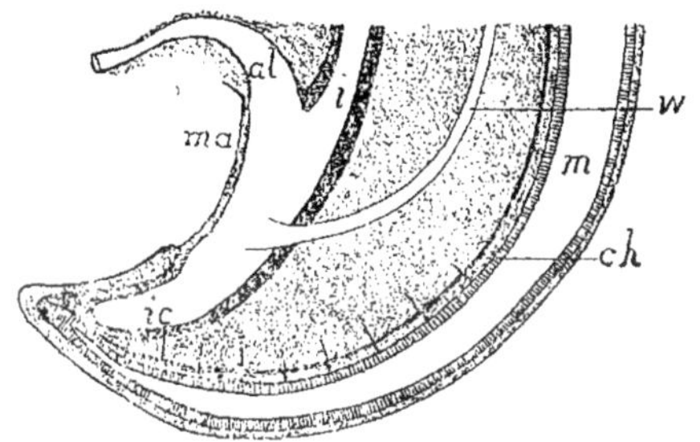

Fig. 156. — *Construction du profil de l'extrémité postérieure chez un embryon humain de 4mm de long* (d'après Keibel).

Mêmes lettres que pour la figure précédente, et de plus : *ma*, membrane anale. — *w*, canal de Wolff.

postérieures de ces divers organes (tube nerveux, corde dorsale, intestin caudal) ne sont du reste pas isolées l'une de l'autre, mais fusionnées (par exemple chez un embryon de Brebis de 6 millim. de long) en une masse cellulaire qui comprend ainsi à la fois les trois ébauches, dont la séparation se fait plus en avant (fig. 155 et 156). Cette fusion est la même qui existait antérieurement, au niveau du nœud de Hensen (voir par ex. t. Ier, fig 135) ; elle a persisté en se déplaçant seulement jusqu'à l'extrémité de la queue.

Dans un stade plus avancé, les divers organes en question s'étendent plus ou moins loin les uns derrière les autres ; pour Braun et Ecker, c'est la corde dorsale qui va le plus loin ; selon His ce sont à la fois la corde et le tube médullaire ; le tube médullaire seul déborde tous les autres en arrière (Tourneux et Herrmann, Keibel), ainsi qu'on peut s'en convaincre par l'examen de coupes transversales sériées de la queue chez des embryons de Mammifères (tels qu'un embryon de Brebis de 9 millim. de long) (fig. 157),

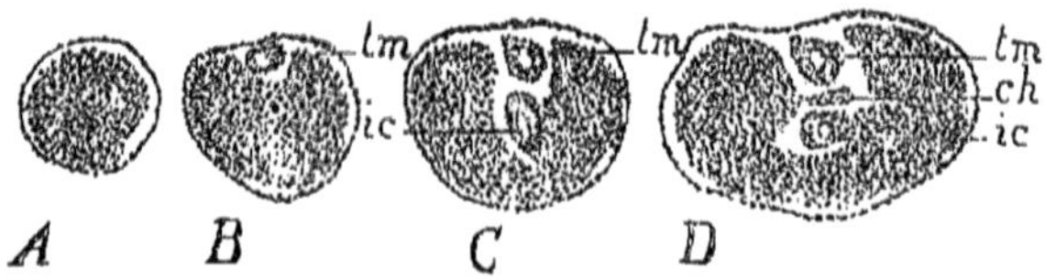

Fig. 157. — *Série de coupes à travers la queue d'un embryon de Brebis de 9mm de long* (comp. les figures données par Keibel pour l'embryon humain).

A est la plus postérieure (coupe distale), D la plus antérieure (proximale). En D sont superposés dorso-ventralement le tube nerveux, la corde dorsale, l'intestin caudal : le reste de la coupe est occupé par le mésoderme. — En C, la corde n'est plus visible. — En B, le tube nerveux a seul persisté. — En A, il a disparu, et il ne reste plus que le mésoderme.

tm, tube médullaire. — *ch*, corde dorsale. — *ic*, intestin caudal. Le reste est le mésoderme.

et comme Keibel l'a vérifié pour l'embryon humain.

La partie terminale ou région caudale du tube médullaire présente dans son développement ultérieur un grand nombre de particularités, qui font que cette région arrive à différer considérablement par sa constitution anatomique du reste de la moelle (1).

Par région caudale du tube médullaire, il convient d'entendre toute l'étendue de cet organe qui dépasse en arrière l'insertion des membres postérieurs sur le tronc (His) et plus tard l'articulation du squelette pelvien avec la colonne vertébrale (Keibel), ou bien celle qui est située en arrière du niveau du cloaque (Ecker et His) (2).

L'une des particularités organogéniques de la portion caudale du tube nerveux est connue depuis Ecker et Rosenberg; elle a été vérifiée plus récemment par Tourneux et Herrmann. Elle consiste dans une inflexion dorsale de l'extrémité du tube, grâce à laquelle celui-ci vient au contact de la face profonde de l'épiderme. Il en résulte qu'avec Tourneux et Herrmann on peut distinguer chez l'Homme deux segments à cette extrémité : un segment antérieur, en rapport avec la face postérieure des vertèbres coccygiennes

(1) Ces particularités peuvent être indiquées dès à présent; car elles seront suffisamment comprises de tout lecteur pourvu de connaissances même sommaires sur l'anatomie microscopique de la moelle.

(2) L'étude complète du développement de la région caudale et la question de la queue chez l'homme sont reportées à la partie de cet ouvrage consacrée au squelette.

(« segment direct ou coccygien proprement dit ») ; un segment postérieur, réfléchi en arrière et en haut (« segment réfléchi ou paracoccygien »), transformé en une ampoule spacieuse à parois épithéliales. D'après les auteurs précités, le segment direct est destiné à s'atrophier ; le segment réfléchi au contraire, libre désormais de toute connexion avec le reste du tube médullaire, continue à évoluer jusqu'au moment de la naissance. Sa paroi épithéliale donnera lieu à des excroissances dont l'ensemble peut porter le nom de *vestiges médullaires coccygiens* ou *paracoccygiens* (fig. 159, *vm*). Ces restes épithéliaux, qui subsistent normalement jusqu'à la naissance, peuvent persister anormalement et même végéter, de façon à participer à la constitution des tumeurs congénitales de la région (tumeurs dites composées, complexes ou mixtes, cysto-sarcomes, etc.), comme Tourneux et Herrmann l'ont avancé tout d'abord, et comme Hansen l'a vérifié depuis. Au niveau des vestiges coccygiens du tube médullaire il existe une dépression légère des téguments, la *fossette coccygienne* (fig. 158 et 159), découverte par Roser

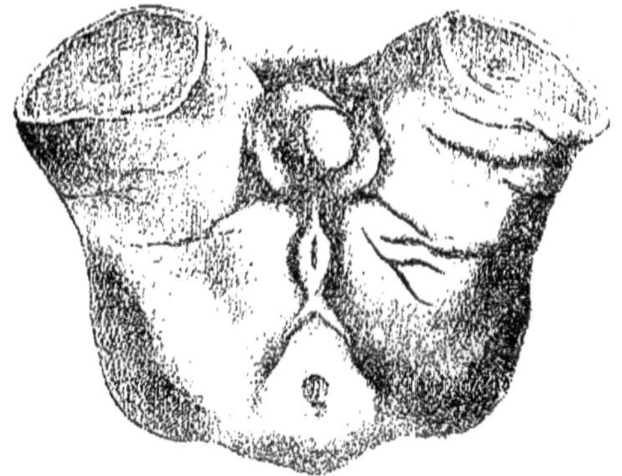

FIG. 158. — *Région ano-génitale d'un embryon humain de 4,5 centim. de long du vertex au coccyx.* Une tache grise au milieu de l'éminence coccygienne correspond à la fossette coccygienne.

et sur laquelle de nombreux auteurs (Luschka, Kühn, Ecker, Desprès, Lawson Tait, Krause, Féré, Terrillon, Lannelongue, Heurtaux, Peyramaure-Duverdier, Couraud, Wendelstadt) ont attiré depuis l'attention en mettant sur le compte de cette dépression les fistules et les kystes congénitaux de la région coccygienne. La production de cette fossette coccygienne a été attribuée à l'existence d'un ligament, le *ligament coccygien* ou *caudal* (Luschka, Ecker), qui part de la pointe du coccyx et va s'épanouir à la face profonde de l'épiderme au niveau de la fossette du même nom (fig. 159, *lc*).

Un autre caractère de la portion caudale du tube médullaire nous est offert par la partie qui précède immédiatement celle

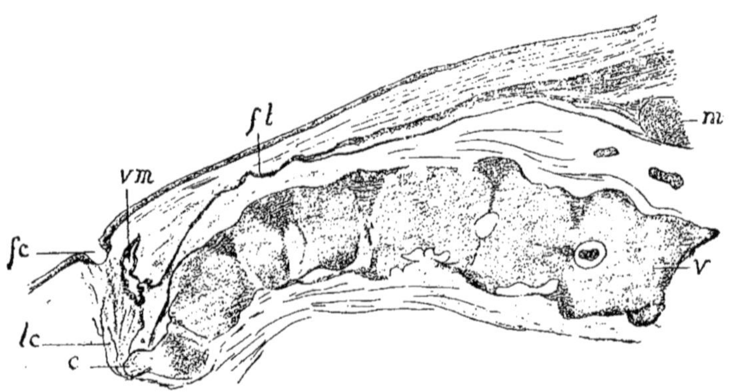

FIG. 159. — *Coupe longitudinale et médiane (sagittale) d'un embryon humain de 10 cent. de long du vertex au coccyx.*

v, corps vertébraux. — *c*, pointe du coccyx. — *m*, moelle, plus particulièrement le cône médullaire. — *fl*, *filum terminale*. — *vm*, vestiges médullaires coccygiens (segment réfléchi de la moelle coccygienne). — *fc*, fossette coccygienne. — *lc*, ligament coccygien.

dont nous venons de nous occuper. A partir de l'endroit (antépénultième vertèbre chez un fœtus humain de 37 millim. de long, âgé de 2 mois 1/2) où la colonne vertébrale s'incurve, produisant sur la peau dorsale un soulèvement, l'*éminence coccygienne* d'Ecker, le tube nerveux, qui suit d'ailleurs fidèlement cette incurvation, change de caractère anatomo-microscopique; il se réduit à un tractus fibrillaire çà et là semé de cellules, auquel font suite les segments direct et réfléchi de l'extrémité médullaire.

Chez des embryons plus âgés, cette modification envahit des régions plus voisines de la tête (fig. 159). Chez un fœtus humain de 7,9, la moelle proprement dite, caractérisée microscopiquement, comme chacun le sait, se termine au niveau de l'union des 3ᵉ et 4ᵉ vertèbres sacrées par une extrémité conique, le *cône médul-*

laire (*m*). Celui-ci est alors prolongé par un cordon épithélial tubuleux enveloppé d'une mince couche de fibrilles nerveuses déjà reconnues par Kölliker. C'est aux dépens de la portion supérieure ou sacrée de ce cordon que se développera cette formation que l'on appelle en anatomie descriptive le *filum terminale* (*ft*) (1).

Les dispositions dont il vient d'être question, constatées par Tourneux et Herrmann chez l'embryon humain, ne manquent pas non plus, d'après les mêmes auteurs, aux autres Mammifères et au Poulet. On observe chez ces derniers et le cordon fibreux duquel dérivera le fil terminal, et les deux segments direct et réfléchi de la moelle, et les vestiges médullaires coccygiens. On peut en rapprocher les observations qu'a faites Retzius sur l'Amphioxus; le tube médullaire, dépassant la corde dorsale en arrière ou dépassé par elle, se dilate à son extrémité postérieure et s'infléchit du côté dorsal, d'une manière comparable à ce que nous venons de voir ailleurs.

§ 7. — **La Neuromérie.** — On sait depuis Remak que la cavité du tube nerveux présente des resserrements et des dilatations successives, ces dernières en rapport avec l'origine des nerfs, et qu'elle se trouve ainsi incomplètement séparée, segmentée en un grand nombre de poches superposées. Cette constatation est particulièrement facile à faire dans la partie postérieure de la région cérébrale. Là, nombre d'auteurs (Dursy, His, Kölliker, Foster et Balfour, Mihalkovics, Löwe, Rabl, Kupffer, Béraneck, C. K. Hoffmann, Duval, Chiarugi, Dohrn, nous, et plusieurs autres qui sont cités ci-dessous) ont décrit ou seulement figuré dans la plupart des classes de Vertébrés des dilatations de la cinquième vésicule cérébrale (moelle allongée ou arrière-cerveau), séparées par des portions rétrécies. Aux dilatations de la cavité correspondent des épaississements de la paroi cérébrale qui affectent, sur des coupes orientées d'une certaine façon, une forme rectangulaire caractéristique; on leur a donné le nom de

(1) Nous ne voulons qu'indiquer en ce moment ce qu'il y a de plus essentiel et de plus remarquable dans l'état anatomique de l'extrémité postérieure du tube nerveux et montrer en quoi celle-ci diffère du reste de l'organe; nous reviendrons sur les détails à propos de la moelle.

replis médullaires (fig. 160 et 161). On a pu montrer (Béraneck,

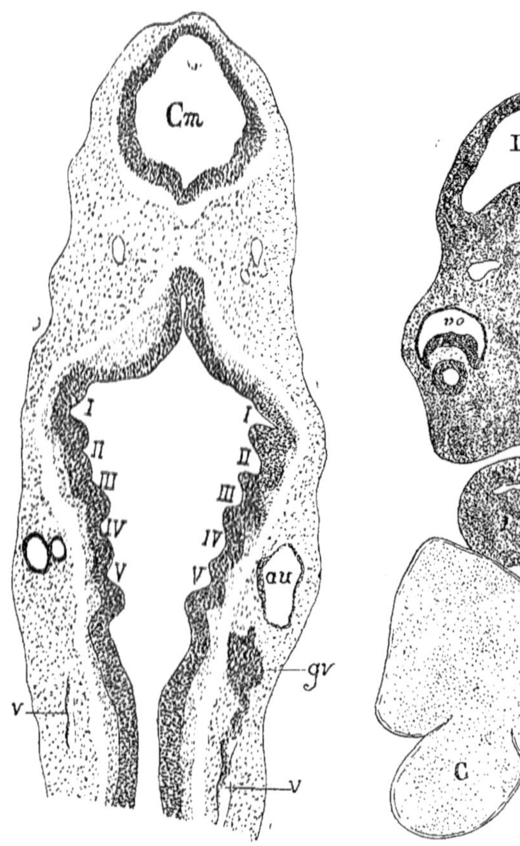

FIG. 160. — *Coupe vertico-transversale (frontale) de la tête d'un embryon de Porc de 1 centim. 4 de long*, montrant les replis médullaires.

I-V, les replis médullaires de l'arrière-cerveau. — *Cm*, cerveau moyen. — *au*, vésicule auditive. — *gv*, ganglion du nerf vague. — *v*, nerf vague.

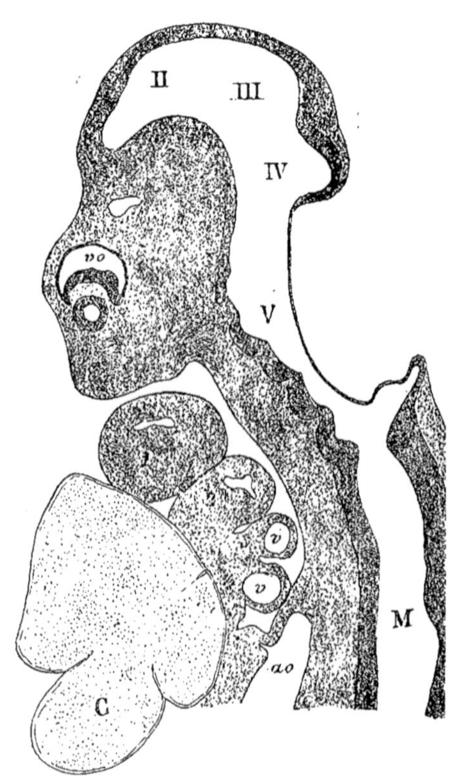

FIG. 161. — *Coupe sagittale de la tête d'un embryon de Lapin du 10ᵉ*

1, 2, 3, 4, 5, série des arcs branchiaux, avec les arcs aortiques qu'ils renferment. — *ao*, aorte. — C, cœur. — II, deuxième vé cérébrale (cerveau intermédiaire). — III, troisième vésicule (ce moyen et aqueduc de Sylvius). — IV, quatrième vésicule (cerv — V, cinquième vésicule (moelle allongée ou arrière-cerveau) trant les cinq replis et les cinq dilatations successives de son plan et l'amincissement très considérable de sa paroi dorsale (voû 4ᵉ ventricule). — M, moelle. — *vo*, vésicule optique.

Orr, Houssay, Mac Clure, miss Platt, Waters, Herrick) l'origine distincte de plusieurs des nerfs crâniens sur les différents replis médullaires.

Ainsi est née la notion de la métamérie nerveuse. Chaque dilatation de la lumière médullaire, avec le tronçon de paroi nerveuse qui la circonscrit et la paire nerveuse qui prend naissance sur cette partie de la paroi, correspond, comme Dohrn l'a exprimé, à un somite mésodermique. Elle peut être ainsi considérée comme un segment nerveux au sens morphologique précis de l'expression, comme une partie métamérique du tube nerveux, un *neuromère* (Orr) ou *neurotome* (Houssay). Dans la suite du développement, les neuromères s'effacent, et il n'en existe plus de traces chez l'adulte.

Non seulement la moelle et la portion la plus reculée du cerveau sont segmentées comme il vient d'être dit; mais encore le cerveau tout entier est soumis à la segmentation. Kupffer, Orr, Mac Clure, Zimmermann, Froriep, Waters, Herrick, ont trouvé le cerveau décomposé en un certain nombre de neuromères qui méritent la dénomination spéciale d'*encéphalomères* (Zimmermann), par opposition à celle de *myélomères* qui doit être réservée aux segments de la région médullaire de l'axe nerveux.

Le nombre des encéphalomères trouvés est du reste variable suivant les auteurs. Par exemple Kupffer, chez *Salamandra atra*, compte 8 segments cérébraux. Chez *Salamandra maculosa*, Froriep n'en observe que 4 et chez *Triton cristatus* 5. Mac Clure, étudiant un Batracien (l'Amblystome), un Reptile (*Anolis sagraei*) et le Poulet, trouve en tout 10 encéphalomères, dont 2 appartiennent au cerveau antérieur, 2 au cerveau moyen, 6 au cerveau postérieur ; il ajoute que les types étudiés par lui ne présentent vraisemblablement pas le nombre maximum de métamères cérébraux, qu'il croit pouvoir trouver chez les Sélaciens, les Ganoïdes et les Poissons osseux. — Houssay, chez l'Axolotl, trouve comme Mac Clure 10 segments cérébraux. Il montre comment se divisent de plus en plus les 3 vésicules cérébrales antérieure moyenne et postérieure ; la première se partage en « hémisphères » et en « thalamencéphale », formant chacun un neurotome définitif ; le cerveau moyen demeure indivis; le cerveau postérieur se différencie en 3 parties : de l'antérieure (« cerveau postérieur proprement dit ») dérivent 3 neurotomes ; la moyenne (« moelle allongée antérieure ») est un segment cérébral définitif; la postérieure (« moelle allongée postérieure ») éprouve une tripartition en 3 neurotomes. — Dans la segmentation admise par Waters, le cerveau antérieur est composé de 3 ou au moins de 2 neuromères ; le cerveau moyen en présente 2 ; il y en a 6 dans le cerveau postérieur. — Chez les Serpents il en existe 11 aussi d'après Herrick; mais les prétendus neuromères du cerveau antérieur sont morphologiquement illusoires et ne peuvent entrer en ligne de compte parmi les métamères cérébraux; le cerveau moyen offre deux subdivisions incomplètes; la région connue sous le nom d' « isthme », intermédiaire aux cerveaux moyen et postérieur, vaut à son tour au moins un neuromère; le reste appartient au cerveau postérieur. — Zimmermann chez des embryons de Poulet et de Lapin trouve d'abord 8 encéphalomères; les 5 derniers appartiennent à la moelle allongée et ne se diviseront plus; les 3 premiers représentent successivement le cerveau antérieur, le cerveau moyen et le cerveau postérieur, et se partagent ensuite : le cerveau antérieur en deux, les deux autres en trois segments chacun; on obtient ainsi finalement 13 encéphalomères. Ce nombre, il le retrouve chez des embryons de Sélaciens (*Mustelus* et *Acanthias*).

On voit en somme combien sont variables la valeur et surtout le nombre des métamères cérébraux admis par les différents observateurs. C'est à peine si plusieurs auteurs s'accordent à trouver trois divisions métamériques dans le cerveau moyen. L'accord n'existe guère plus pour ce qui concerne les segments (replis médullaires) de l'arrière-cerveau. Béraneck porte leur nombre à 5 chez les Lézards et le Poulet (chiffre confirmé dans plusieurs autres observations), tandis que d'autres auteurs tels que Rabl, Mac Clure, Houssay, Waters, Herrick, en comptent 6 ou 7; même chez des animaux du même groupe que ceux étudiés par Béraneck.

La plupart des observations de neuromérie (myélomérie et encéphalomérie), dont il vient d'être question, portent sur des stades âgés du développement du système nerveux. A l'époque de leur apparition, le tube est depuis longtemps complètement clos; sa paroi est déjà bien différenciée; les nerfs qui émanent de cette paroi sont constitués. Il suit de là que la neuromérie n'a plus le caractère d'une disposition primitive, ainsi que cela devrait être si elle avait la valeur d'une véritable métamérisation (au sens morphologique du mot). Il semble bien plutôt que ce soit la présence et la situation des nerfs qui seules déterminent la formation des plis segmentaires du tube nerveux et commandent leur situation; la production de ces plis paraît dès lors comme un phénomène mécanique et passif, dû à l'existence des nerfs et aussi à l'allongement rapide du tube nerveux dans un espace trop court. C'est pourquoi nombre d'embryologistes, parmi lesquels Gegenbaur, O. Hertwig, se sont refusés à considérer ces segments comme de véritables métamères.

Cependant un certain nombre d'observations ont été faites, non pas sur des stades âgés, mais au contraire sur des états très précoces du développement du tube nerveux. C'est ainsi que Kupffer, Zimmermann, Froriep, ont trouvé déjà la gouttière médullaire segmentée, tant dans la région cérébrale future que dans le reste de son étendue (fig. 162). Il semble donc cette fois qu'il s'agisse

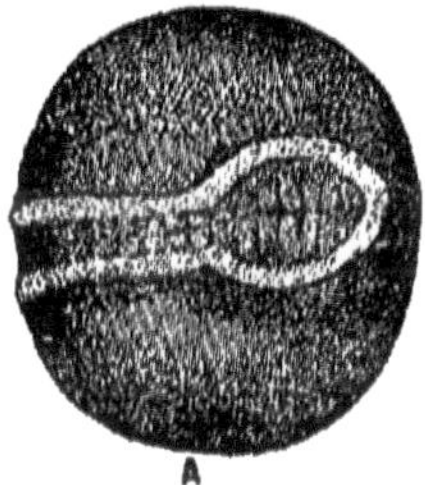

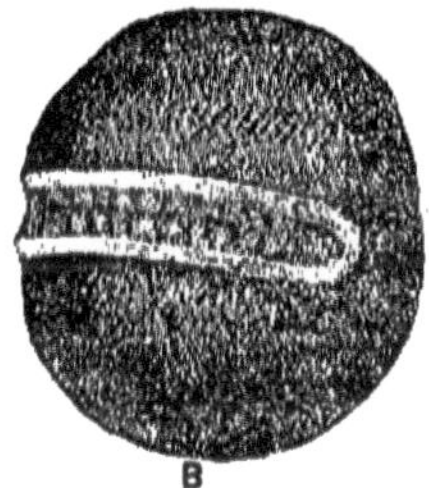

FIG. 162. — *Vues dorsale et ventrale d'un œuf de Salamandra atra contenant une larve très jeune dont le sillon médullaire est segmenté* (d'après KUPFFER).

A. Vue dorsale avec la région cérébrale de la gouttière nerveuse et les encéphalomères. — B. Vue ventrale.

bien de véritables métamères primitifs. Toutefois, Froriep, dont l'opinion est confirmée par Wiedersheim, vient de chercher à montrer que cette métamérisation n'a pas un caractère primordial, mais secondaire, et qu'elle est due tout simplement à la segmentation du mésoderme en somites ou protovertèbres. Suivant les auteurs précités, les soi-disant métamères nerveux ne seraient que les empreintes des protovertèbres, seuls segments primitifs au sens propre de l'expression. Le dernier mot sur la question revient à Herrick, qui, contre Froriep, prétend que la segmentation de la moelle n'est pas explicable en faisant appel aux conséquences mécaniques de la métamérisation du mésoderme, et l'attribue plutôt aux effets mécaniques produits par la formation de l'ébauche des nerfs.

INDEX BIBLIOGRAPHIQUE

§ **1**. — HIS. Zur Geschichte der menschlichen Rückenmarkes und der Nervenwurzeln. *Abh. d. math.-phys. Kl. d. Kön.-sächs. Ges. d. Wiss.*, Bd XII, nº 6, 1886. — O. HERTWIG. Urmund und Spina-bifida. *Arch. für mikr. Anat.*, 1882. — RAUBER. *Primitivstreifen und Neurula der Wirbelthiere.* Leipzig, Engelmann, 1877. — LEREBOULLET.

— Recherches d'embryologie comparée sur le développement de la Truite. *Ann. des Sc. nat.*, 1861. — ID. Recherches sur les monstruosités du Brochet. *Ann. des Sc. nat.*, 4e série, t. XX, et 5e série, t. I, 1863 et 1864. — HIS. *Unsere Körperform und das physiologische Problem ihrer Entstehung*. Leipzig, Vogel, 1875. — ROUX. Ueber die Lagerung des Materiales des Medullarrohrs im gefurchten Froschei. *Verhandl. d. anat. Gesellschaft*, 1888. — S. MINOT. The concrescence theory of the vertebrate embryo. *American Naturalist*, 1889. — KOWALEWSKY. Weitere Studien über die Entw. des Amphioxus lanceolatus. *Arch. für mikr. Anat.*, Bd XIII.

§ **2.** — ET. GEOFFROY ST-HILAIRE. *Philosophie anatomique*, 1882. — IS. GEOFFROY ST-HILAIRE. *Traité de tératologie*, Paris, 1832. — LEREBOULLET. Recherches sur les monstruosités du Brochet. *Ann. des Sc. natur.*, 1863. — OELLACHER. Terata mesodidyma von Salmo salvelinus. *Sitz. d. Wien. Acad. d. Wiss.*, 1873, Bd LXVIII, et *Innsbrucker Sitz.*, 1876. — RAUBER. Formbildung und Formstörung in der Entw. von Wirbelthiere. *Morph. Jahrbuch*, Bd V et VI, 1879 et 1880. — ID. *Primitivstreifen und Neurula der Wirbelthiere*. Leipzig, Engelmann, 1877. — ID. Die Theorien der excessiven Monstra. *Virch. Archiv*, 1877-1878, Bd LXXI, LXXIII, LXXIV. — ROUX. Ueber die Lagerung des Materials des Medullarrohrs im gefurchten Froschei. *Verh. d. anat. Gesells. in Würzburg*, 1888. — KLAUSSNER. *Mehrfachbildungen bei Wirbelthieren*, München, 1890. — O. HERTWIG. Urmund und Spina-bifida. *Arch. für mikr. Anat.*, Bd XXXIX, 1892 (avec bibliographie). — RICHTER. Ueber die experimentelle Darstellung der Spina-bifida. *Verh. d. anat. Gesellsch. in Würzburg*, 1888. — DARESTE. *Recherches sur la production artificielle des monstruosités ou essais de tératogénie expérimentale*, Paris, 1877 ; 2e édit. 1891 (avec bibliographie). — ID. *Comptes rendus Acad. Sc.*, 1879. — GIACOMINI. Tératogénie expérimentale chez les mammifères. *Arch. de biol. ital.*, t. XII, 1889. — TOURNEUX et MARTIN. Contribution à l'histoire du spina-bifida. *Journal de l'Anat. et de la Phys.*, 1881. — KOCH. *Beiträge zur Lehre von der Spina-bifida*. Kassel, 1881. — LEBEDEFF. Ueber die Entstehung der Anencephalie und der Spina-bifida bei Vögeln und Menschen. *Virch. Archiv*, Bd LXXXVI, 1881. — V. RECKLINGHAUSEN. Untersuchungen über die Spina-bifida. *Virch. Arch.*, Bd CV, 1886 (avec bibliographie). — PANUM. *Untersuchungen über die Entstehung der Missbildungen in den Eiern der Vögeln*, Berlin, 1860. — PERLS *Allgemeine Pathologie*, 1879. — WARYNSKI et FOL. Recherches expérimentales sur la cause de quelques monstruosités simples. *Rec. zool. suisse*, t. I, 1883. — RANKE. *Jahrbuch der Kinderheilkunde*, XII, 1879. — VIRCHOW. *Die Krankhaften Geschwülste*, 1863. — ID. *Virchow's Arch.*, 1863, Bd XXVII, 1880, Bd LXXIX. — FOERSTER. *Die Missbildungen des Menschen*, Jena, 1861. — OLLIVIER. *Traité des maladies de la moelle épinière*, Paris, 1837, t. I, et article Hydrorachis. *Dict. en 30 volumes*, 1837. — ALBRECHT. La queue chez l'homme. *Bull. de la Soc. d'Anthrop.*, Bruxelles, t. III, f. 2, 1885. — AHLFELD. Bemerkungen zur Aetiologie der Spina-bifida, in *Die Missbildungen des Menschen*, Leipzig, 1880-1882. — SANDIFORT. *Museum Anatomicum Academiæ Lugduno-Batavae*, 1793-1837. — VROLIK. *Embryogenesin Hominis et Mammalium*, Amsterdam, 1849. — CRUVEILHIER. *Traité d'anatomie pathologique*, Paris. — ROHMER. *Dict. encycl. des Sc. méd.*, article Hydrorachis (avec bibliographie). — FLECHSIG. *Die Leitungsbahnen im Gehirn und Rückenmark des Menschen*, Leipzig, 1876. — LEONOVA. Ein Fall von Anencephalie. *Arch. für Anat. und Phys.*, *Anat. Abth.*, 1890. — ARNOLD. Gehirn, Rückenmark und Schädel eines Hemicephalus. *Beiträge zur path. Anat.*, Bd XI, H. 4, 1892.

§ **3.** — HATSCHEK. Studien über die Entw. des Amphioxus. *Arbeiten aus dem zool. Inst. zu Wien und Triest*, 1881, Bd IV. — HIS. *Unsere Körperform und das physio-*

logische Problem ihrer Entstehung, Leipzig, 1875. — ID. Ueber die Gliederung des Gehirns. *Verh. d. naturf. Ges. in Basel*, Bd IV, 1869. — KUPFFER. *Studien zur vergleichenden Entw. des Kopfes der Kranioten*, H. 1. München und Leipzig. Lehmann, 1893. — HOUSSAY. Etudes d'embryologie sur les Vertébrés. *Arch. de Zool. expérim.*, 1889. — HATSCHEK. Die Metamerie des Amphioxus und des Ammocœtes. *Verh. der anat. Gesellschaft in Wien*, 1892.

§ **4.** — OPPEL. *Vergleichung des Entwicklungsgrades der Organe*, Jena, Fischer, 1892. — FOSTER et BALFOUR. *Eléments d'embryologie (embryologie du Poulet)*. Trad. franç., Paris, Reinwald, 1878. — DUVAL. *Atlas d'embryologie*, Paris, Masson, 1889. — BRAUN. Die Entw. des Wellenpapagei (Melopsittacus undulatus). *Arb. des zool.-zoot. Inst. in Würzburg*, Bd V, H. 2. — MIHALKOVICS. *Entw. des Gehirns nach Untersuchungen an höheren Wirbelthieren und dem Menschen*, Leipzig, 1877. — GASSER. Beobachtungen über die Entstehung des Wolff's'chen Ganges bei Embryonen von Hühnern und Gänsen. *Arch. f. mikr. Anat.*, Bd XIV. — ID. Ueber die Entstehung des Herzens bei Vogelembryonen. *Ibid.* — VAN WIJHE. Ueber den vorderen Neuroporus und die phylogenetische Function des Canalis neurentericus der Wirbelthiere. *Zool. Anzeiger*, n° 183, 1884. — STRAHL. Beiträge zur Entw. von Lacerta agilis. — Beiträge zur Entw. der Reptilien. — Ueber Canalis neurentericus und Allantoïs bei Eidechsen. — Ueber Entwickelungsvorgänge am Vorderende des Embryo von Lacerta agilis. *Arch. für Anat. und Phys., Anat. Abth.*, 1880-84. — ORR. Contribution to the embryology of the Lizard. *Journal of Morphology*, vol. I. — C. K. HOFFMANN. Weitere Untersuchungen zur Entw. der Reptilien. *Morph. Jahrb.* Bd XI. — REICHEL. Beitrag zur Morphologie der Mundhöhlendrüsen der Wirbeltiere. *Morph. Jahrbuch*, Bd VIII. — RABL. Theorie des Mesoderms. *Morph. Jahrbuch*, Bd XV. — VAN WIJHE. Ueber die Mesodermsegmente und die Entw. der Nerven des Selachierkopfes. *Verh. Kon. Akad.*, XXII, Amsterdam, 1882. — HIS. Ueber die Bildung von Haifischembryonen. *Zeitschr. f. Anat. und Entw.*, Bd II, 1877. — SELENKA. *Studien ueber Entw. der Thiere. H. 4. Das Opossum*, Wiesbaden, 1886. — KOELLIKER. *Embryologie*, Paris, 1882. — FLEISCHMANN. *Embryologische Untersuchungen*, H. 1, Wiesbaden. — BISCHOFF. *Entw. des Rehes*, 1854. — BONNET. Beiträge zur Embryologie der Wiederkäuer. *Arch. für Anat. und Phys., Anat. Abth.*, 1884 et 1889. — HEAPE. The development of the Mole (*Talpa europaea*). *Quart. Journ. of micr. Sc.*, vol. XXIII et XXVII. — GRAF SPEE. Beobachtungen an einer menschlichen Keimscheibe, etc. *Arch. für Anat. und Phys., Anat. Abth.*, 1889. — HIS. *Anatomie menschlicher Embryonen*. Leipzig, 1882-85. — KOLLMANN. Die Körperform menschlicher normaler und pathologischer Embryonen. *Arch. f. Anat. und Phys., Anat. Abth.*, 1889. — JANOSIK. Zwei junge menschliche Embryonen. *Arch. für mikr. Anat.*, Bd XXX, 1887. — KOWALEWSKY. Entw. des Amphioxus lanceolatus. *Mém. de l'Acad. impér. des Sc. de St-Pétersbourg*, t. XI, série 7. — HATSCHEK.

§ **5.** — MIHALKOVICS. — HIS. *Unsere Körperform und das physiologische Problem ihrer Entstehung*, Leipzig, Vogel, 1875. — REICHERT. Der Bau des menschlichen Gehirns. Leipzig, 1859 et 1861. — DURSY. *Zur Entw. des Kopfes des Menschen und der höheren Wirbelthiere*, Tübingen, 1869. — KOELLIKER. — LOEWE. *Beiträge zur Anatomie und Entw. des Nervensystems*, Leipzig, Denicke, 1880. — GOETTE. *Entw. der Unke*, Leipzig, 1875. — VAN WIJHE. Ueber die Mesodermsegmente und die Entw. der Nerven des Selachierkopfes. *Verh. Kon. Akad.*, Amsterdam, XXII, 1882. — ID. *Zool. Anzeiger*, 1884. — HATSCHEK. Mittheilungen über Amphioxus. *Zool. Anzeiger*, 1884, n° 177. — KEIBEL. Zur Entw. der Chorda bei Säugern. *Arch. für Anat. und Phys., Anat. Abth.*, 1889. — JULIA PLATT. Further Contribution to the Morphology of the Vertebrate Head. *Anat. Anzeiger*, n°s 9-10, 1891. — KUPFFER. — GORONOWITSCH. Das Gehirn und die Cranialnerven von Acipenser ruthenus. *Morph. Jahrbuch*, Bd XIII, 1888. — BALFOUR AND PARKER. Structure and development of Lepidosteus. *Phil. Transact. Royal Society*, 1882. — OSBORN. Contribution to the internal structure of the Amphibian brain. *Journal of Morphology*, vol. II, 1888.

§ 6. — ECKER. *Icones physiologicæ*, 1859. — ID. Besitzt der menschliche Embryo einen Schwanz. *Arch. für Anat. und Phys., Anat. Abth.*, 1880. — ID. Replick und Compromisssätze. *Ibid.* — HIS. Ueber den Schwanztheil des menschlichen Embryo. *Ibid.* — ROSENBERG. Entw. ber Wirbelsaüle. *Morph. Jahrbuch*, 1876. — BRAUN. Entwicklungsworgänge am Schwanzende bei Säugethieren. *Arch. für Anat. und Phys., Anat. Abth.*, 1882. — TOURNEUX et HERRMANN. Sur la persistance de vestiges médullaires coccygiens, etc. *Journal de l'Anat. et de la Phys.*, 1887. — KEIBEL. Ueber den Schwanz des menschlichen Embryo. *Arch. für Anat. und Phys., Anat. Abth.*, 1891. — ROSER, LUSCHKA, KUHN, DESPRÈS, LAWSON TAIT, KRAUSE, FÉRÉ, TERRILLON, LANNELONGUE, HEURTAUX, PEYRAMAURE-DUVERDIER, COUBAUD, WENDELSTADT, cités dans TOURNEUX et HERRMANN, *loc. cit.* — TOURNEUX. Sur la structure et le développement du fil terminal chez l'homme. *Soc. de Biologie*, 1892, n° 15. — RETZIUS. Das hintere Ende des Rückenmarks .... bei Amphioxus lanceolatus. *Verh. d. biol. Vereins zu Stockholm*, Bd IV, 1891.

§ 7. — REMAK. *Untersuchungen über die Entw. der Wirbelthiere*, Berlin, 1855. — DURSY. *Der Primitivstreif des Hühnchens*, Lahr, 1866. — KUPFFER. Primäre Metamerie des Neuralrohres der Vertebraten. *Sitz. d. K. Bayr. Akad.*, Bd XV. — BÉRANECK. Recherches sur le développement des nerfs crâniens chez les Lézards. — Étude sur les replis médullaires du Poulet. *Recueil zoologique suisse*, t. I et IV, 1884 et 1887. — C. K. HOFFMANN. Ueber die Metamerie des Nachhirns und Hinterhirns u. s. w. *Zool. Anzeiger*, 1889, n° 310. — LOEWE. — RABL. Bemerkung über die Segmentirung des Hirnes. *Zool. Anzeiger*, 1885, n° 191. — DUVAL. — CHIARUGI. Anatomie d'un embryon humain, etc. *Arch. ital. de Biologie*, t. XII, f. I et II, 1889. — DOHRN. *Anatom. Anzeiger*, 1890, n°s 2 et 3. — PRENANT. Note sur les replis médullaires chez l'embryon du Porc. *Bulletin de la Société des Sciences de Nancy*, 1889. — ORR. Note on the development of Amphibians, chiefly concerning the nervous system. *Quarterly Journal of micr. Sc.*, 1888. — ID. Contribution to the embryology of the lizard. *Journal of Morphology*, 1888. — HOUSSAY. — MAC CLURE. The Segmentation of the primitive Vertebrate Brain. *Journal of Morphology*, vol. IV, 1890. — WATERS. Primitive Segmentation of the Vertebrate Brain. *Quart. J. of micr. Sc.*, 1892. — HERRICK. Embryological Notes on the Brain of the Snake. *Journal of comp. Neurology*, 1892, vol. II. — ZIMMERMANN. Metamerie des Wirbelthierkopfes. *Verh. d. Anat. Ges. in München*, 1891. — GEGENBAUR. Die Metamerie des Kopfes und die Wirbeltheorie des Kopfskelettes. *Morph. Jahrbuch*, Bd XXX. — O. HERTWIG. *Traité d'embryologie*, Paris, Reinwald, 1891. — KUPFFER. *Studien zur vergleichenden Entw. des Kopfes der Kranioten*, H. 1, München u. Leipzig, Lehmann, 1893. — FRORIEP. Zur Frage der sogenannten Neuromerie. *Verh. d. Anat. Ges. in Wien*, 1892. — WIEDERSHEIM. *Ibid.*

CHAPITRE DEUXIÈME

Histogenèse du système nerveux.

Les définitions qui doivent être inscrites aujourd'hui en tête de tout chapitre d'histologie du système nerveux : « La cellule nerveuse, est celle qui émet une fibre nerveuse », — « la fibre nerveuse est celle qui émane d'une cellule nerveuse », ces définitions de l'une par l'autre, auprès desquelles toute caractéristique de l'une sans l'autre n'est qu'un accessoire, sont des conquêtes embryologiques récentes que vient de ratifier la voix autorisée de His et de Kölliker (1). C'est en partie à l'embryologie que nous devons en effet la notion de l'étroite dépendance où sont mutuellement la cellule et la fibre nerveuses. Elle a fait voir que, de toutes les cellules qui constituent l'ébauche du système nerveux central et qui en cette situation pourraient prétendre plus tard à la dignité de cellules nerveuses, celles-là seules mériteront ce nom, qui, à un certain moment, émettront un prolongement que l'on verra plus loin devenir fibre nerveuse et entrer en cette qualité dans la constitution d'un nerf anatomiquement connu. Elle a montré d'autre part que, parmi des fibres insuffisamment caractérisées au point de vue histologique, celles-là seules devaient être appelées nerveuses, que l'on pouvait suivre jusqu'à des cellules appartenant à un organe indiscutablement reconnu pour nerveux, jusqu'à des cellules nerveuses. Chez l'adulte, l'histologie est au contraire le plus souvent impuissante à faire de semblables constatations et par conséquent à créer les définitions précédentes ou même à en vérifier l'exactitude.

---

(1) C'est du moins l'embryologie qui a sinon créé du moins validé ces définitions, déjà posées sans elle dès 1865 par Deiters, comme conséquences de sa découverte du prolongement cylindre-axile des cellules nerveuses.

Ces définitions devront être le résultat de l'étude histogénétique que nous allons faire, envisageant séparément la cellule et la fibre nerveuses.

§ 1. — **Histogenèse de la cellule nerveuse.** — A. *Constitution primordiale du tube médullaire. Cellules épithéliales et cellules germinatives.* Le tube médullaire, ébauche du système nerveux central, sera choisi comme théâtre du développement de la cellule nerveuse. D'ailleurs les particularités morphogéniques de l'évolution du tube médullaire seront provisoirement laissées autant que possible de côté ; la cellule nerveuse, étudiée par elle-même, sera isolée autant qu'il se pourra du cadre qui l'entoure.

En présence du tube médullaire, constitué comme nous l'avons vu au chapitre précédent, les questions qui se posent sont celles-ci : Toutes les cellules que l'on voit dans la paroi de ce tube deviendront-elles nerveuses ? Sinon, comment se caractériseront parmi elles les cellules nerveuses, et quels caractères différentiels prendront les éléments qui ne seront pas devenus nerveux? Grâce à de nombreux travaux, on peut en toute sécurité faire à ces questions les réponses suivantes : toutes les cellules du tube médullaire ne deviennent pas nerveuses ; un certain nombre d'entre elles n'atteignent pas à la dignité fonctionnelle et seront des éléments de soutien appelés cellules névrogliques.

Il appartient à His d'avoir donné de l'évolution du tube médullaire une description d'ensemble dans laquelle on trouve les réponses aux questions proposées plus haut. Il a ainsi synthétisé les faits épars et complété les aperçus que nombre d'auteurs, qui l'ont précédé dans cette question, avaient acquis auparavant à la science (1).

Comme on le sait depuis longtemps, la plaque médullaire et plus tard la gouttière et le tube médullaires sont constitués par un épithélium stratifié (fig. 163), formé de cellules cylindriques ou plutôt fusiformes, renflées à l'endroit du corps cellulaire qui contient le noyau. Il faut ajouter « simplement stratifié » et entendre

(1) Nous suivrons donc ici la description de His, sauf à indiquer les auteurs aux noms desquels s'attache la découverte de tel fait histogénique.

cette expression au sens de Hensen ; c'est-à-dire qu'en réalité il n'y a qu'une simple couche de cellules ; mais les renflements nucléés sont situés pour les différentes cellules à diverses hauteurs, d'où l'apparence stratifiée. Les extrémités interne et externe de ces cellules se confondent en une membrane, que l'on distingue respectivement en *membranes limitantes interne* et *externe ;* celle-ci est la *membrana prima* de Balfour et de Hensen, ou « membrane basale » séparatrice de l'ectoderme et du mésoderme ; celle-là a été considérée par Renaut comme une « cuticule ».

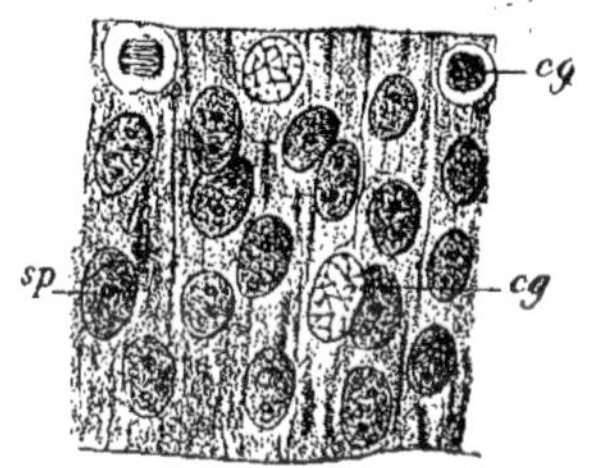

Fig. 163. — *Paroi du tube médullaire d'un embryon de Lapin de 8 j. 1/2.*

cg, cellules germinatives. — *sp*, spongioblastes.

De très bonne heure on observe qu'entre les parties les plus internes des cellules épithéliales sont situées des cellules rondes (fig. 163, *cg*), dont les noyaux présentent des figures que l'on a pu aisément, malgré leur aspect parfois bizarre, identifier aux figures caryocinétiques habituelles.

Ces figures ont été aperçues pour la première fois par Altmann. Depuis lors, plusieurs travaux se sont succédé sur cette question et ont montré chez différents animaux la division caryocinétique de ces cellules. Il faut ici citer Vignal (Mammifères et aussi Poulet et Sélaciens), Merk (Reptiles), Rauber (Grenouille), Vignal, His (Homme), Lahousse (cervelet du Lapin et du Poulet), Bürckhard (Triton), Lachi (Poulet), Valenti (Sélaciens), Herrick (Poissons osseux), et accessoirement Pfitzner (Salamandre), Uskow (Poulet, Lapin, Saumon), Koganei (rétine). Les figures caryocinétiques sont d'abord limitées, comme Altmann et Uskow l'ont reconnu les premiers, à ces cellules rondes qui sont situées tout à fait contre la lumière du tube médullaire, entre les cellules épithéliales ; pour Altmann du reste, ce fait n'est que l'application particulière d'une loi générale, d'après laquelle les divisions indirectes s'observent dans la couche extérieure de l'ectoderme ou de l'entoderme, la plus éloignée du mésoderme. Cette couche de cellules, étant en voie d'incessante division, représente donc la partie la plus jeune et en même temps la matrice génératrice de la paroi nerveuse ; aussi His a-t-il pu donner aux éléments qui la composent le nom de *cellules germinatives* (fig. 163 et 165, *cg*). Plus tard, ces cellules ne paraissent plus être les seules à se diviser ; car His a pu voir les cellules épithéliales présenter à côté des cellules germinatives des figures de division. Plus tard aussi, à mesure des progrès du développement, les cellules germinatives en voie de division se limitent de plus en plus rigoureusement à la bordure même du canal médullaire. Au début au contraire, bien qu'elles prédominassent à cet endroit, on pouvait en voir quelques-unes s'avancer isolément plus en dehors (Merk). Chez les Batraciens et les Sélaciens ce serait même là, d'après Pfitzner, Rauber et Valenti, la disposition habituelle ; plus tard seulement les divisions se localiseraient à la couche cellulaire la plus interne. Du reste Merk, dans un second mémoire où il examine des représentants de toutes les classes de Vertébrés, trouve que, chez un même animal, la distribution des figures cinétiques est différente suivant les régions du névraxe et caractéristique pour chaque région. — Quant aux plans de division des cellules, ils offrent toutes les orientations ; la plupart cependant sont radiaux ; quelques-uns ont une direction tangentielle, parallèle à la surface interne du tube médullaire. Grâce aux divisions qui offrent cette dernière orientation, la paroi nerveuse peut s'accroître en épaisseur, par apposition cellulaire directe ; lors des divisions radiales au contraire, l'épaississement de la paroi n'est possible qu'au prix d'un déplacement et d'un glissement des cellules-filles, ce glissement se produisant nécessairement parce que toutes les cellules néoformées ne peuvent trouver place à la surface et sont obligées de gagner la profondeur (Rauber) (1).

L'agencement des cellules épithéliales entre elles a été décrit depuis longtemps ; mais His a beaucoup précisé les descriptions de ses prédécesseurs. Ces cellules offrent un arrangement radiaire sur lequel déjà Hensen attira l'attention et que Renaut et Vignal

(1) A présent que l'on connaît bien, ainsi qu'on vient de le voir, les conditions de la division cellulaire dans le tube nerveux, on ne peut plus citer que pour mémoire les autres processus de multiplication que l'on a fait intervenir : récemment encore on a formé des cellules nerveuses par séparation des varicosités nucléées des cellules épithéliales qui bordent le canal médullaire (Magini).

ont fait connaître depuis. Les cellules, dit par exemple Renaut, sont disposées en chaînes radiées moniliformes constituées chacune par trois ou quatre noyaux allongés et reliés par des filaments protoplasmiques qui les enfilent comme des perles ; chaque chaîne moniliforme offre sur ses noyaux l'empreinte de ceux de la chaîne voisine, à laquelle elle est reliée par des anastomoses protoplasmiques latérales. D'ailleurs Renaut insiste beaucoup sur le caractère de ce protoplasma, qui entoure les noyaux et forme les prolongements cellulaires ; ce n'est qu'un « exoplasme », c'est-à-dire du protoplasma desséché, semblable à celui qui constitue les ponts d'union intercellulaires dans le réseau muqueux de Malpighi. Les chaînes moniliformes sont appelées par Renaut « chaînes de prolifération », pour rappeler l'origine commune de leurs noyaux constitutifs aux dépens d'un même ancêtre cellulaire. De la disposition radiaire des cellules de la paroi nerveuse et de la direction surtout radiée de leurs filaments d'union résulte l'aspect strié de la paroi médullaire.

Avec His, les cellules épithéliales sont devenues les *spongioblastes* (fig. 165, *sp*), et le système formé par l'ensemble de leurs corps cellulaires et des filaments anatomiques qui les unissent a pris le nom de *charpente médullaire, neurosponge* ou *myélosponge* (fig. 165 et 169). Pour le constituer, chaque cellule épithéliale ou spongioblaste produit une substance de structure filamenteuse, ayant la figure de travées anastomosées en un réseau avec des travées semblables fournies par les cellules voisines. Ces travées confluent en dehors et en dedans pour former les membranes limitantes externe et interne (fig. 164 et fig. 165, *me*, *mi*), dont il a déjà été question ci-dessus.

A l'état de complet développement, on peut distinguer dans la charpente médullaire une région interne, une moyenne et une troisième externe. La première, *couche columnaire* ou *radiée*, consiste en fibres radiées, qui, situées dans le prolongement du corps des spongioblastes, s'étalent à leur extrémité interne ou bien se divisent et irradient ensuite dans la membrane limitante interne. La région moyenne de la charpente médullaire, la *zone nucléaire*, contient les corps nucléés des spongioblastes, disposés radiairement suivant deux ou plusieurs couches (« cellules radiales » de

Golgi et de Ramón y Cajal) ; dans cette couche, les fibres radiées forment la masse principale ; elles peuvent s'anastomoser par des fibres transversales ou obliques. La zone externe de la charpente médullaire ne contient pas de noyau ; elle consiste, bien qu'on y puisse reconnaître des fibres radiées prédominantes, en un réseau à mailles étroites de fines travées unies entre elles de la façon la plus variable (*voile marginal*) (voy. fig. 164 et 165).

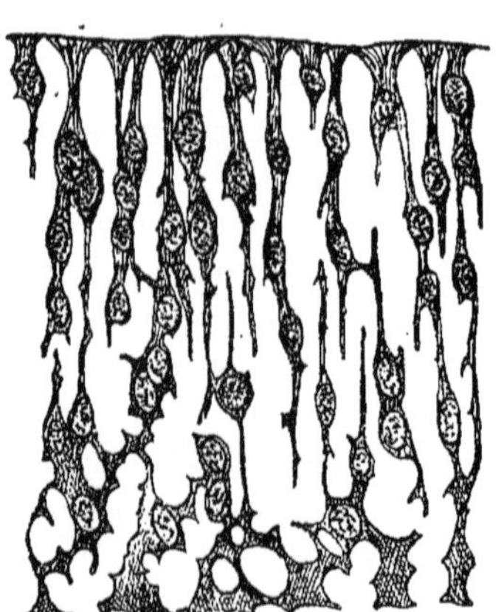

FIG. 164. — *Myélosponge de la moitié dorsale du tube médullaire chez un embryon humain d'environ 3 semaines* (d'après HIS).

En haut, la limitante interne, puis la couche columnaire ; en bas le voile marginal.

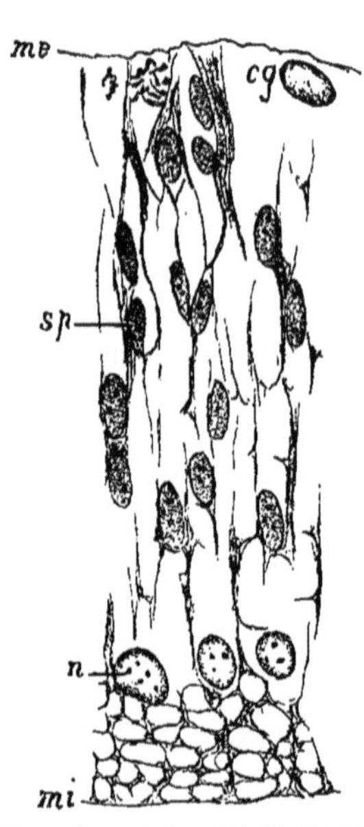

FIG. 165. — *Coupe de la paroi du tube médullaire d'un embryon de Brebis de 10 millim. de long.*

mi, *me*, membranes limitantes interne et externe. — *cg*, cellules germinatives (noyaux en division). — *n*, neuroblastes. — *sp*, spongioblastes.

Plusieurs observateurs ont décrit d'une manière à peu près identique la structure du tube nerveux embryonnaire : tels Lahousse, qui, dans la paroi du cervelet, trouve une « névroglie embryonnaire » structurée comme le neurosponge de His et lui distingue deux et même trois couches correspondant plus ou moins exactement à celles admises ailleurs par His.

En outre, une autre méthode que celles employées par les auteurs précédents, la méthode osmio-bichromique de Golgi, a conduit Ramón y Cajal et Retzius à des résultats analogues.

B. *Cellules germinatives, neuroblastes et cellules nerveuses.* — Le système des cavités de la couche columnaire, que traversent les fibres radiées et qui confine à la membrane limitante interne, est occupé par les cellules germinatives qui s'y multiplient comme on l'a vu plus haut. De là ces cellules, qui se distinguent absolument des cellules épithéliales spongioblastiques par leur forme et par les caractères de leur protoplasma, peuvent émigrer et se répandre dans les couches plus profondes pour parvenir jusqu'au voile marginal. Indiquons ici que d'après Herrick, la migration des cellules germinatives ou de leurs descendants cellulaires pourrait être beaucoup plus étendue encore que celle que His leur reconnaît et se faire non seulement dans le sens de l'épaisseur, mais encore suivant toute la longueur du tube médullaire, de la moelle par exemple jusqu'au cerveau ; dans le cours de l'étude du développement des centres nerveux, nous en verrons des exemples assez probants.

De la division des cellules germinatives naissent les éléments qui

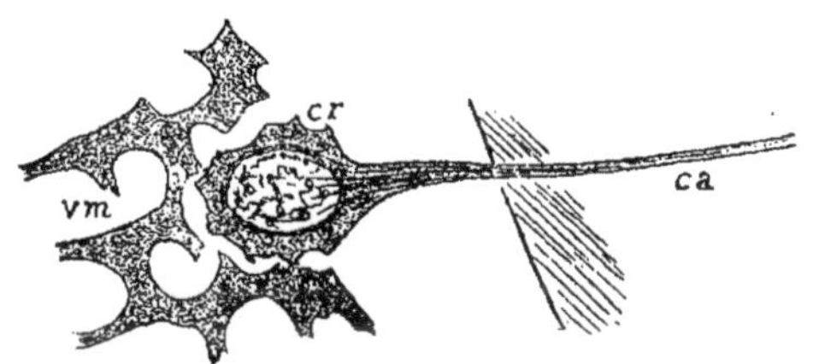

FIG. 166. — *Cellule motrice ou radiculaire des cornes antérieures de la moelle d'un embryon humain de 3 semaines* (d'après HIS).

cr, la cellule radiculaire, dont le prolongement cylindre-axile *ca* dépasse déjà le bord de la moelle pour former une fibre nerveuse. — *vm*, une partie du voile médullaire où la cellule nerveuse est enfouie.

deviennent les cellules nerveuses embryonnaires ou *neuroblastes* (fig. 165, *n*). Ces cellules s'allongent, deviennent piriformes ; leur protoplasma s'étire d'un côté, du côté extérieur, en un prolongement d'abord court, puis de plus en plus long, le *prolongement cylindre-axile* ou *de Deiters*, que l'on verra peu à peu devenir une fibre nerveuse (fig. 166). Cette transformation s'accompagne de modifications dans la répartition de la chromatine; le noyau mûr du neuroblaste paraît plus pauvre en chromatine que celui de la cellule germinative; d'autre part il se fait une accumulation de chromatine dans le prolongement poussé par le corps cellulaire. En outre, le protoplasme prend une structure fibrillaire, qui se montre le plus nette au niveau du cône d'insertion du prolongement cylindre-axile. Dès lors, la jeune cellule nerveuse est différenciée; et comme preuve de sa différenciation n'offre désormais plus la capacité de se diviser (1).

Avant His, plusieurs auteurs, parmi lesquels Vignal surtout, avaient suivi minutieusement le développement histologique de la jeune cellule nerveuse. Ainsi, d'après Vignal, cette cellule augmente d'abord de volume; le corps cellulaire prend une forme irrégulière, anguleuse, puis émet des prolongements en tous sens (changements de forme bien constatés déjà par Boll). Le protoplasma devient plus dense, se sème de granulations volumineuses, se colore de plus en plus fortement par l'acide osmique. Le noyau augmente de volume, prend un contour net et acquiert un ou deux nucléoles. Le protoplasme augmentant à l'un des pôles ou aux deux pôles à la fois, le noyau devient excentrique ou demeure central; la figure générale de la cellule est alors piriforme ou fusiforme. Dans le courant du 4e mois pour la moelle, l'un des prolongements cellulaires devient homogène, rectiligne ; c'est le prolongement de Deiters; les autres expansions, appelées *prolongements protoplasmatiques* ou *dendrites* conservent les caractères primitifs (fig. 167). Plus tard, le protoplasme de la cellule et de ses prolongements, au lieu de demeurer granuleux, prend une constitution fibrillaire due à la sériation linéaire des granules.

A côté de points de concordance nombreux contre les deux descriptions (de His et de Vignal), une divergence notable est digne de remarque. C'est que, dans l'exposé de His, l'apparition du prolongement cylindre-axile et par conséquent la différenciation essentielle de la cellule nerveuse sont très précoces. C'est aussi que d'emblée le prolongement cylindre-axile offre un caractère

(1) Il y a toutefois des observations contraires de Mondino sur des cellules nerveuses rritées expérimentalement.

spécial, qui le distingue absolument des autres expansions cellulaires ; celles-ci, c'est-à-dire les prolongements protoplasmatiques, apparaissent plus tard et n'ont qu'une valeur banale.

La méthode de Golgi a apporté à son tour, entre les mains de

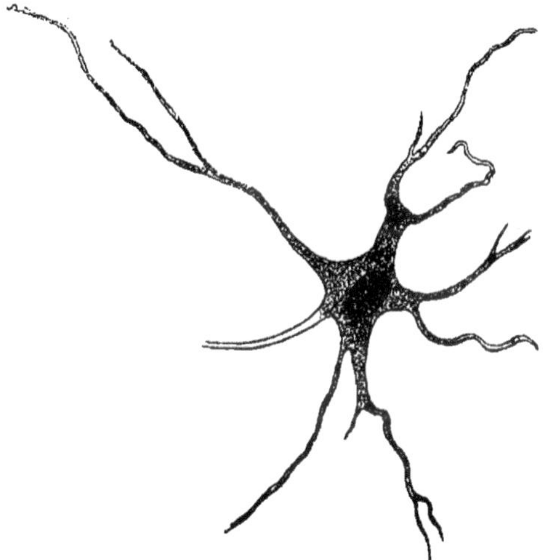

FIG. 167. — *Cellule motrice ou radiculaire des cornes antérieures de la moelle d'un fœtus humain de 6 mois* (d'après VIGNAL).

Prolongement cylindre-axile et prolongements protoplasmatiques.

Ramón y Cajal, quelques faits nouveaux à l'étude histogénétique de la cellule nerveuse. Les jeunes cellules, dans la moelle du Poulet du 3e et du 4e jour, sont, d'après l'auteur précité, piriformes ou fusiformes ; du corps cellulaire se détachent plusieurs expansions courtes et épaisses, dont une plus longue et plus mince peut se diriger vers la lumière du canal central. L'extrémité amincie de la cellule piriforme ou l'un des bouts de la cellule fusiforme s'étire en un cône très allongé, qui se continue par une fibre cylindre-axile. Celle-ci est terminée par un renflement conique recouvert de pointes épineuses irrégulières ; c'est le « cône de croissance », qui dénonce, d'une manière évidente, l'extrémité de toute fibre nerveuse en voie d'évolution ; l'existence de ce cône a été confirmée par Retzius chez l'alevin de Saumon et l'embryon de Poulet (fig. 168).

L'époque à laquelle s'effectue la différenciation de la cellule nerveuse est encore mal déterminée. Pour His, le caractère essentiel de la cellule, la présence du prolongement cylindre-axile, existerait déjà chez l'embryon humain de 4 semaines. Les auteurs qui ont précédé, tant à cause de la nature des procédés d'investi-

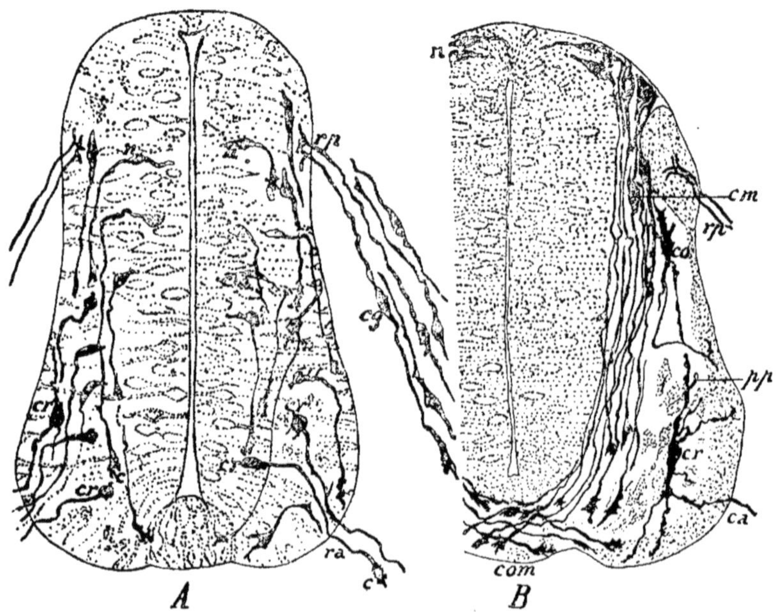

Fig. 168. — *Coupes de la moelle d'embryons de Poulet traitée par la méthode de Golgi* (d'après Ramón y Cajal).

A, Embryon du 3e jour. B. Embryon du 4e jour. — *n*, cellules nerveuses très jeunes, ayant gardé encore la forme bipolaire et la situation des spongioblastes. — *cm*, cellules commissurales envoyant leur cylindre d'axe vers ou même dans la commissure antérieure. — *com*, cette commissure formée par l'entrecroisement des cylindres d'axe des cellules précédentes. — *cr*, cellules radiculaires des cornes antérieures fournissant un cylindre d'axe aux racines antérieures. — *cr'*, cellules radiculaires ayant déjà des indications de prolongements protoplasmiques. — *pp*, *ca*, prolongements protoplasmiques et cylindre d'axe d'une cellule plus âgée. — *co*, cellule de cordon, envoyant son cylindre d'axe dans la substance blanche du cordon latéral où ce cylindre d'axe se bifurque. — *c*, cône d'accroissement terminant soit les cylindres d'axe de cellules commissurales, soit les cylindres qui forment les fibres des racines antérieures. — *ra*, racines antérieures. — *rp*, racines postérieures. — *cg*, cellules ganglionnaires du ganglion spinal.

gation qu'ils ont employés, que parce qu'ils étaient plus exigeants en matière de différenciation et demandaient à la cellule pour pouvoir la qualifier de nerveuse une somme plus grande de caractères différentiels et par suite un achèvement plus complet, ont en général donné des chiffres beaucoup plus forts. Chez l'Homme, d'après Vignal, la cellule nerveuse ne serait caractérisée qu'au 3e mois pour la moelle, et au 6e dans le cerveau. D'ailleurs tous les auteurs (Lubimoff, Eichhorst, Vignal) qui ont traité cette question, s'accordent à noter le retard du cerveau sur la moelle au point de vue de l'évolution histologique. Au contraire, l'emploi du procédé de Golgi a permis de reculer plus loin le moment où la cellule nerveuse est déjà reconnaissable ; elle possède sa forme générale et offre un cylindre d'axe puissant dès le 3e jour de l'incubation chez le Poulet (Ramón y Cajal, v. Lenhossék, Retzius) (voir fig. 168, A et B, *cr* et *cm*).

Durant leur transformation en neuroblastes, ou même chez nombre d'animaux déjà auparavant, les cellules germinatives quittent, comme nous l'avons indiqué plus haut, la couche la plus interne de la paroi médullaire et s'avancent jusqu'à la limite du voile marginal (Herms, His). En deçà de cette zone, elles s'accumulent tout d'abord en une couche plus ou moins indépendante, surtout distincte au début de la migration, moins bien délimitée plus tard, c'est la *couche engaînante* ou *manteau*.

On peut distinguer dès à présent dans la paroi du tube nerveux deux couches cellulaires principales : 1° une interne, la couche épithéliale du canal central ou *épendymaire*, ébauche de l'*épendyme*, formée par les spongioblastes auxquels des cellules germinatives sont encore mélangées dans la partie tout à fait interne ; 2° l'autre externe, couche engaînante ou *ébauche de la substance grise*. Cette distinction, nettement formulée par His, avait été reconnue avant lui, par exemple par Kölliker, qui chez le Poulet du 4e jour et le Lapin du 10e jour oppose à une couche interne de cellules cylindriques une assise externe de cellules arrondies et leur donne leur véritable signification, « les extérieures, dit-il, s'ordonnant concentriquement à la surface et s'allongeant en fibres, tandis que les cellules internes conservent leur position primitive et deviennent l'épithélium du canal central ». On trouve la même distinction exprimée dans Hensen (Lapin et Cobaye) et dans Vignal (Poulet et Lapin).

C. *Cellules épithéliales et cellules névrogliques. Origine et spécificité de la névroglie.* — Nous venons de voir qu'une partie seulement des cellules qui forment la paroi du tube médullaire émettent un prolongement, ébauche d'une fibre nerveuse ; celles-là seules donc sont nerveuses. Nous avons trouvé ces cellules localisées dans une couche distincte de la paroi. Les autres éléments, non pourvus de ce caractère et n'appartenant pas à cette couche, sont-ils autres que des cellules nerveuses ?

On doit répondre affirmativement à cette question. A la différence dans la répartition topographique, correspond une différenciation histologique capitale.

Pour His, dont l'opinion procède à cet égard de celle défendue auparavant par Boll, et a été acceptée par v. Lenhossék et par Retzius, l'unité cellulaire disparaît de bonne heure dans le type de la constitution du tube médullaire. Dès maintenant existent : d'une part, des neuroblastes (futures cellules nerveuses) descendus des cellules germinatives; d'autre part, des spongioblastes (cellules de charpente ou de soutien), et la divergence histologique des deux séries va s'accentuant toujours davantage (1).

Cette théorie de la « dualité cellulaire » ne règne cependant pas sans conteste et se voit opposer celle de « l'unité cellulaire » présentée avec ou sans restriction. Selon Hensen, qui paraît en être le promoteur, les cellules, avec les fibres radiaires qui les terminent (les spongioblastes, par conséquent), sont les générateurs des cellules et des fibres nerveuses, mais ne sont pas elles-mêmes de nature nerveuse, les véritables cellules nerveuses n'apparaissant que plus tard. Vignal a été du même avis, en soutenant que les cellules épithéliales qui bordent le canal central sont les éléments générateurs des autres. Renaut, Magini, avec leurs chaînes moniliformes de prolifération des cellules épithéliales, appartiennent aussi à cette opinion. Récemment l'idée de l'unité cellulaire des éléments médullaires embryonnaires a reçu de Ramón y Cajal un regain de notoriété; cet auteur a pu montrer, sur des préparations faites par la méthode de Golgi, tous les intermédiaires entre les cellules épithéliales ou spongioblastes et les jeunes cellules nerveuses ; il croit que les cellules épithéliales ne sont que

(1) Boll déclare du reste laisser complètement de côté la question de l'origine première de ces deux sortes de cellules et, ne pouvant remonter au delà du stade actuel, ne pas savoir si elles ont ou non une ébauche commune.

des formes jeunes, bipolaires, des cellules nerveuses ; le prolongement central de ces cellules, dirigé vers la lumière du canal, disparaîtrait, tandis que le prolongement périphérique s'allongerait en une fibre cylindre-axile ; il soutient donc qu'au moins une partie des cellules nerveuses dérive des cellules épithéliales. Cette manière de voir a été partagée par v. Lenhossék, qui a réussi à voir des formes bipolaires jeunes de neuroblastes ; mais elle ne l'a pas été par Retzius qui n'a obtenu à cet égard que des résultats négatifs.

On vient de voir que tout ou partie des cellules épithéliales n'émettent pas de cylindre d'axe et par conséquent ne prennent pas le caractère de cellules nerveuses. Ces éléments, outre qu'ils servent à former la bordure épithéliale définitive du canal central, l'épendyme en un mot, contribuent, par les longs prolongements qu'ils envoient jusqu'à la limitante externe à travers toute la paroi nerveuse, à former la charpente de celle-ci (voy. fig. 169). Ils en constituent du moins les premiers linéaments, avant l'apparition de tout autre système de soutien plus compliqué et plus parfait. A ce titre ils doivent donc être rangés dans l'appareil de sustentation des centres nerveux, dans le conjonctif nerveux, bref dans la *névroglie*.

La névroglie, comme nous venons de le laisser entendre, n'est pas seulement formée par les cellules épendymaires, vestiges demeurés en place des cellules épithéliales primitives ; mais il entre encore et surtout dans sa constitution des éléments depuis longtemps connus (Deiters, Golgi, Boll), dont les formes dites « cellules-araignées » (Jastrowitz), « cellules en pinceau » (Boll), sont des plus caractéristiques. La nature histologique de ces éléments n'est plus discutée aujourd'hui ; ce sont, au sein du tissu nerveux, des cellules de forme conjonctive. Il n'en est pas de même de leur origine, qui est une des questions les plus controversées de l'histogenèse.

On doit d'abord, dans la foule des observateurs qui se sont occupés de cette question, faire une place à part à Besser, Ch. Robin, Lahousse, Magini et Falzacappa. Ces trois derniers ne voient dans les cellules névrogliques que des formes embryonnaires de cellules nerveuses. Leur opinion est ainsi imitée de celle de Besser et de Robin ; depuis longtemps Robin avait donné à ses « myélocytes », qui sont identiques aux cellules névrogliques, la signification d'une forme embryonnaire.

Frappé de la figure conjonctive des cellules névrogliques et convaincu d'autre part que les cellules épithéliales du tube nerveux embryonnaire sont toutes employées à former des éléments nerveux, Hensen dut, pour expliquer la genèse des cellules de la névroglie, faire appel aux tissus extérieurs à l'axe nerveux, particulièrement aux tissus conjonctifs. Pour lui, la névroglie tout entière a une origine conjonctive (nous dirions aujourd'hui mésenchymateuse).

A ces opinions on doit opposer celle qui est le plus généralement adoptée : les cellules névrogliques, bien que morphologiquement comparables à des éléments connectifs, sont d'origine ectodermique. Les cellules du névraxe se différencient : en neuroblastes ou futures cellules fonctionnellement nerveuses ; en éléments de soutien, comprenant d'abord les cellules épithéliales ou épendymaires d'apparition précoce, puis les cellules névrogliques proprement dites plus tardives. Telle est à peu près la manière de voir contenue dans les travaux de Ranvier, Renaut, Vignal, Boll, Stricker et Unger, His, Löwe, Gierke, Golgi, Cajal, Colman, Lahousse, Lachi, Bürckhardt, Kölliker, Valenti, v. Lenhossék, Minot, etc.

Il s'en faut cependant que la formule qui précède traduise fidèlement l'opinion de tous ces auteurs et qu'elle soit acceptable sans restriction pour chacun d'eux.

His, Boll, v. Lenhossék doivent d'abord être distingués, pour avoir admis que la différenciation en cellules nerveuses et névrogliques ne se fait pas secondairement, comme la proposition précédente le renferme implicitement, mais qu'elle est jusqu'à un certain point primitive, ou tout au moins extrêmement précoce.

En outre, pour plusieurs des auteurs susnommés et pour quelques autres encore, l'opinion qui leur est attribuée a besoin, pour devenir exactement la leur, d'un important correctif. Ces auteurs, en effet, ne reconnaissent pas à la névroglie une origine univoque. Mais ils admettent, les uns en considérant la paroi nerveuse à différents moments de son évolution, les autres en l'examinant en divers points de son épaisseur, deux névroglies différentes suivant le temps ou différentes suivant le lieu. — C'est ainsi que Renaut, His, Lachi, Valenti distinguent deux périodes dans le développement de la moelle ; dans une première, la substance de soutien est d'origine ectodermique ; dans une deuxième (que Renaut oppose à la période embryonnaire précédente sous le nom de période fœtale), la névroglie est d'origine conjonctive ou mésenchymateuse, et ses éléments pénètrent dans le névraxe avec les vaisseaux et la pie-mère. Pour Lachi, il n'y a d'abord que des spongioblastes, c'est-à-dire des cellules ectodermiques; puis il s'y ajoute des éléments mésenchymateux (cellules endothéliales vasculaires et leucocytes) qui étouffent les précédents. — D'autre part, plusieurs observateurs ont admis que l'origine de la névroglie est autre dans la substance blanche et dans la substance grise : tels Eichhorst, Duval, Löwe, His, Gadow. Dans la substance grise, ces cellules, développées sur place, seraient d'origine ectodermique. Dans la substance blanche, les éléments névrogliques seraient des cellules immigrées, amœboïdes (His), de véritables leucocytes sortis des vaisseaux (Eichhorst), ou des cellules apportées par les prolongements intra-médullaires de la pie-mère (Duval).

Quelques auteurs seulement, comme Renaut, Vignal, Golgi, v. Lenhossék, Colman, Cajal, Kölliker, Minot, ont défendu dans toute son intégrité la théorie de l'origine ectodermique de la névroglie. Ils ont donc admis que toutes les cellules névrogliques dérivent des cellules épithéliales du tube médullaire. Plusieurs d'entre eux ont distingué deux périodes dans la constitution du tube médullaire au point de vue de sa névroglie. Dans une première période, la névroglie est constituée uniquement par les cellules épendymaires; dans une seconde, il s'ajoute à ces dernières des éléments d'origine également ectodermique, formés sur place dans la plaque médullaire, qui deviendront, sous la forme de cellules-araignées, la partie principale du système névroglique.

Quant au processus qui conduit à la différenciation des cellules névrogliques, il a été évidemment décrit d'une façon variable, selon l'origine que l'on attribuait à ces cellules et aussi suivant la conception histologique que l'on avait du système de la névroglie.

Cajal, v. Lenhossék et Minot par exemple, partisans de la genèse exclusive des cellules névrogliques aux dépens des spongioblastes, décrivent le processus suivant (fig. 169 et 170). Les spongioblastes commencent par perdre leur prolongement central et ne conservent que celui qu'ils envoient vers la membrane limitante externe. Celui-ci disparaît à son tour, tandis que les prolongements latéraux deviennent de plus en plus importants. Des éléments primitivement allongés prennent ainsi la forme étoilée, richement ramifiée, que l'on connaît aux cellules arachniformes de la névroglie (comp. *l*, *e* et *n*). D'ailleurs tous les éléments épithéliaux ne perdent pas leur relation avec le canal central, non plus qu'avec la limitante externe ; mais un certain nombre demeurent étendus de la lumière de ce canal à la face externe de l'axe nerveux, ainsi que cela résulte des recherches faites par Rohde sur l'Amphioxus par Nansen sur le Myxine (un Cyclostome), etc., et surtout des figures données par Cajal, v. Lenhossék, Kölliker, van Gehuchten, Retzius ; ce sont là les cellules épithéliales du canal central ou

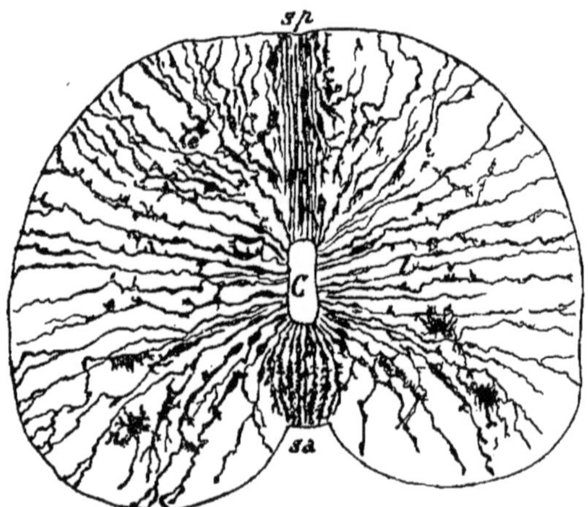

FIG. 169. — *Coupe de la moelle dorsale d'un embryon de Poulet au 9e jour de l'incubation. Coloration par la méthode de Golgi* (d'après RAMÓN Y CAJAL).

C. canal central. — *sa*, sillon antérieur avec le faisceau des cellules épithéliales antérieures moyennes. — *sp*, sillon postérieur avec le faisceau des cellules épithéliales postérieures moyennes. — *l*, cellules épithéliales latérales. — *e*, cellule épithéliale, courte et un peu déplacée. — *n*, cellule épithéliale semblable déjà aux éléments névrogliques.

cellules épendymaires (« cellules radiales » de Hensen et des auteurs précités) (fig. 169, *sa*, *sp*, *l*).

Eichhorst, pour qui la névroglie de la substance blanche dérive de globules blancs transformés, a soutenu que ces globules ne prennent ni directement ni immédiatement les caractères définitifs des cellules névrogliques. Ils se métamorphoseraient d'abord en une forme connue depuis Virchow et étudiée depuis par Jastrowitz et Boll, sous le nom de « cellule granulo-graisseuse ». C'est seulement plus tard que de cette cellule granulo-graisseuse proviendrait la cellule névroglique, remarquable par ses prolongements.

Dominé par les idées de M. Schultze sur « l'activité formative » du protoplasma, Boll admet qu'au début les cellules névrogliques ne sont représentées que par des noyaux confondus dans une masse protoplasmique commune. Celle-ci, de granuleuse

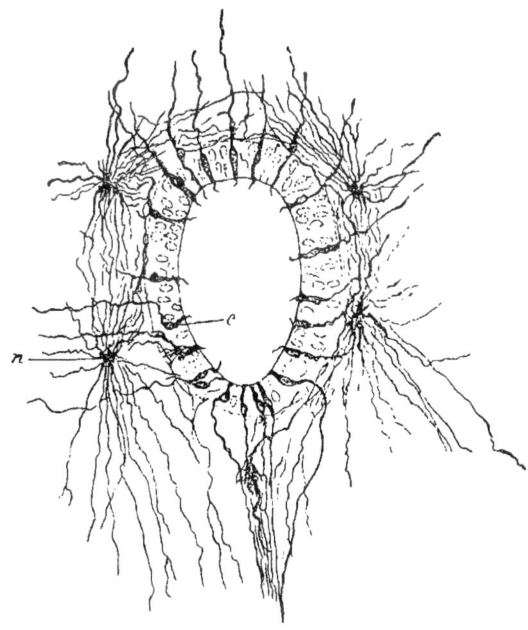

FIG. 170. — *Portion d'une coupe transversale de la moelle d'un embryon humain de 23 centim., montrant le système névroglique composé des cellules épendymaires et des cellules névrogliques proprement dites. Procédé de Golgi* (d'après LENHOSSÉK).

e, cellules épendymaires. — *n*, cellules névrogliques en araignée.

qu'elle était, devient striée, grâce à l'arrangement linéaire des granules qui irradient autour des noyaux ; les stries radiaires deviennent indépendantes en formant les prolongements des cellules névrogliques définitives.

Influencés par les idées de Ranvier sur la constitution des épithéliums en général, sur l'union des cellules épithéliales par des ponts filamenteux d'anastomose, Renaut et Vignal comparent le système de la névroglie à celui du corps muqueux de Malpighi, c'est-à-dire à un immense réseau dont les points nodaux sont nucléés et qui enferme dans ses mailles tous les éléments nerveux. Cette formation histologique est pour Renaut tout naturellement préformée dans le réseau constitué par les jeunes cellules épithéliales du tube médullaire ; de légères modifications de cette masse encore neuro-névroglique, non différenciée en cellules nerveuses et névrogliques, y feront naître la névroglie. Selon Vignal, les choses se passent autrement, et le réseau névroglique n'est pas

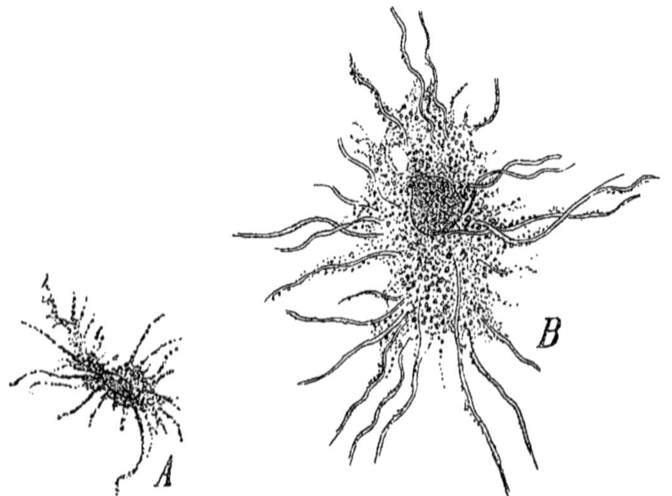

FIG. 171.— *Deux cellules de la névroglie de la substance grise du cerveau du fœtus humain* (d'après VIGNAL). A, fœtus de 7 mois. — B, fœtus de 9 mois.

primitif mais secondaire. On voit que, parmi les cellules embryonnaires, celles qui doivent devenir névrogliques se prolongent en tous sens par des branches fixes et mutipliées ; leur protoplasma, d'abord granuleux, devient avec l'âge plus homogène (fig. 171, A). Plus tard, le protoplasma des prolongements cellulaires et celui du corps même de la cellule prennent une consistance ferme et rigide, en subissant une modification chimique dont Kühne et Ewald ont fait une véritable kératinisation (fig. 171, B). Ces différenciations se font chez l'Homme plus tard que celles des cellules nerveuses : vers le 5e mois pour la moelle, et le 9e pour le cerveau (Vignal) ; dès le 5e mois dans le cerveau d'après Fuchs.

D. *Autres formes différenciées des éléments médullaires. Cellules épendymaires, cellules de la substance gélatineuse, etc.* — Les cellules nerveuses et les cellules névrogliques ne sont pas, tout au moins sous les formes que nous avons vues se différencier, les seuls aboutissants des éléments qui composent le tube embryonnaire.

Nous savons déjà qu'une partie des cellules épithéliales qui bordent le canal central ne se transforment pas en éléments névrogliques proprement dits et tels que l'histologie les caractérise; mais, tout en prenant part au système de soutien du névraxe, elles demeurent sous la forme épithéliale et prennent le nom de *cellules épendymaires*, leur ensemble formant l'*épendyme*. Ces cellules prennent une forme cylindro-conique; leur base se revêt d'un plateau strié ; puis ce plateau se couvre de cils ; quelques-unes seulement, parmi les cellules épendymaires, sont d'abord ciliées; elles ne le deviennent toutes que plus tard (Eichhorst). Leur pointe se montre prolongée en un long filament qui va jusqu'à la surface extérieure de l'organe (fig. 170, *c*). Ce filament forme ainsi une fibre de soutien, particulièrement nette et bien connue dans certains organes (« fibres de Müller » de la rétine, « fibres-chevilles » de la couche moléculaire du cervelet). Toutes les cellules épendymaires ne subissent pas ces transformations, toutes ne deviennent pas les cellules vibratiles de l'épendyme; quelques-unes se transforment intégralement (et non pas seulement par le prolongement périphérique de leur corps cellulaire) en une fibrille cornée, dont l'origine cellulaire est devenue méconnaissable (Löwe) (voy. fig. 185). La kératinisation des cellules épendymaires n'a rien de surprenant, si l'on songe que les cellules de l'épendyme occupent dans la partie nerveuse de l'ectoderme la même situation superficielle que les éléments de l'épiderme destinés à devenir cornés (Löwe).

Parmi les cellules épithéliales qui bordent le canal central, celles qui forment la couche la plus interne seules deviennent des cellules vibratiles et des fibrilles cornées et constituent le futur épendyme. En dehors de l'épendyme, il y a trois ou quatre rangs de cellules épithéliales qui donnent naissance à la *substance gélatineuse*, par une différenciation tout autre que celle à laquelle nous venons d'assister. Nous retrouverons plus tard le développement morphologique de la substance gélatineuse, qui constitue dans l'axe nerveux des régions bien définies (voy. fig. 188). Il nous suffit d'indiquer pour le moment le caractère de la différenciation histologique. Il consiste, d'après plusieurs auteurs (mais il y a beaucoup d'opinions contraires), en ce que les cellules qui constituent la substance gélatineuse ne subissent aucune évolution dans le sens nerveux (Löwe, Gierke, Corning, Bechterew, v. Lenhossék), gardant leur nature embryonnaire, elles prennent seulement une orientation différente de celle qu'elles avaient au début et, de radiales qu'elles étaient, deviennent longitudinales, c'est-à-dire parallèles à l'axe du tube nerveux (Löwe, v. Lenhossék) (1). Puis une substance fondamentale, de plus en plus abondante avec l'âge, s'accumule entre elles, d'où la raréfaction de plus en plus grande des cellules et la consistance de plus en plus faible de la substance gélatineuse (Löwe, Gierke).

Ces mêmes cellules épithéliales, qui doublent l'épendyme, peuvent éprouver des transformations beaucoup plus profondes encore. C'est ce qu'on observe au niveau de la moelle lombo-sacrée des Oiseaux. Il existe là une cavité apparente, le *sinus rhomboïdal*, qui se présente avec l'aspect du 4° ventricule, sur une vue dorsale de la moelle. On crut tout d'abord que cette cavité était due à l'évasement et à l'ouverture persistante du canal médullaire à ce niveau. Duval montra que le canal n'est pas ouvert et que la cavité du sinus rhomboïdal est remplie par une sorte de gelée très transparente ; cette gelée est composée d'éléments gonflés, vésiculeux, accolés les uns contre les autres et simulant un tissu réticulé ; elle fut prise, en effet, pour un véritable tissu réticulé par Stieda et par Gadow. L'étude histogénétique de cette substance gélatineuse fit voir à Duval qu'elle n'a pas une autre origine que la matière gélatineuse ordinaire, et qu'elle dérive d'une transformation histolo-

(1) Les recherches histologiques de Gerlach, Meynert. W. Krause, Darkschewitch et Freund, Schwalbe, H. Virchow, Obersteiner (cités d'après v. Lenhossék) tendraient en effet à montrer que la substance gélatineuse contient des éléments nerveux, en particulier des éléments cellulaires. Ces recherches ont vu leurs résultats confirmés par ceux d'auteurs (Cajal, v. Gehuchten), qui, à l'aide de la méthode de Golgi, ont décelé dans la substance gélatineuse l'existence de nombreuses cellules nerveuses pourvues d'un cylindre-axile bien caractérisé.

gique profonde des cellules de l'épithélium du canal central, heureusement comparée par Löwe à celle qui donne lieu dans l'épiderme au *stratum lucidum* (voy. fig. 180).

D'autre part, en certains endroits du système nerveux, les cellules nerveuses, au lieu de se développer progressivement, prennent un caractère indifférent, et subissent même une atrophie presque complète, étouffées par les tissus conjonctifs et les vaisseaux qui se développent puissamment autour d'eux. C'est ce que l'étude du développement des organes appelés hypophyse et épiphyse nous apprendra plus tard.

§ 2. — **Histogenèse de la fibre nerveuse.** — Toute fibre nerveuse est le prolongement d'une cellule nerveuse, et, doit-on ajouter, n'en est qu'un prolongement : telle est la proposition que nous avons avancée au début de ce chapitre, et dont il s'agit de vérifier à présent l'exactitude. Elle a été vérifiée en effet par l'étude histogénétique de deux organes nerveux différents du système nerveux central, c'est-à-dire du tube médullaire et du système nerveux périphérique, représenté par les ganglions cérébro-spinaux. Nous examinerons le développement de la fibre nerveuse dans ces deux organes.

A. *Les fibres nerveuses du tube médullaire.* — Nous avons montré déjà, quand nous avons pris le tube médullaire pour exemple du développement de la cellule nerveuse, comment les cellules nerveuses acquièrent leur caractère essentiel et nous avons vu que ce caractère réside dans l'émission d'un prolongement cylindre-axile, ou cylindre d'axe, strié et fibrillaire, qui n'est autre qu'une fibre nerveuse. Nous verrons plus tard comment dans le tube nerveux ces fibres se partagent en deux groupes suivant la direction qu'elles prennent : un groupe constituant les racines antérieures ou ventrales des nerfs cérébro-spinaux ; un autre groupe formant les nerfs centraux, décomposé à son tour en plusieurs faisceaux (« fibres arquées » ou « commissurales », « fibres des cordons » ou « fibres longitudinales », fibres allant aux racines postérieures des nerfs cérébro-spinaux). Bien qu'ayant une destination lointaine très différente, toutes ces fibres émises par les cellules nerveuses ont d'abord un trajet commun ; elles pénètrent en effet toutes dans le voile marginal et s'engagent dans les mailles que circonscrivent les trabécules de neurosponge dont il est constitué. Elles forment avec le voile marginal l'ébauche de la *substance blanche* de l'axe nerveux. Par opposition à la *substance grise*, qui renferme des cellules nerveuses, la substance blanche ne contient en fait d'éléments nerveux que des fibres ; les cellules qu'elle loge, en faible abondance d'ailleurs, sont névrogliques.

Nous avons vu que les fibres nerveuses en voie de croissance se terminent par un cône d'accroissement (Cajal, Retzius). La plupart de ces fibres émettent en outre de bonne heure des branches collatérales, brièvement des *collatérales* (suivant l'expression de Cajal), qui ont été vues par tous les auteurs que l'étude du système nerveux a occupés dans ces derniers temps. Enfin, comme Golgi l'a le premier montré, le cylindre d'axe issu de la cellule nerveuse se divise à une distance plus ou moins grande de sa cellule d'origine ; cette division peut être considérée comme la décomposition du cylindre d'axe en ses fibrilles élémentaires constitutives. Quant à la terminaison des branches de division, elle est évidemment différente, suivant qu'il s'agit des fibres qui sortent de la moelle ou de celles qui y demeurent. Ces dernières, ou fibres centrales, se mettent en rapport avec une cellule nerveuse qu'elles entourent plus ou moins immédiatement de leurs nombreuses ramifications; nous les retrouverons plus tard avec le développement des organes centraux. Quant aux autres (fibres motrices des racines antérieures), elles se ramifient aussi à leur terminaison ; leurs extrémités entrent en contact avec une fibre musculaire, et de l'union des deux éléments résulte la plaque terminale motrice (Trinchese, Mitrophanow, Retzius) (1).

Un certain nombre de faits récents nous obligent à nous poser à présent cette question. Plusieurs fibres nerveuses peuvent-elles naître d'une seule

(1) D'après Mitrophanow, l'extrémité nerveuse d'une fibre motrice s'élargit en une plaque terminale ou éminence de Doyère, qui s'étend ensuite de plus en plus, se bifurque, offre des épaississements mamelonnés et émet des branches latérales, jusqu'à présenter la forme de la plaque motrice adulte, avec laquelle la substance musculaire est en simple contact.

Les quelques observations que Trinchese avait faites auparavant sur ce sujet ne sauraient être comprises que de celui qui connaît déjà le développement des muscles ; elles seront indiquées à cet endroit.

cellule? Si la réponse est affirmative, il faut nécessairement ou bien que plusieurs prolongements cylindre-axiles soient poussés par la cellule d'origine, ou bien que les fibres nerveuses multiples soient la continuation d'autres prolongements cellulaires que le cylindre d'axe unique.

Or on a constaté que d'une seule cellule peuvent sortir plusieurs expansions ayant toutes les caractères de cylindres d'axe; ainsi Cajal, dans la couche corticale externe du cerveau du Lapin, a observé la présence de deux cylindres d'axe. On avait cru pouvoir ranger dans la même catégorie les cellules nerveuses des ganglions sympathiques, auxquelles Axel Key et Retzius, Kölliker, Cajal avaient accordé plusieurs prolongements cylindre-axiles ; mais les recherches ultérieures de Cajal (dans un nouveau travail), celles de van Gehuchten et celles de Sala ont fait voir que, parmi les nombreux prolongements émis par la cellule sympathique, un seul a le caractère d'un cylindre d'axe. D'ailleurs, dans ces divers cas, la pluralité du prolongement de Deiters a pu être interprétée comme un degré plus avancé et plus précoce de la ramification de ce prolongement, qui, au lieu de se faire à une certaine distance du corps, commencerait dès la cellule.

D'autre part, il est des cellules qui sont indiscutablement nerveuses, quoique privées de cylindre-axile; leurs prolongements, qui n'ont aucun des caractères du cylindre d'axe mais doivent être morphologiquement rangés parmi les dendrites, ne peuvent cependant pas ne point servir à la conduction nerveuse et sont physiologiquement des fibres nerveuses. C'est ainsi que l'on a observé des cellules nerveuses sans cylindre d'axe (appelées « grains ») dans la « couche granuleuse » du bulbe olfactif (Golgi, Cajal, van Gehuchten et Martin). Force est donc d'admettre que les fibres nerveuses peuvent naître non seulement de cylindres d'axe, mais aussi de prolongements dendritiques, sans que cependant les fibres d'origine dendritique paraissent pouvoir jamais atteindre la longueur ni la complexité de structure qu'offrent le plus souvent celles d'origine cylindre-axile.

B. *Les fibres nerveuses des ganglions spinaux.* — Dans l'autre exemple que nous avons choisi, la fibre nerveuse nous apparaît encore comme le prolongement cylindre-axile d'une cellule nerveuse. On savait depuis Robin, R. Wagner et Bidder que les cellules nerveuses des ganglions spinaux des Poissons et particulièrement des Poissons osseux étaient bipolaires et qu'elles se continuaient à chacun de leurs pôles avec une fibre nerveuse. D'autre part les recherches faites sur les Vertébrés supérieurs aux Poissons avaient montré que les cellules ganglionnaires y sont unipolaires et ne donnent naissance qu'à une seule fibre nerveuse (Kölliker, Schwalbe, Ranvier, Axel Key et Retzius, Rawitz, Sala, v. Lenhossék). Ranvier, précédé d'ailleurs par quelques observateurs qui entrevirent le fait, fut le premier à constater nettement que le prolongement unique de la cellule nerveuse des Vertébrés supérieurs se divise en T à une certaine distance de son origine, et fournit deux fibres (observation confirmée depuis par Rawitz, Retzius, Stiénon). La différence qui semblait séparer les Poissons des autres Vertébrés était ainsi atténuée par la constatation de Ranvier, puisque la cellule ganglionnaire unipolaire des Mammifères par exemple se montrait en rapport avec deux fibres nerveuses, aussi bien que la cellule bipolaire des Poissons osseux. L'étude des ganglions spinaux des Cyclostomes, faite d'abord par Freud, puis par Nansen et enfin par Retzius, fit tomber la barrière qui séparait encore les cellules bipolaires des cellules unipolaires. Freud, en effet, trouva le premier que, si la plupart des éléments des Cyclostomes étaient bipolaires et émettaient une fibre à chacun de leurs pôles opposés l'un à l'autre, quelquefois cependant la cellule n'était pas franchement opposito-polaire, mais que les deux prolongements partaient de la cellule en des points très voisins l'un de l'autre; parfois même il observa des cellules unipolaires dont le prolongement unique se bifurquait bientôt en deux fibres nerveuses. Il put donc conclure que les ganglions spinaux des Cyclostomes présentent des intermédiaires entre le type bipolaire et le type unipolaire. V. Lenhossék y ajouta cette conclusion : « Il n'y a pas de différence entre les cellules des ganglions spinaux des Poissons et celles des ganglions des autres Vertébrés. Les cellules nerveuses des Vertébrés supérieurs ne sont unipolaires que morphologiquement; physiologiquement on peut les regarder comme des éléments bipolaires ».

Cette importante conclusion ne devait pas être le fruit de l'histologie comparative seule. Les recherches histogénétiques conduisirent bientôt à un résultat semblable. Dès 1881 et mieux encore cinq ans plus tard, His avait avancé que chez l'embryon humain toutes les cellules des ganglions spinaux sont des éléments bipolaires, comme le sont les cellules des Poissons (fig. 172). His y ajouta cette donnée fondamentale, hypothétiquement admise par Ranvier pour les deux fibres de bifurcation du prolongement en T, avancée depuis par Rawitz et par Freud et surtout établie par v. Lenhossék, mais à laquelle manquait jusqu'alors la preuve embryologique : l'un des prolongements a une direction centripète, prend part à la constitution de la racine postérieure du nerf rachidien et gagne la moelle épinière où il pénètre comme fibre radiculaire ; l'autre a une direction périphérique, se réunit aux fibres de la racine antérieure du nerf et se termine dans les organes périphériques en formant une des fibres sensitives du tronc nerveux.

L'existence, chez les embryons de toutes les classes de Vertébrés, de formes bipolaires et la transformation ultérieure de celles-ci en formes unipolaires avec toutes sortes de stades intermédiaires, de même que la direction centrale et périphérique des deux pro-

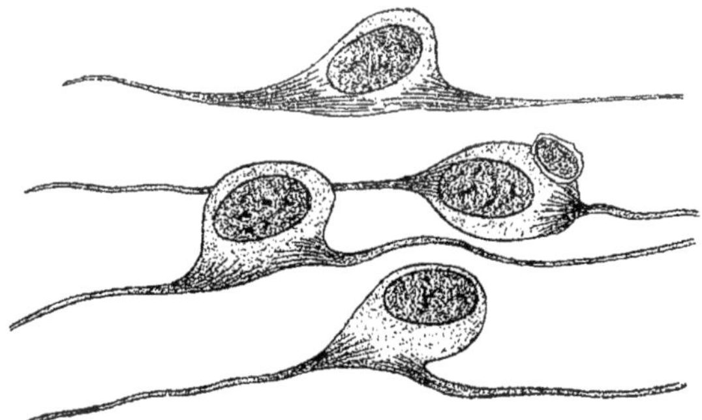

FIG. 172. — *Cellules nerveuses d'un ganglion spinal chez un embryon humain de la fin du second mois* (d'après HIS).

longements de la cellule, furent observées depuis His par une série d'auteurs (Retzius et van Gehuchten pour les Mammifères, Ramón y Cajal et van Gehuchten pour les Oiseaux, Ramón y Cajal pour les Reptiles, v. Lenhossék chez les Sélaciens, Retzius chez les Poissons osseux). Van Gehuchten put confirmer, en même temps, l'exactitude de ces faits pour plusieurs ganglions cérébraux équivalents aux ganglions spinaux (fig. 173).

Les recherches instituées chez les embryons de divers Vertébrés donnèrent, en outre, la confirmation d'une particularité qui déjà auparavant avait été relevée par v. Lenhossék chez les Batraciens adultes. Elle consiste en ce que la fibre centrale est toujours plus grêle que la fibre périphérique (Ramón y Cajal, Sala, van Gehuchten,

v. Lenkossék), si bien que cette dernière paraît être le « prolongement principal » de la cellule nerveuse.

Quant à la manière dont l'une et l'autre fibres se comportent loin de leur cellule d'origine, elle est la même que pour les fibres cylindre-axiles issues de l'axe cérébro-médullaire. L'une et l'autre se divisent en nombreuses ramifications : l'une dans les organes périphériques, l'autre dans les centres nerveux. La ramification de la fibre centripète présente un caractère particulier. C'est d'abord une bifurcation (fig. 168, A, en *rp*) de laquelle résultent deux branches longitudinales qui se continuent l'une par l'autre, l'une montant, l'autre descendant verticalement dans la moelle,

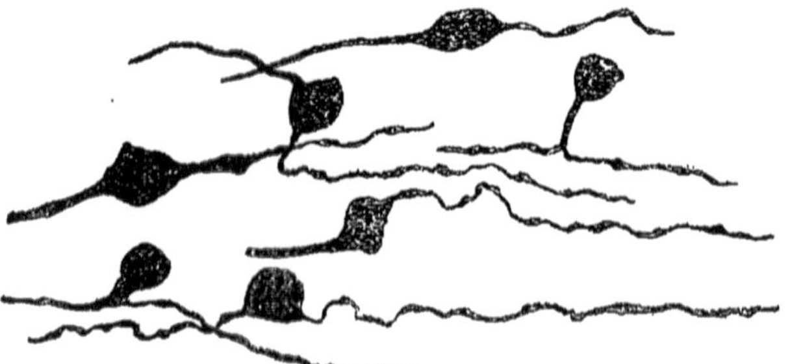

FIG. 173. — *Cellules opposito-polaires et cellules unipolaires, ainsi que quelques formes intermédiaires d'un ganglion de Gasser du canard au 13e jour d'incubation* (d'après VAN GEHUCHTEN).

tout en émettant le long de leurs trajets de nombreuses collatérales (Ramón y Cajal, Kölliker, van Gehuchten, Retzius, etc.).

C. *Développement ultérieur des fibres nerveuses. Enveloppes des fibres nerveuses. Tubes nerveux.* — Le plus souvent, les fibres nerveuses ne gardent pas la constitution simple qu'elles ont au début; elles ne demeurent pas constituées par le cylindre axe nu, mais celui-ci se revêt d'une ou de plusieurs enveloppes conjonctives de nature histologique différente.

Ce n'est, chez les Vertébrés supérieurs, qu'à ses deux extrémités, c'est-à-dire à son origine sur la cellule et à son extrémité motrice ou sensorielle, que la fibre nerveuse reste réduite au cylindre d'axe. Dans les centres nerveux des Cyclostomes et de l'Amphioxus et chez la plupart des Invertébrés, elle est nue sur tout son parcours.

A un certain moment de la période embryonnaire, le cylindre d'axe s'entoure d'une gaîne, la *gaîne de Schwann;* la fibre ainsi constituée est dite « fibre grise » ou « amyélinique » ou encore « fibre de Remak ». Cet état persiste toute la vie dans les nerfs périphériques des Cyclostomes et de l'Amphioxus; chez les Vertébrés supérieurs on le trouve çà et là sur le trajet de certains tubes nerveux (par exemple entre deux corpuscules de Pacini), et surtout dans toutes les fibres appelées « fibres pâles » ou « fibres de Remak ». Les nerfs centraux des Vertébrés supérieurs renferment des fibres dont le cylindre d'axe, privé de membrane de Schwann, s'est entouré d'une enveloppe appelée « gaîne de myéline » (*fibres myéliniques*). Enfin, dans les nerfs périphériques des Vertébrés supérieurs, les fibres atteignent leur plus grande complexité de structure; elles possèdent à la fois la gaîne de Schwann et la gaîne de myéline (*tubes nerveux*).

Ce sont les fibres de cette dernière catégorie qui nous serviront d'exemple.

Le développement des fibres nerveuses périphériques et leur transformation en *tubes nerveux* pourvus de deux enveloppes, la *myéline* et la *gaîne de Schwann*, ont été étudiés surtout par Hensen, Rouget, Leboucq, Kölliker sur les nerfs de la queue du têtard, par Vignal dans les nerfs des membres des Mammifères.

Un résultat commun à toutes les recherches faites sur cette question est que les deux enveloppes des tubes nerveux, ou l'une d'elles tout au moins, doivent leur origine à des éléments mésenchymateux, à des cellules conjonctives amœboïdes qui viennent se fixer sur les fibres nerveuses, et parvenues au contact des cylindres d'axe se modifient profondément pour leur former des gaînes.

Les nerfs de la queue du têtard par exemple, sont au début de longs filaments sans noyau, réduits au cylindre d'axe, qui se ramifient incessamment à leur extrémité libre, et qui poussent des prolongements latéraux qui se dirigent vers des prolongements venus des fibres voisines. Plus tard, des noyaux paraissent sur ces filaments ; ces noyaux sont entourés d'une masse très allongée, fusiforme, de protoplasma, qui accompagne le cylindre d'axe sur une plus ou moins grande longueur et même est intimement fusionnée avec lui. Bien que la preuve directe du fait ne puisse pas être donnée, il n'est pas douteux pour Kölliker, que ces éléments sont des cellules amœboïdes du voisinage qui sont venues s'appliquer sur place contre le cylindre d'axe.

Chez les Mammifères, un stade analogue a été observé par Vignal, qui a même pris sur le fait la migration des cellules conjonctives et leur accolement à la fibre nerveuse. Aucune trace d'enveloppe conjonctive n'est visible avant que les nerfs soient ramifiés dans l'embryon tout entier. On voit ensuite un grand nombre de cellules connectives, irrégulières de forme, s'appliquer soit sur une fibre nerveuse isolée, soit sur un petit tronc nerveux formé de plusieurs fibres (fig. 174, A). A mesure que le cylindre d'axe s'allonge, ces cellules s'écartent les unes des autres, et se placent à des intervalles réguliers le long du cylindre d'axe auquel elles s'appliquent très étroitement (B et C). La coaptation n'est pas d'ailleurs tellement intime qu'on ne puisse séparer ces cellules de la fibre sur laquelle elles reposent, et reconnaître alors quelle est, à ce moment, leur véritable forme ; c'est celle d'une gouttière demi-

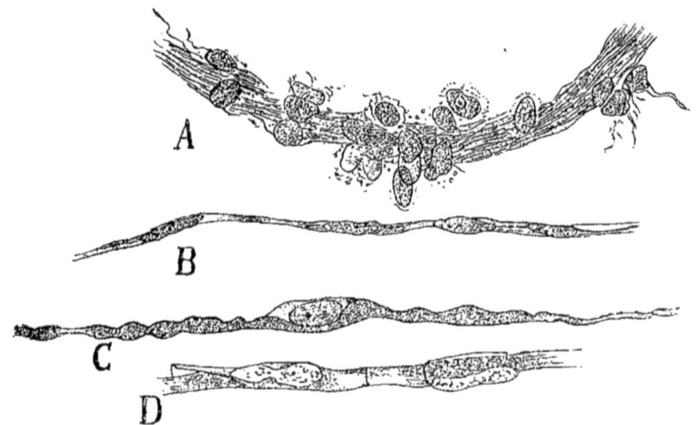

FIG. 174. — *Développement des tubes nerveux chez les embryons de Mammifères* (d'après VIGNAL).

A. Embryon de Vache de 25 mm. de long. Cellules connectives embryonnaires recouvrant la périphérie du faisceau de fibrilles nerveuses. — B. Fibre nerveuse d'un embryon de Brebis de 15,5 cm. — C. Fibre plus avancée dans son développement, aussi chez un embryon de Brebis de 15 cm. 5, avec un segment interannulaire déjà bien délimité par deux étranglements annulaires et possédant une couche mince et continue de myéline. — D. Fibre nerveuse sur laquelle sont appliquées deux cellules en forme de tuile recouvrant la fibre.

cylindrique très allongée, qui à la manière d'une tuile entoure à demi et tend à envelopper de plus en plus complètement la fibre nerveuse (D).

C'est alors que se fait la production de la gaîne de myéline. Celle-ci est reconnaissable à la teinte noire que lui communique l'acide osmique et qui révèle en elle la présence de la graisse. La myéline paraît sous la forme non de gouttelettes, comme on l'a cru d'abord, mais bien d'une bande continue dès le début (fig. 174 et 175); elle entoure la fibre nerveuse d'une gaîne cylindrique, dont la coupe optique, sur une vue longitudinale du nerf, se traduit par deux raies noires situées à droite et à gauche du cylindre d'axe. La gaîne de myéline n'existe que là où des cellules connectives sont accolées au cylindre d'axe ; comme entre ces cellules il y a des portions encore très étendues du cylindre-axile qui sont encore à nu, il en résulte que le jeune tube nerveux présentera suivant sa longueur des portions alternativement minces et renflées ; les parties minces sont réduites au cylindre nerveux ; les parties renflées comprennent en outre la cellule conc tive avec son noyau et la gaîne de myéline. Les premières se présenteront comme des étranglements du tube nerveux, peu profonds et très allongés qui sont la première indication des « étranglements annulaires » (Ranvier) du tube nerveux adulte (fig. 175, *e*). Les parties renflées correspondent aux « segments interannulaires » de Ranvier (fig. 175, *s*).

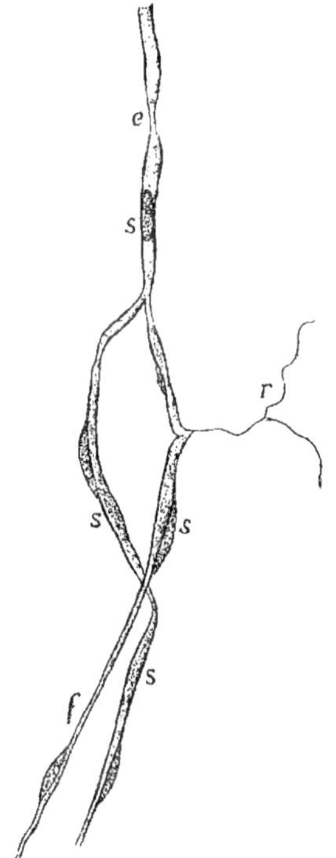

FIG. 175. — *Fibres nerveuses d'une larve de Rana esculenta* (d'après KÖLLIKER).

La formation de la myéline a déjà commencé ; à côté de fibres encore dépourvues de myéline on en voit d'autres où la myéline existe déjà.

s, futurs segments interannulaires, — *e*, futurs étranglements annulaires. — *f*, fibre encore privée de myéline. — *r*, ramification très fine et sans noyau, partant d'un étranglement.

A mesure que le développement progresse, les cellules connectives s'allongent ; corrélativement la gaîne de myéline s'accroît aussi en longueur, tandis qu'elle augmente peu à peu d'épaisseur. Les segments interannulaires deviennent donc plus longs, au détriment des étranglements annulaires qui se réduisent d'autant et deviennent plus profonds en même temps que plus courts. A mesure que la cellule connective s'allonge, son protoplasma s'étend nécessairement de plus en plus sur la fibre nerveuse et par suite forme une couche de plus en plus mince ; il ne constitue une masse de quelque importance qu'autour du noyau de la cellule. Ce noyau, avec l'atmosphère protoplasmique qui l'entoure, est situé au milieu de la longueur de la cellule, à égale distance des deux étranglements annulaires qui la limitent. C'est alors que se différencie, à la surface externe de la cellule ainsi constituée, une membrane amorphe, la gaîne de Schwann, ou « névrilemme », par un processus qui n'a d'ailleurs pas encore été examiné en détail.

Relativement à la formation de la myéline, il y a lieu d'ajouter quelques considérations, relatives les unes à l'origine de cette substance, les autres à l'époque de son apparition.

On discute encore sur la provenance de la myéline. La plupart des auteurs en font un produit d'élaboration du protoplasma de la cellule conjonctive : manière de voir qui est le corollaire histogénétique nécessaire de la conception de Ranvier sur la nature histologique du tube nerveux. Pour cet auteur, on le sait, la cellule conjonctive, annexée à la fibre nerveuse dans un but trophique et protecteur, est un véritable élément adipeux. Celui-ci, qui, à l'instar de toute cellule graisseuse, contient la myéline dans son intérieur, entoure la fibre nerveuse d'un manchon complet, qui se limite à la fois du côté de l'extérieur et vers l'intérieur : à sa face externe, au moyen de la gaîne de Schwann ou « névrilemme externe » ; à sa face interne, c'est-à-dire du côté du cylindre d'axe, par une autre membrane, qui correspond à la « couche périaxiale » des auteurs, au névrilemme interne » de Boveri.— D'autres auteurs, au contraire, tels que Kölliker, considèrent la myéline comme le produit de la fibre nerveuse elle-même ; celle-ci se différencierait en un filament central, ébauche du cylindre d'axe, et en une écorce protoplasmique mince, qui en se chargeant de graisse deviendrait la myéline ; la transformation graisseuse du protoplasma se ferait indirectement sous l'influence de la cellule conjonctive qui est indéniable, puisque la myéline apparaît au niveau de chacune des cellules. Enfin v. Lenhossék a révélé la présence, dans l'intérieur des cellules nerveuses jeunes et dans la substance intercellulaire qui les sépare, de « grains myéloïdes » qui sont peut-être la source de la myéline des fibres nerveuses.

Dans une fibre nerveuse donnée, la myéline ne se montre pas en même temps sur toute la longueur de la fibre. Nous savons déjà qu'elle n'existe au début qu'à l'endroit des cellules conjonctives. De plus, son apparition est plus précoce sur la partie proximale, voisine de la cellule d'origine, que sur la partie distale ou terminale de la fibre nerveuse ; là aussi, la couche de myéline est toujours plus épaisse et les segments interannulaires sont plus longs sur un tube nerveux en voie de développement. — Dans un nerf composé de plusieurs fibres, la myéline se forme plus tôt sur certaines fibres que sur d'autres. Enfin, il résulte des recherches que Flechsig, Bechterew, von Lenhossék et d'autres ont faites sur le développement des nerfs centraux, que l'apparition de la myéline se fait à des moments différents, très différents même, de la vie embryonnaire ou post-embryonnaire, pour les divers faisceaux ou cordons dont se compose le système conducteur des centres nerveux ; on trouvera donc, à une certaine époque, un faisceau *a*, dont toutes les fibres sont déjà devenues des tubes nerveux myéliniques, et un autre faisceau *b*, dont les fibres sont encore dépourvues de myéline, d'où l'on pourra aisément distinguer *a* de *b* (Flechsig).

Les nerfs une fois constitués s'accroissent suivant la longueur et suivant l'épaisseur.

Il est à remarquer, quant à l'épaississement des fibres nerveuses, qu'il s'accompagne d'une striation qui paraît dans la fibre et qu'ainsi semblent se former plusieurs cylindres d'axe au lieu d'un seul que le nerf contenait primitivement. Pour expliquer ce fait, Rougel admettait une division longitudinale de la fibre primitivement unique; Kölliker suppose au contraire que cet épaississement tient à la production de nouveaux cylindres d'axe, qui cheminent à côté de celui ou de ceux existant déjà et empruntent leur trajet. En outre de l'accroissement par multiplication des cylindres d'axe, chaque tube nerveux à son tour peut accroître son diamètre, grâce surtout à l'épaississement de la gaîne de myéline qui l'entoure. Cet épaississement, pouvant être plus ou moins considérable suivant les fibres que l'on considère, paraît atteindre toujours à peu près le même degré dans un faisceau de tubes nerveux donné; il y aura donc définitivement des cordons nerveux à gros tubes et d'autres à tubes relativement grêles, ce qui permettra de distinguer les premiers des autres, ainsi que Flechsig, Bechterew, v. Lenhossék l'ont établi pour les nerfs des centres nerveux.

L'accroissement des nerfs en longueur est dû en première ligne à l'allongement de l'extrémité libre du cylindre d'axe, qui pousse incessamment et progresse toujours plus loin. En même temps qu'il s'allonge à son extrémité, le cylindre-axe se ramifie aussi. D'autre part, il subit un allongement intercalaire, qui marche nécessairement de pair avec celui du segment interannulaire cellulaire. Quant à l'augmentation corrélative de longueur que doivent éprouver les enveloppes de la fibre nerveuse, deux phénomènes différents peuvent la produire, peut-être concurremment. C'est d'abord la multiplication, par division indirecte, du noyau de la cellule connective, successivement constatée chez des larves de Batraciens par Peremeschko, Torre et Kölliker, qui ne l'ont pas vue cependant suivie de celle de la cellule elle-même (fig. 176, D). C'est en second lieu l' « accroissement intercalaire » des enveloppes : processus dans lequel Vignal, chez les Mammifères, a vu une cellule conjonctive s'appliquer sur l'étranglement annulaire d'un tube nerveux déjà constitué et s'intercaler à deux segments interannulaires voisins (fig. 176, A, B, C).

D'après tout ce qui précède, la genèse de la fibre nerveuse et l'histoire de sa transformation en tube nerveux peuvent être résumées de la façon suivante. Une cellule nerveuse émet un prolongement cylindre-axile (ou peut-être un prolongement de nature quelconque), qui, s'allongeant et se ramifiant à son extrémité libre, parcourant ainsi de proche en proche un territoire de plus en plus étendu, devient la fibre nerveuse. Des cellules mésenchymateuses s'appliquent ensuite de distance en distance sur cette fibre, qui, de ce fait, se montre nucléée, et se transforment ultérieurement en enveloppes protectrices de la fibre, qui de par l'existence de ces enveloppes s'est changée en tube nerveux.

D. *Esquisse historique sur l'origine des fibres nerveuses.* — Il s'en faut que l'opinion précédente, actuellement classique, se soit établie sans contestation. A sa naissance, elle rencontra peu de faveur; les travaux de Bidder et Kupffer où elle fut émise pour la première fois n'eurent pas d'écho; les idées de Schwann étaient alors seules entendues, et Kölliker, qui étudiait alors le développement des nerfs dans la queue des têtards, ne pouvait songer à une explication des faits observés par lui qui fût en contradiction avec la conception générale qui dominait alors l'histogenèse. Quand trente ans plus tard His restaura l'opinion de Bidder, en l'appuyant sur des faits précis, elle trouvait encore devant elle, en même temps que la théorie de Schwann toujours debout et défendue par de nouveaux partisans et à l'aide de nouveaux faits, une troisième conception qui, entre temps, avait été émise par Hensen.

A. — D'après la théorie de Hensen, pour laquelle Sedgwick paraît avoir des préférences, les rudiments des fibres nerveuses existent dès le début comme restes persistants des connexions protoplasmiques primitives qui relient les cellules incomplètement séparées de l'œuf segmenté; ces anastomoses des cellules embryonnaires ont été constatées par

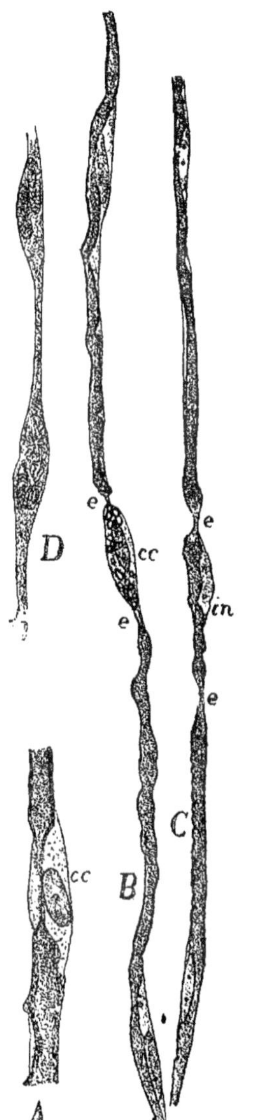

FIG. 176. — A, B, C. *Allongement des tubes nerveux. Formation des segments intercalaires* (d'après VIGNAL). — D. *Division indirecte des noyaux des cellules interannulaires* (d'après KÖLLIKER).

A. Etranglement annulaire un peu allongé sur lequel se trouve une cellule connective *cc*. — B. De la myéline s'est développée dans la cellule connective *cc*, qui occupe à présent entre deux étranglements interannulaires la situation d'un segment intercalaire. — C. *in*, jeune segment intercalaire. *a*, *b*, *c*, nerfs d'un embryon de Brebis, de 47 cm. de long, traités par l'acide osmique. — D. nerf de la queue d'une larve de Batracien.

Sedgwick. Ainsi sont unies les cellules nerveuses aux muscles par l'intermédiaire des fibres nerveuses motrices, et les cellules sensitives aux cellules des sens par l'intermédiaire des fibres nerveuses sensibles. Les fibres nerveuses ne sont donc jamais libres à une de leurs extrémités (ce qu'on n'a jamais pu constater, remarque Hensen), mais sont toujours des traits d'union entre leurs cellules d'origine et les cellules de leurs organes de terminaison. Sans nous attarder à discuter l'hypothèse de Hensen, qui à l'époque où elle s'est produite ne laissait pas que d'être séduisante, disons seulement qu'elle a maintenant contre elle l'observation précise qu'elle reprochait ne pas avoir à la théorie adverse, savoir, constatation de la terminaison et de l'accroissement libres des fibres nerveuses ; il lui manque, par contre, à présent, la constatation de fibres nerveuses précoces unitives des cellules embryonnaires, qui, à l'aide des moyens actuels d'investigation, n'a pu encore être faite ; on peut de plus, avec Kölliker, lui objecter que si les fibres sont unies dès l'origine aux cellules terminales, par exemple aux cellules sensorielles de la peau, on devrait trouver autant de fibres qu'il y a de cellules sensorielles, tandis que le nombre des premières est bien inférieur à celui des secondes.

B. — L'autre théorie, inspirée par les idées de Schwann, a eu plus de retentissement et de nos jours encore a été défendue à l'aide de faits extrêmement sérieux. Elle consiste à admettre, conformément aux vues de Schwann, pour qui toutes les parties élémentaires des tissus étaient formées par la soudure des cellules, que les fibres nerveuses dérivent de cellules fusionnées bout à bout. Ces cellules doivent être nettement distinguées des « cellules nerveuses ganglionnaires » de la moelle et du cerveau aussi bien que des ganglions spinaux (Beard, Apathy, Dohrn) ; on peut leur donner soit le nom de « cellules neuro-formatives » que leur vaut leur destinée, soit celui de « fuseaux nerveux » qui rappelle leur forme (1).

Dans la théorie primitive, telle que l'a soutenue autrefois Kölliker et sous la forme que lui a donnée Apathy dans ces derniers temps, on a admis que ces cellules étaient des éléments pris sur place pour les besoins de la formation des fibres.

C'était possible pour les nerfs centraux, dont Boll se représenta la genèse de la façon suivante : des séries de cellules polygonales alternant chez le Poulet du 4e jour avec des séries de cellules fusiformes ; au 5e jour, les

(1) La fibre nerveuse est donc formée par un grand nombre de tronçons placés bout à bout, dérivant d'autant de cellules neuro-formatives. C'est là une condition histologique qui, il y a quelques années encore, pouvait paraître inacceptable ; car alors, une voie nerveuse discontinue semblait physiologiquement impraticable. Aujourd'hui la théorie de la genèse pluricellulaire de la fibre nerveuse n'a plus contre elle ce postulat de la physiologie, puisque la continuité des voies conductrices n'est plus reconnue nécessaire pour le transport de l'ébranlement nerveux.

éléments fusiformes se sont allongés beaucoup en émettant des prolongements variqueux à leurs deux extrémités ; au 6e jour, la cellule fusiforme s'est transformée complètement par allongement démesuré en une fibre, la fibre nerveuse, tandis que le noyau, dont le sort a échappé à Boll, a disparu.

La formation des nerfs périphériques au moyen de cellules prises *in loco* fut par contre bientôt reconnue insoutenable, si bien que Götte, Rouget et Balfour, et à leur suite Calberla, Beard, Béraneck, Paterson, Dohrn, Herrick, Taft, et d'autres encore lui substituèrent un autre mode histogénétique. Balfour avait observé sur des embryons de Sélaciens que les racines des nerfs rachidiens sont des excroissances cellulaires de l'axe nerveux ; par conséquent un certain nombre de cellules quittent cet axe et prennent part à la formation des fibres nerveuses. Remarquons à ce propos que le fait de la migration ou tout au moins celui de la présence de cellules médullaires dans les racines motrices des nerfs spinaux et dans d'autres nerfs ne doit pas être mis en doute, puisque His lui-même, Beard, Herrick et surtout Dohrn ont fait de telles constatations ; ce qui est en cause, c'est l'utilisation de ces cellules émigrées pour la formation des nerfs telle que la comprend la théorie de Balfour.

Dans l'un et l'autre cas, l'essence de la théorie est la même : les nerfs y sont le résultat de la fusion longitudinale des corps cellulaires de plusieurs cellules, au lieu d'être le prolongement du corps cellulaire d'un élément unique ; du reste, avoue Béraneck, l'un des partisans de la théorie, la phase cellulaire serait de très courte durée, ce qui explique qu'elle ait pu passer inaperçue.

Cette doctrine perdit peu à peu ses défenseurs sur le terrain des nerfs moteurs, après que His eut montré, chez les Mammifères et particulièrement chez l'embryon humain, que les fibres motrices sont au début de simples prolongements cylindraxiles des cellules médullaires absolument dépourvus de noyaux, et après que Kastschenko, sur des embryons de Sélaciens, c'est-à-dire sur le même matériel d'étude qui avait servi à Balfour, fit voir qu'un nerf moteur, le nerf pathétique, se compose primitivement de fibrilles que l'on peut aisément compter, sans mélange de noyaux. Malgré les preuves que Dohrn avait apportées à la défense de la théorie, en montrant les nerfs moteurs des Sélaciens comme des excroissances cellulaires de la moelle, qui peu à peu s'allongent et atteignent la protovertèbre correspondante à laquelle elles s'appliquent (fig. 177), il s'est rallié récemment à la manière de voir de His, à laquelle d'autre part Kölliker avait adhéré deux ans auparavant, à la suite de ses recherches sur les nerfs de la queue des larves des Batraciens. Beard seul est demeuré, pour les nerfs moteurs, fidèle à la conception de Schwann et de Balfour. Tout récemment encore, il a montré que des nerfs particuliers du Lépidostée (un poisson Ganoïde) et de certains Sélaciens (la Raie), qu'il considère comme moteurs et qui vont de la moelle au myotome, doivent leur origine à des cellules migratrices.

Cette même doctrine peut encore se retrancher derrière les observations faites sur les nerfs sensibles et spécialement sur certains nerfs sensibles des Sélaciens.

La formation des nerfs sensitifs de la ligne latérale et du canal muqueux et celle des racines sensibles des nerfs chez les Sélaciens ont été décrites par Dohrn d'une façon si détaillée avec figures démonstratives à l'appui, qu'il est difficile de ne pas se laisser convaincre par elles de la justesse de l'interprétation que l'auteur en a donnée. Dohrn montre comment ces épais-

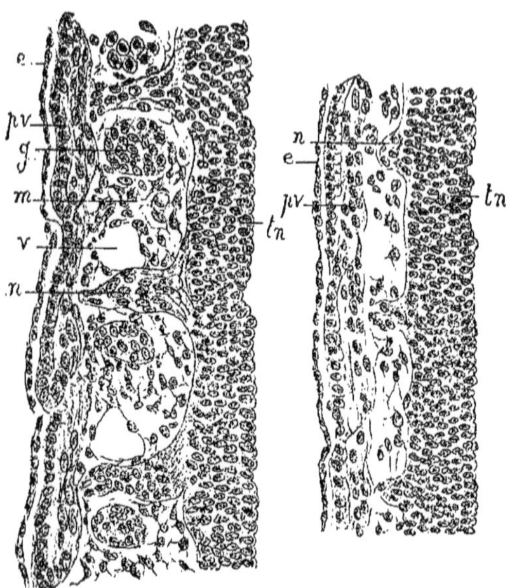

Fig. 177. — *Coupes horizontales à travers le tube nerveux et les origines des nerfs moteurs de deux embryons de Mustelus d'âge différent* (d'après Dohrn).

A droite, embryon de 8 mm. de long. A gauche, embryon de 10 mm.
tn, paroi du tube nerveux. — *e*, épiderme. — *g*, ganglions spinaux. — *pr*, protovertèbres. — *v*, veines vertébrales. — *n*, nerfs moteurs. — *m*, mesoderme (mésenchyme).

sissements épidermiques qui se transforment en ampoules ou papilles du canal muqueux et de la ligne latérale (fig. 178, *p*, *p*) émettent profondément un prolongement cellulaire (*n*, *n*), qui est l'ébauche de l'un des innombrables ramuscules d'un nerf sensitif desservant ces organes. Les noyaux que l'on y trouve appartiennent en effet à des cellules neuro-formatrices, qui manifestent bientôt leur nature et leur activité en sécrétant à côté de leur noyau une fibrille qui est le cylindre d'axe, pendant que le noyau et le protoplasma de la cellule neuro-formatrice formeront les enveloppes de la fibrille ; l'origine de ces enveloppes sera donc ectodermique et non mésodermique. Dans les ganglions spinaux, Dohrn observe des faits qui, au point de vue histogénétique, sont absolument les mêmes. Dans ces ganglions, il y a lieu de distinguer des cellules ganglionnaires et des cellules nerveuses c'est-à-dire neuro-formatrices, ces dernières distribuées à la périphérie du ganglion. La cellule neuro-formatrice du ganglion constitue de la même

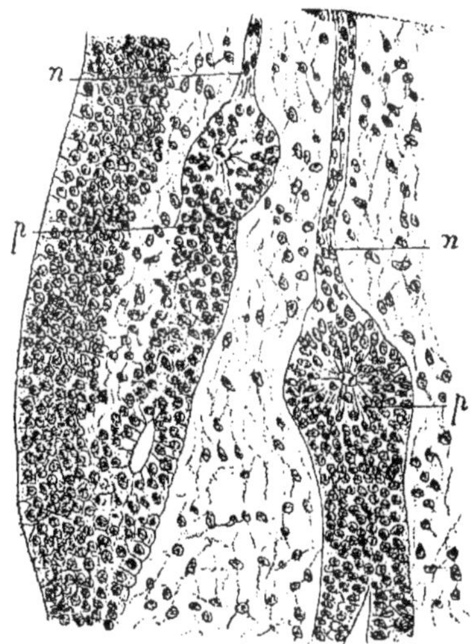

FIG. 178. — *Coupe de la région de la ligne latérale d'un embryon de Sélacien (Pristiurus) de 27 mm. de long* (d'après DOHRN).

p, p, papilles du canal muqueux supra-orbitaire avec leurs nerfs *n, n*, partant du fond des papilles. La continuité des papilles avec l'épiderme n'est pas figurée.

façon que tout à l'heure un cylindre d'axe qui s'enfonce dans la moelle. C'est encore ce même processus que Dohrn fait intervenir pour expliquer la formation des cordons postérieurs de la moelle, que l'on considère d'habitude comme représentant la terminaison des racines postérieures des nerfs ; pour lui ce sont des cellules neuro-formatrices, formées par le ganglion spinal, qui pénètrent dans la moelle et s'y différencient en tubes nerveux des cordons postérieurs (1).

(1) Nous n'empruntons ici aux travaux de Dohrn que des faits d'ordre histogénétique ; les résultats organogénétiques de ces travaux seront exposés ailleurs.

INDEX BIBLIOGRAPHIQUE

1. — Cellule nerveuse. — HIS. Zur Geschichte des menschlichen Rückenmarkes und der Nervenwurzeln. *Abhandl. d. Math.-Phys. Cl. d. K. Sächs. Ges. d. Wiss.*, Bd XIII, 1886. — ID. Die Neuroblasten und deren Entstehung im embryonalen Mark. *Ibid.* Bd XV, 1889. — ID. Histogenese und Zusammenhang der Nervenelemente. *Intern. med. Cong. zu Berlin* et *Arch. f. Anat. und Phys.*, *Anat. Abth. Suppl. Bd* 1890. — KÖLLIKER. Nervenzellen und Nervenfasern. *Verh. d. anat. Ges. zu München*, 1891, et *Biol. Centr.* Bd XII, n° 2, 1892. — HENSEN. Beobachtungen über die Befruchtung und Entwicklung des Kaninchens und Meerschweinchens. *Zeitschr. f. Anat. und Entw.*, Bd I, 1876. — ALTMANN. *Ueber embryonales Wachsthum*, 1881. — RAUBER. Thier und Pflanze. *Zool. Anzeiger*, 1881. — ID. Ueber das Dickenwachsthum des Gehirnes. *Sitz. d. natur. Ges. zu Leipzig*, 1882. — VIGNAL. Sur le développement de la moelle des mammifères. *Arch. de phys.*, 3e série, t. IV, 1884. — MERK. Ueber die Anordnung der Kerntheilungsfiguren im Centralnervensystem und der Retina bei Natterembryonen. *Sitz. d. K. Ak. d. Wiss. Wien*, Bd XCII et *Biol. Centr.*, 1885. — ID. *Denkschr. math.-naturw. Cl. K. Ak. Wiss. Wien*, Bd LIII, 1887. — RAUBER. Die Kerntheilungsfiguren im Medullarrohr der Wirbelthiere. *Arch. f. mikr. Anat.*, Bd XXVI, et *Zool. Anzeiger*, 1886. — ID. Ueber die Mitosen des Medullarrohrs. *Zool. Anzeiger*, n° 218, 1886. — LAHOUSSE. Sur l'ontogenèse du cervelet. *Mém. couronnés de Belgique*, t. VIII, fasc. 4, 1887. — ID. Recherches sur l'ontogenèse du cervelet. *Archives de biologie*, t. VIII, 1888. — LACHI. Contributo alla istogenesi del midollo spinale nel pollo. *Atti accad. med.-chir. di Perugia*, vol. I, f. 1 et 4, 1887. — ID. Contributo alla istogenesi della nevroglia nel midollo spinale del pollo. *Atti della Soc. Toscana di sc. natur.* vol. XI, 1891. — HERRICK. Additional notes in the Teleost brain. *Anat. Anzeiger*, nos 13-14, 1892. — ID. Notes upon the histology of the central nervous system of vertebrates. *Festschr. f. Leuckart*, 1892. — VALENTI. Contribution à l'histogenèse de la cellule nerveuse et de la névroglie du cerveau de certains poissons chondrostéiques. *Arch. ital. de biologie*, t. XVI, 1891. — PFITZNER. Beobachtungen über das weitere Vorkommen der Karyokinese. *Arch. für mikr. Anat.*, Bd XX, 1882. — USKOW. Zur Bedeutung der Karyokinese. *Arch. für mikr. Anat.* Bd XXI, 1882. — KOGANEI. Untersuchungen über die Histiogenese der Retina. *Arch. für mikr. Anat.*, Bd XXIII, 1884. — MAGINI. Nevroglia e cellule nervose cerebrali nei feti. *Atti de XII Cong. med.* Pavia, 1888. — ID. Nouvelles recherches histologiques sur le cerveau du fœtus. *Arch. ital. de biologie*, t. X, 1888. — RENAUT. Recherches sur les centres nerveux amyéliniques. I. La névroglie et l'épendyme. *Arch. de phys.*, 2e sér., t. IX, 1882. — COLMAN. Structure of the spinal cord of a human fœtus. *J. of Anat. a. Phys.*, t. XVIII, 1884. — RAMÓN Y CAJAL. A quelle époque apparaissent les expansions des cellules nerveuses de la moelle épinière du poulet. *Anat. Anzeiger*, 1890. — V. LENHOSSÉK. Zur ersten Entstehung der Nervenzellen und Nervenfasern bei dem Vogelembryo. *Intern. med. Congr. zu Berlin*, 1890 et *Verh. der natur. Ges. in Basel*, 1891, H. 2. — RETZIUS. Zur Kenntniss der ersten Entw. der nervösen Elemente im Rückenmarke des Hühnchens. *Biol. Unters.* N. F. Bd V, 1893. — HERRICK. Histology and Physiology of the nervous Elements. *Journ. of Comp. Neurology*, t. II, 1892. — MONDINO. Sulla cariocinesi delle cellule nervose negli animali consecutiva ad irritazione cerebrale. *Atti del R. Istit. Lomb.*, 1885. — ID. Sulla cariocinesi delle cellule del Purkinje consecutiva ad irritazione cerebellare. *Arch. di psichiatria*, 1885. — VIGNAL. Sur le développement des éléments de la substance grise corticale des circonvolutions cérébrales. *Comptes rendus Ac. sciences*, 1886, t. CII. — ID. Recherches sur le développement des éléments des couches corticales du cerveau et du cervelet chez l'homme et les mammifères. *Arch. de physiologie*, 1888. — ID. Développement des éléments du système nerveux cérébro-spinal, Paris, 1889. — LUBIMOFF. Embryologische und histogenetische Untersuchungen über das sympathische und centrale cerebro-spinal Nervensystem. *Virch. Archiv*, Bd LXI, 1874. — EICHHORST. Ueber die Entw. des menschlichen Rückenmarkes und seiner Formelemente. *Virch. Archiv*, Bd LXIV, 1875. — HERMS. Ueber die Bildungsweise der Ganglienzellen im Ursprungsgebiete des Nervus acusticus bei Ammocetes. *Sitz. d. math.-phys. Cl. d. Akad. München*, 1884. — KÖLLIKER. *Embryologie*, trad. fr. Paris, 1882. — BOLL. Die Histologie und Histogenese der nervösen Centralorgane. *Arch. f. Psychiatrie und Nervenkrankheiten*, 1874. Bd IV. — BESSER. Zur Histogenese der nervösen Elementartheile in Centralorganen des neugebornen Menschen. *Virch. Archiv*, Bd XXXVI, 1866. — CH. ROBIN. *Anatomie et physiologie cellulaires*. Paris, 1873. — FALZACAPPA. Genesi della cellula specifica nervosa et intima structura del sistema centrale nervoso degli uccelli. *Boll. d. Soc. di natur. di Napoli*, Sér. I. 1888, vol II. — ID. Ricerche histologische sul midollo spinale. *Rend. d. R. Accad. dei Lincei*, 1889. — RANVIER. De la névroglie. *Arch. de physiologie*, n° 2, 1883. — STRICKER et UNGER. Untersuchungen über die Entwickelung der centralen Nervengewebe. *Sitz. d. K. Akad. d. Wiss. zu Wien*, 1879. — UNGER. Untersuchungen über die Entwickelung der centralen Nervengewebe. *Ibid.* — ID. Ueber den Bau der Grosshirnrinde. *Anzeiger d. K. Ges. d. Aerzte in Wien*, n° 4, 1879. — STRICKER et UNGER. Untersuchungen über den Bau der Grosshirnrinde. *Sitz. d. K. Akad. d. Wiss. zu Wien*, 1879. — LÖWE. *Beiträge zur Anatomie und Entw. des Nervensystems*, Bd II. Leipzig, Denicke, 1883. — GIERKE. Die Stützsubstanz des Centralnervensystems. *Arch. für mikr. Anat.*, Bd XXV, XXVI, 1885, 1886. — GOLGI. Sulla fina anatomia degli organi centrali del sistema nervoso. *Riv. sper. di frenatria e medicina legale*, XI, f. 1, 1885. — BURCKHARDT. Histologiche Untersuchungen am Rückenmark der Tritonen. *Arch. für mikr. Anat.*, Bd XXXIV, 1889. — GREPPIN. Weiterer Beitrag zur Kenntniss der Golgischen Untersuchungsmethode des centralen Nervensystems. *Arch. f. Anat. u. Phys.*, *Anat. Abth. Suppl. Bd* 1889. — KÖLLIKER. Zur feineren Anatomie des centralen Nervensystems. II. Das Rückenmark. *Zeitschr. f. wiss. Zool.*, Bd LI, 1891. — M. v. LENHOSSÉK. Zur Kenntniss der Nevroglia des menschlichen Rückenmarkes. *Verh. d. Anat. Ges. in München*, 1891. — S. MINOT. *Human Embryology*. New-York, W. Wood and Cie, 1892. — DUVAL. *Nouveau dict. de méd. et de chir. prat.*, art. Système nerveux, 1877. — GADOW. *Klassen und Ordnungen des Thierreichs. Vögel*, 1877. — ROHDE. Histologische Untersuchungen über das Centralnervensystem des Amphioxus. *Zool. Beiträge*, Bd II, 1888. — NANSEN. The structure and combination of the histological elements of the central nervous system. *Bergens Museum Aarsberetning*, 1886. — ID. Preliminary communication on some investigations upon the histological structure of the central nervous system in the Ascidia and in Myxine glutinosa. *Annals and mag. of nat. hist.*, vol. XVIII, 1886. — RAMÓN Y CAJAL. Contribucion al estudio de la estructura de la medula espinal. *Rev. trim. de hist. norm. y patol.*, n°s 3-4, 1889. — ID. Sur l'origine et les ramifications des fibres nerveuses de la moelle embryonnaire. *Anat. Anzeiger*, 1890, n°s 3-4. — VAN GEHUCHTEN. La structure des centres nerveux. La moelle épinière et le cervelet. *La Cellule*, t. VII, 1891. — RETZIUS. Zur Kenntniss der ersten Entw. der nervösen Elemente im Rückenmarke des Hühnchens. *Biol. Unters.* N. F. Bd V, 1893. — FUCHS. Zur Histogenese der menschlichen Grosshirnrinde *Sitz. d. math.-phys. Cl. d. K. Ak. d. Wiss. Wien*, 1883. — CORNING. Ueber die Entw. der Substantia gelatinosa Rolandi beim Kaninchen. *Arch. f. mikr. Anat.* Bd XXXI, 1888. — BECHTEREW. Ueber die Bestandtheile der Hinterstränge des Rückenmarkes auf

Grund der Untersuchung ihrer Entw. *Neurol. Centr.*, 1885, nº 2. — STIEDA. Studien über das centrale Nervensystem der Vögel und Saügethiere. *Zeitschr. f. wiss. Zool.* Bd XIX, 1869. — DUVAL. Recherches sur le sinus rhomboïdal des oiseaux, sur son développement et sur la névroglie périépendymaire. *Journ. de l'Anat. et de la Phys.*, 1877.

§ 2. — **Fibre nerveuse.** — GOLGI. Studi istologici sul midollo spinale. *III Congr. freniatr. italiano, Reggio Emilia* et *Arch. ital. p. l. Malattie nervose*, 1881. — ID. Sulla origine centrale dei nervi. *Congr. intern. med., Genua, 1880*, et *Giornale intern. d. sc. mediche*, 1881. — ID. La cellula nervosa motrice. *IV Congr. freniatr. italiano, Voghera*, et *Arch. ital. p. l. Malattie nervose*, 1884. — ID. *Studii sulla fina Anatomia degli Organi centrali del Sistema nervoso*, Milan, 1886. — ID. Ueber den feineren Bau des Rückenmarkes. *Anat. Anzeiger*, nos 13-15, 1890. — TRINCHESE. Comment les fibres musculaires en voie de développement s'unissent aux fibres nerveuses. *Arch. ital. de biologie*, 1886. — MITROPHANOW. Entw. der motorischen Nervenendigungen in den quergestreiften Muskeln der Amphibien (en russe). *Bull. Ac. imp. des Sc. St-Pétersbourg*, 1888. — RETZIUS. Zur Kenntniss der motorischen Nervenendigungen. *Verh. d. biol. Vereins in Stockholm*, Bd III, 1891. — AXEL KEY et RETZIUS. *Studien in der Anatomie des Nervensystems und des Bindegewebes.* Stockholm, 1876. — KOELLIKER. Histologische Mittheilungen. *Sitz. d. phys. med. Ges. zu Würzburg*, 1889. — RAMÓN Y CAJAL. Pequeñas contribuciones... I. Estructura y conexiones de los ganglios simpaticos. VI. Algunos detallos mas sobre las celulas simpaticas. Barcelone, 1891. — ID. Notas preventivas... II. Estructura del gran simpatico de los mamiferos. *Gaceta sanitaria Barcelona*, 1891. — VAN GEHUCHTEN. Les cellules nerveuses du sympathique. *La Cellule*, t. VIII, 1892. — SALA. Sulla fine anatomia dei gangli del simpatico. *Mon. zool. ital.*, 1892, nos 8-9. — GOLGI. Sulla fina struttura dei bulbi olfattorii. Reggio Emilia, 1875. — RAMÓN Y CAJAL. Origen y terminación de las fibras nervosas olfatorias. *Gaceta sanitaria Barcelona*, 1890. — VAN GEHUCHTEN et MARTIN. Le bulbe olfactif chez quelques mammifères. *La Cellule*, t. VII, f. 2, 1891. — ROBIN. Sur le périnèvre. *Arch. gén. de méd.*, 1854. — R. WAGNER. Neue Untersuchungen über die Elemente der Nervensubstanz, 1847. — BIDDER. Zur Lehre von der Verhältnisse der Ganglienkörper zu den Nervenfasern, 1847. — KOELLIKER. Die Selbständigkeit und Unabhängigkeit des sympathischen Nervensystems. Zürich, 1844. — SCHWALBE. *Lehrbuch der Neurologie.* Erlangen, 1881. — RANVIER. Des tubes nerveux en T et de leurs relations avec les cellules ganglionnaires. *Comptes rendus Ac. des Sc.*, 1875. — ID. Sur les ganglions cérébro-spinaux. *Ibid.*, 1882. — RAWITZ. Ueber den Bau der Spinalganglien. *Arch. für mikr. Anat.*, Bd XVIII, 1880. — V. LENHOSSÉK. Untersuchungen über die Spinalganglien des Frosches. *Arch. für mikr. Anat.*, Bd XXVI, 1886. — RETZIUS. Untersuchungen über die Nervenzellen der cerebrospinalen Ganglien u. s. w. *Arch. f. Anat. und Phys., Anat. Abth.*, 1880. — STIÉNON. Recherches sur la structure des ganglions spinaux chez les vertébrés supérieurs. *Ann. de l'Univers. de Bruxelles*, 1880. — FREUD. Ueber Spinalganglien und Rückenmark des Petromyzon. *Sitz. d. math.-phys. Cl. d. k. Ak. d. Wiss. Wien*, 1879. — NANSEN. — RETZIUS. Ueber die Ganglienzellen der Cerebrospinalganglien und über subcutanen Ganglienzellen bei Myxine glutinosa. *Biol. Unters.* N. F. 1890. — SALA. Estructura de la medula espinal de los batracios, 1892. — HIS. *Anatomie menschlicher Embryonen*, 1881. — ID. Zur Geschichte des menschlichen Rückenmarkes und der Nervenwurzeln. *Abh. d. math.-phys. Cl. d. Kön. Sächs. Ges. d. Wiss.*, Leipzig, 1886. — RETZIUS. Zur Kenntniss der Ependymzellen der Centralorgane. *Verh. d. biol. Vereins in Stockholm*, 1891. — VAN GEHUCHTEN.

Contribution à l'étude des ganglions cérébro-spinaux. *La Cellule*, t. VIII, 1892. — ID. Nouvelles recherches sur les ganglions cérébro-spinaux. *Ibid.* — RAMÓN Y CAJAL. Contribución al estudio de la estructura de la medula espinal. *Revista trim. de Histologia*, 1889. — ID. Pequenas contribuciones... IV. La medula espinal de los reptiles, 1891. — V. LENHOSSÉK. Beobachtungen an den Spinalganglien und dem Rückenmark von Pristiurusembryonen. *Anat. Anzeiger*, 1892, n°s 16-17. — RETZIUS. Die nervösen Elemente im Rückenmarke der Knochenfische. *Biol. Unters.*, N. F., Bd V, 1893. — KOELLIKER. Zur feineren Anat. des centralen Nervensystems. II. Das Rückenmark. *Zeitschr. f. wiss. Zool.*, Bd LI, 1891, et *Sitz. d. Würzb. phys.-med. Gesellschaft*, 1890.— ID. Ueber den feineren Bau des Rückenmarks menschlicher Embryonen. *Ibid.*, 1890. — HENSEN. Ueber die Nerven im Schwanz der Froschlarven. *Arch. f. mikr. Anat.*, Bd IV. — ROUGET. Mémoire sur le développement et la terminaison des nerfs chez les larves de batraciens. *Arch. de phys.*, 1875. — LEBOUCQ. Recherches sur le développement et la terminaison des nerfs chez les larves de batraciens. *Bull. de l'Acad. roy. de Belgique*, 1876. — KŒLLIKER. Note sur le développement des tissus chez les batraciens. *Ann. des Sc. natur.*, 1846. — ID. Histologische Studien an Batrachierlarven. *Zeitschr. f. wiss. Zool.*, Bd XLIII, 1886, et *Zool. Anzeiger*, n° 200. — VIGNAL. Mémoire sur le développement des tubes nerveux chez les embryons des mammifères. *Arch. de phys.*, 1883. — FLECHSIG. *Die Leitungsbahnen in Gehirn und Rückenmark des Menschen*, Leipzig, 1876. — BECHTEREW. Ueber die hinteren Nervenwurzel; ihre Endigung u. s. w. *Arch. f. Anat. u. Phys., Anat. Abth.*, 1887. — V. LENHOSSÉK. Untersuchungen über die Entw. der Markscheiden, u. s. w. *Arch. f. mikr. Anat.*, Bd XXXIII, 1889. — PEREMESCHKO. Ueber die Theilung der thierischen Zellen. *Arch. f. mikr. Anat.*, Bd XVI, 1879. — TORRE. Ueber die Regeneration der Elemente der Gewebe, u. s. w. *Centr. f. med. Wiss.*, 1886. — ID. *Giornale d. R. Accad. d. med. di Torino*, 1884. — VIGNAL. Accroissement en longueur des tubes nerveux par la formation des segments intercalaires. *Arch. de phys.*, 1883. — SEDGWICK. Notes on Elasmobranch Development. *Quart. J. of micr. Sc.*, 1892, vol. XXXIII. — APATHY. Nach welcher Richtung hin soll die Nervenlehre reformirt werden? *Biol. Centr.*, 1890. — BEARD. Morphological Studies. II The development of the peripheral nervous system of vertebrates. *Quart. J. of micr. Sc.*, 1888. — ID. A contribution to the morphology and the development of the nervous systems of vertebrates. *Anat. Anzeiger*, n° 29, 1888. — ID. The transient Ganglion cells and their nerves in Raja batis. *Anat. Anzeiger*, n°s 7-8, 1892. — ID. The histogenesis of nerve. *Anat. Anzeiger*, n°s 9-10, 1892. — DOHRN. Studien zur Urgeschichte des Wirbelthierkörpers. Studie 17. Nervenfaser und Ganglienzelle. Histogenetische Untersuchungen. *Mitth. d. zool. Station zu Neapel*, Bd X, 1891. — ID. Die Schwann'sche Kerne der Selachierembryonen. *Anat. Anzeiger*, n° 12, 1892. — GOETTE. *Entwicklung der Unke*, 1875. — BALFOUR. *A Monograph on the development of Elasmobranch fishes*, London, 1878. — CALBERLA. Studien über die Entw. der quergestreiften Muskeln und Nerven der Amphibien und Reptilien. *Arch. f. mikr. Anat.*, Bd XI, 1875. — BÉRANECK. Histogenèse des nerfs céphaliques. *Arch. des Sc. phys. et nat.*, Genève, 1887, t. XVII. — PATERSON. *The spinal nervous system of the mammalia*, Diss. Edinburgh, 1886. — ID. The fate of the muscle-plate and the development of the spinal nerves, etc. *Quart. J. of micr. Sc.*, 1887. — HERRICK. The development of the medullated nerve-fibres. *Journal of comp. Neurology*, 1893. — TAFT. De l'histogenèse des fibres du grand sympathique chez l'homme et les mammifères. *Soc. de biologie*, et *Diss. inaug.* Paris, 1892. — KASTSCHENKO. Zur Entw. des Selachierembryos. *Anat. Anzeiger*, 1888.

CHAPITRE III

Développement de la moelle.

§ 1. — **Développement de la forme extérieure de la moelle.** — La fermeture de la région médullaire de la gouttière nerveuse s'opère, comme nous l'avons vu plus haut, à une époque variable du développement, mais dans tous les cas progresse régulièrement d'avant en arrière. Dans la région postérieure de la moelle elle tarde un peu à se faire et les bords de la gouttière demeurent très écartés, si bien qu'il se forme là temporairement une dépression assez étendue, de forme à peu près losangique, que l'on appelle le « sinus rhomboïdal » et qui paraît exister chez tous les Vertébrés supérieurs (voy. fig. 149, *sr*) (1). Il faut bien se garder de confondre cette formation avec celle qui a reçu le même nom et qui apparaît chez les Oiseaux seulement, à peu près au même endroit, c'est-à-dire dans la région lombo-sacrée de la moelle, mais à un âge beaucoup plus avancé.

Outre cette particularité évolutive qui distingue la partie postérieure du tube médullaire et qui donne lieu au sinus rhomboïdal, cette partie est sujette, ainsi que nous l'avons vu au chapitre premier, à des perversions et à des arrêts de développement, qui sont dans la marche normale des phénomènes. Grâce sans doute aux connexions que le tube médullaire, à son extrémité la plus reculée, conserve avec l'ectoderme et à celles qu'il contracte avec les organes voisins, le développement est perverti ; ainsi prennent naissance les « vestiges médullaires sacro-coccygiens »

(1) Y compris l'Homme, ainsi que cela résulte d'une figure de His (*Atlas* I, pl. 6, fig. I, E).

(voir plus haut, p. 349). Plus en avant, le tube médullaire subit un arrêt de développement duquel résulte cette partie rudimentaire de la moelle que nous avons appelée déjà le « fil terminal » (voir p. 351).

Dans cette partie, l'accroissement en épaisseur et l'allongement ne se font pas ou ne s'opèrent que dans une très faible mesure.

Tandis que la moelle, chez un embryon humain du 5e mois, présente un diamètre moyen de 3 millim., le fil terminal n'atteint pas un demi-millim. d'épaisseur ; plus tard, la moelle augmentant d'épaisseur dans des proportions beaucoup plus considérables que le fil terminal, la différence de calibre va toujours s'accentuant.

L'allongement de l'axe médullaire est beaucoup moindre aussi dans cette région terminale que dans les autres. Il n'est pas non plus en proportion avec l'accroissement en longueur des parties ambiantes et de la colonne vertébrale en particulier. Aussi, dès le 4e mois de la vie embryonnaire chez l'homme, la moelle, ne pouvant suivre la colonne vertébrale dans son allongement, semble-t-elle remonter dans l'intérieur du canal vertébral. C'est là la prétendue « ascension de la moelle ». Au 6e mois, la moelle s'étend encore (d'après Kölliker) jusqu'au canal sacré, et à la fin de la vie embryonnaire sa pointe se trouve encore dans la 3e vertèbre lombaire. Les rapports normaux et permanents, dans lesquels l'extrémité inférieure de la moelle proprement dite est à la hauteur de l'intervalle de la 1re et de la 2e vertèbre lombaire, ne s'établissent donc complètement qu'après la naissance (Kölliker).

La diminution dans l'allongement de la moelle ne porte pas seulement sur la région lombo-sacrée, mais encore sur la partie la plus inférieure de la région dorsale. Pfitzner, en effet, a montré que chez le nouveau-né les derniers nerfs thoraciques naissent plus haut que chez l'adulte. Pour réaliser la disposition définitive, il faut donc que, dans les premières années de la vie, la moelle dorsale récupère l'avance que la colonne vertébrale avait prise sur elle.

Le raccourcissement relatif de la moelle a pour conséquence nécessaire un changement de direction des nerfs qui partent de la région raccourcie. Au début, ceux-ci sortaient de la moelle à angle droit, comme les nerfs cervicaux et dorsaux. Mais dès que la moelle semble remonter, ils s'allongent, prennent une direction de plus en plus oblique et finissent par former le faisceau de nerfs connu en anatomie sous le nom de *queue de cheval* (fig. 179, *q*).

La moelle proprement dite arrive donc, après la naissance, à être exclue de la presque totalité du segment lombo-sacré du canal rachidien. Tel est du moins le résultat anatomique, fourni par la dissection de la moelle d'un enfant ou d'un adulte. On voit la moelle se terminer inférieurement, au niveau du disque intervertébral qui relie les deux premières vertèbres lombaires, par une extrémité conique, le *cône médullaire* (fig. 179, *cm*), qui se continue à son tour plus bas par le *fil terminal* (*ft*). L'étude anatomique ne donne cependant pas la mesure exacte du raccourcissement relatif de la moelle, qui est moindre qu'elle ne nous le fait voir, puisque l'examen histologique nous apprend que le fil terminal renferme, au moins dans sa partie proximale, un prolongement de la moelle demeurée à cet endroit en un état quasi-embryonnaire.

Fil terminal. — Le fil terminal, qui passa d'abord pour un nerf impair, fut ensuite considéré par Haller, Gall et Spurzheim, Burdach, E. H. Weber, C. Krause, Arnold, Bidder et Kupffer, comme un filament tendineux inséré sur le canal vertébral ou comme un prolongement de la pie-mère dépourvu de toute substance nerveuse. Remak le premier et à sa suite Kölliker montrèrent que cette opinion était erronée, Kölliker, par exemple, y ayant trouvé une substance grise, molle, formée de grandes cellules rondes et pâles, mêlées dans la partie supérieure du filum à de vrais tubes nerveux. Luschka, précisant la constitution anatomique et histologique du fil terminal, y distingua deux portions. La première, qu'il appelle « filament interne », parce qu'elle est librement comprise dans l'intérieur de la dure-mère, et qui cesse à l'endroit où le canal dural se termine en cul-de-sac, a une longueur de 16 centim. ; elle contient encore dans son tiers supérieur un canal central plus ou moins net, tapissé par un épithélium vibratile, et se constitue de cellules rondes et de tubes nerveux, enfouis dans une masse moléculaire. La seconde, ou « filament externe », longue de 8 centim., est le prolongement de la gaine médullaire et s'étend du corps de la deuxième vertèbre sacrée à celui de la deuxième pièce coccygienne ; elle s'entoure étroitement du tissu de la dure-mère et prend l'aspect d'un tractus fibreux ou *ligament coccygien* (fig. 179, *lc*), qui, accompagné par les deux nerfs coccygiens va s'insérer sur le coccyx en s'élargissant et se dissociant en filaments qui se confondent avec le périoste. Luschka montra ainsi pour la première fois que le filum est en partie la continuation de la moelle. Stilling confirma les données de Luschka, en ajoutant que dans sa partie terminale le fil contient une grosse artère avec des vaisseaux plus petits et probablement aussi des fibres nerveuses descendant jusqu'à sa terminaison. Il résulte des recherches de Rauber et de celles de Tourneux qu'à mesure qu'on des-

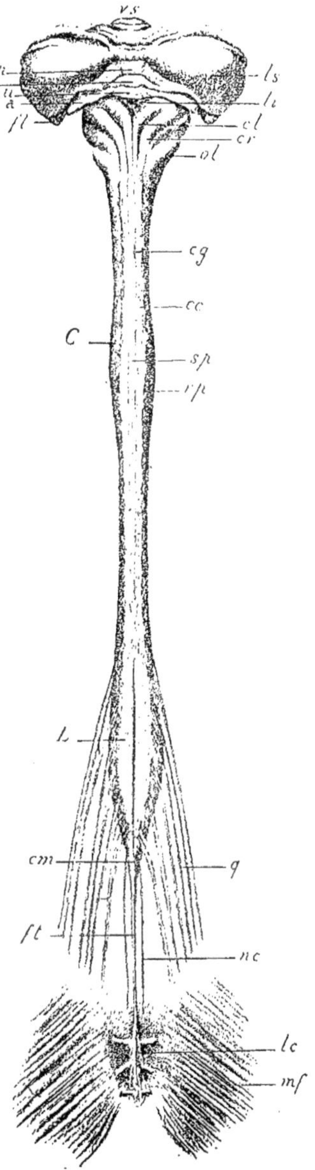

FIG. 179. — *Cervelet, moelle allongée et moelle d'un fœtus humain du 5e mois, vus par la face dorsale.*

C, renflement cervical de la moelle. — L, renflement lombaire. — *cg*, cordon grêle ou de Goll. — *cc*, cordon cunéiforme ou de Burdach. — *sp*, sillon postérieur. — *rp*, émergence des racines postérieures, — *cm*, cône médullaire. — *ft*, fil terminal. — *lc*, ligament coccygien inséré sur la face postérieure du coccyx. — *mf*, muscle grand fessier. — *q*, nerfs de la queue de cheval. — *nc*, nerfs coccygiens. — *vs*, vermis supérieur présentant un grand nombre de circonvolutions et de scissures transversales. — *ls*, lobes semi-lunaires réunis par un pont médian de substance cérébelleuse, non encore nettement séparés en inférieur et supérieur, et formant la masse principale des hémisphères cérébelleux ; en avant et au-dessus d'eux se voit une partie des lobes quadrangulaires. — *tp*, tubercule postérieur. — *p*, pyramide. — *u*, luette ou *uvula*. — *a*, amygdales. — *fl*, *flocculi*. — *li*, *ligula*, bord de la membrane obturante du 4e ventricule. — *cl*, clava ou pyramide postérieure, prolongement du cordon grêle. — *cr*, corps restiforme, prolongement du faisceau cunéiforme. — *ol*, olive.

cend vers l'extrémité inférieure du filum, sa constitution s'éloigne de plus en plus de celle de la moelle, qu'on l'examine soit chez le fœtus, soit chez l'adulte. Ainsi le fil terminal, dans sa partie supérieure, contient encore le canal central avec sa bordure épithéliale, et autour de celle-ci un certain nombre de cellules nerveuses ; ces dernières disparaissent plus loin et l'on ne trouve plus que des fibres nerveuses longitudinales, représentant, d'après Rauber, la dernière paire nerveuse rachidienne (33e paire) ; plus bas, il n'y a plus que des vaisseaux, disposés comme Luschka et Stilling l'ont indiqué, des fibres conjonctives et élastiques, des fibres musculaires lisses ; toute trace d'éléments nerveux fait défaut. On peut ainsi distinguer dans le fil terminal une portion initiale et une portion terminale, correspondant à peu près aux segments interne et externe de Luschka, et qui, d'après leur structure, pourraient être respectivement nommées portion médullaire et portion fibreuse ou ligamenteuse. Conformément à cette différence de constitution histologique des deux parties du fil terminal, on peut se représenter avec Tourneux le processus du raccourcissement de la moelle de la manière suivante : la moelle se détache de la base du coccyx et remonte à l'intérieur du canal sacré, tandis que la pie-mère, plus extensible, s'étire et constitue le filum en majeure partie ; la dure-mère, grâce à ses adhérences multiples, subit une ascension moindre ; son extrémité inférieure étirée englobe, sous le nom de ligament coccygien, la fin du fil terminal (1).

Chez les Mammifères, la moelle se termine postérieurement d'une manière analogue, c'est-à-dire en s'amincissant en un fil terminal. Mais les éléments de la moelle paraissent se continuer très loin dans le filum, et la distinction de ce dernier en segment médullaire et segment fibreux n'est plus aussi marquée que chez l'Homme. Ainsi Stilling, chez le Cheval et chez le Bœuf, a pu suivre le filum jusqu'à la septième vertèbre caudale et y a trouvé des élements médullaires.

Chez les Oiseaux, la moelle va jusqu'à la dernière vertèbre caudale (Stilling).

La partie caudale de la moelle s'amincit chez les Amphibiens en un fil

(1) Braeutigam a signalé récemment, sur le fil terminal, un renflement situé à 1 centim. au-dessous de la pointe du cône médullaire, et a étudié l'état du canal central à ce niveau.

terminal réduit à un simple canal épithélial, comme l'ont vu par exemple Stieda chez l'Axolotl, Fraisse chez le Pleurodèle, Klaussner chez le Protée, Saint-Remy sur le têtard de Grenouille, Bürckhardt chez le Triton, comme l'a constaté en outre M. Schmidt et ainsi que nous avons pu le vérifier nous-même.

Chez les Poissons osseux, la partie caudale de la moelle se présente dans un état passablement différent. Des recherches de E. H. Weber, Stilling Rauber, il résulte que la moelle offre, un peu avant sa terminaison, un renflement notable. Stilling et Rauber ont vu de plus qu'elle se continue au delà de ce renflement par un fil terminal qui suit la courbe décrite par la colonne vertébrale (chez les poissons qui sont hétérocerques) et s'amincit de plus en plus, n'étant plus représenté à son extrémité que par un canal épithélial aplati dorso-ventralement et limité par quelques cellules seulement. Nous pouvons confirmer, d'après l'examen d'un alevin de truite de 2 centim., l'existence et du fil terminal épithélial et du renflement médullaire qui le précède immédiatement.

Les détails anatomiques qui apparaissent dans la moelle en voie de développement, étudiés chez l'Homme, sont les suivants. La vue de la face postérieure de la moelle d'un fœtus humain offre, au 5e mois, une ligne médiane, le prétendu *sillon postérieur* (fig. 179, *sp*), beaucoup plus marquée dans la région lombaire, où elle a l'aspect d'une véritable fissure. De chaque côté de cette ligne, on voit paraître une bande, le *cordon postérieur*, correspondant d'une façon plus précise au *cordon cunéiforme de Burdach* (fig. 19, 7*cc*). Entre cette bande et le sillon postérieur, s'intercale une bandelette plus mince, que l'on peut suivre, chez un embryon jeune, jusqu'au cône médullaire, et qui plus tard paraît limitée à la région dorsale supérieure et à la région cervicale; cette bandelette représente le *cordon grêle de Goll* (*cg*). En dehors du cordon postérieur, paraît la série des points d'émergence ou plutôt des points d'entrée des racines postérieures spinales (*rp*). Sur une vue de la face antérieure, on voit se former un sillon de plus en plus profond, le *sillon antérieur*, et de chaque côté de lui, à une certaine distance, règne la ligne des points de sortie des racines antérieures.

Les renflements cervical et lombaire de la moelle (fig. 179, C et L) apparaissent dès le deuxième mois de la vie fœtale; ils sont bien évidents au troisième.

Pour terminer ce qui concerne le développement anatomique de la moelle il n'est pas sans intérêt de noter que le caractère segmentaire de cet organe, affirmé au chapitre premier (p. 351 et suiv.), s'accentue de plus en plus avec l'âge chez l'Homme et chez d'autres animaux tels que le Lapin et la Couleuvre, si l'on en croit les observations de Lüderitz. D'après cet auteur, la moelle peut être décomposée en une série de segments, dont le milieu répond aux points d'entrée et de sortie des racines postérieures et antérieures. La segmentation est le mieux marquée là où la moelle a subi secondairement l'élongation la plus considérable. Les segments sont en effet de grandeur variable suivant les régions ; courts dans la partie terminale de la moelle, ils atteignent leur plus grande longueur dans la région dorsale. A cette segmentation extérieure répond une organisation intérieure segmentaire ; des différences tranchées séparent histologiquement le milieu d'un segment de ses extrémités ; elles portent sur l'importance des diverses parties constitutives de la moelle (cornes antérieures, commissure antérieure par exemple) et aussi sur la forme des éléments, particulièrement des cellules motrices. Les segments longs offrent des différences structurales de même ordre, comparés aux segments courts.

§ 2. — **Premières phases du développement de la texture de la moelle.** — His a esquissé de la façon suivante le développement chronologique des différentes parties constitutives de la moelle chez l'embryon humain.

Embryon de 2,5 millim. de long. — La moelle, en partie fermée, est purement cellulaire, sans traces de racines nerveuses ni de cordons longitudinaux.

Embryon de 5,5 millim. de long. — La moelle est partout fermée; apparition des premiers linéaments d'une charpente médullaire et de racines nerveuses motrices; les fibres sensibles, de même que les fibres longitudinales et commissurales sont encore absentes.

Embryon de 6,9 millim. de long. — Les premières fibres sensibles ont pénétré dans la moelle; la commissure antérieure et les cordons longitudinaux commencent à se former. La moelle n'a pas encore de vaisseaux sanguins.

Embryon de 10,9 millim. de long. — Toutes les ébauches existent; le nombre des fibres sensibles et motrices a augmenté d'une façon notable; le développement des cordons longitudinaux et celui de la commissure antérieure ont fait des progrès marqués. Les vaisseaux ont pénétré dans la moelle.

Nous connaissons déjà les deux premières étapes de cette évolution. Nous avons vu quel est le premier groupement des cellules de la moelle et comment se forment les premières traces de la charpente médullaire. Nous savons encore que la substance cellulaire de la moelle se différencie en deux couches, la couche interne ou épithéliale et la couche externe ou engainante, celle-là, ébauche de l'épendyme, celle-ci, formation première de la substance grise; en dehors de ces deux couches, la charpente médullaire en forme une troisième, rudiment de la substance blanche. Rappelons aussi la décomposition typique de la paroi médullaire en quatre parties : la plaque recouvrante, la plaque basale, formant respectivement la voûte et le plancher du canal médullaire; puis les parois latérales décomposées chacune en une zone dorsale et une zone ventrale (1).

La couche engainante s'épaissit de bonne heure dans sa partie ventrale, formant ainsi un bourrelet saillant, qui représente l'ébauche de la **corne antérieure ventrale**, ou **motrice** (fig. 181, *ca*). Quelque temps après paraissent dans la moelle les premières fibres nerveuses; ce sont les **fibres radiculaires** ou **motrices**; elles se montrent comme de petits bouquets de filaments sans noyau, que l'on peut suivre jusqu'aux cellules motrices ou radiculaires de la corne antérieure, du prolongement cylindre-axile desquelles, nous le savons, elles tirent leur origine (fig. 181, *ra*, et 184 A, *Ra*). La méthode de Golgi a apporté, outre la confirmation de ce fait, la preuve que les fibres motrices d'un côté sont fournies par les cellules de la corne antérieure du même côté; cette méthode a montré en outre à v. Lenhossék et à plusieurs autres observateurs ensuite (van Gehuchten, par exemple) que les cellules de la corne antérieure n'envoient pas toutes leur cylindre d'axe dans les racines antérieures motrices, mais que quelques-unes, qui sont vraisemblablement motrices, émettent une fibre qui, par un trajet rétrograde, gagne la racine postérieure sensible : ce sont donc là des cellules motrices des racines sensibles.

Toutes les cellules de la couche engainante émettent des cylindres d'axe qui deviendront fibres nerveuses. Les fibres qui viennent des cellules de la zone dorsale se dirigent toutes en avant et

(1) Dans l'exposé qui va suivre, nous reproduirons la description de His, en la complétant chemin faisant par les faits qu'a révélés l'emploi du procédé argentique.

décrivent des courbes plus ou moins accentuées. Elles atteignent la corne motrice, la traversent ou bien la contournent soit en dedans, soit en dehors, et constituent ainsi, avec les cellules dont elles dérivent, le *stratum semi-circulare* de Hensen, la *couche arquée* (*formatio arcuata*) de His (fig. 181, *ce*). Les recherches instituées à l'aide de la méthode chromo-argentique ont montré que les cellules, qui prennent part à la constitution de la formation arquée et qui à ce titre font partie de la région dorsale amincie de la couche engainante, ne sont autres que des cellules de la couche interne ou épithéliale, qui, de radiaires qu'elles étaient et perpendiculaires à la lumière du canal central, sont devenues tangentielles et parallèles à cette lumière ; les cellules des parois latérales qui sont les plus reculées du côté dorsal et même celles de la plaque recouvrante peuvent être incorporées à la formation arquée (fig. 182, A et B, *n*). Les fibres de la couche arquée, parvenues dans la plaque basale, se rassemblent en un faisceau qui dépasse la ligne médiane et qui forme avec le faisceau congénère du côté opposé l'ébauche de la *commissure antérieure* (fig. 181, *coa*, fig. 182 B, *com*). Les cellules qui fournissent ces fibres, bref les cellules de la couche arquée, méritent donc le nom de *cellules commissurales*. Chez la plupart des animaux, les cellules commissurales demeurent distribuées irrégulièrement sur toute la hauteur des parois latérales du tube médullaire, tandis que,

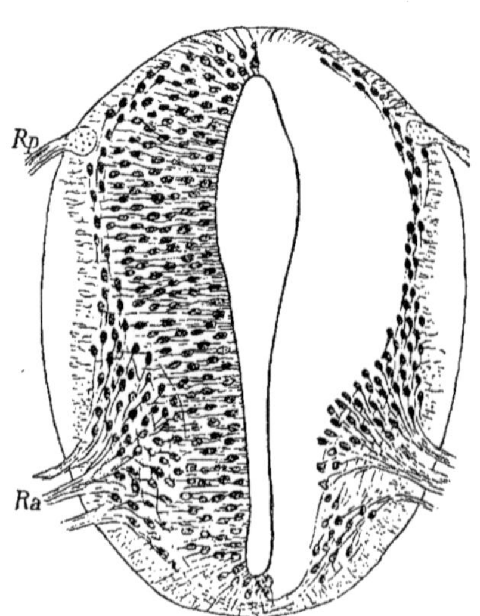

FIG. 180. — *Coupe transversale du tube médullaire d'un embryon humain de 4 semaines* (d'après His).

On distingue supérieurement la plaque recouvrante, inférieurement la plaque basale, toutes deux amincies ; de chaque côté, on voit les plaques latérales très épaisses. — *Rp*, racines postérieures. — *Ra*, racines antérieures. Dans la moitié droite de la figure, la courbe engainante a été seule représentée ; la plaque interne a été négligée.

d'après v. Lenhossék, chez le fœtus humain ces mêmes cellules se rassemblent à l'angle interne des cornes antérieures où elles forment un groupe compact.

Les premières fibres longitudinales paraissent dans le champ triangulaire compris entre l'extrémité antérieure ou ventrale de la corne motrice et la plaque basale ; elles se présentent alors sous la forme de points situés dans les mailles du myelosponge. C'est là l'ébauche du **cordon antérieur**, qui se montre par conséquent

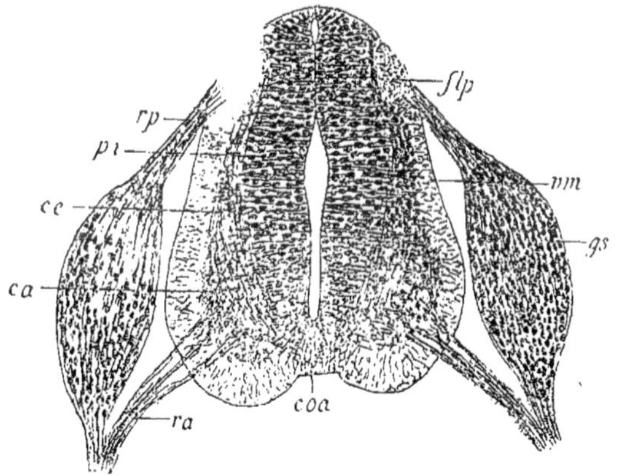

FIG. 181. — *Coupe transversale du tube médullaire d'un embryon de Brebis de 1, 4 centim.*

pi, plaque cellulaire interne. — *ce*, plaque cellulaire externe ou couche engainante du tube médullaire constituant la formation arquée déjà bien caractérisée à cette époque. — *ca*. épaississement de la couche engaînante formant la corne antérieure. — *coa*, commissure antérieure. — *vm*, velum marginal (névroglie de la substance blanche). — *flp*, cordon ou faisceau longitudinal postérieur. — *gs*, ganglion spinal. — *rp*, racine postérieure. — *ra*, racine antérieure.

le premier parmi tous les faisceaux longitudinaux de la moelle, et qui s'accroît ensuite très rapidement. On peut constater le passage des fibres de la commissure à celles du cordon antérieur. Au contraire, on ne peut voir les fibres de la formation arquée du même côté que le cordon antérieur considéré prendre directement part à la constitution de ce dernier. La commissure renferme donc des fibres qui, venues des cellules de la moitié postérieure de la moelle, passent dans le cordon antérieur du côté opposé. Ces résultats dus à His ont été confirmés par d'autres auteurs à l'aide du procédé de Golgi (Cajal, Kölliker, v. Lenhossék, v. Gehuchten,

Lavdowsky, Retzius). Les cellules commissurales situées dans la formation arquée peuvent donc être nommées des *cellules de cordons*, puisque les fibres qu'elles émettent, prenant finalement une

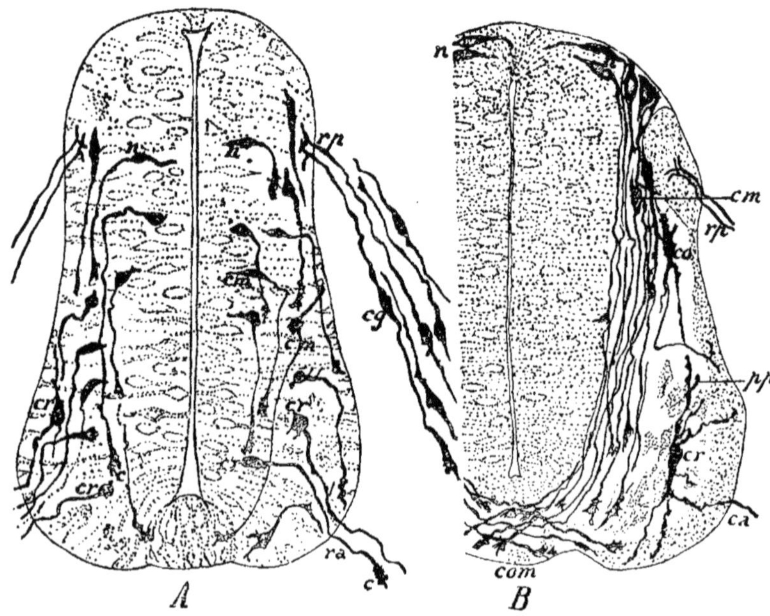

FIG. 182. — *Coupes de la moelle d'embryons de Poulet traitée par la méthode de Golgi* (d'après RAMÓN Y CAJAL).

A. Embryon du 3e jour. B. Embryon du 4e jour. — *n*, cellules nerveuses très jeunes, ayant gardé encore la forme bipolaire et la situation des spongioblastes. — *cm*, cellules commissurales envoyant leur cylindre d'axe vers ou même dans la commissure antérieure. — *com*, cette commissure formée par l'entrecroisement des cylindres d'axe des cellules précédentes. — *cr*, cellules radiculaires des cornes antérieures fournissant un cylindre d'axe aux racines antérieures. — *cr'*, cellules radiculaires ayant déjà des indications de prolongements protoplasmiques. — *pp*, *ca*, prolongements protoplasmiques et cylindre d'axe d'une cellule plus âgée. — *co*, cellule de cordon, envoyant son cylindre d'axe dans la substance blanche du cordon latéral où ce cylindre d'axe se bifurque. — *c*, cône d'accroissement terminant soit les cylindres d'axe de cellules commissurales, soit les cylindres qui forment les fibres des racines antérieures. — *ra*, racines antérieures. — *rp*, racines postérieures. — *cg*, cellules ganglionnaires du ganglion spinal.

direction longitudinale, entrent dans la formation des cordons longitudinaux de la moelle, spécialement du cordon antérieur et aussi du cordon latéral. On doit ajouter que ce sont des *cellules des cordons opposés*, ou *cellules des cordons hétéromères* (1), puisque

(1) Το ετερον μέρος, l'autre côté.

leurs fibres vont former, après avoir franchi la ligne médiane, les cordons antérieur et latéral de l'autre côté de la moelle.

De bonne heure, les cellules des ganglions spinaux envoient vers la moelle leurs fibres centrales, dont l'ensemble forme la *racine postérieure* ou *sensitive*. Ces fibres atteignent les unes après les autres la moelle, s'enfoncent dans son épaisseur et prennent une direction longitudinale, en formant un petit faisceau de figure ovale, d'abord peu important, puis de plus en plus considérable, mais toujours bien limité, le *faisceau ovale*, qui est l'ébauche du **cordon postérieur** (fig. 180; fig. 181, *flp*). Les fibres radiculaires postérieures, pour le constituer, l'abordent par son côté antérieur ; ensuite elles deviennent longitudinales, montant ou descendant dans la moelle, et par conséquent se montrent en pointillé sur les coupes transversales ; elles peuvent être voisines des masses cellulaires de la substance grise, avec les éléments de laquelle elles n'entrent cependant jamais en connexion intime. L'emploi de la méthode de Golgi a modifié et complété ces données que les procédés d'investigation ordinaires avaient fournies à His. Les fibres radiculaires ne suivent pas dans la moelle un trajet soit ascendant soit descendant ; mais elles se divisent (fig. 183), en pénétrant dans la moelle, en deux branches, l'une ascendante, l'autre descendante (Golgi, Nansen, Ramón y Cajal, P. Ramón, Kölliker, v. Lenhossék, v. Gehuchten, Retzius, Sala, Sclavunos, etc.). De plus, soit avant leur division, soit plutôt seulement après, elles envoient dans toute la moelle de fines fibres ou *collatérales* constatées également par les auteurs précités (fig. 183).

On ne voit d'abord, dans la mince bande de myelosponge qui s'étend entre le point d'entrée des racines sensibles et le lieu d'émergence des fibres motrices, que quelques rares fibres longitudinales, début des **cordons latéraux**. Ces fibres augmentent ensuite de nombre, et le cordon latéral, qui était d'abord le plus faible de tous, arrive à égaler les autres en puissance. En se servant de la méthode chromo-argentique, on a pu montrer que les fibres qui constituent le cordon latéral sont de deux ordres. Il y a d'abord les fibres venues de la couche arquée du côté opposé, ayant franchi la commissure, dépassé le cordon antérieur et pénétré jusque dans les parties latérales de la moelle (fibres des cellules de cordons du côté opposé). Il y a ensuite et surtout des fibres qui viennent de *cellules de cordons du même côté, cellules des cordons tautomères* (1), ou brièvement *cellules de cordons;* ces cellules, d'ailleurs, ne se trouvent pas que dans les parties latérales de la moelle, mais sont disséminées dans toute l'épaisseur de l'organe; d'autre part, leurs cylindres d'axe ne vont pas seulement

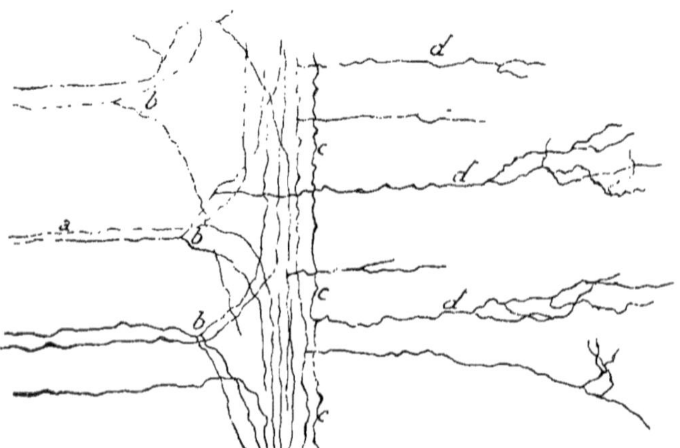

FIG. 183. — *Coupe sagittale longitudinale de la moelle d'un fœtus humain de 20 centim.* (d'après V. LENHOSSÉK).

a, fibres radiculaires postérieures. — *b*, leur bifurcation dans la partie antérieure de la substance gélatineuse de Rolando. — *c*, fibres longitudinales du faisceau de Burdach. — *d*, collatérales.

au cordon latéral, mais encore aux cordons antérieur et postérieur.

En définitive, chez des embryons humains de la fin du premier mois de la grossesse, et chez des embryons d'autres Vertébrés en un âge correspondant (embryons de Poulet du 4e au 5e jour, embryons de Lapin du 14e jour), les parties constitutives de la moelle sont les suivantes :

1° Des ébauches cellulaires ; ce sont la *plaque interne épithéliale*, consistant surtout en cellules radiées ; la *couche enganante* (ébauche de la *substance grise*) ; celle-ci se partage en une *corne antérieure motrice*, une *corne postérieure* et une *région intermédiaire*.

(1) Το αὐτὸ μέρος, le même côté.

2° Des parties fibrillaires; ce sont les *racines antérieures* issues de la corne motrice, les premières ébauches des *cordons antérieurs* et de la *commissure antérieure*, les *racines postérieures* et l'ébauche des *cordons postérieurs* (*faisceau ovale*), les premières traces d'une ébauche des *cordons latéraux* et la *couche arquée*.

A cette époque, la forme du canal central est celle qui est représentée (fig. 184, A) ; deux saillies de la paroi, l'une antérieure large, l'autre postérieure moins étendue, s'avancent de chaque côté dans la lumière du canal. Cette disposition du canal central et la configuration du contour extérieur de la moelle permettent de partager la moelle en un « cylindre médullaire antérieur » et un « prisme médullaire postérieur », celui-ci de forme d'abord trapézoïdale, puis triangulaire (fig. 184, A et B). Entre les deux se trouve la « portion intermédiaire », réduite à la plaque interne, à la couche arquée et à une mince zone de myelosponge au début dépourvue de fibres.

Telles sont la nomenclature et la disposition des parties primitives dont est constituée la moelle.

Il y a des moelles de Vertébrés dont la constitution demeure à peu près dans l'état de simplicité où nous venons de trouver la moelle embryonnaire de l'Homme et des autres Mammifères. Chez le Protée, par exemple, Klaussner a trouvé la moelle formée par les parties suivantes : une assise de 5-6 couches de cellules épithéliales bordant le canal central, qui correspond évidemment à la plaque interne épithéliale de l'embryon humain, avant toute différenciation de l'épendyme aux dépens de cette dernière; une couche fibreuse ; puis une zone cellulaire épaisse représentant la couche engaînante de l'embryon humain. La moelle du Triton est également constituée d'une façon très simple, d'après les recherches de Bürckhardt. Dans la moelle des Cyclostomes, la substance grise demeure confondue en une masse unique que l'on ne peut distinguer en cornes antérieure et postérieure, ainsi qu'on le sait par les recherches d'Owsjannikow et de Reissner et depuis par celles d'une série d'auteurs plus récents; la division de la substance fibreuse en cordons distincts n'y est pas davantage apparente. Très simple aussi est la constitution de la moelle de l'Amphioxus, étudiée entre autres par Rohde.

Ces moelles ne se présentent avec une apparence de simplicité qu'examinées à l'aide des méthodes ordinaires d'investigation. Étudiées à l'aide des procédés chromo-argentiques et au bleu de méthylène, elles fournissent des détails histologiques qui permettent de leur attribuer une complication structurale comparable à celle des Vertébrés supérieurs, ainsi que cela résulte des recherches de Retzius, Ramón y Cajal, Cl. Sala pour les Amphibiens, de celles de Retzius pour les Cyclostomes et l'Amphioxus.

D'autre part, les moelles des animaux en question ne sont pas seulement la reproduction schématique et simplifiée de celles des Vertébrés supérieurs, parce qu'il s'y ajoute des particularités de structure qui attestent l'évolution du tube médullaire dans un autre sens que celui qui est suivi par la moelle des autres Vertébrés. Il sera brièvement question plus loin de ces particularités.

§ 3. — **Changements ultérieurs dans la conformation intérieure de la moelle.** — Les transformations ultérieures dont la moelle est le siège sont moins bien connues que les premières phases de son développement, et l'on discute encore sur le mécanisme de certains processus organogéniques secondaires de la moelle. Les points qui sont encore en litige sont les suivants : la façon dont se font les changements de forme du canal central, le mode de formation de la substance gélatineuse, l'origine des cordons de Goll. Tous ces points sont d'ailleurs connexes ; ils ont trait à des parties de la moelle voisines l'une de l'autre, si bien que les transformations de l'une amènent des modifications de l'autre (1).

Chez l'embryon humain on voit, d'après His, les changements suivants du côté du cylindre médullaire ou zone ventrale de la moelle. Les cornes motrices éprouvent un mouvement de torsion tel, que les points d'émergence des racines antérieures, de latéraux qu'ils étaient, deviennent antéro-latéraux (cela ne ressort pas nettement des figures de His). En même temps, la partie postérieure de la corne motrice s'individualise pour former la *corne latérale* (fig. 184, C et D, *Cl*).

Dans le prisme médullaire ou zone dorsale de la moelle, on cons-

(1) Le champ où se passent les faits organogéniques encore mal connus a la forme de deux triangles ayant un côté commun représenté par la ligne médiane et un angle postéro-externe correspondant à l'entrée des racines postérieures. Il est à noter que c'est aussi dans cette aire triangulaire que les connexions des éléments histologiques sont le plus obscures, surtout chez certains Vertébrés où il y a là des éléments spéciaux, de signification encore énigmatique. Cela est dû sans doute à ce que cette région représente le trait d'union entre l'ectoderme épidermique et l'ectoderme nerveux, entre le système nerveux périphérique ou ganglionnaire et le système nerveux central, et que ces traits d'union sont toujours le point faible dans nos connaissances anatomiques.

tale l'apparition de la corne postérieure, beaucoup plus tardive

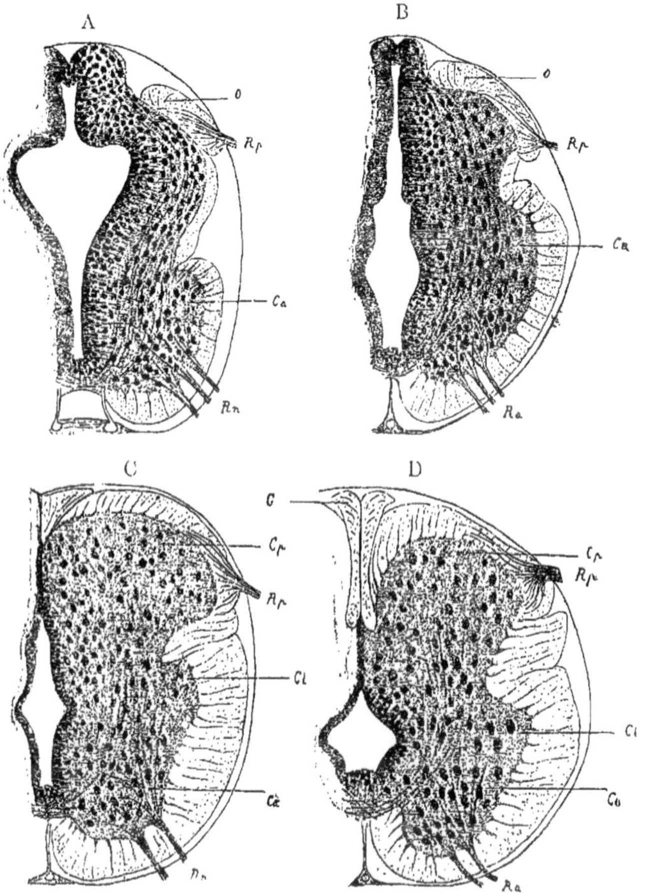

FIG. 184. — *Coupes transversales de la moelle d'embryons humains de divers âges* (d'après His).

A. Embryon de 12 mm. 5 de long (environ 4 sem. 1/2). — B. Embryon long de 18 mm. 5, âgé de 7 sem. 1/2. — C. Embryon de 24 mm. de long, âgé de 8 sem. 1/2. — D. Embryon de 3 mois.

Ca, corne antérieure. — *Cp*, corne postérieure. — *Ra*, *Rp*, racines antérieure et postérieure. — *Cl*, corne latérale. — *o*, faisceau ovale. — *G*, cordon de Goll.

que la corne antérieure. C'est elle qui change la forme du segment postérieur de la moelle de trapézoïdale en triangulaire (comp. fig. 184, A et B). Du reste, la corne postérieure n'est pas uniquement formée par le prisme médullaire ; car la pièce intermédiaire contribue aussi à sa formation et lui est incorporée pour former le *collet de la corne* (*cervix cornu*). Dans l'angle rentrant du contour de la moelle occupé par la pièce intermédiaire, au niveau par conséquent du collet de la corne postérieure, se développe assez tard un prolongement extérieur de la substance grise, le *processus reticularis*, caractérisé par le grand écartement des cellules et la présence de nombreuses travées fibreuses du myelosponge. La corne postérieure, outre qu'elle s'accroît considérablement, subit, à cause du développement considérable des cordons latéraux, un déplacement comparable à celui qu'a éprouvé antérieurement la corne motrice, quoique s'effectuant en sens inverse : sa partie postérieure est rejetée en dedans, sa face dorsale devenant interne ; son angle externe tend à devenir dorsal ; le lieu d'entrée des racines postérieures est reporté du côté dorsal. La principale transformation de la corne postérieure sur le processus de laquelle on n'est du reste pas d'accord, est la production dans sa portion dorsale d'une substance particulière dite « substance gélatineuse de Rolando », dont l'origine sera étudiée plus loin.

Du côté de la plaque interne et du canal central qu'elle entoure, se passent les changements les plus considérables et les moins bien connus. Voici en quoi ils consistent essentiellement. Le canal central se réduit considérablement, la diminution de son calibre se faisant surtout dans le sens antéro-postérieur ; il constitue alors le *canal épendymaire* définitif. La plaque interne, que l'on pourrait aussi appeler « épendyme primitif », devient l'*épendyme* proprement dit ou épendyme définitif ; elle fournit d'autre part une couche de substance gélatineuse, dite *substance gélatineuse centrale* ou *de Stilling*, qui entoure l'épendyme ; c'est peut-être aussi à ses dépens que se forme la *substance gélatineuse de Rolando* qui coiffe l'extrémité périphérique de la corne postérieure. La trace de la portion disparue du canal central demeure sous la forme du *sillon postérieur*, au fond duquel se constitue la *commissure grise* ou *postérieure*. Enfin, de chaque côté de la région occupée primitivement par la partie postérieure du canal central, de part et d'autre de la ligne médiane, apparaît un faisceau de substance blanche indépendant du cordon postérieur et appelé *cordon grêle* ou *de Goll*.

La genèse de ces différentes formations n'étant pas encore pleinement élucidée, malgré les travaux de Kölliker, Balfour, Waldeyer, Loewe, Vignal, Barnes, His, Corning, A. Robinson, qui ont émis à ce sujet des opinions différentes, nous croyons devoir reproduire ci-après le résumé de ces opinions.

Pour Kölliker, la diminution du canal central est due à une véritable atrophie, qui procède de la face dorsale vers la face ventrale et qui a vraisemblablement sa cause dans le développement puissant des cordons postérieurs. Kölliker a suivi chez l'embryon humain les transformations du canal central. Chez un embryon de la sixième semaine, le canal va jusqu'à la face postérieure de l'organe, où il n'est limité que par la mince paroi dorsale et où il présente une largeur considérable. A huit semaines, il se montre très réduit dans sa moitié postérieure, qui est en partie oblitérée ; il est déjà éloigné de la surface de la moelle, car sa paroi dorsale est enfoncée dans un sillon que limitent de chaque côté les cordons postérieurs. Au troisième mois, il s'est retiré complètement à l'intérieur et s'est réduit davantage encore. A la neuvième semaine, sa moitié postérieure se termine par une pointe étroite, qui pénètre encore un peu entre les cordons postérieurs, mais est loin d'atteindre la surface. A la douzième semaine, le canal se trouve tout à fait à l'intérieur de la moelle, de sorte qu'il est maintenant séparé des cordons postérieurs par de la substance grise, formant la « commissure grise ou postérieure ». Pourtant, même à cette époque, on voit encore un vestige de la partie atrophiée du canal dans un appendice effilé de son épithélium qui s'étend plus ou moins vers les cordons postérieurs et ne possède plus de structure distincte.

L'épithélium du canal central, épais d'abord de trois à quatre assises cellulaires, s'amincit ensuite, les assises extérieures étant absorbées par la substance grise. Les cordons postérieurs s'étendent de plus en plus vers la ligne médio-dorsale. Ils offrent chacun une saillie en forme de bandelette, qui limite, avec sa congénère du côté opposé, une scissure peu profonde, véritable sillon postérieur de la moelle. Plus tard, ces bandelettes, refoulant le canal central, se rapprochent tout près l'une de l'autre, de telle sorte que la scissure devient très étroite ; mais elles ne se soudent pas et demeurent séparées par un prolongement du tissu conjonctif ambiant. Les bandelettes, s'enfonçant ensuite en avant et vers la ligne médiane, ne dépassent bientôt plus le contour de la moelle, mais elles demeurent néanmoins distinctes, en s'isolant plus ou moins du reste des cordons postérieurs sous la figure de cordons cunéiformes, appelés « cordons grêles » ou « de Goll ».

Kölliker a étudié en outre plusieurs animaux, parmi lesquels le Lapin, chez lequel il observe les faits suivants. Tandis que la substance grise gagne en volume, le canal central se rétrécit, et finit par être tellement comprimé dans sa moitié postérieure qu'il s'atrophie, son épithélium se transformant partie en substance grise, partie en tissu fibreux indifférent. Chez un embryon de quatorze jours, le canal central est une fente étroite en arrière, où son épithélium est à peu près quatre fois plus épais qu'en avant. A seize jours, l'épithélium des deux cinquièmes postérieurs du canal central commence à se transformer en substance grise, et on ne peut plus distinguer les cellules fusiformes caractéristiques de cet épithélium que dans la portion antérieure de ce dernier. Au dix-huitième jour, cette transformation est accomplie ; le canal central a disparu sur toute la hauteur où elle s'est faite et n'est plus ouvert que dans la région centrale et antérieure de la moelle; sur la coupe transversale, sa forme ressemble à celle d'un losange. En arrière, à l'endroit où se trouvait jadis le canal, on voit, entre les cordons postérieurs, une étroite masse fibreuse à noyaux clairsemés, qui se continue dans un prolongement conique de l'épithélium du canal. Chez un embryon de vingt-trois jours, le canal central s'est encore considérablement réduit dans le sens antéro-postérieur. De son épithélium partent, en avant comme en arrière, des fibres qui vont jusqu'à la surface de la moelle, pour se perdre dans les enveloppes de celle-ci. Derrière le canal s'est développée une couche de substance grise, la commissure grise.

Balfour avait pensé d'abord, en commun avec Foster, que le sillon postérieur était une partie du conduit neural primitif, séparée du reste par la soudure des parois latérales dans leur partie moyenne; ce reste du canal primitif devait former le canal central définitif. Plus récemment, il revint sur sa première opinion et pensa que le sillon dorsal résultait directement de l'atrophie de la partie dorsale du canal central. Les parois de ce canal s'accolant sur une étendue de plus en plus considérable, celui-ci se réduit à un tube de plus en plus étroit, formé par la partie ventrale du canal primitif. La lame épithéliale qui résulte de la soudure des parois latérales du conduit se résorbe graduellement. Au moment où commence l'atrophie du canal central, son épithélium n'est recouvert du côté dorsal ni par la substance grise ni par la substance blanche, de sorte qu'après la résorption de la lame épithéliale formée par l'accolement des parois du canal épendymaire, il se produit une fente entre les deux moitiés de la moelle ; c'est le « sillon postérieur ». La substance blanche s'étend ensuite en recouvrant les parois latérales de cette fente, tandis que le fond de cette dernière est occupé par la commissure grise dorsale, qui dérive peut-être d'une partie de l'épithélium du canal central primitif.

Selon Waldeyer, l'oblitération du canal central se fait d'arrière en avant (du côté dorsal au côté ventral). Les cellules qui bordent à droite et à gauche la lumière prolifèrent et pénètrent dans la partie amincie du canal qu'elles remplissent.

Löwe, qui a examiné le Lapin, a modifié et précisé les données obtenues par Kölliker sur cet animal. Chez un embryon de 1 centim. de long, la bordure du canal central est formée par 3 ou 4 couches de cellules rondes ou fusiformes. A la partie antérieure du canal, quelques-unes de ces cellules sont très claires et semblables d'aspect à celles de la couche cornée de l'épiderme. Dans un stade plus avancé (embryon de 2 centim.), le canal central est rapetissé d'une façon notable quant à son diamètre dorso-ventral ; c'est là un raccourcissement réel, absolu. De plus, les portions dorsale et ventrale du canal tendent à s'oblitérer, la partie moyenne seule demeure largement ouverte. Pendant ces transformations, les cellules épendymaires subissent des modifications histologiques variées (fig. 185). Celles qui bordent les parties latérales de la portion du canal central restée ouverte conservent, il est vrai, leur forme primitive (*e*). La partie postérieure oblitérée du canal est décomposable en deux portions, quant à la manière d'être des cellules de l'épendyme. Dans la portion antérieure on distingue une masse cellulaire médiane plus claire, et deux zones latérales foncées (*m*, *l*, *l*) ; la portion postérieure est transformée en

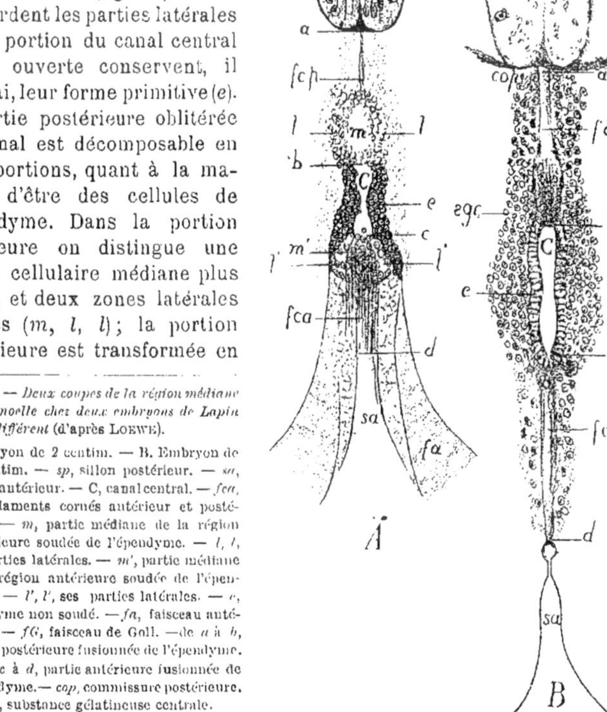

FIG. 185. — *Deux coupes de la région médiane de la moelle chez deux embryons de Lapin d'âge différent* (d'après LOEWE).

A. Embryon de 2 centim. — B. Embryon de 10 centim. — *sp*, sillon postérieur. — *sa*, sillon antérieur. — C, canal central. — *fca*, *fcp*, filaments cornés antérieur et postérieur. — *m*, partie médiane de la région postérieure soudée de l'épendyme. — *l*, *l*, ses parties latérales. — *m'*, partie médiane de la région antérieure soudée de l'épendyme. — *l'*, *l'*, ses parties latérales. — *e*, épendyme non soudé. — *fa*, faisceau antérieur. — *fG*, faisceau de Goll. — de *a* à *b*, partie postérieure fusionnée de l'épendyme. — de c à *d*, partie antérieure fusionnée de l'épendyme. — *cop*, commissure postérieure. — *sgc*, substance gélatineuse centrale.

un faisceau de fibrilles, le « filament corné postérieur » (*fcp*), dont l'extrémité s'étend jusqu'au fond du sillon que les cordons postérieurs laissent entre eux. La partie antérieure oblitérée du canal comporte les mêmes distinctions en une partie postérieure divisible en trois segments médian et latéraux (*m'*, *l'*, *l'*) et une partie antérieure ou « filament corné antérieur » (*fca*). Les filaments cornés ne sont pas, comme l'a prétendu Eichhorst, des prolongements de cellules épendymaires qui iraient s'attacher sur les enveloppes et particulièrement sur la pie-mère, au fond des sillons antérieur et postérieur ; ils sont le résultat de la transformation cornée des cellules mêmes de l'épendyme. Chez un embryon de 3 centim. de long, l'épithélium de la partie perméable du canal offre encore plusieurs couches de cellules. Chez le nouveau-né, la couche interne seule persiste, formant le revêtement épendymaire ; les autres se sont transformées en la « substance gélatineuse centrale » (fig. 185 B, *scg*). L'inspection de cette figure montre que la portion dorsale de la substance gélatineuse est un peu différemment constituée du reste de cette substance ; cette portion se développe considérablement sous forme d'un épaississement triangulaire de la bordure épendymaire, qui se sépare ultérieurement et adhère à la substance grise. Cette masse épaisse sera employée à former la « substance gélatineuse de Rolando », qui coiffe l'extrémité de la corne postérieure. En somme, la partie moyenne du canal seule persiste; les portions antérieure et postérieure s'oblitèrent ; les cellules de la partie oblitérée se transforment en fibrilles cornées. Les éléments qui forment les couches extérieures de l'épithélium épendymaire primitif deviennent la substance gélatineuse.

Dans la description de Vignal on doit relever ce qui suit. La scissure postérieure de la moelle apparaît chez un embryon de Brebis de 45 millim. de long sous la forme d'une petite encoche triangulaire séparant partiellement les deux faisceaux postérieurs. Chez cet embryon et mieux encore chez un exemplaire plus âgé, on constate que la diminution de longueur et de largeur du canal central est due surtout à l'envahissement de sa lumière par les éléments épendymaires, qui prolifèrent activement. La réduction du diamètre dorso-ventral du canal se fait aussi bien aux dépens de sa partie ventrale que de sa portion dorsale. Dans cette dernière les deux parois ne s'accolent pas simplement ; mais les cellules épithéliales qui les forment prolifèrent dans la direction du centre du canal et arrivent au contact. Le long de la ligne médiane il reste toujours non une fente, comme le suppose Balfour, mais une fine paroi formée par les longs prolongements des cellules du canal de l'épendyme les plus postérieures, le long de laquelle cheminent les faisceaux postérieurs séparés l'un de l'autre par les prolongements de la pie-mère. Vignal conclut que la formation des deux sillons antérieur et postérieur s'effectue par le même processus (1).

Barnes a étudié chez l'embryon de Porc le développement du sillon et

(1) Cette description ne paraît pas très claire et la conclusion qui la termine ne paraît pas en découler avec assez d'évidence.

des cordons postérieurs, ainsi que les transformations du canal central. Après que les cordons postérieurs ont recouvert la partie dorsale de la moelle cellulaire, ils se développent en avant vers le canal central sous la forme de deux cornes qui sont les « faisceaux cunéiformes de Burdach ». Au début, ils ne se touchent pas, mais comprennent entre eux deux masses cellulaires, situées de chaque côté de la ligne médiane, qui se transformeront en « cordons de Goll ». Ces derniers donc se développent indépendamment des cordons postérieurs et ne se détachent pas de ceux-ci, comme l'admet Kölliker. Il n'y a ici ni fusion des parois latérales du canal, ni réduction du canal par accroissement des cordons postérieurs ; mais la diminution du calibre du canal et le développement des faisceaux de Burdach (ce dernier s'accompagnant de la formation du sillon postérieur) sont deux phénomènes indépendants. Il ne se fait du reste pas d'atrophie de la partie ventrale du canal, comme le pense Löwe, mais le canal central de l'adulte représente la partie ventrale de l'ébauche primitive.

Les observations de His sur les embryons humains se résument ainsi. Chez un embryon de trois mois, de la fente antéro-postérieure primitive, que figurait le canal central, il ne reste que la moitié antérieure, tandis que la moitié postérieure a disparu par accolement et fusion de ses parois, ne laissant pour trace de son existence qu'une ligne qui sépare les cordons postérieurs. Le développement des cordons postérieurs se fait progressivement à partir du stade initial où le cordon postérieur est représenté par un petit faisceau arrondi (fig. 184). Ce faisceau devient elliptique (« faisceau ovale », fig. 184, A, *o*) ; puis l'ellipse s'allonge de plus en plus vers la ligne médiane (fig. 184, B), jusqu'à atteindre l'angle compris entre la corne postérieure et le lieu de jonction de la membrane recouvrante et de la plaque interne. Il s'enfonce dans cet angle et arrive ainsi à entourer la corne postérieure de tous côtés, même sur sa face interne (fig. 184, C). Pendant ce temps, les cellules de la moitié postérieure de la plaque interne développent un myelosponge qui occupe de chaque côté de la ligne médiane l'espace triangulaire compris entre les deux cordons postérieurs et qui devient le substratum des cordons de Goll, substratum dans lequel les fibres nerveuses n'apparaîtront que plus tard. C'est aussi aux dépens de la même ébauche, mais à la face ventrale de la charpente médullaire des cordons de Goll, que se développera, plus tard seulement, la commissure postérieure. Quant au mode de formation de la substance gélatineuse de Rolando, la description qu'en donne His est en désaccord avec celle de tous les autres observateurs. Il se voit obligé d'admettre qu'elle résulte de l'immigration d'éléments cellulaires dans une partie du faisceau ovale ; la portion de ce dernier modifiée par cette immigration devient la substance gélatineuse, qui se trouve ainsi occuper d'emblée sa situation définitive à l'extrémité de la corne postérieure.

Corning, comme Löwe, fait dériver la substance gélatineuse de Rolando des cellules de la région dorsale de la plaque interne épendymaire. Celle-ci offre en effet tardivement (12ᵉ-15ᵉ jour chez le Lapin) une végétation épithéliale, qui finit par s'étendre jusqu'à l'entrée des racines postérieures et qui représente l'ébauche de la substance gélatineuse (fig. 186, B, *g*). Cette ébauche se sépare de sa matrice, l'épithélium épendymaire, et devient indépendante par suite de l'oblitération de la partie postérieure du canal central (C, D). La séparation peut d'ailleurs demeurer longtemps incomplète; dans la moelle cervicale du Lapin par exemple, la substance gélatineuse

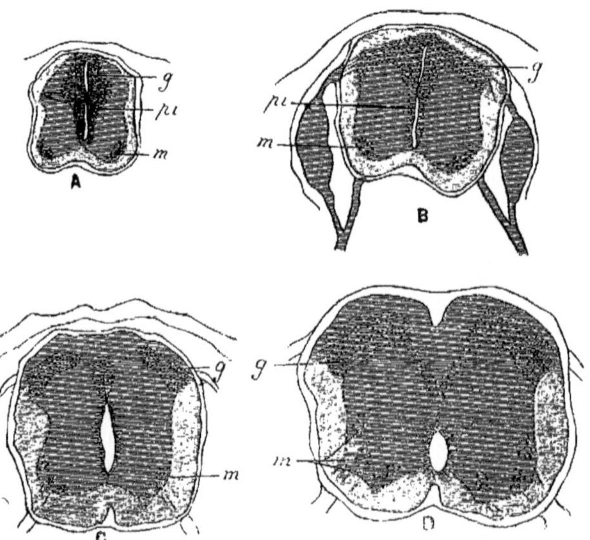

Fig. 186. — *Coupes transversales de la moelle d'embryons de Lapins d'âge différent* pour le développement de la substance gélatineuse de Rolando (d'après Corning).

A. Stade le plus jeune. — B. Stade le plus âgé. — *g*, substance gélatineuse. — *pi*, plaque cellulaire interne. — *m*, cellules motrices de la corne antérieure.

reste unie aux deux groupes cellulaires qui limitent la partie la plus postérieure du canal central par une sorte de commissure.

Robinson, qui a étudié tout spécialement la question du canal central chez des embryons de Rat et de Souris, est arrivé aux résultats suivants. Il ne se fait pas de fusion de la partie dorsale des parois du canal médullaire. Il est plus probable, qu'ainsi que Vignal l'a pensé, la diminution du canal est due à l'accroissement de ses parois dorsale et ventrale. Cet accroissement ne suffit cependant pas à expliquer le phénomène; car le canal se rapetisse plus que les parois dorsale et ventrale ne s'épaississent. Il faut faire intervenir ici les changements de forme du canal, qui, à leur tour, doivent être mis sur le compte des transformations que subit la plaque interne quand elle est incorporée à la substance grise.

Une fois formé, le cordon postérieur se dirige vers la ligne médiane, qu'il atteint plus tôt dans les régions cervicale et dorsale que dans la région lombaire. Il demeure séparé sur la ligne médiane par une cloison formée de spongioblastes. C'est alors que le rapide accroissement de la corne postérieure sur la face dorsale de la moelle donne lieu à une gouttière dorsale, qui est le seul représentant du sillon postérieur, et qui sera bientôt complètement oblitérée par le développement du cordon postérieur. Le cordon postérieur, parvenu jusque près de la ligne médiane, se divise en faisceau de Goll et faisceau de Burdach. Cette division est expliquée de la façon suivante. Si le cordon postérieur arrive dans la région dorsale jusqu'à la ligne médiane, avant que les fibres ascendantes venues des segments lombaire et sacré de la moelle aient atteint cette région, ces dernières venues ne pourront que prendre l'un des chemins suivants : ou bien s'insinuer entre les fibres du cordon postérieur de la région dorsale, ou bien passer en avant ou en arrière d'elles, ou enfin, ce qui est le cas, pénétrer entre les fibres du septum postérieur, formant ainsi le cordon de Goll. Il n'y a pas de différence essentielle entre la partie interne et la partie externe (faisceaux de Goll et de Burdach) du cordon postérieur, mais dans une coupe donnée de la moelle, les fibres les plus internes et les plus superficielles sont celles qui ont pénétré dans la moelle au niveau le plus inférieur. Quant au sillon postérieur, il n'en existe pas, au sens propre du mot ; il n'y a, pour le représenter, que cette gouttière dorsale transitoire dont il a été question ci-dessus. Il y a une différence essentielle à cet égard entre le sillon postérieur et le sillon antérieur. Tandis que ce dernier est une véritable scissure, le premier n'est qu'une portion modifiée de la moelle cellulaire, formée par les spongioblastes. Il en est vraisemblablement de même chez l'Homme, ainsi que cela résulte d'ailleurs d'observations faites par l'auteur et par Hollis : ce dernier a vu que le prétendu sillon, au lieu d'être rempli complètement, comme on le croit généralement, par un prolongement de la pie-mère, est en partie occupé par une masse triangulaire, qui est probablement une portion modifiée de la paroi médullaire même.

En résumé, dans la question de la genèse de toutes ces formations, canal épendymaire et épendyme définitifs, substances gélatineuses centrale et de Rolando, sillon postérieur, commissure grise, cordon de Goll, les points suivants paraissent le mieux établis.

Le canal épendymaire définitif résulte de la diminution considérable du canal médullaire primitif. Il s'agit d'un amoindrissement non pas seulement relatif, mais encore absolu, ainsi que l'ont montré entre autres les mensurations de Robinson. La diminution porte surtout sur le diamètre dorso-ventral, de telle sorte que le canal, qui était d'abord une fente antéro-postérieure, devient finalement arrondi ou même plus large que haut. Il est possible que la réduction s'exerce à la fois sur l'extrémité dorsale et sur l'extrémité ventrale de la fente (Löwe, Vignal, Robinson); mais celle qui frappe la région dorsale de la lumière est beaucoup plus considérable, si bien qu'il est presque exact de dire que la portion dorsale du canal s'oblitère et que la partie ventrale persiste seule pour représenter le canal définitif (Balfour, His, Barnes). Quant au processus d'occlusion de la partie dorsale du canal, il faut, ce semble, rejeter celui de la fusion des parois latérales (Balfour, His). Mais on doit ajouter qu'on n'a rien pour le remplacer et que le remplissage de cette partie par la prolifération des éléments de la paroi (Waldeyer, Vignal, Robinson) ne rend pas mieux compte du mode de fermeture et ne peut s'accorder davantage avec les données de l'anatomie. Il paraît certain qu'il se produit un changement de forme du canal dû aux transformations morphologiques que sa paroi cellulaire, incorporée à la substance grise, subit elle-même. Ces changements de forme, joints à la diminution relative du calibre du canal, qui cesse de s'accroître tandis que la moelle s'agrandit considérablement autour de lui, en y ajoutant aussi une diminution absolue très légère, due à la prolifération des cellules de la paroi, toutes ces causes réunies paraissent devoir être invoquées pour expliquer les transformations du canal central.

Il est universellement admis que l'épendyme définitif résulte de la différenciation histologique de la couche la plus interne de la plaque interne ou épendyme primitif. Quant à la substance gélatineuse centrale et à la substance gélatineuse de Rolando, elles sont une seule et même formation, due à une multiplication très active des couches extérieures de la plaque interne. C'est spécialement la portion dorsale de cette plaque, limitant la partie du canal épendymaire destinée à s'oblitérer, qui fournit la substance de Rolando; celle-ci, d'abord continue avec la substance centrale, s'en sépare ensuite et prend sa position définitive à l'extrémité de la corne postérieure (Löwe, Corning) (voy. fig. 186).

Il n'y a pas de sillon postérieur au sens propre du mot (Kölliker, Robinson), mais seulement une encoche plus ou moins profonde, comprise entre les cordons postérieurs, que Kölliker, Vignal, Robinson ont constatée, et dont Robinson a montré le caractère transitoire (fig. 187, *sp*). Le prétendu sillon postérieur n'est jamais creux; il est plein; il n'est pas rempli par du tissu étranger à la moelle, par un prolongement vasculaire de la pie-mère; mais il est occupé primitivement et essentiellement par des éléments appartenant à la moelle même, par des spongioblastes démesurément allongés, auxquels les « fibrilles cornées » de Löwe (fig. 185, *fc*) correspondent (Kölliker, Eichhorst, Löwe, Robinson, et tous les auteurs qui ont étudié la moelle à l'aide du procédé de Golgi); le prolongement pie-mérien qu'on trouve dans le soi-disant sillon postérieur n'est qu'accessoire et secondaire. Pour ces raisons, on a souvent opposé le sillon antérieur au sillon postérieur, refusant à ce dernier le caractère d'une scissure véritable et ne l'accordant qu'au premier. Cette manière de voir ne nous paraît pas exacte, et nous croyons que, sur la ligne médiane de la moelle, les dispositions sont les mêmes en avant qu'en arrière. On trouve, en effet, en avant comme en arrière deux parties : un sillon superficiel et une cloison ou septum qui est profonde. En arrière, le sillon est peu marqué et peut n'être que transitoire, parce que les cordons postérieurs se développant beaucoup et de bonne heure vers la ligne médiane s'opposent à ses progrès ou même arrivent à l'annihiler; en avant il s'accroit à mesure de l'augmentation des cordons antérieurs. En arrière par contre, la cloison présente une hauteur considérable; elle répond à toute l'étendue suivant laquelle règnent les cellules de soutien qui forment le plafond du canal épendymaire et suivant laquelle aussi dès la formation des cordons postérieurs, ceux-ci se montrent accolés sur la ligne médiane (à quelque période du dévelopement que l'on s'adresse); en avant, la cloison est beaucoup moins élevée et correspond à la longueur des cellules de soutien qui forment le plancher du canal. En somme, l'opposition apparente entre le sillon postérieur et le sillon antérieur n'est qu'une inversion dans l'importance des deux parties qui les constituent.

Les cordons postérieurs, en s'accroissant vers la ligne médiane et du côté dorsal, se montrent divisés chacun en deux faisceaux cunéiformes, à pointe centrale et à base périphérique; l'un externe, plus large, est le faisceau cunéiforme ou de Burdach (fig. 187, *cB*); l'autre interne, plus mince, est le faisceau grèle ou de Goll (*cG*). Les deux faisceaux sont séparés l'un de l'autre par une ligne nette, ou même par une fissure ; ils se distinguent encore par la constitution de leur charpente et aussi, comme nous le verrons plus loin,

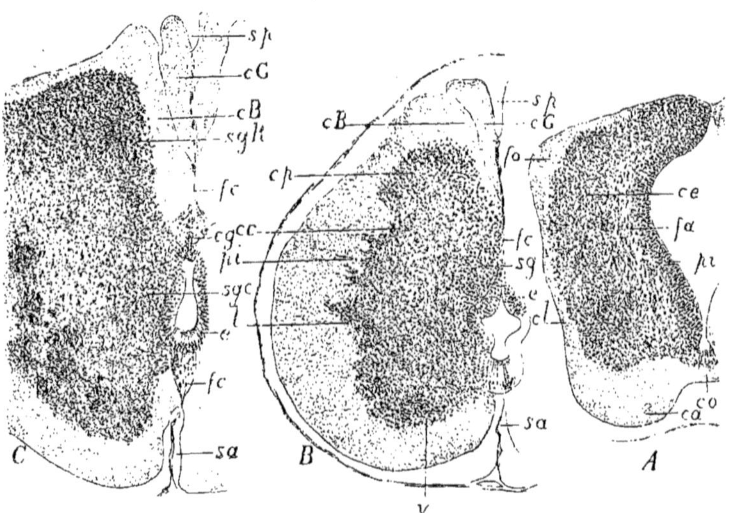

FIG. 187. — *Coupes transversales de la moelle épinière chez trois embryons humains d'âge différent.*

A. Embryon long de 16 millim. (v-c), âgé d'environ cinq semaines. — B. Embryon long de 18 millim. (v-c), d'à peu près deux mois et demi. — C. Embryon de 95 millim. (v-c), âgé approximativement de trois mois et demi.

pi (en A), plaque interne. — *fa*, formation arquée. — *ce*, couche externe ou engainante. — *ca*, cordon antérieur. — *co*, commissure antérieure. — *fo*, faisceau ovale. — *cl*, cordon latéral. — *sa*, sillon antérieur. — *sp*, sillon postérieur. — *e*, épendyme. — *fc*, faisceau des fibrilles cornées postérieures. — *sg*, substance gélatineuse. — *r*, *l*, les deux groupes antérieur et latéral de cellules nerveuses motrices dans la corne antérieure. — *cp*, corne postérieure. — *cc*, collet de la corne. — *pi* (en B), processus intermédiaire. — *cB*, cordon de Burdach. — *cG*, cordon de Goll. — *sgR*, substance gélatineuse de Rolando. — *sgc*, substance gélatineuse centrale. — *cg*, commissure grise ou postérieure. — *fc'*, faisceau des fibrilles cornées antérieures.

par l'état histologique des fibres nerveuses qui cheminent dans les mailles de la charpente. Ces différences et cette démarcation si tranchée ont porté certains auteurs, Barnes par exemple, à nier que le faisceau de Goll fût simplement la partie interne du cordon postérieur et à voir en lui une formation tout autre que le faisceau de Burdach. La vérité paraît procéder des deux opinions. Par ses fibres nerveuses, le faisceau de Goll appartient bien réellement au système du cordon postérieur; il est constitué par les fibres nerveuses des racines postérieures les plus inférieures, lombo-sacrées, ou d'une façon générale par les fibres qui sont entrées dans la moelle à un niveau plus inférieur que celui où le cordon postérieur est examiné. Par sa charpente médullaire au contraire, le cordon de Goll serait une formation indépendante du cordon postérieur; cette charpente serait produite en effet par les spongioblastes de la voûte du canal central, formant une masse cellulaire distincte du reste de la paroi (His, Barnes).

Quant à la commissure grise ou postérieure, on n'a pas de renseignements précis sur son mode de formation.

Sinus terminal. — Le processus d'organogénèse habituel et typique que nous venons de tracer subit en certains endroits et chez certains animaux d'importantes modifications.

L'une consiste en ce que, dans la partie terminale de la moelle, en un point qui varie d'ailleurs un peu suivant les types observés, le canal épendymaire conserve un calibre notablement supérieur à celui qu'il offre autre part et paraît relativement dilaté en une cavité, que l'on a qualifiée de ventricule en la mettant sur le même rang que les ventricules cérébraux et que l'on a appelée *cinquième ventricule*, *ventricule terminal* (W. Krause), ou encore *ventricule de Krause*, du nom de l'anatomiste qui, le premier, l'a décrite en détail. Ainsi que le fait observer Saint-Remy, les ventricules cérébraux étant le résultat d'une dilatation vraie, active, du canal médullaire, tandis que la cavité terminale n'est due qu'à un retard dans l'oblitération du canal, il semble qu'on doive refuser à cette dernière le titre de ventricule et la désigner plutôt sous le nom de *sinus terminal* proposé par Löwe.

Chez l'Homme, le sinus terminal siège dans le cône médullaire, vers l'origine du fil terminal. Stilling le prit pour une cavité résultant de l'écartement des bords de la scissure longitudinale postérieure et ouverte dans cette scissure, et il l'interpréta faussement en en faisant « une sorte d'imitation du sinus rhomboïdal », cette formation caractéristique de la moelle des Oiseaux, que nous allons retrouver dans un instant. Ce point d'anatomie fut étudié de nouveau par W. Krause, qui retrouva chez les Mammifères autres que l'Homme la cavité qu'on ne connaissait jusqu'alors que chez ce dernier; il en reconnut la véritable nature et la compara, quant à son mode de production, aux ventricules cérébraux. Krause considéra ce ventricule terminal comme un reste persistant de l'extrémité inférieure du « sinus rhomboïdal » des embryons de Mammifères (v. p. 401); mais il n'est nullement homologue, selon lui, du sinus rhomboïdal des Oiseaux, dont le siège et le mode de production sont autres. Il pensa en outre, s'appuyant sur les recherches de quelques auteurs, que ce ventricule existe chez tous les Vertébrés. Saint-Remy, qui a repris cette étude, trouva que c'est chez les Mammifères seuls et même chez leurs embryons seulement qu'il existe une dilatation notable du canal médullaire à l'origine du fil terminal; ce sinus terminal est beaucoup plus considérable chez les animaux jeunes que chez les adultes, le travail oblitérateur du canal continuant à se faire après la naissance.

Chez l'Homme adulte, le sinus terminal est une cavité de 1cent. de long (W. Krause, Tourneux), ayant un diamètre transversal de 0,5-2 millim. et un diamètre antéro-postérieur de 0,4-1,1 millim.; sa coupe transversale est triangulaire (W. Krause). Chez le nouveau-né, sa forme est rectangulaire et ses diamètres sont de 0,720 millim. et de 0,650 millim. (Saint-Remy) (fig. 188, B). La

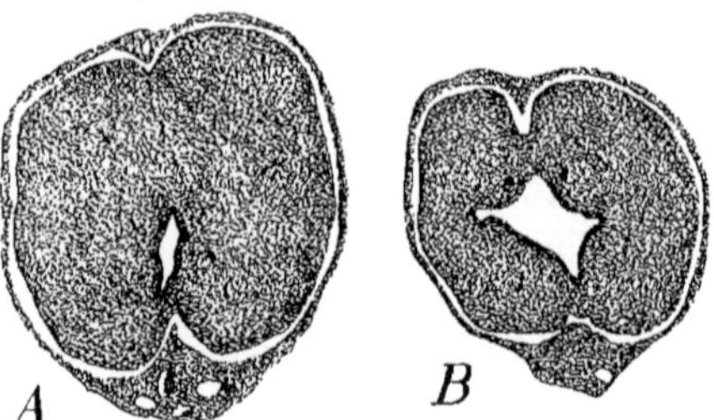

FIG. 188. — *Coupes de la moelle d'un enfant nouveau-né, montrant le sinus terminal* (d'après SAINT-REMY). A, vers le milieu du cône médullaire. — B, dans la région supérieure du filament terminal.

paroi de la cavité est extrêmement mince du côté dorsal (Krause, Tourneux); le canal est bordé immédiatement par l'épithélium épendymaire; Krause a trouvé cet épithélium vibratile; Saint-

Remy l'a vu formé, chez les Mammifères adultes, de plusieurs couches de cellules, d'où il a pu conclure que l'épithélium épendymaire avait conservé dans cette région des caractères embryonnaires. L'examen microscopique de la moelle au niveau du cône médullaire et autour du ventricule terminal a conduit Braeutigam à un résultat analogue non seulement pour l'épendyme, mais encore pour la paroi médullaire tout entière, qui, d'après lui, serait demeurée dans le cône médullaire en un état fœtal.

Existe-il ailleurs que chez les Mammifères un sinus terminal? Nous avons dit que Krause, se fondant sur certaines observations faites avant lui, l'avait supposé, tandis que Saint-Remy a nié ensuite l'existence chez les Vertébrés autres que les Mammifères d'une formation entièrement comparable au sinus terminal de ces derniers.

Pour cette question encore controversée, nous ne saurions mieux faire que de présenter les principaux faits déjà recueillis.

Chez les Oiseaux, il n'existe pas de sinus terminal, sauf chez le Canard où à l'extrémité du fil terminal le canal central s'élargit d'une façon assez notable (Saint-Remy).

Chez certains Reptiles fossiles (Stegosauriens), Wiedersheim avait décrit une dilatation du canal vertébral dans la région sacrée, à laquelle devait correspondre un « cerveau sacré », par conséquent une région dilatée du canal épendymaire, que W. Krause assimila au ventricule terminal de l'Homme.

Les travaux de Reissner, Stieda, Saint-Remy ont établi que chez les Batraciens, dans la partie terminale de la moelle, le canal central se déplace vers la périphérie ventrale de l'organe. Krause avait supposé qu'il devait exister en cet endroit une dilatation comparable à celle du sinus terminal des Mammifères, mais cette supposition n'a pas été vérifiée par les recherches de Saint-Remy.

Nous avons déjà parlé plus haut (voy. p. 406) de renflements de la moelle découverts par E.-H. Weber, qui terminent l'organe ou bien qui précèdent immédiatement le fil terminal. Weber et Stilling ont fait de la région élargie de la moelle un « cerveau caudal ». Chez le Barbeau par exemple, au niveau du renflement, qui est situé dans la dernière vertèbre caudale, la moelle s'entr'ouvrirait par l'écartement des cordons blancs et se remplirait d'une substance gélatineuse (Stilling). Le renflement caudal de la moelle des Poissons osseux a été étudié plus tard par Rauber, et un peu par Saint-Remy. C'est, selon Rauber, une masse bilobée, appendue à la face ventrale de la moelle, d'aspect gélatineux ; elle est formée d'un tissu réticulé, riche en vaisseaux, sans éléments nerveux. L'organe caudal n'est ni le reste d'un organe électrique, ni une sorte de glande coccygienne, ni le résultat de l'accroissement et de la transformation gélatineuse de la substance grise de la moelle. Le renflement caudal doit se former assez tardivement ; Rauber ne l'a pas trouvé chez l'alevin de Truite de 2 centim., fait que nous pouvons absolument confirmer.

Enfin, chez l'Amphioxus, la moelle ne se termine jamais en pointe, d'après Retzius, mais bien par un renflement parfois considérable.

Sinus rhomboïdal des Oiseaux. — L'autre disposition particulière, sur laquelle nous désirons attirer l'attention, se rencontre chez les Oiseaux sous le nom de *sinus rhomboïdal* au niveau de la région lombo-sacrée de la moelle. Il a été question déjà de cette formation dans le chapitre précédent, où elle a été considérée comme le résultat d'une augmentation considérable dans la production de la substance gélatineuse.

On avait cru d'abord que le sinus rhomboïdal était dû à l'ouverture et à l'évasement du sillon postérieur de la moelle dans la région lombaire; autrement dit, et d'une façon plus conforme à l'embryologie, le sinus rhomboïdal définitif des Oiseaux serait le sinus rhomboïdal embryonnaire que l'on observe chez tous les Vertébrés (voir la première page de ce chapitre), arrêté dans son développement ultérieur : manière de voir qui n'est plus aujourd'hui soutenable, l'un et l'autre étant distinctement deux formations différentes. D'ailleurs, comme Stieda l'a montré le premier, le canal central de la moelle ne demeure pas ouvert à ce niveau, pas plus qu'en tout autre endroit ; le sinus rhomboïdal résulte simplement de la dilatation du sillon médian postérieur, sans communication du sillon élargi avec le canal central.

Quant à la structure histologique du sinus rhomboïdal, il est rempli d'une masse molle, gélatineuse, dont la nature a été très discutée. Considérée généralement comme de nature conjonctive et comme produite par la transformation d'un prolongement piemérien enfoui dans le sillon postérieur, la masse de tissu qui remplit le sinus rhomboïdal a paru à Stilling « le résultat d'une substance gélatineuse centrale ayant subi un grand développement mais identique aux autres parties gélatineuses de la moelle, c'est-à-dire que ses cellules sont des cellules nerveuses ».

L'étude que Duval a faite (reprise plus tard par Gadow) du développement du sinus rhomboïdal a confirmé le fait anatomique de la non-persistance de l'ouverture du canal central à ce niveau

(Stieda), et le fait histologique de la nature nerveuse et de la constitution gélatineuse de la substance dont le sinus rhomboïdal est rempli. « Le prétendu sinus rhomboïdal, dit en effet Duval, se forme par une oblitération complète, ne laissant subsister dans le renflement lombo-sacré qu'un mince canal identique à celui qui règne dans les parties dorsale et cervicale de la moelle » (fig. 189,

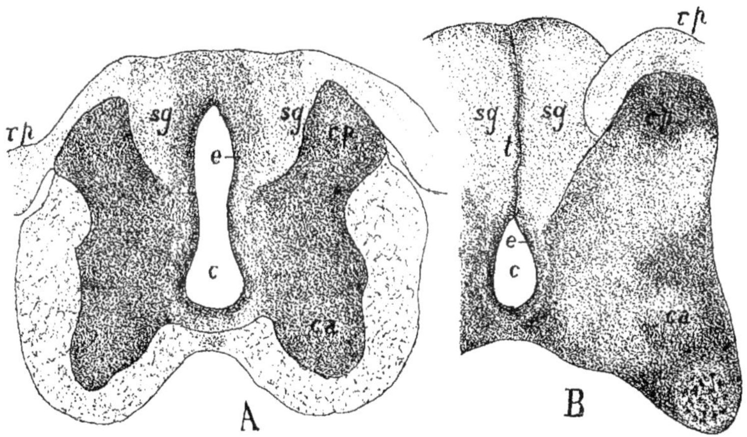

FIG. 189. — *Coupes de la région lombo-sacrée (région du futur sinus rhomboïdal) de la moelle du Poulet* (d'après DUVAL).

A. Embryon du neuvième jour de l'incubation. — B. Embryon du quinzième jour.

c, canal central. — *e*, son épithélium. — *rp*, racines postérieures. — *ca*, *cp*, cornes antérieure et postérieure de la substance grise. — *t*, trace linéaire de la partie oblitérée du canal central. — *sg*, substance gélatineuse, qui remplit le soi-disant sinus rhomboïdal.

La figure est modifiée en ce que les éléments cellulaires n'ont pas été dessinés et que les diverses parties ont été représentées par des teintes différentes, en ce qu'aussi dans la coupe B, la substance blanche n'a pas été figurée.

A et B). « Il n'y a donc plus à parler de sinus rhomboïdal, de ventricule lombaire chez les Oiseaux. Il y a à étudier chez ces animaux... une vaste masse de tissu en apparence réticulé, mais formé en réalité de cellules vésiculeuses. Ce tissu occupe l'espace qui sépare les cornes postérieures » (fig. 189, *sg*). « Ce tissu provient de la transformation des éléments cellulaires qui forment chez l'embryon les parois du tube médullaire : tandis que ces éléments se transforment en certains points en cellules nerveuses, en d'autres points en cellules épithéliales du canal central, ils se transforment ici en tissu particulier, caractérisé, outre la forme vésiculeuse de ses éléments, par sa transparence générale et par sa grande délicatesse ; il est facilement déchiré et enlevé en entier, de manière à laisser un vaste espace libre considéré comme un ventricule lombaire. »

§ **4. — Histogenèse et systématisation de la moelle. —** L'étude du développement des éléments de la moelle se trouve déjà en grande partie faite dans le chapitre précédent, consacré à l'histogenèse des éléments nerveux en général, de façon qu'il ne s'agira plus ici que de placer les élements ainsi différenciés dans les diverses régions de la moelle que nous venons d'apprendre à connaître. Nous aurons en même temps à voir comment les composants histologiques de la moelle se disposent en groupes dans lesquels tous les éléments ont des connexions et même une origine et une destinée communes, et comment ils forment ainsi des « systèmes » ; nous aurons donc à faire l'étude du développement de la systématisation dans la moelle.

Substance grise. — Il y a à envisager ici l'histogenèse de l'épendyme des substances gélatineuses et celle de la substance grise proprement dite.

A. — Relativement à l'épendyme, nous savons qu'il dérive des cellules de la couche intérieure de la plaque interne. Chez certains Vertébrés, le Protée par exemple, la moelle possède un épithélium épendymaire stratifié, de sorte que l'épendyme demeure chez cet animal à l'état embryonnaire (Klaussner). D'autre part, la plaque interne primitive (épithélium épendymaire stratifié) persiste dans certaines régions, autour du sinus terminal, comme nous l'avons indiqué plus haut d'après Saint-Remy.

Nous avons vu au chapitre précédent que les cellules épendymaires devaient être considérées comme formant une partie, et chez certains animaux inférieurs, la totalité même du système de soutien de la moelle. On les voit en effet, soit chez les embryons, ainsi que l'ont établi les recherches faites à l'aide de la méthode de Golgi, soit même chez les Vertébrés inférieurs à l'état adulte, par exemple le Myxine (Nansen), le Triton (Bürckhardt), l'Amphioxus (Rohde), s'étendre du canal central à la périphérie, constituant ainsi à travers toute la moelle un système radié de soutien que compliquent des ramifications transversales.

Chaque cellule épendymaire, prise en particulier, se montre différenciée en un corps cellulaire, nucléé, un prolongement interne et un prolongement externe. Le corps cellulaire des éléments de soutien épendymaires et ses prolongements se distinguent, d'après Gierke, de celui des véritables cellules de soutien ou cellules névrogliques, en ce qu'il ne subit pas de kératinisation; leur substance demeure molle et ne se transforme pas en « neurostérétine ». Renaut et Vignal, chez les Cyclostomes et les Vertébrés supérieurs, admettent au contraire que cette kératinisation a lieu. Nous venons de voir ce que devient le prolongement externe, étendu jusqu'à la périphérie de la moelle. Quant au prolongement interne, il se continue le plus souvent en un « cil vibratile » (?) La ciliation des cellules épendymaires est précédée, suivant Eichhorst, par la formation d'un plateau strié, poreux. Selon le même auteur, la ciliation des cellules épendymaires n'est pas terminée au 3e mois chez l'embryon humain, et même il y a, peu de temps avant la naissance, des cellules qui ne sont pas encore ciliées. De notre côté, nous avons observé que celles-là seules des cellules de bordure du canal central, qui limitent la partie persistante de ce dernier, sont ciliées; les autres, qui tapissent la région dorsale du canal, ne sont pas vibratiles (fig. 190 — embryon de Mouton de 3 centim.). Chez les Vertébrés supérieurs, les cils vibratiles persistent toute la vie, là où du moins l'épithélium épendymaire demeure dans toute son intégrité; au contraire, chez le Triton les cellules ne conserveraient pas leurs cils pendant toute la vie (Bürckhardt).

L'appendice qui orne l'extrémité interne des cellules épendymaires ne paraît pas devoir être considéré, ainsi que jusqu'à présent on l'a fait, comme un cil vibratile, moins encore comme formé par une touffe de cils vibratiles agglutinés. V. Lenhossék le désigne simplement sous le nom de « pointe ». Nous l'avons vu, pour notre part, constitué par une pointe conique, implantée par sa base sur un plateau cellulaire finement strié.

Les cellules épendymaires qui limitent la partie dorsale du canal central de l'Amphioxus offrent une intéressante particularité, en ce que leurs prolongements internes traversent le canal central et passent dans l'autre moitié de la moelle (Rohde); Rohon, il est vrai, a considéré les cellules qui présentent cette disposition comme des cellules nerveuses; on sait, en effet, qu'on la rencontre

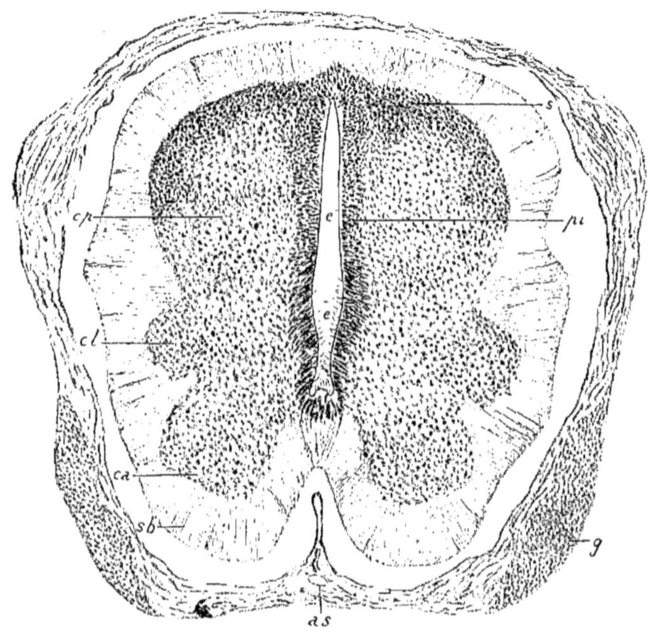

FIG. 190. — *Coupe transversale de la moelle cervicale d'un embryon de Mouton de 3 centim. de long.*

e, partie du canal épendymaire qui est bordée par des cellules ciliées. — *e'*, partie de ce canal dont les cellules de bordure ne sont pas ciliées. — *pi*, plaque interne. — *cp*, corne postérieure. — *s*, substance gélatineuse de Rolando. — *cl*, corne latérale. — *ca*, corne antérieure. — *sb*, substance blanche. — *g*, ganglion spinal. — *as*, artère du sillon.

souvent dans les cellules nerveuses des Vertébrés inférieurs. Terminons en disant que, chez l'Homme, l'épendyme de la moelle subit habituellement, dans l'âge adulte, un processus de désintégration; les cellules se déforment et tombent dans le canal central qu'elles obturent.

B. — Il a été déjà en partie question de l'histogenèse de la substance gélatineuse dans le chapitre précédent. D'après Löwe, qui a étudié spécialement ce sujet, le processus histogénétique serait le même pour la substance centrale et pour la substance de Rolando. L'ébauche de cette dernière, dont nous connaissons le point de départ et les rapports, est représentée par une masse de cellules serrées, arrondies ou fusiformes, sans trace de substance intercellulaire; ces cellules sont formées par des noyaux entourés d'une couche mince de protoplasma. Quand, par suite du déplacement que nous avons vu s'opérer (p. 422 et 424), les cellules sont parvenues à la pointe de la corne postérieure, leur constitution change en ce que le protoplasma devient de plus en plus abondant, prend une forme allongée, et d'autre part la substance intercellulaire commence à se déposer entre elles. Plus tard, le corps cellulaire, devenu moins distinct, a pris des formes étoilées et même ramifiées; les cellules se montrent de plus en plus clairsemées, par suite de l'augmentation incessante de la substance intercellulaire. Les cellules de la substance gélatineuse, malgré leur ressemblance avec des cellules nerveuses, doivent cependant, d'après Löwe, en être distinguées. La méthode de Golgi a révélé au contraire à Golgi, Ramón y Cajal, Kölliker, van Gehuchten, etc., l'existence de véritables cellules nerveuses dans la substance gélatineuse. Il y a à cet égard une différence à établir entre la substance gélatineuse centrale et la substance de Rolando; la première est relativement pauvre en cellules nerveuses, dont la seconde est au contraire largement pourvue, offrant surtout des cellules d'un type particulier (cellules de Golgi), caractérisées par la ramification précoce et très abondante de leur cylindre d'axe. En outre, les deux substances gélatineuses renferment une quantité considérable de cellules névrogliques.

C. — Du côté de la substance grise proprement dite, il se manifeste une différence notable dans l'évolution de la corne postérieure et celle de la corne antérieure. Les divers éléments cellulaires apparaissent dans la substance grise dans l'ordre suivant : d'abord les cellules motrices des racines antérieures, puis les cellules de cordon situées dans la corne antérieure, ensuite les cellules de cordon situées latéralement et les cellules commissurales, enfin les éléments des parties dorsales de la moelle (Cajal, v. Lenhossék, Retzius). Il suit de là que la corne antérieure précède de beaucoup la corne postérieure dans son évolution histologique, de même qu'elle est anatomiquement distincte bien avant elle. Ces données histogénétiques très précises, obtenues par l'application de la méthode de Golgi à des embryons de différents Vertébrés, ne font que confirmer les observations plus anciennes faites sans le secours de cette méthode, d'après lesquelles la corne postérieure était en retard sur la corne antérieure dans sa différenciation histologique, si bien qu'alors que dans cette dernière les cellules nerveuses étaient déjà parfaitement caractérisées, elles étaient encore toutes petites dans l'autre et à l'état embryonnaire (Kölliker, Eichhorst, Vignal et d'autres).

Cette loi cependant ne paraît applicable qu'aux Vertébrés supérieurs. Elle souffre chez les Vertébrés inférieurs de nombreuses exceptions; car on voit chez eux des cellules qui, situées dans la région dorsale de la moelle et par conséquent rentrant topographiquement dans le territoire des cornes postérieures, sont très volumineuses et apparaissent de très bonne heure, bien avant les éléments nerveux des cornes antérieures. Ces cellules ont été constatées : chez les Cyclostomes, par Owsjannikow, Stilling, Reissner, Kütschin, Freud, Ahlborn, etc.; chez l'Amphioxus, par Owsjannikow, Stieda, Rohon, Rohde, etc.; chez le Trigle, le Poisson-Lune, la Baudroie, par Ussow, Haller, Fritsch ; chez la Truite, par Rohon ; chez le Triton, par Bürckhardt; on peut encore ranger dans ce groupe les grandes cellules décrites par Beard dans la partie dorsale de la moelle chez le Lépidostée et chez des Sélaciens (Raie) (fig. 191). Leur existence, on le voit, est très générale dans les différents

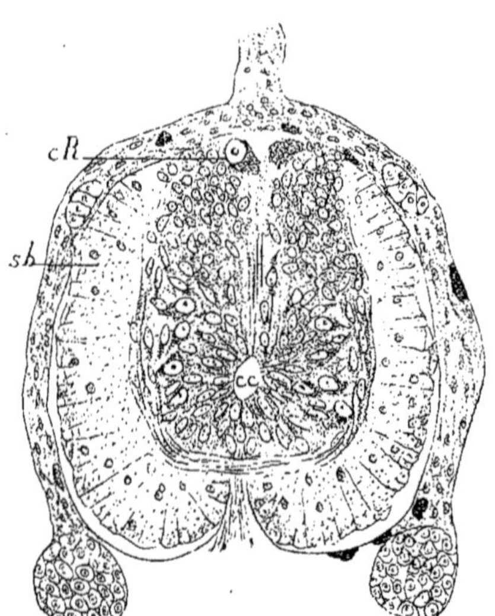

FIG. 191. — *Coupe de la moelle d'un alevin de Truite, âgé de deux jours, montrant les cellules colossales.*

cR, cellules colossales dont une seule est complètement intéressée par la coupe. — *cc*, canal central. — *sb*, substance blanche.

groupes des Vertébrés inférieurs. Il n'est pas certain, du reste, que dans les divers groupes examinés ce soient toujours les mêmes cellules que l'on a sous les yeux. Leurs dimensions, qui les font distinguer immédiatement. leur valent le nom de « cellules colossales ». Quant à leur répartition, elle est des plus variables : on peut les trouver, et c'est le cas le plus fréquent, disposées suivant deux séries longitudinales de chaque côté du canal central (Cyclostomes, Amphioxus, Truite) ; chez l'Amphioxus, il en est une, plus grosse que les autres, qui est située exactement sur la ligne médiane. Ce qui dans leur répartition est certain, c'est qu'elles sont symétriquement rangées de part et d'autre de la ligne médiane; de plus, il a pu être établi que les cellules composantes de la série longitudinale droite alternent régulièrement avec celles qui constituent la série gauche ; enfin Rohon a montré leur arrangement métamérique et a fait voir qu'elles sont en nombre constant dans chaque métamère. Leur signification, leurs connexions sont encore douteuses et ne nous occuperont pas, ce point d'histologie sortant du cadre de cet ouvrage.

La présence de grandes cellules à développement précoce dans les parties dorsales de la moelle (voyez ci-dessus) nous oblige à modifier la loi que nous venons d'établir et à lui donner une forme plus générale en disant : les cellules les premières parues sont celles qui, situées d'ailleurs dans une région quelconque de la moelle, sont les plus volumineuses.

Les cellules nerveuses paraissent d'abord disséminées d'une façon diffuse dans toute la substance grise (Eichhorst); mais elles ne tardent pas à former des groupes assez bien distincts (fig. 187, C). Il en apparaît deux chez l'embryon de Lapin de vingt-trois jours, dans la portion ventrale de la corne antérieure (Kölliker). Chez un embryon de Mouton de 45 millim. de long, Vignal trouve deux amas cellulaires distincts : l'un est le « groupe médian des cellules de la corne antérieure »; l'autre, voisin du collet de la corne postérieure, correspond au « groupe cellulaire de la corne latérale ». Un troisième groupe s'ajoute aux précédents chez un embryon de 17 centim. ; il est situé près du canal de l'épendyme et représente peut-être la « colonne de Clarke », quoique Eichhorst prétende que celle-ci n'apparaît que très tard, dans la deuxième moitié du huitième mois, chez l'embryon humain. Les trois ou quatre groupes cellulaires de la corne antérieure et l'amas cellulaire de Clarke apparaissent ainsi successivement. Les éléments de la corne postérieure proprement dite n'offrent aucun groupement évident.

On le voit, l'étude de la répartition topographique des différentes cellules nerveuses, faite à l'aide des anciennes méthodes, est bien loin de donner des résultats constants et absolument certains. Il en est autrement si l'on fait usage de préparations traitées par la méthode de Golgi. Cette méthode permet d'abord de classer histologiquement les cellules nerveuses et d'y distinguer plusieurs types, qui, suivant la proposition de v. Lenhossék, peuvent être les suivants : cellules motrices ; cellules des cordons ; cellules du type Golgi. On n'aura qu'à étudier ensuite le groupement des cellules appartenant à chacun de ces types. On reconnaît ainsi que les cellules motrices forment deux groupes bien distincts, surtout au niveau des renflements cervical et lombaire : un groupe antéro-interne et un groupe postéro-externe (v. Lenhossék). Quant aux cellules des cordons, il convient de les distinguer en cellules commissurales et cellules des cordons proprement dites. Les premières n'offrent chez la plupart des Vertébrés aucune situation fixe, mais chez le fœtus humain elles constituent un groupe commissural bien limité à l'angle interne de la corne antérieure (v. Lenhossék). Les cellules des cordons proprement dites habitent toutes les régions de la substance grise, sauf celles qui renferment les groupes moteurs et commissural ; elles se trouvent en plus grand nombre dans les parties latérales de la moelle, dans la région intermédiaire aux cornes antérieure et postérieure; c'est elles qui forment entre autres l'amas cellulaire de Clarke. Les cellules du type Golgi enfin sont disséminées, d'après Golgi et la plupart des auteurs, dans toute l'étendue des cornes postérieures; mais v.Lenhossék, chez l'Homme, les localise à la partie interne du collet de la corne postérieure. Nous ne voulons pas entrer plus avant dans le détail de la systématisation des cellules de la substance grise, voulant nous borner ici à indiquer les principes de cette systématisation.

V. Lenhossék a fait connaître un critérium, analogue à celui qui va nous servir dans un instant pour la différenciation systématique des fibres nerveuses, que l'on pourrait employer pour distinguer les cellules les unes des autres et les grouper en systèmes, si leur distribution topographique ne suffisait à ce but. Il s'agit d'une particularité histologique qu'offrent les cellules nerveuses en voie de développement et qui se montrerait successivement dans celles de la corne antérieure, puis dans celles de la corne postérieure. Ce sont des grains, autres que du pigment, offrant les réactions de la myéline et nommés pour cette raison par l'auteur « grains myéloïdes », qui siègent dans la cellule autour du noyau ; la Souris nouveau-née, l'embryon humain montrent des cellules ainsi pourvues. Il existe aussi de semblables grains dans la substance fondamentale entre les cellules ; celles-ci s'en chargeraient secondairement. La présence de ces grains permettant de reconnaître les cellules même à un faible grossissement, v. Lenhossék a pu distinguer dans la corne antérieure d'embryons humains âgés deux groupes cellulaires : un « principal », occupant la majeure partie de la corne, et un « accessoire » ou « commissural », voisin de la ligne médiane, déjà connu de Pick. Les cellules de la corne latérale n'offrent que plus tard cette particularité. V. Lenhossék a comparé le groupement des cellules de la corne antérieure dans les différentes régions médullaires, a montré qu'il y était différent et comment se faisait le passage d'un groupe à un autre. De la même façon, il a pu reconnaître autour du canal central un groupe cellulaire, le « groupe central de Stieda », dont le « noyau central de Stilling » n'est qu'une partie, et auquel il faut aussi rattacher les cellules colossales que nous avons vues exister dans la moelle des Vertébrés inférieurs. Dans le groupe central de la Souris nouveau-née, l'auteur distingue 3 parties : une moyenne, une antérieure, une postérieure. La partie moyenne est le noyau de Stilling, dont les colonnes de Clarke sont une portion bien limitée, surtout dans la région lombaire supérieure. La partie antérieure forme une traînée qui va jusqu'à la commissure antérieure et a le plus d'importance dans la région dorsale ; la myélinisation y est plus tardive que dans la colonne de Clarke. La partie postérieure est située dans la portion postéro-interne de la corne postérieure, au-devant de la substance de Rolando, et se développe surtout dans la région lombaire supérieure ; les noyaux de Burdach en sont le prolongement supérieur. Tous les autres éléments de la corne postérieure forment une catégorie distincte de cellules solitaires, non groupées et ne se myélinisant pas. V. Lenhossék croit que ces phénomènes de myélinisation de la substance fondamentale et des cellules de la substance grise sont de même ordre que ceux de la myélinisation des nerfs ; car les cellules des cornes antérieures, comme les fibres qui en émanent, sont les premières à se charger de myéline.

D. — Là se borne la systématisation de la substance grise. Celle de la substance blanche est bien plus compliquée, quoique les systèmes y soient mieux définis, et l'étude de la formation de ceux-ci est bien plus importante. L'étude anatomique des coupes transversales de la moelle en voie de développement, faite avant que les fibres nerveuses se soient entourées de myéline, ne permet que de distinguer dans la substance blanche les formations systématisées suivantes. D'abord, on ne trouve que les puissants *cordons antérieurs* situés de chaque côté de la ligne médiane en dedans de l'émergence des racines antérieures, et les *cordons postérieurs* d'un diamètre très petit (faisceaux ovales) correspondant à l'entrée des racines postérieures et s'étendant peu à peu au delà du côté dorsal et vers la ligne médiane. Dans un stade ultérieur, les *cordons latéraux* font leur apparition entre les racines antérieures et les racines postérieures, tandis que les cordons postérieurs s'étendent du côté ventral, un peu au delà des racines postérieures, et tandis qu'aussi à leur côté interne, de chaque côté de la ligne médiane, se différencient les *cordons grêles de Goll,* lesquels se distinguent, par une ligne nette de démarcation et aussi grâce à leur myélosponge plus serré, du reste des cordons postérieurs formant le *faisceau cunéiforme de Burdach.*

Dès que les gaines de myéline apparaissent autour des fibres nerveuses centrales, ce qui, d'une façon générale, est un phénomène tardif de l'ontogenèse, il devient possible de pousser plus loin la systématisation de la masse fibreuse de la moelle. Nous avons déjà indiqué dans le chapitre précédent les lois qui régissent la formation de la myéline autour des fibres nerveuses, telles qu'elles ont été posées par Flechsig. Les fibres qui font partie d'un même système acquièrent à la même époque la gaine de myéline qui les rend blanches. La myélinisation commence, ainsi qu'on le savait depuis longtemps, à partir de la cellule d'origine, puis progresse de là vers l'extrémité libre de la fibre nerveuse. Flechsig pense enfin qu'il y a un rapport entre l'époque de l'apparition première des fibres dans les centres nerveux et celle de leur myélinisation, de sorte que des fibres parues en même temps acquièrent ainsi simultanément leur myéline, et que les progrès de la formation de la myéline marchent parallèlement dans toutes les fibres d'un même système. De là des systèmes de fibres teints en blanc par la myéline que l'on peut aisément distinguer des systèmes de fibres non encore myélinisés, lesquels demeurent gris. La méthode de différenciation des systèmes fibreux de la moelle, introduite par Flechsig, a gagné beaucoup en précision depuis l'emploi du procédé de coloration de Weigert et des procédés dérivés, qui ont pour but de rendre évidentes par la coloration de la myéline toutes les fibres myélinisées, à l'exclusion des autres (1).

Les premiers résultats de Flechsig aboutirent à découper dans le cordon latéral de la moelle une région contiguë à la corne postérieure et à son collet qui, chez le nouveau-né, n'est pas encore myélinisée ; cette partie amyélinique correspond à la voie que suivent les dégénérescences descendantes de la moelle, de telle sorte que la moelle du nouveau-né colorée au carmin offre en coupe transversale la même image qu'une dégénérescence secondaire descendante des cordons latéraux ; c'est donc au *faisceau pyramidal* (*faisceau pyramidal croisé*) que nous avons ici à faire. La myélinisation n'est terminée qu'au quatrième mois après la naissance (fig. 192). Le cordon postérieur précède dans son organisation myélinique tous les autres; dès le cinquième mois de la vie embryonnaire, ses fibres sont entourées de myéline ; la myélinisation commence par le faisceau de Burdach et ne s'opère qu'ensuite dans le faisceau de Goll, à l'intérieur duquel elle procède du centre vers la périphérie de la moelle. La partie du cordon latéral qui occupe la moitié postérieure de la périphérie du cordon, bref ce que nous appelons aujourd'hui le *faisceau cérébelleux direct*, se myélinise dès le septième mois, par conséquent bien avant le reste du cordon latéral.

Les recherches de Flechsig furent confirmées et complétées par celles de Bechterew et de v. Lenhossék. V. Lenhossék, étudiant la Souris nouveau-née, trouva que les racines antérieures sont la première formation myélinisée, à une époque où tout est encore amyélinique dans la substance blanche, à part quelques fibres du cordon antérieur et de la commissure antérieure ; du reste, leur myélinisation ne se fait pas tout d'un coup et met huit à dix jours à s'opérer dans toutes les fibres. Dans le cordon antérieur de la Souris, dont la myélinisation est très précoce, on peut distinguer deux zones,

(1) Nous laisserons complètement de côté l'interprétation que Flechsig et ses successeurs ont voulu donner des systèmes de fibres que leur méthode leur avait permis d'individualiser. Souvent, en effet, leur interprétation a été erronée et, à la lumière des faits apportés plus récemment par la méthode de Golgi, il s'est trouvé que, pour bon nombre de systèmes, l'idée que les auteurs précités avaient émise sur leurs connexions a dû être abondonnée. Au reste, nous ne voulons pas, en traitant du trajet des fibres dans les centres nerveux, faire ici de l'anatomie microscopique.

dont l'extérieure acquiert ses gaines de myéline bien avant la zone intérieure ou profonde. Dans le cordon latéral, où la myélinisation est plus tardive que dans les formations précédentes, on peut distinguer deux zones, l'une interne, l'autre externe ou périphérique plus mince. Celle-ci est myélinisée la première ; elle ne correspond toutefois ni au « faisceau cérébelleux direct » de la moelle humaine (bien que Flechsig ait montré la myélinisation précoce de ce faisceau), ni au « faisceau latéral ascendant de Gowers » du fœtus humain, dont les fibres, d'après Bechterew, ne s'entourent de myéline qu'après le faisceau fondamental latéral lui-même. La portion profonde du cordon latéral (« zone spongieuse et « couche limitante ») demeure plus longtemps amyélinique que les autres. Bechterew pour l'embryon humain et v. Lenhossék pour la Souris nouveau-née ont établi que les racines postérieures présentent deux portions, l'une externe, l'autre interne; celle-ci est plus tôt amyénilisée que l'autre. Dans le cordon postérieur, le faisceau de Burdach précède les autres dans son développement myélinique (Bechterew, Lenhossék) ; chez le fœtus humain on peut y distinguer deux zones, l'une profonde ou antérieure, l'autre superficielle ou postérieure, en se fondant sur les différences que montre la formation de la myéline. Quant au cordon de Goll, les recherches de Lenhossék ont établi jusqu'à l'évidence d'abord qu'il se myélinise plus tard que le cordon de Burdach, ensuite que le phénomène progresse en direction centripète ou ascendante. Le faisceau pyramidal, conformément à l'opinion de Flechsig, est le dernier pourvu de myéline, ce qui a permis à Lenhossék de suivre son trajet chez les animaux jeunes ou nouveau-nés, et de montrer la situation variable de ce faisceau suivant les types examinés (fig. 192).

L'étude du développement systématique des fibres de la moelle n'est pas seulement rendue possible par l'hétérochronisme de l'apparition de la myéline dans les différents systèmes. Mais ceux-ci peuvent être encore distingués les uns des autres, grâce à l'inégalité qu'offre le calibre de leurs tubes nerveux et spécialement de leur cylindre d'axe, variant souvent d'une façon très nette d'un système à l'autre. Ces inégalités de diamètre, déjà connues de Deiters, ont été étudiées par Flechsig et ses élèves, et ont été mises à profit par eux pour la distinction des divers faisceaux, au même titre que les différences dans le développement de la myéline. Lenhossék a montré de plus que les unes étaient en rapport avec les autres, que les fibres les premières formées étaient les plus grosses et en même temps le plus tôt myélinisées. Les faits ont montré le bien-fondé de cette assertion ; car les résultats

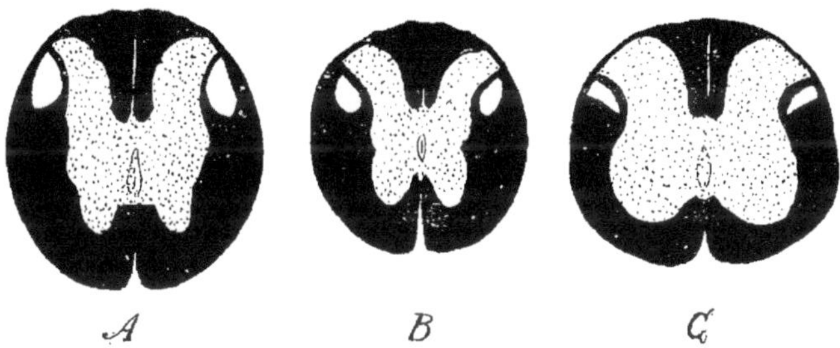

FIG. 192. — *Coupes transversales de la moelle épinière d'un fœtus âgé de Chat*, traitées par la méthode de Weigert (d'après V. LENHOSSÉK).

A. Moelle cervicale. — B. Moelle dorsale. — C. Moelle lombaire. — Le faisceau pyramidal non encore myélinisé est laissé en blanc ; le faisceau pyramidal de l'homme aurait une situation approximativement la même.

obtenus dans le domaine de la systématisation des fibres médullaires par la méthode volumétrique coïncident avec ceux fournis par la méthode chronologique.

Chez la plupart des Vertébrés inférieurs, la différence de calibre entre les fibres nerveuses est très considérable. Il existe en effet très souvent des fibres, soit amyéliniques, soit pourvues de myéline, dont les dimensions sont énormes et que l'on peut appeler pour cette raison « fibres colossales ». Ces fibres ont été découvertes chez les Cyclostomes par J. Müller, et ont aussi pour cette raison reçu le nom de « fibres de Müller » ; chez les Amphibiens on les nomme « fibres de Mauthner », du nom de l'anatomiste qui les y a décrites ; chez les Ganoïdes ce sont les « fibres multi-axiales » de Sanders (1). Ces fibres, en général peu nombreuses, sont en nombre défini et affectent une disposition déterminée chez une espèce donnée. Elles sont évidemment en relation avec les cellules colossales; mais la nature de cette relation n'est pas encore parfaitement élucidée. Elles forment des systèmes qui, dans certains cas, sont individualisés au plus haut point, et se séparent nettement des systèmes fibreux voisins, par exemple

(1) Multi-axiales, parce qu'elles renferment plusieurs cylindres d'axe juxtaposés.

chez l'Amphioxus. On en connaît jusqu'à présent l'existence chez l'Amphioxus (Owsjannikow, Stieda, Langerhans, A. Schneider, Rohon, Nansen, Rohde, Retzius) ; chez les Cyclostomes (J. Müller, Reissner, Ahlborn, Bujor) ; chez les Poissons osseux (Stieda, Rohon) ; chez les Ganoïdes (Fulliquet, Sanders), chez les Amphibiens (Mauthner, Stieda, Bürckardt, Sclavunos) ; les Sélaciens en paraissent dépourvus (Stieda, Rohon, Viault).

E. — Il nous reste à dire quelques mots de la *vascularisation* de la moelle. Le développement des enveloppes conjonctives de la moelle, des *méninges spinales*, sera étudié plus tard.

Chez certains animaux, la moelle demeure exsangue pendant toute la vie; les vaisseaux ne pénètrent pas dans son intérieur; c'est ce que par exemple on observe chez les Cyclostomes (Renaut, Freud), où la partie supérieure seule de la moelle, la moelle allongée, est vascularisée.

La pénétration des vaisseaux, accompagnés ou non par le tissu conjonctif de la pie-mère, dans l'intérieur de la moelle des Mammifères s'opère de bonne heure (1). C'est à partir de l'époque de cette pénétration que Renaut fait commencer la « période fœtale » du développement de la moelle, que la « période embryonnaire » avait précédée. D'après les données de His, c'est chez l'embryon humain de $10^{mm},9$ que l'on voit pour la première fois des vaisseaux dans l'épaisseur de la moelle; chez l'embryon de Mouton de 15 millim., nous les avons vus s'avancer jusque dans l'épaisseur même de la plaque interne de la moelle. Les vaisseaux se développent rapidement, si bien que dans la deuxième moitié du troisième mois chez l'Homme, la substance grise est déjà parcourue par un abondant réseau capillaire, tandis que la substance

(1) A la suite de Cajal, de Lenhossék, Retzius, et en général des auteurs qui ont étudié la moelle par la méthode de Golgi, on tend à ne plus admettre la pénétration dans la moelle du tissu conjonctif accompagnant les vaisseaux; tout au moins cette pénétration ne paraît plus nécessaire à la formation du tissu de soutien de la moelle. Les prétendus prolongements de la pie-mère ne seraient que des dépendances de cellules ectodermiques (cellules épendymaires et cellules névrogliques). Si toutefois nous n'accordons à cette opinion de la dernière heure qu'une place secondaire dans cet exposé, et si nous continuons à mettre au premier rang l'opinion classique, c'est que cette dernière est encore inattaquée pour ce qui est du tissu de soutien des fœtus âgés et des adultes. On n'a pas en effet réussi jusqu'ici à montrer chez des fœtus très développés, par exemple au delà du stade de 30 centim. pour l'Homme, la persistance de ces fibres de charpente qui appartiennent à l'épendyme et à la névroglie, et qui existaient seules au début.

blanche est très peu vasculaire, n'étant traversée que par les vaisseaux qui se rendent à la substance grise (Eichhorst).

Les vaisseaux sanguins viennent de la couche externe de la capsule conjonctive qui entoure la moelle, où sont situés les troncs principaux. Ces troncs se montrent sur la moitié ventrale de la moelle avant de paraître sur la moitié dorsale (His). On trouve là les « artères spinales antérieures », qui sont deux chaînes anastomotiques longitudinales unissant les vaisseaux horizontaux. Immédiatement au-devant de l'entrée des racines postérieures se forme un deuxième système longitudinal, représentant les « artères spinales postérieures ». De ces deux systèmes partent des prolongements qui s'enfoncent dans la moelle : ce sont d'abord deux séries d'artères antérieures, les « artères du sillon » d'Adamkievicz, représentant les voies afférentes principales de la substance grise ; puis les artères spinales postérieures émettent, à quelques distance de l'entrée des racines postérieures, des « artérioles externes de la corne postérieure »; se forment ensuite des branches qui pénètrent par le lieu d'émergence des racines antérieures ; puis les « vaisseaux coronaires » d'Adamkievicz; enfin les vaisseaux de la partie dorsale de la moelle. Dans la suite du développement, les deux artères spinales antérieures se fusionnent en un seul tronc.

Les vaisseaux s'accroissent, par des pointes formées de cellules fusiformes, dans l'intérieur des mailles du myélosponge.

D'après His, ces mailles se distendent autour des vaisseaux pour former les « canaux périvasculaires » ou espaces périvasculaires lymphatiques. La paroi de ces canaux, bref la « gaîne adventice lymphatique » des vaisseaux, découverte par Robin et Virchow et bien décrite par Boll, serait due, d'après Eichhorst, à l'anastomose bout à bout de cellules connectives qui sont venues s'appliquer sur la paroi vasculaire encore nue. La formation des gaînes adventices lymphatiques commence au troisième mois, chez l'Homme ; au cinquième mois elle est terminée dans la substance grise, tandis qu'elle débute seulement dans la substance blanche (Eichhorst) (1).

(1) En terminant, je regrette que le premier fascicule du volume II du *Traité d'histo-*

INDEX BIBLIOGRAPHIQUE

§ **1**. — KÖLLIKER. *Traité d'embryologie*. — PFITZNER. Ueber Wachsthumbeziehungen zwischen Rückenmark und Wirbelkanal. *Morph. Jahrbuch*, Bd. IX, 1883. — HALLER. GALL ET SPURZHEIM, BURDACH, E. H. WEBER, ARNOLD cités d'après RAUBER. — C. KRAUSE. *Handbuch der menschlichen Anatomie*, 1830. — BIDDER ET KUPFFER. *Untersuchungen über die Textur des Rückenmarkes*, etc., Leipzig, 1857. — REMAK. *Observationes microscopicae*, Berlin, 1838; et Anatomische Beobachtungen über das Gehirn, das Rückenmark und die Nervenwurzeln. *Arch. f. Anat. u. Phys.*, 1841. — LUSCHKA. *Hirnanhang und Steissdrüse*, Berlin, 1860. — STILLING. *Neue Untersuchungen über den Bau des Rückenmarkes*, 1859. — RAUBER. Die letzten spinalen Nerven und Ganglien. *Morph. Jahrbuch*, Bd. III, 1877. — TOURNEUX. Sur la structure et sur le développement du fil terminal chez l'homme. Soc. de biologie, 1892, nº 15. — BRAEUTIGAM. Vergl. Anat. Untersuchungen des Conus medullaris. Dorpat; et *Arb. aus dem Inst. für Anat. und Phys. des Centralnervensystems*, Wien, 1892. — STIEDA. Studien über das centrale Nervensystem der Wirbelthiere. *Zeitschr. für wiss. Zool.*, Bd. XX, 1870. — ID. Ueber den Bau des centralen Nervensystems des Axolotl. *Ibid.* Bd. XXV, 1875. — FRAISSE. Beiträge zur Anatomie des Pleurodeles Waltlii., *Arbeiten aus dem zool. Institut Würzburg*, Bd. V, 1880. — KLAUSSNER. Das Rückenmark von Proteus anguineus. *Abhandl d. k. Ak. bay. d. Wiss.*, Bd. XIV, 1883. — M. SCHMIDT. Beiträge zur Kenntniss des Rückenmarkes der Amphibien. *Zeitschr. f. Naturw.*, 4ᵉ S., Bd. I, 1885. — SAINT-REMY. Recherches sur la portion terminale du canal de l'épendyme. *Thèse de Nancy*, et *Intern. Monatsschr. f. Anat. und Phys.*, Bd. V, 1888. — BÜRCKARDT. Histologische Untersuchungen am Rückenmarke der Tritonen *Arch. für mikr. Anat.*, Bd. XXXIV, 1889.— LÜDERITZ. Ueber das Rückenmarksegment. *Arch. für Anat. und Phys.*, *Anat. Abth.*, 1881.

§ **2**. — HIS. Zur Geschichte des menschlichen Rückenmarkes und der Nervenwurzeln *Abh. d. math.-phys. Kl. d. k. Sächs. Ges. d. Wiss.*, Bd. XIII, nº 6, 1886. — V. LENHOSSÉK. Ueber Nervenfasern in den hinteren Wurzeln, welche aus dem Vorderhorn entspringen. *Anat. Anzeiger*, nº 13-14, 1890. — ID. *Der feinere Bau des Nervensystems im Lichte neuester Forschungen*. Berlin, Fischer, 1893 — RAMÓN Y CAJAL. Contribución al estudio de la estructura de la médula espinal. *Revista trim. de hist. norm. y pat.*, 1889.—ID. Nuevas observaciones sobre la estructura de la médula espinal de los mamiferos. Barcelone, 1890. — ID. Sur l'origine et les ramifications des fibres nerveuses de la moelle embryonnaire. *Anat. Anzeiger*, 1890, nºˢ 3-4. — ID. A quelle époque apparaissent les expansions nerveuses de la moelle épinière du poulet. *Anat. Anzeiger*, 1890, nº 21. — KÖLLIKER. Ueber den feineren Bau des Rückenmarkes. *Sitz. Würzburg*, 1890. — ID. Ueber den feineren Bau des Rückenmarkes menschlicher Embryonen. *Ibid.* — ID. Zur feineren Anatomie des centralen Nervensystems. II. Das Rückenmark. *Zeitschr. f. wiss. Zool.*, Bd. LI, 1891. — V. LENHOSSÉK. Zur ersten Entstehung der Nervenzellen und Nervenfasern bei dem

---

logie de Kölliker, consacré au système nerveux, et si riche en documents et en aperçus originaux aussi bien qu'en renseignements bibliographiques, me soit parvenu trop tard pour pouvoir être utilisé dans ce chapitre. J'exprime les mêmes regrets pour l'ouvrage de van Gehuchten « *Le système nerveux de l'homme* » Lierre, 1893, auquel j'aurais voulu faire de nombreux et fructueux emprunts.

Vogelembryo. *Verh. d. naturf. Ges. in Basel*, 1890, Bd. IX. — ID. Zur Kenntniss der Neuroglia des menschlichen Rückenmarkes. *Verh d. anat. Gesells.* 1891. — VAN GEHUCHTEN. La structure des centres nerveux. La moelle épinière et le cervelet. *La Cellule*, 1891, t. VII. — ID. Les éléments nerveux moteurs des racines postérieures. *Anat. Anzeiger*, 1893, n° 6-7. — LAVDOWSKY. Vom Bau des Rückenmarkes. *Arch. f. mikr. Anat.*, Bd. XXXVIII, 1891. — RETZIUS. Zur Kenntniss der ersten Entw. der nervösen Elemente im Rückenmarke des Hühnchens. *Biol. Untersuchungen*, N. F. Bd. V, 1893. — GOLGI. Studie istologici sul midollo spinale. III *Congr. fren. ital. Reggio Emilia*, 1881. — P. RAMÓN. Las fibras colaterales de la sustanzia blanca en la médulla de las larvas de batracio. *Gac. sanit. de Barcelona*, 1892. — CL. SALA. Estructura de la médula espinal de los batracios. Barcelone. — SCLAVUNOS. Beiträge zur feineren Anatomie des Rückenmarkes des Amphibien. *Festschr. für Kölliker*, 1892. — OWSJANNIKOW. *Disquisitiones microscopicæ de medullæ spinalis textura*, etc. Dorpat, 1854. — REISSNER. Beiträge zur Kenntniss vom Bau des Rückenmarkes von Petromyzon fluviatilis. *Müller's Archiv*, 1860. — ROHDE. Histologische Untersuchungen über das Nervensystem von Amphioxus lanceolatus. *Zool. Beiträge*, Bd. II, 1890. — RETZIUS. Studien über Ependym und Neuroglia. *Biol. Untersuchungen*, N. F. Bd. V, 1893. — ID. Zur Kenntniss des Nervensystems von Myxine glutinosa. *Ibid.*, II, 1892. — ID. Amphioxus, *Ibid.*

§ 3. — CLARKE. Researches on the development of the spinal cord in Man, Mammalia and Birds. *Phil. Trans.*, 1862. — KÖLLIKER. *Embryologie.* — BALFOUR. *Embryologie et Organogénie comparées*, Paris, 1883. — WALDEYER. Ueber die Entw. des Centralkanals im Rückenmarke. *Virch. Archiv*, Bd. LXVIII, 1876. — LÖWE. *Beiträge zur Anat. und Entw. des Nervensystems der Säugethiere und des Menschen.* Bd. II. *Die Histologie und Histogenese des Nervensystems.* Leipzig, 1883. — VIGNAL. Sur le développement des éléments de la moelle des mammifères. *Arch. de physiologie*, 1884. — BARNES. On the development of the posterior fissure, etc. *Proc. Amer. Acad. arts and sc.* 1884. — HIS. — CORNING. Ueber die Entw. der Substantia gelatinosa Rolandi beim Kaninchen. *Arch. f. mikr. Anat.*, Bd. XXXI, 1888. — A. ROBINSON. The development of the posterior columns, of the posterior fissure and of the central canal of spinal cord. *Studies in Anat.*, *Owen's College*, vol. I, 1892. — HOLLIS. Researches into the Histologyof the central grey substance of the spinal cord and medulla oblongata. *Journ. of anat. and phys.*, vol. XVII, 1884. — W. KRAUSE. Der Ventriculus terminalis des Rückenmarkes. *Centr. f. d. med. Wiss.*, 1874, n° 48, et *Arch. f. mikr. Anat.*, Bd. XI, 1875. — SAINT-REMY. — TOURNEUX. — WIEDERSHEIM. Zur Palaeontologie Nordamerikas. *Biol. Centr.*, I, 1881. — W. KRAUSE. Zum Sacralhirne der Stegosaurier. *Ibid.* — REISSNER. Bau des centralen Nervensystems der ungeschwänzten Batrachier. — STIEDA. *Zeitschr. für wiss. Zool.*, Bd. XXV, 1875. — RETZIUS. Das hintere Ende des Rückenmarkes u. s. w. *Verh. d. biol. Vereins zu Stockholm*, Bd. IV, 1891. — STIEDA. Studien über das centrale Nervensystem der Vögel und Saügethiere. *Zeitschr. f. wiss. Zool.*, 1869. — STILLING. *Neue Untersuchungen über den Bau des Rückenmarkes*, Cassel, 1859. — DUVAL. Recherches sur le sinus rhomboïdal des Oiseaux. *Journ. de l'anat. et de la phys.*, 1877. — GADOW. Vögel. *Bronn's Thierreich*, Bd. IV, 1887.

§ 4. — NANSEN. Preliminary communication, etc. of the central nervous system in the Ascidia and in Myxine glutinosa. *Ann. and mag. of nat. hist.* Vol. XVIII, 1886; et : The structure and combination of the histological elements of the central nervous system. *Bergen's Museum*, 1886. — EICHHORST. Ueber die Entw. des menschlichen Rückenmarkes und seiner Formelemente. *Virchow's Archiv*, Bd. LXIV, 1875. — ROHON. Zur Histiogenese des Rückenmarkes der Forelle. *Sitz. d. math., phys. Cl. d. k. bay. Akad. Wiss. zu München*, 1884. — OWSJANNIKOW. — STILLING. — REISSNER. — KÜTSCHIN. *Ueber den Bau des Rückenmarkes des Neunauges. Diss. in.*, Kasan ; anal. in *Arch. f. mikr. Anat.*, Bd. II. — FREUD. Ueber den Ursprung der hinteren Nervenwurzeln im Rückenmark von Ammocœtes. *Sitz. d. K. Ak. d. Wiss. Wien*, Bd. LXXV, 1877. — AHLBORN. Untersuchungen über das Gehirn der Petromyzonten. *Zeitschr. f. wiss. Zool.*, Bd. XXXIX, 1883. — OWSJANNIKOW. Ueber das centrale Nervensystem des Amphioxus lanceolatus. *Bull. de l'Acad. de Saint-Pétersb.*, 1878. — STIEDA. Studien über den Amphioxus lanceolatus. *Mém. de l'Acad. de Saint-Pétersb.*, 1873. — ROHON. Untersuchungen über Amphioxus lanceolatus. *Denkschr. d. k. Ak. d. Wiss.*, *Wien*, 1882. — ROHDE. — USSOW. De la structure des lobes accessoires de la moelle épinière de quelques poissons osseux. *Arch. de biologie*, t. III, 1883. — HALLER. Ueber das centrale Nervensystem insbesondere über das Rückenmark von Orthagoriscus mola. *Morph. Jahrbuch*, Bd. XVII, 1891. — FRITSCH. Ueber einige bemerkenswerthe Elemente des centrales Nervensystems von Lophius piscatorius. *Arch. f. mikr. Anat.*, Bd. XXVII, 1886. — BEARD. The transient ganglion cells and their nerves in Raja batis. *Anat. Anzeiger*, 1892, nos 7-8. — VON LENKOSSÉK. Untersuchungen über die Entw. der Markscheiden und den Faserverlauf im Rückenmark. *Arch. f. mikr. Anat.*, Bd. XXXIII, 1889. — FLECHSIG. *Die Leitungsbahnen im Gehirn und Rückenmark des Menschen, u. s. w.*, Leipzig, 1876. — BECHTEREW. Ueber einen besonderen Bestandtheil der Seitenstränge des Rückenmarkes, u. s. w. *Arch. für Anat. und Phys.*, *Anat. Abth.*, 1886. — ID. *Die Leitungsbahnen im Gehirn und Rückenmark*. Leipzig, 1894. — J. MÜLLER. Vergleichende Neurologie der Myxinoïden. *Abh. d. k. Ak. d. Wiss. zu Berlin*, 1839.— SCHNEIDER. *Beiträge zur vergleichenden Anat. und Entw. der Wirbelthiere*. Berlin, 1869.— RETZIUS. Amphioxus. *Biol. Untersuchungen*, Bd. II. — BUJOR. Contribution à l'étude de la métamorphose de l'Ammocœtes branchialis en Petromyzon Planeri. Thèse de Genève, et *Revue biol. du N. de la France*, t. III, 1891. — STIEDA. Studien über das centrale Nervensystem der Knochenfische. *Zeitschr. f. wiss. Zool.*, Bd. XIX. — FULLIQUET. *Recherches sur le cerveau du Protopterus annectens*. Genève, 1886. — SANDERS. Contributions to the anatomy of the central nervous system of Ceratodus Forsteri. *Ann. and mag. of nat. hist.*, 1889. — ROHON. Das Centralorgan des Nervensystems der Selachier. *Arb aus dem zool.-vergl. Anat. Inst. Wien* et *Denkschr. d. k. Akad. Wien.*, 1877. — VIAULT. Recherches histologiques sur la structure des centres nerveux des Plagiostomes. *Arch. de Zool. expér.*, vol. V, 1876.

CHAPITRE QUATRIÈME

Le cerveau rhomboïdal. Développement de la moelle allongée, du pont et du cervelet.

I

GÉNÉRALITÉS SUR LE CERVEAU RHOMBOÏDAL OU POSTCERVEAU

§ 1. — **Configuration générale, division et limites.** — Le **cerveau postérieur primaire** des Vertébrés (**cerveau rhomboïdal** de His, **postérieur** de Kupffer) se caractérise par une dilatation considérable de la lumière du canal central, qui devient à ce niveau l'une des cavités encéphaliques définitives, le **quatrième ventricule cérébral**. La dilatation du canal central entraîne un étalement de la plaque recouvrante, c'est à-dire du toit de la cavité épendymaire, étalement qui ne peut se produire qu'au prix d'un amincissement considérable de la plaque recouvrante. Recouvert par un toit extrêmement mince, le quatrième ventricule du cerveau de l'embryon est visible de l'extérieur, sur la nuque, et donne l'impression d'une fosse de forme losangique, la *fosse rhomboïdale* (expression synonyme de celle de quatrième ventricule), dont la face dorsale du cerveau postérieur serait creusée (fig. 193, A, D, E, *Rh*). His, à cause de la constance et par suite de l'importance qu'offre la fosse rhomboïdale dans le cerveau des Vertébrés, a groupé sous le nom de *cerveau rhomboïdal* les diverses régions de l'encéphale qui avoisinent cette fosse et qui prennent part à sa limitation.

Le cerveau rhomboïdal, vu de l'extérieur, se délimite inférieurement par la courbure nuquale (voy. p. 338 et fig. 193, A, B, C, *Fn*),

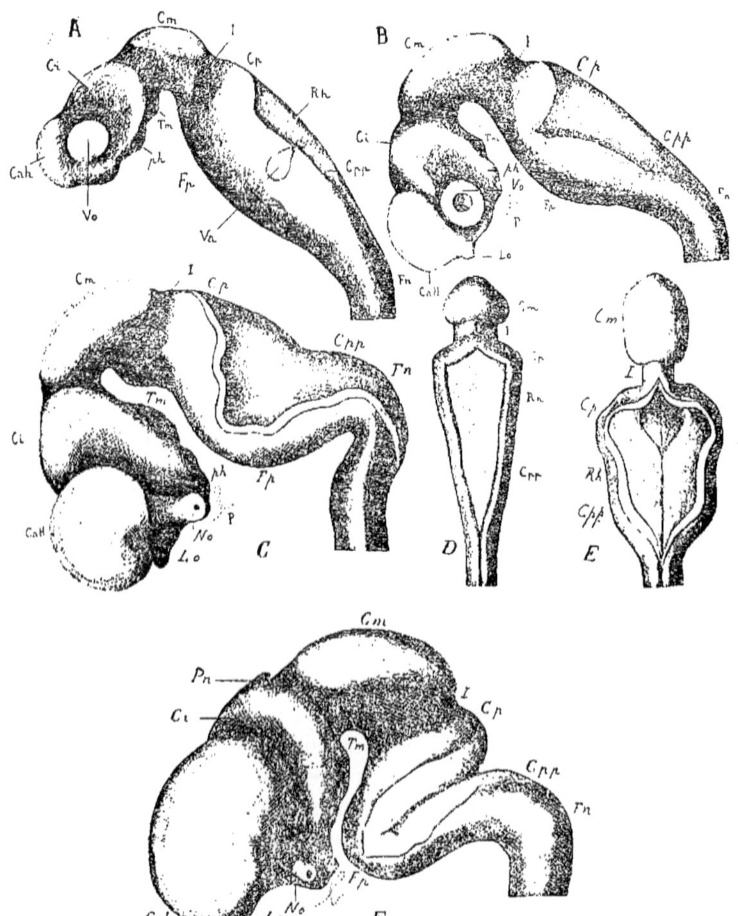

FIG. 193. — *Reconstruction du cerveau d'embryons humains de divers âges* (d'après HIS).

A. Embryon de la troisième semaine. — B. Embryon de la quatrième semaine. — C. Embryon de la cinquième semaine. — D. Vue dorsale du cerveau rhomboïdal d'un embryon âgé de trois semaines. — E. Vue dorsale du cerveau rhomboïdal d'un embryon âgé d'un mois. — F. Embryon de sept semaines et demie.

Cah, cerveau antérieur (hémisphère cérébral). — *Ci*, cerveau intermédiaire. — *Vo*, vésicule optique. — *Cm*, cerveau moyen. — *ph*, infundibulum cérébral. — P, diverticule hypophysaire du pharynx. — *Tm*, tubercule mamillaire. — *Cp*, cerveau postérieur. — I, isthme de l'encéphale. — *Rh*, fosse rhomboïdale. — *Cpp*, arrière-cerveau. — *Va*, vésicule auditive. — *Fp*, courbure pontique. — *Fn*, courbure nuquale. — *No*, nerf optique. — *Lo*, lobe olfactif. — *Pn*, glande pinéale.

qui marque la séparation d'avec la moelle, supérieurement, par le profond sillon creusé entre le cerveau moyen et lui. Sur des coupes sagittales de l'encéphale, les frontières du cerveau rhomboïdal sont mieux tracées encore, surtout en avant. Ainsi que l'a constaté Kupffer, chez la larve d'*Acipenser sturio* (l'Esturgeon), le cerveau postérieur primaire (fig. 194, I, P^1) se sépare d'abord du reste du cerveau (A^1) par un « pli ventral cérébral » (*pv*). Puis, comme l'ont observé Goronowitsch et Kupffer sur deux espèces d'Esturgeon, de la partie antérieure du postcerveau ainsi délimité s'isole le cerveau moyen, les deux compartiments ainsi formés (fig. 194, II et III, P et M) étant séparés par un « pli dorsal cérébral » (*pd*), qui descend sur les parties latérales de la paroi cérébrale, et dont la lame antérieure appartient au cerveau moyen, tandis que la lame postérieure épaissie forme l'ébauche du cervelet (*c*). Chez les autres Vertébrés, les Mammifères particulièrement, on retrouve les mêmes éperons saillants dans la cavité cérébrale, et le cerveau rhomboïdal offre les mêmes limites. Ici aussi, il existe un pli ventral qui, par exemple chez un embryon de Lapin d'un peu plus de 9 jours, occupe la même situation que le pli ventral de la larve de l'Esturgeon (voir fig. 210, B, *pv*), c'est-à-dire se trouve placé à la partie postérieure de la large saillie en dos d'âne formée par le pilier moyen du crâne. Quant au pli dorsal cérébral (fig. 210, *pd*), il est bien connu et présente chez les Mammifères comme chez les autres Vertébrés une lame postérieure plus épaisse, destinée à fournir l'ébauche cérébelleuse (fig. 210, C, *c*).

Le cerveau rhomboïdal comprend, rappelons-le, deux des cinq vésicules secondaires de v. Baër, le cerveau postérieur définitif et l'arrière-cerveau (fig. 195, *Cp* et *aC* et 196, IV*Cp* et V*aC*), qui, tout au moins au début, sont peu distincts l'un de l'autre et n'ont en tout cas pas la forme de deux vésicules nettement séparées.

Plus tard et chez l'embryon humain, le cerveau rhomboïdal, d'après His, se partage en cinq territoires qui sont, successivement, de bas en haut, en allant de la moelle vers le cerveau :

1° La *pièce intermédiaire*, servant de zone de transition entre la moelle et le cerveau postérieur ;

2° Le *territoire du calamus scriptorius* (triangle inférieur du

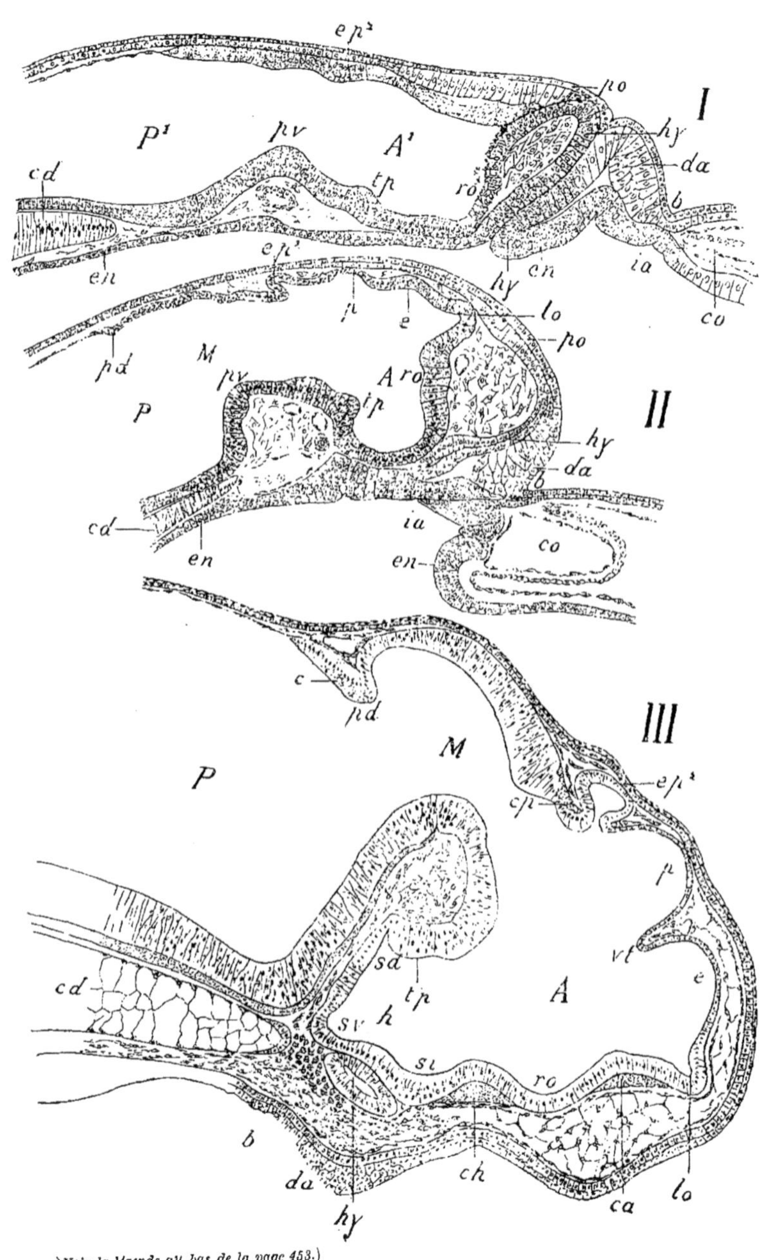

(Voir la légende au bas de la page 453.)

losange), qui forme avec les parties suivante et précédente la « **moelle allongée** » ou « **bulbe** » de l'anatomie descriptive ;

3° Le *territoire de la largeur maxima du losange ;*

4° Le *territoire du cervelet et du pont* (triangle supérieur du

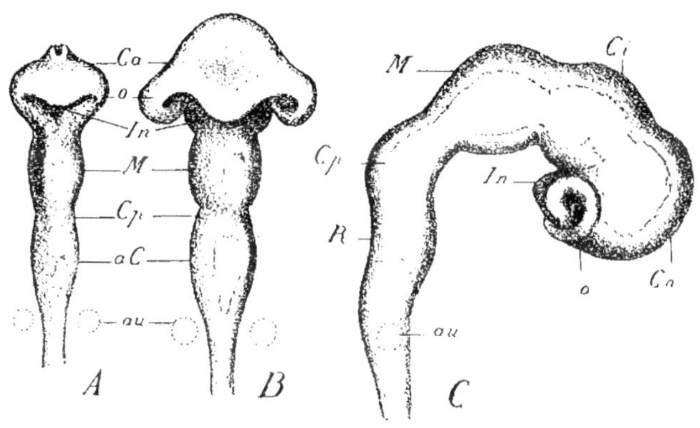

FIG. 195. — *Cerveaux d'embryons de Poulet* reconstruits dans leur forme (d'après HIS).

A. Vue dorsale. — B. Vue dorsale, chez un embryon un peu plus âgé. — C. Vue latérale.

Ca, cerveau antérieur. — *Ci*, cerveau intermédiaire. — *in*, infundibulum. — *o*, ébauche en forme de fente de la vésicule optique. — M, cerveau moyen. — *Cp*, cerveau postérieur. — *aC*, arrière-cerveau. — *R*, fosse rhomboïdale. — *au*, vésicule auditive.

losange), aux dépens duquel se constitueront le **cervelet** et le **pont de Varole** ou **protubérance annulaire**.

5° **L'isthme**, par lequel le cerveau rhomboïdal se relie au cerveau moyen.

La pièce intermédiaire n'existe, réellement distincte, que chez

---

FIG. 194. — *Trois coupes sagittales et médianes du cerveau de larves d'Acipenser sturio en trois stades différents* (d'après KUPFFER).

I. embryon âgé de quarante-cinq heures. — II, embryon de soixante-quatre heures après la fécondation. — III, larve de trois jours.

A¹. Cerveau antérieur primaire ou précerveau. — P¹, cerveau postérieur primaire ou postcerveau. — A, cerveau antérieur définitif. — M, cerveau moyen. — P, cerveau postérieur définitif. — *p*, cerveau intermédiaire praepinéal ou parencéphalon. — *e*, cerveau proprement dit ou épencéphalon. — *h*, cerveau inférieur ou hypencéphalon, ou région infundibulaire. *cp²*, épiphyse postérieure ou pinéale. — *pd*, pli cérébral dorsal. — *pr*, pli cérébral ventral. — *tp*, tubercule postérieur. — *vt*, *velum transversum* du cerveau antérieur. — *c*, ébauche du cervelet. — *cp*, commissure postérieure. — *ca*, commissure antérieure. — *ch*, chiasma et commissure postoptique. — *ro*, recessus optique. — *sd*, sinus dorsal. — *sv*, sinus ventral, (*saccus vasculosus* futur) de l'hypencéphalon. — *si*, sinus postoptique. — *lo*, lobe olfactif impair. — *po*, plaque olfactive médiane. — *hy*, hypophyse. — *en*, entoderme. — *ia*, intestin antérieur. — *da*, disque adhésif. — *b*, bouche. — *co*, cœur. — *cd*, corde dorsale.

l'adulte. Chez l'embryon, elle se confond avec le territoire du calamus, dont elle n'est que la partie inférieure, effilée en pointe. Elle ne doit être distinguée chez l'adulte de la région du calamus qu'en ce qu'à son niveau les bords de la fosse rhomboïdale, très rapprochés à cet endroit l'un de l'autre, se soudent secondai-

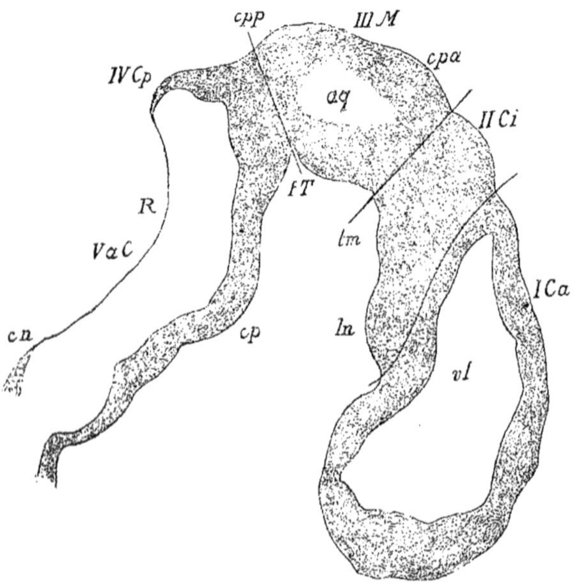

FIG. 196. — *Coupe sagittale et latérale de l'encéphale d'un embryon de Lapin de neuf jours et neuf heure* montrant les cinq vésicules cérébrales.

I*Ca*, première vésicule (cerveau antérieur, hémisphère cérébral droit). — *vl*, sa cavité ou ventricule latéral — II*Ci*, deuxième vésicule (cerveau intermédiaire). — *tm*, tubercule mamillaire. — *In*, région infundibulaire. — III*M*, troisième vésicule (cerveau moyen). — *aq*, sa cavité ou aqueduc de Sylvius. — IV*Cp* quatrième vésicule (cerveau postérieur). — *VaC*, cinquième vésicule (arrière-cerveau, moelle allongée). — *R*, fosse rhomboïdale. — *cn*, courbure nuquale. — *cp*, courbure pontique. — *cpa*, *cpp*, courbures pariétales antérieure et postérieure. — *fT*, fosse de Tarin. Des lignes de séparation délimitent le cerveau postérieur du cerveau moyen, celui-ci du cerveau intermédiaire, et ce dernier de l'hémisphère; elles donnent la forme exacte de chaque compartiment cérébral.

rement, ce qui diminue le diamètre antéro-postérieur de la fosse rhomboïdale, et d'autre part en amoindrit la profondeur en substituant au plancher primitif de la fosse un plancher de nouvelle formation, formé par les bords soudés du précédent.

Dans le territoire du calamus, on peut de très bonne heure

distinguer un segment inférieur, dont les bords divergent beau-

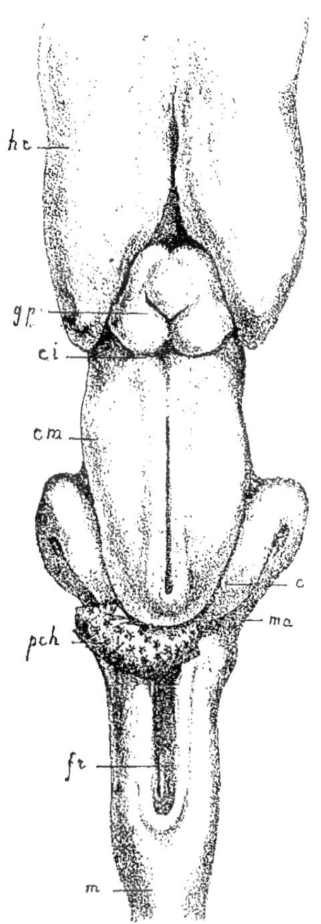

FIG. 197. — *Cerveau du Protopterus annectens* (d'après FULLIQUET).

hç, hémisphères cérébraux qui n'ont été représentés qu'en partie. — *gp*, glande pinéale. — *ci*, cerveau intermédiaire. — *cm*, cerveau moyen. — *c*, cervelet continu avec *ma*, la moelle allongée. — *pch*, plexus choroïdes du quatrième ventricule. — *fr*, fosse rhomboïdale ou quatrième ventricule. — *m*, moelle.

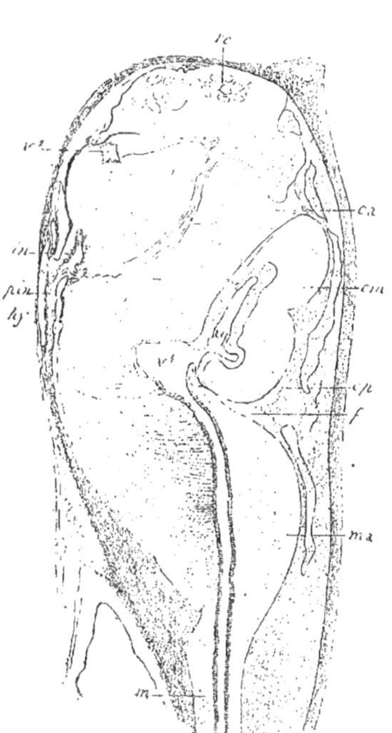

FIG. 198. — *Coupe sagittale et médiane du cerveau de Myxine glutinosa* (d'après G. RETZIUS).

re, rhinencéphale (cerveau olfactif). — *ca*, cerveau antérieur. — v^1, sa cavité, très réduite. — *in*, infundibulum. — *pin*, *processus infundibuli*. — *hy*, hypophyse. — *cm*, cerveau moyen. — *cp*, cerveau postérieur. — *ma*, moelle allongée. — *aq*, aqueduc de Sylvius terminé en cæcum. — v^4, quatrième ventricule. — *f*, fente entre le cerveau postérieur et la moelle allongée, simulant le quatrième ventricule. — *m*, moelle.

coup et un segment supérieur, dont les bords sont moins divergents que dans l'autre. Cette disposition, qui est particulièrement bien accusée chez les Poissons osseux et qui est très générale chez les Vertébrés, est due, d'après His, à ce que les vésicules auditives contiguës à la région supérieure du triangle calamique tendent à la rétrécir en empêchant son expansion latérale.

Au niveau du territoire de largeur maxima de la fosse rhomboïdale, l'élargissement devient de plus en plus considérable avec les progrès du développement.

La région du cervelet et du pont se caractérise par l'épaississement énorme qu'éprouvent à cet endroit les parois cérébrales; celui de la portion dorsale de ces parois donne lieu au cervelet; celui qui atteint leur portion ventrale produit le pont de Varole ou protubérance annulaire.

La région de l'isthme du cerveau, brièvement de l'isthme, ne peut être qu'assez artificiellement rattachée au cerveau postérieur.

La forme générale du cerveau rhomboïdal et la conformation particulière de chacun des territoires qui le composent reconnaissent pour facteur principal la formation et le développement de la courbure pontique. C'est elle qui détermine l'élargissement de la fosse rhomboïdale et qui produit l'augmentation de volume du cervelet. Là où elle est peu marquée, la fosse demeure étroite et le cervelet petit. Cette courbure est d'ailleurs plus accentuée sur les bords latéraux de la fosse rhomboïdale qu'au niveau de la ligne médiane. La corrélation qui lie ces différents phénomènes nous a du reste déjà suffisamment occupés pour que nous n'ayons plus à y insister plus longuement (voy. p. 342).

Bien que l'existence d'une fosse rhomboïdale dans le cerveau postérieur soit très répandue chez les Vertébrés, la règle comporte cependant au moins quelques exceptions. Le cerveau de *Protopterus annectens* (un Poisson Dipnoïque) offre un quatrième ventricule, dont la forme est celle d'une gouttière longitudinale, d'après les recherches de Fulliquet et de Bürckhardt, qui contredisent sur ce point celles de Serres, pour lequel le quatrième ventricule avait chez cet animal la forme habituelle (fig. 197). — Chez un autre genre du même ordre, le *Ceratodus*, Beauregard a vu le quatrième ventricule sous la forme d'une fente qui s'élargit en avant, beaucoup moins béante, dit-il, que chez les autres types du même groupe. — Le cerveau de *Myxine glutinosa*, étudié par A. Retzius, J. Müller et récemment par G. Retzius, s'écarte beaucoup plus encore, quant à la manière d'être de son quatrième ventricule, de l'état habituel ; ici, en effet, le ventricule n'est plus visible de l'extérieur, mais recouvert par un toit épais de substance cérébrale ; en même temps sa cavité est très réduite, de même que celle des autres ventricules du cerveau, ce qui est un trait caractéristique de l'organisation du cerveau chez le Myxine (fig. 198).

§ 2. — **Constitution intérieure montrée par les coupes transversales.** — La coupe transversale du cerveau rhomboïdal, l'isthme excepté, présente, à un certain moment du développement de l'embryon humain, une forme pentagonale (fig. 199, A). Les deux épaisses parois latérales se rejoignent à la base du cerveau en une arête longitudinale, où elles sont unies par une *plaque basale* mince et étroite, qui forme le *plancher* de la fosse rhomboïdale. Sur chaque paroi latérale, une légère inflexion permet de distinguer une « plaque du fond » ou *zone ventrale* et une « plaque alaire » ou *zone dorsale* (*zd, zv*). Les deux zones ventrales divergent en dehors et en haut, tandis que les zones dorsales demeurent longtemps verticales et parallèles entre elles. Une mince lamelle, la *plaque recouvrante* ou *membrane obturatrice* (*mo*), réunit les bords dorsaux des plaques alaires en formant le *toit* de la fosse rhomboïdale. Les plaques du fond et alaire sont convexes en dedans et font saillie dans la lumière du canal central, sous la forme de deux bourrelets longitudinaux, les « bourrelets du fond et alaire ». Entre les deux bourrelets du fond règne, tout le long du cerveau rhomboïdal, un sillon médian profond.

A mesure que la courbure pontique augmente et que le cerveau rhomboïdal s'élargit, les zones dorsales se déjettent de côté, à tel point qu'elles arrivent à être moins haut situées que les zones ventrales, surtout dans le territoire de la largeur maxima du cerveau rhomboïdal : disposition qui se continue dans la région du calamus jusque vers la pointe de ce dernier. Au contraire, dans la région du cervelet et du pont, les zones dorsales demeurent verticales. Dans le cours de la cinquième semaine, le bord dorsal des zones dorsales se retrousse, et ainsi se forme la *lèvre rhomboïdale* (fig. 199, B, *lr*), qui s'étend depuis la proéminence nuquale jusqu'à l'isthme, plus ou moins large suivant les endroits. A partir du deuxième mois, elle est mince dans la région intermédiaire, de plus en plus large dans le territoire du calamus; dans la région la plus large de la fosse rhomboïdale, elle est de nouveau étroite, et s'élargit enfin considérablement au niveau du cervelet, pour se terminer dans l'isthme en se rétrécissant. La lèvre rhomboïdale a deux branches. La branche externe se continue avec la plaque recouvrante, et la partie amincie qui sert de passage de l'une à l'autre s'appelle le *tænia* ou *ligula*. Un sillon dirigé du côté dorsal, le *sillon interne* de la lèvre rhomboïdale (*si*), sépare la zone

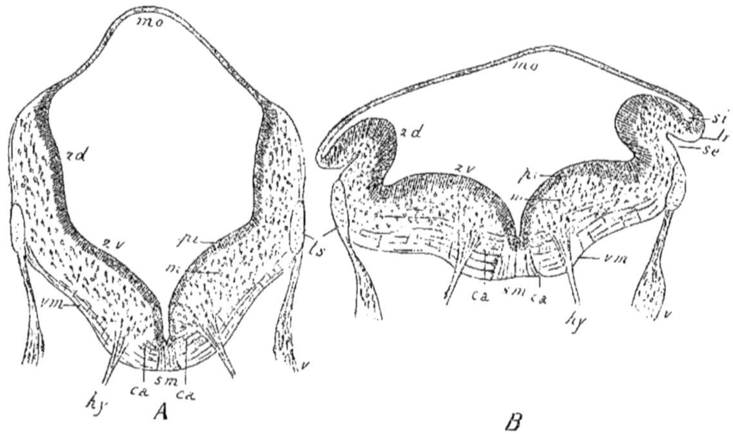

FIG. 199.— *Coupe transversale du cerveau rhomboïdal de deux embryons humains d'âge différent* (d'après HIS).

A. Embryon de 10,2 mm. de long. — B. Embryon de 9,1 mm. de long.

mo, membrane obturatrice ou plaque recouvrante. — *sm*, *septum medullæ*. — *zd*, zone dorsale. — *zv*, zone ventrale.— *lr*, lèvre rhomboïdale.— *se*, *si*, sillons externe et interne de la lèvre.— *pi*, plaque interne.— *m*, manteau ou couche engainante. — *vm*, voile médullaire. — *ca*, champ du cordon antérieur primaire. — *hy*, nerf grand hypoglosse. — *v*, nerf pneumogastrique ou vague. — *ts*, tractus solitaire. (Pour des raisons qui m'échappent, l'embryon le moins long, B, est plus avancé dans le développement du cerveau rhomboïdal que l'embryon plus long A.)

dorsale du tænia et de la plaque recouvrante. Un autre sillon, s'ouvrant du côté ventral à la face externe du cerveau rhomboïdal, est le *sillon externe* de la lèvre (*se*) ; il sépare la partie demeurée verticale, génienne, de la partie retroussée ou labiale de la zone dorsale ; l'existence de ce sillon est transitoire.

On peut retrouver chez l'adulte les bourrelets et sillons longitudinaux du cerveau rhomboïdal. Ainsi les bourrelets du fond, étroits en arrière, s'élargissent en avant et deviennent les *eminentia teretes*. Latéralement, ces bourrelets du fond se séparent des plaques alaires par un système de sillons latéraux, auquel appartiennent les deux fossettes du plancher du quatrième ventricule appelées *fovea anterior* et *fovea posterior*.

Telle est l'organisation fondamentale du cerveau rhomboïdal, qui est aussi, comme nous le verrons bientôt, celle du reste de l'encéphale embryonnaire. Elle consiste essentiellement dans la distinction de zones dorsales et de zones ventrales de la paroi cérébrale : distinction morphologique corroborée par la destinée différente des unes et des autres régions de la paroi latérale. Cette distinction des zones dorsale et ventrale de la paroi latérale du tube médullaire est valable, comme le montre l'examen de la figure 220, pour le cerveau tout entier.

Elle a été nettement établie par His, auquel la description qui précède est tout entière empruntée. Mais avant lui, Löwe avait formulé, d'une façon un peu différente, une distinction analogue. Il existe en effet, selon cet auteur, un « type latéral supérieur » et un « type latéral inférieur » de constitution de la paroi cérébrale, auxquels correspondent respectivement les zone dorsale et zone ventrale de His. A l'un et à l'autre type appartiennent des organes cérébraux différents : au type inférieur, qui est le prolongement des cornes et des cordons antérieurs de la moelle, correspondent la moelle allongée (plancher du quatrième ventricule), le pédoncule cérébral et la couche optique; le cervelet, les tubercules quadrijumeaux et les hémisphères cérébraux répondent au type supérieur. Les organes d'un même type se montrent sur le prolongement direct les uns des autres sur une coupe sagittale de la tête. C'est qu'en effet ceux du type inférieur dérivent des moitiés inférieures des parois latérales du tube médullaire (zones ventrales de His), ceux du type supérieur, des moitiés supérieures de ces mêmes parois (zones dorsales de His).

Löwe tient compte, en outre, dans l'organogénie du cerveau postérieur et aussi des autres compartiments cérébraux, d'une formation dont His ne fait pas mention, à propos du cerveau rhomboïdal tout au moins. Celle-ci, que Löwe appelle le *diverticule du toit* (voy. par exemple fig. 209, *dt*), est située sur la ligne médiane du toit cérébral et consiste, suivant les régions examinées, soit en une invagination, soit plus souvent en une évagination de la plaque recouvrante, qui dans le premier cas s'enfonce en doigt de gant dans la cavité du cerveau, et dans le second, au contraire, limite un diverticule de cette cavité. Ce diverticule du toit n'a d'ailleurs, en plusieurs points, dans la moelle et dans la région du cervelet par exemple, qu'une existence passagère, et s'atrophie de bonne heure par soudure de ses parois. Nous retrouverons plus loin cette formation.

II

DÉVELOPPEMENT DE LA MOELLE ALLONGÉE ET DU PONT

§ 1. — **Morphogenèse externe de la moelle allongée et du pont.** — Nous avons vu déjà que, par suite de l'élargissement incessant de la fosse rhomboïdale, la plaque recouvrante, ne pouvant suivre l'expansion de la cavité qu'elle recouvre en demeurant épaisse et continuant même à s'épaissir, s'amincit au contraire toujours davantage et devient une simple membrane épithéliale, à laquelle Kölliker a donné le nom de *membrane obturatrice* (fig. 199, A et B, *mo*).

La membrane obturatrice recouvre toute l'étendue de la fosse rhomboïdale qui correspond à la région de la moelle allongée. Elle se continue en avant, sur les couches sagittales du cerveau, par cette lame épaissie, appartenant à la région du cervelet et du pont, aux dépens de laquelle se formera le cervelet, et qui n'est autre que le feuillet postérieur de ce que nous avons appelé plus haut le pli cérébral dorsal. La lame cérébelleuse se prolonge antérieurement dans la paroi de la région de l'isthme par une lamelle intermédiaire appelée le *voile médullaire antérieur;* en arrière, elle ne se continue pas non plus directement avec la membrane obturatrice, mais par le moyen d'une plaque de passage appelée le *voile médullaire postérieur* (voy. fig. 211, *vma*, *vmp*).

Au début, ces diverses parties du toit du cerveau rhomboïdal sont à peu près sur une même ligne droite. Tout au plus existe-t-il une légère dépression au niveau du voile médullaire postérieur, qui s'enfonce quelque peu vers la fosse rhomboïdale. Mais, à partir du deuxième mois chez l'Homme, l'accroissement de la courbure pontique fait des progrès tels que le cerveau rhomboïdal est pour ainsi dire ployé sur lui-même, de telle sorte que les faces dorsales de la région du cervelet et de celle du calamus se rapprochent l'une de l'autre et que le cervelet et la moelle allongée arrivent ainsi à s'adosser (fig. 200). La membrane obturatrice subit néces-

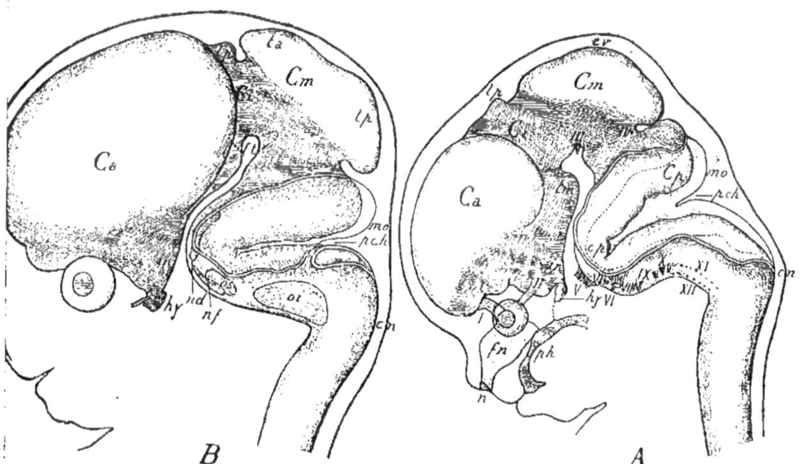

FIG. 200. — *Deux reconstructions en profil du cerveau et de la tête d'embryons humains* (d'après HIS).
A. Embryon de la dixième semaine. — B. Embryon de huit semaines.

Ca, cerveau antérieur (hémisphère cérébral gauche). — *Ci*, cerveau intermédiaire. — *lp*, lobe pinéal. — *tm*, tubercule mamillaire. — *in*, infundibulum. — *ft*, fosse de Tarin avec ses deux prolongements antérieur et postérieur. — *Cm*, cerveau moyen. — *ta*, *tp*, tubercules quadrijumeaux antérieur et postérieur. — *Cp*, cerveau postérieur. — *mo*, membrane obturatrice. — *pch*, pli choroïdien. — *cr*, courbure du vertex. — *cn*, courbure nuquale. — *cp*, courbure pontique. — *oi*, olive inférieure ou bulbaire. — *os*, olive supérieure ou du pont. — *nf*, noyau du facial. — *nd*, noyau dentelé du pont. — *hy*, hypophyse. — *ph*, pharynx. — *fn*, fosse nasale. — *n*, narine. — I-XII, les douze paires de nerfs crâniens à leur émergence. — En A et en B le double trait marque la ligne d'insertion du tænia. En A, la ligne ponctuée correspond au fond du sillon externe de la lèvre rhomboïdale.

sairement ce reploiement et forme un pli, le *pli choroïdien* de His, qui pénètre entre les faces dorsales adossées de la moelle allongée et du cervelet, et qui figure sur une vue latérale du cerveau rhomboïdal une encoche légère d'abord, puis de plus en plus profonde, du profil dorsal de ce cerveau (fig. 200, *pch*). Ce profil est alors, suivant la comparaison de Mihalkovics, une sorte d'S, dont la branche supérieure épaissie est représentée par la lame cérébelleuse, la branche inférieure amincie par la membrane obturatrice, tandis que le voile médullaire postérieur figure la portion qui réunit les deux branches.

Le pli choroïdien s'enfonce toujours davantage vers la cavité ventriculaire, et pour plusieurs auteurs les choses ne se compliquent pas autrement. Selon His, au contraire, une complication se produit de la façon suivante. Le pli choroïdien est composé, comme tout repli, de deux feuillets : l'un (*gyrus choroïdeus anterior* de Kollmann et Kölliker) forme une enveloppe au cervelet, dont il recouvre la face dorsale; l'autre (*gyrus choroïdeus posterior* des auteurs précédents) revêt de même d'une membrane enveloppante la face dorsale de la moelle allongée où il forme le toit de la moitié postérieure de la fosse rhomboïdale. Le feuillet cérébelleux du repli disparaît ensuite, en se fusionnant avec la face dorsale du cervelet qui lui était contiguë. De là résulte qu'à la place du tænia primaire, dont l'insertion suivait dans la région du cervelet le bord externe (éloigné de la fosse rhomboïdale) de cet organe, se forme un « tænia secondaire » inséré sur le bord postérieur du cervelet (qui surplombe la fosse rhomboïdale). De là aussi cette conséquence que la surface du cervelet, d'intraventriculaire qu'elle était d'abord, devient extraventriculaire.

Dans son ensemble, le pli choroïdien a une forme semi-lunaire. Ses bords, comme ceux de la membrane obturatrice, dont il n'est qu'une partie, sont formés par le tænia. Aux deux points latéraux extrêmes du repli choroïdien, aux deux cornes du pli falciforme, la ligne d'insertion du tænia se retire de plus en plus vers la ligne médiane. Dans la partie latérale du repli se produisent des villosités qui se montrent d'abord sur le feuillet cérébelleux.

La lèvre rhomboïdale, dans la région de la moelle allongée, développe de petites villosités et se déjette du côté ventriculaire, en venant se placer au-dessus de la fosse rhomboïdale. Elle se soude ensuite avec les parties sous-jacentes ou « corps restiformes », si bien qu'il ne reste rien du sillon interne de la lèvre Ce processus de soudure ne s'effectue cependant pas dans la région de la largeur maxima de la fosse rhomboïdale, où le sillon interne de la lèvre persiste et devient même considérable en formant deux diverticules droit et gauche du quatrième ventricule appelés *recessus latéraux* (fig. 201, *rl*). Ces recessus, considérés sous le rapport de leur paroi, sont deux saillies latérales vésiculeuses de la membrane obturatrice, auxquelles Henle a donné le nom de « voile médullaire

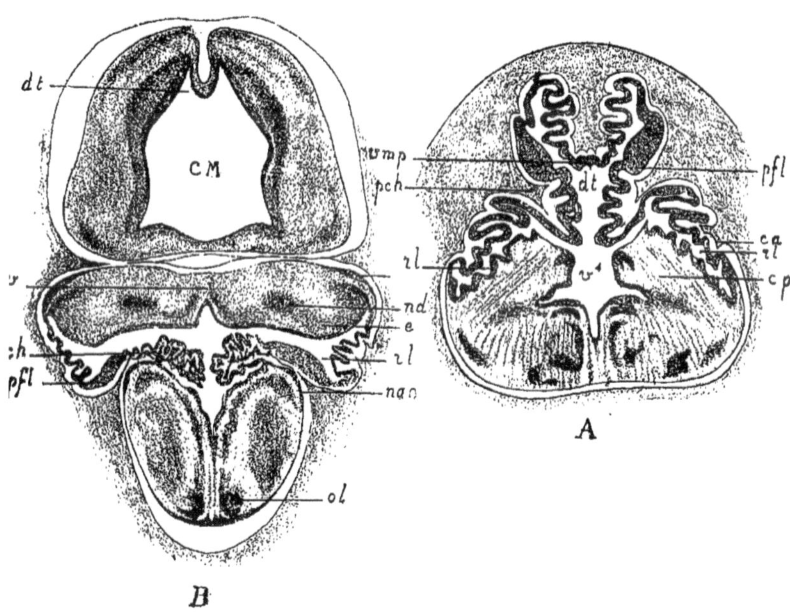

FIG. 201. — *Coupes horizontale et frontale de la tête d'un embryon de Lapin de 2 centim. de long* (d'après LÖWE).

En A (coupe horizontale). — *vmp*, voile médullaire postérieur. — *pfl*, pédoncules du flocon. — *dt*, diverticule du toit de la cavité du cerveau postérieur. — *pch*, plexus choroïdes. — *rl*, recessus latéral du quatrième ventricule. — v^4, ce ventricule. — *ca*, corne d'abondance de Bochdaleck. — *cp*, pédoncule cérébelleux.

En B (coupe frontale). — *v*, ligne médiane du vermis. — *e*, extrémité latérale du vermis. — *nd*, noyau du toit ou de Stilling. — *ol*, olive bulbaire. — *nae*, noyau acoustique externe. — CM, cerveau moyen avec *dt*, le diverticule du toit. — Les autres lettres comme en A.

inférieur », l'expression de recessus latéral étant réservée au cul-de-sac du quatrième ventricule limité par ce voile. Au début, ils sont relativement volumineux ; mais plus tard leur développement s'arrête et au cinquième mois ils sont totalement recouverts par le cervelet (Mihalkovics). La paroi consiste en deux feuillets, l'un supérieur sous-jacent et accolé au cervelet, l'autre inférieur appliqué sur la moelle allongée. Plus tard, les deux feuillets s'adossent et le recessus donne alors l'impression d'une vésicule crevée et affaissée sur elle-même. D'après Mihalkovics, qui a porté spécialement son attention sur ce point, le feuillet supérieur, qui est plus mince que l'autre, est soudé au tissu conjonctif de la pie-mère; il porte un tractus de fines villosités. Le feuillet inférieur, plus épais, renferme des éléments nerveux, ce qui n'a rien de surprenant, puisque nous savons qu'il correspond en partie au tænia, bord d'attache épaissi de la membrane obturatrice. Les recessus latéraux et le voile médullaire inférieur sont ainsi des formations rudimentaires, plus ou moins développées suivant les cas. Il nous restera à voir plus loin quelles modifications la membrane obturatrice subit ultérieurement.

Nous avons trouvé, dans le stade très jeune que nous avons pris comme point de départ, les zones dorsales verticales et à peu près parallèles (fig. 199, A).

Ce stade est suivi d'un autre, que l'on peut caractériser comme stade de la « formation primaire des lèvres ». Tandis que la portion interne ou génienne de la zone dorsale conserve sa situation verticale, sa portion externe ou labiale s'infléchit en manière de lèvre (fig. 199, B). Le sillon qui sépare la partie génienne de la portion labiale, ou sillon externe de la lèvre, se soude bientôt, et la lèvre disparaît ainsi. A la place d'une plaque infléchie et retroussée se forme une saillie arrondie dont la face externe porte le tænia et que His appelle « bourrelet alaire ».

Un troisième stade est celui dans lequel la zone dorsale prend une position horizontale. Au début de la sixième semaine, les deux bourrelets alaires se déjettent en dehors, si bien que leur face dorsale devient externe. Toute la zone dorsale peut ainsi se retrousser en bas et en dehors, formant une sorte de lèvre rhomboïdale nouvelle, séparée de la zone ventrale par un sillon; la zone dorsale ainsi infléchie devient le *corps restiforme*, et le sillon en question est le *sillon restiforme*.

Dans un quatrième stade, celui de la « première formation olivaire », et déjà durant le stade précédent, la zone ventrale se rapproche de sa congénère du côté opposé, dont elle demeure séparée par un sillon (fig. 202). Dans sa portion externe, la zone ventrale se place horizontalement, de façon que sa face ventriculaire affleure au même niveau que celle de la zone dorsale. Puis la zone ventrale devient de plus en plus épaisse et large, formant ainsi l'ébauche des *olives*.

Les transformations ci-dessus décrites ont exclusivement pour siège la moelle allongée.

§ 2. — **Première organisation histologique du cerveau rhomboïdal et spécialement de la moelle allongée.** — L'étude du développement de la moelle allongée, dit His, nous apprend que le temps est un facteur de la plus haute importance pour la détermination de la constitution de cet organe. Dans chacune de ses coupes transversales, la moelle allongée contient des parties qui sont primitives, et d'autres qui sont surajoutées aux précédentes. Ces dernières, à leur tour, peuvent avoir paru sur la coupe transversale à des époques très différentes du développement, soit que les cellules et les fibres qui composent ces parties se soient effectivement formées tardivement, soit qu'elles aient eu, les fibres particulièrement, un long trajet à parcourir pour parvenir à l'endroit où on les trouve et qu'elles doivent définitivement occuper. Des parties surajoutées peuvent pénétrer, en effet, entre celles qui existent déjà, ou plus souvent encore se déposer à la face externe de ces dernières. Il existe ainsi un rapport strictement régulier entre l'apparition chronologique et la distribution topographique des formations qui composent la coupe transversale de la moelle allongée. Ce rapport est tel que de la situation d'une formation l'on peut conclure à l'époque de son apparition, et inversement. Pour la moelle allongée on peut dire, en thèse générale, que les parties qu'offre la coupe transversale sont d'autant plus anciennes qu'elles sont plus voisines du ventricule, et inversement, que les parties qui se montrent les dernières occupent les couches les plus superficielles.

L'organisation histologique du cerveau rhomboïdal est primitivement la même que celle de la moelle. Nous retrouvons ici la charpente médullaire, à travées de direction essentiellement radiée, partagée en trois couches : la couche interne ou columnaire; la couche moyenne ou nucléée des spongioblastes ; la couche externe ou voile marginal (fig. 199, *vm*). Comme dans la moelle, la couche moyenne se différencie en une assise interne compacte ou plaque interne (*pi*) et en une assise externe plus lâche, le manteau ou couche engaînante (*m*); cette dernière loge les cellules nerveuses, incessamment formées aux dépens des cellules germinatives qui habitent la couche columnaire, et s'épaissit toujours davantage aux dépens de la plaque interne. Ces transformations se font d'abord dans la zone ventrale et seulement plus tard dans la zone dorsale. La partie interne de la plaque interne compacte demeure, en formant l'épithélium ventriculaire ou épendymaire, dont les cellules s'étendent à travers toute la paroi médullaire par leur prolongement périphérique, qui dès le début occupe toute cette étendue. Le plancher du cerveau rhomboïdal se transforme pour donner le *septum medullæ* ou *couche du raphé* (fig. 199, *sm*). A ce niveau, la paroi de la moelle allongée ne présente à peu près pas de cellules germinatives; elle est formée presque uniquement de spongioblastes dont les prolongements divergent en éventail. Il en résulte à ce niveau un épaississement moindre que partout ailleurs. Comme conséquence, le sillon médian de la fosse rhomboïdale devient de plus en plus profond, en même temps que sur la face externe ou ventrale du cerveau rhomboïdal il se produit un sillon. Le *septum medullæ* ne doit pas être confondu avec le raphé bulbaire. Il n'y aura raphé, d'après His, que quand des fibres nerveuses pénétreront dans le *septum medullæ*, s'entre-croisant avec les fibres nerveuses du côté opposé et s'entremêlant en outre avec les fibres verticales de la charpente. La plaque recouvrante est, à partir de la quatrième semaine, une couche simple de cellules cubiques, qui deviennent plus hautes que larges au niveau du tænia.

Au début de la cinquième semaine, la paroi du tube médullaire se décompose, au niveau de la moelle, en trois couches : la plaque interne compacte, le manteau plus lâche, et extérieurement le voile marginal, constitué par le myélosponge et par les fibres nerveuses qui le traversent déjà à cette époque (fig. 199, *pi*, *m*, *vm*). Ces couches successives, reconnues avant His par Löwe d'une façon particulièrement nette, ont reçu de ce dernier auteur les noms de : 1° « épendyme et couche de Rolando » ; 2° « couche des cellules ganglionnaires » ; 3° « lamelle recouvrante grise moléculaire », qui correspondent respectivement à la plaque interne, au manteau et au voile médullaire de His. Les deux dernières sont réunies par l'auteur sous le nom de *stratum externum;* la première est le *stratum internum;* la formation rayonnante (fibres nerveuses) paraît entre ces deux strates. Cette constitution histologique de la moelle allongée se retrouve dans le cerveau tout entier.

Le manteau, formé ici comme dans la moelle par des neuroblastes, est très mince à l'extrémité dorsale des zones dorsales, et du côté de la ligne médiane se termine au contraire en s'épaississant et en formant une saillie, le *bourrelet de la corne antérieure,* qui contient, de même que les cornes antérieures de la moelle qu'elle prolonge, les *cellules radiculaires des nerfs moteurs cérébraux,* rassemblés en *noyaux* qui sont particulièrement celui de l'*hypoglosse*, et plus haut du côté du cerveau celui de l'*oculo-moteur externe* ou *abducens*. Les deux cornes antérieures sont séparées l'une de l'autre par le sillon médian du bulbe dont le *septum medullæ* forme le fond. L'intervalle ménagé entre ce dernier et chacune des cornes antérieures est rempli par une partie du voile marginal, que l'on appelle le *champ des cordons antérieurs primaire* (fig. 199, *ca*, *ca*). Le *septum medullæ* n'est encore à cette période que très bas et n'est traversé que par de rares fibres nerveuses, qui pénètrent de part et d'autre dans les champs des cordons antérieurs. Une partie de ces fibres disparaît à la vue après s'être infléchie en direction longitudinale. Les autres se mettent en rapport au delà du cordon antérieur primaire avec les cellules du manteau, soit avec celles de la zone dorsale, soit avec celles de la zone ventrale. En somme, les dispositions sont ici identiques à celles que l'on observe dans la moelle.

Le manteau ou couche engaînante ne renferme, au niveau de la zone dorsale, qu'une ou deux rangées de cellules nerveuses, dont les cylindres d'axe sont dirigés suivant des arcs allongés (*fibres arquées*) et vont vers la zone ventrale qu'ils parcourent, traversent le champ des cordons antérieurs, pénètrent dans le septum ou raphé en croisant les fibres radiées de la charpente de ce dernier et passent enfin du côté opposé. Dans la zone ventrale, les neuroblastes, qui forment les *noyaux moteurs de l'hypoglosse*, du *vague* ou *pneumogastrique*, du *spinal* ou *accessoire de Willis*, de l'*abducteur* ou *moteur oculaire externe*, envoient leurs fibres cylindre-axiles en direction radiée, de telle sorte que celles-ci se croisent avec les cylindres d'axe émis par les cellules de la zone dorsale. L'entre-croisement de ces fibres diversement orientées donne

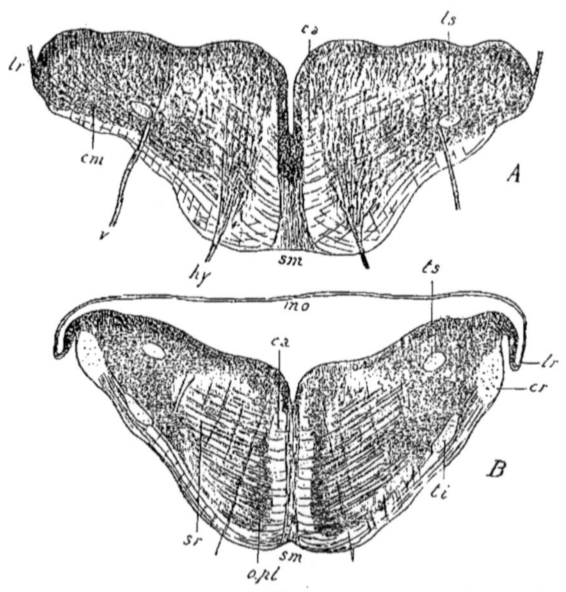

FIG. 202. — *Coupes transversales de la moelle allongée chez deux embryons humains* (d'après HIS).

A. Embryon de 13,6 mm. de long. — B. Embryon de 7 à 8 semaines.

mo, membrane obturatrice. — *sm*, *septum medullæ*. — *lr*, lèvre rhomboïdale. — *lr'*, lèvre rhomboïdale secondaire. — *sr*, substance réticulaire. — *o. pl* ébauche olivaire ou plaque limitante. — *ts*, *tractus solitarius*. — *ti*, *tractus intermedius*. — *ca*, cordon antérieur. — *cr*, cordon restiforme. — *cm*, courant de cellules migratrices venues de la lèvre rhomboïdale. — *hy*, nerf hypoglosse. — *v*, nerf vague.

lieu dès maintenant à la *formation* ou *substance réticulaire* (fig. 202, *sr*).

En dehors du manteau, on trouve le voile marginal, sur lequel nous n'avons plus à revenir, et un faisceau bien limité de fibres longitudinales, formé par les fibres sensitives des nerfs vague et glosso-pharyngien et appelé *tractus solitarius* (faisceau solitaire) (fig. 199 et 202, *ts*).

Peu de temps après la formation de la lèvre rhomboïdale, la soudure des bords du sillon externe de la lèvre permet aux neuroblastes de la région de passer directement dans la zone ventrale, en dehors du faisceau solitaire, et de pénétrer ainsi dans les mailles du voile marginal (fig. 202, *cm*). Les neuroblastes qui émigrent ainsi de dehors en dedans, c'est-à-dire vers la ligne médiane, s'arrêtent de chaque côté du cordon antérieur, qui leur fait obstacle, et forment là une plaque cellulaire radiée, la *plaque limitante*, qui demeure séparée de la face ventrale de la moelle allongée par une bande de voile marginal (*o. pl*).

La distribution des masses cellulaires est ainsi la suivante. Les cellules de la zone ventrale se continuent par-dessus le tractus solitaire avec celles de la zone dorsale, qui font retour, par-dessous le tractus solitaire et par l'intermédiaire de la plaque limitante, au point de départ. On obtient ainsi deux strates cellulaires unies au niveau de la lèvre rhomboïdale, séparées par une couche intermédiaire sur la plus grande partie de leur étendue. Cette disposition peut être figurée schématiquement par une plaque infléchie au niveau de la lèvre rhomboïdale (fig. 202).

Les masses cellulaires de la zone ventrale primaire fournissent, d'après tout ce qui précède, les *noyaux moteurs des cornes antérieures* (noyaux de l'hypoglosse et de l'abducteur) et ceux qui correspondent aux *cornes latérales* de la moelle (noyaux de l'accessoire, du vague et du glosso-pharyngien) ; de ces masses dérive aussi une bonne part des amas cellulaires gris disséminés dans la substance réticulaire. La zone dorsale primaire produit par sa moitié interne l'*aile cendrée* (*ala cinerea*), avec le groupe des « noyaux marginaux » (*noyau du cordon grêle* ou *de Goll* et *masses grises du nerf acoustique*) ; sa portion externe ou labiale donne naissance au *noyau du cordon cunéiforme* ou *de Burdach* et au *noyau du cordon latéral*. Puis cette même portion fournit les cellules qui émigrent, grâce à la soudure des bords de la lèvre rhomboïdale et à travers le tissu qui résulte de cette soudure, jusque dans les parties médianes de la moelle allongée, où elles forment les *olives* et les *noyaux juxta-olivaires ;* ces dernières formations sont ainsi des descendants de la zone dorsale.

§ 3. — **Forme et organisation intérieure de la moelle allongée à la fin du deuxième mois et dans une période embryonnaire ultérieure.** — Vers la fin du deuxième mois (c'est-à-dire chez les embryons de 18 à 22 millim. de longueur), on peut distinguer sur la coupe transversale de la moelle allongée deux faces, dorsale et ventrale, et deux faces latérales peu élevées. A côté de celles-ci, se trouve de chaque côté le tænia, qui se continue avec la membrane obturatrice. La face dorsale offre trois sillons : un médian qui est profond, et deux autres latéraux qui sont légers et qui correspondent à la limite des zones dorsale et ventrale. La face ventrale présente également trois sillons, dont les deux latéraux sont peu profonds et représentent les sillons restiformes. En dedans de ceux-ci se trouve le territoire des olives, avec la bande de la *couche interolivaire*, le territoire olivaire étant délimité en dedans par l'émergence des fibres du nerf hypoglosse. Quant aux *pyramides*, elles n'ont pas encore fait leur apparition.

Sur la face dorsale, le sillon latéral sépare l'*eminentia teres* (1) des noyaux formés par la zone dorsale (aile cendrée et noyaux marginaux).

La zone dorsale devient beaucoup moins importante que la zone ventrale, ce qui tient à l'émigration de ses cellules, qui vont enrichir la zone ventrale.

Dans l'une comme dans l'autre zone, la plaque interne se réduit, ses éléments constituants étant absorbés par l'accroissement du manteau ; les spongioblastes les plus internes persistent seuls alors dans cette plaque, pour former les cellules épithéliales épendymaires, dont la base se garnit de cils.

Après que la lèvre rhomboïdale primaire s'est soudée avec la zone dorsale et que le sillon externe a par suite disparu, il se fait une lèvre rhomboïdale secondaire (fig. 202, A, *lr'*), plus mince que la précédente, dont elle diffère en outre par l'absence complète de neuroblastes. Toute cette lèvre secondaire devient le *tænia définitif* ou *secondaire*, qui est ainsi une formation plus étendue que le tænia primaire; sa limite externe est, en effet, donnée par le commencement des villosités épithéliales, tandis qu'en dedans il s'étend jusqu'à l'origine du bord interne de la lèvre sur le corps resti-

(1) Et sans doute aussi, voulait dire His, le noyau de l'hypoglosse.

forme. Ce dernier, dont la saillie se prononce de plus en plus, comprend le *cordon restiforme*, ou faisceau longitudinal de fibres cérébelleuses (fig. 202, B, *cr*).

Dans cette moelle allongée ainsi conformée, l'organisation de la substance grise est telle à la fin du deuxième mois que His a pu y distinguer quatre régions : 1° la *région des noyaux moteurs;* 2° la *région de la substance réticulaire;* 3° la *région des noyaux latéraux* avec la *substance gélatineuse;* 4° la *région des noyaux olivaires.*

1° La région des noyaux moteurs est formée de nids cellulaires irrégulièrement limités, situés au-dessous de l'épendyme, dans lesquels les neuroblastes se distinguent par leur forme et leur taille des neuroblastes ordinaires. Les éléments cellulaires de la région des noyaux latéraux présentent d'ailleurs les mêmes caractères distinctifs. Les faisceaux radiculaires de fibres nerveuses qui s'échappent des noyaux moteurs traversent la formation réticulaire en cheminant à côté des fibres radiaires de charpente que l'on trouve dans cette dernière (fig. 202, *hy*, *v*).

2° La formation réticulaire (fig. 202, *sr*), d'après ce qui précède, ne peut être séparée nettement de la couche des noyaux moteurs. Outre les fibres radiaires, dont il vient d'être question, elle est faite de fibres arquées allant au raphé, et formant, par leur entrecroisement avec les précédentes, une trame réticulée dans les mailles de laquelle on voit encore des coupes de fibres longitudinales.

3° La région des noyaux latéraux forme un complexus cellulaire très important, qui entoure le tractus solitaire, autour duquel ses différentes parties sont orientées. Sauf la substance gélatineuse, les différents noyaux composant ce plexus ne peuvent encore à cette époque être distingués les uns des autres.

4° La plaque limitante (fig. 202, *o. pl*) est le point de départ de la formation olivaire. Cette plaque est nettement limitée du côté interne. Du côté externe, au contraire, elle reçoit par sa face latérale de nombreuses bandes cellulaires, les « bandes olivaires », à direction oblique et arquée. La plaque limitante peut ainsi être considérée comme résultant de la juxtaposition en une série continue des extrémités internes épaissies des bandes olivaires. Celles-ci s'étendent d'autre part en dehors jusque dans la région des noyaux latéraux en suivant un trajet curviligne. La plaque limitante est traversée par les fibres radiculaires du nerf hypoglosse. La masse principale de la plaque, située en dedans de la racine de l'hypoglosse, devient le *noyau juxta-olivaire interne*. La formation de l'*olive principale* est surtout due aux bandes olivaires. A la fin du troisième mois, l'olive paraît déjà une masse dentelée, dont l'ouverture regarde du côté dorsal et ne se déplacera qu'à la suite du développement des pyramides. En même temps se forme l'*olive supérieure*, située en dedans du noyau du nerf facial qu'elle déborde par en haut. Se forme encore le *noyau dentelé du pont*, situé un peu plus en dehors que les deux masses olivaires (voir fig. 200, B, *oi*, *os*, *nd*).

La substance blanche forme sur les coupes transversales de la moelle allongée un arc brusquement recourbé (fig. 202), qui consiste en une branche interne voisine du raphé et une branche externe ou ventrale superficielle; celle-là est le *champ interne* de Flechsig (*ca*); celle-ci est appelée par His *substance blanche marginale*. Il s'y ajoute encore une courte branche latérale, occupée par le *cordon restiforme* (*cr*).

Flechsig, sur des fœtus âgés, partage son champ interne en plusieurs subdivisions, qui sont : d'une part, le *reste du cordon antérieur* (*ca*), puis la *couche interolivaire;* il divise de nouveau le reste du cordon antérieur en *faisceau longitudinal postérieur* (*faisceau longitudinal dorsal* de Kölliker) et *portion funiculaire antérieure de la formation réticulaire*. Ces deux ou ces trois parties du champ interne n'apparaissent pas toutes en même temps. D'abord se forme le faisceau longitudinal postérieur (de Meynert), qui correspond à ce qui est désigné ci-dessus, d'après His, comme champ du cordon antérieur primaire. Il circonscrit la saillie de la corne antérieure du côté interne et comprend des fibres longitudinales qui ont abandonné la corne antérieure du côté opposé dont elles proviennent. Par suite de l'allongement vertical du septum de la moelle et de la zone ventrale tout entière, le champ du cordon antérieur s'agrandit et devient en même temps plus profond, méritant alors par sa situation seulement la dénomination, d'ailleurs impropre, de faisceau longitudinal postérieur, qu'on lui a donnée.

La zone marginale blanche offre une épaisseur variable; çà et là, elle est pénétrée par les bandes olivaires, si bien qu'elle cesse d'être distincte. Elle renferme surtout des fibres arquées venues du côté opposé. A la fin du deuxième mois, une bonne part de ces dernières atteint, sous le nom de *fibres arciformes*, les parties latérales de la moelle et se continue avec le cordon restiforme.

Dans la trame de la zone marginale blanche, formée par les fibres arquées et les fibres radiaires de charpente, se trouvent aussi des fibres longitudinales, qui s'étendent depuis l'émergence de l'hypoglosse jusqu'à celle de l'accessoire et des nerfs mixtes. Au delà de ce dernier point, se voient des cordons compacts de fibres longitudinales, dont on distingue surtout deux champs principaux, l'un ventral et l'autre latéral.

Le champ ventral, de forme ovale, consiste en trois à quatre couches de fibres interrompues par des fibres arciformes : c'est le *tractus intermedius* (fig. 202, *ti*). A son côté dorsal, se trouve la substance gélatineuse de Rolando ; à son côté ventral, des fibres arciformes ; les fibres motrices latérales croisent son bord interne, tandis qu'à son bord externe, ou même le traversant, se trouvent les fibres sensitives du vague et du glosso-pharyngien. Le tractus intermédiaire ne paraît pas une formation univoque. Sa partie supérieure comprend la « racine ascendante (mieux descendante) du trijumeau », qui de la moelle allongée va à la moelle ; d'autre part, par sa situation, il répond aussi au « faisceau cérébelleux latéral », allant de la moelle à la moelle allongée.

Il est en partie traversé et en partie recouvert par des fibres arciformes qui, de chaque côté et au delà de lui, se rassemblent en un champ que l'on appelle le *cordon restiforme* ou *pédoncule cérébelleux inférieur* (fig. 202, *cr*), et qui occupe tout l'espace compris entre le lieu d'émergence (mieux d'entrée) des fibres sensitives et le point d'insertion de la lèvre rhomboïdale. Il reçoit les fibres arciformes par son extrémité interne et ventrale, et ses fibres se rassemblent à son extrémité dorsale et externe en un faisceau fibreux longitudinal, qui s'accroît de bas en haut. Ce faisceau est ainsi alimenté par les fibres arciformes.

Systématisation de la moelle allongée. — On voit par ce qui précède que His a réussi, même sur des embryons humains très jeunes, à reconnaître l'existence dans la moelle allongée de certains faisceaux fibreux, indépendants les uns des autres, autrement dit à tracer les premiers linéaments de la systématisation de cet organe. Avant His, cette systématisation avait été étudiée par Flechsig, mais sur des fœtus âgés. La méthode analytique inaugurée par cet auteur (1) lui a permis de distinguer dans la moelle allongée plusieurs faisceaux différents de fibres nerveuses, qui ne se chargent pas de myéline en même temps. L'ordre de myélinisation de ces faisceaux serait le suivant : le faisceau longitudinal postérieur (prolongement du faisceau fondamental du cordon antérieur de la moelle, voie courte anastomotique longitudinale) ; — le faisceau cunéiforme ou de Burdach ; — la racine ascendante (on dit aujourd'hui descendante) du système latéral des nerfs mixtes (nerfs vague et glosso-pharyngien), tractus solitaire ; — la racine ascendante (mieux descendante) du trijumeau ; — les faisceaux longitudinaux les plus antérieurs de la formation réticulaire ; — la partie interne des pédoncules cérébelleux inférieurs ; — les faisceaux du cordon restiforme ; — la généralité des faisceaux longitudinaux enfouis dans la formation réticulaire ; — les champs moteurs internes, placés entre les olives ; — une autre partie des cordons restiformes ; — les pyramides ; ces dernières se myélinisent fort tard et n'ont pas encore de myéline chez les fœtus du huitième ou du neuvième mois.

Le caractère de véritables systèmes, c'est-à-dire de groupes fibreux gagnant leur constitution histologique définitive à des époques différentes de la vie, appartient surtout, d'après Flechsig, aux pyramides, aux faisceaux cérébelleux latéraux directs et aux cordons de Goll.

De l'époque de myélinisation des différents faisceaux de la moelle allongée, Flechsig induit hypothétiquement celle de leur apparition, qui est aussi successive pour les différents faisceaux. L'ordre d'apparition qu'il suppose est le suivant : d'abord le faisceau longitudinal postérieur ; — puis en même temps, c'est-à-dire avant la sixième semaine, la partie supérieure des cordons cunéiformes, la racine descendante du trijumeau, les racines descendantes des nerfs mixtes (vague et glosso-pharyngien) ; — de la sixième à la dixième semaine, les faisceaux longitudinaux antérieurs renfermés dans la formation réticulaire, la partie interne des pédoncules cérébelleux inférieurs, le faisceau cérébelleux latéral direct, le corps trapézoïde (voie centripète des fibres du nerf acoustique), la généralité des faisceaux longitudinaux de la formation réticulaire, les fibres transversales ou arciformes internes venues des noyaux des cordons cunéiformes, les fibres de l'entrecroisement supérieur ou sensitif des pyramides (couche interolivaire) ; — plus tard, les faisceaux venus des grandes olives, les cordons restiformes ; — enfin les pyramides. Ces dernières, qui n'existaient pas encore chez l'embryon de 11 centim., font leur apparition chez celui de 25 centim. de

(1) Rappelons que la méthode de Flechsig est fondée sur ce fait que les différents faisceaux fibreux des organes nerveux centraux ne se myélinisent pas en même temps, d'où l'analyse des coupes transversales est rendue aisée et la distinction des faisceaux est devenue possible.

long; leur développement est alors très rapide et très puissant, de sorte qu'elles repoussent latéralement les parties voisines (fig. 204, *p*).

Les recherches de Flechsig, qui ont tant contribué à enrichir nos connaissances relativement à la systématisation de la substance blanche, ont aussi fourni quelques résultats quant à l'organisation de la substance grise. Les figures 203 et 204, continuées par un dessin de la moelle allongée adulte ou presque adulte, tel que celui de la figure 205, forment par exemple, pour le développement morphologique du système olivaire dans les stades avancés, un ensemble presque suffisant. On y voit (fig. 203, *o*) : l'*olive principale*, composée de deux feuillets antéro-interne et postéro-interne inégalement épais, continus l'un avec l'autre en une courbe dont la convexité est tournée en dehors; — les *noyaux olivaires externes* ou *parolives*

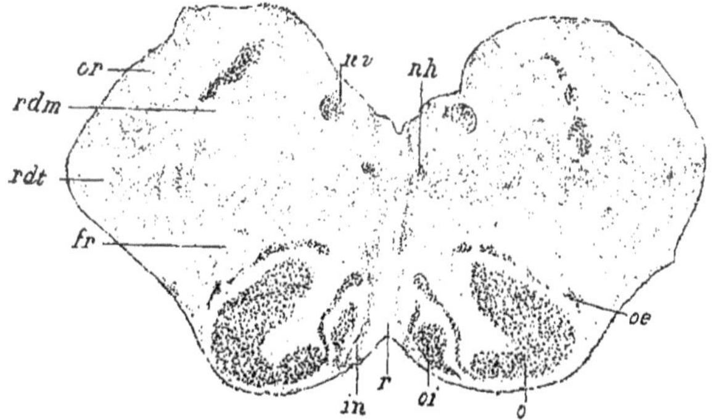

FIG. 203. — *Coupe transversale passant par le tiers supérieur de la moelle allongée chez un embryon humain de 12 centim. de long* (d'après FLECHSIG).

nv, noyau du vague. — *nh*, noyau de l'hypoglosse. — *fr*, formation réticulaire. — *r*, raphé. — *o*, grande olive. — *oe*, *oi*, noyaux olivaires accessoires externe et interne. — *in*, couche interolivaire (entre-croisement supérieur ou sensitif des pyramides). — *rdm*, racine descendante des nerfs mixtes. — *rdt*, racine descendante du trijumeau. — *cr*, corps restiforme contenant le pédoncule cérébelleux inférieur.

externe et *interne* (*oe*, *oi*). Dans le stade suivant (fig. 204), l'olive principale (*o*) s'est agrandie et ses feuillets sont devenus sinueux, offrant ainsi la première indication des nombreuses circonvolutions de l'olive adulte; le noyau accessoire interne (*oi*), ayant pris des relations intimes avec les pyramides récemment formées, mérite le nom de « noyau pyramidal ». La figure 205, prise sur un fœtus de huit mois, montre l'olive principale parvenue à un état de développement presque complet; elle offre un grand nombre de circonvolutions, séparées par de profonds sillons.

Si les stades avancés du développement du système olivaire nous sont à peu près suffisamment connus, il n'en est pas de même des premières phases : la lacune entre le stade très jeune de la figure 202 (embryon de sept à huit semaines) et celui de la figure 203 (embryon de près de quatre mois) n'est pas comblée; et en admettant avec His que la plaque limitante (fig. 202, *opl*) soit l'ébauche de la formation olivaire, on ne sait encore comment cette ébauche se comporte pour devenir le système assez complexe que forment les diverses olives. Les mêmes remarques s'appliquent à d'autres formations cellulaires du bulbe, dont les dispositions nous sont connues chez des embryons âgés, mais ne sont pas encore déterminées pour des embryons plus jeunes.

Connexions des éléments cellulaires et fibreux de la moelle allongée.

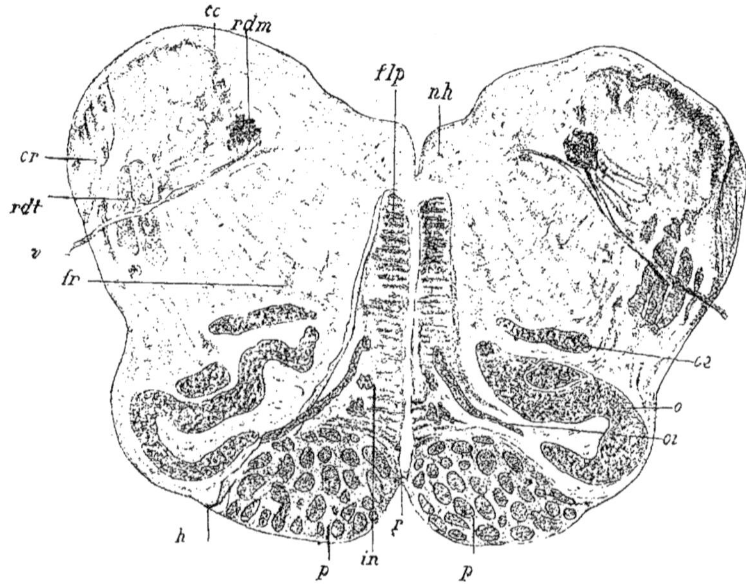

FIG. 204. — *Coupe transversale intéressant le tiers moyen de la moelle allongée d'un embryon humain de 25 centim. de long* (d'après FLECHSIG).

Mêmes lettres que dans la figure précédente. De plus : *cc*, cordon cunéiforme. — *flp*, faisceau longitudinal postérieur. — *v*, nerf vague. — *h*, nerf hypoglosse. — *p,p*, pyramides.

La méthode de Golgi appliquée à l'étude de la texture de la moelle allongée, principalement chez des embryons âgés et des nouveau-nés, a permis à plusieurs auteurs, et en première ligne à Kölliker, de pénétrer plus avant dans la connaissance de la constitution de cet organe. Voici les conclusions les plus importantes de Kölliker (1).

(1) Bien que les résultats de Kölliker portent de préférence sur des animaux en voie de développement, on comprendra que nous ne puissions songer ici à les transcrire dans tous leurs détails, sans faire une longue incursion dans le domaine anato-

Tous les *nerfs moteurs céphaliques*, c'est-à-dire l'*hypoglosse* (fig. 205, 207, XII), la *partie spinale de l'accessoire*, la *portion du vague* et du *glosso-pharyngien* venue du « noyau ambigu » (fig. 205, 207, X*m*), le *facial* (fig. 206, VII), la *petite portion du trijumeau*, l'*abducteur* ou *moteur oculaire externe* (fig. 206, VI), le *pathétique* ou *trochléaire*, *l'oculo-moteur commun* naissent de cellules accumulées en *noyaux d'origine* (fig. 205 et 206 ; fig. 207, X^2, XII^1, VII^1). Toutes les *fibres sensibles* des nerfs *vague*, *glosso-pharyngien*, *facial* et *trijumeau*, ainsi que le nerf *acoustique* ne naissent pas dans le cerveau ; mais les soi-disant noyaux d'origine qu'on leur attribue n'en sont en réalité que des noyaux *de terminaison*, des *stations terminales* (fig. 205 et 206 ; fig. 207, X^1, VIII^1, VIII^2, V^2). Comme déjà l'a établi His, et ainsi que nous le verrons plus tard, les cellules d'origine de ces fibres sont hors le cerveau, dans les ganglions annexés aux nerfs sensibles. Dans les noyaux terminaux, les fibres sensibles des nerfs susnommés se terminent par des arborisations fines et multipliées, qui entourent les cellules constitutives de ces noyaux. Certains nerfs sensibles, à leur entrée dans la moelle allongée, offrent une division de leurs fibres, qui se bifurquent, de même que nous l'avons vu dans la moelle, en une *branche ascendante* et une *branche descendante* (nerfs du limaçon et du vestibule, nerfs vague et glosso-pharyngien, trijumeau). Les branches descendantes des fibres d'un nerf donné, plus importantes que les branches ascendantes, constituent par leur réunion la *racine descendante* de ce nerf, que l'on appelait autrefois ascendante, alors que le noyau vers lequel elle se termine était considéré comme son point de départ (fig. 205 et 206; fig. 207, *fs*, VIII *d*, V^1). De même que les nerfs sensitifs spinaux, les nerfs sensibles de la tête offrent de très nombreuses branches latérales, dites collatérales.

Les fibres longitudinales des cordons de la moelle se comportent dans la moelle allongée de deux façons différentes : les unes s'y terminent, les autres se continuent à travers elle dans des régions cérébrales plus élevées.

Au nombre des premières, il faut placer la plupart des *fibres des cordons grêles* et *cunéiformes* (fig. 207, *cc*, *cgr*), auxquelles les noyaux de ces cordons constituent des stations terminales et qui s'y terminent en effet à la manière des autres fibres sensibles à trajet centripète (fig. 207, *nc*, *ngr*).

Les autres fibres qui se continuent dans le cerveau sont les unes à trajet

mique. Nous nous bornerons à rapporter ici les points fondamentaux de la texture du bulbe établis par Kölliker, comme complément indispensable à l'étude de la texture de la moelle faite en un chapitre précédent. Nous donnons ci-contre deux figures non schématiques (fig. 205 et 206), prises chez des fœtus âgés, l'une dans la moelle allongée même, l'autre à la partie inférieure du pont de Varole ; outre qu'elles font chronologiquement suite aux figures 203 et 204, qu'elles complètent, elles renseigneront le lecteur sur les dispositions anatomo-microscopiques les plus essentielles, et marqueront la place des principales formations que le bulbe renferme. Le schéma (fig. 207) joint aux figures 205 et 206 donnera une idée des connexions histologiques existant entre les diverses formations bulbaires ; il est la représentation graphique des principales conclusions de Kölliker.

centripète, les autres à direction centrifuge. Les premières sont : d'abord le *faisceau cérébelleux latéral direct* (fig. 207, *cl*), qui se continue dans le

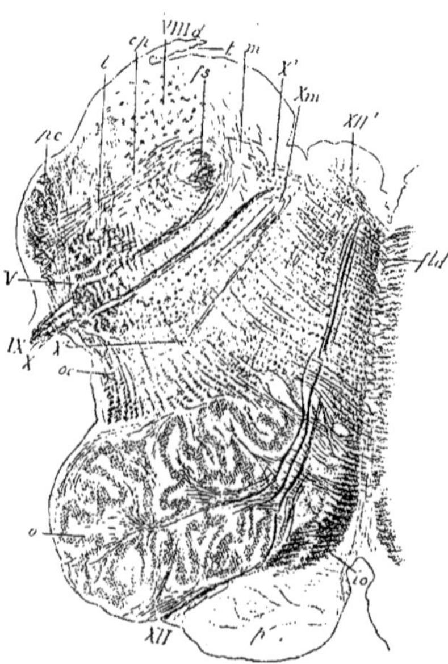

FIG. 205. — *Coupe transversale de la moelle allongée d'un fœtus humain de 8 mois*, colorée d'après la méthode de Pal (d'après KŒLLIKER).

p, pyramides encore sans myéline. — *o*, olives et noyaux juxta-olivaires dorsal et interne. — *oc*, fibres cérébello-olivaires. — *pc*, pédoncule cérébelleux. — *cp*, faisceau cérébelleux postérieur. — *t*, tænia. — *fld*, faisceau longitudinal dorsal. — *m*, *l*, fibres sensitives internes et externes du lemnisque. — *io*, couche interolivaire ou faisceau sensitif. — IX, X, racines des nerfs glosso-pharyngien et pneumogastrique. — X¹, noyau terminal des fibres sensibles du glosso-pharyngien et du pneumogastrique. — *fs*, faisceau solitaire, ou racine descendante des deux nerfs précédents. — X², noyau moteur de ces mêmes nerfs ou noyau ambigu. — X *m*, racine motrice de ces nerfs au niveau de son inflexion. — V, racine sensible du trijumeau. — VIII *d*, racine descendante ou spinale de l'acoustique. — XII, racine de l'hypoglosse avec XII¹, son noyau moteur.

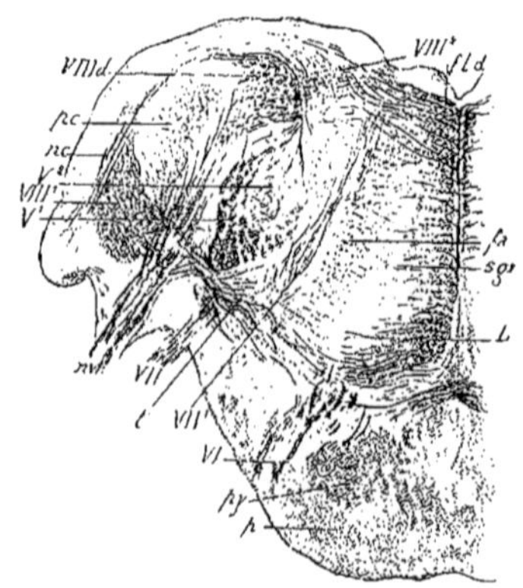

FIG. 206 — *Coupe transversale de la partie distale (inférieure) du pont chez un fœtus humain de 8 mois*, colorée d'après la méthode de Pal (d'après KŒLLIKER).

p, fibres superficielles (transversales) du pont, encore amyéliniques. — *py*, pyramides encore sans myéline. — VIII¹, ganglion ventral du nerf acoustique, duquel naît le champ trapézoïdal *t*, déjà myélinisé. — VIII², ganglion dorsal de l'acoustique. — *nv*, nerf vestibulaire. — *nc*. nerf cochléen. — VIII *d*, racine descendante (spinale) de l'acoustique. — VII, fibres du nerf facial à leur émergence. — VII¹, noyau du facial avec la première partie (ascendante) du facial. — VI, racine de l'abducteur ou moteur oculaire externe à son émergence. — L, lemnisque ou couche sensitive du ruban de Reil. — *fld*, faisceau longitudinal postérieur ou dorsal. — *sgr*, substance réticulaire grise. — *pc*, pédoncule cérébelleux. — V¹, racine descendante (spinale) du trijumeau. — V², noyau terminal du trijumeau ou substance gélatineuse. — *fa*, fibres arciformes internes.

pédoncule cérébelleux inférieur (fig. 205 et 207, *pc*) et va au cervelet ; le *faisceau cérébelleux postérieur* (fig. 205 et 207, *cp*), ou *faisceau de fibres*

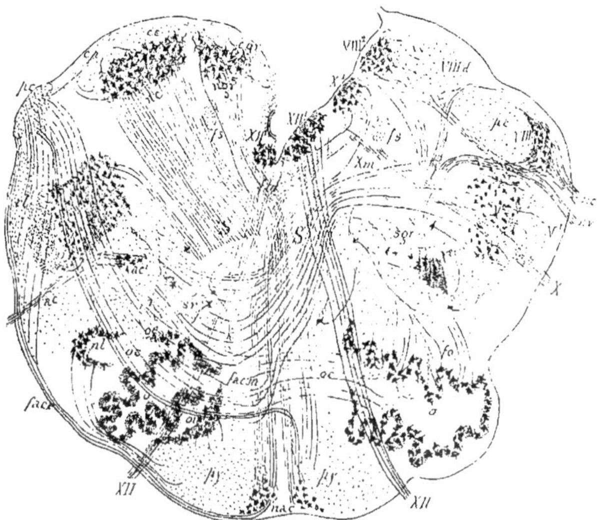

Fig. 207. — *Schéma des connexions existant entre les divers éléments cellulaires et fibreux du bulbe*, fait suivant les données de Kœlliker et de Mingazzini.

Le schéma est divisé en deux moitiés dont chacune correspond à une coupe de la moelle allongée pratiquée à un niveau différent ; la moitié droite appartient à une région plus élevée que la moitié gauche. Chaque moitié n'est pas à son tour le résultat de la transformation schématique d'une coupe transversale unique, mais de la superposition de plusieurs coupes successives.

Dans la moitié gauche, *ce*, *cgr*, cordons cunéiforme et grêle dont les fibres se terminent par des extrémités libres sur les cellules des noyaux de ces cordons, *nc*, *ngr*. Ces cellules envoient la majeure partie des fibres du faisceau sensitif S ou lemnisque, entre-croisées sur la ligne médiane. Quelques-unes émettent au côté dorsal de la moelle allongée les fibres du faisceau cérébelleux postérieur ou dorsal *cp*. En *pc*, pédoncule cérébelleux, constitué par la juxtaposition des fibres du faisceau cérébelleux postérieur *cp*, des fibres du faisceau cérébelleux latéral direct *cl*, des fibres cérébello-olivaires *oc*, et des fibres arciformes superficielles externes ou ventrales *fac.e*. Les fibres cérébello-olivaires *oc* viennent du cervelet et se terminent librement en dépassant la ligne médiane dans l'olive *o* du côté opposé, dont elles forment la substance médullaire blanche : ce sont des fibres issues des cellules de Purkinje du cervelet. Les fibres arciformes *fac.e* se terminent librement autour des cellules du noyau arciforme *nac* du même côté (Mingazzini). En *fac.m*, fibres arciformes profondes ou médianes, venues du faisceau sensitif du côté opposé *S*. En *py*, la pyramide. La formation olivaire comprend : *o*, l'olive principale ; *oe*, l'olive accessoire externe ou dorsale ; *oi*, l'olive accessoire interne ou ventrale, dont les cellules émettent des fibres qui se joignent à la pyramide *py*. A côté de l'olive externe, on voit le noyau latéral *nl*, envoyant des fibres dans la pyramide. En *sr*, la substance réticulaire, formée par entre-croisement des fibres bulbaires dirigées dans tous les sens, et renfermant les cellules de la substance réticulaire grise. En *fs*, faisceau solitaire ou racine descendante commune des nerfs vague et glosso-pharyngien. XII, fibres du nerf hypoglosse émanant du noyau moteur XII^1. En *ac*, fibres de l'accessoire ou spinal provenant de leur noyau moteur ac^1. En *fld*, faisceau longitudinal dorsal ou postérieur, dont les fibres vont se jeter librement sur les cellules des noyaux moteurs et par exemple de celui de l'hypoglosse XII^1.

Dans la moitié droite, on voit le faisceau sensitif S, formé par des fibres venues des noyaux des cordons grêle et cunéiforme non représentés, auxquelles s'adjoignent des fibres formées par les cellules des noyaux terminaux sensibles du trijumeau V^2 et du vague X^1. V^1, racine descendante du trijumeau, dont les fibres s'infléchissent et se terminent librement autour des cellules du noyau sensible du trijumeau ou substance gélatineuse V^2. En *fs*, faisceau solitaire ou racine descendante du vague et du glosso-pharyngien, dont les fibres s'infléchissent et se terminent librement autour des cellules du noyau sensible de ces nerfs X^1. Les fibres *fo* représentent les cylindres d'axe des cellules de l'olive

(Voir la suite de la légende au bas de la page 480.)

superficielles dorsales, venu d'une portion des cordons cunéiformes ; les parties du *faisceau fondamental du cordon antérieur*, qui, sous le nom de *faisceau longitudinal postérieur* de Meynert ou de *faisceau longitudinal dorsal* de Kölliker (fig. 205, 206, 207, *fld*) vont se perdre dans les tubercules quadrijumeaux. Les fibres à direction centrifuge sont représentées par les *faisceaux pyramidaux* (fig. 205, 207, *p*), qui émanent des hémisphères cérébraux. Les fibres de ces faisceaux se ramifient à leur terminaison autour des cellules de tous les noyaux des nerfs moteurs.

Dans tous les amas de substance grise, qui ne sont pas en rapport direct avec des nerfs, soit comme stations terminales, soit comme noyaux d'origine, se trouvent d'abondantes ramifications et terminaisons de fibres nerveuses qui entourent les cellules de ces amas. Il en est ainsi de *l'olive inférieure* ou principale et de ses *noyaux accessoires*, le *noyau interne* ou *grand noyau pyramidal*, le *noyau externe* ou *dorsal* (fig. 205 et 207, *o*, *oi*, *oe*) ; il en est de même des *noyaux pyramidaux* proprement dits, ou *arciformes* (fig. 207, *nac*), des *noyaux des cordons latéraux* (fig. 207, *nl*), de ceux des *faisceaux grêle et cunéiforme* (fig. 207, *nc*, *ngr*), des *noyaux du pont*, de l'*olive supérieure*, du *noyau trapézoïdal*, des *cellules disséminées dans la substance réticulaire grise et blanche* (fig. 207, *sr*). Les fibres qui abordent ces noyaux représentent des voies les unes sensibles, les autres motrices, de second ordre ou même d'un ordre plus élevé.

D'autre part, de tous les cellules qui constituent ces amas, de même que de toutes les stations terminales des nerfs sensibles, partent des fibres nerveuses qui servent de voies conductrices de second ordre ou d'un ordre plus élevé et qui, correspondant ainsi aux fibres constitutives des cordons de la moelle, méritent le nom de *fibres de cordons* de la moelle allongée. Les fibres en anse du *lemnisque* ou *substance interolivaire* ou *couche sensitive du ruban de Reil*, qui contiennent les voies centripètes des nerfs sensibles de la moelle et celles des nerfs céphaliques sensibles qui leur sont accolées, appartiennent à cette catégorie (fig. 205, 206, 207, *io*, L, s). On peut aussi y ranger des voies centrifuges motrices d'ordre supérieur, comme celles des fibres issues des grandes cellules de la substance réticulaire.

Les cellules de la grande olive, prises comme exemple, nous montrent une double connexion. D'une part, autour d'elles, viennent se terminer des

---

principale, qui dans la substance réticulaire s'infléchissent et deviennent longitudinales. En *syr*, substance réticulaire grise avec cellules disséminées, autour desquelles se terminent librement des fibres longitudinales de la substance réticulaire, infléchies horizontalement, et qui envoient d'autre part des fibres qui s'infléchissent de même et deviennent longitudinales (cellules et fibres bulbaires de cordons). X, fibres du nerf vague à leur émergence. X*m*, portion motrice de ce nerf formée par les cellules du noyau moteur (noyau ambigu) X^2. La pyramide *py* émet des fibres qui vont se jeter (du côté dorsal) sur les cellules des noyaux moteurs et spécialement de celui de l'hypoglosse XII^1. En *pc*, pédoncule cérébelleux dont les connexions sont représentées sur l'autre moitié de la coupe. En *nv* et *nc*, nerfs du vestibule et du limaçon (nerf acoustique) ; le nerf du vestibule se continue en partie dans la branche descendante du nerf acoustique VIII*d* : le nerf du limaçon se termine librement dans le noyau externe ou ventral du nerf VIII^1. La branche descendante VIII*d* fournit des fibres qui s'infléchissent et se terminent librement dans le noyau interne ou dorsal du nerf VIII^2. Des deux noyaux dorsal et ventral partent des fibres qui vont former le faisceau trapézoïdal *t* (voie centrale du nerf acoustique).

fibres cérébello-olivaires (fig. 205 et 207, *oc*), qui émanent du pédoncule cérébelleux du côté opposé et ont, par conséquent, traversé la ligne médiane : ces fibres cérébello-olivaires, d'après Kölliker, sont des fibres motrices à direction centrifuge, provenant des cylindres d'axe des grandes cellules de Purkinje. D'autre part, les cellules olivaires émettent des cylindres d'axe qui se continuent vraisemblablement avec les fibres du cordon latéral de la moelle (Kölliker) (fig. 207).

§ 4. — **Forme extérieure de la moelle allongée à la fin du deuxième mois et dans une période ultérieure.** — Les changements et les complications que nous venons de voir se produire dans l'organisation de la moelle allongée ont pour conséquences des modifications de la forme extérieure de cette région cérébrale, peu importantes d'ailleurs, relativement à celles qu'éprouveront les autres régions du cerveau et qui sont beaucoup plus profondes. Ces changements de forme portent, d'une part, sur les parties nerveuses de la moelle allongée ; d'autre part, sur la membrane obturatrice ou toit épithélial de cet organe.

Les premiers consistent dans l'apparition de reliefs extérieurs, correspondant à certains des faisceaux fibreux et à certaines des masses cellulaires que nous venons de voir se constituer ; les uns et les autres, d'ailleurs, sont déjà ébauchés et distincts sur la coupe transversale avant d'être apparents à l'extérieur. C'est ainsi que, sur la face ventrale de la moelle allongée, se voient chez un embryon humain de 7 à 10 centim. (troisième mois) deux saillies oblongues, les *renflements olivaires* (fig. 208, *ol*), entre lesquelles se continue le sillon médian antérieur de la moelle. Sur un embryon plus âgé (cinquième mois, 25 centim.), apparaissent, en dedans des renflements olivaires, deux autres saillies, correspondant aux *pyramides;* en même temps, le sillon antérieur est comblé au niveau de la moelle allongée par l'*entre-croisement des faisceaux pyramidaux.* Sur la face dorsale de la moelle allongée, on voit dès le troisième mois un système de bourrelets. De chaque côté, il y a d'abord une forte saillie qui descend le long de la portion supérieure de la moelle allongée ; c'est le *cordon restiforme* (fig. 208, *cr*) ; d'autre part, deux bourrelets montent en divergeant de la face dorsale de la moelle sur les parties latérales de la portion inférieure de la moelle allongée et s'enfoncent sous le cordon restiforme ; ces bourrelets sont le prolongement des cordons cunéiforme et grêle de la moelle ; ce dernier est épaissi en une proéminence appelée *pyramide postérieure* ou *clava* (*cl*).

Les changements qui atteignent la membrane obturatrice et ses dépendances sont plus considérables.

Nous savons que cette membrane, dont la configuration générale est au début losangique, comme la fosse rhomboïdale qu'elle recouvre, est purement épithéliale et très mince. Nous avons vu aussi qu'elle se relie aux parois latérales épaisses et nerveuses du cerveau rhomboïdal par un rebord qui encadre la fosse rhomboïdale entière d'une bandelette étroite, surtout apparente quand,

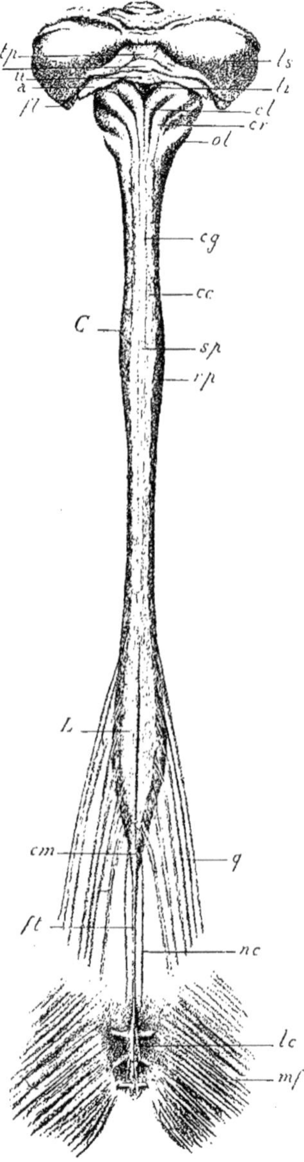

FIG. 208. — *Cervelet, moelle allongée et moelle d'un fœtus humain du 5e mois, vus par la face dorsale.*

C, renflement cervical de la moelle. — L, renflement lombaire. — *cg*, cordon grêle ou de Goll. — *cc*, cordon cunéiforme ou de Burdach. — *sp*, sillon postérieur. — *rp*, émergence des racines postérieures. — *cm*, cône médullaire. — *ft*, fil terminal. — *lc*, ligament coccygien inséré sur la face postérieure du coccyx. — *mf*, muscle grand fessier. — *q*, nerfs de la queue de cheval. — *nc*, nerfs coccygiens. — *vs*, vermis supérieur présentant un grand nombre de circonvolutions et de scissures transversales. — *ls*, lobes semi-lunaires réunis par un pont médian de substance cérébelleuse, non encore nettement séparés en inférieur et supérieur, et formant la masse principale des hémisphères cérébelleux ; en avant et au-dessus d'eux se voit une partie des lobes quadrangulaires. — *tp*, tubercule postérieur. — *p*, pyramide. — *u*, luette ou *uvula*. — *a*, amygdales. — *fl*, *flocculi*. — *li*, *ligula*, bord de la membrane obturante du 4e ventricule. — *cl*, *clava* ou pyramide postérieure, prolongement du cordon grêle. — *cr*, corps restiforme, prolongement du faisceau cunéiforme. — *ol*, olive.

par la préparation, la membrane obturatrice se trouve artificiellement enlevée. Ce rebord, suivant les régions que l'on considère, porte différents noms. A la pointe inférieure du triangle du calamus, c'est l'*obex* ou *verrou;* le long des bords latéraux du triangle, c'est le *tœnia* ou *ligula;* au niveau de la plus grande largeur de la fosse

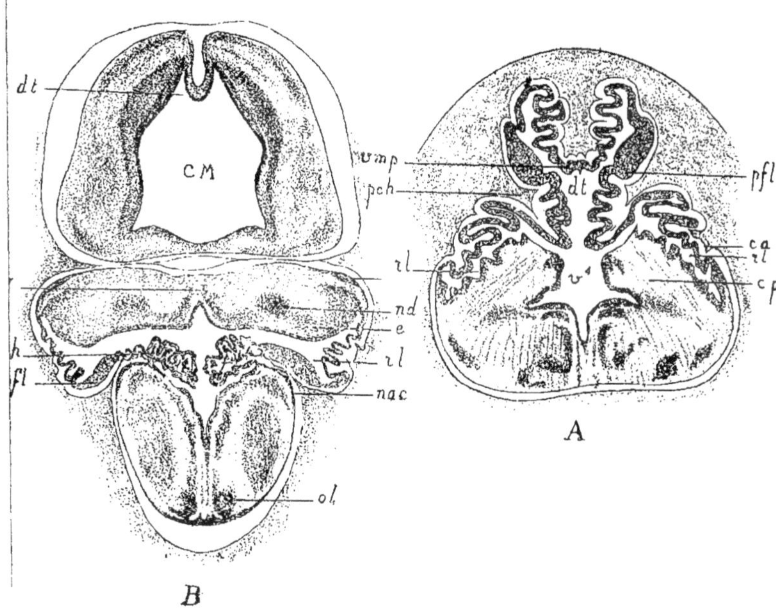

FIG. 209. — *Coupes horizontale et frontale de la tête d'un embryon de Lapin de 2 centim. de long* (d'après LÖWE).

En A (coupe horizontale). — *vmp*, voile médullaire postérieur. — *pfl*, pédoncules du flocon. — *dt*, diverticule du toit de la cavité du cerveau postérieur. — *pch*, plexus choroïdes. — *rl*, recessus latéral du quatrième ventricule. — *v⁴*, ce ventricule. — *ca*, corne d'abondance de Bochdaleck. — *pc*, pédoncule cérébelleux.

En B (coupe frontale). — *v*, ligne médiane du vermis. — *e*, extrémité latérale du vermis. — *nd*, noyau du toit ou de Stilling. — *ol*, olive bulbaire. — *nac*, noyau acoustique externe. — CM, cerveau moyen avec *dt*, le diverticule du toit. — Les autres lettres comme en A.

rhomboïdale et des recessus latéraux (fig. 209, *rl*), il est représenté par le feuillet inférieur du *voile médullaire inférieur* qui limite par en dessous la cavité du recessus; le long du bord postérieur du cervelet, il constitue ce que nous retrouverons plus tard sous le nom de *flocons* ou *touffes* (*flocculi*) et de *pédoncules des flocons* (*pedunculi flocculorum*) (*pfl*).

Dans toute l'étendue de la membrane épithéliale ainsi encadrée, le tissu conjonctif extérieur à cette membrane s'épaissit et se vascularise abondamment, et forme alors la *toile choroïdienne inférieure* ou *du quatrième ventricule*. Cette même expression est fréquemment appliquée, par extension, à la membrane épithéliale et à sa doublure conjonctive tout ensemble.

La membrane obturatrice s'enfonce en un repli, que nous avons déjà appelé pli choroïdien, présentant deux feuillets, l'un antérieur ou cérébelleux, l'autre postérieur ou médullaire. La toile choroïdienne suit naturellement l'invagination de la membrane obturatrice et remplit la cavité du pli choroïdien. De plus, elle prolifère en certains endroits, et là déprime la membrane obturatrice, qui s'invagine sous sa pression en deux séries de prolongements en doigt de gant semblables à des villosités (embryons humains du troisième mois) (1). Les prolongements de tissu conjonctif fortement vascularisés, qui s'enfoncent dans des cæcums de la membrane épithéliale, forment dans leur ensemble les *plexus choroïdes du quatrième ventricule* (fig. 209 et 212, *pch*). Dans la portion supérieure de la moelle allongée, les plexus choroïdes sont juxtaposés, voisins de la ligne médiane (« plexus choroïdes médians ») ; puis ils s'écartent dans la région la plus large de la fosse rhomboïdale, et se rapprochent ensuite dans le triangle supérieur du losange ventriculaire (« plexus choroïdes latéraux ») (comparez fig. 209, A et B). Au niveau des recessus latéraux, ils constituent ce que Bochdaleck a appelé « corbeille de fleurs » ou « corne d'abondance » (fig. 209, *ca*).

La membrane obturatrice est partout continue, et les perforations qu'on y a décrites, par lesquelles la cavité du quatrième ventricule communiquerait avec l'extérieur, n'existent pas, au début du moins. On a décrit : des « ouvertures latérales du qua-

(1) Il est peut-être plus conforme à la vérité de dire que la membrane obturatrice se soulève d'abord en villosités saillantes dans la fosse rhomboïdale et que la toile choroïdienne s'enfonce ensuite dans l'axe de ces villosités ; le processus aurait ainsi pour point de départ une végétation de la membrane obturatrice et non point de la toile choroïdienne.

trième ventricule » (Bochdaleck, Key et Retzius, Mihalkovics) qui se font au niveau des recessus latéraux, et un trou médian appelé « orifice commun des cavités de l'encéphale » (Magendie), *trou de Magendie* (Luschka), « ouverture inférieure du quatrième ventricule » (Key et Retzius). On ne doit pas considérer ces perforations autrement que comme des déchirures secondaires de la voûte du ventricule ; c'est ce qu'a fait Mihalkovics. Bien plus, certains auteurs, Kölliker par exemple, en ont absolument nié l'existence et les ont attribuées à des accidents de préparation.

§ 5. — **Développement du pont de Varole ou protubérance annulaire.** — Le développement du pont de Varole, pour suivre un ordre strictement logique, devrait être fait en même temps que celui du cervelet (qui sera étudié tout à l'heure), puisque le pont forme, conjointement avec le cervelet, le cerveau postérieur proprement dit. Mais le pont de Varole est d'autre part la continuation directe de la moelle allongée, dont il reproduit la texture avec de légères modifications, de telle sorte qu'il est plus pratique de résumer immédiatement après le développement de la moelle allongée les quelques données que nous possédons sur la formation du pont. Nos connaissances sur le développement de cette région cérébrale sont du reste peu complètes et peu précises.

Le pont résulte d'un épaississement considérable de la paroi cérébrale. Cet épaississement porte sur la substance blanche, fibreuse, de la région. En effet, de bonne heure, par exemple d'après Mihalkovics, chez un embryon de Poulet de la moitié du cinquième jour correspondant à peu près à un embryon humain de quatre à cinq semaines, on voit paraître sur la face inférieure du plancher du quatrième ventricule, dans la région du pont, des fibres longitudinales, qui sont évidemment des fibres nerveuses et qui doivent représenter les *faisceaux de la calotte* ou *tegmentum* (se prolongeant dans la calotte du pédoncule cérébral), puisque les *faisceaux pyramidaux* (continués par le *pied* du pédoncule cérébral) ne se montrent, d'après les recherches de Flechsig, qu'à une époque beaucoup plus tardive (voy. fig. 219, T, *Py*). Au quatrième mois, toujours d'après Mihalkovics, au troisième même, d'après Kölliker, paraissent chez l'embryon humain les *fibres transversales* de la protubérance, commissurales des deux hémisphères cérébelleux (fig. 219, P), avec les *pédoncules cérébelleux moyens* (*crura cerebelli ad pontem*) dont le développement marche parallèlement à celui du cervelet.

Flechsig a montré que les principaux systèmes fibreux du pont de Varole ne se myélinisent pas en même temps. Chez un embryon humain de 30 centim., le faisceau longitudinal postérieur est déjà pourvu de myéline, tandis que le faisceau sensitif de Reil en est encore dépourvu. Les fibres du champ trapézoïdal chez des embryons de 35 et de 42 centim. sont myélinisées, tandis que les faisceaux longitudinaux et transversaux du pont sont encore amyéliniques, comme les pyramides elles-mêmes.

III

DÉVELOPPEMENT DU CERVELET

§ 1. — **Morphogenèse du cervelet.** — Chez tous les types étudiés jusqu'à présent, la première ébauche du cervelet apparaît sur les coupes sagittales de l'encéphale, sous la forme d'une lame épaissie de substance nerveuse, la *lame cérébelleuse*. Celle-ci (fig. 210, *c*) fait partie du « pli dorsal cérébral » (*pd*) que nous avons vu séparer le cerveau moyen du cerveau postérieur; elle en représente le feuillet postérieur, tandis que le feuillet antérieur fait partie de la paroi du cerveau moyen (voir aussi fig. 194, *pd*, *c*).

A n'examiner que des coupes sagittales du cerveau, on pourrait croire que la lame cérébelleuse n'est formée que par le toit du cerveau, puisque sur des coupes rigoureusement médianes, c'est ce toit seul que l'on peut voir; par suite le cervelet serait, dès l'origine, une formation impaire. C'est ainsi que nombre d'auteurs l'ont considéré. Plusieurs autres, cependant, dont l'opinion paraît être la vraie, ont regardé le cervelet comme un organe primitivement pair, attendu que son ébauche serait double, constituée par les portions latéro-dorsales (zones dorsales de His) de la paroi cérébrale; il convient d'y ajouter le toit cérébral compris entre les zones dorsales. Telle est l'opinion exprimée par Löwe (Lapin), par Goronowitsch (Esturgeon), par Fulliquet (Protoptère) et indi-

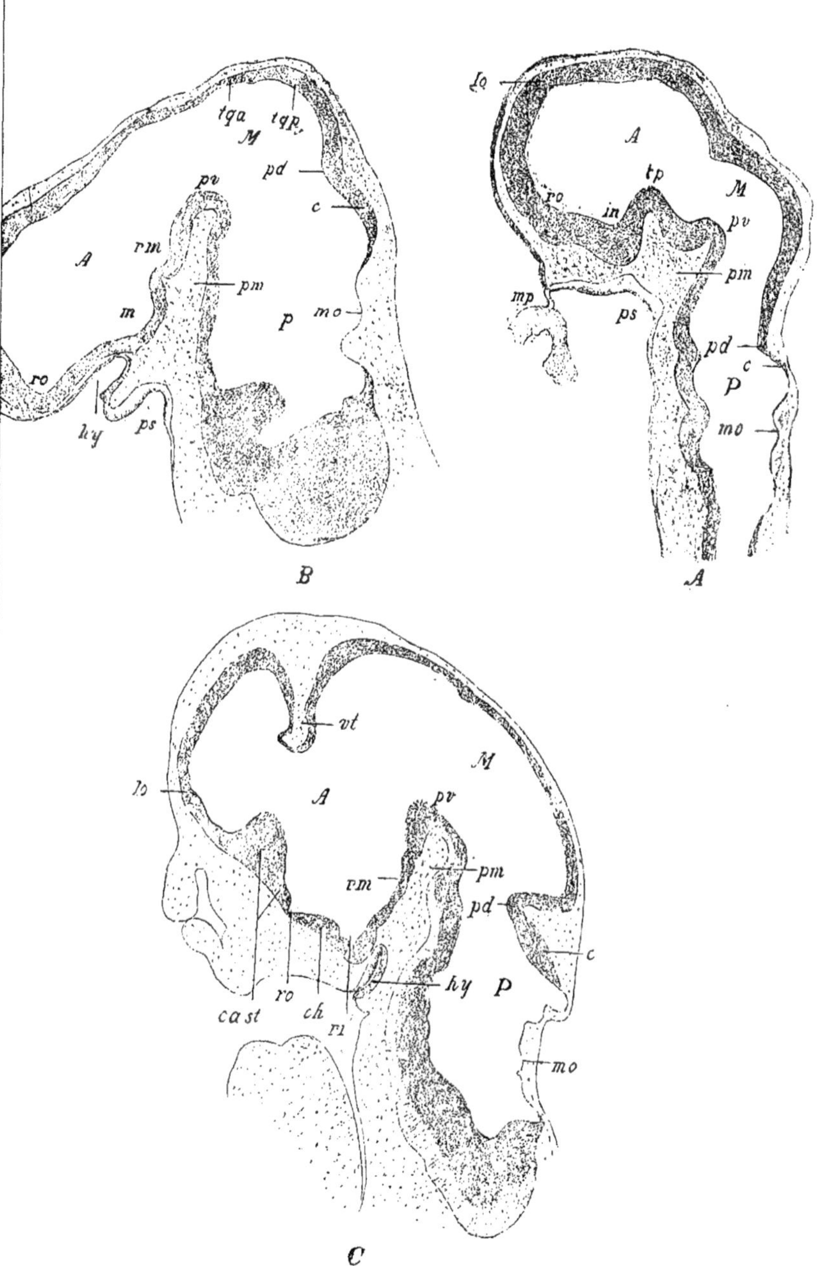

(Voir la légende au bas de la page 488.)

quée par His comme valable pour l'embryon humain. Cette manière de voir est renouvelée d'ailleurs d'auteurs plus anciens (cités par Löwe et Lahousse), tels : Fracassati, Tiedemann, Meckel, v. Baër, Valentin, Schmidt, Kollmann.

Chez plusieurs types de la série animale, l'état pair du cervelet se conserve toute la vie. L'organe se compose de deux lobes bien distincts qui se réunissent en avant et qui en arrière divergent et se continuent par une forte inflexion avec la moelle allongée, en contribuant à former non seulement la voûte mais encore les parois latérales du quatrième ventricule. Il en est ainsi par exemple chez l'Esturgeon, d'après les recherches de Goronowitsch, chez le Protoptère, selon Fulliquet et Bürckhardt, etc. (voy. fig. 197). Les prolongements par lesquels le cervelet se réunit à la moelle allongée sont habituellement de nature fibreuse seulement; ils sont rattachés à cette dernière et décrits avec elle comme *pédoncules cérébelleux inférieurs* ou *corps restiformes*. Goronowitsch a montré, pour l'Esturgeon, que ces mêmes prolongements, qui chez cet animal ressemblent par leur forme et leur position aux corps restiformes des Vertébrés plus élevés, continuent en totalité la masse cérébelleuse dont ils reproduisent la structure. On peut alors voir que, chez ce Poisson, les prolongements médullaires du cervelet représentent bien par leurs rapports avec les autres parties de la moelle allongée les zones dorsales du tube nerveux primitif.

Une opinion, en quelque sorte intermédiaire aux deux précédentes, a été émise par quelques auteurs ; elle consiste à admettre que le cervelet prend de bonne heure une constitution bilobée, par suite de la réduction de sa partie médiane. Ce que Holt décrit chez le Hareng permet de ranger cet auteur dans cette troisième catégorie.

FIG. 210. — *Coupes sagittales et médianes de la tête chez trois embryons de Lapin d'âge différent.*

A. Embryon de 9 jours. — B. Embryon de 9 jours et 9 heures. — C. Embryon de 13 jours.

A. Cerveau antérieur. — M. Cerveau moyen. — P. Cerveau postérieur. — *mo*, membrane obturatrice. — *pd*, « pli dorsal cérébral » (Kupffer). — *pv*, « pli ventral cérébral » (Kupffer). — *tp*, « tubercule postérieur » (Kupffer). — *vt*, *velum transversum* (Kupffer). — *c*, ébauche cérébelleuse formée par la lame postérieur épaissie du pli dorsal. — *tqp*, *tqa*, tubercules quadrijumeaux postérieur et antérieur. — *rm*, recessus mamillaire. — *in*, infundibulum. — *ri*, recessus infundibulaire. — *ro*, recessus optique. — *lo* « lobe olfactif impair » (Kupffer). — *ch*, chiasma optique. — *ca. st*, commissure antérieure et corps strié. — *hy*, hypophyse. — *ps*, poche de Seessel. — *mp*, membrane pharyngienne.

Le développement anatomique ultérieur du cervelet a été particulièrement étudié par Mihalkovics et Löwe chez le Lapin, par Mihalkovics et Kölliker chez l'Homme, par Lahousse chez le Poulet. Il diffère naturellement chez le Mammifère et chez l'Oiseau, puisque chez ce dernier les hémisphères du cervelet demeurent très rudimentaires.

Dans l'un et l'autre type, le développement est au début le même, et les différences ne s'accusent que dans la suite.

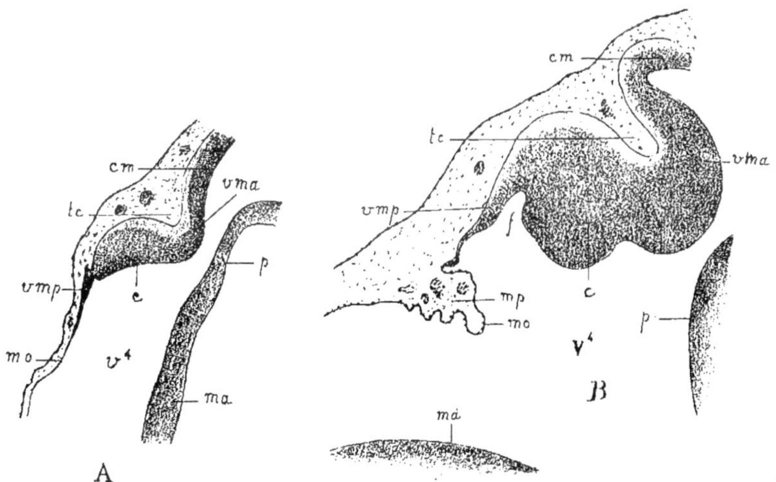

FIG. 211. — *Coupes sagittales de l'ébauche cérébelleuse et des parties adjacentes chez deux embryons de Mouton d'âge différent.*

A. Embryon de 13 millim. de long. — B. Embryon de 20 millim.

vma, voile médullaire antérieur (valvule de Vieussens). — *vmp*, voile médullaire postérieur (valvules de Tarin). — *c*, partie médiane de l'ébauche cérébelleuse ou futur vermis. — *mp*, *marsupium cerebr posterius*. — *mo*, membrane obturatrice. — *f*, *fastigium*. — *v4*, quatrième ventricule. — *p*, pont. — *ma* moelle allongée. — *cm*, cerveau moyen. — *tc*, tente du cervelet.

Sur les coupes sagittales, le cervelet est formé par la lame cérébelleuse (fig. 211, *c*), qui se continue : en avant avec la paroi du cerveau moyen par une partie amincie, qui occupe le sommet du pli dorsal cérébral et que nous avons appelée déjà le voile médullaire antérieur (future *valvule de Vieussens*) (*vma*); en arrière avec la membrane obturatrice par une partie qui va de même en s'amincissant graduellement et que nous avons nommée plus haut le voile médullaire postérieur (future *valvule de Tarin*) (*vmp*). Au début, la lame cérébelleuse et ses traits d'union avec le cerveau moyen et avec la membrane obturatrice sont presque en ligne droite. Mais bientôt, le tissu conjonctif ambiant, se développant toujours davantage, repousse devant lui la paroi cérébrale au niveau de ses points faibles, c'est-à-dire aux extrémités de la lame cérébelleuse, soit à l'endroit du voile médullaire antérieur et du voile médullaire postérieur (comp. fig. 211, A et B).

Dans le premier point, ce tissu forme par son accumulation l'ébauche de la *tente du cervelet* (*tentorium cerebelli*) (fig. 211 B, *tc*). Dans le deuxième, il constitue une partie de la toile choroïdienne du quatrième ventricule. L'accroissement de la tente du cervelet n'a d'autre effet que d'empêcher le développement en épaisseur de la paroi cérébrale, au niveau du voile médullaire antérieur, qui demeure ainsi toujours sous forme d'une mince lamelle, la *valvule de Vieussens*. Dans le deuxième point, au contraire, le tissu conjonctif est la cause de transformations plus profondes. Il déprime devant lui la mince paroi cérébrale, constituant ainsi une fossette ouverte en dehors, le *marsupium cerebri posterius* d'Aeby ou « poche postérieure du cerveau » (fig. 211, B, *mp*). D'autre part, sous son effort, le voile médullaire postérieur s'infléchit sur la lame cérébelleuse, au-dessous de laquelle il vient se placer. De cette façon son bord postérieur, continu avec la membrane obturatrice, qui était d'abord tourné en arrière, regarde à présent directement en avant. De la sorte aussi, se forme un diverticule de la cavité cérébrale, limité par la lame cérébelleuse et par le voile médullaire postérieur et appelé *fastigium* (B, *f*). Malgré la forte poussée exercée par le tissu conjonctif sur la paroi nerveuse, la continuité du voile postérieur (future valvule de Tarin) avec la membrane obturatrice n'est jamais rompue ; le bord antérieur de ce voile ne devient jamais libre, mais continue à donner attache à la membrane obturatrice ; par suite, la poche postérieure du cerveau ne conduit pas dans la cavité cérébrale ; en d'autres termes, la « fente cérébrale postérieure » ou « fente transversale du cervelet » n'existe pas. On comprend encore, par l'examen des coupes sagittales, que l'accroissement du tissu conjonctif aux deux extrémités de la lame cérébelleuse a pour effet de fixer dans une certaine mesure ces deux extrémités, de façon que, lorsqu'ensuite cette lame se développera, elle ne pourra le faire qu'en s'incurvant fortement.

Sur des vues extérieures de la face dorsale du cerveau, la lame cérébelleuse figure une crête transversale qui surplombe en avant la fosse rhomboïdale. Cette crête est bilobée et se compose de deux lobes réunis par une partie médiane, légèrement rétrécie, qui correspond à la plaque du toit (fig. 212).

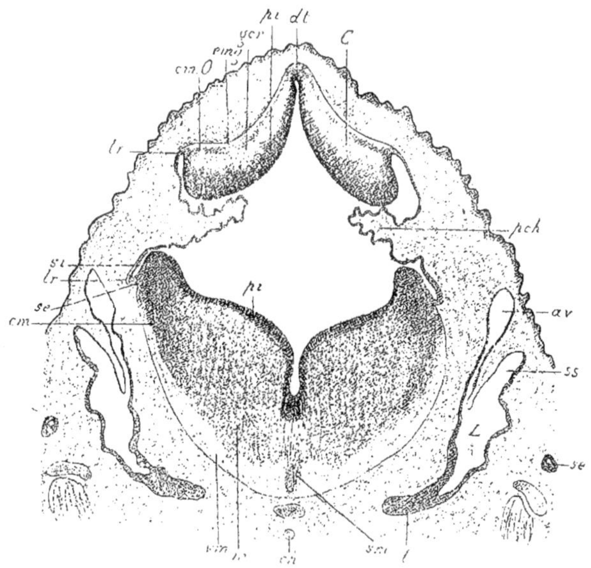

Fig. 212. — *Coupe du bulbe et du cervelet chez un embryon de Mouton de 18 millim. de long.*

C, cervelet formé de deux moitiés développées aux dépens des zones dorsales du tube médullaire. — *dt*, diverticule du toit. — *pi*, plaque interne du cervelet. — *gcr*, couche ganglionnaire et couronne rayonnante fibreuse correspondant au manteau. — *emg*, enveloppe moléculaire grise répondant au voile médullaire. — *cm*. O, couche de cellules migratrices ou d'Obersteiner. — *lr*, lèvre rhomboïdale. — *si*, *se*, sillons interne et externe de la lèvre. — *pch*, plexus choroïdes du quatrième ventricule. — *pi*, plaque interne du bulbe. — *m*, manteau. — *vm*, voile médullaire. — *cm*, courant de cellules migratrices parti de la lèvre rhomboïdale. — *sm*, *septum medullæ*. — *ch*, corde dorsale. — L, labyrinthe membraneux. *av*, aqueduc du vestibule ou recessus du labyrinthe. — *ss*, *se*, canaux demi-circulaires supérieur et externe. — *l*, limaçon.

Des coupes transversales du cerveau postérieur nous offrent deux épaississements des portions latéro-dorsales de la paroi ; ils correspondent à la coupe des deux lobes droit et gauche de la lamelle cérébelleuse (fig. 212, C). Entre eux règne une partie amincie, la plaque du toit; celle-ci est soulevée par un diverticule de la cavité cérébrale, le « diverticule du toit » (*dt*). Ce dernier n'a du reste qu'une existence transitoire ; il disparaît dans la suite par soudure de ses parois épendymaires, de telle sorte que les deux parties du cervelet, primitivement séparées, se réunissent, et que le cervelet devient ainsi un organe médian et impair.

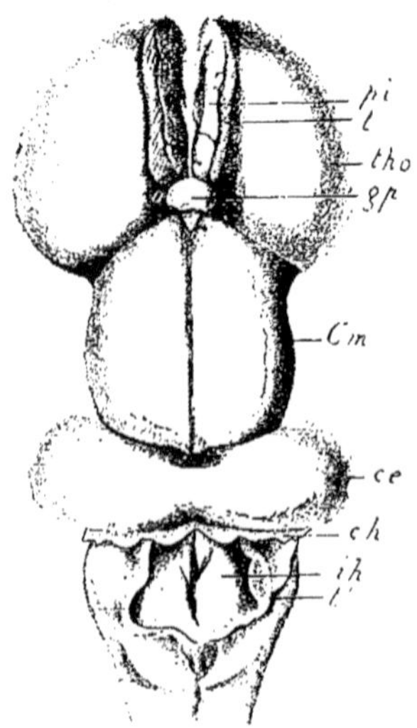

FIG. 213. — *Vue dorsale du cerveau intermédiaire, du cerveau moyen, du cervelet, de la moelle allongée chez un embryon humain du quatrième mois.*

pi, paroi latérale, *l*, toit déchiré du troisième ventricule. — *gp*, glande pinéale. — *tho*, *thalamus opticus* (couche optique). — *Cm*, cerveau moyen (futurs tubercules quadrijumeaux) déjà divisé en deux lobes bijumeaux ou lobes optiques. — *ce*, cervelet bilobé (hémisphères cérébelleux). — *ch*, toile choroïdienne du quatrième ventricule formant le pli choroïdien. — *rh*, fosse rhomboïdale ou quatrième ventricule. — *l'*, sa paroi supérieure ou toit (membrane obturatrice) déchirée sur tout le pourtour du quatrième ventricule.

Chez les Vertébrés inférieurs, le cervelet ne se complique pas davantage, alors même qu'il atteint, comme chez les Poissons osseux, un volume relativement considérable. Dans ces types inférieurs se conserve ainsi une forme qui n'appartient pour les types plus élevés qu'à une période embryonnaire. C'est, par exemple, chez les Batraciens, une crête transversale, qui surmonte en avant le quatrième ventricule. Chez les Poissons, le cervelet possède encore essentiellement la même forme; mais la lame cérébelleuse, puissamment développée, est épaisse et recourbée en avant.

Chez les Oiseaux et les Mammifères au contraire, le cervelet acquiert une complexité anatomique très grande.

La lame cérébelleuse se détache de plus en plus nettement des voiles médullaires antérieur et postérieur (fig. 211, B) et s'épaissit (fig. 214, A, *Ce*). Vers la fin du troisième mois chez l'Homme, elle se prolonge à ses extrémités latérales, à droite et à gauche, en deux tubérosités. Celles-ci, d'abord insignifiantes, prendront un développement rapidement considérable et dépasseront bientôt en volume la portion impaire qui les a produites; elles forment, en effet, l'ébauche des *hémisphères cérébelleux* (fig. 213, *ce*). La portion impaire, qui constituait d'abord le cervelet à elle seule, devient le *vermis* ou *ver*, dans lequel on distingue un *vermis supérieur* que forme la partie antéro-inférieure ou ventrale du ver, et un *vermis inférieur* constitué par sa partie postéro-supérieure ou dorsale, de sorte que les expressions « supérieur » et « inférieur » seraient avantageusement remplacées par celles de « ventral » ou « dorsal », ou encore, eu égard à la situation des deux portions de la lame cérébelleuse, par celles

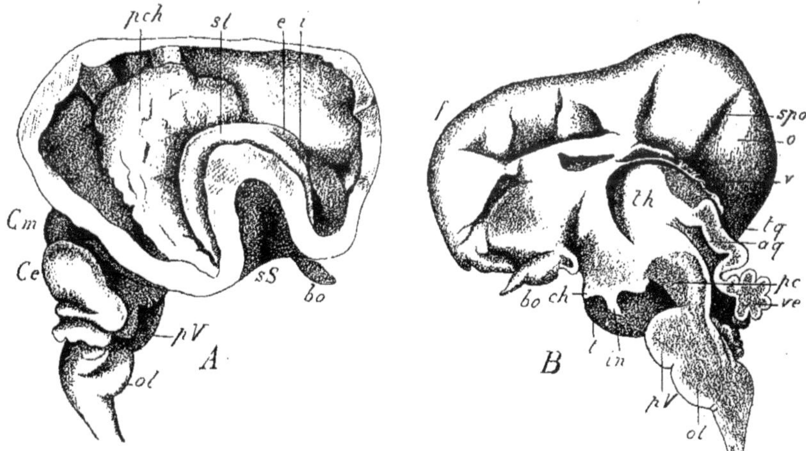

FIG. 214. — *Encéphale d'un embryon humain de 10 centim. de long du vertex au coccyx (3 mois et demi).*

A. Vue latérale, la paroi externe des ventricules cérébraux ayant été enlevée. — *pch*, plexus choroïdes. — *st*, corps strié. — *e*, *i*, ses branches externe et interne. — *sS*, scissure de Sylvius. — *bo*, bulbe olfactif. — *Cm*, cerveau moyen. — *Ce*, cervelet. — *pV*, pont de Varole (protubérance annulaire). — *ol*, olive.

B. Section médiane, montrant la face interne du cerveau. — *f*, région frontale ; *o*, région occipitale ; *t*, région temporale du cerveau. — *th*, *thalamus opticus* (couche optique). — *v*, voûte du troisième ventricule. — *spo*, scissure pariéto-occipitale. — *tq*, tubercules quadrijumeaux. — *aq*, aqueduc de Sylvius. — *bo*, bulbe olfactif. — *ch*, chiasma. — *in*, infundibulum. — *pc*, pédoncule cérébral. — *ve*, vermis cérébelleux. — *pV*, pont de Varole. — *ol*, olive.

de « proximal » et de « distal », puisque c'est à la partie proximale de la lame cérébelleuse que le ver supérieur doit origine.

La surface du cervelet est d'abord parfaitement lisse. Mais à la fin du troisième ou au début du quatrième mois, il apparaît, sur le vermis, plusieurs sillons dans lesquels le tissu conjonctif ambiant s'enfonce. Quatre sillons se produisent ainsi, qui déterminent cinq bourrelets ou circonvolutions de la surface cérébelleuse (Kölliker) (fig. 214, *ve*). Ces circonvolutions correspondent, d'avant en arrière : 1° à la masse principale du vermis supérieur (*lingula, lobulus centralis, monticulus, declive*); 2° aux *laminæ transversales superiores et inferiores* (*folium cacuminis* et *tuber valvulæ*); 3° à la *pyramide*; 4° au *nodule*; 5° à la *luette* ou *uvula* (voy. fig. 208, *p*, *u*).

D'après Kollmann et Mihalkovics, dès avant que ces sillons et circonvolutions paraissent sur le vermis, il s'est produit, à la face inférieure du vermis, et sur les parties latérales de la face inférieure appartenant aux hémisphères, trois bourrelets, les *gyri choroïdes* de Kollmann. Le dernier formé est le plus postérieur et vient se placer au-dessous des deux autres; il constitue, d'après Kollmann, la paroi du recessus latéral du quatrième ventricule, paroi que nous avons rattachée à la membrane obturatrice. Le bourrelet antérieur n'a pas reçu de dénomination spéciale et n'a pas non plus de destinée précise. Quant au bourrelet moyen, il constituera par sa portion externe le *flocon* (*flocculus*) ou *lobule du pneumogastrique*, et par sa portion interne le *pédoncule du flocon*. Ces diverses parties seront, sur les côtés, les traits d'union des hémisphères cérébelleux et de la paroi du quatrième ventricule. Le flocon adhère par son pédoncule au voile médullaire postérieur, qui sur la ligne médiane occupe le même niveau transversal que le flocon et le pédoncule sur les côtés.

Ce voile a subi, de par l'extension qu'a prise le vermis, une importante modification. Sa portion exactement médiane s'est raccourcie grâce au puissant accroissement du ver inférieur, de telle sorte que le voile postérieur paraît maintenant divisé en deux parties latérales réunies par un pont intermédiaire très étroit; ce sont les deux *valvules de Tarin* définitives, semblables à deux valvules semi-lunaires en nid de pigeon.

Les sillons transversaux, limités d'abord au vermis, s'étendent peu à peu sur les hémisphères, à mesure que ceux-ci s'accroissent. Le premier sillon, empiétant un peu sur les hémisphères, marque déjà la limite entre le *lobe quadrangulaire* et les *lobes semi-lunaires* encore unis de ces hémisphères (voy. fig. 208, *ls*). De même, le second sillon sépare les lobes semi-lunaires de ce qui représentera dans les hémisphères cérébelleux le prolongement de la pyramide du vermis, c'est-à-dire le *lobe cunéiforme* des auteurs. Le troisième se prolonge à distance sur les parties latérales et sépare les rudiments des *tonsilles* ou *amygdales* (fig. 208, *a*) de la partie latérale des hémisphères non encore différenciée. Le quatrième délimite en avant le gyrus choroïde antérieur de Kollmann dont il a été question ci-dessus (Kölliker).

De nouveaux sillons limitant de nouvelles circonvolutions paraissent ensuite tant sur le vermis que sur les hémisphères, pour le développement desquelles nous renvoyons à Kölliker, qui a spécialement étudié la question.

Les conclusions auxquelles cet auteur est arrivé sont les suivantes :

1° Les circonvolutions et les sillons paraissent d'abord sur le vermis et gagnent de là les hémisphères ;

2° Les circonvolutions de la face supérieure du cervelet précèdent dans leur développement celles de la face inférieure;

3° D'après le nombre des sillons et des circonvolutions les premières apparues, on peut distinguer sur le cervelet les segments ou lobes primitifs suivants :

A. Sur le vermis : 1° *vermis supérieur ;* 2° *laminæ transversales ;* 3° *pyramis ;* 4° *nodulus ;* 5° *uvula.*

B. Sur les hémisphères : 1° *lobus quadrangularis ;* 2° *lobus posterior* (Henle) (*semi-lunaris superior* et *inferior*, et *lobus gracilis*) ; 3° *lobus inferior ;* 4° *tonsillæ ;* 5° *flocculi.*

Les lobes secondaires sont :

A. Sur le vermis : la *lingula ;* le *lobus centralis ;* les dépendances du *lobulus lunatus anterior* (*monticulus*) *;* les dépendances du *lobus lunatus posterior* (*declive*) ; la *lamina transversalis superior* (*folium cacuminis*) ; les *laminæ transversales inferiores* (*tuber valvulæ*).

B. Sur les hémisphères : la portion antérieure du *lobus quadrangularis* (*lobulus lunatus anterior*) ; la portion postérieure de ce même lobe (*lobulus lunatus posterior*) ; le *lobus semi-lunaris superior ;* le *lobus semi-lunaris inferior.*

Chez le Poulet, qui a été étudié par Lahousse, les complications anatomiques sont moindres. La plaque cérébelleuse, en se développant, s'infléchit sur elle-même et se partage en un ver supérieur et un ver inférieur, que la prolifération du tissu conjonctif force à se coucher sur la moelle allongée. Au septième jour, la lame cérébelleuse forme sur sa face ventrale deux épaississements latéraux, deux ailes, que l'auteur considère comme destinés à former l'ébauche première de la substance médullaire du vermis (1). Au neuvième jour, des sillons transversaux paraissent à la surface du cervelet jusque-là parfaitement lisse (fig. 217, *vs*, *vi*) ; le nombre de ces sillons sera porté chez l'adulte à quatorze, délimitant quinze lames ou *gyri*. A cette époque, le bord postéro-externe de la lame cérébelleuse se dédouble ; ce dédoublement donne naissance aux « touffes » ou « flocons », qui prolongent latéralement la lame cérébelleuse et correspondent, d'après Lahousse, non point seulement aux flocons des Mammifères mais aux hémisphères cérébelleux entiers. On sait que ces formations, homologues des hémi-

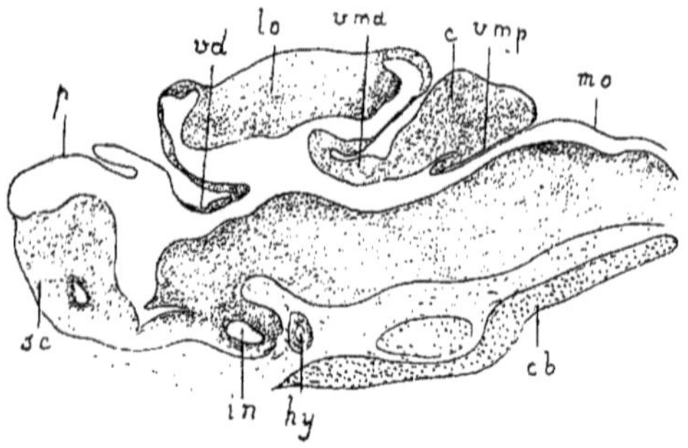

Fig. 215. — *Coupe médiane sagittale du cerveau d'un alevin de Truite de 2 centim. de long.*

mo, membrane obturatrice du quatrième ventricule. — *vmp*, *vma*, voiles médullaires postérieur et antérieur. — *c*, cervelet. — *lo*, lobes optiques (cerveau moyen). — *vd*, voile dorsal cérébral. — *p*, pallium ou manteau cérébral. — *sc*, corps strié ou ganglion cérébral. — *in*, infundibulum. — *hy*, hypophyse. — *cb*, base cartilagineuse du crâne.

sphères des Mammifères, demeurent rudimentaires dans la classe des Oiseaux.

Les Poissons osseux, par le puissant développement que prend chez eux le cervelet, doivent être placés hors de la série phylogénétique qui comprend plusieurs termes représentés à l'état adulte chez les Batraciens, les Oiseaux, les Mammifères et semblables aux stades successifs parcourus par le cervelet dans le développement ontogénétique d'un Mammifère. Le cervelet des Poissons osseux (fig. 215), bien que lisse et dépourvu de circonvolutions, forme une masse relativement aussi importante, par rapport au reste de l'encéphale, que celui des Oiseaux et même des Mammifères, tandis que, vu la situation des Poissons osseux dans la série des Vertébrés, il devrait être proportionnellement moindre que chez les types supé-

(1) On ne se rend pas compte de la façon dont la substance médullaire du cervelet peut être formée par une saillie de la surface de l'organe ; l'auteur n'est d'ailleurs pas explicite à ce sujet.

rieurs (1). Stieda a en effet considéré comme représentant le cervelet chez les Poissons osseux toute la volumineuse région cérébrale située derrière le point d'émergence du nerf pathétique, région que d'autres auteurs avaient incorporée en grande partie au cerveau moyen. En outre, au point de vue histologique, Schaper a montré récemment que, par la complexité de sa structure, le cervelet des Poissons osseux ne le cédait en rien à celui des Mammifères, et que les divers types cellulaires décrits dans ces derniers se retrouvaient chez les Poissons, si bien que, conclut-il, le cervelet des Poissons osseux est trop compliqué, trop hautement organisé pour fournir le schéma histologique du cervelet.

§ 2. **Histogenèse du cervelet.** — Le développement histologique du cervelet a été étudié par Löwe, Vignal, Bellonci et Stefani, Herrick et surtout par Lahousse. Il résulte de la description de ce dernier auteur, que nous suivrons surtout ici, que la structure de la lame cérébelleuse offre au début les mêmes caractères que ceux que His a reconnus à la paroi du tube médullaire en général.

La lame cérébelleuse de l'embryon de Poulet du quatrième jour se compose d'une couche interne, riche en figures caryocinétiques, formée de cellules tapissées par une cuticule interne et munies de cils vibratiles. Suit en dehors une couche de cellules à disposition radiale et columnaire, que Lahousse appelle « névroglie embryonnaire » et où nous reconnaissons sans peine la couche des spongioblastes de His. Extérieurement, les cellules de la névroglie embryonnaire sont plus espacées, les mailles qu'elles forment plus larges, de telle sorte qu'un vaste réticulum, limité par une cuticule externe, prend ainsi naissance, qui est manifestement le correspondant du voile médullaire de His. Dans le cours du cinquième et du sixième jour de l'incubation, la couche externe a pris des caractères plus nets et mérite d'être distinguée sous un nom particulier ; l'auteur l'appelle, comme Löwe, « enveloppe moléculaire grise », destinée qu'elle est à constituer la substance moléculaire grise du cervelet. Dès à présent, la lame cérébelleuse se compose de trois couches bien distinctes. Au sixième jour, il apparaît, le long de la cuticule externe, des cellules fusiformes à grand axe longitudinal ; ces éléments se montrent d'abord au niveau du voile médullaire antérieur ; puis de là ils envahissent plus tard la troisième couche cérébelleuse entière. Le point de départ de ces éléments est d'ailleurs inconnu ; S. Minot, récemment, les fait provenir hypothétiquement de la lèvre rhomboïdale du cervelet qui était ignorée de Löwe aussi bien que de Lahousse. Plus récemment encore, Herrick, chez le Cochon d'Inde, a retrouvé cette couche de cellules. Selon cet auteur, elle procède d'arrière en avant et des côtés vers la ligne médiane et vient remplir l'assise superficielle du cervelet qui, au début, n'était que blanche et fibreuse. Quant à son origine, Herrick la fait prove-

(1) Ce fait a été invoqué en phylogénie à l'appui de la direction divergente du rameau « Poissons osseux ».

nir de la paroi du recessus latéral du quatrième ventricule ; il en donne pour preuve ce fait qu'elle entoure une cavité qui n'est qu'un diverticule du recessus. Ces cellules, que Lahousse nomme « cellules de renfort » ou encore « cellules conquérantes », constituent dans leur ensemble la « bande cellulaire » de Löwe, que Lahousse a appelée « couche d'Obersteiner » en l'honneur de l'auteur qui l'a découverte (fig. 216, *cr* : voy. aussi fig. 212, *cm.O*).

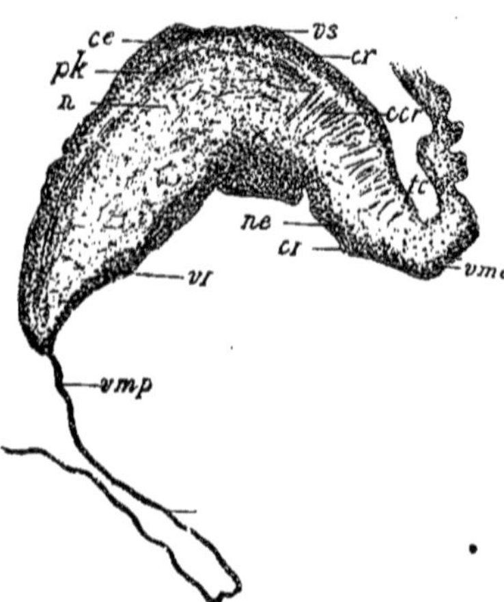

FIG. 216. — *Coupe du vermis supérieur chez un embryon de Poulet âgé d'environ 8 jours* (d'après LAHOUSSE).

vma, voile médullaire antérieur. — *vmp*, voile médullaire postérieur. — *vs*, vermis supérieur. — *vi*, vermis inférieur. — *ce*, cuticule externe. — *ci*, cuticule interne. — *ne*, névroglie embryonnaire de la deuxième couche. — *cr*, couche des cellules de renfort ou couche d'Obersteiner. — *pk*, couche des cellules de Purkinje. — *n*, masse des nerfs situés dans la région externe différenciée de la deuxième couche ou couche de Rolando. — *ccr*, traînées longitudinales, indices de la couronne rayonnante. — *tc*, tente du cervelet.

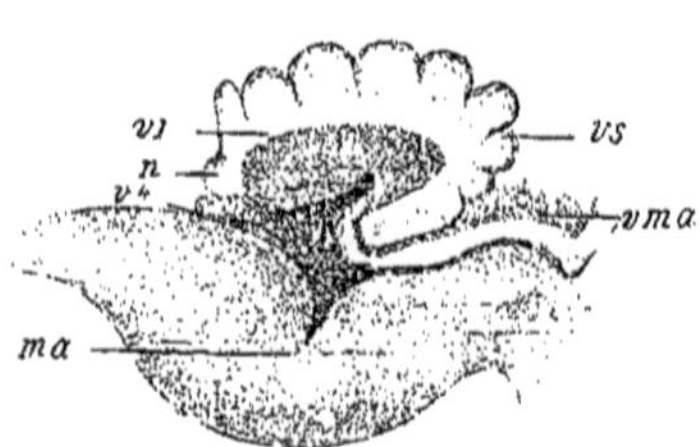

FIG. 217. — *Coupe médiane du cervelet chez un embryon de Poulet âgé de 12 jours* (d'après LAHOUSSE).

vma, voile médullaire antérieur. — *vs*, vermis supérieur. — *vi*, vermis inférieur. — *n*, nodule. — v^4, quatrième ventricule avec un diverticule s'enfonçant dans le cervelet. — *ma*, moelle allongée.

Elles subiront d'ailleurs la même métamorphose histologique que les cellules de la troisième couche et engendreront plus tard la région externe de la substance moléculaire grise. Au sixième jour, apparaissent, sur des coupes sagittales et latérales passant par les pédoncules cérébelleux inférieurs, et dans l'épaisseur de la deuxième couche, les premières fibres nerveuses à direction sagittale de ces pédoncules. Chez un embryon de 7 jours et demi, en dedans de la troisième couche, se différencient, aux dépens des éléments les plus externes de la deuxième couche ou névroglie embryonnaire, des cellules nouvelles; elles n'ont, suivant l'auteur, que la valeur d'un type spécial de cellules névrogliques embryonnaires, auxquelles cependant il reconnaît de par leur destinée la signification de cellules nerveuses ganglionnaires (neuroblastes de His) (1). Au niveau de la partie externe de la deuxième couche, se forment des fibrilles nerveuses à direction radiée (« fibres de la couronne rayonnante » de Löwe) (fig. 216, *ccr*). Au huitième jour, six couches distinctes composent la lame cérébelleuse (fig. 216) : 1° l'épendyme avec la cuticule interne *ci;* 2° la névroglie embryonnaire de plus en plus amincie à mesure que la différenciation atteint ses parties externes (*ne*) ; 3° les parties externes de la névroglie avec la couronne rayonnante (*ccr*) ; 4° la couche des cellules de Purkinje (*pk*), renfermant des cellules nerveuses ganglionnaires et, en outre, des cellules névrogliques (qui formeront par leurs prolongements protoplasmatiques le plexus de fibres nerveuses caractéristique de la couche granuleuse du cervelet adulte [?] ; 5° la couche moléculaire grise (ancienne troisième couche) ; 6° la couche des cellules de renfort avec la cuticule externe (*cr* et *ce*). Au neuvième jour, paraissent les « fibres de charpente » de Bergmann, dont le noyau est appliqué contre la cuticule externe et qui représentent une septième couche. C'est seulement après la naissance que les fibres nerveuses acquièrent leur constitution définitive et qu'elles se chargent de myéline.

Bellonci et Stefani, chez le Pigeon, décrivent aussi plusieurs couches qui sont essentiellement les mêmes que celles admises par Lahousse. Mais, différemment de ce dernier auteur, ils ont trouvé à la surface du cervelet, en dehors de la couche moléculaire, une « couche nucléaire externe » (*stratum nucleare externum*), ainsi appelée par opposition à la couche granuleuse que ces auteurs nomment « couche nucléaire interne » (*stratum nucleare internum*). Cette couche externe est décomposable à son tour en deux assises, dont l'extérieure est riche en figures caryocinétiques. Dans l'état actuel de nos connaissances sur le mode de développement du tube nerveux en général, on comprend difficilement une assise proliférative externe, que l'on est habitué à placer au contraire au voisinage de l'épendyme.

On voit, d'après ce qui précède, que l'histogenèse du cervelet est loin d'être complètement élucidée. Si le point de départ du processus histogénétique est ici le même que dans toute autre région du tube médullaire, si nous retrouvons au début du développement du cervelet les trois couches fondamentales décrites par His partout ailleurs, les transformations de ces diverses couches ne peuvent être calquées purement et simplement sur celles qu'elles subissent dans d'autres parties du système nerveux central. Les cellules nerveuses du cervelet, celles de Purkinje en particulier, doivent provenir, conformément au schéma de His, des éléments de la plaque interne qui ont émigré vers la surface de l'organe. Ces cellules, au lieu d'envoyer leurs cylindres d'axe vers la surface, doivent les diriger dans la profondeur du côté ventriculaire, de telle sorte que, dans leur ensemble, ces cylindres formeront la masse blanche médullaire du cervelet. L'émigration des

(1) On se rappelle, en effet, que Lahousse est uniciste et fait dériver tous les élément du système nerveux d'une névroglie embryonnaire primitive (voy. p. 372).

cellules, bien qu'elle n'ait pas été directement constatée, n'est pas impossible, contrairement à ce que pense Herrick qui voit dans la couche interne de substance blanche un obstacle absolu à l'émigration ; cette couche blanche, en effet, il ne faut pas l'oublier, ne préexiste pas; son apparition ne précède pas la migration cellulaire, puisque les fibres qui la composent dérivent des cellules. Il est du reste possible que, comme Herrick l'avance, à l'émigration habituelle qui se fait de dedans en dehors, il s'en ajoute une autre, propre au cervelet, s'effectuant au contraire de dehors en dedans et prenant sa source dans les cellules de la couche de renfort ou d'Obersteiner. C'est ce que l'auteur précité conclut d'observations faites sur le Cobaye et surtout de ce qu'il a vu chez les Reptiles, où il se ferait un reploiement de la lame cérébelleuse, tel que les éléments appartenant à la surface ventriculaire viendraient envahir la surface extérieure.

Remarquons maintenant, comme correctif à cet aperçu histogénétique, que, pour le cervelet de même que pour la moelle, les méthodes histologiques ordinaires ne sont pas à même de nous renseigner exactement sur l'époque d'apparition des différents éléments nerveux. L'étude d'embryons très jeunes faite avec la méthode de Golgi permettrait sans doute de reculer cette époque. Les cellules de Purkinje, par exemple, sont probablement reconnaissables avant l'âge (huitième jour de l'incubation chez le Poulet, sixième mois de la grossesse pour l'Homme) où Lahousse et Vignal les ont vues paraître.

En résumé, l'organisation du cervelet embryonnaire est la même que celle des autres régions du tube nerveux, de la moelle en particulier; on y retrouve de dedans en dehors : la *plaque interne*, le *manteau* et le *voile médullaire*. Celui-ci est bientôt parcouru par un courant cellulaire parti des bords du cervelet, qui forme la *couche de renfort* ou d'*Obersteiner;* cette couche n'est point absolument propre au cervelet, car elle a son correspondant dans l'assise des cellules, qui, dans la moelle allongée, émigrent de la lèvre rhomboïdale.

A la suite des processus histogénétiques qui viennent d'être décrits, le cervelet se compose (fig. 218) d'une *écorce de substance grise* (*G*), repliée sur elle-même en *circonvolutions* ou *lames*, et d'une *substance blanche médullaire* ou *centrale* (M) qui se prolonge dans l'axe des lames. La substance grise est constituée par trois couches principales de cellules : *couche moléculaire*, externe (*cm*) ; *couche des cellules de Purkinje,* moyenne (*cP*)*; couche granuleuse,* interne (*cg*) (1). La substance grise n'est pas seulement corticale ;

(1) Nous renvoyons aux ouvrages d'anatomie et d'histologie et aux mémoires de

mais il se produit en outre, par un mécanisme d'ailleurs inconnu, plusieurs *amas gris centraux* du cervelet, qui sont déjà bien formés chez un fœtus humain de six mois (fig. 219); ce sont le *noyau den-*

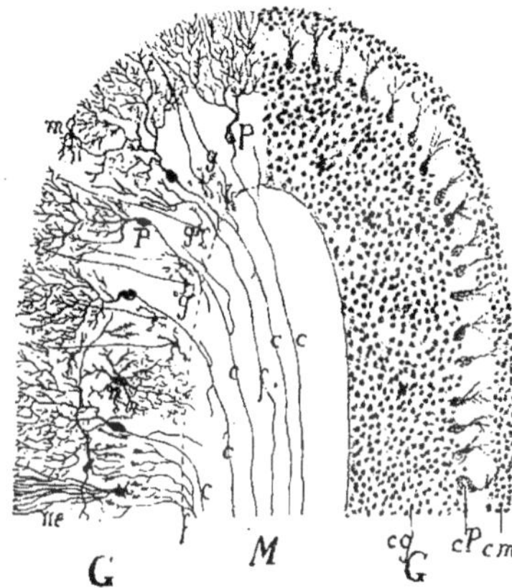

FIG. 218. — *Coupe demi-schématique d'une circonvolution ou lame du cervelet.*

La partie droite de la figure représente l'aspect que donnent les méthodes histologiques ordinaires; elle est conforme au dessin que donne VIGNAL de la coupe du cervelet, chez un fœtus humain de 6 mois. La partie gauche montre l'image du cervelet traité par la méthode de Golgi; cette partie de la figure est imitée des schémas de KŒLLIKER et de VAN GEHUCHTEN.

G, écorce grise. — M, masse médullaire blanche. — *cm*, couche moléculaire. — *cP*, couche des cellules de Purkinje. — *cg*, couche granuleuse. — P, cellules de Purkinje avec *c*, leurs cylindres d'axe ou fibres centrifuges de la masse blanche du cervelet. — *f*, fibres centripètes de cette même masse blanche. — *g*, grains du cervelet. — *n*, cellules nerveuses du type II de Golgi. — *m*, cellules de la substance moléculaire. — *ne*, cellules névrogliques.

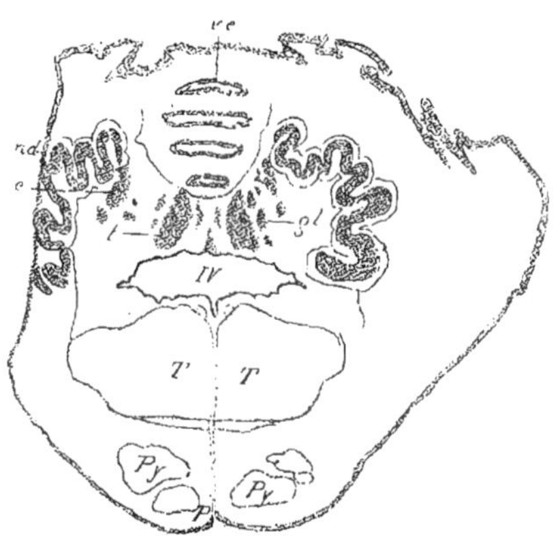

FIG. 219. — *Coupe du pont de Varole et d'une partie du cervelet chez un fœtus humain de six mois* (d'après KŒLLIKER).

P, partie superficielle (fibres transversales) du pont. — *Py*, pyramides. — T, *tegmentum* ou calotte. — IV, quatrième ventricule. — *ve*, vermis. — *nd*, noyau dentelé ou rhomboïdal du cervelet. — *e*, embolus. — *gl*, noyau globuleux. — *t*, noyau du toit.

telé ou *rhomboïdal*, ou encore *olive cérébelleuse* (*nd*), le *noyau du toit* (*t*), le *noyau globuleux* (*gl*) et l'*embolus* ou *bouchon* (*e*).

Golgi, Ramón y Cajal, Kölliker, van Gehuchten, Fusari, Schaper (voir l'index bibliographique) pour la question détaillée des formes et des connexions des cellules du cervelet, étudiée dans ces mémoires à l'aide du procédé de Golgi.

INDEX BIBLIOGRAPHIQUE

HIS. Die Entwicklung des menschlichen Rautenhirns. *Abh. d. math.-phys. Cl.d.K. Sächs. Ges. d. Wiss.*, 1890. — KUPFFER. *Studien zur vergleichenden Entw. des Kopfes der Kranioten*, München, 1893. — GORONOWITSCH. Das Gehirn und die Cranialnerven von Acipenser ruthenus. *Morph. Jahrbuch*, 1888, Bd. XIII. — FULLIQUET. Recherches sur le cerveau du Protopterus annectens. *Rec. zool. Suisse*, 1886, t. III. — SERRES. Recherches sur quelques points de l'organisation du Lepidosiren annectens. *C. r. Acad. Sc.*, 1863. — BURCKHARDT. Ueber das Centralnervensystem der Dipnoer. *Verh d. D. zool. Ges.*, 1892. — ID. The central nervous system of Protopterus annectens. *J. of comp. Neur.*, 1892, vol. II. — ID. *Das Centralnervensystem von Protopterus annectens.* Berlin, Friedländer, 1892. — BEAUREGARD. Encéphale et nerfs crâniens du Ceratodus Forsteri. *Journ. de l'anat. et de la phys.*, 1881. — A. RETZIUS, J. MULLER, cités *in* G. RETZIUS. Das Gehirn und das Auge von Myxine. *Biol. Unters.* N.F. 1893, Bd. V. — LŒWE. *Beiträge zur Anat. und zur Entw. des Nervensystems der Saügethiere und des Menschen.* Leipzig, Denicke, 1880. — KOLLMANN. *Die Entwicklung der Adergeflechte. Ein Beitrag zur Entw. des Gehirns.* Leipzig, 1861. — KŒLLIKER. *Embryologie.* — MIHALCOVICS. *Entwickl. des Gehirns.* Leipzig, 1877. — FLECHSIG. *Die Leitungsbahnen im Gehirn und Rückenmark des Menschen.* Leipzig, 1878. — ID. Zur Anat. und Entw. der Leitungsbahnen im Grosshirn des Menschen. *Arch. f. Anat. und Phys., Anat. Abth.*, 1881. — KŒLLIKER. Der feinere Bau des verlängerten Markes. *Anat. Anzeiger*, 1891, n°s 14-15. — ID. *Handbuch der Gewebelehre des Menschen.* 6e Auflage, Bd. II, H. I. Leipzig, Engelmann, 1893. — BOCHDALEK, LUSCHKA, *in* LŒWE. — KEY u. RETZIUS. *Studien in der Anat. des Nervensystems und des Bindegewebes*, Stockholm, 1875. — LAHOUSSE. Sur l'ontogenèse du cervelet. *Mém. cour. Belg.*, 1887. t. VIII, f. 4. — ID. Recherches sur l'ontogenèse du cervelet. *Arch. de biologie*, 1888, t. VIII. — HOLT. Observations upon the development of the Teleostean Brain, etc. *Zool. Jahrbücher*, 1890, Bd. IV, H. 3. — STIEDA. Ueber die Deutung der einzelnen Theile des Fischgehirns. *Zeitschr. f. wiss. Zool.*, 1873, Bd. XXIII. — SCHAPER. Zur feineren Anat. des Kleinhirns der Teleostier. *Anat. Anzeiger*, 1893, n°s 21-22. — VIGNAL. Recherches sur le développement des éléments des couches corticales du cerveau et du cervelet chez l'Homme et les Mammifères. *Arch. de physiologie*, 1888. — BELLONCI e STEFANI. Contribuzione all'istogenesi della corteccia cerebellare. *Memoria Accad. di Ferrara*, 1886; et *Arch. ital. de biologie*, 1889, t. XI. — HERRICK. Contributions to the comparativ morphology of the central nervous system. *Journ. of comp. Neurol.*, I, 1891, t. I. — GOLGI. Sulla fina anatomia del cervelletto umano. *Arch. per le malattie nervose*, 1874, V, XI, et *Centralbl. f. med. Wiss.* — Id. Recherches sur l'histologie des centres nerveux. *Arch. ital. de biologie*, 1883, III. — RAMON Y CAJAL. Sur les fibres nerveuses de la couche granuleuse du cervelet et sur l'évolution des éléments cérébelleux ; et : A propos de certains éléments bipolaires du cervelet, etc. *Intern. Monatsschr. f. Anat. u. Phys.*, 1890, Bd. VII. — KŒLLIKER. Zur feineren Anatomie des centralen Nervensystems. 1. Das Kleinhirn. *Zeitschr. f. wiss. Zool.*, 1890, Bd. XLIX. — VAN GEHUCHTEN. La structure des centres nerveux : la moelle épinière et le cervelet. *La Cellule*, 1891, t. VII, — FUSARI. Untersuchungen über die feinere Anatomie des Gehirnes der Teleostier. *Intern. Monatsschrift f. Anat. u. Phys.*, 1887, Bd. IV. — SCHAPER.

CHAPITRE CINQUIÈME

Développement du cerveau moyen.

§ 1. — **Configuration générale et limites.** — De toutes les parties de l'encéphale, c'est le cerveau moyen qui subit les transformations les moins complètes et dont par conséquent l'état définitif est le plus voisin de l'état embryonnaire.

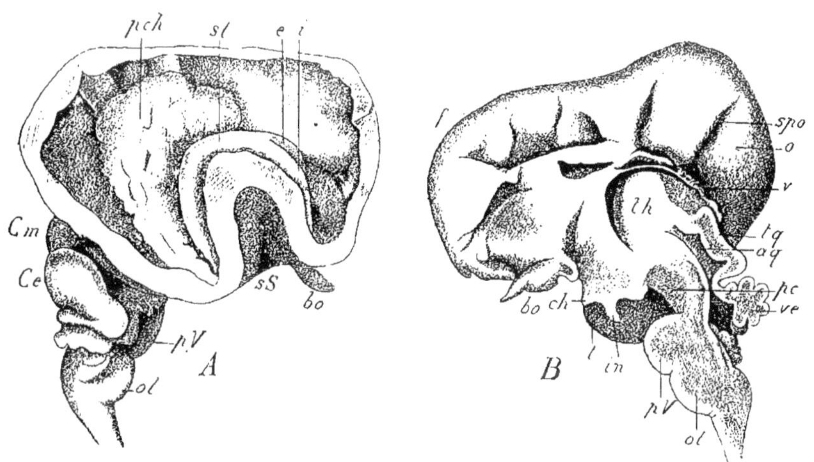

FIG. 220. — *Encéphale d'un embryon humain de 10 centim. de long du vertex au coccyx (3 mois et demi).*

A. Vue latérale, la paroi externe des ventricules cérébraux ayant été enlevée. — *pch*, plexus choroïdes. — *st*, corps strié. — *e*, *i*, ses branches externe et interne. — *sS*, scissure de Sylvius. — *bo*, bulbe olfactif. — *Cm*, cerveau moyen. — *Ce*, cervelet. — *pV*, pont de Varole (protubérance annulaire). — *ol*, olive.

B. Section médiane, montrant la face interne du cerveau. — *f*, région occipitale ; *o*, région occipitale ; *t*, région temporale du cerveau. — *th*, *thalamus opticus* (couche optique). — *v*, voûte du troisième ventricule. — *spo*, scissure pariéto-occipitale. — *tq*, tubercules quadrijumeaux. — *aq*, aqueduc de Sylvius. — *bo*, bulbe olfactif. — *ch*, chiasma. — *in*, infundibulum. — *pc*, pédoncule cérébral. — *ve*, vermis cérébelleux. — *pV*, pont de Varole. — *ol*, olive.

Nous retrouvons ici la constitution typique du tube médullaire comprenant deux zones dorsales, deux zones ventrales, une plaque recouvrante ou voûte avec le diverticule du toit, une plaque basale ou plancher. La voûte demeure mince et étroite, et finalement disparaît, absorbée par les zones dorsales. Celles-ci, qui s'épaississent peu, donneront lieu aux **lobes optiques** (*toit des lobes*

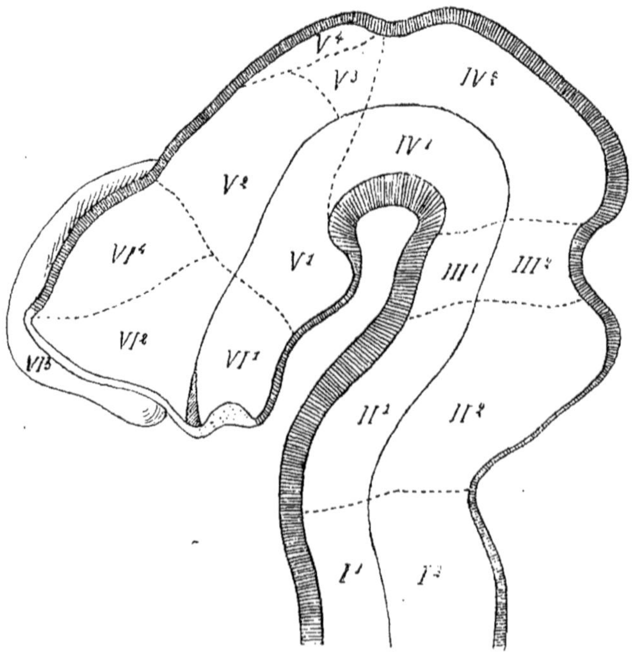

FIG. 221. — *Coupe longitudinale schématique de l'encéphale d'un embryon humain montrant l'axe longitudinal du cerveau et la subdivision théorique du cerveau en compartiments* (d'après HIS).

Les chiffres romains correspondent aux régions longitudinales du cerveau. I est l'arrière-cerveau ; II le cerveau postérieur ; III l'isthme ; IV le cerveau moyen ; V le cerveau intermédiaire ; VI le cerveau antérieur. Les chiffres arabes placés en indice à côté des chiffres romains correspondent aux segments horizontaux de chacune des régions précédentes. 1 désigne le territoire limité par les zones ventrales et le plancher ; 2 celui qui est borné par les zones dorsales et le toit. La ligne pleine qui court suivant l'axe du cerveau et qui en suit les courbures est l'axe cérébral même et correspond à la limite de la zone dorsale et de la zone ventrale.

optiques, tectum lobi optici) appelés aussi **tubercules bijumeaux** ou, chez les Mammifères, **tubercules quadrijumeaux** (fig. 220, B, *tq*). Les zones ventrales et le plancher formeront au contraire une masse cérébrale puissante, dans laquelle se développeront des fibres allant de la moelle allongée au cerveau proprement dit et réciproquement, et qui constituera essentiellement chez l'adulte les **pédoncules cérébraux** (*pc*). La cavité de la vésicule cérébrale moyenne demeure peu spacieuse et constitue un canal de communication entre le quatrième ventricule et la cavité du cerveau intermédiaire ; c'est **l'aqueduc de Sylvius** (*aq*).

L'axe longitudinal du cerveau, situé dans un plan horizontal qui passerait par l'union des zones dorsales avec les zones ventrales, permet de séparer la cavité et les parois du cerveau moyen comme celles de toutes les autres régions de l'encéphale en deux régions superposées (fig. 221).

Rappelons aussi que, en outre de cette division horizontale en deux étages, l'étude de la métamérisation du cerveau a permis de distinguer dans la vésicule cérébrale moyenne jusqu'à trois segments verticaux ou encéphalomères ; cette division métamérique, Bürckhardt pense l'avoir retrouvée chez le Protoptère à l'état adulte (voir plus loin).

Le cerveau moyen est au début, en même temps que la partie culminante du cerveau (puisqu'il correspond au vertex), la portion la plus considérable de l'encéphale. Il forme une forte proéminence arrondie, plus ou moins allongée d'avant en arrière suivant les cas. Au sujet de sa figure exacte, Mihalkovics fait observer que chez les Vertébrés supérieurs, il a une forme d'autant plus allongée que la courbure pontique est plus prononcée. C'est pourquoi le cerveau moyen, semblable à un tube recourbé chez l'embryon humain (voy. fig. 193), a une figure ellipsoïdale chez l'embryon des autres Mammifères et une configuration à peu près sphérique chez l'embryon de Poulet.

La vésicule cérébrale moyenne surmonte le pilier moyen du crâne, qu'elle embrasse par sa face inférieure concave.

Elle est située entre l'isthme de l'encéphale en arrière, le cerveau intermédiaire en avant. Deux incisures profondes, l'une antérieure, l'autre postérieure, établissent nettement ses limites du côté de la voûte, c'est-à-dire sur une vue dorsale du cerveau. Le fond de ces incisures est dirigé de telle sorte que prolongées elles convergeraient vers le plancher du cerveau moyen, et continuées au delà de ce plancher se rejoindraient au sommet du pilier moyen du crâne ; d'où résulte que le cerveau moyen, délimité par des plans passant par le fond des rainures qui marquent ses limites du côté dorsal, serait cunéiforme et comme enclavé entre le cerveau intermédiaire et l'isthme, qu'il déborde tous deux du côté dorsal à cause de son développement considérable (fig. 196, 221, 222).

Si les frontières du cerveau moyen sont bien tracées sur la voûte, il n'en est pas de même sur le plancher de ce compartiment

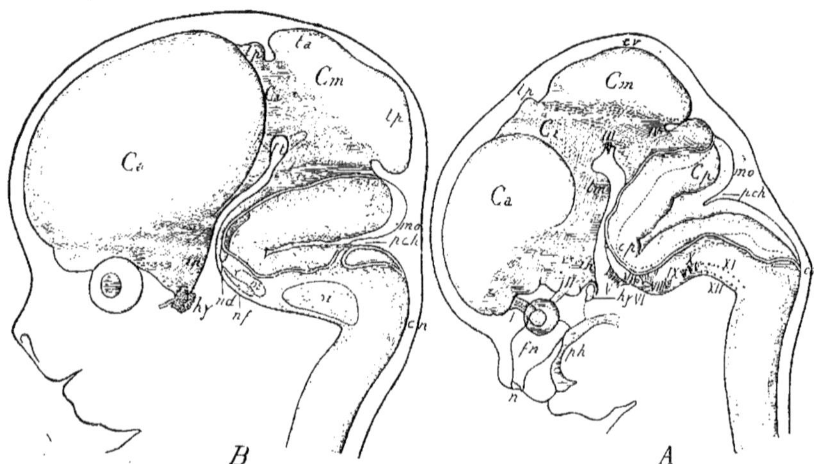

FIG. 222. — *Deux reconstructions en profil du cerveau et de la tête d'embryons humains* (d'après HIS)
A. Embryon de la dixième semaine. — B. Embryon de huit semaines.

Ca, cerveau antérieur (hémisphère cérébral gauche). — *Ci*, cerveau intermédiaire. — *lp*, lobe pinéal. — *tm*, tubercule mamillaire. — *in*, infundibulum. — *ft*, fosse de Tarin avec ses deux prolongements antérieur et postérieur. — *Cm*, cerveau moyen. — *ta*, *tp*, tubercules quadrijumeaux antérieur et postérieur. — *Cp*, cerveau postérieur. — *mo*, membrane obturatrice. — *pch*, pli choroïdien. — *cr*, courbure du vertex. — *cn*, courbure nuquale. — *cp*, courbure pontique. — *oi*, olive inférieure ou bulbaire. — *os*, olive supérieure ou du pont. — *nf*, noyau du facial. — *nd*, noyau dentelé du pont. — *hp*, hypophyse. — *ph*, pharynx. — *fn*, fosse nasale. — *n*, narine. — I-XII, les douze paires de nerfs crâniens à leur émergence. — En A et en B le double trait marque la ligne d'insertion du tænia. En A, la ligne ponctuée correspond au fond du sillon externe de la lèvre rhomboïdale.

cérébral, qu'on l'examine soit par sa face externe, soit par sa face interne ou ventriculaire.

En arrière et du côté externe, la courbure pontique ne marque que très approximativement les bornes du cerveau moyen. Il y a encore en avant d'elle une légère voussure de la face externe du plancher, « l'éminence interpédonculaire » de His (fig. 221, III, fig. 222) avec une faible dépression de la face ventriculaire « la fossette de l'isthme » (His) : cette voussure et la dépression correspondante appartiennent à l'isthme de l'encéphale; c'est donc juste en avant ou au-dessus d'elle que se trouve la limite du cerveau moyen. Selon Bürckhardt, cette dépression est très accusée et figure une véritable encoche de la surface ventriculaire, surtout marquée chez les Amphibiens (où elle était déjà connue de Stieda) et chez le Protoptère, mais ne manquant pas non plus aux autres Vertébrés.

En avant, les limites du cerveau moyen, tant sur la face externe que sur la face ventriculaire du plancher, ne sont pas mieux précisées. Kupffer, chez l'Esturgeon, décrit, sur le versant antérieur du pli cérébral ventral qui surmonte le pilier moyen du crâne, un repli épaissi, saillant dans la cavité encéphalique, et déterminant par conséquent sur la face externe de la paroi une encoche correspondante. Le repli, qu'il appelle tubercule postérieur et que nous connaissons déjà (fig. 194, *tp*), paraîtrait pouvoir représenter la limite antérieure du cerveau moyen. Il n'en est rien cependant, d'après Kupffer; car le tubercule postérieur fait partie plus tard du cerveau antérieur et n'est pas compris dans le cerveau moyen. Par contre, Bürckhardt, chez le Protoptère, attribue au cerveau moyen cette même région du tubercule postérieur de Kupffer; il décrit là deux enfoncements de la paroi, qu'il considère comme deux encéphalomères distincts constitutifs du cerveau moyen; chez les Vertébrés supérieurs, il retrouve ces deux enfoncements et les interprète de la même façon (fig. 265 B et C, 1 et 2).

Mihalkovics assigne comme limite antérieure au plancher du cerveau moyen le bord postérieur de la bandelette optique « d'où il résulte, dit-il, qu'une partie aussi du plancher du cerveau intermédiaire est employée à la formation du pédoncule cérébral, savoir celle qui à l'époque de la division du cerveau en cinq vésicules, est comprise entre le cerveau moyen et le bord postérieur de la bandelette optique » (1).

Chez les Poissons, et particulièrement les Poissons osseux, les opinions

(1) Cela nous paraît impliquer une contradiction.

les plus divergentes ont été soutenues quant à l'étendue et aux limites du cerveau moyen (1). Le cerveau moyen, dont la limite forme le *toit optique* (*tectum opticum*), est chez ces animaux très étendu. Tandis que d'un côté v. Baër, J. Müller, Carus, Arsaky, Tiedemann, Serres, Stieda, His, Gottsche soutenaient que le toit optique tout entier représente le cerveau moyen, lequel était donc très volumineux dans ce groupe, Gegenbaur, Miclucho-Maclay (et aussi Fulliquet chez le Protoptère) l'ont considéré comme le cerveau intermédiaire et ont reporté plus en arrière le cerveau moyen, qu'ils ont pris aux dépens du cervelet, dans le cerveau postérieur par conséquent. Fritsch, par contre, a réduit le cerveau moyen; la partie postérieure seule du compartiment cérébral recouvert par le toit optique représenterait le cerveau moyen, la partie antérieure appartenant au cerveau intermédiaire. Rohon a soutenu une manière de voir toute différente pour les Sélaciens : le toit du cerveau moyen de ces animaux est considéré par lui comme le cerveau intermédiaire; la partie basale des lobes optiques seule représente la vésicule cérébrale moyenne, qui est ainsi dépourvue de voûte lui appartenant en propre et que surmonte le cerveau intermédiaire. Schulgin enfin, non seulement pour les Poissons osseux, mais encore pour les Vertébrés plus élevés, a défendu une thèse opposée à celle de Rohon : pour lui le cerveau moyen n'est représenté que par la voûte (toit optique); la partie profonde du prétendu cerveau moyen appartient au cerveau intermédiaire; l'ensemble forme un complexe que l'auteur nomme cerveau moyen-intermédiaire.

Toutes ces données reposaient seulement sur l'examen de cerveaux adultes (2). Rabl-Rückhard le premier, en étudiant le développement du cerveau des Sélaciens puis de celui des Poissons osseux, fournit la preuve que le cerveau moyen correspond à l'étendue tout entière du toit optique, et confirma ainsi l'ancienne manière de voir. L'examen attentif des rapports et de la structure du toit optique permit ensuite à Viault, Ahlborn, à Mayser et à Rabl d'établir définitivement le bien-fondé de cette interprétation. Stieda, d'autre part, fixa les limites du cerveau moyen et du cerveau intermédiaire, qu'il plaça pour les Poissons, comme pour les autres Vertébrés, dans le lieu d'origine de l'épiphyse.

§ 2. — **Changements dans le volume, dans la forme extérieure et les rapports de la vésicule cérébrale moyenne. Modifications anatomiques dans les parois de sa cavité.** — A. *Changements dans le volume et la forme extérieure.* — Le

(1) On trouvera dans Viault (voir l'Index bibliographique) un tableau synoptique des opinions très variées qui ont régné sur cette question. Consulter aussi, pour la bibliographie du cerveau de tous les Ichthyopsidés, la liste très étendue que Sanders (voir l'Index) vient de faire paraître.

(2) Schulgin cependant a étudié le développement du cerveau moyen, spécialement chez le Poulet.

cerveau moyen, d'abord plus considérable que les autres vésicules cérébrales, ne tarde pas à subir un arrêt de développement relatif et devient finalement, au moins chez les Vertébrés supérieurs, la plus petite des régions principales de l'encéphale. Chez les Vertébrés inférieurs, il conserve au contraire un volume relativement grand par rapport aux autres parties encéphaliques. Il est même assez exact de dire qu'il est proportionnellement d'au-

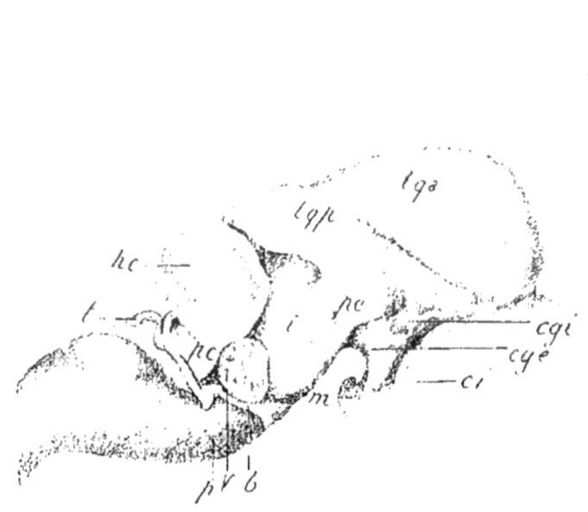

Fig. 223. — *Vue latérale du cerveau moyen d'un embryon de Porc de 5 centimètres.*

tqa, *tqp*, tubercules quadrijumeaux antérieur et postérieur. — *pe*, région pédonculaire ou de la calotte. — *cgi*, *cge*, corps genouillés interne et externe. — *ci*, cerveau intermédiaire. — *m*, tubercule mammillaire. — *i*, région de l'isthme de l'encéphale. — *hc*, hémisphère cérébelleux. — *pc*, pédoncule cérébelleux inférieur. — *b*, bandelette superficielle de la protubérance. — *p*, pont de Varole ou protubérance. — V, racine du trijumeau. — *t*, *tænia*.

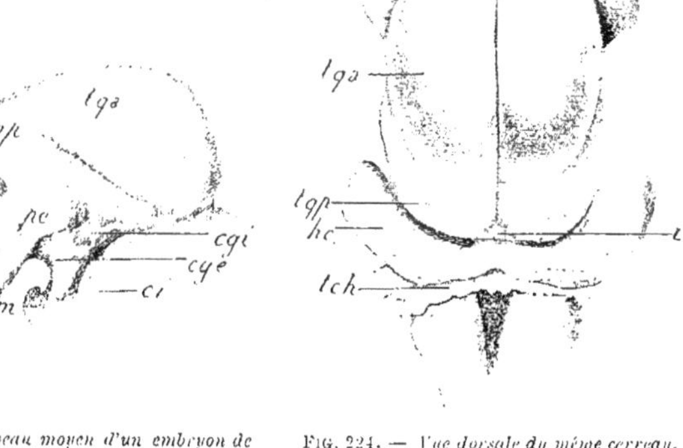

Fig. 224. — *Vue dorsale du même cerveau.*

Mêmes lettres ; de plus : *pn*, glande pinéale. — *tch*, toile choroïdienne.

tant plus volumineux qu'on l'examine dans un type plus inférieur de la série.

Au début, la voûte du cerveau moyen est parfaitement lisse, sauf une crête longitudinale que cette voûte présente dans le plan médian (fig. 228). Cette crête, dont la destinée a été bien suivie par Löwe, correspond à une partie amincie et évaginée de la paroi cérébrale, qui loge le diverticule du toit. Plus tard, le diverticule du toit devient bifide à son extrémité postérieure (vers le cerveau postérieur) ; les deux diverticules secondaires ainsi formés laissent entre eux un coin de paroi cérébrale invaginé vers la cavité épendymaire, et déterminant sur la face dorsale une courte gouttière (voir fig. 201, B, *dl*). La bifidité se propageant ensuite en avant, la gouttière s'allonge dans la même mesure et finit par régner tout le long de la ligne médiane du cerveau moyen (1). Celui-ci est ainsi partagé par cette gouttière en deux lobes droit et gauche, les *lobes bijumeaux* (fig. 225, *Cm*). Malgré la profondeur assez considérable de la gouttière, il n'y pénètre cependant pas de tissu conjonctif, ainsi que c'est le cas ailleurs pour tous les sillons de la surface cérébrale. Il en résulte que plus tard les lèvres de la gouttière pourront se souder. Elles se soudent en effet, et il se produit secondairement un nouveau sillon longitudinal, grâce à la proéminence des parties juxtamédianes du cerveau moyen. Chez l'embryon humain, la crête médiane existe dès la cinquième semaine (His) ; la gouttière qui la remplace et qui sépare deux lobes bijumeaux se montre au troisième mois (Mihalkovics), au cinquième seulement d'après Kölliker.

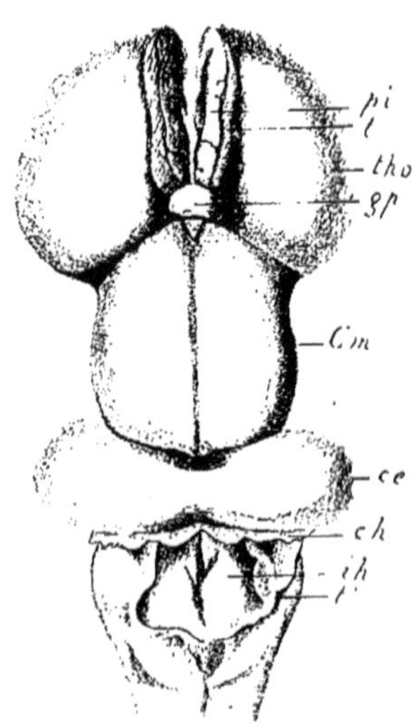

Fig. 225. — *Vue dorsale du cerveau intermédiaire, du cerveau moyen, du cervelet, de la moelle allongée chez un embryon humain du quatrième mois.*

pi, paroi latérale, *t*, toit déchiré du troisième ventricule. — *gp*, glande pinéale. — *tho*, *thalamus opticus* (couche optique). — *Cm*, cerveau moyen (futurs tubercules quadrijumeaux) déjà divisé en deux lobes bijumeaux ou lobes optiques. — *ce*, cervelet bilobé (hémisphères cérébelleux). — *ch*, toile choroïdienne du quatrième ventricule formant le pli choroïdien. — *rh*, fosse rhomboïdale du quatrième ventricule. — *t'*, sa paroi supérieure ou toit (membrane obturatrice) déchirée sur tout le pourtour du quatrième ventricule.

Plus tard (au cinquième mois chez l'embryon humain, d'après Mihalkovics), un sillon transversal paraît sur la voûte du cerveau moyen. Comme le montrent bien entre autres les figures de Löwe pour le Lapin, ce sillon n'est ni exactement transversal, ni rectiligne ; il a la forme d'un fer à cheval

(1) Chez l'embryon humain, on constate au contraire, ainsi que l'a déjà fait Kölliker, que le sillon longitudinal commence en avant.

à concavité antérieure (fig. 224). Avant que le sillon se forme, sa place est marquée chez l'embryon de Lapin, d'après Löwe, par un amincissement de la paroi cérébrale à son niveau ; c'est là un lieu de moindre résistance où la paroi s'enfoncera de préférence.

Chacun des lobes bijumeaux est divisé par ce sillon en deux lobes secondaires, l'un antérieur, l'autre postérieur. La face dorsale du cerveau moyen se trouve ainsi partagée en quatre éminences, les *tubercules quadrijumeaux* (fig. 223 et 224, *tqa*, *tqp*), avec leurs prolongements ou *bras des tubercules* (*brachia conjunctiva*); d'après Mihalkovics, il faudrait même attribuer encore au cerveau moyen un prolongement épaissi du bras du tubercule antérieur, ou *corps genouillé interne* (fig. 223, *cgi*).

Le sillon transversal se produit à égale distance des deux extrémités antérieure et postérieure des lobes bijumeaux, si bien que les tubercules antérieur et postérieur sont d'abord d'égale longueur. Puis il recule ou paraît reculer en arrière pendant le cours du développement, ce qui produit un raccourcissement relatif du tubercule postérieur (Löwe). Le raccourcissement, observe Löwe, est d'ailleurs moindre qu'il ne le paraît à l'examen extérieur des tubercules quadrijumeaux. En effet, par l'enfoncement du tissu conjonctif dans le pli dorsal cérébral qui a pour résultat la formation de la tente du cervelet, la paroi du tubercule quadrijumeau postérieur se trouve repliée en deux lames, l'une antérieure, l'autre postérieure, comprenant entre elles la cavité du tubercule postérieur ; même il se produit entre les deux un sillon ayant la forme d'une accolade, dans lequel le tissu conjonctif pénètre. La lame antérieure se continue avec la paroi du tubercule quadrijumeau antérieur et est visible du dehors ; mais la lame postérieure, qui se prolonge dans la valvule de Vieussens ou voile médullaire antérieur, n'est pas apparente à l'extérieur, reployée qu'elle est au-dessous de la précédente. Ce qui fait donc croire à un raccourcissement du tubercule quadrijumeau postérieur, c'est le plissement de celui-ci. Löwe établit une relation entre la brièveté apparente d'une part, et par conséquent la duplicature du tubercule postérieur, d'autre part la direction de la valvule de Vieussens et les rapports du vermis supérieur du cervelet ; car partout où le toit du tubercule quadrijumeau postérieur paraît plus court et se trouve donc dédoublé, la valvule de Vieussens doit avoir une direction non pas horizontale mais verticale, le vermis supérieur doit être partiellement recouvert par le tubercule postérieur.

C'est chez les Mammifères seulement que la voûte du cerveau moyen est décomposée en quatre tubercules par deux sillons perpendiculaires l'un à l'autre. Chez les Vertébrés inférieurs aux Mammifères, la gouttière longitudinale existe seule, délimitant deux lobes bijumeaux ou lobes optiques.

Telle est du moins la donnée classique, qui a besoin d'être corrigée sur deux points.

En premier lieu, il y a des exceptions à la règle, d'après laquelle le cerveau des Vertébrés inférieurs aux Mammifères, vu de l'extérieur, serait seulement bilobé. Il y a en effet, comme on le savait depuis longtemps et comme Spitzka l'a fait voir plus récemment, un certain nombre de types chez lesquels le cerveau moyen se montre quadrilobé (*Boa, Pseudopus, Iguana, Alligator*) ; l'Anguille offre aussi une division en quatre lobes de la face convexe du cerveau moyen, mais Spitzka doute que les segments ainsi formés soient homologues aux tubercules quadrijumeaux des autres animaux.

Les recherches de Bellonci et de Spitzka ont en outre établi que, même dans les cas où il n'existe pas quatre tubercules visibles de l'extérieur, il n'y en a pas moins deux paires de ganglions bien distinctes ; la paire postérieure, qui correspond aux tubercules quadrijumeaux postérieurs des Mammifères, n'est pas apparente au dehors, mais a cependant une entière individualité. Les renflements du cerveau moyen ou lobes optiques correspondent alors aux tubercules quadrijumeaux antérieurs des Mammifères, homologie déjà établie par d'anciens auteurs tels que Carus, et définitivement consacrée par les travaux de Mayser, de Bellonci et de Spitzka. Ils ont la même structure que ces tubercules ; seuls ils possèdent une couche grise corticale, qui est l'unique lieu de terminaison centrale des fibres du nerf optique. Les tubercules quadrijumeaux postérieurs des Mammifères et leurs représentants dans les autres classes de Vertébrés « (lobes postoptiques » de Spitzka) offrent une constitution semblable ; ils sont les uns et les autres dépourvus de couche grise corticale et ne reçoivent aucune fibre optique. Pour prendre quelques exemples, il existe chez les Téléostéens, dans la portion postérieure des lobes optiques, deux corps arrondis qui font une légère saillie à la surface de ces lobes, entre le cervelet et les lobes optiques (Bellonci). Chez les Reptiles, il existe deux éminences quadrijumelles antérieures, ou bien deux ganglions quadrijumeaux postérieurs, enfouis dans l'épaisseur des lobes optiques (Bellonci, Spitzka). Chez les Oiseaux, ce dernier cas est constant (Bellonci). D'après Bellonci, chez la Grenouille, les formations précédentes auraient encore leurs homologues dans les *nuclei magni* de Reissner. Il convient de remarquer, avec Spitzka, que le développement des lobes postoptiques et celui des lobes optiques, paraissent être en raison inverse. Quand on s'élève dans la série des Vertébrés, on voit en effet décroître les lobes optiques, tandis que les lobes postoptiques deviennent plus puissants. Ajoutons que, d'après Spitzka, il peut exister encore, entre les deux paires de renflements qui nous sont connues, des « lobes interoptiques » (*Iguana*).

Quelques Vertébrés paraissent offrir un état plus simple encore de la voûte du cerveau moyen. Chez le Protoptère, la voûte du cerveau moyen serait en effet lisse, par suite de l'absence du sillon longitudinal (Burckhardt) (1).

Il résulte donc de ce qui précède que, d'après Mayser, Bellonci et Spitzka, les lobes optiques des Vertébrés inférieurs aux Mammifères ne sont pas les homologues du cerveau moyen tout entier de ces derniers, mais seulement des tubercules quadrijumeaux antérieurs ; les tubercules postérieurs des Mammifères sont représentés chez les autres Vertébrés par des ganglions ou *lobes postoptiques*, saillants et visibles à l'extérieur chez les uns, enfouis chez les autres dans la masse cérébrale.

Le plancher du cerveau moyen, d'abord uniforme, permet de distinguer extérieurement, d'après Mihalkovics, dès le troisième mois chez l'embryon humain, deux bourrelets fort épais qui divergent en avant et laissent entre eux une portion triangulaire, qui demeure mince ; les bourrelets sont les pédoncules cérébraux ; le triangle qu'ils délimitent est la *substance perforée postérieure*, *espace interpédonculaire*. Au cinquième mois, le développement des pyramides dans l'épaisseur des pédoncules cérébraux épaissit ceux-ci très fortement.

B. — *Changement des rapports*. — Les changements de rapports qu'éprouve le cerveau moyen consistent surtout en ce que sa voûte, qui était primitivement à découvert et même proéminente

(1) Toutefois chez le Protoptère, Fulliquet représente ce sillon. Dans un genre voisin (Ceratodus), la voûte du cerveau moyen se montre déjà bilobée (Sanders).

D'autre part, Gegenbaur attribue à certains Sélaciens un cerveau moyen indivis ; mais ce qu'il dit du cerveau moyen paraît devoir s'appliquer au cervelet ; car Gegenbaur, nous le savons, a confondu ces deux organes.

à la face dorsale du cerveau, est peu à peu recouverte par les parties cérébrales voisines, notamment les hémisphères cérébraux et le cervelet, dont le développement est beaucoup plus rapide et plus considérable. Le cerveau moyen, de superficiel qu'il était, devient ainsi de plus en plus profond. Au début du troisième mois, chez l'Homme, les hémisphères cérébraux arrivent jusqu'au bord antérieur du cerveau moyen ; à la fin de ce mois, ce bord est recouvert par les hémisphères ; dès le cinquième mois, ces derniers cachent complètement le cerveau moyen. Par exemple, dans la figure 220 (encéphale d'un embryon humain de trois mois et demi), les hémisphères cachent plus qu'à moitié le cerveau moyen (*Cm* en A, *tq* en B).

Le cerveau moyen, d'autre part, prend dans certains groupes un développement tel, par rapport aux autres parties du cerveau, qu'il arrive à les recouvrir. C'est ainsi que chez les Oiseaux, dès le septième jour d'incubation (Poulet), les lobes optiques, c'est-à-dire les parties latérales et paires du cerveau moyen, jusqu'alors placés en arrière et au-dessus du cerveau intermédiaire, se déplacent en avant et en bas, débordant en même temps fortement de chaque côté ; par leur écartement, prend naissance une mince lamelle, qui est « la commissure » ou « pont de Sylvius ». Ils tendent ainsi à envelopper de toutes parts le cerveau intermédiaire, et particulièrement la région du chiasma optique. Le développement puissant des lobes optiques chez l'Oiseau est évidemment en rapport avec l'importance des nerfs optiques chez ce type, puisque l'écorce des lobes optiques représente le lieu de terminaison centrale des nerfs de la vision (Bellonci).

Le plancher, qui était à cheval sur le pilier moyen du crâne (future selle turcique) et qui était fortement incurvé autour de ce pilier, se redresse par suite de l'effacement de la courbure céphalique qui avait précédemment donné lieu à la forte incurvation du cerveau moyen.

C. — *Modifications anatomiques dans les parois de sa cavité.* — Il nous reste à examiner les transformations qui s'opèrent du côté de la cavité du cerveau moyen ou aqueduc de Sylvius. Cette cavité, d'abord très spacieuse et ne méritant nullement le nom de canal, se rétrécit ensuite relativement et n'est plus représentée que par un étroit conduit unissant le quatrième ventricule au ventricule du cerveau intermédiaire (fig. 220, B, *aq*). G. Retzius a indiqué que chez le Myxine, en raison évidemment de l'état dégénéré de ce Vertébré, l'aqueduc de Sylvius n'est pas un canal reliant deux cavités encéphaliques, mais se termine en avant par un cul-de-sac dans l'épaisseur de la masse cérébrale (voir fig. 198). Sanders représente la même disposition.

Il se produit dans les parois de l'aqueduc plusieurs reliefs. De bonne heure (embryon humain de 10,2 millim.), la paroi inférieure ou ventrale de la vésicule cérébrale moyenne se montre, d'après

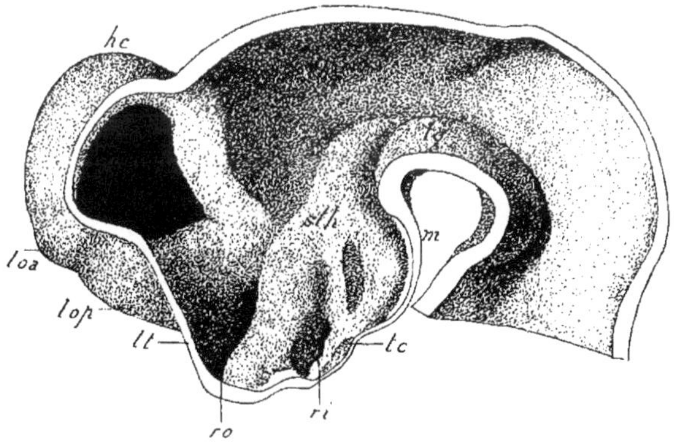

FIG. 226. — *Section sagittale et médiane du cerveau d'un embryon humain de 10,2 millim. (reconstruction de coupes)* (d'après HIS).

tg, *tori tegmentales* ou bourrelets de la calotte. — *th*, région thalamique. — *rg*, *recessus geniculi*. — *sth*, région sous-thalamique. — *m*, tubérosité mamillaire. — *tc*, *tuber cinereum*. — *ri*, *recessus infundibuli*. — *ro*, recessus optique. — *lt*, lame terminale. — *cs*, corps strié. — *hc*, hémisphère cérébral. — *loa*, *lop*, lobes olfactifs antérieur et postérieur.

His, soulevée en deux épais bourrelets, les *bourrelets de la calotte* ou *tori tegmentales* (fig. 226 et 227, *tg*), qui se prolongent jusqu'au niveau du cerveau intermédiaire, à la limite duquel ils se réunissent sur la ligne médiane, pour former un large fer à cheval, le *torus intermedius* (fig. 227, *ti*), qui surplombe le fond de la cavité du cerveau intermédiaire.

Sur la ligne médiane, entre les bourrelets de la calotte, le plancher de l'aqueduc de Sylvius est déprimé en une gouttière longitudinale qui continue celle de la fosse rhomboïdale. D'après

Löwe, cette gouttière disparaît ensuite, et ses bords se soudent pour donner lieu à un raphé médian comparable à celui du bulbe.

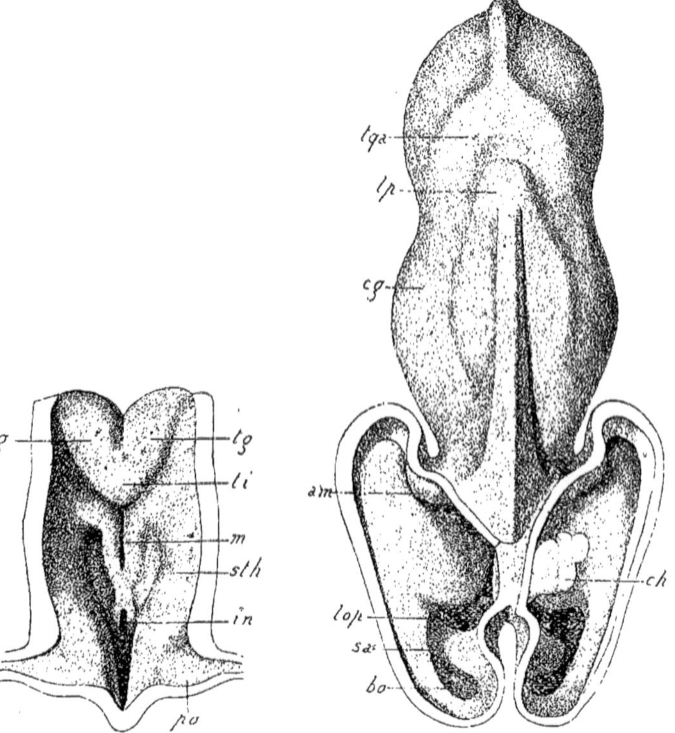

Fig. 227. — *Vue de face de la paroi postérieure du cerveau intermédiaire d'un embryon humain de 10,2 millim. (reconstruction de coupes)* (d'après His).

La section a été menée parallèlement au sillon de Monro. — *tg*, *tori tegmentales* ou bourrelets de la calotte. — *ti*, *torus intermedius*. — *sth*, région sous-thalamique. — *m*, région mamillaire avec sa profonde gouttière médiane suivie d'une crête et ses deux gouttières latérales. — *in*, entrée de l'infundibulum. — *po*, point de départ du pédicule optique.

Fig. 228 — *Vue dorsale du cerveau d'un embryon humain de 13,6 millim., les ventricules latéraux étant ouverts (reconstruction de coupes)* (d'après His).

tqa, tubercule quadrijumeau antérieur. — *lp*, lobe pinéal. — *cg*, corps genouillés. — *am*, sillon et pli d'Ammon. — *ch*, sillon et pli choroïdien. — *lop*, lobe olfactif postérieur. — *sa*, sillon arqué. — *bo*, partie bulbaire du lobe olfactif.

Mihalkovics indique au contraire qu'elle se conserve malgré l'épaississement des parties latérales du plancher, et peut être reconnue même chez l'adulte. Elle existe en tout cas chez les Poissons osseux et les Sélaciens.

D'autre part, sur la face inférieure ou ventrale de la voûte du cerveau moyen, c'est-à-dire du toit optique, il se forme, chez les Poissons osseux (Stieda) et chez un Poisson ganoïde, l'*Amia*, deux

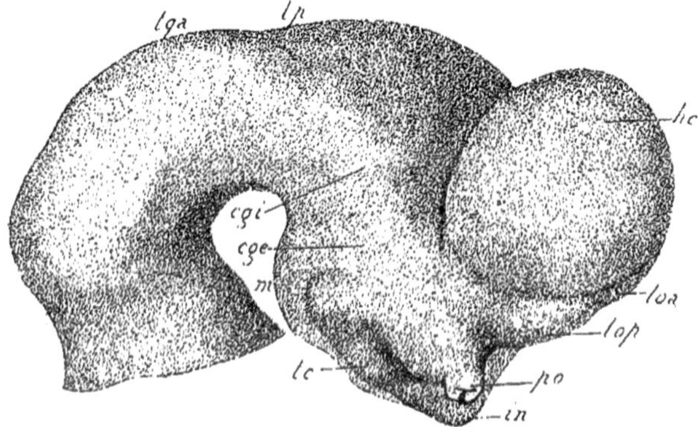

Fig. 229. — *Vue de profil du cerveau d'un embryon humain de 10,2 millim.* (*reconstruction de coupes*) (d'après His).

hc, hémisphère cérébral. — *loa*, *lop*, lobes olfactifs antérieur et postérieur. — *po*, pédicule de la vésicule optique. — *in*, infundibulum. — *tc*, *tuber cinereum*. — *m*, éminence mamillaire. — *lp*, lobe pinéal. — *tqa*, tubercule quadrijumeau antérieur. — *cgi*, *cge*, corps genouillés interne et externe.

bourrelets longitudinaux, qui manquent chez un autre Ganoïde (*Acipenser ruthenus*) (Goronowitsch), et chez les Sélaciens (Sanders); ce sont les *tori longitudinales*, brièvement *tori* (fig. 230, *tl*). Rabl-Rückhard pense que ces bourrelets ne sont pas propres aux Poissons, mais existent aussi dans d'autres classes de Vertébrés.

Rabl en effet, ayant trouvé chez les Édentés un bourrelet épendymaire longitudinal de l'aqueduc de Sylvius, croit pouvoir l'homologuer au *torus longitudinalis* des Poissons osseux. Il pense aussi que ces bourrelets ont pour homologues, chez la Grenouille, diverses espèces de Reptiles, et chez le Pigeon, des épaississements épendymaires qui se produisent sur la voûte du cerveau moyen, de chaque côté de la ligne médiane et immédiatement en arrière de la commissure postérieure, et qui se développent en formant des franges librement pendantes dans la cavité ventriculaire. D'après lui, les *tori longitudinales* ne seraient donc pas des formations particulières aux Poissons osseux, mais auraient une existence générale. Du reste, nous ajouterons que, par le mode de formation que Rabl assigne aux *tori longitudinales*, ces productions nous paraissent identiques à la lamelle du toit et au diverticule du toit, dont nous avons décrit ci-dessus la manière d'être d'après Löwe. Cette supposition se trouve appuyée par les observations qu'a faites Auerbach chez les Téléostéens : il y a ici, sur la ligne médiane de la voûte du cerveau moyen, un îlot cellulaire, qui dans le cours du développement est repoussé en haut ; les deux moitiés de la voûte se retroussent alors en dedans vers la cavité cérébrale et forment ainsi les deux bourrelets qui sont les *tori longitudinales*.

Sur les parties latérales du plancher règnent deux autres bourrelets, les « corps cannelés » (Cuvier), *tori semi-circulares* (Haller), appelés aussi *colliculi*, qui sont bien développés chez les Poissons osseux (Stieda, Holt), à peine indiqués chez *Acipenser* (Goronowitsch), manquant aux Sélaciens (Viault, Sanders) (fig. 230 et 231, *ts*).

La cavité du cerveau moyen présente encore une autre particularité chez les Poissons osseux et l'Esturgeon. La valvule de Vieussens ou voile médullaire antérieur se développe puissamment chez eux (*valvula* ou *fornix* de Gottsche) et se projette en avant, dans l'intérieur de la cavité du cerveau moyen, sous l'aspect d'un prolongement linguiforme, que Stieda le premier a homologué à la valvule de Vieussens des Mammifères et qu'il a nommé pour cette raison *valvula cerebelli* (fig. 230 et 231, *v*). Il en résulte que la cavité du cerveau moyen se trouve divisée, à la hauteur de la valvule, en deux étages superposés : l'un, supérieur, recouvert par le toit optique, plus spacieux, est la vésicule cérébrale moyenne proprement dite ou *ventricule optique* (fig. 231 A, *vo*) ; l'autre, inférieur, surmonté par la valvule, est réduit à un canal qui est l'aqueduc de Sylvius au sens étroit du mot (*aq*). La valvule a naturellement deux feuillets : par son feuillet antérieur elle se continue avec le toit optique ; par

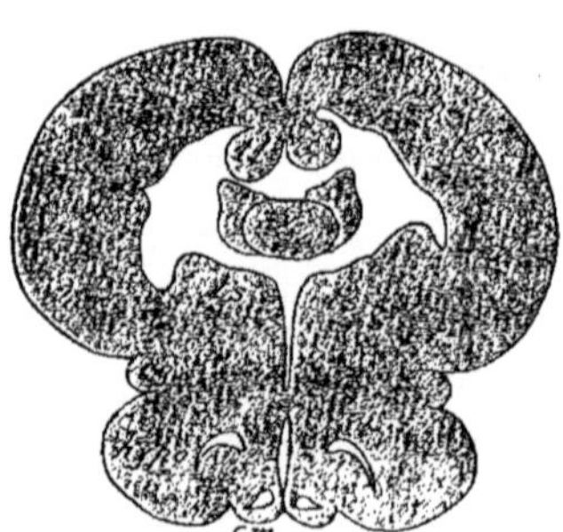

FIG. 230. — *Coupe transversale du cerveau d'un jeune Bar*, simplifiée d'après HERRICK.

to, toit optique. — *cg*, corps genouillé. — *tl*, *torus longitudinalis*. — *ts*, *colliculus* ou *torus semicircularis*. — *v*, extrémité antérieure libre de la *valvula cerebelli*. — *hypo*, *hypoarium*. — *cm*, corps mamillaire.

son feuillet postérieur elle se prolonge dans le cervelet; elle est reliée par ses parties latérales au reste du cerveau, libre seulement en avant, où elle plonge dans la cavité cérébrale moyenne.

La disposition que nous venons de décrire n'est du reste que

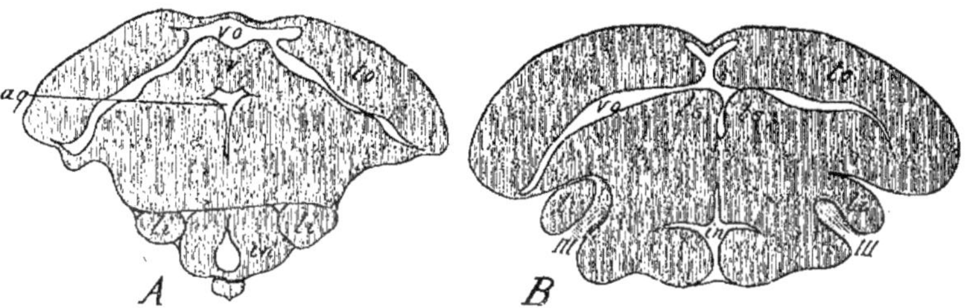

FIG. 231. — *Coupes du cerveau moyen et de la région infundibulaire du cerveau intermédiaire d'un jeune Hareng long de 3 4 de pouce (18 millim.)*, d'après HOLT.

La coupe A est antérieure à la coupe B. — *vo*, ventricule optique (cavité des lobes optiques). — *aq*, aqueduc de Sylvius. — *to*, toit optique. — *ts*, *tori semi-circulares*. — *v*, *valvula*. — *li*, *lobi inferiores*. — *in*, lobe infundibulaire auquel est appendu le corps hypophysaire. — III, nerf oculo-moteur commun.

l'exagération d'une disposition semblable existant chez les autres Vertébrés, les Mammifères par exemple, où la valvule partage aussi la cavité du cerveau moyen, dans sa partie la plus reculée, en deux compartiments superposés (Löwe).

§ 3. — **Développement systématique et histologique du cerveau moyen**. — Le cerveau moyen est sans aucun doute la partie du cerveau dont nous connaissons le moins le développement systématique et histologique.

A. — Le plancher du cerveau moyen, particulièrement le pédoncule cérébral, se différencie en deux régions. L'une, supérieure ou dorsale, est la *calotte* ou *tegmentum*, deux fois plus épaisse que l'autre région chez l'embryon humain jusque vers le septième mois de la grossesse (Meynert). L'autre, inférieure ou ventrale, qui ne commence guère à se développer que vers le cinquième mois, contient les fibres du faisceau pyramidal et s'appelle *pied* du pédoncule cérébral ; à partir de ce moment, elle prend un développement rapide, le faisceau pyramidal qu'elle loge devenant de plus en plus puissant. Entre les deux régions se trouve une couche de cellules nerveuses pigmentées, le *locus niger* de Soemmering.

D'après les recherches de Flechsig, les fibres de la calotte sont pourvues de gaînes de myéline, alors que le pied du pédoncule ne présente de fibres myélinisées que dans le quart ou le cinquième de sa coupe. Dans le pied, on peut distinguer deux moitiés, l'une externe (fig. 232, *a*), l'autre interne, celle-ci se décomposant à son tour en une couche ventrale périphérique (*v* et *p*) et une couche dorsale (*d*) voisine de la substance noire de Soemmering (*ln*). Le champ myélinisé du pied (*p*) correspond à la couche ventrale de la partie interne ; il se poursuit dans le pont de Varole où il entre exclusivement dans les pyramides. La partie externe, amyélinique, du pied se continue dans le pont où elle se perd. La couche dorsale de la portion interne, amyélinique aussi, très étendue, se prolonge dans les fibres longitudinales de la protubérance, situées au côté ventral des fibres transversales les plus profondes de cette protubérance.

B. — Quant au développement de la voûte, c'est-à-dire du toit optique ou tubercules quadrijumeaux, il se forme ici les couches habituelles. Le manteau est représenté par une épaisse assise cellulaire, le *ganglion des tubercules quadrijumeaux*, qui, d'après Löwe, ne s'étend pas chez l'embryon de Lapin jusqu'à la ligne médiane ; dans le plan médian, la voûte demeure mince, réduite à la couche moléculaire (voile médullaire de His).

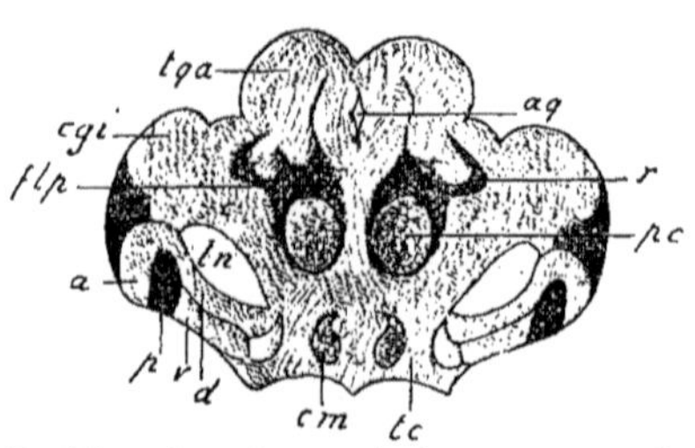

Fig. 232. — *Coupe transversale du cerveau moyen d'un nouveau-né*, pour le développement systématique des pédoncules cérébraux, d'après Flechsig.

aq, aqueduc de Sylvius. — *tqa*, tubercules quadrijumeaux antérieurs. — *flp*, faisceau longitudinal postérieur. — *cgi*, corps genouillé interne. — *pc*, pédoncules cérébelleux supérieurs. — *r*, ruban de Reil. — *c*, calotte. — *a*, partie externe du pied, amyélinique. — *d*, couche dorsale de la partie interne du pied, amyélinique. — *v*, couche ventrale de la partie interne du pied, myélinisée partiellement en *p*, faisceau pyramidal. — *tc*, tuber cinereum. — *cm*, corps mamillaires. — *ln*, *locus niger* de Soemmering.

Il se produit aux deux extrémités du cerveau moyen, à sa limite antérieure, du côté du cerveau antérieur, comme à sa limite postérieure vers la valvule du cervelet, un tractus fibreux transversal, une commissure. La première, qui ne manque à aucun Vertébré, a reçu le nom de *commissure postérieure ;* elle nous occupera plus tard. La seconde a été indiquée chez des Poissons osseux, par Mc Intosh et Prince chez *Anarrhicás*, et par Holt chez le Hareng ; ces auteurs l'appellent « commissure de l'aqueduc » ; elle est placée en effet à l'orifice postérieur de l'aqueduc de Sylvius proprement dit ; ainsi située elle appartient plutôt à l'isthme de l'encéphale qu'à la limite de ce dernier et du cerveau moyen.

Les deux moitiés du toit optique se relient d'autre part, chez les Poissons osseux, par une commissure distincte de la commissure postérieure, qui a reçu divers noms : « commissure horizontale » de Fritsch, « commissure basale du toit optique » (Mayser, Edinger), « commissure sylvienne ».

C. — Plusieurs trajets fibreux importants, caractéristiques du cerveau moyen, apparaissent dans son épaisseur (1).

(1) Le lecteur se rendra compte de quelques-uns de ces faisceaux fibreux en consul-

C'est en première ligne le *tractus optique*, qui part de chaque côté de l'écorce grise des tubercules quadrijumeaux ou des lobes optiques, d'après Bellonci et la plupart des auteurs, et descend au chiasma optique. Bernheimer cependant, sur des fœtus humains et des adultes, a voulu voir dans les corps genouillés les véritables ganglions d'origine des fibres du tractus optique, tandis qu'au contraire l'appoint fourni au tractus par les tubercules quadrijumeaux serait, d'après lui, très faible. Les fibres du faisceau optique ne se myélinisent pas toutes à la même époque, d'après Bernheimer, et peuvent à cet égard se distinguer en deux catégories, qui correspondent peut-être aux fibres centripètes et aux fibres centrifuges du nerf optique admises aujourd'hui.

En second lieu, les *fibres du nerf oculo-moteur commun* se distinguent par leur trajet vertical, voisin de la ligne médiane, où elles s'entrecroisent partiellement (Fritsch, Gudden, Perlia, Edinger, Mayser, etc.), comme l'ont récemment montré Kölliker pour des fœtus humains du huitième mois, et van Gehuchten chez des embryons âgés de Canard et chez des jeunes Truites.

En outre, il convient de signaler le *faisceau de Meynert* ou *rétroréflexe*, qui, partant du « ganglion de l'habenula » (situé dans le cerveau intermédiaire), se dirige en bas et en arrière, courant chez les Poissons osseux à peu près selon la limite du cerveau moyen et du cerveau intermédiaire (Mayser), et aboutit au « ganglion interpédonculaire » (Meynert) ou « corps interpédonculaire » (Edinger), qui appartient au cerveau moyen.

D. — Le développement histologique de la voûte du cerveau moyen (toit optique des Poissons osseux, lobes optiques des Reptiles et des Oiseaux, tubercules quadrijumeaux des Mammifères) n'est pas encore complètement connu (1).

Des recherches de van Gehuchten sur des embryons de Poulet âgés et sur de jeunes Truites, voici ce qui résulte : les nombreuses couches que les auteurs qui l'ont précédé avaient distinguées dans la voûte du cerveau moyen (Stieda, Bellonci, Fusari, Ramón y Cajal, P. Ramón), peuvent se réduire à trois.

Chez une Truite de dix jours, on trouve : 1° Une couche profonde, presque réduite aux cellules épendymaires, « couche épendymaire » ; plus épaisse au niveau du *torus longitudinalis* chez les Téléostéens où se trouvent, d'après Herrick, de nombreuses mitoses, fournissant une réserve cellulaire pour l'accroissement du toit optique ; 2° Une couche moyenne très épaisse, formée, sur les préparations exécutées avec les méthodes ordi-

---

tant les figures données par Edinger, Bellonci, Auerbach, van Gehuchten, Herrick (voir l'Index bibliographique), figures que nous ne pouvons toutes reproduire ici et qu'il est impossible de résumer en un schéma unique.

(1) Nous renvoyons, pour un exposé complet des données histologiques existant sur le cerveau moyen, aux travaux de Cajal, Auerbach, Van Gehuchten (voir l'Index bibliographique).

naires, de noyaux extrêmement nombreux, « couche granuleuse » ; 3° Une assise externe pâle, peu riche en noyaux « couche moléculaire », dans la partie profonde de laquelle cependant les noyaux plus serrés forment une rangée régulière.

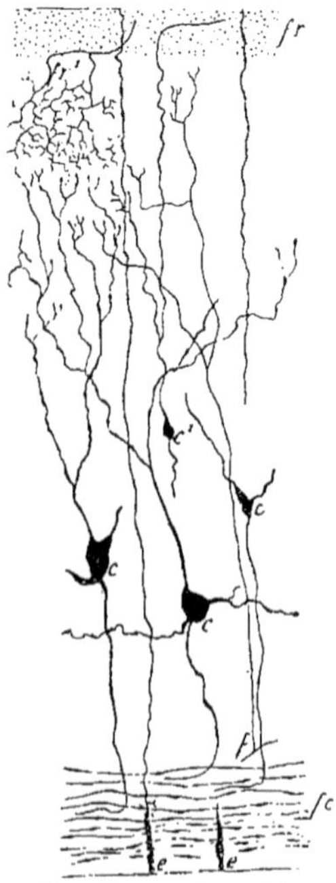

Fig. 233. — *Coupe antéro-postérieure du lobe optique d'un embryon de Poulet du dix-huitième au vingtième jour*, dans laquelle sont représentés les éléments essentiels des trois couches (procédé Golgi) (simplifiée d'après VAN GEHUCHTEN).

fr, couche des fibres rétiniennes ou fibres nerveuses périphériques ; en *fr*[1], les arborisations de l'une des fibres. — *fc*, couche des fibres optiques ou fibres nerveuses centrales, avec *e*, *e* les corps de deux cellules épendymaires. — *c*, *c*, *c*, cellules nerveuses optiques de la couche moyenne, envoyant leur cylindre d'axe dans la couche *fc*, où il va former une fibre optique. — *c*[1], cellule nerveuse émettant au contraire son prolongement cylindre-axile vers la couche des fibres rétiniennes. — *f*, fibre nerveuse de laquelle naissent des collatérales ascendantes.

Chez l'embryon de Poulet de 18-20 jours, les méthodes ordinaires et la méthode de Golgi ont permis à van Gehuchten d'observer trois couches principales (fig. 233) : 1° Une externe, correspondant à peu près à la couche moléculaire dont il a été ci-dessus question : c'est la *couche des fibres rétiniennes ;* elle renferme essentiellement les fibres du nerf optique venues de la rétine, qui se terminent dans la couche moyenne du lobe optique.

2° Une couche moyenne, répondant approximativement à la couche granuleuse de tout à l'heure : c'est la *couche des cellules nerveuses optiques* ; elle contient surtout des cellules qui envoient leur prolongement cylindre-axile dans l'assise interne du lobe optique, mais en renferme aussi d'autres dont le cylindre d'axe va vers la rétine (cellules à cylindre-axe central et cellules à cylindre-axe périphérique). L'origine des fibres du nerf optique aux dépens des cellules de l'écorce des lobes optiques fut véritablement découverte par His, qui montra les premières fibres du nerf optique comme des excroissances des neuroblastes du toit optique, dont les pointements se dirigent vers la périphérie. Cette origine des fibres optiques fut ensuite confirmée par divers observateurs, principalement par R. y Cajal chez plusieurs Vertébrés, et aussi par Herrick et van Gehuchten chez les Téléostéens et les Oiseaux.

3° La *couche des fibres optiques centrales*, avec l'assise épendymaire qui la limite en dedans, comprend principalement les cylindres d'axe des cellules de la couche précédente qui se dirigent vers les centres optiques (ganglions et écorce cérébrale) ; elle renferme aussi des cylindres d'axe d'origine inconnue mais à destination périphérique, qui vont se terminer dans les deux couches précédentes.

En résumé, le plancher du cerveau moyen, particulièrement le pédoncule cérébral, se différencie en deux étages fibreux superposés, l'un inférieur ou *pied*, contenant le faisceau pyramidal, l'autre supérieur ou *calotte*. La voûte, c'est-à-dire le toit optique (tubercules quadrijumeaux des Mammifères), le manteau de la paroi cérébrale, forme un *ganglion des tubercules quadrijumeaux*. A l'extrémité antérieure du cerveau moyen un tractus transversal de fibres constitue la *commissure postérieure*. Parmi les trajets fibreux importants qui apparaissent dans le cerveau moyen et qui lui sont propres, il faut citer en première ligne le *tractus optique*, qui, du ganglion des tubercules quadrijumeaux, où ses fibres prennent naissance ou bien se terminent, se rend au chiasma optique ; — le *nerf oculo-moteur commun*, partiellement entrecroisé ; — le *faisceau de Meynert* ou *rétro-réflexe*, qui va du ganglion de l'habenula au corps interpédonculaire. La voûte du cerveau moyen, quant à sa différenciation histologique, se décompose en trois couches : la couche superficielle renferme des fibres qui viennent de la rétine ; la couche moyenne est la couche des cellules nerveuses optiques ; la couche profonde contient des fibres qui mettent les cellules optiques en rapport avec les centres optiques plus élevés.

INDEX BIBLIOGRAPHIQUE

HIS. Die Formentwicklung des menschlichen Vorderhirns u.s.w. *Abh. d. math.-phys. Cl. d. K. Sächs. Ges. d. Wiss.*, 1889. — ID. Zur allgemeinen Morphologie des Gehirns. *Arch. f. Anat. und Phys., Anat. Abth.*, 1892. — BURCHARDT. *Das Centralnervensystem von Protopterus annectens.* Berlin, Friedländer und Sohn, 1892. — KUPFFER. *Studien zur vergleichenden Entw. des Kopfes der Kranioten.* H. 1. *Die Entw. des Kopfes von Acipenser sturio.* München u. Leipzig, Lehmann, 1893. — MIHALKOVICS. *Entw. des Gehirns.* Leipzig, Engelmann, 1877. — STIEDA. Ueber die Deutung der einzelnen Theile des Fischgehirns. *Zeitschr. f. wiss. Zool.*, Bd. XXIII, 1873. — GOTTSCHE. Vergleichende Anatomie des Gehirns der Grätenfische. *Müller's Archiv*, 1835. — GEGENBAUR. *Grundzüge der vergl. Anatomie.* Leipzig, 1859 ; et : *Grundriss der vergl. Anatomie.* Leipzig, 1874. — MICLUCHO-MACLAY. *Beiträge zur vergleichenden Neurologie der Wirbelthiere.* Leipzig, 1870. — FULLIQUET. Recherches sur le cerveau du Protopterus annectens. *Rec. zool. suisse*, t. III, 1886. — FRITSCH. *Untersuchungen über der feineren Bau des Fischgehirns.* Berlin, 1878. — ROHON. Das Centralorgan des Nervensystems der Selachier. Wien, 1877. — SCHULGIN. Lobi optici der Vögel. *Zool. Anzeiger*, 1881. — RABL-RUCKHARD. Das gegenseitige Verhältniss der Chorda, Hypophysis und des mittleren Schädelbalkens bei Haifischembryonen nebst Bemerkungen über die Deutung der einzelnen Theile des Fischgehirns. *Morph. Jahrbuch*, Bd. VI, 1880. — ID. Zur Deutung des Gehirns der Knochenfische. *Arch. f. Anat. und Entw.*, 1882. — ID. Das Grosshirn der Knochenfische und seine Anhangsgebilde. *Arch. f. Anat. und Entw. S. Bd.*, 1883. — ID. Weiteres zur Deutung des Gehirns der Knochenfische. *Biol. Centr.* Bd. III. — ID. Das Gehirn der Knochenfische. *Deutsche med. Wochenschrift*, Bd. X et *Biol. Centr.* Bd. IV, 1884. — AHLBORN. Zur Neurologie der Petromyzonten. *Göttinger Nachrichten*, 1882. — ID. Untersuchungen über das Gehirn der Petromyzonten. *Zeitschr. f. wiss. Zool.*, Bd. XXXIX, 1883. — VIAULT. Recherches histologiques sur la structure des centres nerveux des Plagiostomes. *Arch. de Zool. expér.*, vol. V, 1876. — MAYSER. Vergl. anat. Studien über das Gehirn der Knochenfische u.s.w. *Zeitschr. für wiss. Zool.* Bd. XXXVI, 1882. — LÖWE. *Beiträge zur Anatomie und zur Entw. des Nervensystems.* Berlin-Leipzig, 1880-1883. — SPITZKA. Mittheilung die angebliche Abwesenheit der Vierhügeltheilung bei Reptilien betreffend. *Neurol. Centralblatt*, vol. III, 1885. — BELLONCI. Les lobes optiques des oiseaux. *Arch. ital. de biologie*, t. IV, 1883. — ID. La terminaison centrale du nerf optique chez les Mammifères. *Arch. ital. de biologie*, t. VI, 1884. — SANDERS. Contributions to the anatomy of the Central nervous system in Vertebrate animals. I. Teleoster. *Proc. of the roy. Soc.*, 1882, n° 219, et *Phil. Trans.*, 1882, P. III. — ID. Contributions, etc. Part. I, Ichthyopsida. Sect. 1, Pisces. Subs. 2, Plagiostomata. *Phil. Transactions*, vol. 117, 1886. — ID. Contributions, etc. Subs. 3, Dipnoï. On the Brain of the Ceratodus Forsteri. *Proc. of the roy. Soc.* XLIII, n° 264, 1888, et *Ann. and Magaz. of Natur. History*, 1889. — G. RETZIUS. Das Gehirn und das Auge von Myxine. *Biol. Untersuchungen*, N.F., Bd. V, 1893. — SANDERS. *Researches in the nervous system of Myxine glutinosa.* Williams et Norgate, Londres, 1894. — RABL-RUCKHARD. Einiges über das Gehirn der Edentata. *Arch. für mikr. Anat.*, Bd. XXXV, 1890. — AUERBACH. Die *Lobi* optici der Teleostier und die Vierhügel der höher organisirtern Gehirne. *Morph. Jahrbuch*, Bd. XIV, 1888. — STIEDA. Studien über das centrale Nervensystem der Knochenfische. *Zeitschr. f. wiss. Zool.*, Bd. XVIII, 1868. — HOLT. Observations upon the development of the Teleostean Brain. *Zool. Jahrbücher*. Bd. IV, 1890. — MEYNERT. *Stricker's Handbuch*, 1870-71. — FLECHSIG. Zur Anatomie und Entw. der Leitungsbahnen im Grosshirn des Menschen. *Arch. f. Anat. und Entw.*, 1881. — — MC INTOSH AND PRINCE. Development and life histories of the Teleostean Brain. *Ann. and Mag. of nat. Hist.*, vol. IV, 1889, et *Zool. Jahrbücher*, Bd. IV, 1890. — EDINGER. Untersuchungen über die vergleichende Anatomie des Gehirns. 2. Das Zwischenhirn. 1. Das Zwischenhirn der Selachier und der Amphibien. *Abh. der Senckeb. nat. Ges.*, 1892. — BERNHEIMER. *Ueber die Sehnervenwurzeln des Menschen, u.s.w.* Wiesbaden, Bergmann, 1891. — FRITSCH, GUDDEN, PERLIA, EDINGER, MAYSER, cités par Van GEHUCHTEN. De l'origine du nerf oculo-moteur commun. *Bull. Ac. roy. des sc. de Belgique*, 1892. — KÖLLIKER. Ueber den Ursprung des Oculomotorius beim Menschen. *Sitz. d. Würzb. phys. med. Ges.*, 1892. — VAN GEHUCHTEN. Contribution à l'étude du système nerveux des Téléostéens. *La Cellule*, t. X, 1893. — STIEDA. *Zeitschr. f. wiss. Zool.*, Bd. XVIII. — BELLONCI. Ueber den Ursprung des Nervus opticus und den feineren Bau des Tectum opticum der Knochenfische. *Zeitschr. f. wiss. Zool.*, Bd. XXXV, 1880. — ID. Intorno allo tetto ottico dei teleostei. *Zool. Anzeiger*, 1882. — FUSARI. Intorno alla fina anatomia dell'encefal dei teleostei. *R. Accad. dei Lincei*, 1887. — ID. Untersuchungen über die feinere Anatomie des

Gehirnes der Teleostier. *Intern. Monatsschrift f. Anat. und Phys.*, 1887. — RAMÓN Y CAJAL. Terminacion de nervo optico en los cuerpos geniculados y tuberculos quadrigeminos. *Gac. san. municipal*, 1890. — ID. Sur la fine structure du lobe optique des Oiseaux et sur l'origine réelle des nerfs optiques. *Intern. Monatsschrift f. Anat. und Phys.*, Bd. VIII, 1891. — P. RAMÓN. *Investigaciones de histologia comporata sobre los centros opticos de los vertebrados*, thèse Madrid, 1890. — HIS. Histogenese und Zuzammenhang der Nervenelemente. *Arch. für Anat. und Phys. Suppl. Bd.* 1890. — HERRICK. Additional notes on the Teleost Brain. *Anat. Anzeiger*, 1890.

CHAPITRE SIXIÈME

Cerveau antérieur primitif et cerveau intermédiaire.

I. — Cerveau antérieur primitif

La vésicule cérébrale antérieure, relativement peu considérable au début et à peine égale aux deux autres vésicules, devient ensuite de beaucoup la plus importante par son volume, et la plus intéressante par les transformations profondes et variées qu'elle subit.

Avant de commencer l'étude de ces transformations, il est nécessaire de bien établir la conformation, d'ailleurs très simple, qu'offre la vésicule cérébrale antérieure aux premiers temps de son développement, et pour ce but, d'examiner les résultats fournis par des coupes menées en divers sens à travers cette vésicule.

En premier lieu, une coupe verticale et transversale pratiquée sur le cerveau antérieur primaire nous montre qu'ici comme dans les autres régions du tube cérébro-médullaire, il convient de distinguer dans les parois de ce tube un *toit* ou *plaque recouvrante* (fig. 234, *pr*), un *plancher* ou *plaque basale* (*pb*), et deux *parties latérales*. Les parois latérales à leur tour se décomposent, ici comme ailleurs, en deux segments, une *plaque dorsale* (mieux latéro-dorsale) et une *plaque ventrale* (mieux latéro-ventrale), (fig. 234, *pd* et *pv*), comme Löwe l'avait indiqué, et comme His l'a prouvé, en faisant ressortir toute l'importance qu'une pareille distinction avait au point de vue morphologique, pour préciser la signification des diverses parties de l'encéphale.

Sur une coupe médiane et sagittale (fig. 235), nous retrouvons le toit et le plancher du cerveau antérieur, et en outre nous observons la paroi qui ferme le tube nerveux en avant et que His nomme « surface terminale » ; elle est le résultat de l'oblitération de la suture frontale ou terminale (v. p. 336) et, comme telle, pourrait recevoir le nom de *plaque frontale* ou *terminale* (*pt*), que nous lui avons déjà donné (1). C'est sur cette plaque que vient aboutir

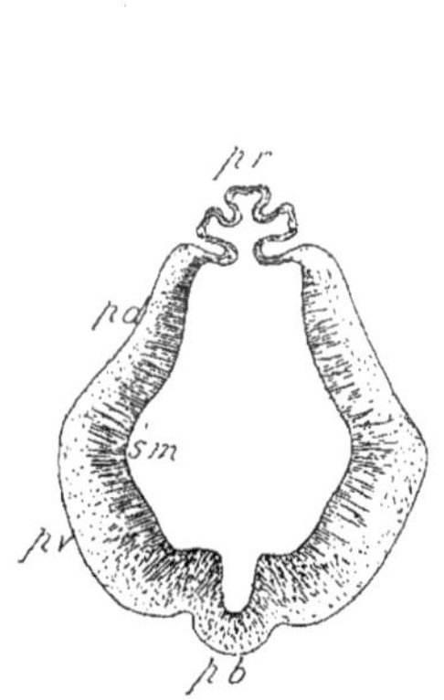

FIG. 234. — *Coupe transversale et verticale du cerveau antérieur (région thalamencéphalique) d'un embryon humain de cinq semaines* (d'après HIS).

pr, plaque recouvrante (toit) soulevée en un diverticule du toit. — *pb*, plaque basale (plancher) déprimée en une fossette, la fossette mamillaire. — *pd*, plaque latéro-dorsale (région thalamique). — *pr*, plaque latéro-ventrale (région sous-thalamique) séparée de la précédente par un sillon, le sillon de Monro, *sm*.

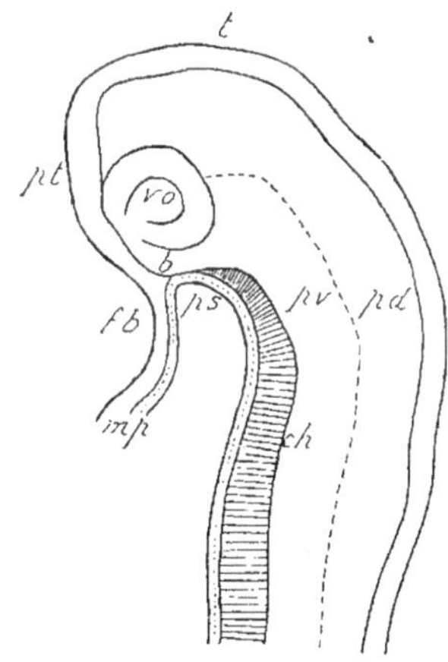

FIG. 235. — *Coupe longitudinale schématique du tube cérébral* (d'après HIS).

Cette coupe montre la région de la suture frontale ou terminale, c'est-à-dire la plaque frontale ou terminale *pt* ; la région de la suture dorsale, c'est-à-dire le toit (*t*) du cerveau ; la crête basilaire *b*; les rapports de cette dernière avec la corde dorsale *ch*, la fossette buccale *fb*, la poche de Scessel *ps*, la membrane pharyngienne *mp*. La ligne pointillée indique la séparation des plaques ventrale *pv* et dorsale *pd*, des parois latérales. En *vo*, la vésicule optique.

l'extrémité antérieure de l'axe nerveux, en un point variable d'ailleurs suivant les auteurs ; les uns ayant placé cette extrémité au milieu de la plaque (par exemple au niveau du lobe olfactif impair de Kupfler), les autres l'ayant reportée soit au point d'union

(1) Ce que, dans un stade ultérieur, on nomme lame terminale et ce qui chez l'adulte reçoit aussi cette dénomination dans les traités d'anatomie, n'est qu'une portion de la plaque frontale ou terminale.

de la plaque terminale avec la voûte du cerveau, soit au contraire au point de jonction de cette plaque et du plancher cérébral.

His subdivise la paroi frontale ou terminale du cerveau en deux parties : une « frontale » proprement dite, qui occupe la région de la saillie frontale de l'embryon et qui surplombe librement la fosse buccale ; l'autre « basale », qui forme un angle obtus avec la précédente et qui est située au-dessus de la future ouverture buccale. Le segment basal de la plaque frontale s'étend en arrière jusqu'à une saillie de la surface externe du cerveau, la « crête basilaire » (fig. 235, *b*), qui correspond à peu près au lieu d'implantation de la membrane pharyngienne, de sorte que son versant antérieur sera adossé au diverticule hypophysaire, tandis que son versant postérieur confine à la poche de Seessel. Au delà de cette crête cesse la paroi terminale et commence le plancher du cerveau.

Au stade considéré ici, la voûte du cerveau ne présente pas de particularités notables. Son épaisseur, qui plus tard deviendra si variable suivant les endroits et selon les animaux, est d'abord à peu près uniforme.

Du côté du plancher il y a quelques parties amincies, qui le seront davantage dans la suite du développement. Le plancher descend obliquement vers la crête basilaire où il se termine, depuis cette forte saillie de la paroi cérébrale, qui surmonte le pilier moyen du crâne ou selle turcique primitive, et que Kupfer a nommée pli ventral.

De bonne heure, la **vésicule cérébrale antérieure primitive** se divise, ainsi que nous l'avons vu déjà (Chap. I), en deux compartiments secondaires : la **vésicule cérébrale intermédiaire** ou **cerveau intermédiaire**, — la **vésicule cérébrale antérieure définitive** ou **cerveau antérieur proprement dit**, appelée aussi **grand cerveau, cerveau hémisphérique**.

Selon la description classique, la vésicule cérébrale antérieure primaire se diviserait par un véritable étranglement ; la division du cerveau antérieur primaire en deux compartiments se ferait suivant le même procédé que la tripartition de l'encéphale entier, de laquelle est résulté ce cerveau antérieur primaire. Il existerait donc un stade embryonnaire du cerveau à cinq vésicules, succédant au stade tripartite, analogue, mais seulement plus compliqué.

Ce schéma cependant ne paraît pas correspondre à la réalité; il n'est même pas la traduction fidèle des descriptions des auteurs classiques d'embryologie, et ne doit par conséquent pas représenter l'opinion classique. Les auteurs en effet (Miklucho-Maclay, Mihalkovics, Balfour, Goette, Kupffer) qui ont particulièrement étudié la question chez divers animaux, n'ont point dit que le cerveau antérieur primaire se divise en deux vésicules secondaires, mais ont admis qu'il bourgeonne en émettant une excroissance, le cerveau antérieur définitif; ce qui reste du cerveau antérieur primitif, après le départ de cette excroissance, constitue le cerveau intermédiaire.

Il y a du reste d'importantes variantes dans la façon dont ce processus de bourgeonnement est décrit. Cette partie surajoutée, qui forme le cerveau antérieur définitif, est-elle simplement le résultat de l'élongation du cerveau antérieur primaire, ou bien est-elle véritablement une formation nouvelle et représente-t-elle un vrai diverticule de la vésicule primitive? En d'autres termes, il s'agit de savoir si l'extrémité de l'axe du cerveau et du tube nerveux tout entier, qui, nous l'avons vu, aboutit à la plaque terminale, se déplace ou non avec la formation du nouveau compartiment cérébral. Cette extrémité est-elle reportée plus en avant, ce compartiment néoformé demeurant sur le prolongement direct de l'ancien axe cérébral (que ce prolongement soit d'ailleurs en ligne droite ou incurvé); ou bien reste-t-elle en place, le nouveau segment cérébral se formant en dehors de l'axe, comme un véritable diverticule?

Voici quelques réponses à cette question. Balfour et Mihalkovics sont pour la première manière de voir; Kupffer s'inscrit en faveur de la seconde.

La partie antérieure du cerveau antérieur, dit Balfour, se prolonge et en même temps s'élargit un peu; ce prolongement n'est d'abord séparé du cerveau antérieur primitif par aucune limite nette, mais bientôt il s'en délimite par un étranglement qui devient de plus en plus profond; ainsi s'individualise le cerveau antérieur proprement dit. — Mihalkovics dit de son côté: « La paroi frontale du cerveau antérieur primaire donne naissance, par une rapide évagination, à une nouvelle vésicule cérébrale qui est le cerveau antérieur au sens étroit du mot; celui-ci cependant ne s'accroît pas en suivant en ligne droite le prolongement de l'axe cérébral, mais en s'incurvant du côté ventral ». — Kupffer, d'autre part, se refusant à voir dans le cerveau proprement dit un compartiment cérébral qui mérite le nom de cerveau antérieur secondaire, n'en fait qu'un diverticule du cerveau antérieur primaire, diverticule situé au-dessus et en arrière de l'extrémité de l'axe cérébral et nommé par lui *épencéphale*, en raison de cette position (1).

Il résulte de là que Kupffer, contrairement à ses prédécesseurs et à Mihalkovics entre autres, considère la plaque terminale et la lame terminale qui en dérive (future paroi antérieure du troisième ventricule) comme faisant partie non pas de la vésicule des hémisphères, mais du cerveau antérieur primitif. Cette plaque terminale, au lieu de se déplacer en avant avec la formation du cerveau proprement dit, demeurerait en place et continuerait à clore en avant la cavité du cerveau antérieur primaire. En d'autres termes, cette dernière cavité ne prendrait pas part à la constitution des ventricules des hémisphères, mais serait tout entière absorbée dans le ventricule moyen.

Avec His, on retrouve la division classique du cerveau antérieur en deux vésicules secondaires, d'abord le cerveau antérieur proprement dit, ou cerveau hémisphérique, ou encore « télencéphale » (His), puis le cerveau intermédiaire (2). Le premier fournit deux paires de diverticules : par sa partie basale ou ventrale, les vésicules optiques ; par sa partie alaire ou dorsale, les hémisphères cérébraux. V. Baër, Remak, Reichert avaient auparavant déjà admis que l'ébauche du cerveau antérieur est dès le début paire, formée de deux hémisphères. La séparation du cerveau proprement dit et du cerveau intermédiaire ne se produit d'ailleurs que quand les vésicules optiques sont déjà esquissées.

Ajoutons que Locy, d'après des observations récentes portant sur les Sélaciens, adopte une manière de voir toute différente ; car c'est non pas aux hémisphères cérébraux, mais au cerveau intermédiaire qu'il attribue une ébauche paire. Nous retrouverons plus loin la description de Locy.

En résumé, les opinions relatives à l'organisation anatomique du cerveau antérieur primaire peuvent se grouper d'abord sous deux chefs, selon qu'il y est admis : ou bien que le cerveau primitif se divise purement et simplement par étranglement, ou bien qu'il bourgeonne ; dans le premier cas, le cerveau proprement dit est une division de l'ancienne vésicule cérébrale primaire (schéma

(1) Cette dénomination avait été, avant Kupffer, appliquée au cervelet.

(2) En donnant au cerveau antérieur proprement dit la dénomination de « télencéphale », l'auteur marque bien qu'il le considère comme étant la terminaison antérieure et non un diverticule du tube cérébral, bref comme un cerveau terminal situé sur le prolongement même de l'axe cérébral.

de His); dans le deuxième, il est une partie surajoutée. Dans ce second cas, qui représente plutôt l'opinion classique, le cerveau hémisphérique, surajouté au cerveau antérieur primitif, se placera, selon les auteurs, soit sur le prolongement de l'axe de ce dernier (schéma de Mihalkovics), soit en dehors de cet axe (schéma de Kupffer). Avec cette dernière alternative, plus volontiers acceptée aujourd'hui, le cerveau hémisphérique devient un diverticule dorsal du cerveau antérieur primaire, et mérite par sa situation dans l'ensemble de la masse encéphalique, le nom d'*épencéphale.*

Si un nouveau compartiment cérébral vient s'ajouter au cerveau antérieur primitif sur le prolongement de son axe, la paroi frontale primitive du cerveau antérieur, bref la lame terminale, deviendra, reportée en avant, la paroi frontale du cerveau antérieur secondaire néoformé. Si au contraire ce n'est qu'un diverticule dorsal du cerveau antérieur primitif, la lame terminale restant en place continuera d'être la paroi frontale du cerveau antérieur primitif, devenu entre temps cerveau intermédiaire. En outre, dans le premier cas, le troisième ventricule ou ventricule moyen de l'anatomie, qui est fermé en avant par la lame terminale, ne correspond pas seulement, comme on l'admet communément, à la cavité de la vésicule cérébrale intermédiaire, mais comprendra encore une partie de celle de la vésicule cérébrale antérieure secondaire; en d'autres termes, la région du troisième ventricule chez l'adulte sera plus étendue que la vésicule cérébrale intermédiaire de l'embryon. Avec la seconde manière de voir au contraire, le troisième ventricule et la cavité du cerveau intermédiaire coïncident exactement. C'est ce que les schémas ci-contre (fig. 236) sont destinés à faire comprendre. On y voit, en A, que V^3, le troisième ventricule ou ventricule moyen de l'anatomie, qui s'étend en avant jusqu'à la lame terminale *lt*, comprend non seulement la cavité de la vésicule cérébrale intermédiaire *vi*, mais encore une partie, la partie impaire de la cavité de la vésicule cérébrale antérieure secondaire *va*, le reste de cette dernière cavité formant les ventricules latéraux (*Vl*, *Vl*) des hémisphères cérébraux (*hc*, *hc*). En B, le ventricule moyen ou troisième ventricule V^3, équivaut au ventricule du cerveau intermédiaire *vi*.

Pour épuiser cette question de morphologie et déterminer la valeur respective du cerveau intermédiaire et du cerveau antérieur secondaire, il faut l'envisager d'une autre façon et voir sur des coupes sagittales de l'encéphale quelles seraient les limites de l'un et de l'autre compartiment cérébral.

Sur les coupes sagittales, la limite du cerveau antérieur proprement dit et du cerveau intermédiaire est donnée par une ligne qui, partant du point, dès lors de plus en plus infléchi vers le dedans, où la paroi dorsale de l'hémisphère se joint à celle du cerveau intermédiaire, vient aboutir du côté ventral soit, d'après His, en

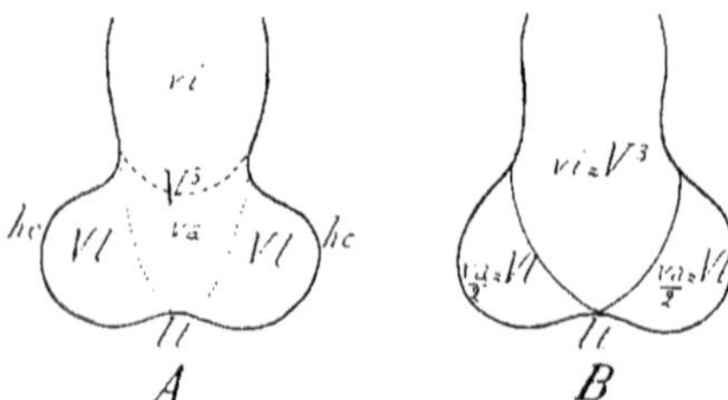

Fig. 230. — *Schémas montrant la participation des cavités de la vésicule cérébrale intermédiaire et de la vésicule cérébrale antérieure à la formation des ventricules cérébraux définitifs.*

En A, la ligne interrompue, correspondant à la lame terminale qui limitait le cerveau antérieur primaire, indique actuellement la séparation de la cavité du cerveau intermédiaire *vi* et de celle du cerveau antérieur secondaire *va*; la ligne pointillée délimite, dans la cavité du cerveau antérieur secondaire *va*, d'une part la région moyenne, bornée en avant par la lame terminale *lt*, qui, jointe à *vi*, formera le ventricule moyen ou troisième ventricule V^3, et d'autre part les régions latérales *Vl*, *Vl*, ou ventricules latéraux des hémisphères cérébraux *hc*, *hc*.

En B, la lame terminale *lt* n'a pas changé de place ; la cavité du cerveau intermédiaire *vi*, qui n'est autre que celle du cerveau antérieur primitif moins ses diverticules latéraux *Vl*, *Vl*, est aussi la même chose que le ventricule moyen V^3.

arrière de cette saillie de la surface externe du cerveau qu'il nomme crête basilaire, soit, pour d'autres auteurs, au niveau ou même en avant de cette saillie, c'est-à-dire dans la région même de l'insertion de la vésicule optique.

Ces deux schémas des limites du cerveau antérieur secondaire et du cerveau intermédiaire conduisent à deux interprétations bien différentes de ces régions cérébrales.

En effet, les frontières de ces deux cerveaux, dans le schéma de His, ne coïncident pas avec la ligne fictive de séparation des zones dorsale et ventrale des parois latérales ; celle-ci vient en effet tomber plus en avant (voy. fig. 237). De la sorte, le cerveau antérieur secondaire comprend un compartiment (fig. 237, VI^1), qui correspond aux zones latéro-ventrales du cerveau, étant situé au

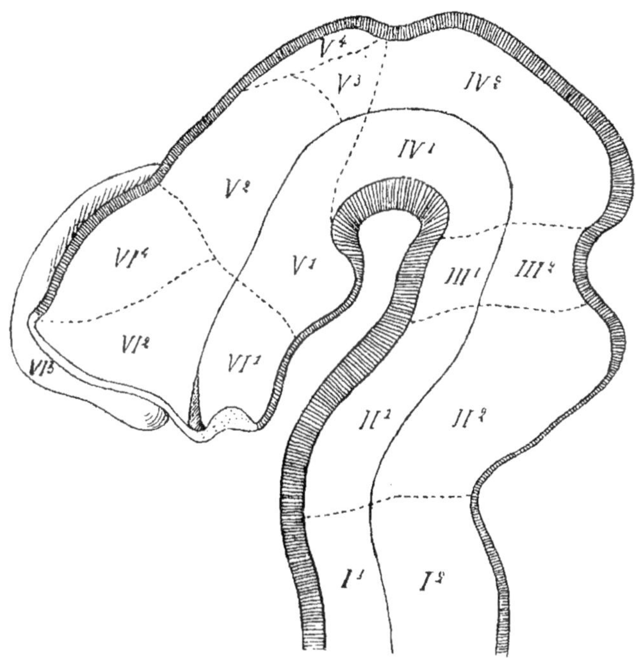

Fig. 237. — *Coupe médiane longitudinale du cerveau d'un embryon humain de la fin du premier mois*, montrant l'étendue des zones dorsale et ventrale et des divers territoires cérébraux de ces deux zones (d'après His).

I. — Arrière-cerveau ou myélencéphale, comprenant I^1 et I^2, les deux zones ventrale et dorsale. — II. Cerveau postérieur ou métencéphale, dans lequel II^1 est le pont de Varole, II^2, le cervelet. — III. Isthme de l'encéphale, complétant avec I et II le cerveau rhomboïdal ou rhombencéphale. — IV. Cerveau moyen ou mésencéphale, avec IV^1 la zone ventrale ou pédoncules cérébraux et IV^2 la zone dorsale ou tubercules quadrijumeaux. — V. Cerveau intermédiaire ou diencéphale, comprenant quatre territoires distincts : V^1, la partie mamillaire de l'*hypothalamus* ; V^2, le *thalamus* ou couche optique ; V^3, le *métathalamus* ; V^4, l'*épithalamus*. — VI. Cerveau antérieur ou terminal, ou encore télencéphale, renfermant : VI^1, la partie optique de l'*hypothalamus* ; VI^2, le corps strié : VI^3, le rhinencéphale ; VI^4, le *pallium* ou manteau cérébral. — V^2, V^3, V^4 forment ensemble le thalamencéphale, de même que VI^2 VI^3, VI^4 composent l'hémisphère cérébral.

dessous de l'axe cérébral. Le cerveau antérieur secondaire aurait ainsi, d'après His, toute la hauteur du tube nerveux, de la voûte jusqu'au plancher.

Si, au contraire, la limite, telle qu'elle a souvent été figurée, se trouve coïncider avec la ligne de séparation des zones dorsale et ventrale du cerveau, il en résultera la conséquence suivante : Le cerveau intermédiaire, qui comprendrait, sur la figure 237 empruntée à His, non seulement les compartiments marqués du chiffre V, mais encore la région VI[1], serait formé à la fois par la voûte, le plancher et la totalité des zones latérales du tube cérébral. Le cerveau antérieur proprement dit ne dériverait par contre que de la voûte et des zones dorsales de la paroi latérale; ni les zones ventrales de cette paroi, ni le plancher cérébral n'entreraient dans sa constitution. S'il en est ainsi, le cerveau antérieur définitif aura la signification précise d'une évagination dorsale du tube nerveux primitif, ainsi que l'ont soutenu plus ou moins catégoriquement nombre d'auteurs : tels Goette (Amphibiens), Gegenbaur (Sélaciens), Rabl-Rückhard (Poissons osseux), Goronowitsch (Esturgeon), Kupffer (Lamproie, Esturgeon). Par suite, selon Kupffer par exemple, il n'y aura plus lieu de décomposer le cerveau antérieur en deux compartiments secondaires de valeur équivalente, le cerveau intermédiaire et le cerveau antérieur secondaire. Le cerveau intermédiaire, en effet, n'a plus droit à l'existence, car il n'est autre que le cerveau antérieur primitif; celui-ci figure une partie centrale, *prosencéphale central* de l'auteur, dont les hémisphères cérébraux sont un diverticule, au même titre que l'épiphyse, que les vésicules optiques, etc. Le cerveau antérieur secondaire n'a pas plus de raison d'être, car il n'est que le produit de la réunion artificiellement faite d'un certain nombre des diverticules émis par le cerveau antérieur primitif devenu le prosencéphale central.

Bien qu'il paraisse, d'après ce qui précède, peu légitime de décrire séparément un cerveau intermédiaire, nous le ferons néanmoins pour faciliter l'exposition, sans attribuer cependant à ce cerveau intermédiaire une autonomie morphologique qui paraît lui faire défaut. Nous comprendrons alors le cerveau intermédiaire dans le sens habituel que l'on donne à ce terme, considérant le cerveau intermédiaire comme l'ensemble des parois du ventricule moyen de l'anatomie descriptive.

Avant de décrire en détail le cerveau intermédiaire, il convient, laissant maintenant de côté toute considération théorique, de jeter un coup d'œil sur la constitution de la vésicule cérébrale antérieure, à l'époque où l'on peut distinguer déjà plusieurs régions dans ses parois.

Sur une vue de profil, le cerveau antérieur primitif d'un embryon figure, suivant une comparaison qui nous a servi déjà, le ventre d'une cornue dont la courbure correspondrait au cerveau moyen (fig. 238). Mais au stade où nous le considérons, sa surface n'est déjà plus lisse et présente une série de tubérosités que délimitent des sillons plus ou moins profonds (fig. 239). On peut

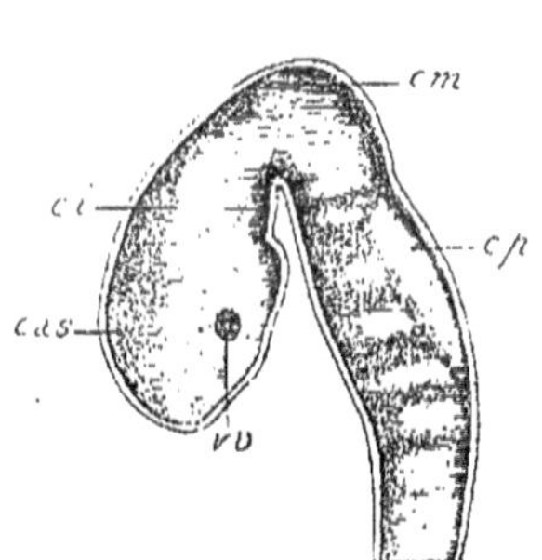

FIG. 238. — *Cerveau d'un embryon de Lapin de 7 millim. de long, coupé suivant le plan médian* (d'après MIHALKOVICS).

cp, cerveau postérieur. — *cm*, cerveau moyen. — *ci*, cerveau intermédiaire (ancien cerveau antérieur primaire). — *cas*, cerveau antérieur secondaire. — *vo*, vésicule optique, située à la limite du cerveau intermédiaire et du cerveau antérieur secondaire.

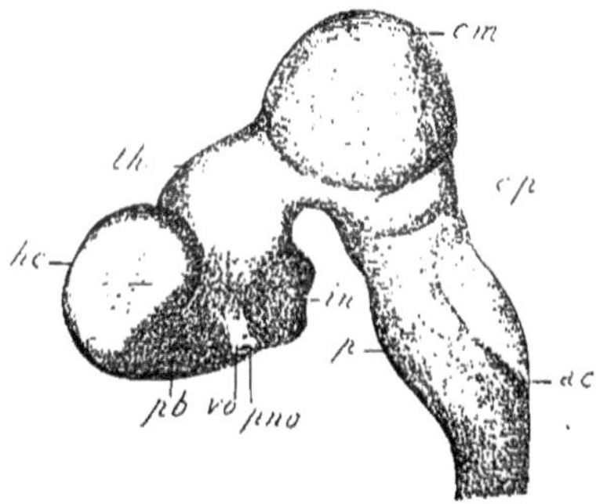

FIG. 239. — *Cerveau d'un Poulet du 4e jour d'incubation, vu du côté gauche* (d'après MIHALKOVICS).

hc, hémisphère cérébral. — *pb*, partie basale du cerveau antérieur secondaire. — *pno*, plaque nerveuse optique. — *vo*, vésicule optique. — *th*, région thalamique (couche optique) du cerveau intermédiaire. — *in*, partie infundibulaire du cerveau intermédiaire. — *cm*, cerveau moyen. — *cp*, cerveau postérieur. — *p*, pont. — *ac*, arrière-cerveau.

tracer assez bien, sur les faces latérales du cerveau antérieur primaire, les limites de ce qui serait le cerveau antérieur proprement dit et de ce qui correspondrait au cerveau intermédiaire. Le premier se compose : d'une protubérance dorsale, libre en haut et en arrière où elle se sépare nettement du cerveau intermédiaire, soit déjà paire, soit encore impaire ; c'est le *cerveau hémisphérique* ou *épencéphale* (*hc*) (*futurs hémisphères cérébraux*) ; — d'une partie ventrale, plutôt déprimée, que l'on peut appeler *portion basale* (*pb*) parce qu'elle sert en effet de base ou de pédicule aux hémisphères qui s'y appuient et s'y insèrent, et qui deviendra essentiellement la *région olfactive* de l'encéphale. Le cerveau intermédiaire à son tour comprend deux territoires distincts : l'un dorsal, qui forme une saillie assez notable, le *thalamus* ou *couche optique* (*th*) ; l'autre ventral, plus étendu à cette époque que le précédent, à peu près plan, la *région sous-thalamique* (désignée dans la figure 239 comme partie infundibulaire, *in*). Aux confins de la portion basale de l'hémisphère et de la région sous-thalamique du cerveau intermédiaire, proémine la vésicule optique (*vo*), dont la région est rattachée tantôt au cerveau intermédiaire, tantôt au cerveau hémisphérique.

Pratiquant maintenant une section de l'encéphale dirigée soit

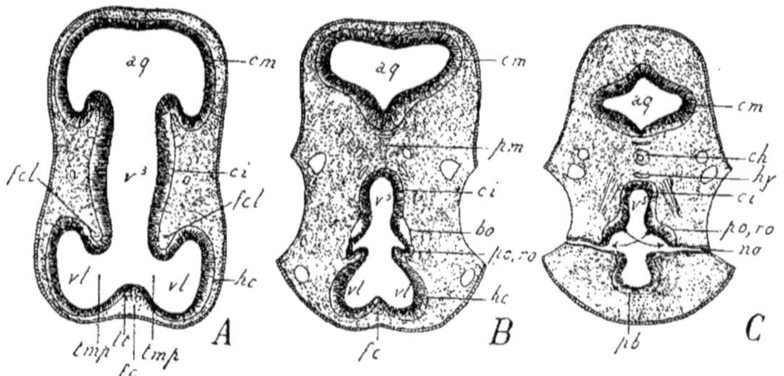

FIG. 240. — *Coupes horizontales de la partie antérieure de la tête d'un Poulet de 4 jours et demi* (d'après MIHALKOVICS).

La légende de la coupe A est seule donnée ici ; les autres coupes seront expliquées plus loin. *hc*, hémisphère cérébral. — *lt*, lame terminale. — *fc*, faux primitive du cerveau. — *fcl*, branches latérales et postérieures de la faux du cerveau. — *vl*, *vl*, ventricules latéraux. — *tmp*, *tmp*, trous de Monro primitifs. — *ci*, paroi du cerveau intermédiaire. — v^3, ventricule moyen ou troisième ventricule. — *cm*, cerveau moyen. — *aq*, aqueduc de Sylvius.

horizontalement, soit transversalement et verticalement, nous voyons (fig. 240) que la cavité du cerveau intermédiaire communique largement de chaque côté avec celle de l'hémisphère cérébral par des orifices appelés *trous de Monro primitifs* (fig. 240, *tmp*, *tmp*) ; ces trous sont compris, à ce stade très précoce, entre la lame terminale qui est en avant et la partie de paroi en arrière qui unit l'hémisphère au cerveau intermédiaire.

Une coupe sagittale nous montre la cavité du cerveau intermédiaire très étendue dans le sens dorso-ventral ainsi que d'avant en arrière, tandis qu'une coupe verticale et transversale nous ferait voir au contraire qu'elle est, déjà à cette époque, très rétrécie dans le sens latéral, par rapport à la cavité du cerveau hémisphérique.

II. — Plancher du cerveau intermédiaire

Le cerveau intermédiaire, ainsi appelé parce que, dans le schéma de l'encéphale à cinq vésicules, il est interposé entre le cerveau moyen et le cerveau antérieur proprement dit, a reçu aussi les noms de *diencéphale*, *entrencéphale*, qui ne sont que la traduction de la dénomination précédente. Le terme de *thalamencéphale*, aussi employé, rappelle que cette région encéphalique a principalement pour paroi une masse nerveuse puissante que nous avons appelée déjà le *thalamus* (1).

Le cerveau intermédiaire de l'embryon est très volumineux, par rapport à l'étendue qu'occuperont chez l'adulte les parties qui en dérivent; il n'éprouvera donc, au cours du développement, qu'un faible accroissement. Il offre un diamètre dorso-ventral plus considérable que le diamètre antéro-postérieur ; il est en même temps passablement rétréci dans le sens transversal. Son plancher, plus ou moins fortement incliné en bas et en avant, est plus long que la voûte, laquelle est à peu près horizontale. Il en résulte que la hauteur maxima de cette région du cerveau est en avant, tandis qu'elle est moindre en arrière, à l'union du cerveau intermédiaire avec le cerveau moyen.

Nous étudierons successivement le plancher, les parois latérales et la voûte du cerveau intermédiaire.

(1) His a donné au terme de thalamencéphale une signification plus restreinte. Il désigne par là une partie seulement du cerveau intermédiaire ou diencéphale, comprenant (fig. 237) les compartiments V^2, V^3, V^4, situés tous trois au-dessus de l'axe cérébral, mais pas le compartiment V^1, placé au-dessus de l'axe. De même, nous verrons plus tard que pour lui les termes de cerveau terminal ou télencéphale et d'hémisphères cérébraux ne coïncident pas; les hémisphères cérébraux sont l'ensemble des régions VI^2, VI^3, VI^4 du télencéphale, mais ne renferment pas la région télencéphalique VI^1.

§ 1. — **Forme extérieure du plancher du cerveau intermédiaire.** — Comme on vient de le voir, le plancher du cerveau intermédiaire se dirige en bas et en avant et atteint son point le plus déclive au niveau de ce que l'on appelle *l'entonnoir* ou *infundibulum;* la paroi antérieure de cet entonnoir n'appartient plus déjà au plancher du cerveau, mais à sa paroi frontale, car elle n'est autre que la lame terminale. Sur une vue de profil du cerveau qui est plus instructive qu'une vue de la face inférieure même, on constate que le plancher du cerveau intermédiaire présente deux parties bien distinctes (fig. 241) : l'une, postérieure, fortement

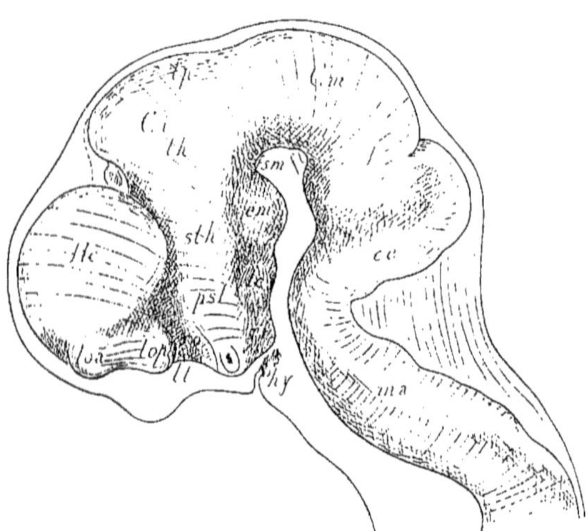

Fig. 241. — *Vue latérale du cerveau d'un embryon humain de 4 semaines et demie* (reconstruction de coupes), d'après His.

Hc, hémisphère cérébral. — *loa*, *lop*, lobes olfactifs antérieurs et postérieurs. — *lt*, lame terminale. — *Ci*, cerveau intermédiaire. — *lp*, lobe pinéal. — *th*, *thalamus*. — *sth*, région sous-thalamique. — *pst*, pédicule du corps strié. — *ro*, *recessus opticus*. — *ri*, *recessus infundibuli*. — *tc*, *tuber cinereum*. — *hy*, hypophyse. — *em*, éminence mamillaire. — *Cm*, cerveau moyen. — *I*, isthme. — *ce*, cervelet. — *ma*, moelle allongée. — *fsm*, fosse supramamillaire. — *ft*, fosse de Tarin ou interpédonculaire.

oblique en bas et en avant, adossée au versant antérieur du pilier moyen du crâne, est la *région mamillaire ;* l'autre, antérieure, presque horizontale, reposant sur la partie antérieure de la base du crâne, est la *région infundibulaire*. Ces deux parties forment entre elles un angle d'abord obtus, qui devient droit vers la fin du deuxième mois de la vie fœtale et qui finit même par être aigu.

La région mamillaire se distingue surtout par une protubérance bien marquée, *l'éminence mamillaire* (*cm*), qui se continue de chaque côté, en avant et en haut, par deux bourrelets divergents, les « arcs intermédiaires ». Au-dessus de l'éminence mamillaire le plancher cérébral offre une profonde dépression, la *fosse supramamillaire* (*fsm*), qui coiffe la courbure antérieure du pilier moyen du crâne; nous avons décrit plus haut (voir chap. 4) une « fosse de Tarin » ou « fosse interpédonculaire » (*ft*), qui correspond d'autre part à la courbure postérieure du même pilier du crâne. Au-dessous de l'éminence mamillaire vient une sorte de sac; c'est le futur *tuber cinereum* (*tc*).

La région infundibulaire (*ri*, *ro*), qui se délimite de la précédente par un léger retrait de la paroi cérébrale, a, comme son nom l'indique, la forme générale d'un entonnoir, c'est-à-dire d'un cône fortement tronqué. On doit donc y distinguer, sur la vue de profil, une paroi antérieure, une paroi postérieure et une troncature. Cette dernière, dirigée obliquement en bas et en avant, se moule sur la poche hypophysaire, qui lui est sous-jacente et à laquelle elle est accolée. Au-dessus de l'angle antérieur que laissent entre elles la troncature et la paroi antérieure, se voit le lieu d'implantation de la vésicule optique. Au-dessus de l'angle postérieur de la troncature, se forme une légère évagination, point de départ de *l'infundibulum hypophysaire*, diverticule cérébral qui entrera en connexion intime avec l'hypophyse pharyngienne. Nous avons dit déjà que la paroi antérieure de la région infundibulaire n'est autre que la lame terminale. Quant à la paroi postérieure, elle est absorbée en majeure partie par la formation de l'infundibulum hypophysaire. La description qui précède, empruntée à His, s'applique particulièrement à l'Homme.

Chez les Mammifères autres que l'Homme, la configuration extérieure du cerveau intermédiaire est la même, autant que nos connaissances nous permettent de l'établir (Mihalkovics, Löwe).

Chez les Oiseaux et les Reptiles, il en est à peu près de même. Mais chez les Vertébrés plus inférieurs, le plancher du cerveau intermédiaire offre, surtout chez les Poissons osseux et les Ganoïdes, une conformation passablement différente de celle que nous venons de voir. Ce plancher, qui est fort mince, se soulève fortement en une expansion puissante, le *lobe infundibulaire* des auteurs, assez importante pour que Miklucho-Maclay l'ait désignée sous le nom de *cerveau inférieur :* expression que Kupffer traduit par celle d'*hypencéphale*, en faisant du lobe infundibulaire une partie cérébrale de valeur morphologique égale à celle des hémisphères cérébraux eux-mêmes qu'il nomme, nous le savons, « épencéphale ». C'est cette même expansion diverticulaire qu'Edinger a désignée chez les Sélaciens sous le nom de *saccus infundibuli*, et que Goronowitsch appelle, chez les Ganoïdes et les Poissons osseux, *lobus infundibuli* (fig. 242, *lin*). Sous ces divers

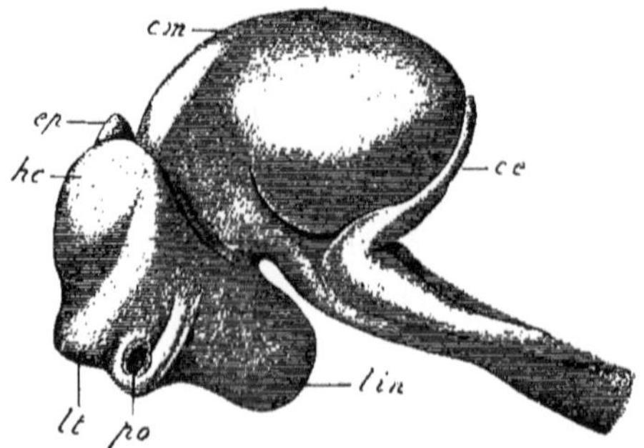

FIG. 242. — *Cerveau d'un embryon de Salmo salar,* montrant le fort développement du lobe infundibulaire (d'après GORONOWITSCH).

Ce, cervelet. — *cm*, cerveau moyen puissamment développé. — *ep*, épiphyse. — *hc*, hémisphère cérébral. — *lt*, lame terminale. — *po*, pédicule optique. — *lin*, lobe infundibulaire (*lobus infundibuli*).

noms, les auteurs précités ont compris une région étendue depuis le plancher du cerveau moyen jusqu'à la région optique (chiasma et recessus optique). His a précisé la situation de l'expansion cérébrale inférieure des Poissons à laquelle il donne un autre nom ; son *saccus vasculosus* (qui nous paraît correspondre au lobe infundibulaire des auteurs) se formerait en effet, d'après lui, dans un endroit limité, aux dépens de cette même région qui constitue ailleurs le tuber cinereum ; il serait tout à la fois distinct de l'éminence mamillaire, située plus haut et en arrière, et de l'infundibulum, placé plus bas et en avant.

On a discuté beaucoup sur la valeur morphologique de la

région infundibulaire. L'apparition tardive de cette expansion cérébrale (dix-huitième jour chez le Saumon) en fait, d'après Goronowitsch, partageant en cela l'opinion de Götte, une acquisition secondaire du cerveau des Vertébrés. Au contraire, W. Müller, en montrant que toute la région infundibulaire se réduit de plus en plus, quand partant des Poissons on s'élève dans la série des Vertébrés, semblait se prononcer pour le caractère primitif et par conséquent la haute valeur morphologique de cette formation. Nous venons de voir que Miklucho-Maclay et Kupffer ont conclu dans le même sens.

Le lobe infundibulaire s'accroît incessamment avec les progrès de la courbure céphalique du cerveau, comme on l'a généralement constaté. Cependant Kupffer dit que l'accroissement considérable

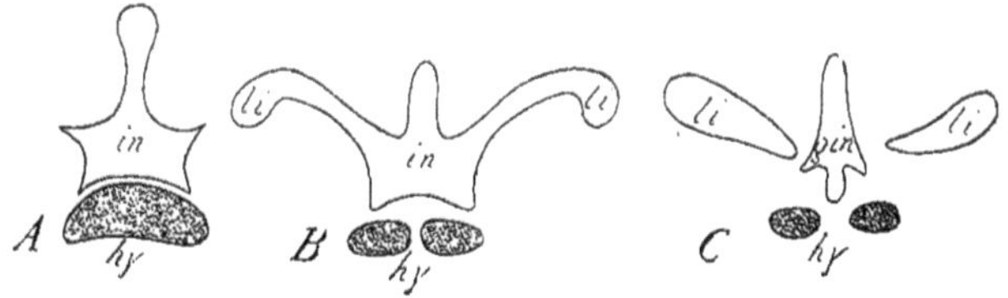

FIG. 243. — *Contours de l'hypophyse et de la lumière de l'infundibulum chez une larve de Salmo salar de 19 millim. de long* ; en coupe transversale (d'après LUNDBORG).

A, coupe passant par le milieu de l'hypophyse ; *B* et *C*, coupes menées par un plan postérieur. — *hy*, hypophyse. — *in*, infundibulum. — *li*, *li*, lobes inférieurs. — *gin*, glande infundibulaire (sac vasculaire des auteurs).

qu'éprouve l'hypencéphale chez l'Esturgeon et les autres Vertébrés inférieurs n'a rien à voir avec l'accentuation de la courbure céphalique du cerveau. Selon lui, il y a croissance secondaire, absolument propre et spontanée, de l'hypencéphale, qui s'allonge en arrière et en haut ; loin d'être la conséquence de l'incurvation céphalique du cerveau, l'accroissement du lobe infundibulaire produit une nouvelle courbure cérébrale, la « courbure unciforme » des auteurs, dont l'axe vient se terminer à l'extrémité même du lobe infundibulaire.

Dans un stade plus avancé, le plancher du cerveau intermédiaire des Poissons et des Amphibiens se complique encore plus ou moins complètement par la production de plusieurs tubérosités aux dépens du lobe infundibulaire ; ces tubérosités donnent lieu aux *lobes inférieurs* (*lobi inferiores*) d'une part, au *sac vasculaire* (*saccus vasculosus*) d'autre part (fig 243, *li*, *li*, *gin*) (1). Nous donnons ci-après les résultats acquis à la science sur le développement de ces deux organes.

Développement des lobes inférieurs et du sac vasculaire. — D'après les recherches de Kupffer sur l'Esturgeon, ces formations prennent naissance comme il suit : l'hypencéphale se divise en deux parties superposées, le « sac dorsal » et le « sac ventral » ; le sac dorsal émet les diverticules latéraux qui sont les lobes inférieurs ; le sac ventral, qui acquiert une paroi très mince, se divise en deux lobes formant ensemble le sac vasculaire.

Mc Intosh et Prince, Holt, David et Lundborg, dans ces derniers temps, ont étudié le développement de la région infundibulaire.

Mc Intosh et Prince, ainsi que Holt, se bornent à dire que l'infundibulum émet des expansions latérales qui seront plus tard les lobes inférieurs ; il s'étend d'autre part en arrière sous forme d'un sac à paroi mince et plissée (qui est sans doute le sac vasculaire).

D'après David, chez *Leuciscus eryophthalmus*, on voit de chaque côté de l'infundibulum des appendices symétriques prendre naissance, formant les deux lobes inférieurs, que l'auteur nomme « lobes latéraux » ; dans les sillons qui les séparent se forme le sac vasculaire ; en arrière de l'infundibulum, les lobes latéraux sont séparés par des recessus du tuber cinereum, que l'auteur appelle « lobes médians », et qui sont souvent confondus en une masse impaire ; ces recessus, connus déjà de Herrick, communiquent, ainsi que ce dernier l'a montré, avec le sac vasculaire, ou plutôt, d'après David, avec un diverticule de l'infundibulum lui-même. Dans le cours du développement, les lobes latéraux s'accroissent fortement en arrière, dépassant les lobes médians. Quant à la signification de ces organes, David, d'accord avec His et Herrick, considère les lobes inférieurs, et spécialement les lobes latéraux, comme des évaginations de la paroi postérieure du tuber cinereum, mais s'oppose à la comparaison qu'Herrick a faite de ces lobes avec les corps mamillaires.

Lundborg a donné quelques faits relatifs à la formation du sac vasculaire chez le Saumon. La paroi de l'infundibulum, réduite d'abord à une seule assise cellulaire, s'épaissit ; et de cet épaississement naissent à droite et à gauche les lobes inférieurs. La partie la plus reculée de l'infundibulum s'isole ensuite sous la forme d'une vésicule allongée verticalement, qui devient le sac vasculaire.

(1) Ce terme « sac vasculaire » est employé cette fois avec le sens qu'on lui donne en anatomie comparée, et non plus avec la signification morphologique que His lui a attribuée.

Chez les Poissons osseux et les Ganoïdes à l'état adulte, les lobes inférieurs sont de puissantes expansions latérales du lobe infundibulaire. Leur signification est mal déterminée. Tandis qu'aujourd'hui on s'acorde à y voir des formations propres aux Vertébrés inférieurs, on s'est efforcé autrefois de leur trouver des homologies avec des organes appartenant aux Vertébrés supérieurs. Ainsi Philippeaux et Vulpian, Fritsch les ont considérés comme représentant les corps mamillaires des Mammifères. Plus récemment, Chatin a décrit dans la région infundibulaire des Mammifères, de chaque côté du tuber cinereum, deux petits ganglions qu'il a homologués aux lobes inférieurs des Poissons.

Le sac vasculaire des Poissons osseux et des Ganoïdes adultes est une véritable glande (Štieda, Ussow, Rabl-Rückhard), et non un plexus vasculaire, comme Gottsche l'avait cru ; il mérite ainsi le nom de « glande de l'infundibulum », qui lui a été donné par Rabl, et que Lundborg lui a conservé. Cette glande, tubuleuse et ramifiée, plongée dans des sinus sanguins, peut parfois demeurer chez l'adulte en un état embryonnaire (chez *Argyropelecus*, d'après David).

Dans les autres ordres de Poissons, ces organes sont moins développés. Balfour, chez des embryons de Requin âgés, indique deux éminences du lobe infundibulaire comme représentant l'ébauche de ce qu'il nomme les « sacs vasculaires » (qu'il nous semble regarder comme homologues aux lobes inférieurs des Téléostéens et des Ganoïdes). Chez les Sélaciens adultes, Sanders décrit à la face inférieure du cerveau les lobes infundibulaires (qu'il appelle *hypoaria*), moins développés que chez les autres Poissons, situés au-devant de l'hypophyse; de chaque côté de cette dernière est une vésicule membraneuse, le sac vasculaire, que l'auteur considère d'ailleurs comme une formation nouvelle, distincte de la formation homonyme des Poissons osseux. — Edinger, chez les Sélaciens aussi, décrit comme appendices de la paroi infundibulaire du cerveau intermédiaire, non seulement les lobes latéraux de l'infundibulum, mais encore un « lobe ou recessus postérieur » ou « sac de l'infundibulum » ; la paroi ventrale de la partie caudale de ce prolongement postérieur, abondamment plissée, concourt à former le sac vasculaire. Le sac de l'infundibulum est ainsi un diverticule dorsal, le sac vasculaire un diverticule ventral de la partie infundibulaire

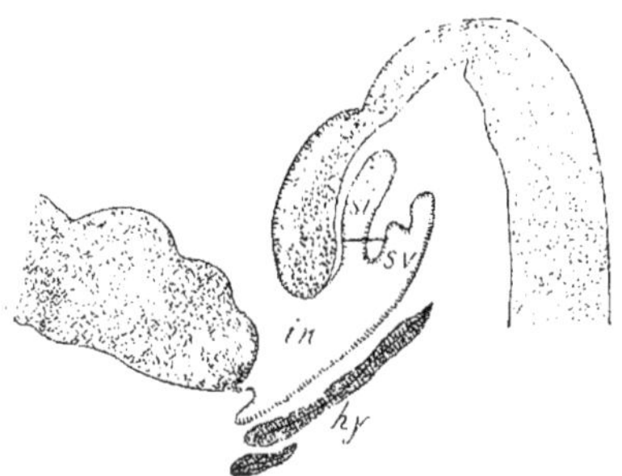

FIG. 244. — *Coupe longitudinale médiane de la région infundibulaire et de l'hypophyse d'un embryon de Raie de 4 centim. de long* (d'après EDINGER).

in, infundibulum. — *si*, *saccus infundibuli* ou recessus postérieur de l'infundibulum. — *sv*, *saccus vasculosus*. — *hy*, hypophyse.

du cerveau (fig. 244, *si, sv*). Edinger indique que le lobe ou recessus postérieur de l'infundibulum qu'il décrit avait été signalé déjà chez un Sélacien par W. Müller et qu'il a été retrouvé par Gaskell chez le Chien de mer, l'Ammocète et la Brebis.— Chez les Cyclostomes, les lobes inférieurs sont aussi représentés, mais sous une forme réduite. — Enfin, les recherches d'Edinger ont montré que les Amphibiens possèdent de même un organe correspondant au sac vasculaire des Poissons.

L'examen extérieur du cerveau nous a appris que le plancher du cerveau intermédiaire présentait deux régions à distinguer : en arrière, la région *mamillaire ;* en avant, la région infundibulaire. Nous avons dit en outre que cette dernière, qui offre la forme d'un entonnoir fortement tronqué, loge deux diverticules de la cavité cérébrale, le *recessus optique* et le *recessus infundibulaire;* elle peut ainsi se partager à son tour en deux régions, la *région optique* et la *région infundibulaire* proprement dite. Les deux sont séparées par le chiasma des nerfs optiques qui forme une crête plus ou moins saillante entre les deux recessus optique et infundibulaire. Nous avons vu enfin le développement puissant que prend chez les Vertébrés inférieurs, notamment les Poissons, la région infundibulaire aux dépens de laquelle se forment les *lobes inférieurs* et le *sac vasculaire.*

§ 2. — **Le plancher du cerveau intermédiaire examiné sur des coupes et par sa face ventriculaire.** — Pour prendre une connaissance plus complète de la constitution du plancher du cerveau intermédiaire, il nous faut à présent l'étudier sur des coupes, et aussi l'examiner par sa face interne ou ventriculaire.

La région mamillaire ne présente rien de bien spécial à noter. Sur les deux cerveaux ouverts, vus par la face ventriculaire, on voit une fosse plus ou moins profonde, la *fosse* ou *recessus mamillaire* (fig. 246, *m*) correspondant au relief de la face externe que nous avons nommé éminence mamillaire (fig. 229, *m*). Sur des coupes, on retrouve cette fosse ou recessus mamillaire, par exemple en *m* (fig. 247), en *rm* (fig. 248).

La région infundibulaire comprend, comme nous le savons, le lobe infundibulaire avec le prolongement infundibulaire qui se met en rapport avec l'hypophyse pharyngienne. Nous savons aussi que ce lobe inférieur peut renfermer, chez les Vertébrés inférieurs, plusieurs annexes qui sont, dans l'état de plus grande complication, les lobes inférieurs ou latéraux, le sac infundibulaire et le sac vasculaire. Ces diverses parties, ainsi que le montrent les coupes sagittales médianes et latérales, contiennent autant de diverticules de la cavité de la partie infundibulaire principale, et sont limitées par une paroi qui peut s'amincir beaucoup en certains

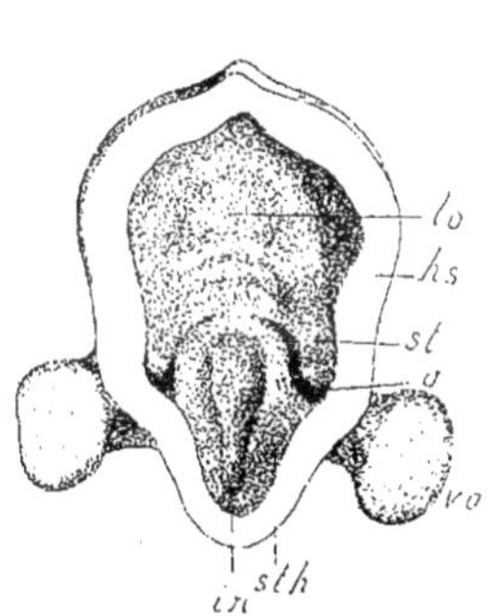

FIG. 245. — *Vue de face de la paroi antérieure du cerveau intermédiaire d'un embryon humain de 6,9 millim.* (*reconstruction de coupes*) (d'après HIS).

hs, paroi de l'hémisphère. — *lo*, lobe olfactif. — *st*, corps strié. — *o*, entrée de la vésicule optique. — *vo*, vésicule optique. — *sth*, partie sous-thalamique. — *in*, infundibulum.

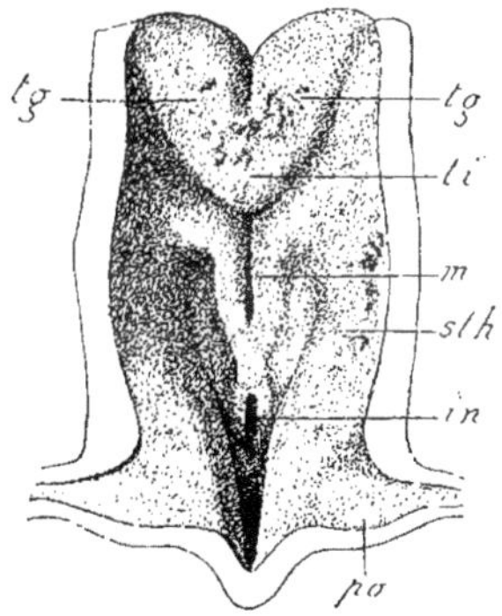

FIG. 246. — *Vue de face de la paroi postérieure du cerveau intermédiaire d'un embryon humain de 10,2 millim.* (*reconstruction de coupes*) (d'après HIS).

La section a été menée parallèlement au sillon de Monro. — *tg*, *tori tegmentales* ou bourrelets de la calotte. — *ti*, *torus intermedius*. — *sth*, région sous-thalamique. — *m*, région mamillaire avec sa profonde gouttière médiane suivie d'une crête, et ses deux gouttières latérales. — *in*, entrée de l'infundibulum — *po*, point de départ du pédicule optique.

endroits, au niveau du sac vasculaire par exemple (voir fig. 244). En outre, Kupffer distingue chez l'Esturgeon et rattache à la région infundibulaire un « sinus post-optique », situé immédiatement derrière le chiasma optique et figurant une baie peu profonde du contour de la cavité cérébrale (voir fig. 194, *si*). Chez les Vertébrés supérieurs, où l'étendue et la complication anatomique de la région infundibulaire sont beaucoup moindres, l'infundibulum se présente, vu de l'intérieur de la cavité ventriculaire, comme une étroite et profonde dépression dont on voit l'entrée en *in* (fig. 245 et 246) et que l'on découvre dans toute son étendue en *ri* sur les coupes figurées en 247 et 248. Dans l'intervalle qui sépare l'infundibulum de la région mamillaire, la paroi cérébrale est mince et légèrement bombée en dehors : c'est le *tuber cinereum* (fig. 247, *tc*).

Nous avons dit que le plancher du cerveau intermédiaire est de nouveau déprimé en avant de l'infundibulum, et forme là la fossette appelée *recessus opticus* (fig. 247 et 248, *ro*), que le

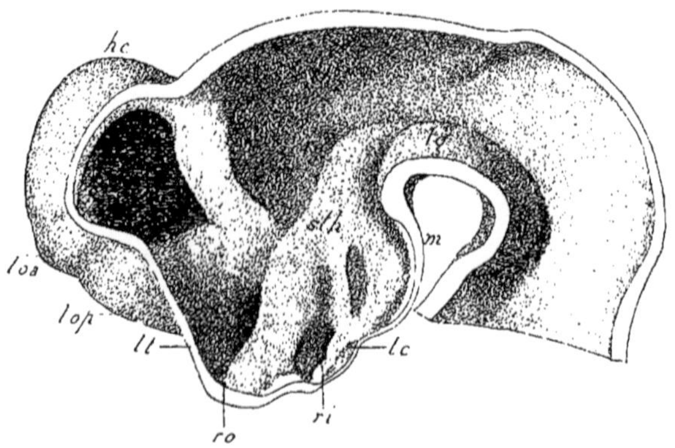

Fig. 247. — *Section sagittale et médiane du cerveau d'un embryon humain de 10,2 millim.* (*reconstruction de coupes*) (d'après His).

tg, *tori tegmentales* ou bourrelets de la calotte. — *th*, région thalamique. — *rg*, *recessus geniculi*. — *sth*, région sous-thalamique. — *m*, tubérosité mamillaire. — *tc*, *tuber cinereum*. — *ri*, *recessus infundibuli*, — *ro*, recessus optique. — *lt*, lame terminale. — *cs*, corps strié. — *hc*, hémisphère cérébral. — *loa*, *lop*. lobes olfactifs antérieur et postérieur.

chiasma optique (248, *ch*) sépare du *recessus infundibuli* (fig. 247 et 248, *ri*).

Cette fossette a été décrite dans plusieurs groupes de la série des Vertébrés par divers auteurs qui lui ont donné des noms variés : « fossette optique » de Orr chez l'Amblystome, « recessus du troisième ventricule » de Holt chez le Hareng, « recessus præoptique » d'Edinger chez les Sélaciens et les Amphibiens. Sur les coupes sagittales du cerveau d'un embryon de Poulet ou de Mammifère, le recessus optique est un diverticule conique du ventricule, au niveau duquel la paroi cérébrale (plancher ventriculaire) se montre amincie chez des embryons d'un certain âge (fig. 248, *ro*) ;

la paroi antérieure est constituée par la lame terminale et les formations qui plus tard se développeront à cet endroit (*ca. st*). Sur les coupes frontales (verticales et transversales), il se présente sous l'aspect d'une cavité élargie transversalement et se prolongeant à ses extrémités droite et gauche par l'orifice ventriculaire de la vésicule optique; cette cavité, suivant le plan par lequel passent les coupes, se montre soit comme un diverticule de la cavité ventriculaire principale (si la section intéresse l'orifice du recessus dans le ventricule), soit comme un espace indépendant (si ce même orifice n'est pas compris dans la section). Enfin, des coupes horizontales (fig. 249, B et C) font voir que, à droite et à gauche, la paroi cérébrale est déprimée juste en arrière de l'orifice de la vésicule optique en un repli, « pli optique » de Mihalkovics, limitant une fossette (le recessus optique) (*po*, *ro*); la fossette ne fait qu'un avec l'orifice optique, et sert pour ainsi dire d'antichambre à la cavité de la vésicule optique, qui s'ouvre dans le ventricule par son intermédiaire et non plus directement (fig. 249 C, *po*, *ro* et *no*). Le repli

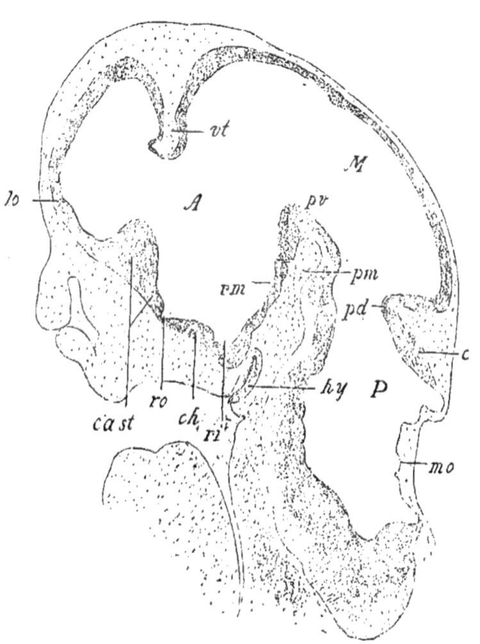

FIG. 248. — *Coupe sagittale de la tête d'un embryon de Lapin de 13 jours.*

A, M, P, cerveaux antérieur, moyen et postérieur. — *lo*, lobe olfactif impair. — *vt*, *velum transversum*. — *cast*, commissure antérieure et corps strié (partie basale du cerveau antérieur). — *ro*, recessus optique. — *ch*, chaisma optique. — *ri*, recessus de l'infundibulum. — *rm*, fosse ou recessus mamillaire. — *pv*, pli ventral cérébral. — *pd*, pli dorsal cérébral. — *pm*, pilier moyen du crâne. — *hy*, hypophyse. — *c*, lame cérébelleuse. — *mo*, membrane obturatrice du quatrième ventricule.

de la paroi cérébrale, qui limite le recessus, a naturellement deux feuillets, et c'est dans son feuillet postérieur que la bandelette optique et le chiasma optique prennent naissance. Ajoutons que, si l'on examinait la face ventriculaire de la paroi latérale du ventricule, on verrait que le recessus n'est pas une fossette hémisphérique, mais une dépression allongée en forme de fente, s'effaçant peu à peu en haut du côté de la voûte du cerveau, se continuant en bas du côté du plancher jusqu'à se réunir à sa congénère du côté opposé.

La portion du plancher du cerveau intermédiaire, qui est comprise entre les deux orifices droit et gauche des vésicules optiques

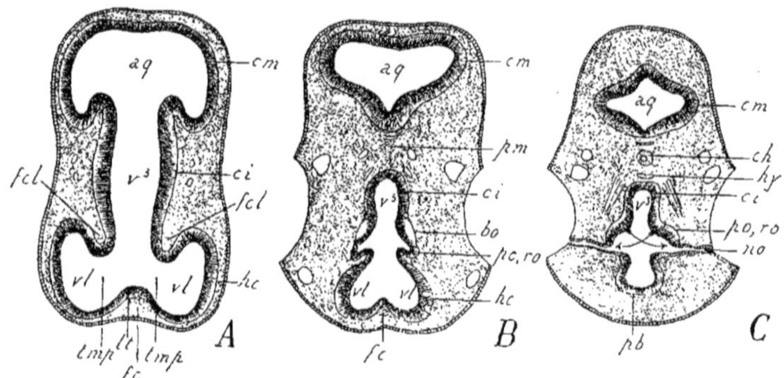

Fig. 249. — *Coupes horizontales de la partie antérieure de la tête d'un Poulet de 4 jours et demi* (d'après Mihalkovics).

Ces coupes sont superposées les unes aux autres, la coupe C passant par le plan le plus inférieur. *Hc*, hémisphère cérébral. — *pb*, partie basale des hémisphères cérébraux. — *lt*, lame terminale. — *vl*, *vl*, ventricules latéraux. — *tmp*, *tmp*, trous de Monro primitifs. — *ci*, paroi latérale du cerveau intermédiaire. — *bo*, bandelette optique. — *no*, nerf optique. — *po*, *ro*, pli et recessus optiques. — v^3, ventricule moyen ou troisième ventricule. — *cm*, paroi du cerveau moyen. — *aq*, aqueduc de Sylvius. — *fc*, faux du cerveau primitive. — *fcl*, *fcl*, ses branches latérales et postérieures. — *pm*, pilier moyen du crâne. — *hy*, hypophyse. — *ch*, corde dorsale.

et qui plus tard réunit sur la ligne médiane la paroi des deux recessus optiques, a reçu de Mihalkovics le nom de *plaque nerveuse optique;* c'est à cet endroit que se forme le chiasma optique. Plus exactement, la plaque nerveuse optique représente, en tant que siège du chiasma, le prolongement du feuillet postérieur du repli qui limite le recessus optique; car c'est dans ce feuillet que l'entrecroisement commence. En somme, chaque bandelette optique, pour aller s'entrecroiser sur la ligne médiane avec celle du côté opposé et se continuer par le nerf optique de l'autre côté, emprunte d'abord la voie du feuillet postérieur du recessus optique, puis plus bas celle de la plaque nerveuse optique.

Voici, d'une manière plus détaillée, comment Mihalkovics décrit, chez les embryons de Poulet et de Mammifères, les transformations de cette région. Le pli optique consiste d'abord en éléments nerveux épithéliaux semblables à ceux du reste de la paroi cérébrale. Au milieu du quatrième jour d'incubation chez le Poulet, la partie externe du feuillet postérieur du pli devient plus claire et se montre parcourue par des fibrilles nerveuses longitudinales que

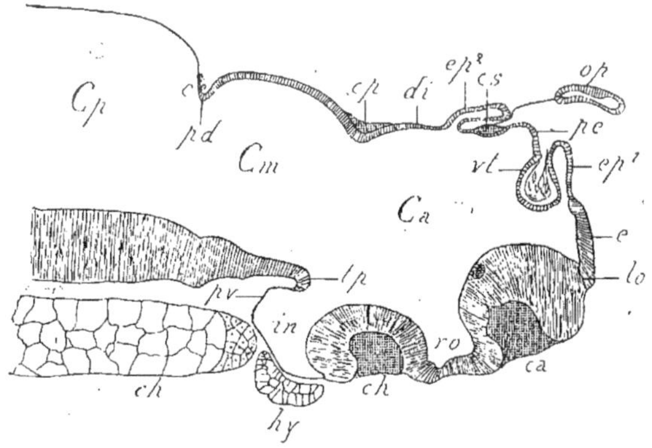

FIG. 250. — *Coupe médiane du cerveau d'une larve de Rana temporaria de 11 millim. de long* (d'après KUPFFER).

Ca, cerveau antérieur. — *Cm*, cerveau moyen. — *Cp*, cerveau postérieur. — *e*, épencéphalon. — *lo*, lobe olfactif impair. — *ca*, commissure antérieure. — *ch*, chiasma optique. — *ro*, recessus optique. — *in*, région infundibulaire (hypencéphalon). — *ep*[1], *ep*[2], épiphyses antérieure et postérieure. — *vt*, *velum transversum*. — *pe*, parencéphalon. — *op*, organe pariétal. — *cs*, commissure supérieure. — *di*, diencéphalon. — *cp*, commissure postérieure. — *pd*, pli dorsal cérébral. — *c*, cervelet et commissure cérébelleuse. — *pv*, pli ventral cérébral. — *tp*, *tuberculum posterius*. — *ch*, corde dorsale. — *hy*, hypophyse.

l'on peut suivre vers le haut jusque dans la région de la couche optique, et qui se perdent en bas dans la plaque nerveuse optique.

Le cordon de fibres nerveuses, qui est ainsi formé, est la *bandelette optique* (*tractus opticus*) (fig. 249, B, *bo*). Sa différenciation est plus précoce que celle du nerf optique. Car celui-ci, qui se formera dans l'épaisseur du pédicule par lequel la vésicule optique se relie au cerveau intermédiaire, n'est pas à ce moment encore différencié; en d'autres termes, ce pédicule (pédicule optique) se montre encore creux et formé exclusivement d'une paroi de cellules nerveuses embryonnaires, sans trace de fibres. — Une fois les bandelettes optiques constituées, elles se prolongent dans la plaque nerveuse optique qu'elles épaississent, de sorte qu'il se forme là une saillie, d'abord petite, puis de plus en plus grosse, l'ébauche du *chiasma optique*, qui proémine dans la cavité ventriculaire (fig. 248 et 250, *ch*). Mihalkovics fait observer que le mode de développement de la bandelette et du chiasma optiques explique de la façon la plus naturelle pourquoi les fibres du nerf de la vision s'entrecroisent presque nécessairement. C'est qu'en effet, comme le fait comprendre un simple coup d'œil jeté sur la figure 249 C, ces fibres parvenues dans la plaque nerveuse optique, c'est-à-dire à l'endroit du chiasma, seraient obligées, si elles ne passaient de l'autre côté, de rebrousser chemin à angle aigu : direction qui n'est pas, on le sait, habituelle aux trajets nerveux, ordinairement rectilignes (1). On comprend, donc, observe Mihalkovics, pourquoi l'entrecroisement peut être complet et l'est en effet (chez la plupart des Vertébrés du moins).

Au-devant du recessus optique, on trouve, sur une coupe sagittale du cerveau, la lame terminale et plus tard les formations qui en dérivent. Mais cette lame terminale n'appartient déjà plus au plancher du cerveau intermédiaire, et fait partie de sa paroi antérieure ou frontale. Aussi ne sera-t-elle pas examinée ici, d'autant que sa description sera reportée plus loin avec avantage pour la continuité de l'exposition.

III. — Hypophyse

Les premiers développements de l'hypophyse et la signification de cet organe ont déjà été esquissés (p. 78 et suiv. de ce volume). Il nous faut ici compléter cette esquisse embryologique et poursuivre le développement de la formation hypophysaire.

---

(1) Les flèches représentées dans la figure correspondent à la direction réelle des fibres entrecroisées; pour figurer le trajet à angle aigu et presque rétrograde que nous supposons ici, il suffit de le composer avec la moitié de l'une des flèches et la moitié terminale de l'autre.

Nous avons placé dans l'ectoderme la source du matériel cellulaire qui donne naissance à l'hypophyse. L'origine ectodermique de cet organe, découverte par Goette chez le Crapaud, a été confirmée depuis par divers auteurs, tels que C. K. Hoffmann et Lundborg pour les Poissons osseux, Balfour pour les Sélaciens, Dohrn pour les Cyclostomes, Lundborg pour les Amphibiens, Orr et Gaupp pour les Sauriens, Mihalkovics, Kölliker, Kraushaar pour les Oiseaux et les Mammifères. Quelques travaux seulement ne sont pas en harmonie avec cet accord général. C'est ainsi que Dohrn, Ganin chez les Poissons osseux, C. K. Hoffmann chez les Reptiles, ont soutenu, depuis la découverte de Goette et les travaux fondamentaux de Mihalkovics, la provenance entodermique de l'hypophyse.

C. K. Hoffmann et Lundborg ont précisé davantage la source à laquelle l'hypophyse emprunte son matériel formateur : c'est, d'après eux, l'assise profonde de l'ectoderme qui seule prend part, chez les Téléostéens, à la constitution de l'hypophyse; du reste, selon Lundborg, l'assise superficielle manquerait même au lieu précis où se forme l'hypophyse (fig. 251, ec^2).

Nous avons fait observer (p. 79 de ce volume), que le mode de formation de l'hypophyse pouvait n'être pas une végétation des cellules de l'ectoderme, se traduisant par une invagination active de ce feuillet, mais que la première ébauche de l'hypophyse pouvait être le résultat de causes purement mécaniques. Comme l'ont surtout fait voir Mihalkovics et Kraushaar, la région ectodermique d'où dérive l'hypophyse est un sinus, « angle hypophysaire » de Mihalkovics, compris entre la membrane pharyngienne et le revêtement ectodermique de la face ventrale de la tête. L'accentuation de la courbure céphalique, par un mécanisme bien simple que l'on comprendra si l'on veut bien se reporter à la figure 47, change l'angle hypophysaire en une poche hypophysaire de plus en plus profonde (1).

Si les coupes sagittales d'embryons nous ont révélé les faits qui précèdent, il était réservé aux coupes frontales de montrer, au

(1) Nous renvoyons au chapitre premier de la première partie pour les rapports de la poche hypophysaire, particulièrement avec la corde dorsale.

moins pour certains animaux, que l'ébauche hypophysaire n'est pas nécessairement simple et médiane, mais double et bilatérale ou même triple. Dohrn, le premier vit, chez l'Hippocampe l'hypophyse se former par un rudiment pair et en tira des conséquences qui seront indiquées plus loin. Lundborg vient de confirmer ce fait et de constater chez le Saumon l'existence passagère de deux ébauches (fig. 251, *hy*). Gaupp a trouvé récemment, d'autre

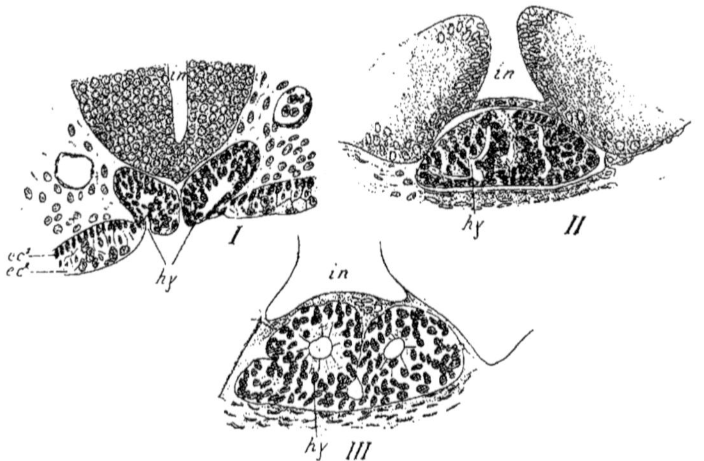

FIG. 251. — *Coupes d'embryons et de larves de Salmo Salar*, montrant le développement de l'hypophyse et spécialement l'ébauche paire de cet organe (d'après LUNDBORG).

I. Embryon de 53 jours (après fécondation). — II. Larve de 18 millim. — III. Larve de 24 millim.

in, infundibulum. — *hy*, hypophyse (noyaux cellulaires représentés en plus foncé). — *ec* [1], *ec* [2], couches profonde et superficielle de l'ectoderme, la première fournissant l'hypophyse.

part, que les Sauriens ont une triple ébauche hypophysaire. Il existe, d'après lui, une fossette impaire et médiane et deux fossettes latérales, séparées de la première par deux bourrelets dont chacun renferme une veine; nous verrons plus loin la destinée de ces trois ébauches (fig. 252 et 253, *fm*, *fl*, *fl*).

Le ou les bourgeons hypophysaires offrent dans leur évolution ultérieure trois particularités remarquables. Ils ne s'ouvrent dans aucun autre organe, tel que le cerveau ou le tube digestif, sauf chez l'Esturgeon et le Myxine où l'hypophyse communiquerait avec la partie antérieure du canal intestinal (Kupffer, Dohrn, Beard); le bourgeon hypophysaire est donc un cul-de-sac hypophysaire (1). En second lieu, l'extrémité profonde du cul-de-sac hypophysaire, si elle ne s'ouvre pas dans la cavité cérébrale, s'accole intimement soit à l'infundibulum cérébral même (Anamniotes), soit (chez les Amniotes) à un diverticule de cette région, le prolongement infundibulaire. Enfin, cette même extrémité profonde, chez tous les Vertébrés (sauf l'Amphioxus qui est dépourvu d'organe hypophy-

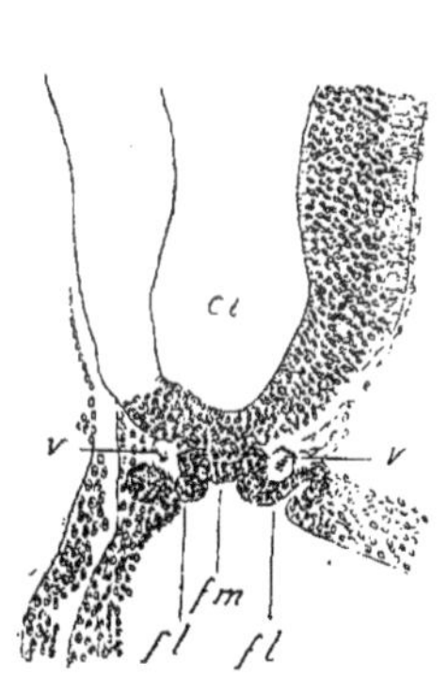

FIG. 252. — *Coupe transversale de l'ébauche hypophysaire d'un embryon de Lacerta agilis de 2,42 millim.* (d'après GAUPP).

ci, cerveau intermédiaire. — *fm*, fossette médiane de l'hypophyse. — *fl*, *fl*, fossettes latérales. — *v*, *v*, veines soulevant l'épithélium pharyngien en deux bourrelets.

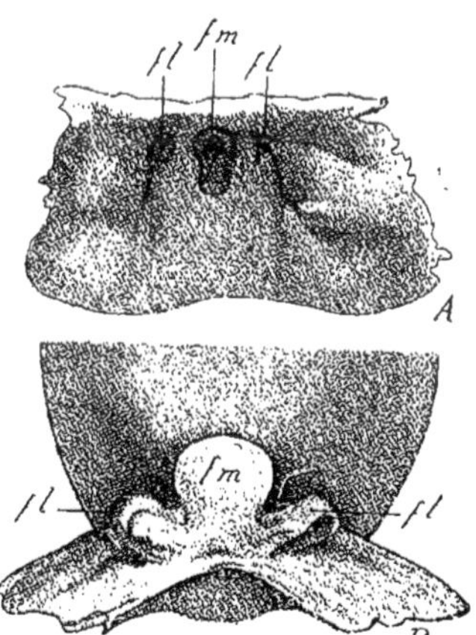

FIG. 253. — *Reconstruction plastique de l'ébauche hypophysaire d'un embryon de Lacerta agilis de 2,42 millim.* (d'après GAUPP).

A, vue antérieure. — B, vue postérieure. Les lettres comme dans la figure précédente.

saire semblable à celui des autres Vertébrés) bourgeonne abondamment et donne lieu à une glande hypophysaire, dont le cul-de-sac hypophysaire primitif représente temporairement le canal excréteur.

Le prolongement infundibulaire du cerveau qui, chez les Ver-

(1) Il semble, en effet, qu'il faille absolument révoquer en doute la prétendue communication de la cavité de l'hypophyse ou de ses dépendances avec la cavité cérébrale, par l'intermédiaire du sac vasculaire, par exemple, et du prolongement infundibulaire du cerveau intermédiaire. Lothringer, qui a publié sur la texture de l'hypophyse le travail le plus consciencieux, n'a pu en tout cas, chez les Mammifères, se convaincre de la réalité de cette communication.

tébrés supérieurs, se met en rapport avec le cæcum hypophysaire, apparaît plus tardivement que l'hypophyse, d'après les observations concordantes de Mihalkovics, de Kraushaar et de Gaupp, chez divers Amniotes. D'une façon générale, le prolongement infundibulaire cérébral ne prend qu'un développement médiocre et subit, en même temps qu'une réduction de volume, une transformation de structure histologique qui, d'un organe nerveux constitué comme le reste de la paroi cérébrale, en fait un appendice conjonctif du cerveau.

Pour fixer les idées, nous donnerons ici quelques exemples du développement de l'hypophyse empruntés à différents Vertébrés.

On peut résumer ce développement de la façon suivante, dans le cas des Mammifères étudié par W. Müller, Mihalkovics, Kölliker, Flesch, Kraushaar, His.

L'angle hypophysaire de la fosse buccale primitive, constitué comme nous venons de le voir plus haut, se transforme en un véritable cæcum hypophysaire, par un processus purement mécanique (W. Müller, Mihalkovics, Kraushaar). Ce cæcum s'allonge de plus en plus jusqu'à atteindre l'extrémité antérieure de la corde dorsale ou plutôt le genou que forme la corde en s'infléchissant vers la membrane pharyngienne (voir fig. 47). C'est alors que paraît le prolongement infundibulaire du cerveau ; c'est une expansion creuse du plancher du cerveau intermédiaire, de forme cylindrique, située en arrière et en haut du fond de la poche hypophysaire. Au début, cette expansion est très courte, puis elle s'allonge en un doigt de gant (fig. 255, *i/*), qui vient se placer à la face inférieure ou postérieure (ventrale) de la poche hypophysaire (*hp*). Celle-ci, comme des coupes transversales le montrent bien, se moule sur le prolongement infundibulaire, et sa face postérieure se creuse d'une gouttière longitudinale (fig. 254). Pendant ce temps, la poche hypophysaire se sépare définitivement de l'ectoderme buccal, sa matrice, grâce à la formation du tissu conjonctif destiné à fournir l'ébauche de la base du crâne et grâce à la transformation cartilagineuse ultérieure de cette ébauche conjonctive. Comme, en effet, il est aisé de le constater, ce n'est pas l'hypophyse qui s'enfonce dans l'intérieur de la cavité crânienne, à travers la base cartilagineuse du crâne, déjà formée à cette époque ; c'est le crâne qui se développe secondairement, au-dessous de la poche hypophysaire, devenue ainsi intracrânienne, et qui laisse un trou par lequel passe le pédicule qui rattache l'hypophyse au pharynx. Ce trou, ménagé entre les « trabécules » du crâne, s'appelle la « fontanelle hypophysaire ». On peut admettre que c'est la constriction exercée par le développement du tissu conjonctif, puis du cartilage de la base du crâne, qui amène le rétrécissement de la partie initiale du cæcum hypophysaire (fig. 255). Ce cæcum comprend dès lors un fond ou poche, plus

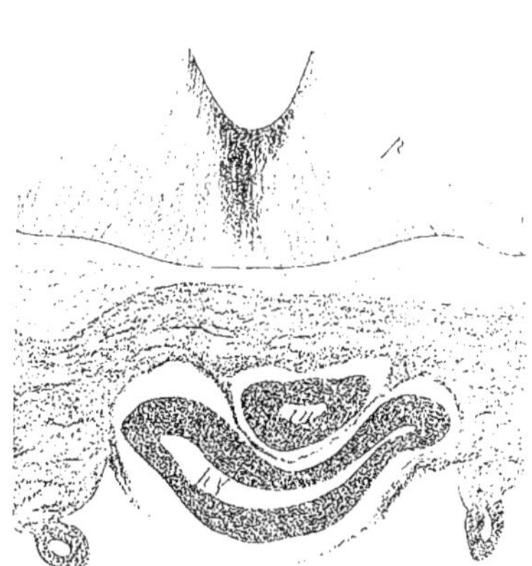

FIG. 254. — *Coupe transversale de l'hypophyse et du prolongement infundibulaire du cerveau chez un embryon humain de 22 millim.*

hy, hypophyse moulée sur le prolongement infundibulaire, *in*, avec sa cavité et ses deux feuillets ; un mince tractus connectif la sépare du prolongement infundibulaire. — *p*, pont de Varole.

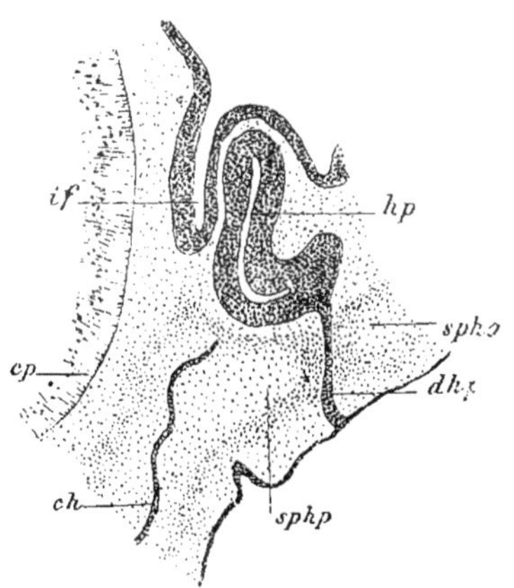

FIG. 255. — *Coupe sagittale de l'hypophyse et de l'infundibulum chez un embryon de Lapin âgé de 16 jours.*

hp, hypophyse. — *if*, prolongement infundibulaire. — *cp*, courbure pontique de la paroi cérébrale. — *ch*, corde dorsale. — *dhp*, conduit hypophysaire, déjà plein à cette époque. — *sphp*, basisphénoïde postérieur cartilagineux. — *spha*, basisphénoïde antérieur cartilagineux.

spacieux, tapissé de cellules plus hautes et destiné à fournir la *glande hypophysaire* (fig. 255, *hp*), et un pédicule ou canal, le *canal hypophysaire* (*dph*), voué à l'atrophie. Ce dernier, en effet, de creux qu'il était, devient plein (fig. 255), et se rétrécissant ensuite de plus en plus, finit par n'être plus qu'un filament extrêmement ténu (fig. 256, *h*). Dans quelques cas exceptionnels, le canal hypophysaire peut persister, tout au moins réduit à un tractus fibreux, à travers un pertuis creusé entre les cartilages du sphénoïde antérieur (ethmo-sphénoïde) et du sphénoïde postérieur (sphéno-occipital) (fig. 255 et 256, *spha, sphe; sphp, spho*).

Mihalkovics rapporte que Miklucho-Maclay a décrit chez des Requins une disposition semblable. Waldschmidt, chez le Polyptère (Poisson Ganoïde) à l'état adulte, a décrit un canal à parois épithéliales, qui, partant de la masse de la glande hypophysaire, se dirige vers la bouche, sans s'y ouvrir; il le considère comme dû à la persistance du canal hypophysaire

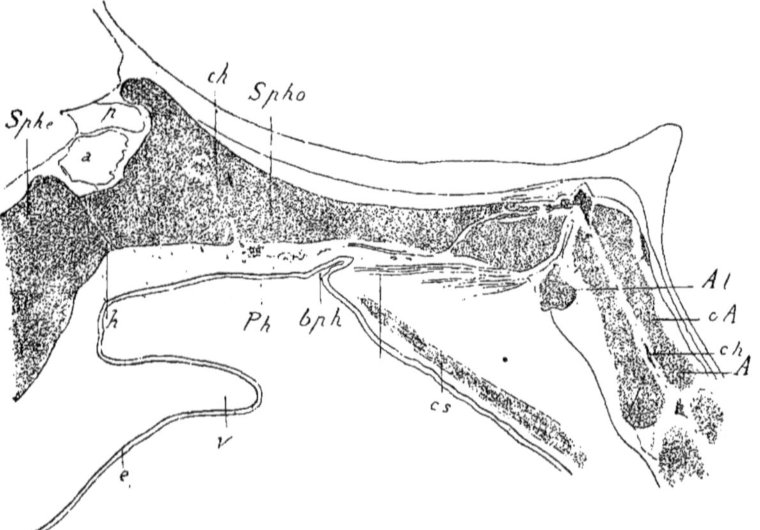

FIG. 256. — *Coupe sagittale de la région pharyngienne d'un embryon humain de la onzième semaine.* Rapports de la bourse pharyngienne et de la corde dorsale (d'après FRORIEP).

bph, bourse pharyngienne. — *ch*, corde dorsale. — *l*, ligament occipito-pharyngien. — *Ph*, paroi postérieure du pharynx. — *cs*, constricteurs du pharynx. — *e*, épithélium. — *v*, voile du palais. — *h*, conduit hypophysaire. — *a*, lobe antérieur : *b*, lobe postérieur de l'hypophyse. — *Sphe*, cartilage sphéno-ethmoïdal. — *Spho*, cartilage sphéno-occipital. — *A*, corps de l'axis. — *oA*, apophyse odontoïde. — *Al*, arc antérieur de l'atlas.

des stades embryonnaires. D'autre part, chez le nouveau-né, Landzert a observé dix fois sur cent un canal, appelé par lui « conduit crânio-pharyngien » et nommé depuis « canal de Landzert », qui s'étend de la fosse turcique au périoste de la voûte osseuse du pharynx et qui contient un prolongement de la dure-mère; il convient d'ajouter toutefois que le canal crânio-pharyngien n'est pas, comme l'a cru Landzert, le vestige certain du canal hypophysaire. Enfin Suchannek, chez une fille de 4 ans, a décrit entre le sphénoïde antérieur et le sphénoïde postérieur un conduit qu'il considère comme dû à la persistance du canal hypophysaire; il n'existerait, d'après lui, qu'un cas analogue de Luschka, où l'on a vu un prolongement du lobe antérieur de l'hypophyse pénétrer dans le sphénoïde.

Dès que la poche hypophysaire est séparée de l'épithélium bucco-pharyngien, elle se met à végéter et à pousser des bour-

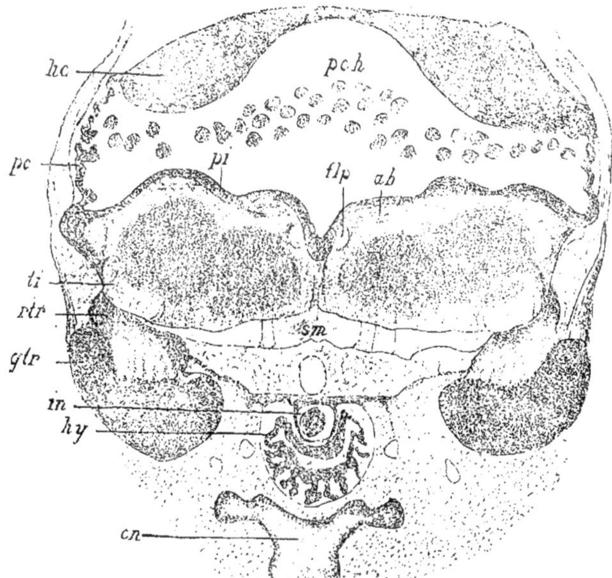

FIG. 257. — *Coupe à travers le pont et le cervelet chez un embryon humain de 30 millim. de long, intéressant aussi l'hypophyse.*

hc, hémisphères cérébelleux. — *pc*, pédoncules du flocon. — *pch*, plexus choroïdes. — *pi*, plaque interne. — *flp*, faisceau longitudinal postérieur ou dorsal. — *ab*, noyau de l'abducteur ou moteur oculaire externe. — *ti*, *tractus intermedius* avec *rtr*, racine du trijumeau. — *gtr*, ganglion du trijumeau ou de Gasser. — *sm*, *septum medullæ*. — *in*, infundibulum cérébral. — *hy*, poche hypophysaire avec ses deux parois, dont l'antérieure bourgeonnante. — *cn*, cloison cartilagineuse du nez.

geons, qui se ramifient et donnent finalement lieu à un complexus glandulaire (W. Müller, Mihalkovics, etc.). La paroi de la cavité hypophysaire émet de courtes saillies papilliformes, dans les interstices desquelles l'épithélium forme de nouveaux bourgeons, et ainsi de suite (fig. 257, *hy*). Ces végétations s'allongent et se pelotonnent, puis elles prolifèrent à leur tour en donnant naissance à des ramifications de plus en plus nombreuses, qui s'étranglent et s'isolent en tronçons irréguliers. Toute cette prolifération épithéliale a pour terrain un tissu conjonctif richement vascularisé, presque caverneux, entre les vaisseaux duquel s'insinuent les tubes épithéliaux.

Certains auteurs ont pensé même que ce tissu vasculo-conjonctif n'était pas pour la végétation épithéliale un simple substratum, mais qu'il était aussi l'agent du tronçonnement des tubes épithéliaux de l'hypophyse. Ce qui est certain, c'est que l'épithélium des tubes hypophysaires et les vaisseaux entrent, à la suite de ce processus, dans un rapport très intime.

Il arrive en même temps que l'ensemble de la poche hypophysaire épithéliale, à laquelle s'est accolé le prolongement infundibulaire du cerveau, est déprimé par ce dernier, invaginé en un calice, « comme la vésicule optique l'est par le cristallin » (Flesch) : disposition dont des coupes frontales rendent bien compte (fig. 254 et 257, *in* et *hy*). Sur de telles coupes, on voit que l'hypophyse a pris la forme d'un fer à cheval, logeant dans sa concavité le prolongement cérébral. Sa concavité est limitée par un double feuillet externe et interne (fig. 257). Celui-ci est plus mince que l'autre, à l'inverse de ce qui existe pour la vésicule optique secondaire ; la presque totalité de la masse hypophysaire est, en effet, formée par le feuillet externe (fig. 257, fig. 258, *e* et *e'*). Le feuillet interne se borne à envoyer, d'après Flesch, quelques bourgeons qui pénètrent dans la partie cérébrale (fig. 258, E, F, *e'*) ; les deux feuillets de la cupule hypophysaire se continuent l'un par l'autre dans une « zone de réflexion », qui offre un certain nombre de caractères spéciaux et qui se poursuit le long du prolongement infundibulaire (Lothringer) (fig. 258, A et B, *e'*). Quant à la cavité hypophysaire, elle se réduit de plus en plus avec les progrès de l'âge, par accolement de ses parois ; ce processus marche d'avant en arrière. D'après certains auteurs, toutefois, chez la plupart des Mammifères, l'Homme et le Cheval exceptés, elle persiste sous forme d'une fente étroite (Flesch, Lothringer), visible çà et là sur les coupes de la figure 258. Ses dépendances, c'est-à-dire les prolongements creux qu'elle envoie dans l'intérieur des tubes, paraissent aussi demeurer perméables ; car Lothringer, chez des animaux adultes, décrit l'hypophyse comme formée de tubes et non de cordons pleins.

Du développement histologique, nous ne dirons que peu de choses. Le prolongement infundibulaire, à paroi purement ner-

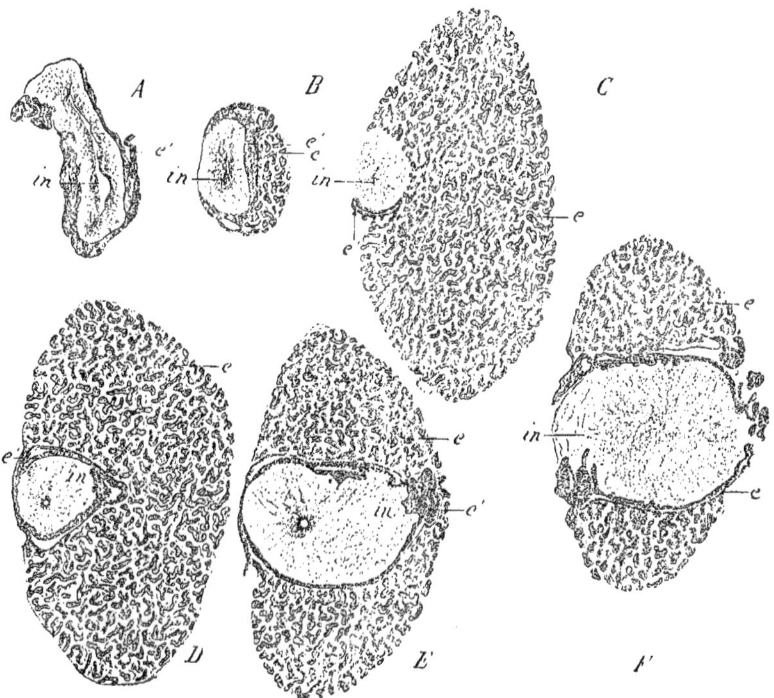

FIG. 258. — *Hypophyse d'un embryon de Porc de 22 cm. (coupes sériées).*

A. Coupe proximale passant par la tige pituitaire. — *F*, Coupe distale. — *in*, partie cérébrale ou infundibulaire. — *e*, partie épithéliale (feuillet externe ou masse principale). — *e'*, partie épithéliale (feuillet interne).

veuse d'abord, est envahi par des tractus connectifs, qui étouffent les éléments nerveux et les font disparaître ; une substance gélatineuse se dépose dans les mailles du réseau formé par ces tractus ; le prolongement infundibulaire n'est plus alors qu'un appendice conjonctif du cerveau. Waldschmidt indique toutefois chez le

Polyptère ce fait intéressant, que le prolongement infundibulaire persiste sous forme d'un conduit épithélial creux, dans lequel les tubes de la glande hypophysaire s'ouvriraient et qui leur servirait ainsi de canal excréteur.

L'hypophyse proprement dite offre à un certain moment une remarquable différenciation de ses cellules en deux sortes; l'une est caractérisée par des éléments chromophiles, qui doivent leur coloration élective à de nombreux grains remplissant le protoplasma (Dostoiewsky, Lothringer, Saint-Remy).

En définitive, l'organe appelé hypophyse en anatomie descriptive se compose de deux parties bien distinctes embryologiquement et aussi histologiquement : l'une, plus considérable chez les Mammifères, qui forme le *lobe antérieur* de l'hypophyse, est d'origine buccale et de nature glandulaire; l'autre, qui constitue le *lobe postérieur* de l'hypophyse et la *tige pituitaire*, est d'origine cérébrale et de nature nerveuse d'abord, puis conjonctive. Nous avons appelé la première poche hypophysaire, glande hypophysaire, hypophyse proprement dite ; nous connaissons l'autre sous le nom de prolongement infundibulaire.

La formation de l'hypophyse se fait, chez les Oiseaux, presque exactement comme chez les Mammifères (W. Müller, Mihalkovics). Les relations de l'hypophyse avec le prolongement infundibulaire y sont moins intimes que chez les Mammifères. Le prolongement infundibulaire conserve davantage sa constitution primitive.

Voici le résumé des recherches de Gaupp sur le développement de l'hypophyse chez les Sauriens. Nous savons déjà qu'il existe ici une triple ébauche de cet organe : une « fossette médiane » et deux « fossettes latérales », séparées de la précédente par deux bourrelets. La première seule atteint la base du cerveau et s'y accole. Puis les trois rudiments se séparent en commun de l'épithélium pharyngien ; le bord de l'ébauche totale (savoir le bord postérieur de l'ébauche médiane et les bords externes des ébauches latérales) se replie à cet effet en avant et en dedans ; par le même mécanisme, il se fait un vestibule dans lequel les trois diverticules hypophysaires débouchent en commun. A ce moment, l'ensemble a la forme d'une feuille de trèfle. Le large orifice de communication de la bouche avec l'hypophyse se rétrécit ensuite et se transforme en un pédicule, qui plus tard devient plein, et qui cesse d'exister enfin, quand se ferme la fontanelle hypophysaire, par laquelle il passait. De trilobée qu'elle était, l'ébauche hypophysaire devient ensuite quadrilobée : sa fossette médiane forme un lobe postérieur ou terminal ; le vestibule commun constitue un lobe antérieur ; les deux fossettes latérales sont les lobes latéraux. Nous avons déjà noté, d'après Gaupp, l'apparition tardive du prolongement infundibulaire. Le reste du développement procède comme chez les Mammifères. Les lobes latéraux ne prennent pas part à la constitution de l'hypophyse définitive ; ils se séparent de l'ébauche principale et deviennent des îlots épithéliaux pleins, dont l'auteur n'a pas suivi la destination ultérieure.

Le développement de l'hypophyse des Téléostéens, de l'Esturgeon et des Cyclostomes présente des paricularités intéressantes.

Chez le Saumon (fig. 251), nous savons par Lundborg que l'ébauche première de l'hypophyse est double, et nous avons vu que Dohrn avait fait antérieurement la même constatation chez l'Hippocampe (I). L'assise profonde de l'ectoderme intervient seule dans la formation de ce rudiment, et seule se plisse pour la constituer. Ici, comme pour les Mammifères, le pli hypophysaire doit être considéré comme le résultat non d'une végétation active de l'épithélium, mais d'un processus purement mécanique. L'état pair de l'ébauche n'est que transitoire et disparaît d'avant en arrière. A un certain stade, les parois de l'ébauche se plissent, et Lundborg croit pouvoir affirmer ce fait intéressant, que dans un stade ultérieur ces plis se soudent et donnent lieu à des tubes longitudinaux (III). Toutefois, les cellules limitantes de ces tubes se serrant de plus en plus, les lumières finissent par disparaître.

Dohrn, qui a étudié le plus soigneusement le développement de l'hypophyse des Cyclostomes, montre très clairement dans son travail, comment la situation de l'hypophyse au côté dorsal de la tête est acquise peu à peu par un déplacement secondaire de l'organe dû au développement puissant de la lèvre supérieure ; l'hypophyse vient alors s'ouvrir en commun non pas avec la fossette buccale, mais avec la fossette nasale ; elle semble alors déboucher dans cette dernière, de même que l'hypophyse des autres Vertébrés dans la fosse buccale ; elle est cependant originellement indépendante de la cavité nasale. L'hypophyse devient ensuite un long tube aveugle (fig. 259 et fig. 260, *hy*), dont l'extrémité profonde pousse des bourgeons qui se séparent pour former la glande hypophysaire. Les figures données par Kupffer sur le même sujet concordent essentiellement avec celles de Dohrn (comp. fig. 259 D et 260).

D'après les recherches de Kupffer sur l'Esturgeon, l'hypophyse offre au début une direction analogue à celle qu'elle a chez les Cyclostomes et s'ouvre aussi à l'extérieur sur la face dorsale de la tête (voir fig. 194, *hy*). Elle présente d'autre part un orifice interne qui conduit dans le tube digestif : disposition existant également chez le Myxine (Dohrn, Beard) et chez le Lépidostée (Balfour et Parker) (I). Plus tard cet orifice interne s'oblitère (II) ; les parois du conduit hypophysaire s'accolent sur une grande longueur à partir de l'orifice externe, si bien que toute communication avec l'extérieur disparaît aussi. L'hypophyse est alors un sac clos (III), dont le développement ultérieur n'a pas été, croyons-nous, examiné.

Signification de l'hypophyse. — Quelques indications ont été données

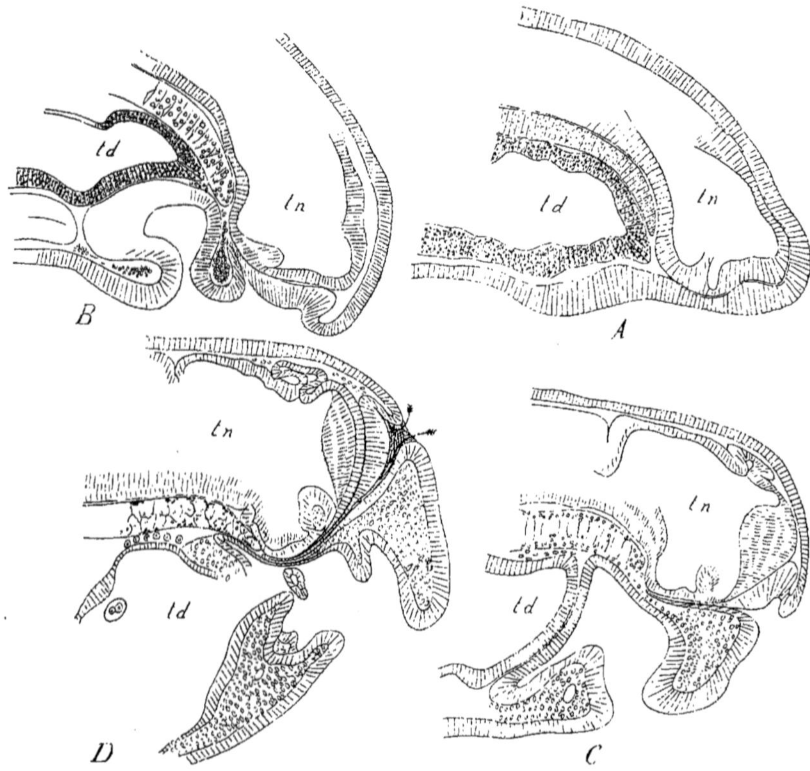

FIG. 259. — *Coupes sagittales et médianes de la tête d'Ammocœtes d'âge différent*, montrant le développement et le déplacement de l'hypophyse (d'après DOHRN).

A, trois jours après l'éclosion. — *B*, 10 heures après *A*. — *C*, 14 heures après *B*. — *D*, 48 heures après *C*.

tn, tube nerveux. — *td*, tube digestif, fermé en *A*, *B* et *C*, ouvert en *D* par la bouche. En *B*, on reconnaît que l'ectoderme se déprime pour donner naissance à trois invaginations successivement placées d'avant en arrière, dont l'antérieure est la plus petite, la postérieure la plus grande ; l'antérieure est la fossette nasale, la moyenne est la fosse hypophysaire, la postérieure est la fosse buccale ou *stomodaeum* ; cette dernière est située entre deux proéminences représentant la lèvre supérieure et la lèvre inférieure plus développées en *C* et *D*. En *C*, les fossettes olfactive et hypophysaire se déplacent du côté dorsal ; ce déplacement est tout à fait accompli en *D*. En *D*, deux flèches sont passées l'une dans la fossette nasale, l'autre dans l'hypophyse qui est devenue un tube très allongé ; la fosse buccale communique avec l'intestin.

déjà, à la page 79 de ce volume, sur la signification de la poche hypophysaire et de l'hypophyse qui en dérive. Les homologies suivantes de l'hypophyse ont été tour à tour admises. On pourra voir combien est grande la variété des opinions qui se sont produites.

Goette, qui découvrit chez le Crapaud l'origine ectodermique de l'hypophyse, compara cet organe au canal nasal ou naso-palatin des Cyclostomes. C'est qu'en effet il avait vu chez le Crapaud l'ébauche de l'hypophyse reliée par de légers sillons aux ébauches des organes olfactifs ; il pensa donc pouvoir, en raison de cette connexion de l'hypophyse avec les organes olfactifs et, d'autre part, de sa situation médiane, l'homologuer au canal naso-palatin (organe olfactif impair et médian) des Cyclostomes. — A peu

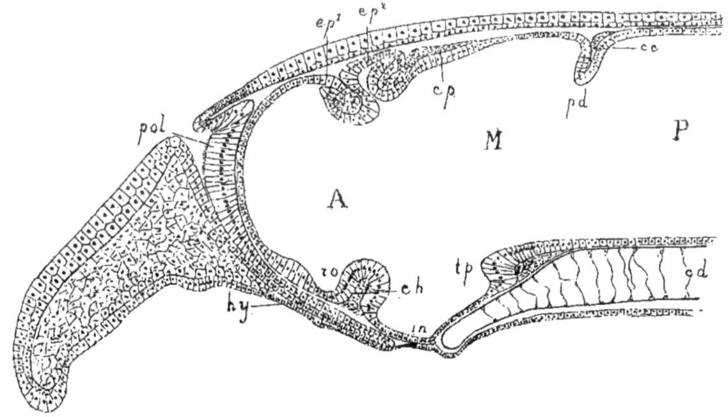

Fig. 260. — *Coupe médiane longitudinale d'un Ammocœtes Planeri de 6 millim. de long* (d'après Kupffer.)

A, M, P, cerveaux antérieur, moyen et postérieur. — *cc*, commissure cérébelleuse. — *pd*, pli dorsal cérébral. — *cp*, commissure postérieure. — *ep*², épiphyse. — *ep*¹, paraphyse. — *pol*, plaque olfactive. — *hy*, hypophyse. — *ro*, recessus optique. — *ch*, chiasma. — *in*, infundibulum. — *tp*, tubercule postérieur. — *cd*, corde dorsale.

près de la même façon, Balfour et Scott ont regardé l'hypophyse comme l'homologue d'un organe sensoriel impair, particulièrement d'un organe olfactif. Scott admettait en effet pour l'hypophyse une ébauche identique à celle de la fosse olfactive ou canal nasal des Cyclostomes. — Ces manières de voir tombent devant la constatation de l'existence simultanée chez les Cyclostomes, d'une ébauche hypophysaire et d'une ébauche olfactive, indépendantes l'une de l'autre.

Toute différente est la manière de voir de Dohrn. Il fit de l'hypophyse le représentant d'une branchie rudimentaire, préorale, c'est-à-dire située au devant de la bouche, qui est elle-même la branchie orale transformée. En tant que branchie, l'hypophyse devait dériver de l'entoderme ; c'est ce qu'admit d'abord Dohrn pour les Poissons osseux. Il reconnut seulement ensuite chez les Cyclostomes la provenance ectodermique de l'hypophyse, mais n'abandonna pas pour cela l'idée de sa nature branchiale. La branchie hypophysaire est incorporée chez les Cyclostomes à la cavité nasale, chez les autres Vertébrés à la cavité buccale ; la lèvre supérieure (voir fig. 259) la sépare chez les premiers de la bouche, et chez les seconds des cavités nasales. Cette opinion de Dohrn a pour elle le fait, constaté par son auteur, de l'ébauche paire de l'hypophyse chez l'Hippocampe, fait confirmé récemment par Lundborg pour le Saumon (fig. 251).

Dohrn, dans un travail antérieur, ainsi que Owen et Cunningham, avaient eu d'autres vues. Ils avaient considéré l'hypophyse comme l'entrée d'un passage buccal, s'enfonçant entre les pédoncules cérébraux, pour aboutir à la face dorsale du cerveau, particulièrement au niveau de l'épiphyse (« passage ou tractus conario-hypophysaire »). Ce passage aurait existé chez les Protovertébrés ; il aurait précédé la bouche actuelle des Vertébrés et représenterait ainsi un *palaeostoma*, par opposition à l'orifice buccal qui existe à présent, le *neostoma*. Cette manière de voir, admise par Scott (dans un deuxième travail), par Beard, Herrick, Kupffer, a été modifiée quant à la direction du passage. On a abandonné en effet l'idée d'un orifice dorsal, cérébral, épiphysaire, pour admettre une ouverture de l'hypophyse dans l'intestin ; cette ouverture n'existerait plus que çà et là, chez quelques Vertébrés, le Myxine (Dohrn, Beard), le Lépidostée (Balfour et Parker), l'Esturgeon (Kupffer.)

C'est sous cette forme que la doctrine du palaeostome hypophysaire a été acceptée par exemple par Kupffer, qui a apporté pour sa défense les faits suivants. L'organe olfactif de l'Ammocète et l'hypophyse, bien que tous deux d'origine ectodermique, ont un point de départ différent : l'hypophyse se forme en effet par une invagination de l'ectoderme au côté ventral de la plaque épaissie qui donne naissance à l'organe olfactif (contre Goette, Balfour et Scott) (fig. 260). Chez les Vertébrés supérieurs (Amphirhiniens), l'hypophyse est aussi distincte de la plaque ectodermique épaissie, ou plaque olfactive médiane, qui représenterait, d'après Kupffer, l'organe olfactif impair des Cyclostomes (Monorhiniens). La communication buccale primitive, dont l'hypophyse figure le vestige, existe encore chez certains types. Ainsi, chez l'Esturgeon, l'hypophyse, d'après les recherches de Kupffer, est un long tube ouvert aussi bien à l'extérieur, près de l'extrémité antérieure du cerveau et de la plaque olfactive impaire, qu'à l'intérieur de la cavité buccale. D'autre part, le « diverticule intestinal gauche » de l'Amphioxus, et la « fossette préorale » (Lankester et Willey), par laquelle ce diverticule débouche à l'extérieur, représentent ensemble un palaeostome, dans lequel la fossette préorale est l'homologue de l'hypophyse des Vertébrés supérieurs ; la bouche actuelle de l'Amphioxus serait un néostome, acquis secondairement. Chez l'Ammocète, il existerait un prolongement double de l'extrémité antérieure de l'intestin, la « fossette orale » et la « fossette préorale » ; la première s'ouvre dans le stomodaeum formé par l'ectoderme ; la seconde a son fond adossé à celui du cæcum hypophysaire, mais ne s'ouvre pas dans l'hypophyse (tandis que chez le Myxine et aussi chez le Lépidostée cette ouverture se produirait) ; la fossette préorale de l'Ammocète correspondrait ainsi (si nous comprenons bien la pensée de Kupffer) à la partie entodermique du passage buccal disparu, l'hypophyse représentant la partie ectodermique du même passage. Enfin, à l'appui de sa manière de voir, Kupffer compare l'hypophyse à la bouche des larves d'Ascidiens ; car il trouve à l'une et à l'autre une même situation entre l'extrémité antérieure du cerveau ou neuropore antérieur et le disque adhésif ou ce qui en tient morphologiquement lieu ; cette homologie vient à l'appui de l'idée d'un palaeostome hypophysaire.

L'opinion qui dans ces derniers temps a trouvé le plus de crédit est celle qui a été émise par Julin. Cet auteur a homologué l'hypophyse à l'organe glandulaire découvert par de Lacaze-Duthiers chez les Tuniciers et nommé

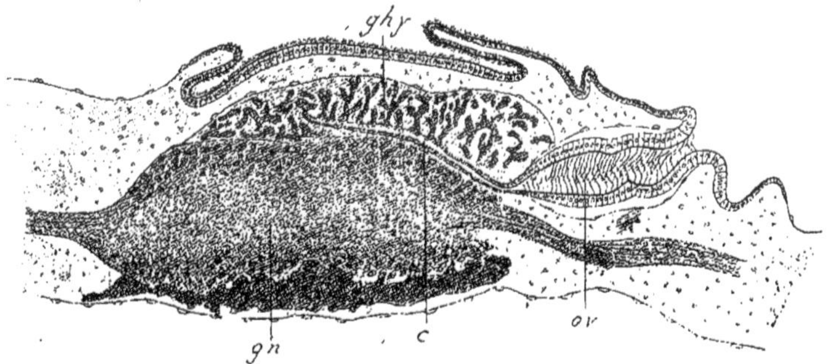

Fig. 261. — *Coupe verticale et antéro-postérieure de Corella parallelogramma intéressant l'organe vibratile, la glande hypophysaire et le ganglion nerveux* (d'après JULIN).

ov, organe vibratile. — *ghy*, glande hypoganglionnaire ou hypophysaire. — *c*, son canal excréteur. — *gn*, ganglion nerveux.

« glande hypoganglionnaire » en raison de son rapport avec le ganglion nerveux (fig. 261, *ghy*). Julin a fait voir l'analogie de structure qui existe entre l'hypophyse des Chordés et la glande hypoganglionnaire, cette dernière méritant ainsi, au point de vue histologique, la dénomination de « glande hypophysaire ». Comme l'organe glandulaire hypophysaire des Chordés, celle-ci débouche par un canal excréteur (*c*) dans une cavité d'origine ectodermique, qui est ici l' « organe vibratile » (*ov*) découvert par Savigny et connu sous ce nom depuis de Lacaze-Duthiers. Plusieurs auteurs, tels que Ussow, Herdmann, van Beneden et Julin, Maurice, ont accepté ou même défendu par des arguments variés cette manière de voir. Mais d'autres (Hatschek, Kupffer) l'ont combattue, lui ont fait diverses objections et ont homologué à autre chose qu'à l'hypophyse l'organe vibratile et la glande des Ascidiens. La plus sérieuse de ces objections, parce qu'elle vise le développement embryologique même de l'une et de l'autre formation, a été élevée récemment contre la théorie de Julin par Pizon, qui a reconnu l'origine entodermique de l'organe vibratile et de la glande contiguë, alors que pour permettre une homologie avec l'hypophyse des Vertébrés, leur provenance devrait être la même que celle de cette dernière, c'est-à-dire ectodermique.

Rappelons, pour terminer, que Hubrecht et Sasse ont fait de l'hypophyse le rudiment d'un cæcum qui, à la façon de la trompe des Némertes, pouvait être invaginé et évaginé.

IV. — Voute du cerveau intermédiaire

La voûte du cerveau intermédiaire se caractérise très bien, parce qu'elle reste définitivement dans sa plus grande étendue à l'état épithélial, épendymateux. Elle s'oppose par ce caractère au plancher du cerveau intermédiaire, qui ne conserve la constitution épendymateuse qu'en certains endroits, et surtout aux parois latérales qui deviennent des masses nerveuses puissantes. La voûte épendymaire du cerveau intermédiaire, réduite à une simple couche de cellules épithéliales dans la plus grande partie de son parcours, s'adosse à la pie-mère et constitue unie à elle, la **toile choroïdienne supérieure** ou **toile du troisième ventricule**, ainsi nommée pour la distinguer de la toile choroïdienne inférieure qui forme le toit du quatrième ventricule. A l'ensemble de la voûte du cerveau intermédiaire Burckhardt a donné le nom de *plaque pariétale* ou *du vertex* (*Scheitelplatte* de His), par opposition avec la *plaque du plancher* (*Basalplatte*). Cette plaque pariétale n'est autre que la portion de la plaque recouvrante du tube nerveux, qui appartient au cerveau intermédiaire.

La plaque pariétale s'étend sur les coupes sagittales du cerveau (fig. 265) depuis un tractus transversal de fibres commissurales, la *commissure postérieure* (*cp*), qui la sépare de la voûte du cerveau moyen, jusqu'à une légère encoche de la face interne de la paroi cérébrale (*rn*), qui marque sa séparation d'avec la lame terminale (*lt*), c'est-à-dire d'avec la paroi frontale ou terminale de l'encéphale. La commissure postérieure, qui nous occupera plus tard, apparaît de très bonne heure et se présente d'une façon constante chez les Vertébrés ; c'est donc une partie morphologiquement importante de l'encéphale. Quant à l'encoche dont il vient d'être question, elle n'est autre que ce que nous connaissons déjà sous le nom de « lobe olfactif impair » (Kupffer), dernier vestige du neuropore antérieur; c'est là aussi, d'après Kupffer et Burckhardt, une région de première importance dans la morphologie du cerveau ; car elle ne ferait défaut à aucun embryon de Vertébré. Burckhardt, bien que souscrivant aux idées de Kupffer sur le lobe olfactif impair, abandonne cette expression, parce que la région ainsi dénommée n'a pas la forme d'un lobe et n'a rien à faire avec la fonction olfactive, et la remplace par celle de *recessus neuroporicus* (par allusion à la coïncidence avec le neuropore) et de *recessus interolfactorius* (à cause de la position entre les deux narines) (fig. 265, *rn*).

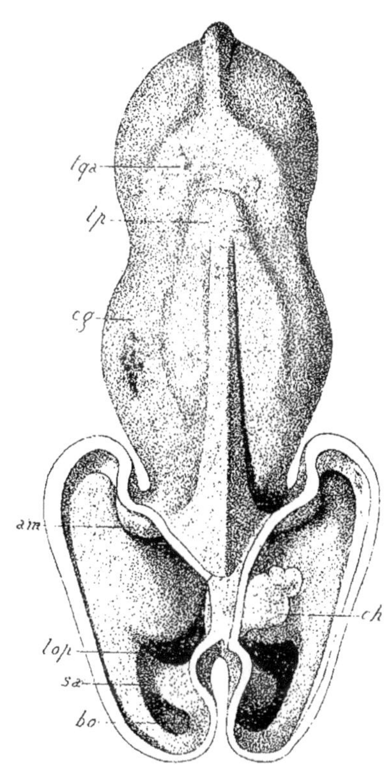

FIG. 262. — *Vue dorsale du cerveau d'un embryon humain de 13,6 millim., les ventricules latéraux étant ouverts* (*reconstruction de coupes*) (d'après HIS).
tqa, tubercule quadrijumeau antérieur. — *lp*, lobe pinéal. — *cg*, corps genouillés. — *am*, sillon et pli d'Ammon. — *ch*, sillon et pli choroïdien. — *lop*, lobe olfactif postérieur. — *sa*, sillon arqué. — *bo*, partie bulbaire du lobe olfactif.

La voûte du cerveau intermédiaire donne naissance à d'importants diverticules, dont nous étudierons le mode de formation et la constitution dans un chapitre spécial; ce sont l'**organe pinéal** ou **pariétal**, l'**épiphyse**, auxquels on peut ajouter la **paraphyse**. Nous nous bornerons pour le moment à marquer la place de ces formations dans l'ensemble de la voûte du thalamencéphale.

La configuration extérieure de la voûte du cerveau intermédiaire chez de jeunes embryons n'a été décrite d'une manière détaillée que par His chez des embryons humains du début de la cinquième semaine. Cette voûte, d'après la description de His, est convexe, soulevée même en arrière, du côté du cerveau moyen, en une éminence qui est le *lobe pinéal*, première ébauche de la glande pinéale, et qui se sépare par un sillon assez profond de la voûte du cerveau moyen (fig. 262, *lp*). Une crête médiane prolonge en avant l'éminence pinéale; cette crête s'efface de plus en plus et finit par disparaître vers l'extrémité antérieure du cerveau intermédiaire. De l'éminence partent en outre deux bourrelets longitudinaux qui divergent en V, et qui laissent entre eux au-devant de l'éminence une surface triangulaire ; ces formations donneront la *partie habénulaire du lobe pinéal* (*pars habenularis*), appelée aussi *ganglions ou triangles de l'habenula.*

Les changements extérieurs que subira ultérieurement la voûte du cerveau intermédiaire chez l'Homme et chez les autres Mammifères, et les variations de configuration externe qu'elle offre dans les divers types de la série des Vertébrés, seront examinés avec avantage plus loin dans le paragraphe consacré à l'étude de l'appareil pinéal, parce qu'ils dépendent surtout du développement et de la conformation variables de cet appareil.

Bien que les diverses parties dont se compose la voûte du cerveau intermédiaire présentent des différences assez notables chez les divers animaux, pouvant être rudimentaires chez l'un, très développées au contraire chez un autre, on est arrivé néanmoins à retrouver sous ces différences des homologies évidentes. Le tableau ci-après exprime, dans la mesure du possible, ces homologies. Les différentes parties, énumérées avec la désignation variable qu'elles ont reçue des embryologistes, sont rapportées à celles que Burckhardt a distinguées ; la nomenclature de cet auteur est prise pour type, parce qu'il a le mieux détaillé la constitution de la voûte du cerveau intermédiaire (1).

Les figures 263-266 sont destinées à donner une idée de la disposition variable des diverses parties énumérées dans le tableau précédent ; elles représentent des coupes sagittales de la voûte du thalamencéphale chez l'Esturgeon (fig. 263), chez le *Scyllium*

(1) Dans ce tableau (voir pages 570-571), les initiales correspondent aux auteurs cités en tête de la même colonne.

canicula (fig. 264, A), le Protoptère (fig. 264, B), l'*Ichthyophis glutinosus* (fig. 264, C), chez la Lamproie (fig. 265, A), le Lézard

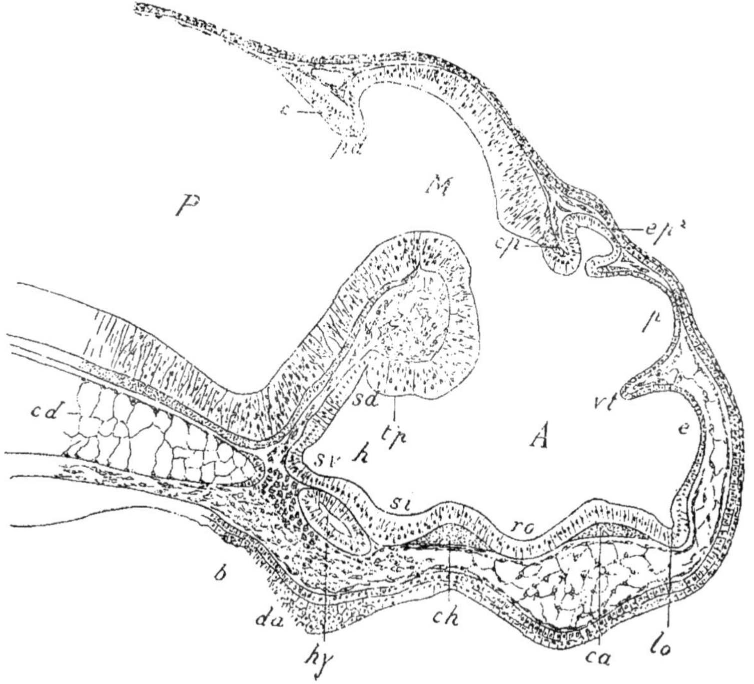

FIG. 263. — *Coupe sagittale et médiane du cerveau d'une larve d'Acipenser sturio âgée de trois jours* (d'après KUPFFER).

A. Cerveau antérieur primaire ou précerveau. — *M*, cerveau moyen. — *P*, cerveau postérieur. — *p*, cerveau intermédiaire præpinéal ou parencéphalon. — *e*, cerveau proprement dit ou épencéphalon. — *h*, cerveau inférieur ou hypencéphalon (région infundibulaire). — *ep*², épiphyse postérieure ou pinéale. — *pd*, pli cérébral dorsal. — *pv*, pli cérébral ventral. — *tp*, tubercule postérieur. — *vt*, *velum transversum* du cerveau antérieur. — *c*, ébauche du cervelet. — *cp*, commissure postérieure. — *ca*, commissure antérieure. — *ch*, chiasma et commissure post-optique. — *ro*, recessus optique. — *sd*, sinus dorsal. — *sv*, sinus ventral (futur sac vasculaire) de l'hypencéphalon. — *si*, sinus post-optique. — *lo*, lobe olfactif impair. — *po*, plaque olfactive médiane. — *hy*, hypophyse. — *da*, disque adhésif. — *b*, bouche. — *cd*, corde dorsale.

(fig. 265, B), la Corneille (fig. 265, C) et enfin chez le Hareng (fig. 266).

L'Ammocète nous servant de point de départ, voici quelle est la description de Burckhardt. Au-devant de la commissure posté-

Tableau synonymique des diverse

BURCKHARDT *Ammocète. Ichthyophis. Reptile. Protoptère. Oiseau. Homme.*	KUPFFER *Ammocète. Esturgeon.*	AHLBORN STUDNICKA SHIPLEY *Petromyzon.*	HOFFMANN *Salmonides.* MAYSER *Téléostéens.*	HOLT *Hareng.*	RABL *Té* Co GORO *Acipe*
Commissure postérieure	Id.	Id.	Id.	Id.	
Pièce intermédiaire	Id. Diencéphalon, cerveau intermédiaire post-pinéal	....	....	Labium invaginatum	.....
Épiphyse œil pinéal	Épiphyse postérieure ou post-pinéale	Organe pinéal (ST) Vésicule sup. (A) Organe parapinéal (ST) Vésicule inf. (A)	Épiphyse	Corps pinéal (incomplet) divisé en 2 vésicules	Ép pos
Commissure supérieure (de Bellonci et d'Osborn)	....	C. supér. (SH) C. tenuissima (A)	C. des ganglions de l'habenula (M)	C. supérieure	......
Coussinet pinéal (d'Edinger)	Cerveau intermédiaire prépinéal, pallium ou toit du parencéphalon	....	Recessus infra-pinéal	Recessus infra-pinéal	Toi roïdi sac d épi antéri
Velum (lames post. et ant. du), plexus choroïde médian	Velum transversum	....	....	Velum infra-pineale	du pal
Paraphyse (de Selenka), plexus choroïde supérieur, conarium ou nodule choroïdien (de Gœtte). Plexus choroïdes hémisphériques, plexus inferiores. Lame supra-neuroporique.	Épiphyse antérieure ou paraphyse	....	Épendyme	Pallium	......

…du cerveau intermédiaire.

…UR	ÉDINGER *Sélaciens.*	OSBORN, GOETTE *Amphibiens.* EYCLESHYMER *Amphibiens.* STIEDA *Anoures.* BELLONCI *Amphibiens et Reptiles.*	LEYDIG *Lézards.* SELENKA *Reptiles.*	RITTER, SORENSEN *Phrynosoma.* STUDNICKA *Couleuvre.* SORENSEN *Oiseau.*	MIHALKOVICS *Mammifères.* HIS *Homme.*
…	Id.	Id.	……………	Id.	Id.
..	……………	……………	……………	Tectumthalami optici (R), recessus pinéal (SO)	……………
..	……………	Épiphyse (ST) glande frontale (ST)	Épiphyse, œil pariétal, œil pariétal accessoire	Épiphyse, œil pariétal, Organe parapinéal (de Studnicka) (R)	Épiphyse glande pinéale
…e	C. supérieure	Commissure supé-rieure (O et E)	……………	Commissure supérieure	……………
… …te …n-	Coussinet pinéal	Voûte postérieure (G)	……………	Coussinet (R), post-paraphyse (SO)	Recessus infra-pinéal (M)
…	Plexus choroïde	……………	……………	Velum trans-versum (SO)	……………
…	……………	Nodule choroïdien (G), paraphyse (E)	Épiphyse antérieure (L), paraphyse (S)	Paraphyse (ST), prépara-physe (SO)	Paraphyse ou nodule choroïdien (H)

rieure (fig. 265, A, *cp*), la plaque pariétale se dirige horizontalement en avant et forme la pièce intermédiaire (*i*) ; en avant de cette dernière s'élève le pédicule de l'appareil pinéal (*pp*), auquel sont appendues les deux vésicules inférieure et supérieure (*vpi*, *vps*) ; au-devant du point de départ du pédicule pinéal, la plaque pariétale s'épaissit de nouveau en formant la commissure supérieure (*cs*), puis devient derechef épendymateuse (coussinet pinéal *cop*), forme un pli dirigé en avant, le velum, se soulève en une voussure dorsale qui s'applique à la face inférieure du pédicule pinéal et qui est la paraphyse (*pa*), s'infléchit en un repli dirigé en arrière, puis se continue sous le nom de lame supraneuroporique (*ls*) pour

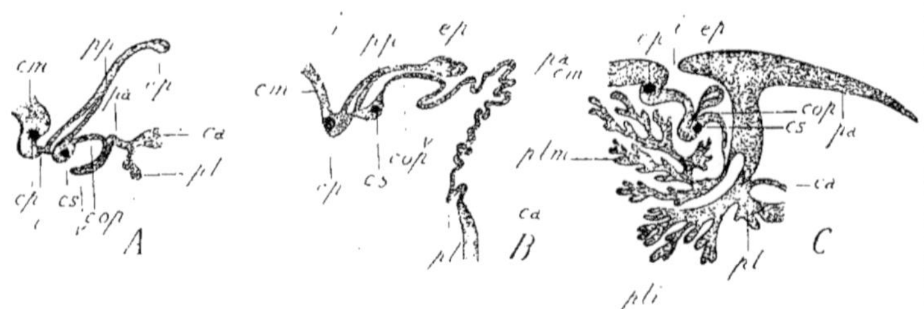

FIG. 264. — *Coupes médianes et sagittales de la voûte du cerveau intermédiaire chez Scyllium canicula, Protopterus annectens et Ichthyophis glutinosus* (d'après BURCKHARDT).

A. *Scyllium*. — B. *Protopterus*. — C. *Ichthyophis* (A emprunté par BURCKHARDT à REX). — *cm*, voûte du cerveau moyen. — *cp*, commissure postérieure. — *i*, pièce intermédiaire de la voûte du troisième ventricule. — *ep*, épiphyse. — *pp*, son pédicule. — *cs*, commissure supérieure. — *cop*, coussinet pinéal. — *v*, velum. — *pa*, paraphyse ou conarium. — *pl*, plexus choroïdes latéraux ou des hémisphères. — *ca*, voûte du cerveau antérieur. — *plm*, plexus choroïdes médians ou du troisième ventricule. — *pli*, plexus choroïdes inférieurs.

former la paroi dorsale du recessus neuroporique (*rn*), dont la lame terminale (*lt*) est d'autre part la paroi ventrale.

Dans les autres coupes des figures 264 et 265, on retrouve essentiellement les mêmes parties, quoique modifiées : la commissure postérieure; la pièce intermédiaire, rudimentaire chez le Chien de mer et le Protoptère ; le point d'implantation de l'épiphyse (*cp*) et de l'œil pinéal (*op*) ; la commissure supérieure, située ici aussi au-devant de l'attache des précédents ; le coussinet pinéal, dilaté chez l'Oiseau en une grosse vésicule ; le velum (*v*), rudimentaire chez l'Oiseau, très développé au contraire chez le Lézard ; la paraphyse ou conarium, tantôt très peu importante comme chez l'Oiseau, tantôt au contraire puissamment développée comme chez le Lézard et surtout l'*Ichthyophis ;* enfin la lame et le recessus

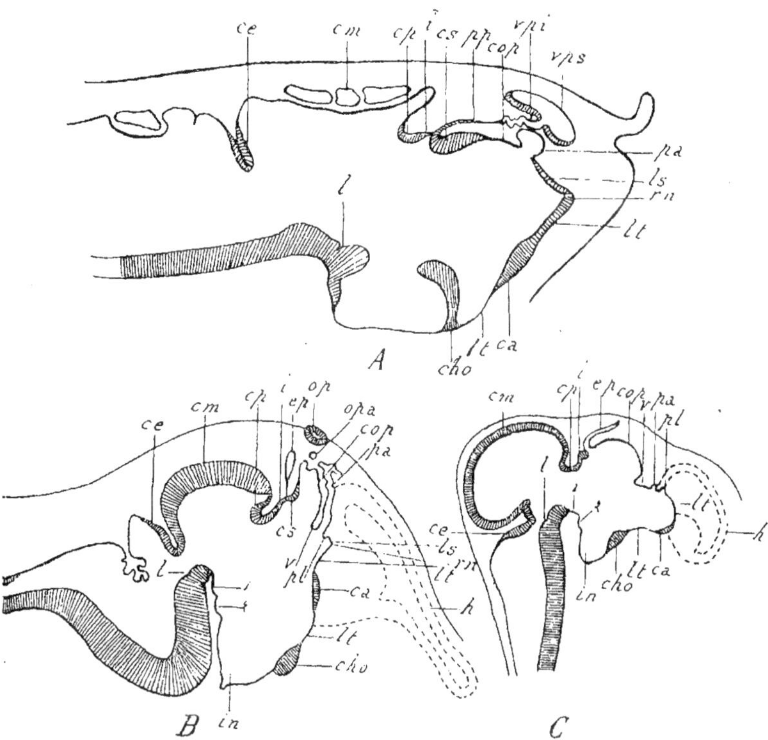

FIG. 265. — *Coupes médianes et sagittales du cerveau d'une larve de Petromyzon et d'embryons de Lézard et d'Oiseau*, montrant les diverses régions de la voûte du cerveau intermédiaire (d'après BURCKHARDT).

A. Larve de *Petromyzon fluviatilis* de 42 millim. de long. — *B*. Embryon de *Lacerta vivipara* de 13 millim. de long. — *C*. Embryon de Corneille de 25 millim. de long.

ce, cervelet. — *cm*, voûte du cerveau moyen. — *cp*, commissure postérieure. — *i*, pièce intermédiaire de la voûte du troisième ventricule. — *ep*, épiphyse. — *cs*, commissure supérieure. — *pp*, pédicule de l'appareil pinéal. — *vpi*, vésicule pinéale inférieure ; *vps*, vésicule pinéale supérieure des Cyclostomes. — *op*, œil pinéal (chez le Lézard). — *opa*, œil pinéal accessoire. — *cop*, coussinet pinéal. — *v*, velum. — *pa*, paraphyse. — *pl*, origine des plexus choroïdes des hémisphères. — *h*, paroi de ces hémisphères, figurée en pointillée puisqu'elle n'est pas dans le plan médian. — *ls*, lame supraneuroporique. — *rn*, *recessus neuroporicus*. — *lt*, lame terminale. *ca*, commissure antérieure. — *cho*, chiasma optique. — *in*, infundibulum. — 1, 2, les deux métamères antérieurs du cerveau moyen. — *l*, limite du cerveau moyen et du cerveau postérieur.

supraneuroporiques, là où la coupe a atteint jusqu'à ces formations.

Dans la figure 266 (Hareng) nous rencontrons de nouveau la

commissure postérieure (*cp*), et la commissure supérieure (*cs*), occupant la même situation; *li* est une partie homologue de la pièce intermédiaire de Burckhardt, et appelée par Holt *labium invaginatum;* en arrière de la commissure supérieure se trouve le point d'insertion de la glande pinéale (*gp*); *rif* est le recessus infra-pinéal, dont la paroi correspond au coussinet de la description précédente et prend part à la constitution d'un long repli, le *velum infrapineale* (*if*), homologue du velum de Burckhardt; vient ensuite le *pallium* (*p*), correspondant à la paraphyse.

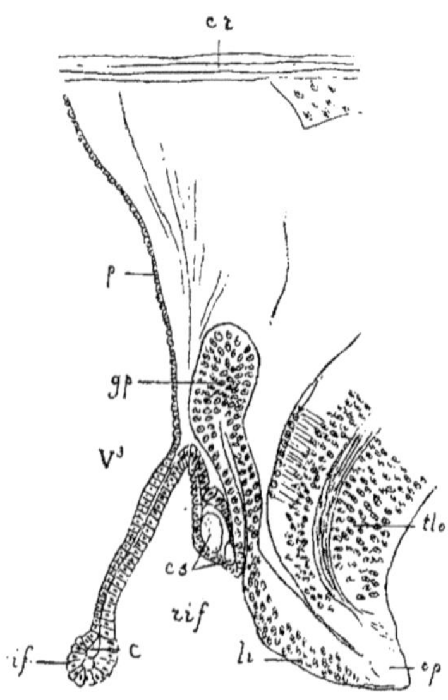

FIG. 266. — *Coupe verticale longitudinale du cerveau d'un jeune Zoarces viviparus* (d'après HOLT).

gp, glande pinéale. — *p*, pallium. — *if*, *velum infrapineale*, repli de la voûte du thalamencéphale, renfermant dans son bord ventral un tractus de fibres commissurales *c*. — *rif*, recessus infra-pinéal. — *cs*, commissure supérieure. — *li*, *labium invaginatum* ou tractus situé au-dessus du troisième ventricule derrière la glande pinéale. — *cp*, commissure postérieure. — *tlo*, tectum du lobe optique. — V³, troisième ventricule. — *cr*, voûte du crâne.

Chez l'Esturgeon (fig. 263), on aperçoit la commissure postérieure (*cp*), l'épiphyse postérieure ou pinéale (*ep²*), puis un pli contenant la commissure supérieure, l'homologue du coussinet pinéal appelé par Kupffer « cerveau intermédiaire præpinéal » ou « pallium du parencephalon » (*p*), enfin le *velum transversum* (*vt*).

Chez l'embryon humain, on retrouve, d'après Burckhardt, des parties correspondantes de celles qui viennent d'être signalées : la paraphyse; le *velum transversum;* les *pédoncules de la glande pinéale* représentant la commissure supérieure; le coussinet pinéal, dont le feuillet postérieur soudé avec la glande pinéale limite ainsi en arrière le *recessus suprapinealis;* la pièce intermédiaire; la commissure postérieure.

Il semble donc, d'après cet aperçu, qu'on puisse reconnaître certaines parties homologues dans la voûte du cerveau intermédiaire. Il paraît au contraire prématuré de prétendre que l'homologie est complète et porte sur toutes les parties, de même qu'il est trop réservé peut-être de la part de Kupffer de dire que l'homologie n'existe pas entre ces parties chez les divers types de Vertébrés (1).

La note juste paraît donnée dans cette question par Burckhardt, lorsqu'il montre que la voûte du cerveau intermédiaire, parce qu'elle est demeurée dans l'état primitif et reste épendymateuse, est sujette à des variations moindres que le plancher et surtout les parties latérales, destinées à s'épaissir en forme de masses nerveuses puissantes ; la voûte du cerveau intermédiaire nous donnerait ainsi le croquis du plan fondamental de l'organisation du cerveau.

Détails complémentaires concernant certaines régions de la voûte du cerveau intermédiaire. — D'après le tableau qui précède, on peut voir que la commissure postérieure est une formation constante chez les Vertébrés. Burckhardt nous apprend, d'autre part, qu'ontogénétiquement elle apparaît la première, parmi tous les tractus commissuraux qui se forment dans le cerveau. C'est dire toute l'importance morphologique qui lui revient dans le plan d'organisation de l'encéphale. Quant à donner à cette commissure postérieure la valeur qu'Osborn lui a attribuée, c'est-à-dire à en faire une formation primitive, séparatrice de la vésicule cérébrale moyenne et de la vésicule cérébrale antérieure, Kupffer et Burckhardt s'y refusent tous deux (2).

La commissure supérieure, ainsi nommée par Osborn, sise au pied de la tige de l'épiphyse, paraît aussi avoir, comme la commissure postérieure,

(1) Il existe en effet, dans l'établissement des homologies, une cause d'erreur grave que Sorensen a montrée ; c'est que certains organes de la voûte du cerveau intermédiaire se déplacent relativement, par suite de l'accroissement plus considérable que prend une partie donnée pendant le cours du développement et, par suite de l'expansion moindre d'une autre partie ; ainsi, d'après Sorensen, chez l'embryon de Canard du neuvième jour, la glande pinéale n'a plus la même situation dans l'ensemble de la voûte du thalamencéphale que chez l'embryon du sixième jour.

(2) Osborn a été conduit par ses études sur les Amphibiens à distinguer dans le cerveau 4 vésicules homodynames (les prosencéphale, thalamencéphale, mésencéphale et métencéphale), séparées par trois commissures, la commissure supérieure, la commissure postérieure et la commissure cérébelleuse ; chacune de ces vésicules représente, selon lui, un complexus formé par un pallium et une épiphyse pédiculée, et limité par un tractus commissural. Les trois commissures précitées auraient, d'après Osborn, une valeur morphologique égale, attestée parce qu'elles se forment simultanément.

une très grande constance. Elle a été retrouvée, en effet, chez la plupart des Vertébrés (Sélaciens, Cyclostomes, Ganoïdes, Téléostéens, Amphibiens, Reptiles). Elle ne manque pas non plus aux Mammifères ; car, comme l'observent Shipley et Burckhardt, la commissure supérieure des Vertébrés inférieurs aurait pour homologue chez l'Homme et les autres Mammifères les fibres commissurales du pédicule de l'épiphyse (pédoncules de la glande pinéale). L'importance morphologique de la commissure supérieure ne saurait être comparée toutefois à celle de la commissure postérieure, parce qu'elle forme d'abord un faisceau fibreux bien moins considérable, parce qu'ensuite elle se développe beaucoup plus tard, d'après Burckhardt (contre Osborn et Shipley), que la commissure postérieure. En outre, tandis que cette dernière établit bien certainement la limite entre le cerveau moyen et le cerveau antérieur, la commissure supérieure ne saurait, selon Burckhardt qui sur ce point contredit Osborn, représenter la ligne de démarcation entre la vésicule cérébrale intermédiaire et le reste du cerveau antérieur.

La pièce intermédiaire ou cerveau intermédiaire post-pinéal est habituellement peu développée, et ne forme qu'un court trait d'union entre la commissure postérieure et l'épiphyse. Il n'en est pas de même du coussinet pinéal ou cerveau intermédiaire prépinéal, qui, dans certains types (l'Esturgeon, le Lépidostée, les Oiseaux par exemple) se développe en une expansion puissante, méritant les noms de sac dorsal, grande vésicule de la voûte du thalamencéphale, qui lui ont été donnés aussi ; il forme dans ces cas la majeure partie du toit du cerveau intermédiaire.

Le coussinet pinéal, le *velum transversum* et la paraphyse, avant d'être distingués l'un de l'autre, étaient confondus ensemble sous la dénomination commune de *toile choroïdienne moyenne* ou *supérieure*, à laquelle on rattache les *plexus choroïdes médians* ou *plexus du troisième ventricule* qui n'en sont qu'une dépendance. Il a été reconnu, en effet, et il est devenu classique aujourd'hui que la toile et les plexus ne sont pas formés seulement par l'enveloppe conjonctivo-vasculaire du cerveau, par la pie-mère en un mot, mais aussi par la voûte cérébrale demeurée mince et épithéliale, partout étroitement accolée à la pie-mère. Si la distinction du coussinet pinéal, du velum et de la paraphyse est parfaitement légitime, on peut néanmoins continuer à réunir ces diverses formations en un même organe, la toile choroïdienne, pour les opposer en bloc aux productions de la voûte situées plus en arrière, que l'on rassemblera d'autre part sous le nom de région pinéale.

De ce complexus, qui est la toile choroïdienne supérieure des auteurs, Francotte le premier a nettement séparé la paraphyse, qu'il a distinguée du reste de la toile chez les Oiseaux, les Reptiles et les Batraciens ; la paraphyse est en effet ébauchée, avant que la toile choroïdienne ait produit les plexus choroïdes, sous la forme d'un diverticule du cerveau intermédiaire limité par une paroi épithéliale et conjonctive. Nous avons vu plus haut comment le coussinet pinéal à son tour, au moins dans certains cas, s'individualise dans la voûte du cerveau intermédiaire.

Les conditions dans lesquelles se développe et s'accroît la toile choroïdienne ont été indiquées par Lachi. La toile doit, d'après lui, son existence à l'expansion des hémisphères cérébraux en arrière, d'où résulte le plissement de la lame conjonctive péricérébrale ; le feuillet inférieur du repli, accolé à la voûte du cerveau intermédiaire, constitue avec elle la toile choroïdienne supérieure. Plus les hémisphères cérébraux s'accroissent en arrière, plus est étendue la toile choroïdienne. Les divers stades ontogénétiques qui se succèdent à cet égard chez l'embryon humain sont fidèlement reproduits dans la série des Vertébrés ; la disposition de la toile chez les Amphibiens et les Reptiles, par exemple, correspond à celle qu'elle offre chez un embryon humain de 2 à 3 mois.

Le *velum transversum* représente l'ébauche des plexus choroïdes médians. Sur ce velum se formeront les franges des plexus, par plissement de sa paroi. Ce plissement est dû simplement, selon Francotte, à la pression que les vaisseaux et le tissu conjonctif ambiant exercent sur la mince voûte épendymaire, qu'ils dépriment en plusieurs endroits. Lachi fait intervenir, pour expliquer la production des plexus choroïdes, une cause mécanique moins directe : c'est, selon lui, la rotation en dedans qu'éprouve la paroi latérale du cerveau intermédiaire, c'est-à-dire la couche optique, phénomème dont il sera question plus loin. La toile choroïdienne, dont les attaches se sont ainsi rapprochées vers la ligne médiane, devenue trop grande pour l'espace qu'elle recouvre, se plisse et forme les plexus. Ici aussi, comme pour la toile elle-même, il existe un parallélisme parfait entre le développement ontogénétique et l'évolution phylogénétique ; là où en effet, dans la série des Vertébrés, la rotation des couches optiques est faible ou même nulle (Reptiles, Amphibiens), les plexus choroïdes médians sont très réduits, à la fois peu saillants et peu étendus d'avant en arrière ; ils se présentent alors dans un état qui n'est que transitoire chez l'Homme.

V. — Région pinéale et paraphyse

Depuis que la glande pinéale des Vertébrés, si longtemps énigmatique, a pris rang, comme chacun le sait, parmi les organes des sens, l'attention des embryologistes s'est portée avec prédilection sur ce petit organe et sur les parties qui l'avoisinent directement, et des travaux nombreux se sont produits sur le développement de la région pinéale chez les Vertébrés de tous les ordres. On y a trouvé des organes de forme et de constitution très variées suivant les cas. C'est d'une part, comme chez les Reptiles et les Cyclostomes, un organe, dit pinéal ou pariétal, semblable à un œil avec son cristallin, sa rétine, son nerf; c'est l'**œil pinéal** ou **pariétal**. C'est ailleurs une formation glandulaire, dès longtemps connue, la **glande pinéale** des Oiseaux et des Mammifères. C'est encore un organe tubuleux, diverticule du cerveau intermédiaire, nommé l'**épiphyse**. Il s'agira de reconnaître par l'étude du développement la valeur morphologique de ces divers organes de la région pinéale.

Une autre formation, indépendante de la région pinéale, en avant de laquelle elle est située dans la voûte cérébrale, la **paraphyse** de Selenka, a excité aussi la curiosité des morphologistes. Bien que cette paraphyse n'ait de commun avec les organes de la région pinéale que son origine aux dépens de la voûte cérébrale, elle a été souvent confondue avec l'un d'eux. Nous l'étudierons en même temps que les organes de la région pinéale, tout en la distinguant nettement de cette région.

Dans cette étude, voici la marche qui sera suivie : d'abord la description des formes adultes et surtout du développement des organes de la région pinéale et de la paraphyse chez les différents types de Vertébrés; — ensuite la comparaison des résultats obtenus et la signification des organes observés.

§ 1. — **Description des faits concernant l'état adulte et le développement de la région pinéale et de la paraphyse.** — 1° *Cyclostomes*. — A. — Les organes de la région pinéale de ces animaux nous sont connus depuis les recherches d'Ahlborn. Cet auteur a montré, et tous ceux qui l'ont suivi (Shipley, Beard, Owsjannikow, Whitwell, Gaskell, Studnicka) ont confirmé ses résultats, que dans la région pinéale de la voûte du thalamencéphale il existe deux vésicules superposées, situées dans une dépression du crâne au-dessous d'une tache blanchâtre de la peau derrière l'orifice externe de la fosse olfactive. Elles reposent sur une masse ganglionnaire, qui a une situation impaire et médiane, mais qui en réalité appartient au côté droit de l'animal; c'est le *ganglion habenulæ droit*, connu auparavant sous le nom de « prolongement rostriforme » ; son congénère du côté opposé, le *ganglion habenulæ gauche*, beaucoup plus petit que le précédent, a été déplacé par suite de l'accroissement considérable du ganglion droit (fig. 267, A, *ghd*, *ghs*).

La « vésicule supérieure » (Ahlborn), « œil pariétal » de Beard, « organe pinéal » de Studnicka, comprend une paroi supérieure formée d'une seule couche de cellules, et une paroi inférieure, composée de plusieurs assises cellulaires (fig. 267, B et 268, *op*). La paroi supérieure, que Owsjannikow

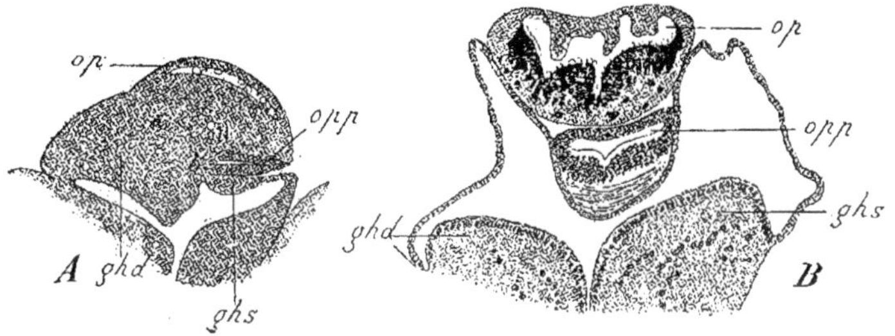

Fig. 267. — *Coupes transversales de l'appareil pinéal des Cyclostomes* (d'après Studnicka).

A. Ammocœte long de 26 millim. *op*, organe pinéal. — *opp*, organe parapinéal. — *ghd*, ganglion de l'habenula droit. — *ghs*, ganglion de l'habenula gauche. — *a*, point de connexion de l'organe pinéal avec le ganglion droit de l'habenula. — *b*, point de connexion de l'organe parapinéal avec le même ganglion.

B. — *Petromyzon Planeri* adulte. Organe pinéal fortement pigmenté.

compare à un cristallin, n'a cependant, d'après Studnicka, que la situation du cristallin (tournée qu'elle est vers la peau), mais n'en présente pas la constitution, bien que formée (Beard, Owsjannikow, Studnicka) de hautes

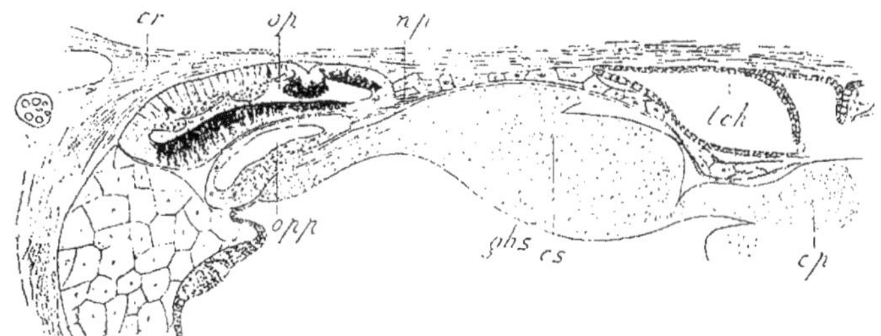

Fig. 268. — *Coupe longitudinale de l'appareil pinéal d'un Ammocœte* (d'après Studnicka).

op, organe pinéal. — *opp*, organe parapinéal. — *np*, nerf pinéal. — *ghs*, ganglion de l'habenula gauche. — *cs*, commissure supérieure. — *cp*, commissure postérieure. — *tch*, toile choroïdienne. — *cr*, paroi supérieure du crâne.

cellules cylindriques. Sa paroi inférieure, de l'aveu unanime des auteurs, a la structure d'une rétine; elle comprend, par exemple, d'après Studnicka, chez un Ammocète âgé, 4 couches au moins: une couche externe de fibres nerveuses; une assise de cellules basales, grandes et claires; une zone de petites cellules, une couche de cellules cylindriques, dont les unes sont de véritables cellules sensibles, ont la forme de bâtonnets et se continuent périphériquement avec les fibres nerveuses, tandis que les autres, qui disparaissent chez la Lamproie adulte, sont des cellules de soutien, sans relation avec les nerfs; les bâtonnets sont chargés de pigment et spécialement de pigment blanc, d'après Studnicka.

La « vésicule inférieure » (Ahlborn), « organe parapinéal » de Studnicka, plus petite que l'autre, est placée latéralement, au-dessous de la vésicule supérieure, dont une couche conjonctive la sépare (fig. 267 B et 268, *opp*). Relativement à sa structure, les opinions suivantes ont été soutenues: pour Beard, elle est beaucoup moins parfaite histologiquement que la vésicule supérieure et ne montre aucune différenciation en rétine et cristallin; selon Owsjannikow au contraire, elle ne le cède en rien à l'autre au point de vue de la perfection histologique; Studnicka adopte une manière de voir intermédiaire, en lui trouvant seulement une rétine bien différenciée, munie de bâtonnets et de fibres nerveuses.

La vésicule supérieure est reliée au cerveau par une tige, creuse chez l'embryon, pleine chez l'adulte et transformée en un véritable nerf, le « nerf pinéal » de Studnicka, connu déjà d'Ahlborn, mais dont la nature nerveuse n'a été découverte que plus tard, par Owsjannikow (fig. 268, *np*).

La vésicule inférieure elle aussi est innervée, en partie, suivant Owsjannikow, par des filets venus du nerf de la vésicule supérieure, en partie aussi, d'après Ahlborn et Studnicka, par des fibres propres, émanant directement du ganglion gauche de l'habenula (fig. 268).

Les fibres nerveuses des vésicules pinéales des Cyclostomes aboutiraient ainsi aux ganglions de l'habenula, déjà regardés par Gottsche comme les noyaux centraux des organes pinéaux. Au delà, leurs voies centrales seraient représentées, d'après Ahlborn et Studnicka, par les faisceaux de Meynert que nous connaissons déjà comme se rendant des ganglions de l'habenula au ganglion interpédonculaire.

Au niveau des vésicules pinéales, la peau est dépourvue de pigment chez l'adulte; elle est transparente et modifiée à la manière d'une cornée.

Chez le Myxine, qui offre sur tant de points des signes d'une dégénérescence profonde, ni Retzius, ni Sanders n'ont trouvé rien qui corresponde aux vésicules des Lamproies; fait d'autant plus frappant que chez ces dernières l'appareil pinéal est très développé. Beard au contraire y avait signalé une vésicule sans pigment, rattachée au thalamencéphale par un pédicule.

B. — Le développement des vésicules de l'appareil pinéal a été suivi par Ahlborn, Scott, Dohrn, Shipley, Owsjannikow, Beard, Kupffer et surtout Studnicka.

D'après Scott et Shipley, il se produit aux 16-17e jours une évagination du toit du cerveau intermédiaire appelée épiphyse. Le diverticule ainsi formé est d'abord dirigé en avant, puis il s'incline en arrière à mesure que la tête se développe. La partie proximale du diverticule demeure étroite et forme le pédicule de l'organe, qui devient plein, de creux qu'il était d'abord ; dans le pédicule, la lumière ne persiste plus qu'à l'extrémité distale, formant une cavité déjà connue de Ahlborn, Owsjannikow et Beard et décrite par Studnicka sous le nom d'*atrium ;* dans l'épaisseur du pédicule ou tige pinéale se développeront les fibres du nerf pinéal. La partie distale s'élargit et vient se placer immédiatement au-dessous de l'épithélium ; elle constituera la vésicule supérieure d'Ahlborn ou organe pinéal de Studnicka. D'autre part, les ganglions de l'habenula droit et gauche se développent en même temps, le droit étant d'emblée plus volumineux que le gauche, d'où résultent l'asymétrie de cette région du cerveau, ainsi que le déplacement de l'épiphyse et plus tard de l'organe pinéal vers la gauche (Scott). La vésicule supérieure et son nerf reposent alors dans une gouttière comprise entre le volumineux ganglion droit de l'habenula et le petit ganglion gauche.

Quant à la vésicule inférieure d'Ahlborn ou organe parapinéal de Studnicka, elle n'est formée que plus tard. Ahlborn, ayant trouvé une communication entre la vésicule supérieure et la vésicule inférieure, avait cru pouvoir en conclure que la seconde n'est qu'une évagination de la première. Scott et Owsjannikow se rangèrent à cette opinion. Au contraire, pour Studnicka, la vésicule inférieure se développe d'une façon indépendante, directement aux dépens de la voûte cérébrale, en un point situé juste au-devant de la commissure supérieure, entre les deux ganglions de l'habenula (1). La commissure supérieure sépare ainsi les points d'im-

(1) Studnicka n'a toutefois pas constaté directement cette origine.

plantation des deux vésicules sur la paroi cérébrale ; ou bien, autrement dit, l'organe pinéal prend naissance sur le cerveau, juste au-devant de la commissure postérieure, l'organe parapinéal immédiatement en avant de la commissure supérieure. Un des avantages que trouve Studnicka à cette manière de voir, c'est qu'elle explique par une connexion toute primitive les relations de continuité qu'offre chez l'adulte la vésicule inférieure tant avec le ganglion droit qu'avec le gauche ; Ahlborn au contraire, et ceux qui considèrent avec lui cette vésicule comme une émanation de l'autre, sont obligés d'admettre entre elle et le cerveau une soudure secondaire. L'innervation de l'organe parapinéal par des nerfs venus directement du cerveau se comprend aussi d'une manière beaucoup plus satisfaisante si l'on adopte l'opinion de Studnicka.

Terminons en mentionnant le fait intéressant signalé par Studnicka, relatif au développement des fibres du nerf pinéal. Les fibres nerveuses paraissent dans la rétine de la vésicule supérieure avant de se montrer dans la tige pinéale : le développement de ces fibres se fait donc de la périphérie vers le centre ; il est centripète, comme l'ont montré, ainsi qu'on le verra plus tard, His et Froriep pour les fibres du nerf optique.

2° *Poissons osseux. Sélaciens. Ganoïdes. Dipnoï.* — A. — Les auteurs qui se sont occupés de l'anatomie cérébrale des Poissons osseux, par exemple Cattie qui a étudié tout spécialement l'appareil pinéal, ont décrit une épiphyse, c'est-à-dire un appendice du cerveau intermédiaire terminé par une partie dilatée constituant une sorte de glande, la glande pinéale.

L'épiphyse est plus ou moins longue, s'élevant chez l'Anguille à peine au-dessus des hémisphères cérébraux, s'étendant chez la Truite et le Brochet jusqu'à une fossette de la face inférieure de l'os frontal (Cattie). Par sa structure, la glande pinéale représente, d'après Cattie, un « tissu pseudo-connectif » offrant par la forme de ses cellules une ressemblance avec le tissu conjonctif, tandis que d'autre part ces cellules sont d'origine ectodermique.

Chez les Sélaciens, il existe aussi une épiphyse, de conformation analogue à celle des Poissons osseux.

D'après Cattie, elle est pleine sur toute son étendue chez *Raja*, *Scyllium*,

Galeus, *Acanthias*, sauf souvent dans sa partie proximale. L'épiphyse de *Mustelus* est creuse dans ses portions moyenne et distale, celle de *Pristiurus* et de *Centrophorus* est creuse sur toute sa longueur. L'extrémité droite de l'épiphyse est située chez *Raja* et *Scyllium* dans le tissu même du trou préfrontal, continu avec le tissu sous-cutané; chez *Pristiurus*, elle est logée dans la dure-mère même; chez les autres Sélaciens, elle ne s'étend pas aussi loin et s'arrête dans une cavité placée derrière le trou préfrontal et revêtue par la dure-mère (Cattie). Ehlers a montré qu'il se développe dans la paroi de l'extrémité distale (glande pinéale) des gouttières longitudinales que l'on peut comparer avec les bourgeons creux qu'émet la paroi de la glande pinéale embryonnaire des Oiseaux, comme Mihalkovics l'a fait voir. Cette glande pinéale, chez le Sélacien complètement adulte, a du reste, d'après Cattie, la même structure que celle des Poissons osseux.

L'épiphyse des Ganoïdes, spécialement d'*Acipenser* et d'*Amia*, ne diffère pas beaucoup de celle des Poissons précédents.

Sa partie proximale, en forme de tige creuse, est logée, selon Goronowitsch, dans une gouttière qui lui est fournie par une annexe de la voûte membraneuse du cerveau intermédiaire; sa partie distale, renflée mais pleine, est enfoncée dans une niche du crâne cartilagineux. On retrouve ici, d'après le même auteur, l'asymétrie des ganglions de l'habenula et des faisceaux de Meynert, que nous avaient offerte les Cyclostomes; il en serait de même chez l'embryon des Téléostéens, tandis que chez l'adulte, comme on le sait, ces formations sont développées également.

L'état adulte de la région pinéale des Dipnoï n'est pas encore complètement déterminé.

Burckhardt, qui a étudié le plus récemment le cerveau de ces Poissons, affirme qu'avant lui Owen, Huxley, Serres, Beauregard ont désigné sous le nom d'épiphyse un corps vésiculeux qui n'était qu'une partie des plexus choroïdes, tandis que Wiedersheim et Fulliquet ont appelé épiphyse ou glande pinéale les ganglions de l'habenula (voir fig. 197, *gp*). Selon lui, l'épiphyse comprend chez le Protoptère (*Protopterus annectens*) un pédicule tourné en avant, portant à son extrémité un sac glanduleux, sans analogie avec un œil, qui est la vésicule pinéale. Chez *Ceratodus*, cette vésicule n'a pas non plus de ressemblance avec un œil (Sanders).

Hill chez *Amia* (Ganoïde), Kupffer chez l'Esturgeon, Burckhardt chez le Protoptère ont signalé en avant du *velum transversum* l'existence d'un cæcum du toit membraneux, dirigé en haut, qu'ils ont appelé paraphyse, *conarium* ou « nodule choroïdien », en le comparant aux organes décrits ailleurs sous ces noms par Selenka et par Gœtte.

B. — Nos connaissances sur le développement de la région pinéale dans ces divers groupes sont dues : pour les Poissons osseux à Hoffmann, Rabl-Rückhard, Goronowitsch, Holt, Owsjannikow, Hill, Studnicka ; pour les Sélaciens à Balfour, Ehlers, Van Wijhe, Purvis et Locy ; pour les Ganoïdes à Balfour et Parker (Lépidostée), Goronowitsch (*Acipenser*, *Amia*), Kupffer (*Acipenser*), Hill (*Amia*) ; pour les Dipnoï à Burckhardt (Protoptère) et Sanders (*Ceratodus*).

Les faits les plus intéressants relativement au développement de l'appareil pinéal dans ces divers groupes nous ont été révélés par Locy, Holt et Hill.

Locy, qui a étudié des embryons de Sélaciens très jeunes, pré-

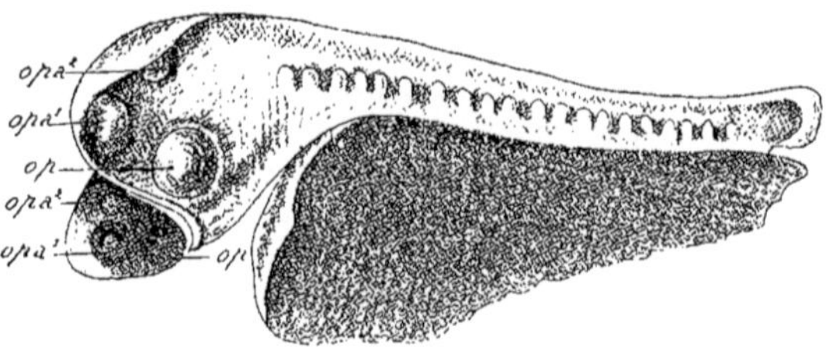

FIG. 269. — *Embryon de Squalus acanthias, long de 3 millim. 5, et possédant 19 somites* (d'après LOCY).

L'embryon est vu de profil. La gouttière médullaire encore ouverte est placée de façon qu'elle offre la vue extérieure des vésicules optiques, et en même temps, de l'autre côté de la gouttière, la vue interne des vésicules. En *op*, vésicules optiques principales. — *opa*¹, *opa*², vésicules optiques accessoires.

tend être allé au delà de la constatation devenue banale de la production d'un diverticule épiphysaire aux dépens de la voûte du thalamencéphale et avoir retrouvé la trace des premiers développements de la région pinéale. Pour lui, l'épiphyse des Sélaciens ne se forme pas au moment où elle apparaît dans le plan médian, sur une coupe sagittale et médiane de la tête de l'embryon. Il décrit en effet (fig. 269) dans un stade très précoce où la gouttière médullaire est encore ouverte, en arrière des vésicules optiques, deux paires de « vésicules optiques accessoires » (*opa*¹, *opa*²), qu'il nomme ainsi à cause de leur mode de production et de leur conformation, qui sont les mêmes que pour les vésicules optiques principales. Il existe donc chez les Sélaciens une forme embryonnaire multioculée, par laquelle passent sans doute les autres Vertébrés, mais qui chez eux est probablement très fugitive et pour cette raison n'a pas encore été observée. De ces deux paires de vésicules optiques accessoires, la postérieure (*opa*[2]) disparaîtra sans laisser de traces ; mais l'antérieure (*opa*[1]) entrera dans la constitution du cerveau intermédiaire et spécialement formera le diverticule pinéal. L'auteur n'est du reste pas explicite quant à la façon dont cette paire de vésicules se fusionne pour donner naissance au diverticule pinéal impair.

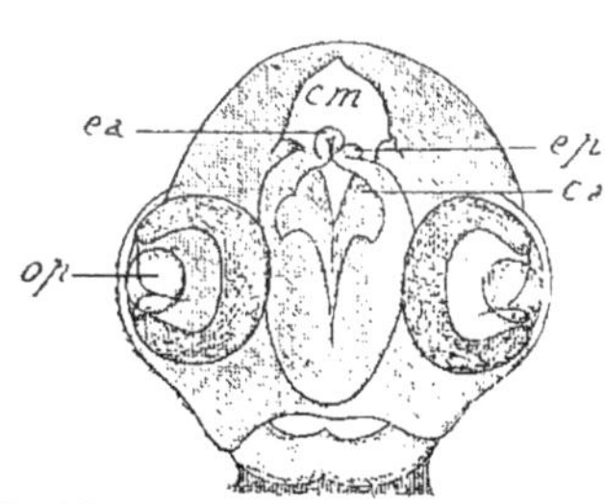

FIG. 270. — *Tête d'un embryon de Salmo fontinalis, de 7 millim. de long, âgé de 39 jours* (d'après HILL).

Vue antéro-ventrale de la tête de l'embryon vivant. — *cm*, cavité du cerveau moyen. *ca*, cerveau antérieur. — *ea*, vésicule épiphysaire antérieure. — *ep*, vésicule épiphysaire postérieure. — *op*, vésicule optique (œil latéral).

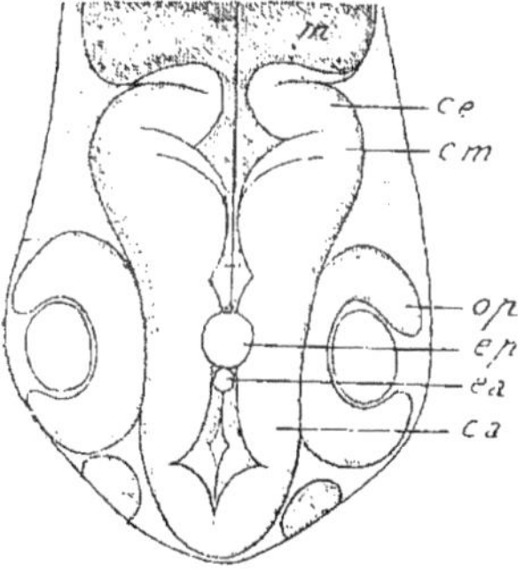

FIG. 271. — *Tête d'un embryon de Stizostedion vitreum, long de 5 millim., âgé de 10 jours* (d'après HILL).

Vue dorsale de la tête de l'embryon vivant. — *m*, moelle. — *ce*, cervelet. — *cm*, cerveau moyen. — *ca*, cerveau antérieur. — *ep*, vésicule épiphysaire postérieure. — *ea*, vésicule épiphysaire antérieure. — *op*, vésicule optique (œil latéral).

Soit maintenant un diverticule pinéal ou épiphysaire, que l'on supposera, si l'on veut, formé par le processus qu'indique Locy.

Ce diverticule, d'après Holt, se partage incomplètement chez le Hareng en deux vésicules, l'une proximale, l'autre distale, que l'auteur compare aux vésicules supérieure et inférieure des Cyclostomes, sans que cependant l'une se différencie jusqu'à offrir la structure d'un œil.

Avec Hill se trouve confirmée, chez plusieurs Poissons osseux (*Salmo*, *Catostomus*, *Stizostedion*, *Lepomis*, *Coregonus*) et chez *Amia*, l'existence de deux vésicules distinctes composant l'appareil pinéal (1). Mais au lieu que ces vésicules naissent l'une de l'autre, elles prennent origine sur la voûte cérébrale isolément et en deux points différents. La question se présente donc à nous de la même façon que pour les Cyclostomes : ou bien il n'existe qu'une seule formation segmentée en deux vésicules, ou bien ces deux vésicules sont deux formations indépendantes l'une de l'autre. Nous retrouverons plus tard la même controverse à propos de la genèse de l'appareil pinéal des Reptiles. Tantôt les deux organes sont placés l'un à côté de l'autre, dans un même plan transversal de la tête, comme chez *Salmo* et *Catostomus* (fig. 270, *ea*, *ep*) ; ailleurs, par exemple chez *Stizostedion*, *Coregonus*, *Lepomis*, ils sont situés l'un derrière l'autre (fig. 271, *ea*, *ep*), la vésicule antérieure étant déplacée cependant vers la gauche, de sorte que ce n'est pas un plan sagittal, mais oblique, de la tête qui les contiendrait tous deux. Sur une coupe qui les intéresserait tous deux, une coupe à peu près sagittale par exemple (fig. 272), les deux organes (*ea*, *ep*) sont en connexion assez intime pour que la paroi postérieure de la vésicule antérieure se continue directement avec la paroi antérieure de la vésicule postérieure, de telle sorte que la paroi antérieure de la première et la paroi postérieure de la seconde sont les seules qui soient en continuité avec la voûte du cerveau intermédiaire. L'auteur suppose que cet état n'est que secondaire ; il est dû à ce que les deux vésicules, en se développant du côté dorsal, ont entraîné avec elles une partie de la paroi cérébrale, ce qui fait comprendre comment la figure 271 peut être réalisée ; mais primitivement les deux vésicules étaient, d'après Hill, indépendantes l'une de l'autre. La vésicule antérieure est rudimentaire. La vésicule postérieure au contraire, bien développée, est hautement différenciée et contient des cellules nerveuses arrangées en groupes caractéristiques ; un tractus de fibres nerveuses unit ces cellules à la paroi cérébrale en empruntant la voie de la commissure postérieure.

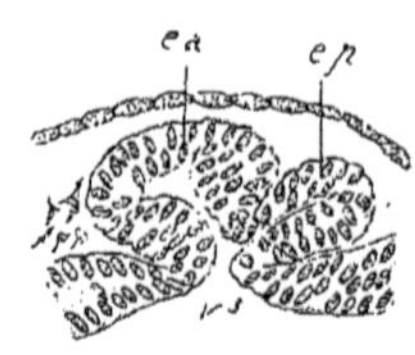

FIG. 272. — *Coupe des vésicules épiphysaires d'un embryon de Stizostedion vitreum* (d'après HILL).

ep, vésicule épiphysaire antérieure. — *ea*, vésicule épiphysaire postérieure. — v^3, cavité du troisième ventricule.

(1) Studnicka a fait la même constatation chez *Perca* et *Rhodeus*.

3° *Amphibiens*. — A. — Stieda découvrit, chez la Grenouille, il y a longtemps déjà, un organe se présentant sous la forme d'un petit tubercule situé en dehors du crâne, au-dessous de la peau, au niveau du vertex. Cet « organe de Stieda », comme on l'ap-

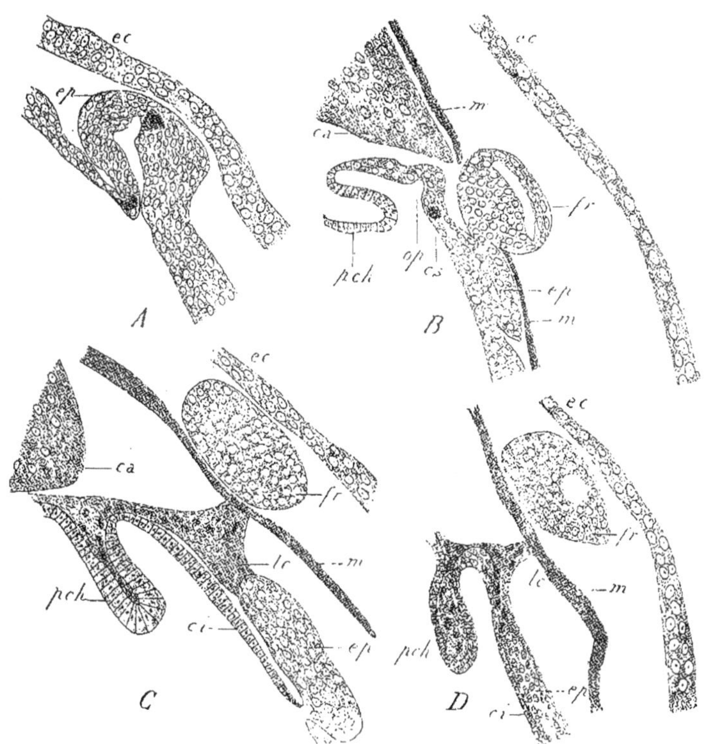

FIG. 273. — *Coupes sagittales de la région pinéale de Bufo vulgaris* (d'après BÉRANECK).

A, larve de 8 millim. — *B*, larve de 11 millim. 8. — *C*, larve de 12 millim. 5. — *D*, larve de 14 millim. *ec*, ectoderme. — *ep*, épiphyse.— *fr*, organe frontal.— *op*, léger diverticule correspondant à un organe pariétal. — *pch*, plexus choroïde. — *ci*, voûte du cerveau intermédiaire. — *ca*, cerveau antérieur. — *lc*, lame conjonctive et vasculaire. — *cs*, commissure supérieure. — *m*, méninges.

pela depuis, fut considéré par Stieda comme une formation glandulaire à laquelle il donna le nom de « glande frontale » (fig. 273, D, *fr*). Leydig, étudiant ensuite cet organe, crut y voir se distribuer une branche nerveuse issue du trijumeau et pour cette raison le considéra comme un organe sensoriel, affecté à un sixième sens : erreur que de Graaf corrigea en montrant que la branche nerveuse en question ne pénètre en réalité pas dans l'organe de Stieda.

Chez les Batraciens Urodèles, cet organe n'existe pas, et l'on ne trouve qu'une épiphyse sous forme d'un diverticule creux parti du cerveau intermédiaire. Chez *Ichthyophis glutinosus* par exemple, on voit juste derrière la commissure supérieure une petite vésicule piriforme, dont les cellules, qui sont plutôt des éléments de soutien que des cellules nerveuses, se prolongent jusque dans la région de la commissure supérieure, l'organe conservant ainsi toute la vie des relations embryonnaires avec la voûte du cerveau intermédiaire (Burckhardt). Chez d'autres Urodèles, par exemple le Triton et la Salamandre, l'épiphyse est une large vésicule en forme de galette, limitée par une seule couche de cellules.

B. — Götte, de Graaf, étudiant le développement de l'épiphyse des Anoures (*Bombinator*, *Bufo*), constatèrent que l'épiphyse prend naissance par un diverticule du thalamencéphale, et qu'ensuite la partie distale de ce diverticule se sépare de la partie proximale, la première devenant l'organe frontal de Stieda et Leydig (« corps épithélial » de de Graaf), tandis que la seconde fournit l'épiphyse proprement dite.

Béraneck, qui a examiné à cet égard parmi les Anoures *Rana* et *Bufo*, décrit chez le second le développement de l'appareil pinéal de la façon suivante. Il se produit une évagination de la voûte du cerveau intermédiaire, un peu aplatie dorso-ventralement, qui vient s'appuyer contre la face profonde de l'ectoderme. Cette évagination se transforme ensuite en une vésicule épiphysaire piriforme, qui, par accolement de ses parois au niveau de son insertion sur le thalamencéphale, tend à devenir indépendante (fig. 273 A, *ep*). Dans un stade plus âgé (B), l'isolement de la vésicule est presque complet, en même temps que la cavité vésiculaire est à peu près annihilée par l'épaississement des parois. D'autre part, la paroi du cerveau intermédiaire de laquelle naît la vésicule se renfle et se creuse d'une lumière : ce sera l'épiphyse proprement dite (*ep*). La vésicule épiphysaire primitive, de plus en plus distincte du cerveau intermédiaire, deviendra l'organe frontal (*fr*). A ce stade, on voit encore se former, un peu au-devant de l'épiphyse et de la commissure supérieure (*cs*), un léger diverticule du toit cérébral (*op*), que Béraneck nomme « organe pariétal », en l'homologuant avec la formation connue sous ce nom chez les Reptiles. Plus tard (C et D), l'organe frontal se sépare toujours davantage du toit du cerveau intermédiaire, entraînant avec lui une lame conjonctive (*lc*) ; il a dès ce moment sa situation définitive au-dessus des méninges *m* et au-dessous de l'ectoderme *ec*. L'épiphyse, qui ne s'accroît qu'après que l'organe frontal est séparé du cerveau intermédiaire, s'allonge de plus en plus ; mais à aucun stade, elle ne se présente, selon Béraneck, sous la forme d'un pédicule nerveux de l'organe frontal, et ce n'est qu'hypothétiquement qu'on peut lui attribuer d'avoir joué autrefois ce rôle.

En comparant entre eux les genres *Salamandra*, *Rana*, *Bufo*, au point de vue du développement de l'appareil pinéal, Béraneck est amené à établir une série, qui commence avec *Bufo*, où l'épiphyse primitive se différencie en une partie distale ou organe frontal et une partie proximale ou épiphyse proprement dite, celle-ci plus réduite que celle-là ; *Rana* est un second degré de la série, où la partie distale, l'organe frontal, a perdu de son importance et se sépare relativement tard de l'épiphyse ; chez *Salamandra* enfin, la dégénérescence de l'appareil pinéal est poussée plus loin encore, car la partie distale de l'épiphyse primitive reste fusionnée avec le reste, et il ne se forme plus d'organe frontal indépendant.

C. — Eycleshymer a signalé chez *Amblystoma* l'existence d'un diverticule situé au-devant du diverticule épiphysaire ; il l'appelle paraphyse et l'homologue à l'organe décrit sous ce nom chez les Reptiles par Selenka. La paraphyse se forme relativement tard, lors de l'invagination du cristallin dans les yeux latéraux. Sa paroi est formée d'une couche de cellules dont l'extrémité périphérique est pigmentée. Chez une larve de 12 millim. la paraphyse s'est allongée beaucoup ; elle émet à son extrémité distale des diverticules latéraux, tandis que son extrémité proximale s'oblitère de proche en proche, comme c'est le cas du reste aussi pour l'épiphyse du même animal. Chez *Ichthyophis*, Burckhardt figure un organe volumineux qu'il nomme « conarium » et qui représente une paraphyse (fig. 264, *pa*). Mrs Gage chez *Dyemyctylus* et Fish chez *Desmognathus* ont retrouvé aussi un organe paraphysaire.

4° *Reptiles*. — A. — Ce sont les Reptiles qui nous présentent la plus grande diversité dans la conformation de l'appareil pinéal. Chez la plupart d'entre eux, cet appareil contient une formation qui atteint un haut degré de perfectionnement et de complication structurale et ne le cède en rien à l'œil pinéal des Cyclostomes.

Les Chéloniens ne possèdent qu'une épiphyse (Leydig, Hoffmann, Studnicka); sa structure est comparable à celle des plexus choroïdes (Hoffmann).

Chez les Serpents il en est de même, d'après Hoffmann.

Ce sont les Sauriens qui offrent l'état le plus compliqué de l'appareil pinéal.

En 1872, Leydig a attiré l'attention sur une formation particulière du Lézard et de l'Orvet, située contre la dure-mère ou dans son épaisseur. Chez les embryons cette formation est visible à l'œil nu sous la forme d'un point noir reposant sur le cerveau intermédiaire. Cet organe correspond au trou du crâne connu sous le nom de « trou pariétal ». Ce n'est pas l'épiphyse que l'on a ainsi sous les yeux, car celle-ci est située au-dessous de cet organe et a une tout autre constitution. La signification de cette formation est demeurée énigmatique pour Leydig, qui n'a pu s'empêcher toutefois de la rapprocher de la glande frontale des Batraciens.

C'est à de Graaf que revient le mérite d'avoir le premier donné une description histologique de l' « organe de Leydig » et d'avoir fait connaître qu'il était histologiquement semblable à un œil. Déjà auparavant, cependant, Rabl-Rückhard et Ahlborn avaient avancé, à titre d'hypothèse, la nature oculaire de l'organe chez les Vertébrés en général.

Des recherches de Spencer, étendues à un très grand nombre d'espèces de Sauriens, il résulte que chez ces animaux la constitution anatomique de l'appareil pinéal est des plus variables. C'est chez *Platydactylus* que les dispositions sont le plus simples; ici il n'y a qu'une épiphyse, sous forme d'un diverticule creux du toit du cerveau intermédiaire; il n'existe pas de trou pariétal. *Hatteria* présente au contraire l'état le plus compliqué. Sur une coupe longitudinale de la tête de ce Saurien, on trouve communiquant avec la cavité du cerveau intermédiaire un organe irrégulièrement plissé, qui se prolonge à sa partie supérieure par un filament nerveux dirigé en avant ; celui-ci se dilate à son extrémité en une sphère creuse, contenue dans une cavité du crâne, dont le trou pariétal est l'orifice extérieur ; une couche conjonctive, transparente, entoure cette sphère terminale. Il y a ici trois parties distinctes de l'appareil pinéal : l'épiphyse ; la tige nerveuse qui la continue ; la sphère creuse enfin dont la structure est exactement

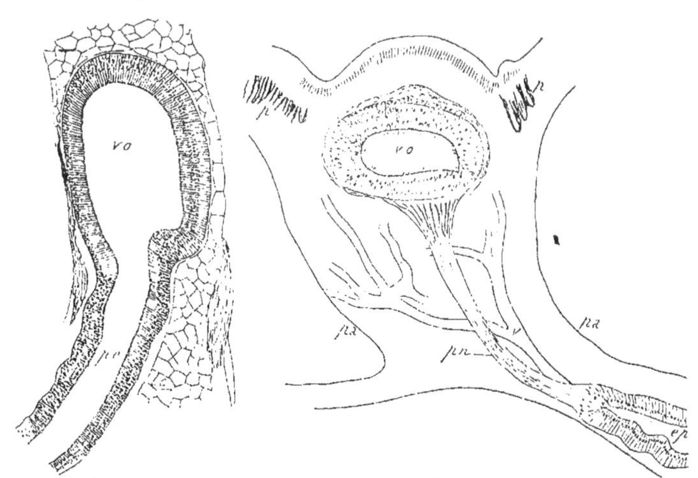

FIG. 274. — *Coupe de l'épiphyse de Cyclodus gigas* (d'après SPENCER).

vo, vésicule optique, extrémité distale de l'épiphyse. — *pe*, pédicule de cette vésicule ou tige proximale de l'épiphyse.

FIG. 275. — *Coupe de l'épiphyse de Chamæleo vulgaris* (d'après SPENCER).

vo, vésicule optique, extrémité distale de l'épiphyse. — *pn*, pédicule de cette vésicule transformé en un nerf. — *ep*, épiphyse proprement dite. — *v*, vaisseau. — *p*, *p*, pigment. — *pa*, *pa*, os pariétal.

celle d'un œil, et dont la paroi est différenciée, comme nous allons le voir, en un cristallin et une rétine.

Ces deux extrêmes sont reliés par de nombreuses formes intermédiaires décrites par Spencer. Chez *Cyclodus* (fig. 274), on trouve une épiphyse sous la forme d'un pédicule creux (*pe*), dont la partie distale est renflée en une vésicule (*vo*) qui offre des traces de différenciation en cristallin et rétine. Chez *Calotes*, *Seps*, *Leiodora*, la partie distale, oculiforme, est bien développée, mais la tige moyenne a avorté. Chez *Chamæleo* et *Lyriocephalus*, une nouvelle disposition est réalisée (fig. 275); il y a bien, comme chez *Hatteria*, trois parties; l'une, proximale, est creuse et représente une épiphyse (*ep*); la partie moyenne est différenciée en une tige nerveuse (*pn*); mais la portion distale, l'œil (*vo*), est demeurée dans un état très primitif. Chez *Varanus bengalensis*, la tige nerveuse ne s'est pas différenciée, et l'épiphyse vient s'appuyer contre la sphère oculaire.

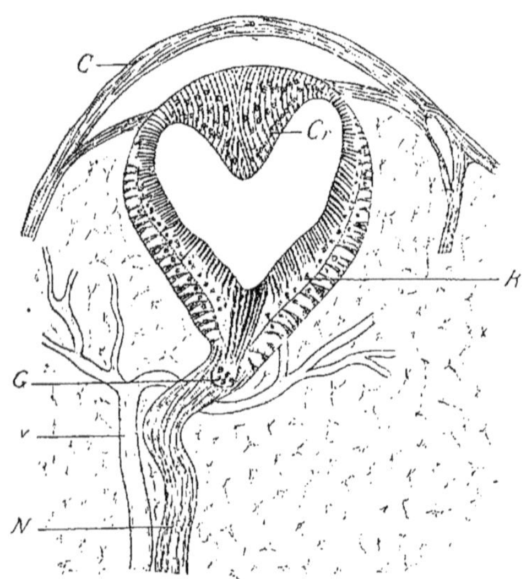

FIG. 276. — *Coupe de l'œil pinéal d'Hatteria punctata* (d'après SPENCER).

C, cornée. — *Cr*, cristallin. — *R*, rétine. — *G*, groupe de cellules ganglionnaires. — *N*, nerf pinéal. — *v*, vaisseaux sanguins.

Les différences dans la structure de l'organe oculaire ne sont pas moins grandes, comme nous l'apprend la comparaison histologique des genres *Hatteria, Pseudopus, Anguis, Lacerta, Chamœleo, Phrynosoma*, etc., étudiés à ce point de vue par Leydig, de Graaf, B. Spencer, C.-K. Hoffmann, Ostroumoff, Ritter, Sorensen.

Hatteria et *Pseudopus* nous offrent le type le plus complexe. La vésicule oculaire d'*Hatteria* (fig. 276) est piriforme, à grosse extrémité périphérique. Elle se compose de trois parties : le cristallin, la rétine et une sorte de corps vitré remplissant la cavité de la vésicule.

Le cristallin (*cr*), qui est constitué par la paroi externe de la vésicule, a la forme d'un cône dont la base est tournée vers la périphérie, tandis que sa pointe plonge dans la cavité oculaire. Spencer l'a considéré comme constitué par de longues cellules cylindriques, tandis que Hoffmann n'y distingue que des fibres courant parallèlement à l'axe de l'œil entre lesquelles se trouvent des noyaux.

Spencer ne distingue pas moins de 6 couches dans la rétine (*R*), savoir de dedans en dehors : 1° une couche de bâtonnets enfouis dans du pigment ; ces bâtonnets au niveau de l'axe optique de l'œil sont beaucoup plus longs et entrent en rapport par leur extrémité cérébrale effilée avec un groupe de cellules nucléées (ganglion) ; — 2° une couche d'éléments nucléés qui sont en relation d'une part avec les bâtonnets, d'autre part avec la couche suivante ; — 3° une zone très mince de substance finement grenue, comparable à la couche moléculaire de l'œil pair ; — 4° une couche d'éléments ronds nucléés ; — 5° une assise de corps coniques sans noyau ; — 6° entre les bases de ces derniers, une rangée d'éléments fusiformes nucléés, dont partent des prolongements dirigés en dedans. Dans cette rétine, Hoffmann réduit à trois le nombre des couches que l'on peut distinguer : 1° une de bâtonnets appartenant à des cellules cylindriques dont le corps fortement pigmenté se replonge en une expansion délicate qui s'unit aux éléments de la troisième couche ; — 2° une de gros noyaux disposés sur deux, trois rangs et enfouis dans une masse commune de protoplasma ; — 3° une de cellules coniques, à base périphérique, et dont la pointe est unie aux cellules à bâtonnets. Un nerf puissant (*N*) vient s'épanouir autour de la rétine et l'entourer comme d'un manteau ; les rapports de ses fibres avec les cellules rétiniennes sont encore indéterminés. Une question controversée est aussi celle de savoir si le cristallin et la rétine sont séparés l'un de l'autre vers l'équateur de l'œil par une fente, ou s'ils sont en continuité de substance ; cette dernière manière de voir est plus généralement acceptée.

Au niveau de cet œil le derme est modifié ; il est dépourvu de cellules pigmentaires, transparent, d'une structure spéciale, et ressemble ainsi, avec l'épiderme qui le tapisse, à une véritable cornée (*C*).

L'œil de *Pseudopus* (fig. 277) est constitué, d'après Hoffmann, à peu près comme celui d'*Hatteria*. Il a la forme d'un ovale à grand axe dirigé transversalement dans la tête. Le cristallin (*Cr*), de figure lenticulaire, consiste en cellules fusiformes légèrement pigmentées. La rétine (*R*) a essentiellement la même structure que chez *Hatteria*.

Chez *Anguis* (fig. 278), l'œil est isolé, sans connexion avec le cerveau ; car la tige nerveuse a disparu ici à l'état adulte. Le cristallin (*Cr*) est formé de cellules cylindriques qui peuvent être pig-

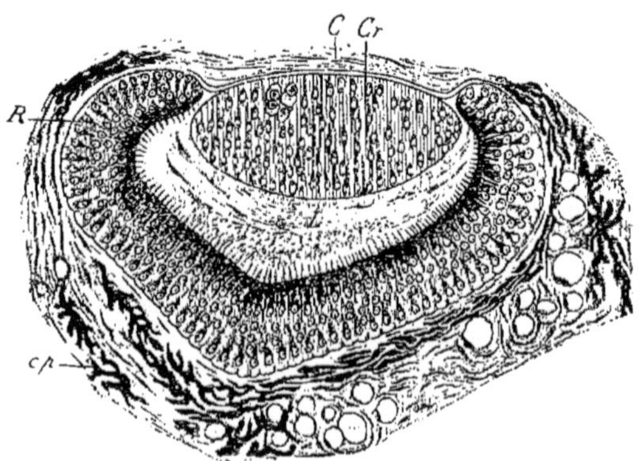

FIG. 277. — *Coupe transversale de l'œil pariétal de Pseudopus Pallasii* (d'après HOFFMANN).

C, cornée. — *Cr*, cristallin. — *L*, espace central de la vésicule pariétale représentant un pseudo-corps vitré. — *R*, rétine avec ses trois couches. — *cp*, cellules pigmentées autour de la vésicule pariétale.

mentées. La rétine (*R*) comporte, comme dans les cas précédents, trois couches, mais moins nettes.

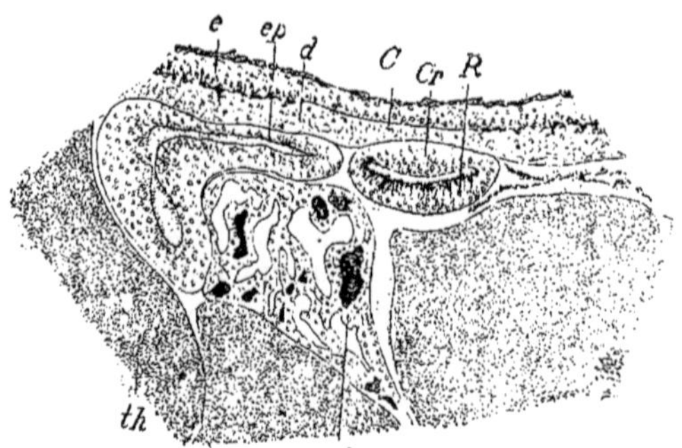

FIG. 278. — *Coupe sagittale de la tête d'un Orvet nouveau-né montrant l'épiphyse et l'œil pinéal.*

Cr, cristallin. — *R*, rétine pigmentée. — *C*, cornée formée par un amincissement de la peau, qui est en même temps privée de pigment et modifiée dans sa structure. — *e*, épiderme. — *d*, derme. — *ep*, épiphyse. — *pch*, plexus choroïdes. — *th*, thalamencéphale.

Chez *Lacerta*, l'œil est encore plus réduit. L'œil a une forme lenticulaire ; il est isolé, sans nerf qui le réunisse au cerveau. Le cristallin est formé de cellules cylindriques sans pigment. La rétine est constituée par des cellules fortement pigmentées.

Chez *Chamæleo*, le nerf a persisté ; mais l'œil ne présente aucune différenciation nette en rétine et cristallin.

L'épiphyse forme un large et long diverticule issu du troisième ventricule. Souvent, comme chez *Anguis*, elle est coudée à angle droit, de façon que sa partie terminale a une direction horizontale. Ses parois, qui peuvent être pigmentées, consistent en deux couches distinctes : l'interne est formée de cellules cylindriques grêles, comparables à l'épithélium ventriculaire ; l'externe est une couche de névroglie délicate renfermant des fibres nerveuses et des cellules ganglionnaires.

Quelques espèces présentent une disposition qui paraît absolument

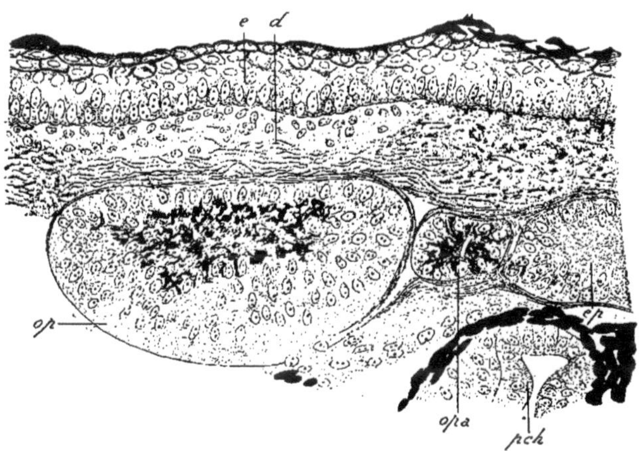

Fig. 279. — *Œil pinéal accessoire d'un Orvet nouveau-né.*

op, œil pinéal principal, coupé tangentiellement. — *opa*, œil pinéal accessoire. — *pch*, plexus choroïdes du troisième ventricule. — *ep*, extrémité distale de l'épiphyse. — *e*, *d*, épiderme et derme de la région de la peau transformée en cornée.

aberrante. Ainsi *Phrynosoma coronata*, d'après les recherches de Ritter et de Sorensen entre autres, outre un œil bien constitué et différencié en rétine et cristallin, outre encore une épiphyse réunie au cerveau intermédiaire par une tige épiphysaire, possède (comme l'a vu Ritter) une grande vésicule située juste au-devant et un peu à droite de l'œil, à laquelle Ritter donne le nom d'organe parapinéal, imposé par Studnicka à la vésicule inférieure des Cyclostomes. Cette vésicule est sans connexion aucune avec l'œil, avec l'épiphyse et moins encore avec le cerveau intermédiaire. Par sa structure, l'organe parapinéal diffère entièrement de l'œil de *Phrynosoma* : car il n'est pas différencié en rétine et cristallin, et manque de pigment.

Enfin, plusieurs auteurs (Duval et Kalt, Leydig, Carrière, nous-même) ont décrit chez *Anguis fragilis*, à l'état adulte ou dans un stade embryonnaire déjà avancé, des *yeux accessoires* qui peuvent chez un même individu se trouver au nombre de trois. Ces yeux, plus ou moins gros mais toujours beaucoup plus petits que l'œil principal, ont une structure très simple : quelques cellules cylindriques pigmentées, irradiées autour d'une petite lumière centrale, les constituent (fig. 279, *opa*). Leur situation est variable, et à cet égard nous avons distingué quatre variétés d'œil accessoire : « l'œil épiphysaire », situé à l'extrémité même de l'épiphyse ; « l'œil pariéto-épiphysaire », de beaucoup le plus fréquent, placé entre l'épiphyse et l'œil principal ; « l'œil pariétal » ou interpariétal, inclus dans l'œil principal même ; « l'œil choroïdien », qui fait partie des plexus choroïdes. L'apparition de ces yeux accessoires est une anomalie presque aussi fréquente chez l'Orvet que leur absence.

En outre, de Klinckowström a décrit chez *Iguana tuberculata* un œil secondaire qui se forme à l'extrémité de l'épiphyse, et qui peut atteindre la perfection de l'œil principal, offrant une rétine et un cristallin différenciés.

Chez *Plica umbra*, Spencer avait auparavant signalé aussi l'existence d'une « vésicule oculaire secondaire ».

B. — Le développement de l'appareil pinéal, chez les Reptiles et particulièrement les Lacertiliens, a été très étudié déjà par Leydig, Hoffmann, Selenka, Strahl, Strahl et Martin, Francotte, Béraneck, de Klinckowström.

Deux manières de voir diamétralement opposées ont été soutenues tour à tour. Pour Hoffmann, Strahl et Martin, Selenka, de Klinckowström, ainsi que pour Leydig, Francotte et Béraneck dans leurs premières publications, la voûte du cerveau intermédiaire ne donne naissance qu'à un seul diverticule, lequel se sépare ensuite en deux segments, dont l'un proximal forme l'épiphyse, et dont l'autre distal devient l'œil pariétal (fig. 280, *ep*, *op*).

Au contraire, Leydig, Béraneck et Francotte, dans des travaux plus récents, admettent qu'il se produit deux diverticules dorsaux de la voûte du cerveau intermédiaire, voisins, mais indépendants l'un de l'autre, dont l'un est l'épiphyse, l'autre l'œil pariétal.

Suivant Leydig, ces deux organes sont même rapprochés au point de communiquer avec le cerveau intermédiaire par une antichambre commune, comme il l'a vu pour *Lacerta*, *Seps* et *Anguis*. Francotte, chez cette dernière espèce, décrit un processus un peu différent. Pour lui, les deux diverticules pariétal et épiphysaire sont bien indépendants ; mais la paroi postérieure seule de l'évagination épiphysaire appartient en propre à cette évagination, tandis que la paroi antérieure est empruntée aux cellules qui se trouvent à la limite du toit du cerveau intermédiaire et de la paroi inférieure ou postérieure du diverticule pariétal ; ce serait là un mode secondaire propre à l'Orvet et dû à ce que chez cet animal l'épiphyse se forme tardivement. Pour Francotte aussi, l'antichambre commune dans laquelle s'ouvrent l'épiphyse et la vésicule pariétale résulte du rapprochement de la paroi postérieure de l'épiphyse et de la paroi antérieure de la vésicule pariétale ; elle est donc secondaire et non primitive, comme Leydig l'admet.

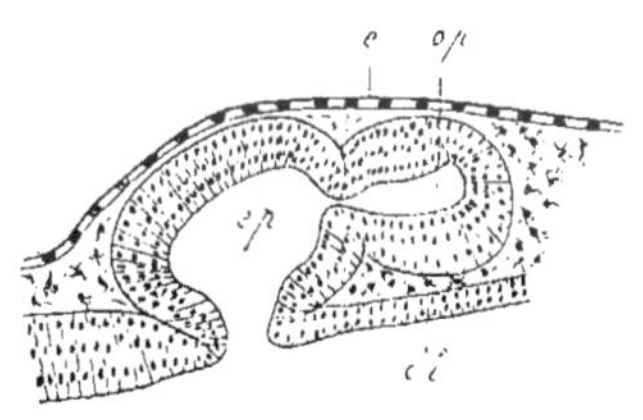

FIG. 286. — *Coupe sagittale de l'épiphyse et de l'organe pariétal d'un embryon d'Iguana tuberculata de neuf jours* (d'après de KLINCKOWSTRÖM).

ep, épiphyse. — *op*, organe pariétal. — *ci*, paroi du cerveau intermédiaire. — *e*, épiderme.

En fait, chez les différents Sauriens soigneusement examinés (*Anguis*, *Lacerta*, *Seps*, *Iguana*), on n'a jamais vu jusqu'ici deux diverticules distincts naissant aux dépens du cerveau intermédiaire d'une façon indépendante. Ce qu'on a trouvé, c'est deux vésicules entées l'une sur l'autre, l'une d'elles seulement, l'épiphyse future, s'implantant directement sur le cerveau intermédiaire, tandis que l'autre, le futur organe pariétal, s'ouvrait dans l'épiphyse. Cet aspect, il est vrai, peut être dû à ce que l'on s'est adressé à des stades trop âgés, et il est possible qu'en des stades plus jeunes, les deux formations prennent naissance toutes deux directement sur le cerveau intermédiaire, tout au plus côte à côte (comme l'a admis Leydig), mais tout à fait isolées l'une de l'autre. Nous retrouvons en somme les deux organes dans les mêmes relations réciproques que Hill a décrites chez les Téléostéens ; et ici aussi, nous pouvons supposer avec beaucoup de vraisemblance que l'état, où les deux vésicules paraissent n'être que les deux segments proximal et distal d'un même organe, n'est que secondaire, et a été précédé par une autre disposition, où toutes deux prenaient origine directement sur la voûte du thalamencéphale.

L'origine directe et indépendante des deux organes sur la voûte cérébrale n'est du reste pas inconciliable avec le fait de leur connexion réciproque plus ou moins intime. On peut, en effet, trouver (fig. 281) l'épiphyse (*ep*) et l'organe pariétal (*op*) d'une part réunis l'une à l'autre, et d'autre part l'épiphyse s'ouvrant dans la cavité cérébrale et se continuant avec la paroi (*ci*) du cerveau intermé-

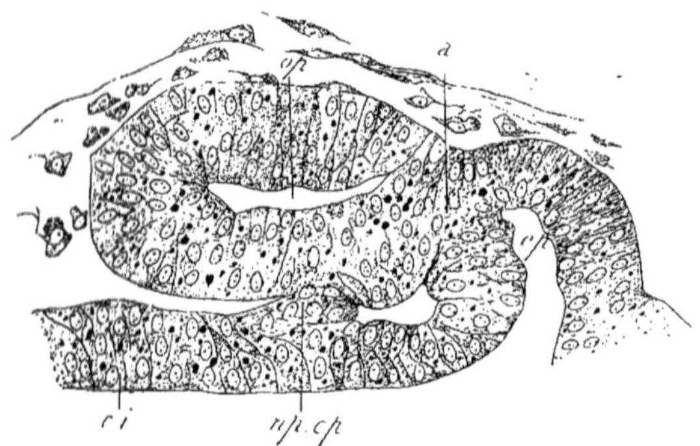

FIG. 281. — *Coupe sagittale de l'épiphyse et de l'organe pariétal d'un embryon d'Anguis fragilis de 10 millim. de long.*

ep, épiphyse. — *op*, organe pariétal. — *ci*, paroi du cerveau intermédiaire. — *a*, connexion pariéto-épiphysaire. — *np*, *cp*, lieu de soudure de l'organe pariétal avec la paroi cérébrale.

diaire, tandis que l'organe pariétal est relié à cette même paroi par un pont cellulaire (*np*, *cp*), dont nous allons voir la destinée probable. Ce pont serait le dernier indice de l'évagination cérébrale indépendante ayant donné lieu à l'organe pariétal, dans le processus primitif, palingénétique; cœnogénétiquement la connexion de l'organe pariétal avec l'épiphyse se serait substituée en grande partie à la connexion cérébrale préexistante.

Plus tard, les deux organes se séparent l'un de l'autre d'une façon définitive. C'est alors que paraît le *nerf pariétal*. La genèse de ce nerf, déjà décrit par Spencer, nié par Leydig, a été étudiée par Strahl et Martin, Hoffmann, Francotte, Klinckowström et surtout par Béraneck. Pour Hoffmann, le nerf pariétal se développait aux dépens de l'épiphyse, qui jouait par rapport à l'organe pariétal le rôle d'un pédicule optique, servant de matrice et de tige conductrice aux fibres du nerf pariétal, ici comme dans les yeux pairs. Au contraire il est acquis, par les recherches de Strahl et Martin, Francotte, Béraneck et de Klinckowström, que le nerf pariétal est tout à fait indépendant de l'épiphyse, qu'il ne fait que côtoyer, et aux cellules de laquelle il n'emprunte rien de son matériel formateur (fig. 282, *np*). Béraneck, qui a le mieux étudié le premier le développement de ce nerf, le fait apparaître sous forme d'une masse courte et épaisse de cellules reliant dès son apparition la partie rétinienne de l'œil pariétal à la voûte du cerveau intermédiaire; c'est ce pont cellulaire que montre en *np*, *cp*, la figure 281 et que nous avons considéré comme le vestige de l'évagination cérébrale d'où dérive l'œil pariétal. Ce pont anastomotique s'allonge ensuite, étiré de plus en plus, à mesure que l'œil pariétal s'éloigne du cerveau; il devient fibreux et acquiert la constitution d'un véritable nerf. On voit alors que d'une part le nerf s'étale dans la paroi rétinienne de la vésicule pariétale; que d'autre part il se relie à un amas cellulaire de la voûte cérébrale, que Béraneck, qui l'a découvert, a nommé *centre* ou *noyau pariétal* (fig. 282, *cp*). Cet amas n'est pas exactement médian, mais situé à côté de la ligne médiane; il fait partie du ganglion droit de l'habenula (Béraneck, Klinckowström). Chez quelques embryons

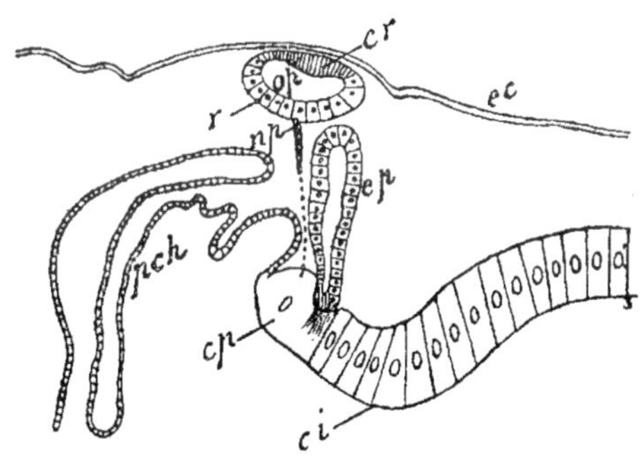

FIG. 282. — *Coupe sagittale d'une tête d'embryon d'Orvet de 27 millim.*, intéressant l'épiphyse et l'œil pinéal (d'après BÉRANECK).

op, œil pinéal. — *cr*, son cristallin. — *r*, sa rétine. — *np*, nerf pinéal ou pariétal. — *ep*, épiphyse. — *cp*, centre ou noyau pariétal. — *ci*, paroi du cerveau intermédiaire. — *pch*, plexus choroïdes. — *ec*, ectoderme. La portion du nerf pinéal qui n'était pas comprise dans la coupe est représentée en pointillé, partant du centre pariétal.

d'Iguane, Klinckowström a vu se former en outre un deuxième nerf pariétal se rattachant au ganglion gauche de l'habenula.

Le nerf pariétal n'a du reste, au moins chez certains Sauriens (*Anguis* par exemple), qu'une existence éphémère; au contraire, chez *Iguana* il persiste plus ou moins longtemps (Klinckowström).

En résumé, on peut admettre, ce nous semble, que le développement de l'appareil pariétal des Sauriens parcourt les étapes suivantes : 1° formation de deux diverticules dorsaux de la voûte du thalamencéphale; ces deux diverticules, dont l'antérieur sera l'organe pariétal, et le postérieur l'épiphyse, peuvent être plus ou moins intimement connexes l'un avec l'autre ; 2° le diverticule antérieur ou organe pariétal se sépare en partie du thalamencéphale, auquel il ne demeure réuni que par un pont cellulaire peu important ; à ce stade, il paraît n'être qu'un appendice du diverticule postérieur ou épiphyse, qui a conservé ses connexions avec le cerveau; 3° les deux organes se séparent complètement l'un de l'autre; le pont cellulaire, unissant l'organe pariétal à la voûte cérébrale, s'allonge et devient le nerf pariétal, qui aboutit d'une part à la rétine de l'organe pariétal, d'autre part à un noyau de cellules, le centre pariétal, appartenant à la paroi cérébrale (1).

C. — Outre l'épiphyse et l'organe pariétal, il existe encore chez les Reptiles un organe, entrevu par Hoffmann et de Graaf chez ces animaux, mais confondu par eux avec les plexus choroïdes du troisième ventricule, découvert ensuite véritablement par Francotte et Selenka, qui l'ont distingué des plexus choroïdes ; c'est la paraphyse de Selenka, nommée aussi par cet auteur « organe frontal » (2). Pour la plupart des auteurs qui ont assisté à son apparition, elle naît comme une évagination dorsale et impaire de la voûte du cerveau antérieur (fig. 283, *pa*); chez *Lacerta* cependant cette évagination serait double et paire, d'après Francotte. Dans

(1) Plus exactement peut-être, le pont cellulaire anastomotique se rompt ; sa moitié distale demeure annexée à l'organe pariétal, dont elle figure une sorte de bourgeon (voyez fig. 283, *np*) ; sa moitié proximale serait le centre pariétal (?). Le bourgeon *np*, en végétant ensuite de proche en proche deviendrait le nerf pariétal qui se mettrait en relation secondairement avec le centre pariétal, comme il convient à tout nerf sensitif.

(2) Il ne faut pas confondre l'organe frontal ou paraphyse décrit par Selenka avec l'organe frontal signalé chez les Batraciens par Stieda ; celui-ci est l'extrémité distale de l'épiphyse, ainsi qu'il a été dit plus haut.

son développement ultérieur, elle se comporte absolument comme l'épiphyse, peut se différencier en une vésicule distale et une tige proximale; la vésicule terminale bourgeonne et produit ainsi de longs tubes creux. Francotte et Selenka ont constaté que, tandis que l'épiphyse se tourne en avant, la paraphyse s'incline en arrière ; elle arrive alors à atteindre l'épiphyse, s'insinue au-dessous de l'œil pinéal qui repose sur elle ; malgré le contact intime qui s'établit entre les deux organes, ils restent tout à fait

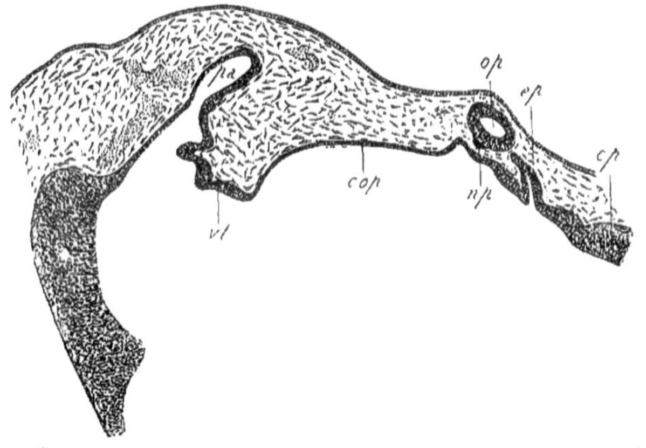

FIG. 283. — *Coupe sagittale de la voûte du cerveau intermédiaire chez un embryon d'Anguis fragilis de 22 millim. de long.*

Cette coupe est composée avec plusieurs sections sagittales. — *op*, organe pariétal. — *ep*, épiphyse. — *vt*, velum transversum. — *cop*, coussinet pinéal. — *cp*, commissure postérieure. — *pa*, paraphyse. — *np*, bourgeon résultant du pont anastomotique de l'organe pariétal et de la paroi cérébrale (?) et représentant l'ébauche du nerf pariétal.

indépendants l'un de l'autre. Jusqu'à la naissance, le tube paraphysaire demeure creux sur toute sa longueur, complètement enfoui dans la faux cérébrale, et s'ouvre dans la cavité encéphalique (Selenka) (1). Le développement post-embryonnaire de la paraphyse n'a pas encore été suivi. D'après Selenka et Béraneck, la paraphyse se produit plus tardivement que l'épiphyse et que l'organe pariétal; au contraire, selon Francotte, la formation de la

(1) La description de Selenka, il est bon de le remarquer, s'applique non seulement aux Reptiles, mais encore aux Sélaciens et aux Marsupiaux, chez lesquels l'auteur a également observé et étudié la paraphyse.

paraphyse précèderait celle de l'épiphyse chez l'Orvet, l'organe pariétal paraissant d'ailleurs le premier.

La paraphyse paraît avoir une existence très générale chez les Reptiles ; elle a été observée en effet par Sclenka, Francotte, Béraneck chez différentes espèces de *Lacerta* et chez *Anguis*, par Francotte et Studnicka chez la Couleuvre à collier, par Sorensen chez *Phrynosoma*, par Humphrey chez *Chelydra*.

5° *Oiseaux et Mammifères.* — A. — L'appareil pinéal est ici essentiellement représenté par un petit organe, d'apparence glanduleux, que l'on a désigné tour à tour sous les noms d'*épiphyse*, de *conarium* et surtout de *glande pinéale*. Ce corps, situé au-dessus de l'orifice antérieur de l'aqueduc de Sylvius, et compris dans l'épaisseur même de la pie-mère, a généralement la forme d'un cône de pin, dont la pointe regarde en haut et en arrière (d'où les noms de conarium et de corps pinéal). Un diverticule de la cavité cérébrale pénètre plus ou moins profondément dans le corps pinéal ; c'est le « diverticule supérieur du troisième ventricule » (Gratiolet), le « ventricule du conarium » (Hyrtl), le *recessus pinealis* de Reichert, le *recessus infrapinealis* de Mihalkovics. Des tractus de faisceaux fibreux, les *pédoncules de la glande pinéale*, rattachent cet organe aux parties voisines, notamment à la région des couches optiques qui a reçu le nom de *triangle de l'habenula*, et qui correspond de chaque côté au ganglion de l'habenula des Vertébrés inférieurs.

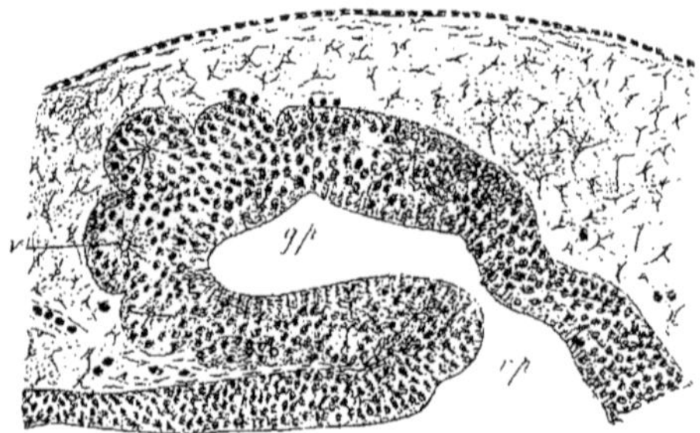

Fig. 284. — *Coupe médiane de la glande pinéale incomplètement développée d'un embryon de Canard âgé de 8 jours* (d'après Hecksher).

gp, corps de la glande pinéale. — *v*, ses vésicules, en partie encore sous forme de bourgeons non isolés de la paroi qui les a formés. — *rp*, recessus pinéal, s'enfonçant dans le pédoncule de la glande.

Chez les Oiseaux, la glande pinéale, claviforme (fig. 284, *gp*), reliée à la dure-mère par un cordon fibreux, se compose de deux parties : le corps et le pédoncule. Le pédoncule est creusé d'une cavité très spacieuse qui n'est autre que le recessus pinéal (*rp*), comprimé d'avant en arrière par le rapprochement du cerveau et du cervelet. Le corps pinéal est formé de vésicules rondes plus ou moins volumineuses (*v*), dont la paroi est faite d'une couche de cellules cylindriques renforcée extérieurement par des assises de cellules rondes; une capsule conjonctive les entoure. Klinckowström a découvert chez des Palmipèdes une tache pigmentée de la peau, située au niveau de la pointe de l'épiphyse, et qui doit avoir un rapport quelconque, mais encore indéterminé, avec la glande pinéale.

Chez les Mammifères, la glande pinéale, recouverte par les hémisphères cérébraux, et spécialement par le bourrelet du corps calleux, est plus ou moins inclinée en arrière, au lieu d'être tournée en avant; chez l'Homme cette inclinaison, très forte, va jusqu'à donner à la glande une direction horizontale. Outre le diverticule du troisième ventricule qui s'enfonce dans la glande pinéale (recessus pinéal ou infrapinéal), il en existe chez l'Homme un autre, situé au-dessus de la glande, que Mihalkovics nomme *recessus suprapinealis ;* il est dû à un plissement secondaire de la voûte cérébrale. Des *pédoncules* ou *rênes* de la glande pinéale relient cet organe aux parties cérébrales voisines (pédoncules antérieurs, inférieurs et moyens).

La structure de la glande pinéale de l'Homme et des autres Mammifères a donné lieu à de nombreuses opinions (voir fig. 285 et 286). Cet organe offre-t-il ou non des éléments nerveux ? Telle est la question qui a été surtout controversée. Avec Henle, c'est un ganglion lymphatique dégénéré. Bizzozero y décrit des cellules de deux formes, sans se prononcer sur leur nature. Cionini y trouve des éléments arrondis ou triangulaires, munis de prolongements qui s'entrelacent avec ceux des cellules voisines et peuvent se terminer sur les vaisseaux par de larges expansions ; mais ces cellules n'ont, selon lui, rien de la nature nerveuse. Faivre et Hagemann ont été d'un avis contraire ; le second de ces auteurs décrit dans la glande pinéale de véritables cellules nerveuses, en connexion avec des nerfs. Kraushaar enfin reconnaît à la glande pinéale des Mammifères adultes une structure épithéliale ; l'organe ne conserve sa structure nerveuse qu'au niveau de son pédicule.

B. — Le développement de la glande pinéale procède de la façon suivante chez les Oiseaux et les Mammifères. Il se fait une évagination, ou processus pinéal, de la voûte du cerveau intermédiaire, reconnue pour la première fois par Reissner ; elle apparaît au quatrième jour de l'incubation chez le Poulet, au sixième jour chez le Canard, chez le Lapin au seixième jour, chez l'embryon humain de la sixième ou de la septième semaine (Mihalkovics, Romiti, Sorensen) (fig. 287, *gp*). L'apparition tardive de la première ébauche de l'épiphyse est digne de fixer l'attention.

Chez l'Oiseau, des vaisseaux sanguins nombreux entourent le processus pinéal. La paroi de celui-ci bourgeonne (Lieberkühn), émet dans le tissu conjonctif et vasculaire ambiant des prolongements qui s'isolent sous forme de follicules pleins d'abord, trans-

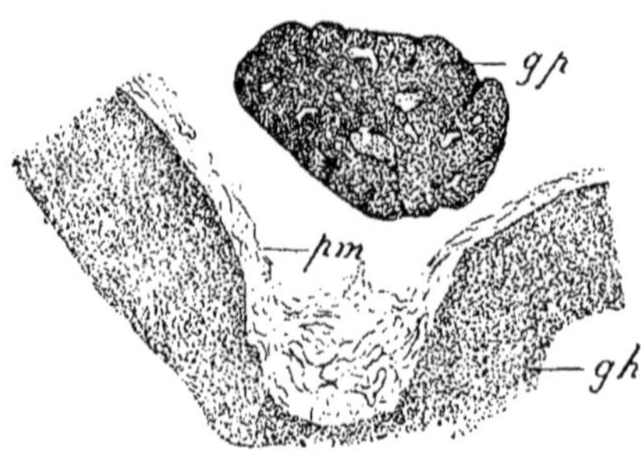

Fig. 285. — *Coupe verticale et transversale du cerveau d'un embryon de Porc de 22 centim. de long.*

gp, glande pinéale. — *gh*, ganglion de l'habenula. — *pm*, pie-mère.

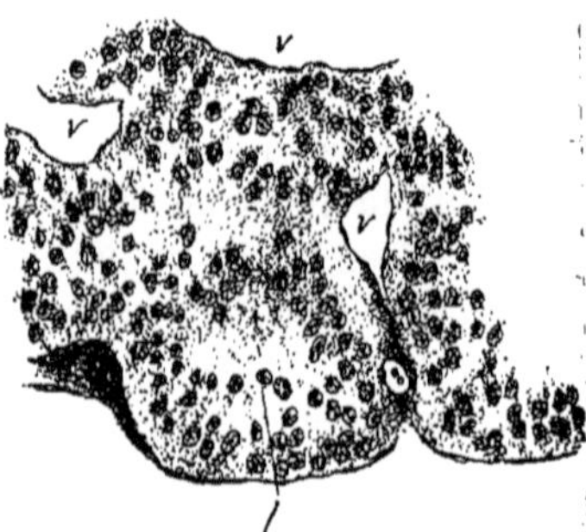

Fig. 286. — *Portion de la glande pinéale d'un embryon de Porc de 22 centim. de long.*

l, lobule de la glande séparé des lobules voisins par des tractus vasculo-conjonctifs. — *v*, *v*, *v*, vaisseaux sanguins.

formés ensuite en vésicules creuses (Poulet du septième au douzième jour (Mihalkovics, Hecksher) (fig. 284, *v*). La glande pinéale elle-même, c'est-à-dire ce qui reste du processus pinéal après le départ des nombreux bourgeons, représente alors un corps creux, en forme de massue, rattaché à la paroi cérébrale par un pédoncule, creusé lui aussi d'une cavité qui est le recessus pinéal; la cavité principale de la glande finit par disparaître (embryon de Poulet de 14 jours).

Chez les Mammifères, les phénomènes sont essentiellement les mêmes. Le processus pinéal est plus court que chez les Oiseaux. Les vésicules se forment uniquement aux dépens de la partie distale de l'ébauche, au lieu que chez les Oiseaux cette ébauche tout entière prenait part à leur formation (Hecksher). Elles ont une lumière très minime qui disparaît ensuite complètement. A la place des cellules cylindriques de la paroi des vésicules, on ne trouve plus alors que des éléments arrondis ou polygonaux, distribués en lobules grâce à l'envahissement de la glande par le tissu conjonctivo-vasculaire (fig. 286).

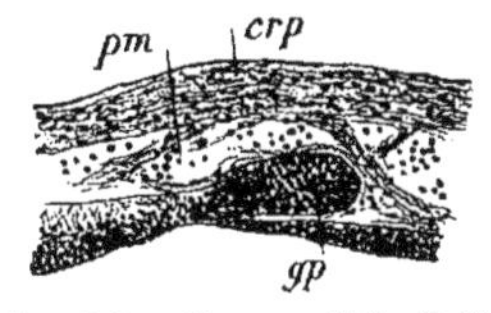

FIG. 287. — *Coupe sagittale de l'épiphyse chez un embryon de Lapin âgé de 16 jours.*

ep, épiphyse. — *pm*, pie-mère. — *crp*, crâne primordial membraneux.

Chez les Oiseaux et les Mammifères, c'est en vain que l'on chercherait quelque chose de comparable à l'organe pariétal des Reptiles (Hecksher

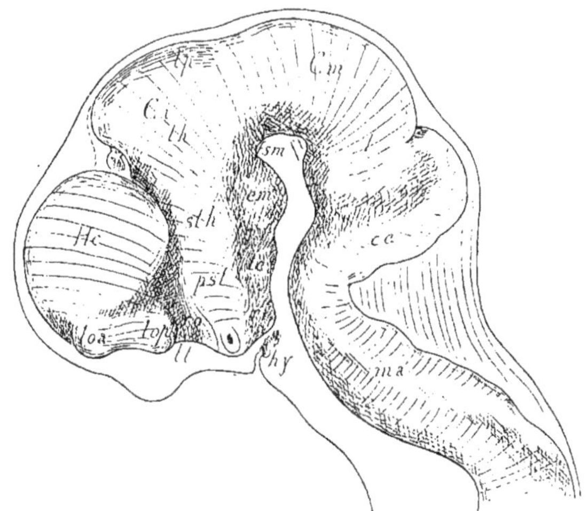

FIG. 288. — *Vue latérale du cerveau d'un embryon humain de 4 semaines et demie* (reconstruction de coupes), d'après HIS.

Hc, hémisphère cérébral. — *loa*, *lop*, lobes olfactifs antérieurs et postérieurs. — *lt*, lame terminale. — *Ci*, cerveau intermédiaire. — *lp*, lobe pinéal. — *th*, *thalamus*. — *sth*, région sous-thalamique. — *pst*, pédicule du corps strié. — *ro*, *recessus opticus*. — *ri*, *recessus infundibuli*. — *tc*, *tuber cinereum*. — *hy*, hypophyse. — *em*, éminence mamillaire. — *Cm*, cerveau moyen. — *I*, isthme. — *cc*, cervelet. — *ma*, moelle allongée. — *fsm*, fosse supramamillaire. — *ft*, fosse de Tarin ou interpédonculaire.

Sur la voûte cérébrale, dans l'encoche qui sépare le cerveau antérieur du cerveau intermédiaire, on voit le bourgeon de la paraphyse ou épiphyse antérieure de His.

et les autres auteurs). Au contraire, Klinckowström a trouvé chez de jeunes embryons de *Larus* que l'extrémité distale de l'épiphyse tend à se séparer, comme chez les Reptiles, pour former une vésicule comparable à la vésicule pariétale de ces derniers.

C. — La paraphyse au contraire existe chez les embryons d'Oiseau et de Mammifère. Nous savons déjà que Selenka l'a trouvée chez les Marsupiaux. Elle existe aussi, selon Francotte et Sorensen, chez l'embryon d'Oiseau ; Sorensen en décrit même deux, chez le Canard, placées l'une derrière l'autre et séparées par le velum transversum ; il appelle l'une « postparaphyse », l'autre « préparaphyse ». His et Francotte enfin l'ont signalée chez l'embryon humain même. Chez un embryon de 10,5 millim. (fig. 288), His a vu la paraphyse, qu'il appelle « épiphyse antérieure », sous la forme d'une évagination de la voûte cérébrale ; celle-ci est décomposée en trois crêtes longitudinales saillantes dans la cavité du cerveau ; la crête médiane se rend indépendante et devient l'épiphyse antérieure, avant même que le rudiment de l'épiphyse postérieure (ou proprement dite) ait paru. His a perdu de vue la paraphyse chez l'embryon humain plus âgé, où Francotte l'a retrouvée. Elle y affecte la forme d'un tube, de section irrégulière, creusé dans la faux cérébrale primitive, situé dans le plan médian en avant de la lame terminale ; ce tube, tapissé d'une seule couche de cellules, débouche encore chez l'embryon de douze semaines dans le troisième ventricule, à la hauteur des trous de Monro.

§ 2. — **Considérations générales sur l'appareil pinéal et la paraphyse.** — *Appareil pinéal* (*organe pariétal et épiphyse*). — Depuis que Rabl-Rückhard et Ahlborn ont avancé que la vésicule pinéale des Reptiles était un œil impair, comparable aux yeux pairs, et que de Graaf et Spencer vérifièrent cette hypothèse par leurs nombreuses observations, depuis qu'aussi les recherches instituées sur les Cyclostomes montrèrent que les Reptiles sauriens n'étaient pas les seuls à posséder un organe oculiforme impair et médian, il ne s'est trouvé que de rares auteurs pour se refuser à se rendre à l'évidence des faits (1). Partout dès lors au contraire,

(1) L'ancienne manière de voir de Gœtte, reprise par van Wijhe, est justement tombée dans l'oubli. Elle consistait à considérer l'épiphyse comme le résultat de la transformation de la connexion organique entre le cerveau et l'épiderme, bref comme

dans tous les pays, on enregistra et on vulgarisa la découverte d'un troisième œil des Vertébrés (1).

La signification de l'appareil pinéal n'était cependant pas une question aussi simple qu'on le crut tout d'abord et ne pouvait être alors considérée comme définitivement tranchée.

Plusieurs difficultés surgirent en effet de différents côtés.

A. — Au point de vue physiologique, la plupart des auteurs, voyant chez les Sauriens et les Cyclostomes une formation très semblable à un œil, avec sa rétine, son cristallin, sa cornée, son pigment, son nerf, recevant au besoin la lumière par un trou creusé dans l'épaisseur du crâne, n'ont pu se défendre de l'idée qu'il s'agissait d'un véritable œil, fonctionnant actuellement, ou bien encore d'un appareil calorimétrique destiné à renseigner l'animal, le Lézard, sur l'intensité des rayons calorifiques. Wiedersheim entre autres soutint avec conviction l'idée d'un rôle visuel joué à présent encore par l'œil pinéal. Cette manière de voir a rencontré cependant et rencontre encore certaines difficultés d'ordre physiologique. Il fut un temps, en effet, où l'on ignorait l'existence du nerf pariétal ; il fallait bien alors refuser toute fonction sensible à un organe privé de nerf. Quand ensuite on eut constaté l'existence d'un nerf pariétal chez les embryons des Lacertiens, on s'aperçut que ce nerf manquait à l'organe bien constitué chez des animaux adultes tels que les Orvets. D'autre part, l'œil pinéal offrait chez nombre de Sauriens des stigmates d'atrophie et des signes de dégénérescence si évidents qu'il devenait difficile (de l'aveu de l'auteur même, Leydig, qui a découvert cet œil, et de celui de l'auteur, Spencer, qui l'a étudié chez le plus grand nombre d'espèces) de lui conserver le rôle qu'il avait sans doute rempli autrefois, mais qu'il avait depuis longtemps perdu. Le processus de pigmentation de l'œil pinéal, par exemple, aurait bien plutôt l'air d'une dégénérescence organique s'effectuant

un produit dérivé du neuropore antérieur. Mais ni Gœtte chez les Amphibiens, ni van Wijhe sur les Sélaciens, n'ont réussi à constater cette transformation, et van Wijhe appuyait son hypothèse sur ce seul fait (qu'il reconnut lui-même plus tard comme inexact) que c'était au point même où le neuropore antérieur avait disparu qu'apparaissait plus tard l'épiphyse (voir page 345 la question du neuropore antérieur).

(1) Consulter à cet égard les ouvrages de vulgarisation de Korschelt, de Varigny, Flesch, Granel, Kupffer, Ostroumoff, Spronck, Baudoin, Peytoureau, Duval, Born, etc.

au cours du développement ontogénique, que d'un perfectionnement fonctionnel (Francotte). La question de la signification physiologique de l'organe pinéal paraît donc devoir être réservée, même là où cet organe est le plus caractérisé, comme chez les Sauriens et les Cyclostomes, et revenant sur l'enthousiasme qui succède aux grandes découvertes, on doit se borner à supposer en cet organe un œil ayant autrefois fonctionné.

B. — Au point de vue embryologique, l'organe pariétal des Reptiles et des Cyclostomes se comporte-t-il comme un œil? Comme l'ont fait ressortir surtout Kölliker et Duval, le fait que l'organe pariétal dérive tout entier du cerveau, et qu'il ne ressemble pas sous ce rapport embryologique à l'œil pair des Vertébrés qui emprunte son cristallin à l'épiderme et tire sa rétine du cerveau, ce fait n'est pas une contre-indication à l'interprétation de cet organe comme un véritable œil. L'œil pair des Vertébrés n'est pas à cet égard une règle, et il y a de vrais yeux qui se forment d'une autre manière que lui. On peut en effet distinguer avec Kölliker parmi les formations oculaires en général : 1° de vrais yeux cérébraux, qui ne dérivent que de la plaque médullaire et produisent eux-mêmes leur cristallin (œil des larves de Tuniciers, œil pinéal des Vertébrés) ; — 2° des yeux ectodermiques ou épidermiques, qui proviennent entièrement de l'épiderme (œil des Mollusques et d'autres Invertébrés) ; — 3° des yeux qui se forment à la fois aux dépens de l'ectoderme (cristallin) et de la plaque médullaire (rétine) (yeux pairs des Vertébrés, yeux des Crustacés). Le fait que dans l'œil pinéal les bâtonnets sont situés vers la face interne de la rétine, tandis que dans l'œil pair des Vertébrés ils appartiennent à la face rétinienne externe, n'est pas non plus une difficulté ; car il se retrouve par exemple chez les Mollusques, dont les bâtonnets limitent aussi la cavité oculaire. Il n'y a aucune différence essentielle à établir entre les yeux dont la rétine, de par la situation des bâtonnets, peut être dite inversée, et celle où cette inversion n'a pas lieu, comme dans l'œil pinéal (Duval). Tous les yeux, quelle que soit leur origine, ont ceci de commun, que la couche sensible à la lumière, la couche des bâtonnets, est située sur la face de la rétine, qui correspond à la face primitivement libre de cette rétine et de la membrane épidermique ou cérébrale qui lui a donné naissance ; la couche des fibres nerveuses optiques occupe la face opposée, la face mésodermique, en contact avec le mésoderme ambiant.

C. — Étant admis maintenant que physiologiquement l'organe pariétal bien développé des Sauriens, des Cyclostomes, etc., a la valeur d'un œil jadis pourvu de fonctions, et reconnaissant qu'embryologiquement rien ne s'oppose à ce qu'il s'agisse d'un organe oculaire, il reste encore plusieurs difficultés à lever. Ces difficultés sont du ressort de l'anatomie comparée. N'est-il pas singulier de voir que l'œil pinéal ne s'est conservé avec des caractères le rendant parfaitement reconnaissable comme tel que dans deux groupes de Vertébrés, les Cyclostomes et les Reptiles, très éloignés du reste l'un de l'autre, tandis qu'il manque totalement ou apparaît profondément transformé dans les autres groupes? La glande pinéale des Mammifères, par exemple, est-elle un œil pinéal considérablement modifié, ayant évolué dans une direction histologique toute différente, a-t-elle été autrefois l'analogue physiologique de l'œil pinéal des Reptiles? Bien plus, est-elle l'homologue morphologique de cet œil? De même pour les autres Vertébrés ; s'il n'y a actuellement aucune analogie physiologique à établir entre la glande frontale des Anoures et l'œil pariétal des Sauriens, peut-on du moins affirmer leur homologie?

C'est la question des homologies des formations pinéales chez les différents Vertébrés qu'il nous reste donc à examiner. Elle est très complexe aujourd'hui, parce qu'on admet que les organes oculiformes des divers groupes de Vertébrés ne sont pas homologues nécessairement les uns aux autres. Ils ne sont pas homologues, parce qu'il n'y a pas un œil pinéal unique, toujours le même chez les différents types, mais qu'il en existe deux sortes, dont tantôt l'une, tantôt l'autre est représentée chez un animal donné. Ainsi chez un animal A, un organe *o* devient oculiforme, tandis que *o'* ne prend pas le caractère d'un œil ; chez un animal B, c'est *o'* qui se différencie en un œil pinéal, tandis que *o* demeure avec une structure rudimentaire et banale ; l'œil pinéal de A n'est donc qu'analogue par sa constitution à l'œil pinéal de B ; il ne lui est pas homologue, puisque le premier dérive de l'organe *o*, le second de l'organe *o'*.

Cette manière de voir fut avancée pour la première fois par Leydig, qui distingua deux sortes d'organes pinéaux ou pariétaux plus ou moins semblables à des yeux : l'une est l'organe pariétal de *Lacerta*, *Anguis*, *Seps*, indépendant de l'épiphyse ; l'autre n'est que l'extrémité de l'épiphyse, dilatée et organisée comme un œil, et se présente chez les Sélaciens ainsi que chez *Cyclodus* et *Chamæleo* parmi les Sauriens.

A mesure que se produisent de nouveaux travaux, l'idée émise par Leydig gagne du terrain. Actuellement, Béraneck, Francotte, Hill, Studnicka soutiennent, contre Hoffmann et de Klinckowström, que chez les Reptiles, les Batraciens, les Téléostéens, les Cyclostomes, il existe deux organes indépendants l'un de l'autre, produits par la voûte du thalamencéphale : l'un postérieur, est l'épiphyse ; l'autre antérieur, est l'organe pariétal ; chez l'un quelconque de ces Vertébrés, l'un de ces deux organes seulement est constitué comme un œil ou tout au moins hautement différencié ; l'autre est rudimentaire. Ainsi, chez *Lacerta*, *Anguis*, parmi les Sauriens, c'est l'organe pariétal qui est oculaire, tandis que la vésicule oculaire (d'ailleurs peu développée) de Cyclodus est épiphysaire (Béraneck). Chez les Batraciens anoures, c'est l'épiphyse qui offre l'organisation la plus compliquée, produisant à son extrémité l'organe frontal de Stieda, qui, s'il n'a pas la structure d'un œil, ne le cède en rien à un œil pour la complexité de la constitution ; au contraire, il existe, en avant de l'épiphyse et de l'organe frontal, un diverticule, homologue de l'organe pariétal de *Lacerta* et d'*Anguis*, mais qui demeure rudimentaire (Béraneck). Hill et Studnicka, chez les Poissons osseux, trouvent aussi deux organes indépendants, une vésicule épiphysaire postérieure et une vésicule épiphysaire antérieure, la première seule histologiquement compliquée. Pour Studnicka, il en est de même chez les Cyclostomes ; car, selon lui, les deux vésicules supérieure et inférieure de ces animaux ne sont pas produites l'une par l'autre, mais ont une genèse indépendante et représentent ainsi deux organes distincts ; la vésicule supérieure seule a réellement la constitution histologique d'un œil ; cette constitution n'est qu'à peine apparente dans la vésicule inférieure.

Quant aux autres groupes de Vertébrés, ils ne présentent qu'un seul organe. A laquelle des deux formations dont il vient d'être question cet organe correspond-il? Cela est établi pour quelques-uns, mais reste indéterminé pour d'autres. Chez les Sélaciens, les Urodèles, les Serpents, l'unique organe existant représente à n'en pas douter l'épiphyse. Au contraire, l'homologie de la glande pinéale des Oiseaux et des Mammifères avec l'organe pariétal des autres groupes n'est que vraisemblable.

On comprend que Béraneck, Studnicka aient cru pouvoir généraliser les résultats déjà nombreux qui viennent d'être relatés, et dire que chez tous les Crâniotes il doit exister deux organes indépendants, l'épiphyse et l'organe pariétal. Tantôt ils sont représentés tous les deux, mais un seul a pris la forme histologique d'un

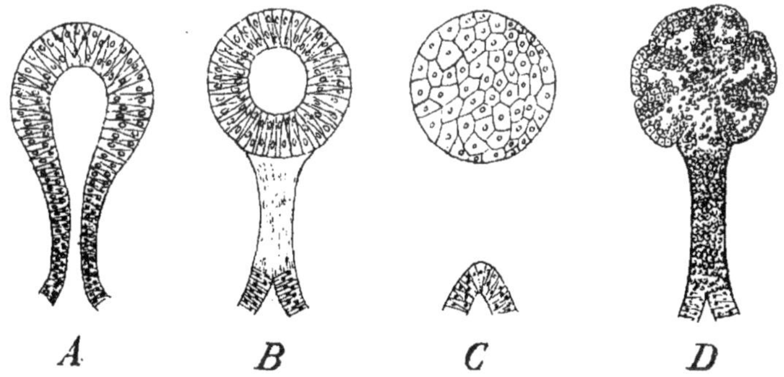

FIG. 289. — *Diagrammes représentant les divers états de la formation épiphysaire* (selon PEYTOUREAU). *A*, *Cyclodus*. — *B*, *Chameleo*. — *C*, Batracien. — *D*, Mammifère.

œil ou tout au moins a acquis une structure compliquée; tantôt au contraire, un seul a persisté, l'autre ayant disparu sans laisser de traces.

Ajoutons qu'exceptionnellement et sans doute à titre d'anomalie plus ou moins fréquente, il peut se former chez un même animal (*Anguis*, *Iguana*, *Plica*), en outre de l'œil pinéal principal (qui dans le cas des Sauriens susnommés est l'organe pariétal), plusieurs yeux pinéaux, produits soit aux dépens de l'organe pariétal, soit aux dépens de l'épiphyse; ces « yeux pinéaux accessoires », comme nous les avons appelés ci-dessus, demeurent alors extrêmement rudimentaires.

Une dernière question est à résoudre. Les deux organes que

nous venons de distinguer représentent-ils deux formations impaires et médianes placées l'une derrière l'autre ? On l'a pensé tout d'abord. Plusieurs faits toutefois sont propres à faire abandonner cette idée. En premier lieu, si dans la majorité des cas l'un des organes est bien réellement situé derrière l'autre, il en est d'autres où, ainsi que l'a constaté Hill chez divers Téléostéens, les deux organes sont placés sur une ligne oblique sur le plan médian de la tête ou même côte à côte sur une ligne transversale perpendiculaire à la ligne médiane ; il en est de même chez certains Sauriens, tels qu'*Anguis*, où l'un des organes est légèrement rejeté sur le côté. En outre, l'observation des dispositions existant chez les Cyclostomes permet de croire que les deux vésicules supérieure et inférieure étaient primitivement deux formations bilatérales parce qu'elles se relient chacune à l'un des ganglions de l'habénula droit et gauche ; seulement ces ganglions ont pris un développement très inégal, si bien que le plus volumineux est venu envahir la ligne médiane, déplaçant l'autre ; de même on peut penser que les deux vésicules étaient d'abord symétriquement placées de chaque côté du plan médian et n'ont pris toutes deux une situation médiane que secondairement.

La même hypothèse peut encore s'appliquer aux deux organes antérieur et postérieur des autres Vertébrés ; car chez ceux-ci pareillement il existe souvent une asymétrie notable dans les régions cérébrales droite et gauche avec lesquelles ces organes sont en rapport. Une autre preuve de l'existence de deux organes bilatéraux et non pas médians est encore donnée par la découverte, faite par Klinckowström chez l'Iguane, de deux nerfs pariétaux, l'un droit, l'autre gauche, inégalement développés. Enfin, à l'appui de l'origine paire et bilatérale des deux organes épiphysaire et pariétal des Vertébrés, on peut encore invoquer, comme le fait Ritter, la constatation, faite par Locy chez l'embryon de Sélacien, de deux vésicules latérales et symétriques, qui, d'après lui, se fusionneraient ensuite en une formation unique et impaire.

Les Vertébrés auraient donc possédé, d'après ce qui précède, non pas un seul œil impair et médian, mais deux organes oculaires pairs et latéraux, en outre des deux yeux principaux. S'il en est ainsi, l'idée d'une homologie de l'organe pariétal avec l'œil impair des Tuniciers et la tache pigmentaire de l'Amphioxus, homologie que Julin avait cherché à établir, paraît devoir être provisoirement abandonnée.

Paraphyse. — Il nous reste à dire quelques mots de la signification de la paraphyse. Selenka a fait de cette formation un organe des sens rudimentaires. Il combat l'idée qu'elle ne serait qu'une simple partie des plexus choroïdes isolée du reste de ces plexus; car elle se développe avant eux ; elle ne se plisse pas passivement, mécaniquement comme eux, mais se comporte activement en émettant de nombreux bourgeons. Cet organe des sens peut être comparé, selon Selenka, à l'organe auditif impair des Ascidiens, de même que l'épiphyse a été homologuée à l'œil impair de ces mêmes animaux.

Francotte n'hésite pas à comparer la paraphyse à l'épiphyse et à l'œil pariétal même, au point de vue physiologique. Parce que la paraphyse en voie de développement se présente sous la forme d'une vésicule semblable à l'œil pariétal, il regarde comme très vraisemblable qu'elle est « un organe rudimentaire représentant un œil dégénéré ».

VI. — Parois latérales du ventricule moyen. Couches optiques

D'après le plan général de constitution du tube nerveux, on sait qu'il faut distinguer, dans la paroi latérale de ce tube, la zone dorsale et la zone ventrale. Cette distinction est exprimée d'une façon véritablement schématique pour le cerveau intermédiaire. La zone dorsale fournira la **couche optique** et ses dépendances ou **région thalamique** (*thalamus*); la zone ventrale deviendra la **région sous-thalamique** (*pars subthalamica*) de Forel. Un sillon longitudinal sépare l'une de l'autre ; c'est le *sillon de Monro* (Reichert) (fig. 290, 291, 293 et 294, *th*, *sth*, *fM*) (1).

(1) His a récemment proposé à la commission de revision de la nomenclature anatomique d'autres dénominations. Il réserve le nom de *thalamencephalon* à toute la région du cerveau intermédiaire située au-dessus du sillon de Monro ; il nomme *hypothalamus* la région du cerveau intermédiaire située au-dessous, en y ajoutant une partie du cerveau hémisphérique ; le sillon de Monro devient le *sulcus hypothalamicus* (fig. 287, V^2, V^3, V^4 ; V^1, VI^1).

Chez tous les Vertébrés supérieurs, la paroi latérale du cerveau

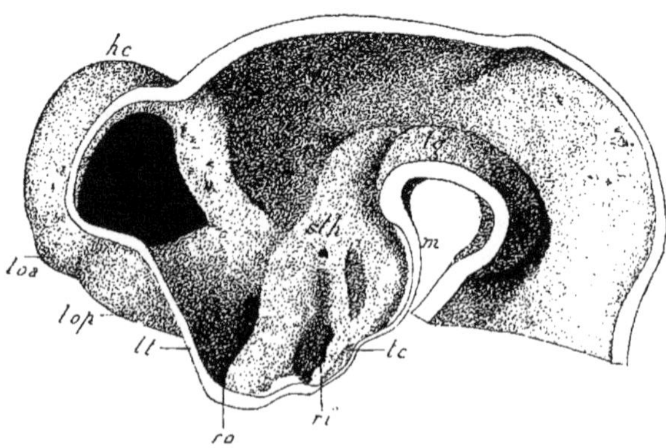

FIG. 290. — *Section sagittale et médiane du cerveau d'un embryon humain de 10,2 millim. (reconstruction de coupes)* (d'après HIS).

g, tori tegmentales ou bourrelets de la calotte. — *th*, région thalamique. — *rg, recessus geniculi.* — *sth*, région sous-thalamique. — *m*, tubérosité mamillaire. — *tc, tuber cinereum.* — *ri, recessus infundibuli.* — *ro*, recessus optique. — *ll*, lame terminale. — *cs*, corps strié. — *hc*, hémisphère cérébral. — *loa, lop*, lobes olfactifs antérieur et postérieur.

intermédiaire s'épaissit plus ou moins et devient une masse ganglionnaire le plus souvent très puissante, qui est la couche optique. Elle fait saillie en dehors et forme de même en dedans, du côté du ventricule, une tubérosité (*tuber thalamicum*), qui proémine plus ou moins fortement dans la cavité ventriculaire, qu'elle réduit d'autant. En même temps, la couche optique, à mesure qu'elle se développe, et par conséquent aussi le ventricule qu'elle limite, diminue relativement de longueur, et se raccourcit d'avant en arrière, comme l'ont nettement

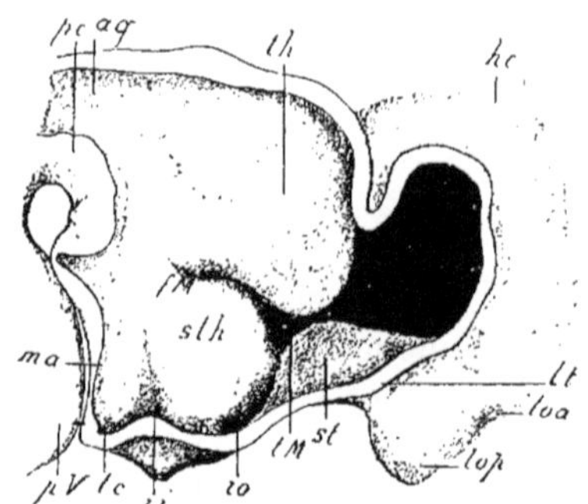

FIG. 291. — *Paroi latérale du cerveau intermédiaire d'un embryon de Porc de 3 centimètres de long.*

th, couche optique (*thalamus*). — *sth*, région sous-thalamique. — *fM*, fente ou sillon de Monro. — *tM*, trou de Monro. — *st*, corps strié. — *hc*, hémisphère cérébral. — *ll, lamina terminalis.* — *loa, lop*, lobes olfactifs antérieur et postérieur. — *ro*, recessus optique. — *ri*, recessus de l'infundibulum. — *tc, tuber cinereum.* — *ma*, région mamillaire. — *pc*, pédoncule cérébral. — *pV*, pont de Varole (protubérance annulaire). — *aq*, aqueduc de Sylvius.

constaté Balfour chez les Sélaciens et His chez l'embryon humain, par suite du rapprochement des hémisphères et du cerveau moyen.

La saillie que fait en dedans la couche optique ne reconnaît pas

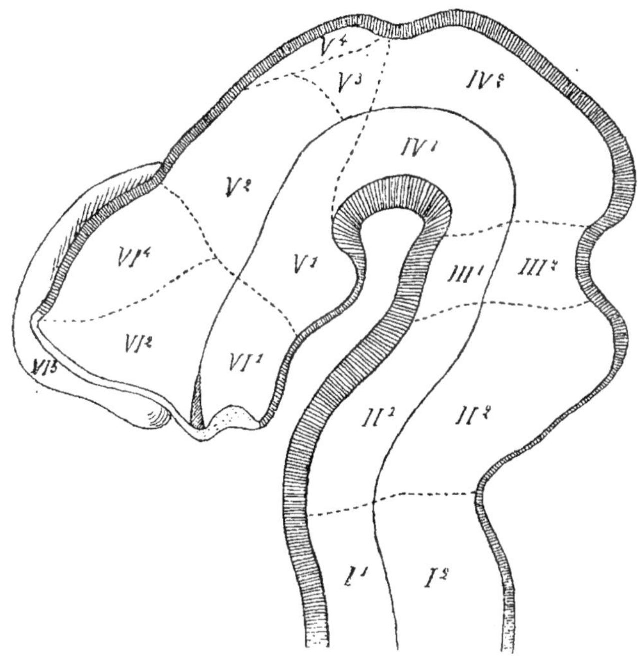

FIG. 292. — *Coupe médiane longitudinale du cerveau d'un embryon humain de la fin du premier mois*, montrant l'étendue des zones dorsale et ventrale et des divers territoires cérébraux de ces deux zones (d'après His).

I. — Arrière-cerveau ou myélencéphale, comprenant I^1 et I^2, les deux zones ventrale et dorsale. — II. Cerveau postérieur ou métencéphale, dans lequel II^1 est le pont de Varole, II^2, le cervelet. — III. Isthme de l'encéphale, complétant avec I et II le cerveau rhomboïdal ou rhombencéphale. — IV. Cerveau moyen ou mésencéphale, avec IV^1 la zone ventrale ou pédoncules cérébraux et IV^2 la zone dorsale ou tubercules quadrijumeaux. — V, cerveau intermédiaire ou diencéphale, comprenant quatre territoires distincts : V^1, la partie mamillaire de l'*hypothalamus* : V^2, le *thalamus* ou couche optique ; V^3, le *metathalamus* ; V^4, l'*epithalamus*. — VI. Cerveau antérieur ou terminal, ou encore télencéphale, renfermant : VI^1, la partie optique de l'*hypothalamus* ; VI^2, le corps strié ; VI^3, le rhinencéphale ; VI^4, le *pallium* ou manteau cérébral. — V^2, V^3, V^4 forment ensemble le thalamencéphale, de même que VI^2, VI^3, VI^4 composent l'hémisphère cérébral.

cependant au début pour cause principale l'épaississement de la paroi cérébrale à ce niveau. Mais elle est due d'abord presque exclusivement, comme l'ont montré entre autres Balfour et His, à ce que la paroi latérale du cerveau intermédiaire est projetée en dedans ; cette projection étant à son tour le résultat de la compression exercée par les hémisphères sur le cerveau intermédiaire. La couche optique, étant repoussée en dedans et en arrière et tendant à se rapprocher de la saillie pédonculaire du cerveau moyen, il se produit en arrière d'elle une dépression (signalée par

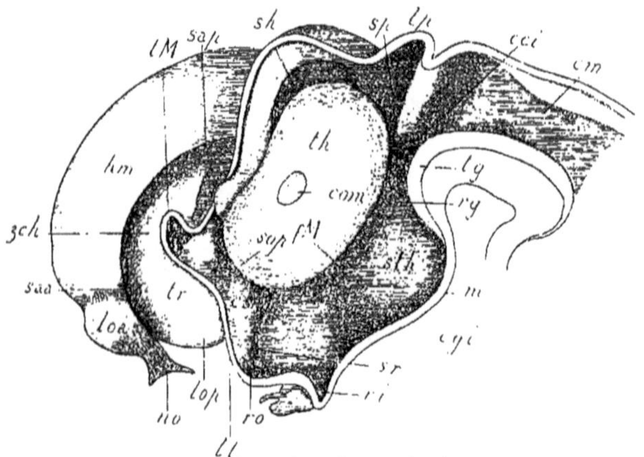

FIG. 293. — *Coupe sagittale du cerveau d'un embryon humain d'environ sept semaines et demie* (d'après His).

th, couche optique (*thalamus, tuber thalamicum*). — *com*, commissure molle ou grise. — *sth*, région sous-thalamique (*pars subthalamica*). — *fM*, fente ou sillon de Monro. — *sr*, sillon radiculaire. — *sop*, sillon opto-strié. — *sh*, *sulcus habenulæ*. — *sp*, *sulcus pinealis transversus*. — *lp*, lobe pinéal (ébauche de la glande pinéale). — *rg*, *recessus geniculi*. — *cci*, canal cervical du cerveau intermédiaire. — *cgi*, région du futur corps genouillé interne. — *tg*, *tegmentum* ou calotte. — *cm*, cerveau moyen. — *m*, éminence mamillaire. — *ri*, *recessus infundibuli*. — *ro*, recessus optique. — *lt*, lame terminale. — *tr*, aire trapézoïde. — *zch*, zone choroïdienne. — *tM*, trou de Monro. — *loa*, *lop*, lobes olfactifs antérieur et postérieur. — *no*, nerf olfactif. — *hm*, hémisphère. — *saa*, *sap*, sillons arqués antérieur et postérieur. — *cs*, corps strié.

His et retrouvée par Marchand), qui appartient au territoire des futurs *corps genouillés* et spécialement du corps genouillé externe ; pour cette raison elle a reçu de His le nom de *recessus geniculi* (fig. 290 et 293, *rg*). Elle correspond à une saillie de la face extérieure qui est le *corps genouillé externe*. Le recessus disparaîtra plus tard chez l'adulte par la soudure de la couche optique et de la saillie pédonculaire du cerveau moyen (1).

(1) Ses parois donnent sans doute origine au « centre médian » de Luys (His).

La saillie déterminée plus tard par l'épaississement de la substance cérébrale ne s'étend pas à toute la paroi latérale du cerveau intermédiaire. La partie la plus élevée, immédiatement sous-jacente à la voûte, demeure mince et forme par conséquent sur la face interne du thalamencéphale un sillon auquel correspond une crête de la face externe ; ce sillon, qui se dirige obliquement vers l'ébauche pinéale, est le *sulcus habenulæ* de His, retrouvé par Marchand (fig. 293, *sh*). En arrière de la tubérosité thalamique, le sillon de l'habenula se jette sur une gouttière verticale ou transversale, le *sulcus pinealis transversus* (fig. 293, *sp*), laquelle à son tour se confond plus bas avec le *recessus geniculi* (*rg*). La région du sillon de l'habenula se soulèvera plus tard, juste au-dessous de l'insertion de la voûte cérébrale, c'est-à-dire de la toile choroïdienne, en un bourrelet longitudinal, le *pédoncule de la glande pinéale* (troisième mois chez l'embryon humain, d'après Mihalkovics). Le long de ce pédoncule court une bandelette, qui

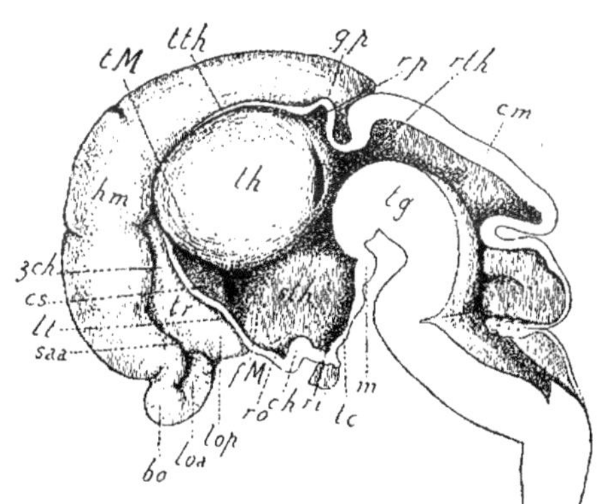

FIG. 294. — *Coupe sagittale du cerveau d'un embryon humain d'à peu près deux mois et demi* (d'après His).

Mêmes lettres que pour la fig. 293. De plus : *rth*, *pars retrothalamica*, résultant de la réduction des recessus genouillé, sillon pinéal transverse et canal cervical. — *tth*, *tænia thalami*. — *gp*, glande pinéale. — *rp*, recessus pinéal. — *bo*, bulbe olfactif. — *ch*, chiasma optique. — *tc*, *tuber cinereum*.

est le *tænia thalami* ou *stria medullaris* (fig. 294, *tth*). La région située au-devant du sillon pinéal transverse s'épaissira fortement pour devenir le *ganglion habenulæ* ou *triangle de l'habenula*. En arrière du sillon pinéal transverse, la paroi latérale du cerveau intermédiaire est déjetée en dedans et rétrécit la cavité ventriculaire dont elle figure une sorte de collet ; c'est le *canal cervical du cerveau intermédiaire* (His) (fig. 293, *cci*), juste au-dessus duquel se trouve la commissure postérieure. Ce canal réunit ainsi à la manière d'un détroit l'aqueduc de Sylvius à la cavité de la vésicule cérébrale intermédiaire. Toute cette partie (recessus des corps genouillés, sillon pinéal transverse, canal cervical), que His appelle *pars retrothalamica* (fig. 294, *rth*), par opposition au *tuber thalamicum* (*th*) de la couche optique, est de plus en plus effacée par le développement puissant que cette dernière prend dans le cerveau humain (1).

De la partie thalamique, située au-dessus du sillon de Monro, dérivent chez l'embryon humain la couche optique, le ganglion ou triangle de l'habenula, les corps genouillés. La région sous-thalamique donne naissance, outre les corps mamillaires qui appartiennent plutôt au plancher cérébral, aux différentes masses ganglionnaires connues sous les noms de « corps de Luys », « ganglion optique basal », etc. (His). La région sous-thalamique, d'abord aussi étendue et même davantage que la partie thalamique, éprouvera un arrêt de développement rendu plus évident encore par le puissant accroissement de la région thalamique.

Le sillon de Monro sépare l'une de l'autre les deux régions précitées, comme Reichert l'a le premier établi en interprétant convenablement cette gouttière, déjà connue mais mal comprise de Burdach. Chez l'Homme (d'après His) et aussi chez les autres Mammifères, il se prolonge en avant et en bas par une fente que His nomme « sillon radiculaire » (fig. 293, *sr*) et qui a pour correspondant un relief allongé de la face externe du cerveau, le « bourrelet radiculaire supérieur » : formations que nous retrouverons en nous occupant du développement de la vésicule oculaire. En avant aussi, et au point où il se continue avec le sillon radiculaire, le sillon de Monro se rencontre avec une gouttière qui se dirige obliquement en avant et en haut, et qui sépare le corps strié de la couche optique, le « sillon opto-strié » (fig. 293, *sop*). Un peu en arrière de cet endroit où il se bifurque, comme on vient de le voir, le sillon de Monro s'approfondit légèrement ; la dépression ainsi formée marque, selon His, le lieu du futur *corps genouillé*

(1) His a proposé depuis d'adopter pour ces divers territoires la nomenclature suivante. Il décompose (fig. 292) le thalamencéphalon (région du cerveau intermédiaire sus-jacente au sillon de Monro) en *thalamus* (couche optique au sens restreint du mot) (V^2), *epithalamus* (territoire de l'habenula et des épiphyses) (V^4), *metathalamus* (région du *recessus geniculi* et des corps genouillés) (V^3).

interne (fig. 293, *cgi*). Le sillon de Monro, très bien marqué vers la cinquième semaine chez l'embryon humain, devient de moins en moins évident avec les progrès de l'âge. La région sous-thalamique se confond alors avec la région thalamique dont elle semble, à cause de son faible développement, un simple appendice.

Les changements de forme qu'éprouve le ventricule moyen sont évidemment corrélatifs de ceux des parois latérales du cerveau intermédiaire. Comme ces dernières diminuent de longueur d'avant en arrière, augmentent verticalement de hauteur et surtout s'épaississent, il en résulte que le ventricule moyen, diminuant de capacité, prendra la forme d'un espace comprimé transversalement et plus haut que long.

La capacité du ventricule moyen est encore diminuée par le processus suivant. On admet généralement qu'à force de se rapprocher, les faces internes des couches optiques peuvent arriver à se fusionner sur une étendue plus ou moins considérable, moindre d'ailleurs chez l'Homme que chez d'autres Mammifères, annihilant ainsi en partie la cavité ventriculaire. C'est de la sorte que prendrait naissance la *commissure grise* ou *molle* (dite aussi *moyenne*), résultat de la fusion partielle des couches optiques ; cette fusion se faisant, d'après Mihalkovics et Marchand, au cinquième mois chez l'Homme, selon His dès la fin du deuxième mois (fig. 293, *com*).

Cette donnée classique sur la genèse de la commissure grise, admise depuis Schmidt, a été vivement attaquée. Chez les Batraciens, où la commissure est constante chez le Triton, tandis qu'elle n'est que fréquente chez la Grenouille, Edinger n'ayant pas trouvé de fibres nerveuses qui s'étendent de l'une des couches optiques à l'autre, s'est contenté d'en faire un produit artificiel dû à l'accolement des parois. Cette interprétation a pour elle le fait indiqué par Viller chez les Mammifères, que les fibres s'infléchissent au niveau de la commissure grise, s'accolant à celles du côté opposé, sans y passer. Il n'y aurait donc pas soudure, mais seulement coaptation des parois ventriculaires. Contre l'opinion classique, Ehlers, à la suite de ses études sur les Sélaciens, ne considère pas non plus comme démontré ce processus de soudure, et il a sur la genèse de la commissure molle une manière de voir toute spéciale. Pour lui, elle appartient primitivement à la voûte du cerveau ; elle est ensuite refoulée dans la profondeur par le fort développement des couches optiques ; elle a été séparée, d'autre part, de la commissure postérieure à laquelle elle était d'abord réunie, par la formation de l'épiphyse, comme Miklucho-Maclay l'avait admis et avait cru l'observer déjà auparavant. En somme, de nouvelles recherches sont nécessaires pour élucider la question de la formation de la commissure grise.

D'importants déplacements de la couche optique se passent encore, qui ne sont pas sans modifier la forme du ventricule moyen. Ces déplacements ont été décrits par Schwalbe chez l'embryon humain. Primitivement, la face externe de la couche optique, celle qui confine au noyau caudé du corps strié, est antérieure, ou tout au plus antéro-externe (1). Les faces antéro-externes des deux couches optiques, prolongées jusqu'au plan médian, forment chez un embryon de 4 centim. un angle ouvert en arrière d'à peu près 80°; c'est l' « angle antérieur du thalamus ». Cet angle finit par tomber chez l'adulte à 40° en moyenne; la face antérieure primitive est alors devenue latérale. Les autres faces du thalamus embryonnaire éprouvent aussi des déplacements semblables. Chez un embryon de 4 centim., le bord externe du thalamus est libre et dirigé sagittalement, puis il se dévie jusqu'à former le bord postérieur de la couche optique, correspondant aux régions du corps genouillé externe du pulvinar. Ce bord postérieur court alors obliquement d'avant en arrière et de dehors en dedans, et limite avec celui du côté opposé, tous deux étant prolongés jusqu'à la ligne médiane, l' « angle postérieur du thalamus ». Cet angle, qui n'était encore que de 60° chez un embryon de 8 centim., atteint chez l'adulte 180°.

Schwalbe montre, en outre, que la série phylogénétique concorde avec celle des stades ontogénétiques ; ainsi l'angle antérieur du thalamus tombe de 114° (Lapin) à 65° (Singe); l'angle postérieur s'élève de 15° à 18° quand on passe du Lapin au Singe. Il y a enfin une corrélation entre la grandeur de l'angle antérieur du thalamus et celle de l'angle interpédonculaire (laissé entre eux par les pédoncules cérébraux) et par conséquent aussi l'étendue du plancher du troisième ventricule ; plus l'angle antérieur du thalamus est grand, plus l'angle interpédonculaire et le plancher du ventricule moyen sont petits.

Tel est le développement des parois latérales du cerveau intermédiaire chez l'Homme et les Mammifères.

---

(1) La question des rapports de la couche optique avec le corps strié sera examinée plus tard.

Chez les Vertébrés inférieurs, ce développement se trouve très simplifié, parce que les couches optiques sont très réduites ou même font totalement défaut, comme l'ont constaté par exemple Rabl-Rückhard pour les Téléostéens, Goronovitsch et Edinger pour les Sélaciens. Le cerveau intermédiaire ne comprend guère alors que le *pédoncule cérébral* et les *ganglions de l'habenula.*

Le pédoncule cérébral est l'ensemble des fibres venant du cerveau antérieur ou s'y rendant; il se présente sous la forme d'une masse blanche occupant les parois latérales de la vésicule intermédiaire.

Les ganglions de l'habenula (« tubercules intermédiaires » de Gottsche, « couches optiques » de Balfour), auxquels correspond chez les Mammifères la région désignée comme « triangle de l'habenula » sont deux masses parfois très puissantes ; elles représentent chez les Vertébrés inférieurs la partie ganglionnaire principale des parois du thalamencéphale. Nous avons vu plus haut les relations étroites qui les unissent aux organes de la région pinéale (épiphyse et organe pariétal). Nous avons vu aussi que dans nombre de cas, chez les Cyclostomes et les Ganoïdes à l'état adulte par exemple et aussi chez les embryons des Téléostéens, ils sont asymétriques, le droit étant plus développé que le gauche.

VII. — DÉVELOPPEMENT HISTOLOGIQUE DU CERVEAU INTERMÉDIAIRE

Le développement histologique des parties du cerveau intermédiaire qui, comme l'infundibulum et ses annexes et comme la voûte cérébrale avec la région pinéale, prennent une conformation histologique spéciale, a déjà été traité (p. 559 et 605) et ne nous occupera plus. Il ne sera question ici que de l'apparition dans le cerveau intermédiaire des masses ganglionnaires d'une part, des trajets fibreux et particulièrement des commissures d'autre part (1).

(1) Comme le développement histologique du cerveau intermédiaire chez les Vertébrés supérieurs n'est encore que très incomplètement connu, nous suppléerons à cette insuffisance de documents sur le développement ontogénétique par un aperçu des données que l'on possède sur la texture du cerveau intermédiaire chez les Vertébrés inférieurs. Nous montrons quels sont, chez ces derniers, les masses ganglionnaires essentielles, les trajets fibreux fondamentaux, les commissures principales, dans l'espoir que

PARTIES GANGLIONNAIRES. — Les masses ganglionnaires sont très réduites chez les Vertébrés inférieurs, comme nous l'avons déjà brièvement indiqué, et la plupart des noyaux gris, que les Mammifères et l'Homme présentent dans leur cerveau intermédiaire, sont rudimentaires ou même absents dans les types inférieurs de la série. Toutefois, il semble que certaines formations ne fassent défaut à aucun Vertébré. Il en est ainsi, nous le rappelons, des ganglions de l'habenula. Les corps genouillés ne manqueraient jamais non plus, d'après Bellonci. Le « ganglion interpédonculaire » (v. Gudden) serait aussi une formation constante (1).

Du reste les opinions sont partagées sur l'état de la masse ganglionnaire du thalamencéphale chez les Vertébrés inférieurs.

Les Sélaciens par exemple, d'après les observations d'Edinger, ne présentent, outre les ganglions de l'habenula, qu'une « masse grise centrale » de peu d'importance et un noyau gris comparable à un corps genouillé.

Herrick, au contraire, décrit et figure chez les Téléostéens, dans l'épaisseur des lobes infundibulaires ou hypoaria, une série de noyaux (*nidulus niger*, *nidulus ruber*, *nidulus subthalamicus*), qu'il homologue en partie aux formations de même nom existant chez les Vertébrés plus élevés; ces noyaux sont, du reste, de véritables relais, différenciés sur le trajet du pédoncule cérébral, pour les fibres qui se rendent du cerveau à la moelle ou réciproquement.

Chez les Dipnoï, Fulliquet et Burckhardt, chez les Amphibiens, Edinger et Oyarzun ont trouvé la paroi latérale du cerveau intermédiaire en un état très simple, comparable à celui qu'offrent les embryons des Vertébrés plus élevés: une zone interne cellulaire compacte, une zone externe cellulaire lâche, une couche fibreuse périphérique composent cette paroi. Il n'y a pas de ganglions différenciés, mais seulement des saillies de la couche cellulaire s'enfonçant dans la zone fibreuse (Edinger).

Pour Köppen, Osborn, Burckhardt au contraire, le cerveau intermédiaire des Amphibiens serait plus parfaitement organisé, surtout chez les Anoures; on y pourrait distinguer un « noyau du cerveau intermédiaire » et un corps genouillé, celui-ci en partie plongé dans l'épaisseur du cerveau moyen.

Avec les Reptiles, la complication devient plus grande, comme il résulte des recherches de Herrick et de A. Meyer.

Le cerveau intermédiaire des Oiseaux a montré à Bellonci et à L. H. Turner : un corps genouillé représentant le corps genouillé externe des Mammifères : le *nidulus posterius* ou *corpus posterius* ; situé en arrière

---

des formations analogues se retrouveront dans les stades du développement des Vertébrés supérieurs, et que le plan d'organisation offert par l'anatomie comparée ne sera pas démenti, dans ses grandes lignes du moins, par l'ontogénie.

(1) Le ganglion interpédonculaire, « corps interpédonculaire » d'Edinger, qui est à la limite des cerveaux intermédiaire et moyen, appartient plutôt à ce dernier.

et en dehors du précédent, le *nidulus centralis*, de grandes dimensions ; soit trois noyaux principaux.

On sait que chez les Mammifères et particulièrement l'Homme le thalamus se décompose aussi en plusieurs noyaux, « antérieur, interne et externe »,auxquels il faut ajouter le « centre médian de Luys » et « le noyau capsulaire de Flechsig ». Le cerveau intermédiaire comprend en outre les noyaux de la région sous-optique (partie sous-thalamique), savoir la « substance innominée de Reichert » ou « anse pédonculaire de Gratiolet », le « corps de Luys », le « noyau rouge ». Il faut encore y rattacher la « substance grise centrale sous-épendymaire » ; le ganglion de l'habenula ; les corps genouillés ; les masses grises du plancher du troisième ventricule ou « commissure grise de la base », comprenant les « tubercules mamillaires principaux ou médians » et « latéraux ou accessoires » de Gudden, le *tuber cinereum*, la « lame sus-optique ».

Quant au développement histologique proprement dit des masses ganglionnaires du cerveau intermédiaire, on peut dire qu'il est à peu près inconnu. Car les observations histologiques qui ont été faites, par Marchi par exemple, sur les couches optiques portent sur des fœtus âgés ou même des nouveau-nés. Elles ont d'ailleurs abouti à constater d'abord que les cellules nerveuses sont disposées sans ordre dans le thalamus, et en second lieu que ces cellules appartiennent aux deux types de Golgi, mais surtout au premier.

On voit par ce qui précède qu'aucun résultat général ne se dégage nettement quant à la distribution des cellules ganglionnaires dans la couche optique et en général le cerveau intermédiaire. Il est probable seulement que d'abord, c'est-à-dire chez l'embryon et chez les Vertébrés inférieurs, il n'existe aucun groupement caractéristique, et que les groupes cellulaires n'apparaissent que plus tard dans le développement individuel et plus haut dans la série.

Trajets fibreux. — Les trajets fibreux qui se forment dans l'épaisseur du cerveau intermédiaire des Vertébrés inférieurs ont été décrits par divers auteurs, et d'une façon particulièrement minutieuse par Edinger, à la description duquel nous rattacherons les données principales des autres observateurs. Parmi ces trajets, les uns sont propres à chaque moitié du cerveau ; les autres s'étendent d'une moitié à l'autre et représentent par conséquent des commissures ; un paragraphe spécial sera consacré à ces dernières.

On peut, avec Edinger, diviser les faisceaux fibreux du thalamencéphale des Vertébrés inférieurs comme il suit :

I. — *Faisceaux allant du cerveau antérieur au cerveau intermédiaire*. — 1° Le plus volumineux et le plus important de tous les cordons fibreux du cerveau des Cyclostomes, Téléostéens, Sélaciens et Amphibiens est le *faisceau basal du cerveau antérieur* (Edinger) (fig. 295, *fbc*). Son existence chez les Vertébrés précités a été maintes fois constatée (Ahlborn,

Osborn, Schulgin, Orr, Köppen, Edinger, Burckhardt, etc.) ; on le retrouve aussi dans les types plus élevés, les Reptiles par exemple (Stieda, Herrick, A. Meyer). Chez l'Homme il serait représenté par les fibres opto-striées allant au corps de Luys et au *locus niger* (Dejerine).

Chez les Vertébrés inférieurs, il forme la majeure partie du « pédoncule cérébral » et va du cerveau antérieur au cerveau intermédiaire et même au cerveau moyen, envoyant dans la région infundibulaire une branche ventrale appelée par Goronowitsch et Osborn « tractus infundibulaire ». Ces derniers auteurs, Herrick et Van Gehuchten ont affirmé que ce tractus ou

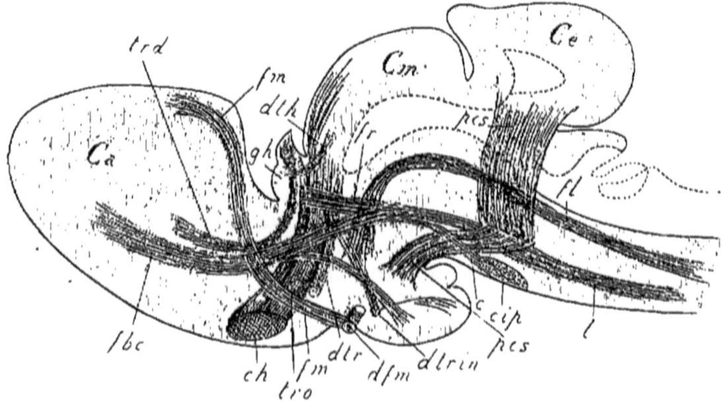

FIG. 295. — *Coupe sagittale du cerveau d'un jeune Sélacien, avec les trajets fibreux principaux* (d'après EDINGER).

Ca, cerveau antérieur. — *Cm*, cerveau moyen. — *Ce*, cervelet. — *fbc*, faisceau basal du cerveau antérieur avec sa branche infundibulaire. — *fm*, faisceau du manteau et sa décussation *dfm*. — *ch*, chiasma optique, formé par le tractus optique *tro*. — *dtr*, *decussatio transversa*. — *gh*, ganglion de l'habenula. — *trd*, *tractus descendens ganglii habenulæ*. — *dth*, *decussatio thalami dorsalis* ou commissure des ganglions de l'habenula. — *dtrin*, *decussatio* et *tractus infundibuli*. — *fr*, faisceau rétroréflexe ou de Meynert avec ses deux branches courte et longue, *c* et *l*, l'une se terminant dans le corps interpédonculaire *cip*, l'autre se prolongeant dans la moelle allongée. — *fl*, faisceau longitudinal postérieur. — *pcs*, pédoncule cérébelleux supérieur avec son entrecroisement.

même le faisceau basal entier prenait origine dans les cellules de l'infundibulum. D'autre part, en avant, le faisceau basal a des relations avec la commissure antérieure ou interlobaire (Köppen, Edinger) ; son point de départ antérieur est dans le manteau des hémisphères, et, quand celui-ci est absent (Téléostéens), dans les ganglions basaux. Quant à la signification de ce faisceau, Osborn, qui l'appelle chez les Amphibiens « tractus prosencéphalique basal », le regarde comme exclusivement moteur, et en distingue les voies sensibles représentées en partie par un « tractus prosencéphalique » qui forme la zone dorsale du pédoncule cérébral. Van Gehuchten, qui voit dans le faisceau basal l'équivalent des voies pyramidales des Vertébrés supérieurs, y distingue des fibres motrices ou descendantes et des fibres sensibles ou ascendantes; à l'appui, il a été constaté par Edinger chez les Téléostéens que les fibres du faisceau basal, comme celles du faisceau pyramidal, ne se myélinisent que tardivement.

2° Le *faisceau du manteau* (Edinger) (*fm*), situé au côté externe du précédent, vient des parties les plus reculées du cerveau hémisphérique, s'entrecroise sur la ligne médiane, en arrière du chiasma, puis remonte du côté opposé pour s'enfoncer dans le toit du cerveau moyen. Son entrecroisement (*dfm*), découvert par Haller chez les Téléostéens, a été retrouvé chez presque tous les Vertébrés ; il a reçu le nom de *commissura transversa Halleri*, ou encore *decussatio post-optica* (Edinger), et il serait représenté chez les Mammifères par la « commissure de Gudden ».

3° *Tractus ganglii habenulæ ad prosencephalon* (Edinger) ou « branche antérieure de la commissure supérieure » (Osborn).

4° *Racine cérébrale intermédiaire de l'olfactif* (Bellonci).

II. — *Faisceaux allant du cerveau intermédiaire au cerveau moyen.* — 1° Le *tractus opticus ou bandelette optique* (*tro*), qui nous a déjà occupé (p. 521), est croisé avec celui du côté opposé pour former le chiasma optique. Bellonci, chez les Poissons, les Amphibiens, les Reptiles et les Oiseaux, divise le tractus optique en deux faisceaux antéro-postérieur et postéro-inférieur, auxquels il faut rattacher chez les Oiseaux les « faisceaux de Bumm » (*tractus Bummii* de C.-H. Turner), le « faisceau optique médian » de Perlia.

2° En dedans des tractus optiques se trouvent les *fibres de la decussatio transversa* (Edinger) (*dtr*), venues des parties caudales du cerveau moyen pour s'entrecroiser en arrière et au-dessus du chiasma optique.

3° Le *faisceau rétroréflexe* (Meynert) ou *de Meynert* (Forel) (*fr*), dont il a été déjà question (p. 521), signalé par Ahlborn chez la Lamproie, a été constaté par Osborn, Köppen, Schulgin, Burckhardt, Edinger, van Gehuchten chez les Vertébrés inférieurs ; il a du reste une existence constante dans la série et se retrouve même chez le Myxine (Sanders). Il part de la partie frontale du ganglion de l'habenula, dont les cellules donnent origine à ses fibres (van Gehuchten) ; ensuite il se divise ou non, selon les auteurs, en un faisceau long (*l*), qui poursuit son trajet en arrière, et un faisceau court (*c*), qui se termine dans le ganglion ou corps interpédonculaire (Mayser, Edinger et d'autres) par des extrémités libres (van Gehuchten). Il a été généralement considéré depuis Ahlborn comme la voie centrale des nerfs de l'appareil pinéal. En raison de son importance, il a sans doute d'autres connexions encore, chez les Vertébrés inférieurs du moins.

4° *Tractus descendens* (*trd*) ou *tractus ganglii habenulæ ad mesocephalon* (Edinger).

5° *Tractus sensoriels diencéphalique et mésencéphalique directs* (Osborn), formant la partie dorsale, sensitive, du pédoncule cérébral des Amphibiens.

6° Faisceau allant des lobes inférieurs au plancher du cerveau moyen chez les Amphibiens (Burckhardt).

III. — *Faisceaux unissant le cervelet et la moelle allongée avec le cerveau intermédiaire.* — Ce sont, chez les Vertébrés inférieurs seulement, les suivants :

1° *Faisceau longitudinal postérieur* (*fl*), prenant naissance dans les parties dorsales de la région infundibulaire.

2° *Pédoncule cérébelleux supérieur* (*pcs*) ayant la même origine.

3° et 4° *Tractus thalami anterior et posterior* (Edinger), ou *laminæ medullares* de Schulgin, allant à la moelle allongée.

IV. — *Faisceaux propres au cerveau intermédiaire.* — *Tractus central du diencéphale* (Bellonci, C.-H. Turner) unissant le corps genouillé au noyau central du cerveau intermédiaire.

Le développement ontogénétique de tous les faisceaux énumérés ci-dessus est encore inconnu. Nous ne possédons à peu peu près aucune donnée même sur la loi générale d'apparition des fibres du cerveau intermédiaire. On a cependant fait connaître que les premiers faisceaux paraissent dans la partie latéro-ventrale du cerveau intermédiaire (« faisceau latéral » de Orr) ; ce faisceau représenterait le prolongement et des cordons antérieurs et des cordons postérieurs de la moelle confondus ensemble ; sur la face antérieure il se réunissait avec celui du côté opposé.

Quant à l'organisation histologique des faisceaux fibreux, Flechsig a indiqué pour quelques-uns d'entre eux, chez l'Homme, la marche de la myélinisation. Chez des nouveau-nés, les couches optiques sont traversées par de nombreux faisceaux déjà blancs, venus de la capsule interne ; les pédoncules cérébelleux supérieurs qui y pénètrent aussi sont pareillement myélinisés ; les faisceaux de Meynert, les trajets unissant les corps genouillés et les couches optiques à la calotte, et en général tous les faisceaux qui relient les hémisphères au cervelet sont déjà pourvus de myéline. Nous avons indiqué déjà (p. 521) les résultats que Bernheimer a obtenus pour la transformation myélinique des fibres du tractus optique.

Commissures. — Il se forme entre les deux moitiés du cerveau intermédiaire un certain nombre de commissures, dont les unes apparaissent extérieurement sous l'aspect d'organes distincts, tandis que les autres ne sont que des trajets fibreux confondus dans le reste de la substance cérébrale. On peut les distinguer, suivant qu'elles appartiennent au système commissural dorsal, ou qu'elles sont des commissures ventrales du plancher du thalamencéphale ; quelques-unes de ces dernières peuvent être considérées avec Orr comme le prolongement de la commissure blanche antérieure de la moelle (commissure transverse ventrale). Nous avons déjà vu plus haut le rôle qu'Osborn a fait jouer à certaines de ces commissures, qu'il a considérées comme des espèces de cloisons intermétamériques du cerveau.

1° La *commissure postérieure*, que nous connaissons déjà (voir p. 566), est la plus importante de toutes et celle dont la formation est le plus précoce

(Orr, Burckhardt); elle est en effet apparente dès le quatrième jour de l'incubation chez le Poulet (Mihalkovics). C'est aussi un des premiers faisceaux cérébraux qui sont myélinisés, et même un des rares faisceaux pourvus de myéline chez *Desmognathus* (Fish). La partie postérieure de cette commissure a été distinguée par Stieda sous le nom de « scissure Sylvienne »; elle unit les lobes du toit optique et a pour cette raison reçu aussi le nom de « commissure des lobes optiques ». Ses connexions sont encore mal établies et diffèrent tant suivant les auteurs que selon les Vertébrés examinés. Orr en fait chez les Reptiles le prolongement de son faisceau latéral, dont quelques fibres s'infléchiraient en dedans et transversalement. Mayser (Téléostéens) la regarde comme la seule véritable commissure des deux couches optiques. D'autre part, Osborn chez les Amphibiens, Pawlowsky chez les Mammifères la mettent en relation avec le toit optique, tandis, que d'autre part elle serait en connexion d'après Pawlowsky et Edinger, chez les Mammifères avec la calotte du pédoncule du côté opposé qu'elle relierait à la couche optique (*tractus cruciatus tegmenti*).

2° La *commissure supérieure* ou *supra-commissure* de Bellonci et des autres auteurs, *commissura tenuissima* d'Osborn, *tænia thalami optici* (Ahlborn), *decussatio thalami dorsalis* (Edinger), s'étend entre les deux ganglions de l'habenula. Son existence paraît très générale et a été constatée chez des Poissons de tous ordres par Ahlborn, Shipley, Edinger, Kupffer, Burckhardt, chez les Amphibiens par Orr, Osborn, Burckhardt, miss Gage, Fish, chez les Reptiles par Orr, Herrick, chez les Oiseaux par C. H. Turner. Tantôt bien développée (Urodèles), elle est ailleurs très grêle (Anoures, Oiseaux) d'après Osborn et C. H. Turner. Quelques auteurs y ont distingué deux faisceaux. Osborn et Fish par exemple divisent la commissure des Amphibiens en deux tractus, en relation l'un avec les hémisphères, l'autre avec les thalami. Herrick, chez les Reptiles, sépare la commissure supérieure proprement dite, ou *tænia thalami*, de la *commissura habenaria* située en arrière et au-dessus de la première et unissant seule les deux habenæ. D'après les observations précédentes et d'autres encore, il est difficile de se faire une idée des connexions exactes de la commissure supérieure. Il est certain qu'elle relie les deux ganglions de l'habenula et plus particulièrement les parties caudales de ces ganglions (Edinger chez les Sélaciens). Si elle affecte des relations avec des parties cérébrales plus éloignées (ce qui est probable), ces relations ne sont pas encore parfaitement déterminées.

3° La *commissure des faisceaux basaux du cerveau antérieur*, découverte par Osborn chez les Reptiles et retrouvée par Edinger dans toutes les classes de Vertébrés, entre autres les Poissons osseux, les Sélaciens, les Amphibiens. Elle ne doit pas être confondue avec la « commissure antérieure » ou « commissure interlobaire » des auteurs, qui appartient au cerveau antérieur proprement dit, avec lequel nous la retrouverons.

4° Le *chiasma optique*, ayant à sa partie antérieure la *commissura arcuata anterior*. Le chiasma, qui d'abord ne fait aucune saillie sur le contour extérieur du cerveau et n'est proéminent que du côté ventriculaire, devient ensuite saillant en dehors aussi, à mesure qu'il s'épaissit par l'adjonction de nouvelles fibres. Ces fibres sont le plus souvent complètement entrecroisées, par suite des dispositions embryologiques qui ont été expliquées plus haut (p. 550). L'entrecroisement, à la formation même duquel Orr a assisté chez l'embryon de Reptile, est le plus souvent complet, ainsi que les recherches anatomo-comparatives de beaucoup d'auteurs et surtout de Staurenghi nous l'ont appris.

5° La *commissura transversa Halleri*, *decussatio post-optica* d'Edinger, est placée immédiatement en arrière du chiasma optique. Elle représente chez les Vertébrés inférieurs l'entrecroisement des faisceaux du manteau, et a été homologuée par Edinger à la commissure de Gudden des Mammifères.

6° La *commissure de Gudden* des Mammifères, annexée au chiasma optique et plus ou moins distincte de lui, est considérée, on le sait, comme un pont anastomotique jeté entre les deux moitiés du cerveau moyen. A ce titre elle a été comparée à la *commissure inférieure*, décrite par Bellonci chez les Téléostéens et d'autres entre le chiasma optique et le tuber cinereum, et retrouvée chez l'Oiseau par C. H. Turner ; cette commissure inférieure comprend en effet des fibres descendues du *stratum zonale* du toit optique.

7° Comme d'autre part la commissure inférieure de Bellonci relie entre eux les deux lobes de l'infundibulum, elle devient homologue par une partie de ses fibres au tractus que Osborn et Burckhardt ont décrit chez les Amphibiens soit sous le nom de *commissura infundibularis* soit sous celui de commissure inférieure, et qui pour ces auteurs aussi unit les deux lobes inférieurs.

8° La *decussatio transversa* d'Edinger, qui vient de fibres descendant du cerveau moyen, paraît avoir pour correspondant, chez les Reptiles, les Oiseaux et les Mammifères, la *commissure de Meynert*, qui occupe la même situation que la première au-dessus et en arrière du chiasma optique.

9° Outre les trajets commissuraux précédents, plusieurs autres commissures, dont les homologies sont moins bien définies, ont été encore indiquées par divers auteurs : telles la *commissura ansulata* de Fritsch commissure ansiforme), décrite par Bellonci, C. H. Turner, Van Gehuchten, chez les Téléostéens, les Amphibiens, les Reptiles et les Oiseaux, placée à l'extrême limite postérieure du cerveau intermédiaire ; — la *commissura dividens* (Holt chez les Poissons osseux), située entre le cerveau moyen et le cerveau antérieur et isolant une partie de la cavité ventriculaire pour en faire la lumière de l'infundibulum ; — la « commissure grise ventrale de l'infundibulum » (Mac Intosh et Prince, Holt, chez les Téléostéens) ; — la « commissure ventrale de la substance grise centrale » (Edinger chez les Amphibiens et les Sélaciens); — la « commissure des tractus de la décussation infundibulaire » (Edinger); — la « commissure de Forel » située chez les Mammifères dans la substance interpédonculaire, etc.

10° La commissure grise ou molle nous a déjà occupé, et sa signification a été discutée (p. 619).

Pour la grande majorité des commissures ci-dessus décrites, les données embryologiques manquent totalement. Ce sera l'une des tâches de l'embryologie de confirmer quelques-unes des homologies qui ont été posées plus haut au seul point de vue anatomo-comparatif.

INDEX BIBLIOGRAPHIQUE

I. — **Cerveau antérieur primitif.** — HIS. Zur allgemeinen Morphologie des Gehirns. *Arch. für Anat. und Phys.*, *Anat. Abth.*, 1892. — ID. Die Formentwickelung des menschlichen Vorderhirns. *Abh. der math.-phys. Cl. d. k. Sächs. Ges.*, 1889. — KUPFFER. *Studien zur vergleichenden Entw. des Kopfes der Kranioten*, H. 1, 1893, München u. Leipzig. — LÖWE. *Beiträge zur Anat. u. Entw. des Nervensystems*, Leipzig, 1880. — MIKLUCHO-MACLAY. *Beiträge zur vergleichenden Neurologie der Wirbelthiere*, Leipzig, 1870. — MIHALKOVICS. *Entw. des Gehirns*, Leipzig, 1877. — BALFOUR. *Traité d'embryogénie et d'organogénie comparées*, trad. fr., Paris, 1883. — GŒTTE. *Die Entw. der Unke*, Leipzig, 1875. — GEGENBAUR. *Grundriss der vergl. Anatomie*, 2e édit., 1878. — RABL-RÜCKHARD. Zur Deutung u. Entw. des Gehirns der Knochenfische. *Arch. für Anat. u. Phys.*, *Anat. Abth.*, 1892. — ID. Das Grosshirn der Knochenfische. *Arch. für Anat. und Phys.*, *Anat. Abth.*, 1883. — GORONOWITSCH. Das Gehirn und die Cranialnerven von Acipenser ruthenus. *Morph. Jahrbuch*, Bd XIII, 1888. — KUPFFER. Die Entw. von Petromyzon Planeri. *Arch. für mikr. Anat.*, Bd XXXV, 1890.

II. — **Plancher du cerveau intermédiaire.** — EDINGER. Unters. über die vergl. Anat. des Gehirns. 2. Das Zwischenhirn. *Abh. d. Senck. nat. Ges.*, 1892. — W. MÜLLER. Ueber Entw. und Bau der Hypophysis und des Processus infundibuli cerebri. *Jenaische Zeitschrift*, Bd VI, 1871. — MC INTOSH A. PRINCE. Development and life histories of the Teleostean fold and other Fisches. *Trans. R. S. Edinburgh*, vol. XXXV, 1890. — HOLT. Observations upon the Development of the Teleostean Brain, with especial reference to that of Clupea harengus. *Zool. Jahrbücher*, Bd IV, H. 3, 1890. — DAVID. Die Lobi inferiores des Teleostier-und Ganoidengehirns. *In. Diss.* Bâle, 1892. — HERRICK. Additionnal notes on the Teleost Brain. *Journ. of comp. Neurology* et *Anat. Anzeiger*, 1892. — PHILIPPEAUX et VULPIAN. Détermination des parties qui constituent l'encéphale des Poissons. *Comptes rendus Ac. sciences*, 1852. — FRITSCH. *Untersuchungen über den feineren Bau des Fischgehirns*, Berlin, 1878. — J. CHATIN. Sur les homologies des lobes inférieurs du cerveau des Poissons. *Comptes rendus Ac. sciences*, 1889. — STIEDA. Studien über das centrale Nervensystem der Knochenfische. *Zeitschr. f. wiss. Zool.*, Bd XVIII et XXIII. — USSOW. De la structure de la moelle épinière de quelques Poissons osseux. *Arch. de biologie*, t. III, 1882. — GOTTSCHE. Vergl. Anat. des Gehirns der Grätenfische. *Müller's Archiv*, 1835. — BALFOUR. *Development of Elasmobranch Fisches.* London, 1885. — SANDERS. Contributions to the anatomy of the central nervous system in vertebrate animals. P. I, Ichthyopsida. I, Pisces. II, Plagistomata. *Phil. Transactions* CLXXVII, 1886. — ORR. Note on the development of amphibians, etc. *Quart. Journ. of micr. Sc.*, V. XXIX, 1889.

III. — **Hypophyse**. — GŒTTE, BALFOUR, *loc. cit.* — LUNDBORG. Die Entw. der Hypophysis und des Saccus vasculosus bei Knochenfischen und Amphibien. *Zool. Jahrbücher*, Bd VII, 1894. — C. K. HOFFMANN. Zur Ontogenie der Knochenfische. *Archiv für mikr. Anat.*, Bd XXIII, 1883. — DOHRN. Studien zur Urgeschichte des Wirbelthierkörpers. III. Die Entstehung der Hypophysis bei Petromyzon Planeri. *Mitth. a. d. zool. St. zu Neapel*, Bd IV, 1883. — ORR. *Loc. cit.* — GAUPP. Ueber die Anlage der Hypophyse bei Sauriern. *Arch. f. mikr. Anat.*, Bd XLII, 1893. — MIHALKOVICS. *loc. cit.* — KÖLLIKER. *Traité d'embryologie.* — KRAUSHAAR. Entw. der Hypophysis bei Nagethieren. *Zeitschr. f. wiss. Zool.*, Bd XLI, 1884. — GANIN. Zur Frage nach der Entw. der Mundhohle und der Hypophysis cerebri bei den Vertebraten. *Prot. d. VII Vers. russ. Naturf. u. Aerzte in Odessa*, 1883. — C. K. HOFFMANN. Weitere Untersuchungen zur Entw. der Reptilien. *Morph. Jahrbuch*, Bd. XI, 1886. — DOHRN. Studien zur Urgeschichte des Wirbelthierkörpers. II. Die Entstehung und Bedeutung der Hypophysis bei den Teleostiern. *Mitth. a. d. zool. St. zu. Neapel* Bd III, 1882. — BEARD. The old mouth and the new. *Anat. Anzeiger*, Bd III, 1888. — LOTHRINGER. Ueber die Hypophyse des Hundes. *Mitth. d. naturf. Ges. in Bern ; In. Diss. Bern; Arch. für mikr. Anat.*, Bd XXVIII, 1886. — FLESCH. Ueber einige Beobachtungen an dem Hirnanhang der Saügethiere. *Mitth. d. nat. Ges. in. Bern*, 1885. — ID. Ueber die Hypophyse einiger Saügethiere. *Tageblatt d. nat. Vers. in Strasburg*, 1885. — WALDSCHMIDT. Beitrag zur Anat. des Centralnervensystems und des Geruchsorgans von Polypterus bichir. *Anat. Anzeiger*, Bd II, 1887. — LANDZERT cité par SUCHANNEK. Ein Fall von Persistenz des Hypophysenganges. *Anat. Anzeiger*, Bd II, 1887. — DOSTOIEWSKY. Ueber den Bau des Vorderlappen des Hirnanhanges. *Arch. für mikr. Anat.*, Bd XXVI, 1886. — SAINT-REMY. Contribution à l'histologie de l'hypophyse. *Arch. de biologie*, t. XII, 1892. — BALFOUR and PARKER. Structure and Devel. of Lepidosteus. *Phil. Transactions*, 1882. — GŒTTE. *Loc. cit.* et Ueber die Entstehung und die Homologien des Hirnanhanges. *Zool. Anzeiger*, 1883. — SCOTT. Beiträge zur Entw. der Petromyzonten. *Morphol. Jahrbuch*, Bd VII, 1882. — ID. Notes on the Development of Petromyzon. *Journ. of Morphology*, vol. I, 1887. — LANKESTER and WILLEY. The Development of Amphioxus. *Quart. Journ. of mikr. Sc.*, vol. XXXI, 1890. — WILLEY. The later larval Development of Amphioxus. *Quart. Journ. of mikr. Sc.*, vol. XXXII, 1891. — JULIN. Etude sur l'hypophyse des Ascidies et sur les bourgeons qui l'avoisinent. *Bul. de l'Acad. roy. d. Sc. de Belgique*, 1881. — ID. Recherches sur l'organisation des Ascidies simples. *Arch. de biologie*, t. II, 1881. — DE LACAZE-DUTHIERS. Les Ascidies simples des côtes de France. *Arch. de zool. exp.*, t. III, 1874. — USSOW. *Contributions à la connaissance de l'organisation des Tuniciers*, Moscou, 1876. — HERDMAN. On the hypophysis gland in Tunicata. *Nature*, vol. XXIV, 1881. — ID. The hypophysis cerebri in Tunicata and Vertebrata. *Nature*, vol. XXVIII, 1885. — E. VAN BENEDEN et JULIN. Le système nerveux central des Ascidies adultes et ses rapports avec celui des larves urodèles. *Arch. de biologie*, t. V, 1884. — MAURICE. Étude monographique d'une espèce d'Ascidie composée (*Fragaroïdes aurantiacum*). *Thèse Liège*, 1888. — HATSCHEK. Mitth. über Amphioxus. *Zool. Anzeiger*, n° 177, 1884. — KUPFFER. *Loc. cit.* et Mitth. zur Entw. des Kopfes bei Acipenser sturio. *Sitz. d. Ges. f. Morph. u. Phys. zu München*, 1891. — PIZON. Histoire de la blastogenèse chez les Botryllidés. *Thèse* Paris, 1892. — HUBRECHT. On the ancestral Form of the Chordata. *Quart. Journ. of micr. Sc.*, 1883. — SASSE. Bijdrag tot de Kennis van de ontwikkeling en beteekenis der Hypophysis cerebri. *Acad. Præfschr. Utrecht*, 1886.

IV. — **Voûte du cerveau intermédiaire.** — HIS. KUPFFER. *Loc. cit.* — BURCKHART. Die Homologien des Zwischenhirndaches und ihre Bedeutung für die Morphologie des Hirns bei niederen Vertebraten. *Anat. Anzeiger*, 1893, n°s 5-6. — ID. Die Homologien des Zwischenhirndaches bei Reptilien und Vögeln. *Anat. Anzeiger*, 1894, n° 10. — ID. Ueber den Bauplan des Gehirns. *Verh. der Anat. Gesellschaft*, 1894. — ID. Der Bauplan der Wirbelthiergehirne. *Morphol. Arbeiten*, Bd IV, 1894. — HOLT. Observations upon the Development of the Teleostean Brain, etc. *Zool. Jahrbücher*, Bd IV, H. 3, 1890. — SORENSEN. The Roof of the Diencephalon. *Journ. of comp. Neurology*, vol. III, 1893. — OSBORN. The Relation of the dorsal Commissures of the Brain to the formation of the encephalic Vesicles. *Americ. Naturalist*, vol. XXI, 1888. — ID. A Contribution to the internal Structure of the Amphibian Brain. *Journ. of Morphology*, vol. II, 1888. — SHIPLEY. On some Points in the Development of Petromyzon fluviatilis. *Quart. Journ. of micr. Sc.*, vol. XXVII, 1887.

Index pour le tableau (p. 570-571).

BURCKHARDT. Untersuchungen am Hirn und Geruchsorgan von Triton und Ichthyophis *Zeitschr. für wiss. Zool.*, Bd LII, 1891. — BURCKHARDT. *Anat. Anzeiger*, 1893, n°s 5-6, 1894, n° 10. — ID. *Das Centralnervensystem von Protopterus annectens*. Berlin, Friedländer u. Sohn, 1892. — ID. The Centralnervenssystem of Protopterus annectens. *Jour. of comp. Neurology*, vol. II, 1892. — KUPFFER. *Loc. cit.* — *Ahlborn.* Zur Neurologie der Petromyzonten. *Göttinger Nachrichten*, 1882. — ID. Untersuchungen über das Gehirn der Petromyzonten. *Zeitschr. für wiss. Zoologie*, 1883. — SHIPLEY. *Loc. cit.* — STUDNICKA. Prispevek k morfologii parietálnych organu craniotu (Sur la morphologie des organes pariétaux des Craniotes). *Vestnik král spol. nauk. v. Praze*, 1893. — ID. Sur les organes pariétaux de Petromyzon Planeri. *Sitz. Kön. böhm. Ges. Wiss. Prag*, 1893. — C. K. HOFFMANN. Zur Ontogenie des Knochenfische. *Arch. für mikr. Anat.*, Bd XXIII, 1884. — MAYSER. Vergleichendanatomische Studien über das Gehirn der Knochenfische. *Zeitschr. f. wiss. Zool.*, Bd XXXVI, 1881. — HOLT. *Loc. cit.* — RABL-RÜCKHARD. Entw. des Knochenfischgehirns. *Sitz. d. Ges. naturf. Freunde*, Berlin, 1882. — ID. Zur Deutung und Entw. des Gehirns der Knochenfische. *Arch. für Anat. und Phys.*, *Anat. Abth.*, 1883. — HILL. Development of the Epiphysis in Coregonus albus. *Journal of Morphology*, vol. V, 1891. — ID. The Epiphysis of Teleosts and Amia. *Journal of Morphology*, vol. IX, 1894. — GORONOWITSCH. Das Gehirn und die Cranialnerven von Acipenser ruthenus. *Morphol. Jahrbuch*, Bd XIII, 1888. — GŒTTE. *Entwicklung der Unke*, 1874. — OSBORN. *Loc. cit.* — ID. Observations upon the Urodele Amphibian Brain. *Zool. Anzeiger*, Bd VII, 1894. — EYCLESHYMER. Paraphysis and Epiphysis in Amblystoma. *Anat. Anzeiger*. 1892, n°s 7-8. — STIEDA. Ueber den Bau des centralen Nervensystems des Axolotl. *Zeitschr. f. wiss. Zool.*, Bd XXV, 1875. — BELLONCI. Ricerche comparative sulla struttura dei centri nervosi dei Vertebrati. *Reale Accad. dei Lincei*, 1880. — ID. Intorno alla struttura e alle connessioni dei lobi olfattori, etc. *Ibid.*, 1881. — SELENKA. Das Stirnorgan der Wirbelthiere. *Biol. Centralblatt.*, Bd X, 1891. — LEYDIG. Das Parietalorgan. *Biol. Centralblatt*, Bd X, 1891. — ID. Das Parietalorgan der Amphibien und Reptilien. *Abh. d. Senck. naturf. Ges.*, Bd XVI, 1891. — RITTER. The parietal Eye in some Lizards from the Western United States. *Bull. of the Museum of comp. Zool. at the Harvard College*, vol. XX, n° 8, 1891. — ID. On the presence of a Parapineal organ in Phrynosoma coronata. *Anat. Anzeiger*, 1894, nos 24-25. — SORENSEN. The pineal and parietal organ in Phrynosoma coronata. *Journal of comp. Neurology*, vol. III, 1893. — SORENSEN. *Loc. cit.* — STUDNICKA. *Loc. cit.* — BALFOUR. *A Monograph on the Development of Elasmobranch Fishes*, London, 1878. — BALFOUR AND PARKER. Structure and Development of Lepidosteus. *Phil. Transact.*, 1882, et *Proc. of Roy. Soc.*, vol. XXXIII. — EDINGER. Untersuchungen über die vergleichende Anat. des Gehirns. 2. Das Zwischenhirn. *Abh. d. Senck. nat. Ges.*, 1892. — MIHALKOVICS. *Entw. des Gehirns*, 1877. — HIS. *Loc. cit.* — FRANCOTTE. Contribution à l'étude du développement de l'épiphyse et du troisième œil des Reptiles. *Bull. de l'Acad. roy. des Sc. de Belgique*, t. XV, no 12, 1887, et *Arch. de biologie*, t. VIII, 1888. — LACHI. La tela coroidea superiore e i ventricoli cerebrali dell'uomo. *Atti d. Soc. tosc. di sc. natur.*, vol. IX, 1888.

V. — **Organes de la région pinéale.** — § 1. — AHLBORN. *Loc. cit.* — SHIPLEY. *Loc. cit.* — BEARD. The parietal eye of Cyclostome fishes. *Quart. Journ. of micr. Sc.*, 3e S., vol. VII, 1888. — OWSJANNIKOW. Ueber das dritte Auge bei Petromyzon fluviatilis, etc. *Mém. de l'Ac. impér. des Sc. de St-Pétersbourg*, t. XXXVI, no 9, 1888. — WHITWELL. Epiphysis cerebri in Petromyzon fluviatilis. *Journ. of. anat. and phys.*, vol. XXII, 1888. — GASKELL. On the Origin of Vertebrates from Crustacean-like Ancestors. *Quart. Journ. of micr. Sc.*, vol. XXXI, 1890. — STUDNICKA. *Loc. cit.* — G. RETZIUS. Das Gehirn und das Auge von Myxine. *Biol. Untersuch.*, N. F. Bd. V, 1893. — SANDERS. *Researches in the nervous system of Myxine glutinosa.* Williams et Norgate. London, 1893. — SCOTT. Beiträge zur Entw. der Petromyzonten. *Morph. Jahrbuch*, Bd VII, 1881. — ID. The Embryology of Petromyzon. *Journ. of Morphology*. Vol. I, 1887. — KUPFFER. *Studien zur vergl. Entw. des Kopfes der Kranioten. H. 2, Die Entw. des Kopfes von Ammocoetes Planeri.* Lehmann, Münich et Leipzig, 1894. — CATTIE. Recherches sur la glande pinéale (Epiphysis cerebri) des Plagiostomes, des Ganoïdes et des Téléostéens. *Arch. de biologie*, t. III, 1882. — ID. Ueber das Gewebe der Epiphyse von Plagiostomen, Ganoiden und Teleostier. *Zeitschr. f. wiss. Zool.*, Bd XXXIX, 1893. — LOCY. Derivation of the pineal Eye. *Anat. Anzeiger*, Bd IX, nos 5-6, 1893. — ID. The optic vesicles in Elasmobranchs. *Journ. of Morphology*, vol. IX, 1894. — EHLERS. Die Epiphyse am Gehirn der Plagiostomen. *Zeitschr. f. wiss. Zool.*, Bd XXX, Suppl. Bd, 1878. — GORONOWITSCH. *Loc. cit.* — BURCKHARDT. *Das Centralnervensystem von Protopterus annectens.* Berlin, Friedländer u. Sohn, 1892. — OWEN, HUXLEY, SERRES, cités dans BURCKHARDT. — BEAUREGARD. Encéphale et nerfs crâniens du Ceratodus Forsteri. *Journ. de l'Anat. et de la Phys.*, 1881. — WIEDERSHEIM. *Lehrbuch der vergleichenden Anatomie*, 1886. — FULLIQUET. Recherches sur le cerveau du Protopterus annectens. *Diss. Genève et Rec. zool. Suisse*, t. III, 1886. — VAN WIJHE. Ueber den vorderen Neuroporus und die phylogenetische Function des Canalis neurentericus der Wirbelthiere. *Zool. Anzeiger*, 1884. — PURVIS. On the pineal Eye of Lamna corumbica. *Proc. of the roy. Phys. Soc.*, 1890-91. — SANDERS. Contributions to the anat. of the central nervous system in Ceratodus Forsteri. *Ann. and Mag. of Nat. History*, 1889. — STIEDA. Ueber den Bau der Haut des Frosches. *Arch. für Anat. und Phys.*, 1865. — LEYDIG. Ueber Organe eines sechsten Sinnes, etc. *Nova Acta Acad. Leopold. Carol.*, 1868. — DE GRAAF. *Bijdrage tot de Kennis van den Bouw en de ontwikkeling der Epiphyse by Amphibien en Reptilien.* Leiden, 1886. — BURCKHARDT. Die Zirbel vom Ichthyophys glutinosus und Protopterus annectens. *Anat. Anzeiger*, no 12, 1861. — GOETTE. *Entw. der Unke.* Leipzig, 1875. — BÉRANECK. Contribution à l'embryogénie de la glande pinéale des Amphibiens. *Revue suisse de zoologie*, t. I, 1893. — EYCLESHYMER. *Loc. cit.* — Miss

GAGE. The Brain of Diemyctylus viridescens, etc. *The Wilder Quarter-Century Book*, 1893. — FISH. The Central nervous System of Desmognathus fusca. *Journ. of Morphology*, vol. X, 1895. — C. K. HOFFMANN. Weitere Untersuchungen zur Entw. der Reptilien. *Morph. Jahrbuch*, Bd XI, 1886. — ID. *Classen und Ordnungen des Thierreichs*, 1890. — LEYDIG. *Die in Deutschland lebenden Arten der Saurier*. Tübingen, 1872. — RABL-RUCKHARD. Zur Deutung und Entw. des Gehirns der Knochenfische. *Arch. f. Anat. und Entw.*, 1882. — AHLBORN. Ueber die Bedeutung der Zirbeldrüse. *Zeitschr. f. wiss. Zool.*, 1884, t. XL. — SPENCER. On the presence and structure of the pineal eye in Lacertilia. *Quart. Journ. of micr. Sc.*, 1886. — OSTROUMOFF. Zur Frage über das dritte Auge der Wirbelthiere. *Protoc. d. Kasan. nat. Ges.*, 1887. — RITTER, SORENSEN. *Loc. cit.* — DUVAL et KALT. Des yeux pinéaux multiples chez l'Orvet. *Société de biologie*, 1886, n° 6. — LEYDIG. *Abhandl. d. Senckeb. Naturf. Ges.*, Bd XVI, 1890. — CARRIÈRE. Neue Untersuchungen über das Parietalorgan. *Biol. Centralblatt*, 1889, n° 5. — PRENANT. Sur l'œil pariétal accessoire. *Anat. Anzeiger*, 1893, Bd IX, n° 4. — ID. Les yeux pariétaux accessoires d'Anguis fragilis sous le rapport de leur situation, de leur nombre et de leur fréquence. *Bibl. anatomique*, 1894, n° 6. — DE KLINCKOWSTROEM. Beiträge zur Kenntniss des Parietalauges. *Zool. Jahrbücher*, Bd VII, 1894. — STRAHL. Das Leydigs'che Organ bei Eidechsen. *Sitz. Marburg*, 1884. — STRAHL et MARTIN. Die Entw. des Parietalauges bei Anguis fragilis und Lacerta vivipara. *Arch. f. Anat. u. Phys.*, *Anat. Abth.*, 1888. — FRANCOTTE. *Loc. cit.* et Note sur l'œil pariétal, l'épiphyse, la paraphyse et les plexus choroïdes du troisième ventricule. *Bull. de l'Acad. roy. de Belgique*, 3e S., t. XXVII, 1894, n° 1. — BÉRANECK. Ueber das Parietalauge der Reptilien. *Jenaische Zeitschrift für Naturw. u. Med.*, Bd XXI, 1887. — ID. L'individualité de l'œil pariétal. *Anat. Anzeiger*, 1893, n° 20. — DE KLINCKOWSTROEM. Le premier développement de l'œil pinéal, l'épiphyse et le nerf pariétal chez Iguana tuberculata. *Anat. Anzeiger*, 1893, nos 8-9. — MC KAY. Development and Structure of the pineal Eye in Hinulia and Grammatophora. *Proc. Linn. Soc. N.-S. Wales*, vol. III, 1888. — HUMPHREY. On the Brain of the snapping Turtle (*Chelydra serpentina*) *Journ. of comp. Neurol.*, vol. IV, 1-94. — HENLE. *Handbuch der systematischen Anatomie*, Bd III, 1871. — BIZZOZERO. Beitrag zur Kenntniss des Baues der Zirbeldrüse. *Centr. f. d. med. Wiss.*, n° 46, 1871. — CIONINI. Sulla struttura della ghiandola pineale. *Riv. sper. di freniatria e di med. leg.*, vol. XII, 1889 et *Neurol. Centralblatt*, 1887, n° 20. — FAIVRE. Études sur le conarium et les plexus choroïdes chez l'homme et les animaux. *Annales des sc. nat.*, 4e S., t. VII, 1857. — HAGEMANN. Ueber den Bau des Conarium. *Arch. für Anat. und Phys.*, 1872. — KRAUSHAAR. Entw. der Hypophysis und Epiphysis bei Nagethieren. *Zeitschr. f. wiss. Zool.*, Bd XLI, 1884. — REISSNER. *De auris internæ formatione.* Dorpat, 1851. — ROMITI. Lo sviluppo del conario. *Soc. tosc. di sc. natur.*, 1882. — SORENSEN. The Roof of the Diencephalon. *Jour. of comp. Neur.*, vol. III, 1893. — ID. Comparative Study of the Epiphysis and Roof of the Diencephalon. *Ib.*, vol. IV, 1894 (avec bibliographie très étendue). — DE KLINCKOWSTROEM. Untersuchungen über den Scheitelfleck bei Embryonen einiger Schwimmvögel. *Zool. Jahrbücher*, Bd V, 1892. — HECKSHER. *Bidrag til Kundsgaben om epiphysis cerebri udwiklings historie.* Copenhague, 1891.

§ 2. — KORSCHELT. Ueber die Entdeckung eines dritten Auges bei Wirbelthieren. *Kosmos*, H. 3, 1886. — DE VARIGNY. Le troisième œil des Reptiles. *Revue scientif.*, 1886. — FLESCH. Ueber die Deutung der Zirbel bei den Säugethieren. *Mitth. a. d. Naturf. Ges. in Bern*, 1887. — GRANEL. La glande pinéale, etc. *Gaz. hebd. des sciences méd. de Montpellier*, 1887, n° 31. — KUPFFER. Ueber die Zirbeldrüse des Gehirns u. s. w. *Münch. med. Wochenschrift*, XXXIV, n° 11, 1887. — OSTROUMOFF. Sur la question du troisième œil des Vertébrés. *Soc. d'hist. nat. de Kasan*, 1887 (en russe). — SPRONCK. De epiphysis cerebri als rudiment van een derde af pariëtal org. *Nederl. Weekbl.*, 1887, n° 7. — BAUDOIN. La glande pinéale et le troisième œil des Vertébrés. *Progrès médical*, 1887, n°s 50-51. — PEYTOUREAU. *La glande pinéale et le troisième œil des Vertébrés*, Paris, Doin, 1887. — DUVAL. Le troisième œil des Vertébrés. *Journ. de micrographie*, 1888. — BORN. Ueber das Scheitelauge. *Jahresb. d. schles. Ges. f. vaterl. Cultur*, 1889. — WIEDERSHEIM. Ueber das Parietalauge der Saurier. *Anat. Anzeiger*, n° 6, 1886. — LEYDIG. Das Parietalorgan der Reptilien und Amphibien kein Sinneswerkzeug. *Biol. Centralblatt*, Bd VIII, 1889. — KÖLLIKER. Ueber das Zirbel-oder Scheitelauge. *Sitz. d. phys.-med. Ges. zu Würzburg*, 1887. — DUVAL. *Loc. cit.* — LEYDIG. Das Parietalorgan. *Biol. Centralblatt*, Bd X, 1891. — BÉRANECK. L'individualité de l'œil pariétal. *Anat. Anzeiger*, 1893, n° 20. — STUDNICKA. *Vestnik král. spol. nauk. v. Praze*, 1893, et *Zool. Centr.*, I, n° 7. — JULIN. De la signification morphologique de l'épiphyse (glande pinéale) des Vertébrés. *Bull. scient. du Nord de la France et de la Belgique*, 1887. — SELENKA. Das Stirnorgan der Wirbelthiere. *Biol. Centralblatt*, Bd X, 1891. — FRANCOTTE. Note sur l'œil pariétal, l'épiphyse, la paraphyse, etc. *Bull. Ac. roy. sc. de Belgique*, 1894.

VI. — **Parois latérales du ventricule moyen. Couches optiques.** — HIS. Die Formentwicklung des menschlichen Vorderhirns. *Abh. d. math.-phys. Cl. d. kön. Sächs. Ges. d. Wiss.* Leipzig, 1889. — FOREL. Untersuchungen über die Haubenregion. *Arch. f. Psychiatrie*, Bd VII. — REICHERT. *Der Bau des menschlichen Gehirns*. Berlin, 1859-1861. — BALFOUR. *A Monograph on the Development of Elasmobranch Fishes*. London, 1878. — HIS. Vorschläge zur Eintheilung des Gehirns. *Arch. für Anat. und Phys.*, *Anat. Abth.*, 1893. — MARCHAND. Ueber die Entw. des Balkens im menschlichen Gehirn. *Arch. für mikr. Anat.*, Bd XXXVII, 1891. — MIHALKOVICS. *Entw. des Gehirns*, 1877. — SCHMIDT. Beiträge zur Entw. des Gehirns. *Zeitschr. für wiss. Zool.*, Bd XI, 1862. — EDINGER. Untersuchungen über die vergl. Anat. des Gehirns. *Abh. d. Senckeb. naturf. Ges.*, 1892. — VILLER. *Rech. anatom. sur la commissure grise*. Nancy, thèse, 1888. — EHLERS. Die Epiphyse am Gehirn der Plagiostomen. *Zeitschr. für wiss. Zool.*, Bd XXX. Suppl. Bd, 1878. — SCHWALBE. Beitrag zur Entw. des Zwischenhirns. *Jenaische Sitzungsber.*, 1880. — RABL-RUCKHARD. Das Grosshirn der Knochenfische und seine Anhangsgebilde. *Arch. für Anat. und Phys.*, *Anat. Abth.*, 1883. — GORONOWITSCH. *Morph. Jahrbuch*, 1888.

VII. — **Développement histologique du cerveau intermédiaire.** — BELLONCI. Ueber die centrale Endigung des Nervus opticus bei den Vertebraten. *Zeitsch. f. wiss. Zool.*, Bd XLVII. — V. GUDDEN. Mittheilung über das Ganglion interpedunculare. *Arch. f. Psychiatrie*, Bd XI, 1880. — EDINGER. *Loc. cit.* — C.-L. et C.-J. HERRICK. Contributions to the Morphology of the Brain of Bony Fishes. *Journ. of comp. Neurol.*, 1891 et 1892, vol. I et II. — C.-L. HERRICK. The commissures and Histology of the Teleost Brain. *Anat. Anzeiger*, 1891. — ID. Additional Notes on the Teleost Brain. *Anat. Anzeiger*, 1892. — FULLIQUET. *Rech. sur le cerveau du Protopterus annectens*. Diss. Genève, 1886. — BURCKHARDT. *Das Centralnervensystem von Protopterus annectens*. Berlin, Friedländer u. Sohn, 1892. — OYARZUN. Ueber den feineren Bau des Vorderhirns der Amphibien. *Arch. für mikr. Anat.*, Bd XXV, 1890. — KÖPPEN. — Zur Anat. des Froschgehirns. *Arch. f. Anat. und Phys.*, *Anat. Abth.*, 1888. — OSBORN. Observation upon the Amphibian Brain. *Zool. Anzeiger*, n° 183,

1884. — Id. A Contribution to the internal Structure of the Amphibian Brain. *Journ. of Morph.*, vol. II, 1888. — Burckhardt. Untersuchungen am Hirn und Geruchsorgan von Triton und Ichthyophis. *Zeitschr. für wiss. Zool.*, Bd LII, 1891. — C.-L. Herrick. Contributions to the comparative Morphology of the Central nervous System II. Topography and Histology of the Brain of certains Reptiles. *Journ. of comp. Neur.*, vol. I et III, 1891 et 1893. — A. Meyer. Ueber das Vorderhirn einiger Reptilien. *Zeitschr. für wiss. Zool.*, Bd LV, 1893. — Bellonci. *Loc. cit.* — C.-H. Turner. Morphology of the Avian Brain. *Journ. of comp. Neurology*. vol. I, 1891. — Marchi. Sulla fina anat. dei corpi striati e dei talami ottici. *Riv. sper. di freniatria*, vol. XII, et *Neurol. Centr.*, n° 22, 1887. — Ahlborn. Untersuchungen über das Gehirn der Petromyzonten. *Zeitschr. f. wiss. Zool.*, Bd XXXIX, 1883. — Schulgin. Ueber den Bau des centralen Nervensystems der Amphibien and Reptilien. *Schr. d. Neurussichen Ges. in Odessa*, 1887. — Orr. *Quart. J. of micr. Sc.*, vol. XXIX, 1889. — Köppen. *Loc. cit.* — Stieda. Ueber den Bau der centralen Nervensystems der Schildkröte. *Zeitschr. für wiss. Zool.*, Bd XXV, 1875. — Déjerine et Déjerine-Klumpke. *Anatomie des centres nerveux*. Paris, Rueff, 1895. — Van Gehuchten. Contribution à l'étude du système nerveux des Téléostéens. *La Cellule*, t. X, 1894. — Sanders. *Researches in the nervous System of Myxime glutinosa*. London, Williams a. Norgate, 1894. — Flechsig. *Die Leitungsbahnen im Gehirn und Rückenmark*. Leipzig, 1876. — Bernheimer. *Ueber die Sehnerven-wurzeln des Menschen*. Wiesbaden, Bergmann, 1891. — Shipley. On some Points in the Development of Petromyzon fluviatilis. *Quart. Journ. of micr. Sc.*, vol. XXVII, 1887. — Staurenghi. Contribuzione alla ricerca del decorso nelle fibre medollate del chiasma ottico. *Mem. d. R. Ist. lombardo*, 1891. — Mac Intosh a. Prince. Development and life histories of the Teleostean fold, etc. *Trans. R. S. Edinburg*, 1890. — Holt. Observations upon the Development of the Teleostean Brain. *Zool. Jahrbücher*, Bd IV, 1890. — Pemberton. Recent Investigations on the Structure and Relations of the Optic Thalami. *Journ. of comp. Neurol.*, vol. I, 1891 (avec bibliographie).

CHAPITRE SEPTIÈME

Cerveau antérieur secondaire ou Hémisphères cérébraux.

I. — Généralités et évolution phylogénique

Aux dépens du cerveau antérieur primitif se constitue le **cerveau antérieur secondaire** ou *prosencéphale*, *télencéphale* de His (futurs **hémisphères cérébraux**), ce qui reste du cerveau primitif formant le cerveau intermédiaire (entrencéphale, diencéphale ou thalamencéphale) qui nous a déjà occupé.

Cette partie de l'encéphale est celle qui d'habitude et spécialement chez les Vertébrés supérieurs jouit des attributions les plus élevées et les plus étendues et qui notamment est le siège des fonctions psychiques et représente l'*intellectuorium*. C'est elle donc qui prend le plus grand développement, méritant ainsi le nom de *grand cerveau* qui lui a été donné; c'est elle aussi qui éprouve les transformations les plus compliquées et représente ainsi le *cerveau* proprement dit, c'est-à-dire la partie du système nerveux central qui par sa complexité organique domine toutes les autres.

C'est une restriction nécessaire que de dire du cerveau qu'il est de toutes les parties de l'encéphale celle qui *d'habitude* se développe le plus et joue le rôle physiologique principal. Il est en effet à peu près certain que le cerveau moyen a rempli avant le cerveau antérieur des fonctions nerveuses dominatrices que ce dernier a accaparées ensuite. Les expériences de Steiner sur des Poissons privés du grand cerveau ont en effet abouti au résultat fondamental suivant. « Dans la série des Vertébrés, les fonctions du cerveau moyen émigrent dans le grand cerveau..., autrement dit le développement phylogénétique du grand cerveau tient à une accumulation de fonctions qui y ont été transportées peu à peu provenant du cerveau moyen ». Le même auteur conclut que chez les Téléostéens et les Sélaciens le grand cerveau est dépourvu de fonctions psychiques. Chez les Oiseaux, on sait que le cerveau moyen le dispute encore au cerveau antérieur en importance fonctionnelle, et qu'il offre un développement considérable. Le cervelet, jusqu'ici réduit à un rôle subalterne chez les Mammifères, tend aujourd'hui à conquérir son indépendance physiologique vis-à-vis du cerveau proprement dit, auquel il est plutôt coordonné que subordonné (Jolgersma) ; d'où son importance anatomique se trouve expliquée.

Essentiellement, les transformations du cerveau antérieur secondaire consistent, dans le plus grand nombre des cas, dans la différenciation de deux régions : une basale et centrale, le **lobe fondamental** ou **ganglion basal** (fig. 296, *g b*) auquel la **région olfactive** est annexée ; l'autre terminale et périphérique, le **pallium** ou **manteau** (*m*), le plus habituellement structuré de façon à constituer une **écorce cérébrale,** c'est-à-dire une lame où se succèdent des strates cellulaires et fibreuses dans un ordre déterminé (1).

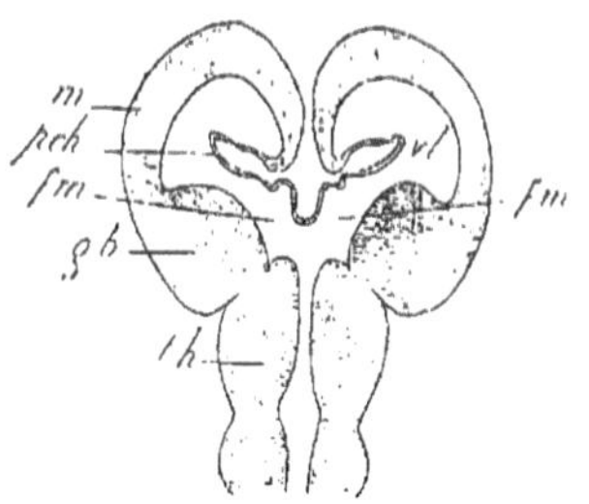

Fig. 296. — *Coupe diagrammatique horizontale du cerveau antérieur chez l'embryon des Vertébrés supérieurs.*

m, manteau ou *pallium* (écorce cérébrale). — *gb*, ganglion basal (corps strié de l'anatomie descriptive). — *pch*, plexus choroïdes latéraux. — *fm*, *fm*, trous de Monro. — *vl*, ventricule latéral. — *th*, *thalamus*.

Le cerveau antérieur secondaire est presque d'une façon constante divisé en deux parties, les **hémisphères cérébraux,** par un sillon médian qui partage sa cavité en deux espaces, les **ventricules latéraux** (*vl*) appelés aussi *procoeles, prosocoeles;* ils communiquent par les **trous de Monro** (*fm*) avec la cavité du cerveau intermédiaire, c'est-à-dire avec le ventricule moyen. Une partie de la paroi, demeurée très mince et épendymateuse, pénètre, tapissée par la pie-mère, dans les ventricules latéraux ou dans le ventricule unique du cerveau antérieur, et forme les **plexus choroïdes latéraux** (*pch*).

Nous avons discuté (p. 528 et suiv.) la façon dont on pouvait se représenter le processus de développement du cerveau antérieur secondaire, et nous avons incliné à admettre la manière de voir

(1) Nous verrons que cette différenciation en ganglion basal et manteau peut faire défaut dans des groupes inférieurs de la série. De même, le pallium ne se différencie nettement en écorce cérébrale que chez les Vertébrés supérieurs.

de Kupffer, et à considérer le cerveau antérieur secondaire comme un « épencéphale », c'est-à-dire comme un diverticule dorsal du cerveau antérieur primitif, surajouté à ce dernier, qui devient alors le cerveau intermédiaire de l'embryologie descriptive.

Il est une question qui a été à ce moment laissée de côté et qui doit nous arrêter, maintenant que nous possédons les éléments nécessaires pour la comprendre et la discuter. C'est celle de savoir si primitivement ce cerveau antérieur secondaire, cet épencéphale, est impair ou pair, si ontogénétiquement il se produit deux diverticules cérébraux ou un seul, et si dans la série phylogénétique c'est la forme impaire (cerveau antérieur secondaire) ou la forme paire (hémisphères cérébraux) qui est primitive et par conséquent typique. La question ontogénique est nécessairement dans le cadre de cet ouvrage. Le point de vue phylogénétique, bien que hors de la portée de ce livre, ne doit cependant pas être négligé, ce nous semble, en tant qu'il peut éclairer la question d'ontogénèse, et d'autant mieux que le développement phylétique des hémisphères cérébraux, après avoir préoccupé nombre de zoologistes, a pris dans ces derniers temps un regain d'actualité par l'importante controverse qui s'est élevée à ce sujet entre Studnicka, Burckhardt et Rabl-Rückhard.

La question de morphologie dont il s'agit se décompose en deux points principaux : 1° Y a-t-il bien réellement des cerveaux constitués suivant le type impair ? 2° Le type impair est-il primitif, ou n'est-il que le résultat d'une réduction ?

1° On jugera de l'état pair ou impair du cerveau d'abord par son aspect extérieur, ensuite par sa conformation intérieure.

Le cerveau antérieur des Sélaciens se présente extérieurement sous la forme d'une masse quadrilatère ou ovale, impaire et lisse (Raies et autres, fig. 297 A) ou légèrement bilobée (Requins et autres, fig. 297 B et fig. 298 C), grâce à un sillon qui demeure du reste superficiel, de sorte que même dans ce cas l'état bilatéral n'est encore que très peu apparent. Par ses angles antéro-latéraux, cette masse se prolonge en deux processus olfactifs, tantôt larges et courts, d'autres fois longs (fig. 297 A et B ; fig. 298 C, *bo*), séparés souvent de la portion principale par des gouttières peu profondes, figurant ainsi des lobes annexés au cerveau proprement dit et constituant dans leur ensemble un segment cérébral jusqu'à un certain point indépendant, le *rhinencéphale*.

La masse du cerveau antérieur contient un ventricule simple ou double assez spacieux ou très réduit, communiquant en avant avec la cavité dont chacun des processus olfactifs est souvent creusé. La conformation intérieure du cerveau des Sélaciens varie beaucoup suivant les espèces, et, comme l'ont montré Miklucho-Maclay, Viault, Goronowitsch et Burckhardt par exemple, tous les états intermédiaires sont représentés dans cette classe entre l'amphicoelie, l'hémiamphicoelie, la monocoelie et l'acoelie complète. Le plus souvent, la partie postérieure seule du ventricule est impaire (hémiamphicoelie), la partie antérieure est paire, divisée en deux par une cloison (*Scyllium*), laquelle cloison peut elle-même être fendue verticalement (Notidanides, *Acanthias*), d'où résultent des hémisphères complètement pairs (amphicoelie). Par épaississement des parois il arrive

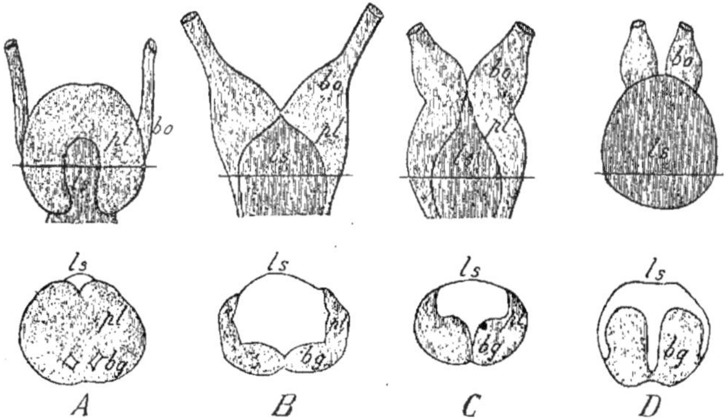

FIG. 297. — *Diagrammes représentant des vues dorsales et des coupes transversales correspondantes du cerveau antérieur de divers Poissons* (d'après BURCKHARDT).

A. *Carcharias glauca.* — B. *Hexanchus griseus.* — C. *Acipenser ruthenus.* — *Trutta.* — L'étendue recouverte par la lame supraneuroporique est marquée d'une teinte plus sombre. Dans les dessins de vues dorsales, une ligne indique le plan de la coupe transversale correspondante. — *ls*, lame supraneuroporique. — *pl*, paroi latérale du cerveau antérieur. — *bo*, bulbe olfactif. — *bg*, ganglion basal.

au contraire que le ventricule devient simple (monocoelie), se réduit considérablement (*Raja batis*), ou même disparaît comme chez *Myliobatis*, *Zygaena*, *Trygon* (acoelie).

La paroi du ou des ventricules est très épaisse chez les Sélaciens, du moins la paroi basale et la paroi antérieure (fig. 297, A, fig. 299, C); la partie postérieure du toit, au contraire, consiste en une mince membrane qui pénètre sous forme de plexus choroïde dans le ventricule impair ou dans les ventricules latéraux quand ceux-ci existent.

Quant aux cavités que renferment les processus olfactifs, quant aux rhinocoeles (fig. 298, 299, 300, *rh*), on peut, avec Goronowitsch, les distinguer en deux groupes : 1° chez *Hexanchus*, *Scymnus*, elles sont des prolongements directs des ventricules pairs des hémisphères, dont elles représentent la partie antérieure ; 2° plus souvent (*Scyllium*, Raies), elles paraissent des diverticules latéraux du ventricule antérieur.

On sait que chez les Poissons osseux il existe deux masses pleines, les « lobes cérébraux » que longtemps on avait considérés comme représentant des hémisphères cérébraux dépourvus de cavité ventriculaire. Rabl-Rück-

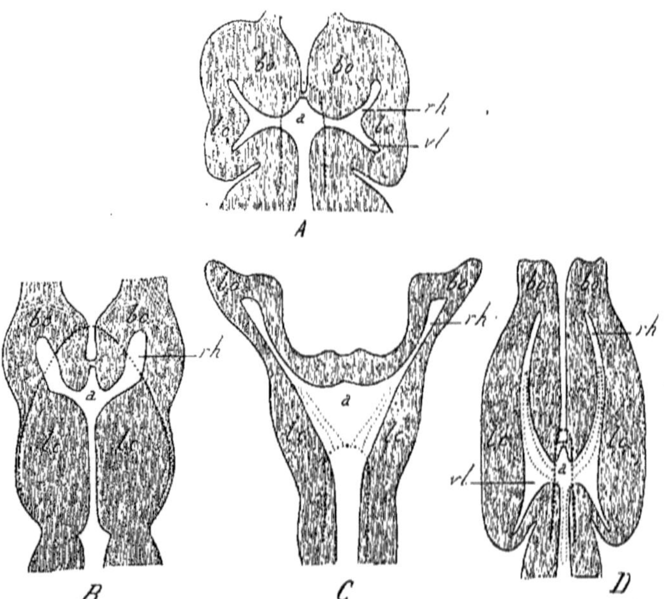

FIG. 298. — *Coupes horizontales schématiques du cerveau antérieur de divers types de Vertébrés* (d'après STUDNICKA).

La ligne ponctuée marque les limites de la *tela choroidea* (de Studnicka) et de ses dépendances, c'est-à-dire des plexus choroïdes. A. Petromyzonte. — B. *Acipenser*. — C. Sélacien. — D. Amphibien. — *lc*, lobes cérébraux (hémisphères cérébraux des auteurs et de Studnicka, correspondant en A, B, C aux lobes fondamentaux ou ganglions basaux de R. Rückhard et de Goronowitsch, représentant en D les hémisphères cérébraux de l'Amphibien). — *bo*, bulbe olfactif. — *a*, *aula* ou ventricule commun du cerveau antérieur. — *rh*, sa corne antérieure ou rhinocoele. — *vl*, sa corne postérieure, ventricule latéral ou paracoele.

hard montra que ces prétendus hémisphères cérébraux ne représentaient chacun qu'un « lobe fondamental » (*Stammlappen*), ou, selon l'expression de Goronowitsch, un « ganglion basal » du cerveau, que ce n'était pas dans leur intérieur mais au-dessous d'eux et entre eux qu'il fallait chercher la cavité cérébrale, et que cette cavité cérébrale avait pour voûte une mince lame épendymaire qui jusqu'alors avait échappé à l'observation (fig. 300, D et F, fig. 297, D).

Le cerveau antérieur des Ganoïdes, savoir de *Polypterus*, d'*Acipenser*, d'*Amia*, de *Lepidosteus*, est constitué essentiellement de la même façon d'après les recherches de Waldschmidt, de Goronowitsch et de Balfour et Parker (fig. 300, E, fig. 297, C).

Chez *Petromyzon*, le cerveau antérieur se compose de deux masses ou lobes cérébraux recouverts par une membrane épendymaire et portant en avant deux bulbes olfactifs aussi gros qu'eux (fig. 297, A I, fig. 300, A, fig. 298, A). Edinger appliqua au cerveau des Petromyzontes ce que Rabl avait fait valoir pour le cerveau des Téléostéens, c'est-à-dire qu'à l'encontre

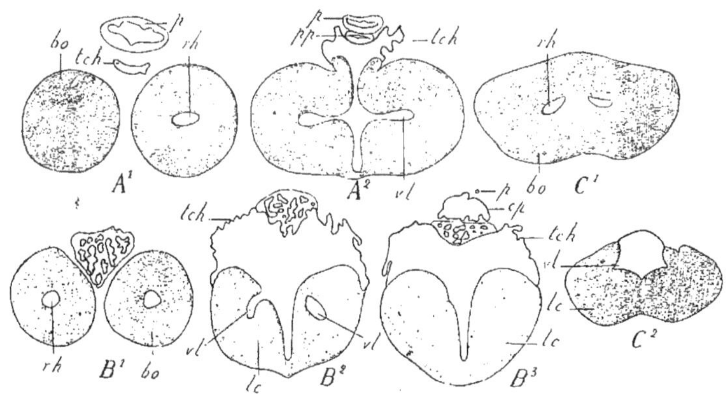

FIG. 299. — *Coupes transversales schématiques du cerveau antérieur de divers Poissons* (d'après STUDNICKA).

A. *Petromyzon*. — B. *Acipenser*. — C. Sélacien. — 1 est la coupe antérieure, 3 la coupe postérieure. — *bo*, bulbe olfactif, — *lc*, lobe cérébral (hémisphère cérébral de Studnicka). — *rh*, rhinocoele ou corne antérieure du ventricule. — *vl*, corne postérieure ou ventricule latéral proprement dit. — *p*, organe pinéal. — *pp*, organe parapinéal. — *cp*, coussinet pinéal. — *tch*, *tela choroïdea*.

d'Ahlborn qui avait fait des lobes cérébraux les représentants des hémisphères (suivi en cela par Studnicka), il les réduisit à la valeur de ganglions basaux et considéra la membrane épendymaire sus-jacente comme la voûte cérébrale. Chez le Myxine, les deux masses cérébrales en question sont fusionnées.

De ce qui précède il résulte que l'état impair du cerveau des Sélaciens, de certains d'entre eux tout au moins, n'est pas en discussion. Miklucho-Maclay, Huxley, Balfour ont insisté sur ce caractère, dont ils ont fait ressortir l'importance comme disposition ancestrale. Mais nous avons vu aussi que, chez beaucoup d'entre eux, le cerveau offre des marques évidentes de parité, tant par sa conformation extérieure bilobée que par le cloisonnement de son ventricule.

Quant aux Téléostéens, Ganoïdes et Cyclostomes, si l'on adopte la manière de voir de Rabl, comme l'ont fait la plupart des auteurs, leur cerveau est impair aussi, puisque, s'il existe deux ganglions basaux distincts, il n'y a du moins qu'un ventricule et qu'une voûte cérébrale (fig. 297, C et D). Cependant chez les Ganoïdes et les Téléostéens, il peut y avoir, comme Rabl l'observe lui-même, des indications d'un état pair. Chez les Ganoïdes en effet, la voûte cérébrale membraneuse forme dans sa partie antérieure deux sacs dorsaux pairs au lieu d'un seul (fig. 299, B²). Chez certains Téléostéens, à bulbes olfactifs sessiles (Salmonides), les indices de parité consistent en une courte gouttière régnant de chaque côté sur la paroi ventro-

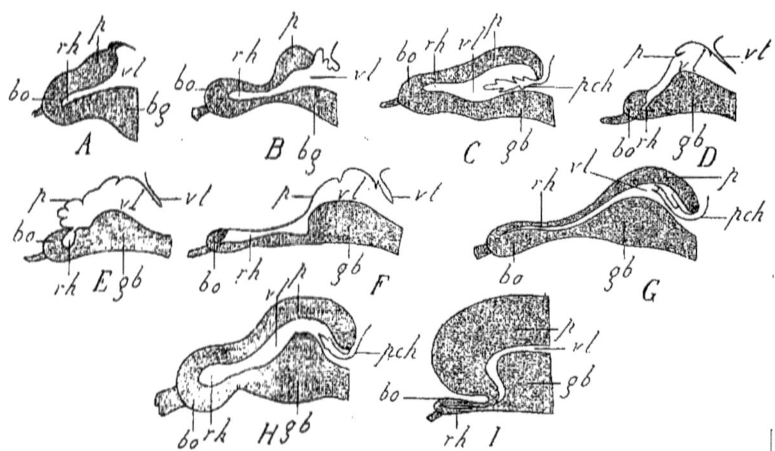

FIG. 300. — *Schéma du développement phylogénétique du cerveau antérieur* (d'après RABL-RÜCKHARD).

A. *Petromyzon*. — B. Sélacien (embryon d'*Acanthias*). — C. Amphibien (*Menopoma*). — D. Téléostéen (type des Salmonidés à bulbe olfactif sessile). — E. Ganoïde. — F. Téléostéen (type des Cyprinoïdes, à bulbe olfactif pédiculé). — G. Reptile (Chélonien à bulbe olfactif sessile). — H. Reptile (Ophidien, à bulbe olfactif pédiculé). — I. Mammifère. — *bo*, bulbe olfactif. — *bg*, ganglion basal. — *p*, pallium. — *vt*, velum transversum. — *pch*, plexus choroïdes. — *rh*, rhinocoele. — *vl*, ventricule latéral.

interne de la partie antérieure des ganglions basaux et se prolongeant en avant et du côté ventral dans la direction du bulbe olfactif; Rabl en fait un rudiment de ventricule latéral.

Avec certains auteurs, l'état pair du cerveau, dans ces divers types, devient, pour différentes raisons, de toute évidence. Wilder, dont l'opinion n'a du reste pas trouvé d'écho, considère les cavités des lobes olfactifs des divers ordres de Poissons comme représentant les ventricules latéraux pairs, de telle sorte que, ainsi que l'observe Sanders, ces lobes olfactifs deviennent les représentants des hémisphères cérébraux pairs des Vertébrés; quant aux lobes cérébraux (hémisphères cérébraux des auteurs), il en fait une formation spéciale qu'il nomme *prothalami* (1). — Ahlborn, chez les Cyclostomes, a considéré les deux lobes cérébraux comme des hémisphères cérébraux pleins. Studnicka a accentué le caractère pair indiqué par Ahlborn en signalant dans chacun de ces lobes l'existence d'une cavité, prolongement du ventricule du cerveau intermédiaire, laquelle se partage en deux cornes antérieure et postérieure, dont la première pénètre dans le bulbe olfactif (fig. 298, A, *rh*), la seconde dans la masse hémisphérique même; cette dernière représente ainsi un ventricule latéral au sens restreint du mot (*vl*). — Sanders considère le schéma de Rabl comme inacceptable et lui oppose d'ailleurs d'anciennes données de v. Baër, d'après lesquelles, chez l'embryon des Poissons osseux, les hémisphères (ganglions basaux de Rabl) seraient creux et contiendraient un tubercule saillant dans leur cavité et occupant la place du corps strié : indices certains de la biparité du cerveau antérieur. Studnicka admet que, chez les Téléostéens et Ganoïdes, des deux cornes du ventricule cérébral des Cyclostomes, la corne antérieure ou olfactive seule a persisté, la corne postérieure, homologue du ventricule latéral, ayant complètement disparu ; cette réduction ne détruit pas, mais affaiblit seulement le caractère pair du cerveau.

2° Il s'agit à présent de savoir si l'état impair, réalisé d'une manière complète chez certains Sélaciens, imparfaitement représenté chez d'autres ainsi que peut-être chez les Téléostéens, Ganoïdes et Cyclostomes, est primitif ou acquis.

La plupart des auteurs ont adopté la première manière de voir, Rabl-Rückhard entre autres dans ses premiers écrits.

Au contraire, Studnicka et Burckhardt, quoique partant d'un point de vue différent, se sont rencontrés pour dire que le cerveau impair typique, celui de certains Sélaciens par exemple, est le produit d'une réduction, dont Burckhardt a du reste montré le *modus faciendi*. Studnicka prend comme point de départ du développement phylétique du cerveau antérieur l'encéphale des Petromyzontes. Il y trouve, ainsi qu'il a été dit plus haut, de chaque côté une cavité offrant deux prolongements ou cornes paires, dont l'une représente le ventricule latéral, l'autre un ventricule olfactif (fig. 298, A, *vl*, *rh*). Chez les Ganoïdes et Téléostéens, la première disparaît et la seconde seule persiste (fig. 298, B). Chez les Sélaciens, il n'y a plus qu'une cavité impaire, qui dans certains cas peut même être complètement effacée. De là résulte, selon Studnicka, que le cerveau des Vertébrés crâniotes est typiquement et originellement pourvu d'hémisphères pairs et qu'il est amphicoele ; les Sélaciens, avec leur cerveau impair, loin d'être

(1) Plus récemment, il est vrai, Wilder paraît avoir modifié son opinion. Car il trouve dans le cerveau antérieur secondaire ou prosencéphale, une cavité médiane et centrale se prolongeant en avant dans le rhinencéphale (lobes olfactifs) par deux diverticules antéro-latéraux ou rhinocoeles, et latéralement par deux paracoeles ou ventricules latéraux. Il paraît ainsi avoir renoncé à identifier les ventricules olfactifs aux ventricules des hémisphères cérébraux.

la souche des autres formes, représentent, au moins au point de vue du cerveau, un type aberrant. Studnicka est encore conduit à une autre conséquence. Comme il trouve son ventricule latéral dans l'épaisseur même du lobe cérébral (comp. fig. 294, A^2, B^2), il en résulte que la membrane épendymaire sus-jacente au lobe cérébral, le pallium membraneux de Rabl, ne prend pas part à la couverture des ventricules latéraux et ne recouvre que la portion moyenne, impaire, de la cavité du cerveau antérieur secondaire, de même que la toile choroïdienne du troisième ventricule forme le plafond de la cavité du cerveau intermédiaire. Le pallium membraneux et la toile choroïdienne réunis constituent par leur ensemble la *tela choroïdea*, brièvement *tela* de Studnicka (fig. 299, *th*) (1).

Burckhardt, lui aussi, recherche un type primitif de cerveau antérieur et cherche à ramener à une forme unique les formes très variées que les divers ordres de Poissons présentent. Ce type primitif et unique, qu'il trouve représenté chez les Notidanides, les Holocéphales, les Ganoïdes, il le conçoit ainsi : Un cerveau antérieur plus ou moins manifestement pair, ayant des parois partout également épaisses, sauf au milieu et sur la face dorsale, où règne une lame mince, dite « lame supraneuroporique », de forme triangulaire, s'étendant en avant par sa pointe jusqu'au recessus neuroporique (fig. 297, *ls*). Les épaississements locaux de la paroi, tels que les ganglions basaux des Sélaciens et des Téléostéens, sont des acquisitions et des complications. Le remplissage du cerveau antérieur et l'annihilation de sa cavité, conduisant à la disparition de l'état pair, sont aussi des phénomènes secondaires. Tandis que le cerveau primitif des Poissons est hémiamphicoele (*Acipenser*, *Chimaera*, *Callorhynchus*, Notidanides, *Ceratodus*, *Petromyzon*), la monocoelie apparaît chez les Poissons Osseux comme un résultat de la réduction, et elle conduit à l'acoelie (*Trygon*, *Myliobatis*, *Zygaena*, *Myxine*), par augmentation de la substance du cerveau antérieur dans le sens centripète. Au contraire, dérive du cerveau hémiamphicoele typique le cerveau amphicoele des Vertébrés plus élevés, produit par l'expansion centrifuge de la masse cérébrale et caractérisé par l'accentuation de son état pair.

Rabl-Rückhard, récemment, admet que l'état pair et symétrique du cerveau antérieur est plus répandu encore que ne le disent les auteurs précédents. Tous les Crâniotes possèdent un cerveau antérieur ainsi constitué; les Sélaciens eux-mêmes ne font pas exception, de telle sorte que le plan fondamental d'organisation du cerveau antérieur se retrouve partout le même. D'après lui, en effet, point n'est besoin de la présence de deux ventricules latéraux distincts, de deux palliums indépendants pour affirmer

(1) C'est seulement dans un article récent que Studnicka a donné des explications sur la conception de la *tela*, ci-dessus exposée. Primitivement, il avait été peu explicite et avait donné ainsi à croire que cette *tela* était soit purement et simplement la toile choroïdienne des auteurs, soit au contraire une formation particulière, distincte de la précédente aussi bien que du pallium.

l'état pair du cerveau antérieur ; les ganglions basaux, toujours pairs et symétriques, les bulbes olfactifs avec leurs cavités, les rhinocoeles, prolongements directs des ventricules cérébraux, témoignent assez de la parité de cette région cérébrale.

Ainsi, on doit admettre que la disposition paire est le type suivant lequel le cerveau antérieur des Vertébrés crâniotes est construit, puisque tel est le résultat commun auquel sont arrivés Studnicka, Burckhardt et Rabl-Rückhard, malgré la divergence de leur point de départ et la diversité des faits invoqués à l'appui. L'état impair est le résultat d'une réduction (Studnicka, Burckhardt), ou même n'existe pas (Rabl-Rückhard).

Dans le développement phylogénétique du grand cerveau, on assiste à un perfectionnement graduel qui s'effectue par étapes plus régulières que pour n'importe quel autre organe. Ce perfectionnement nous paraît se ramener au mécanisme suivant : opposition morphologique (et physiologique aussi sans doute) de plus en plus complète entre les deux parties fondamentales, le ganglion basal et le pallium.

Cette opposition paraît se réaliser au moyen de deux processus différents, dans deux directions divergentes principales, qu'il est nécessaire d'admettre.

Si, à l'exemple de Burckhardt et de Strasser, on prend comme point de départ un cerveau pair à parois partout à peu près également épaisses, la distinction du ganglion basal et du pallium ne pourra s'y faire qu'avec peine.

Mais si, comme c'est le cas chez les Poissons, la paroi dorsale s'amincit beaucoup et se présente comme un simple épendyme, cette paroi sera privée des fonctions importantes que d'autre part la paroi ventrale prendra pour elle, en s'épaississant beaucoup et prenant un développement considérable ; de là une opposition tranchée entre la paroi dorsale (pallium membraneux) et la paroi ventrale (ganglion basal). Nous obtenons ainsi cette conséquence nécessaire, que les fonctions, qui chez les Vertébrés supérieurs sont réparties dans tout le cerveau, se concentrent chez les Poissons dans le ganglion basal et même y sont exclusivement localisées. Une seconde conséquence est que le ganglion basal ou lobe fondamental des Poissons ne doit pas être considéré de prime abord comme correspondant à la formation de même nom, c'est-à-dire au corps strié des Vertébrés supérieurs.

C'est sans doute par une déviation du type ordinaire des Poissons que s'est formé l'état du cerveau des Sélaciens, où le ventricule a presque partout des parois très épaisses et se trouve réduit habituellement d'autant, où les épaisses parois se distinguent mal en un pallium et un ganglion basal, qui paraissent intimement soudés. Il est permis de penser que l'évolution phylogénétique qui a produit le cerveau des Sélaciens a suivi la même

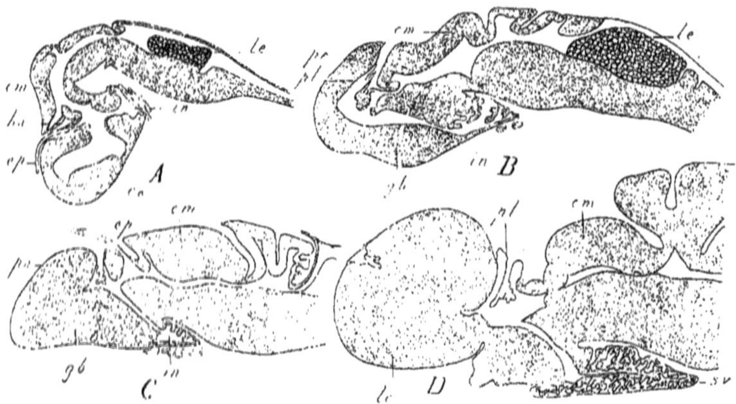

Fig. 301. — *Coupes sagittales du cerveau d'embryons d'un Sélacien et d'un Sélacien adulte*, un peu simplifiées, montrant le mode de formation des lobes cérébraux du cerveau antérieur (d'après Edinger).

A, *B*, *C*. Embryons de Torpille de 30, 45 et 60 millim. de long. — *D*. Raie adulte. — *le*, lobe électrique. — *cm*, cerveau moyen. — *ha*, ganglion de l'habenula. — *in*, infundibulum. — *ep*, épiphyse ou son pédicule. — *sv*, sac vasculaire. — *pl*, plexus choroïde. — *gb*, *pa*, ganglion basal, pallium fusionnés de plus en plus et complètement soudés en D pour former le lobe cérébral *lc*.

marche que le développement ontogénétique du cerveau de ces mêmes animaux, tel qu'Edinger nous l'a fait connaître. D'après lui, par suite du redressement du cerveau, dont les courbures disparaissent, et par suite de l'épaississement de la paroi cérébrale, la lumière du ventricule se trouve diminuée ou même annihilée, en même temps que la région du manteau est pour ainsi dire absorbée par celle du ganglion basal (fig. 301) ; la soudure de ce ganglion et du manteau n'est qu'une apparence.

Chez les Vertébrés supérieurs, l'évolution se fait à partir des

Dipnoï et des Amphibiens dans une tout autre direction, qu'Edinger nous a indiquée. Le pallium s'y épaissit beaucoup en même temps qu'il prend une extension considérable; il en vient ainsi, dès les Amphibiens mêmes, à prédominer sur le ganglion basal. Cette prédominance s'accentue de plus en plus, de telle sorte que, chez les Mammifères, le ganglion basal est devenu relativement petit par rapport au manteau, qui le déborde de toutes parts. En même temps, le pallium a compliqué sa structure, et déjà chez les Reptiles a pris la structure typique d'une écorce cérébrale, qui faisait encore défaut aux Amphibiens, ou qui tout au moins n'était pas encore manifeste chez les Ichthyopsidés. Le revêtement cortical, peu prépondérant chez les Oiseaux, mais puissamment développé chez les Mammifères, donne lieu chez ces derniers à une épaisse masse de fibres qui s'échappent des cellules corticales ou y aboutissent, et dont l'ensemble forme la « couronne rayonnante ». D'autre part, pour relier les parties symétriques de l'écorce, un grand nombre de « faisceaux commissuraux », à trajet souvent complexe, se sont ajoutés à la « commissure interhémisphérique » primitive.

II. — Ganglion cérébral et région olfactive

§ 1. — **Ganglion cérébral.** — Aux dépens de la partie basale de chaque hémisphère, c'est-à-dire de cette partie qui sert au cerveau antérieur proprement dit de base d'implantation sur le cerveau intermédiaire, dans chaque moitié du grand cerveau par conséquent, se constitue le **ganglion cérébral, ganglion basal, lobe fondamental** (**corps strié** des Vertébrés supérieurs).

A. — *Signification du ganglion basal chez les différents Vertébrés.* — La signification de ce qu'il faut entendre par ganglion basal n'est pas exactement déterminée. L'épaississement plus ou moins fort de la paroi cérébrale, que l'on trouve à la base du cerveau antérieur, est-il la même formation chez les différents Vertébrés? Le ganglion basal se forme-t-il chez les différents groupes dans des endroits homologues? Telle est la question que les auteurs, Strasser entre autres, se sont posée. Nous avons laissé soupçonner déjà que la réponse à cette question devait être négative. Il est certain qu'elles ne se correspondent pas exactement les formations désignées tour à tour, par les divers auteurs et suivant différents cas, sous les noms de corps strié par la majorité des anatomistes et pour l'ensemble des Vertébrés, de lobe fondamental par Reichert et Rabl-Rückhard pour les Téléostéens, de ganglion basal par Goronowitsch pour les Poissons osseux et les Ganoïdes, de « noyau cérébral » par Burdach et A. Meyer chez les Reptiles, de « lobe axial » par C. L. Herrick et C. H. Turner pour les Téléostéens et les Oiseaux.

Goronowitsch et Edinger ont déjà fait valoir (contre Rabl), que les ganglions basaux des Téléostéens ne pouvaient équivaloir aux corps striés des Mammifères, parce que ces ganglions basaux des Poissons osseux ne reçoivent pas de fibres de projection du système I, comme le font les corps striés des Vertébrés supérieurs, puisque l'écorce cérébrale fait ici défaut, et qu'au contraire en l'absence d'écorce cérébrale les ganglions basaux sont un centre d'origine pour les fibres du pédoncule cérébral et non un simple relai intercalé sur le trajet de ces fibres.

Edinger, C. L. Herrick et Turner ont insisté sur ce fait, tout à fait contraire à l'assimilation du ganglion basal au corps strié des Mammifères, que chez les Poissons osseux et les Sauropsidés le ganglion basal comprend non seulement les éléments des corps striés des Mammifères, mais encore des rudiments de l'écorce motrice et sensible, dérivés des cellules corticales qui, dans la série phylogénétique des Vertébrés, ont dû émigrer graduellement dans la profondeur, ou bien y ont été reportées par la croissance des parties ambiantes. Herrick et Turner, pour le prouver, s'appuient sur la similitude de forme et de situation des cellules corticales et des cellules du ganglion cérébral; ils retrouvent dans celui-ci les cellules pyramidales (type kinésodique) et piriformes (type aesthésodique) qui sont caractérisques de l'écorce; de plus, les cellules pyramidales occupent une situation telle, dans le ganglion cérébral des Poissons osseux, que déplacées en dehors, elles viendraient prendre dans l'écorce une position semblable à celle qu'elles ont chez les autres Vertébrés. A l'appui de cette donnée, que le ganglion basal est une portion de la paroi refoulée profondément, les mêmes auteurs rappellent que l'on retrouve sur ce ganglion les mêmes scissures fondamentales et par suite la même division lobaire que dans la région correspondante de l'écorce cérébrale des Mammifères.

Meyer, chez les Reptiles, fait de son noyau cérébral une formation qui est beaucoup plus étendue que le ganglion basal des auteurs, et que le corps strié, car elle comprend non seulement la base de l'hémisphère, mais encore des parties appartenant à la paroi interne hémisphérique.

Strasser n'est pas davantage favorable à l'idée de l'homologie du corps strié des Mammifères et des ganglions cérébraux chez les autres Vertébrés. Il va même jusqu'à prétendre en effet que le ganglion basal ne se forme pas dans des endroits homologues, et il cherche à montrer comment l'épaississement cérébral duquel dérive le ganglion basal est lié au développement de l'appareil olfactif et comment la situation de ce ganglion est commandée par celle des nerfs de l'olfaction (1).

B. — *Développement du corps strié chez l'Homme.* — Nous étudierons le développement du corps strié ou ganglion cérébral des

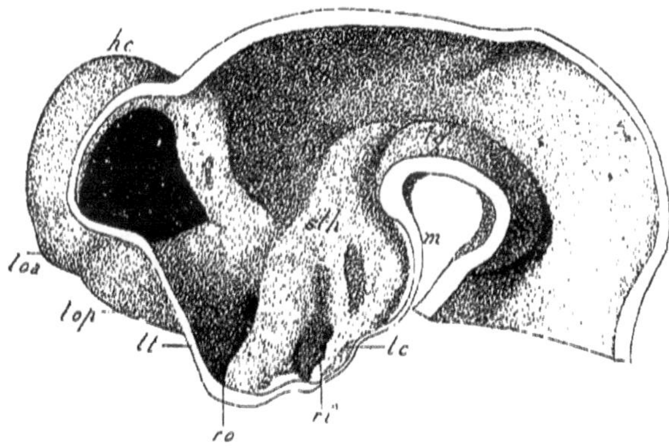

FIG. 302. — *Section sagittale et médiane du cerveau d'un embryon humain de 10,2 millim. (reconstruction de coupes)* (d'après His).

tg, tori tegmentales ou bourrelets de la calotte. — *th,* région thalamique. — *rg, recessus geniculi.* — *sth,* région sous-thalamique. — *m,* tubérosité mamillaire. — *tc, tuber cinereum.* — *ri, recessus infundibuli.* — *ro,* recessus optique. — *lt,* lame terminale. — *cs,* corps strié. — *hc,* hémisphère cérébral. — *loa, lop,* lobes olfactifs antérieur et postérieur.

Mammifères, en empruntant à His et à Marchand les descriptions très suivies qu'ils en ont données pour l'embryon humain.

Sur une coupe sagittale du cerveau d'un embryon humain très jeune, on voit que le corps strié forme une élevure assez peu proéminente sur la face interne de la paroi de l'hémisphère, élevure à laquelle correspond une dépression de la face externe que nous

(1) Nous ne pouvons suivre Strasser dans les considérations, d'ailleurs parfois obscures, qu'il a développées à cet égard.

connaîtrons plus tard sous le nom de fosse de Sylvius. Avec les progrès du développement, cette fosse devient plus profonde, et par suite le corps strié plus saillant, en même temps que mieux délimité vis-à-vis des parties ambiantes. Chez un embryon de 10,5 millim. de long (fig. 302), le corps strié (*cs*) forme à la base de la paroi externe de l'hémisphère une masse triangulaire très épaisse et parfaitement limitée. La base de cette masse est très étendue, depuis la racine du pédicule optique jusqu'à l'extrémité antérieure du lobe olfactif ; elle se confond avec le plancher de la

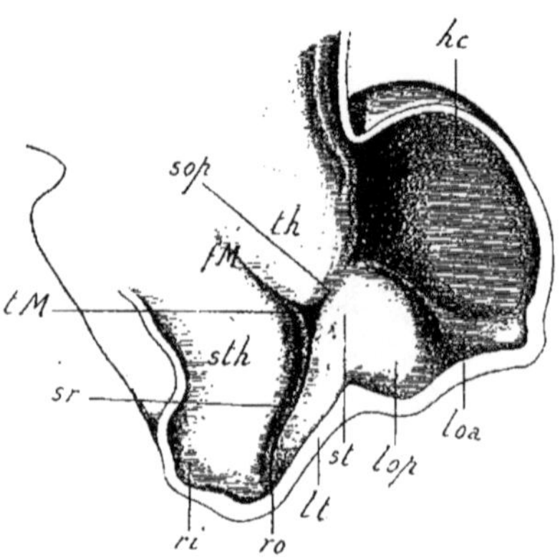

Fig. 303. — *Paroi externe du cerveau antérieur d'un embryon humain de 4 semaines et demie* (d'après His).

hc, hémisphère. — *st*, corps strié. — *lt*, lame terminale. — *loa*, *lop*, lobes olfactifs antérieur et postérieur. — *th*, *thalamus*. — *sth*, région sous-thalamique. — *ro*, recessus optique. — *ri*, *recessus infundibuli*. — *fM*, sillon de Monro. — *tM*, trou de Monro. — *sop*, sillon opto-strié. — *sr*, sillon radiculaire.

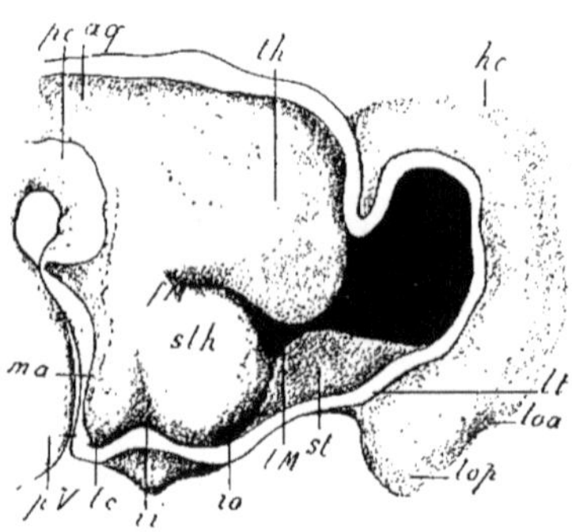

Fig. 304. — *Paroi externe du cerveau antérieur d'un embryon de Cochon de 3 centim. de long.*

Mêmes lettres que dans la figure précédente. De plus : *pc*, pédoncule cérébral. — *aq*, aqueduc de Sylvius. — *pV*, pont de Varole. — *ma*, région mamillaire. — *tc*, *tuber cinereum*.

cavité de l'hémisphère, c'est-à-dire du ventricule latéral. Le sommet remonte vers l'orifice qui donne accès du ventricule moyen dans le ventricule latéral, bref vers le trou de Monro, et atteint ainsi l'endroit où les parois de l'hémisphère et du cerveau intermédiaire se continuent l'une par l'autre ; il se rattache là à ces parois par une sorte de pédicule, le *pédicule du corps strié* (fig. 303,) : pédicule dont l'insertion est marquée par un sillon qui le sépare du cerveau intermédiaire et particulièrement de la couche optique (*th*), et qui a reçu pour cette raison le nom de *sillon opto-strié* (*sop*) : Chez un embryon de Mammifère autre que l'Homme, pris à un stade de développement correspondant, les dispositions sont essentiellement les mêmes (fig. 304).

De bonne heure, la base du corps strié change de forme et se complique en se prolongeant en plusieurs branches, que l'on peut distinguer en moyenne, postérieure ou inférieure, et antérieure (fig. 305) ; ces prolongements laissent leur empreinte sur la face externe du cerveau, et ont pour correspondants autant de sillons de cette face. La branche postérieure (*p*) correspond au prolongement inférieur de la fosse de Sylvius, et s'étend jusqu'à l'origine de l'infundibulum, contiguë à la lame terminale ; elle forme la paroi antérieure de la fente qui conduit dans le pédicule optique. La branche moyenne (*m*), plus large que la précédente, descend verticalement jusqu'au lobe olfactif postérieur, dont elle rétrécit la cavité. La branche antérieure (*a*), enfin, plus faible que les deux autres, marquée sur la face externe du cerveau par le prolongement antérieur de la fosse de Sylvius, se dirige directement en avant et forme la paroi supérieure de la cavité du lobe olfactif antérieur.

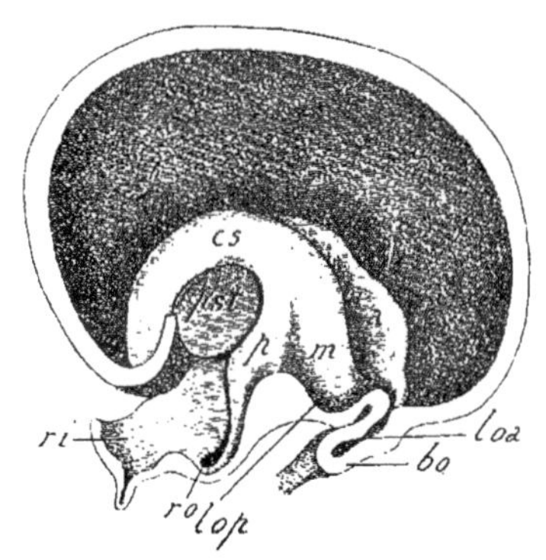

FIG. 305. — *Ventricule latéral d'un fœtus humain du commencement du troisième mois* (d'après HIS).

cs, corps strié. — *a*, *m*, *p*, branches antérieure, moyenne et postérieure du corps strié ; à cette époque, ces branches se sont déjà déviées de telle sorte que l'antérieure est devenue externe, les deux autres ayant pris une situation interne ; de plus, les branches moyenne et postérieure se sont confondues presque totalement en un prolongement unique. — *pst*, pédicule du corps strié, sectionné au niveau de son attache au thalamus. — *loa*, *lop*, lobes olfactif antérieur et postérieur. — *bo*, bulbe olfactif. — *ro*, recessus optique. — *ri*, recessus de l'infundibulum.

Le bord supérieur du corps strié se continue avec le manteau cérébral et correspond au bord antéro-supérieur de la fosse sylvienne. Le bord postérieur, par sa partie inférieure, borne en avant la fente qui conduit dans la cavité optique ; par sa partie supérieure, il se rattache à la couche optique au niveau du sillon opto-strié (fig. 303).

Il va ensuite se passer un phénomène d'accroissement très caractéristique du cerveau, phénomène qui modifiera complètement sa forme et spécialement celle du corps strié. Les hémisphères cérébraux ont tout d'abord une direction telle que leur axe croise sous un angle presque droit celle de l'axe du reste du cerveau et particulièrement du cerveau intermédiaire : tandis que celui-ci est dirigé obliquement en bas et en avant, l'axe de l'hémisphère cérébral est à peu près vertical. Mais ensuite, l'hémisphère s'incurve autour de son ganglion basal (corps strié) comme centre, de façon que son extrémité postérieure devient en même temps inférieure. On peut, à ce moment, distinguer dans le manteau cérébral une portion antérieure ou frontale et une partie postéro-inférieure ou temporale, unies par une région intermédiaire ou pariétale, qui correspond au sommet de la courbe décrite par l'hémisphère. Le centre de l'hémisphère, c'est-à-dire la partie insérée sur le cerveau intermédiaire et continue avec le ganglion basal, n'éprouve pas une expansion aussi grande, d'où résulte que, débordée par les autres régions, elle présente une dépression verticale que le reste de l'écorce cérébrale circonscrit en avant, en haut et en arrière. Cette dépression est la fosse de Sylvius (fig. 306). La portion de l'écorce cérébrale qui en forme le fond s'appelle le *lobe central* ou *insula de Reil;* l'ensemble de l'écorce cérébrale qui l'entoure peut lui être utilement opposé sous le nom de *lobe annulaire.* Vis-à-vis du lobe central se trouve dans la profondeur le ganglion basal ou corps strié, dont le relief sur la face interne de l'hémisphère et dans la cavité ventriculaire correspond exactement à la dépression que forme la fosse de Sylvius sur la face externe.

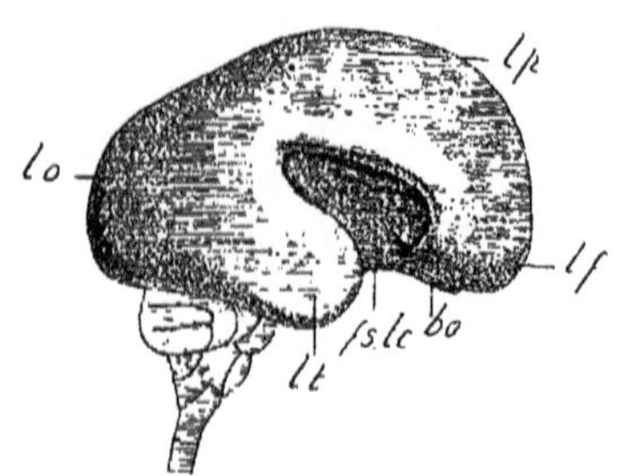

FIG. 306. — *Cerveau d'un fœtus humain de six mois* (d'après KOELLIKER).

fs. lc, fosse de Sylvius, dont le fond est formé par le lobe central ou insula de Reil. — *lf, lp, lo, lt*, lobes frontal, pariétal, occipital et temporal formant ensemble le grand lobe annulaire de l'hémisphère. — *bo*, bulbe olfactif.

Le corps strié éprouve un changement de forme corrélatif de celui de l'hémisphère. Primitivement, le pédicule du corps strié correspondait à l'extrémité postérieure de l'hémisphère. Mais quand celui-ci s'étend en arrière et se reploie en bas, le bourrelet que forme sur son plancher le corps strié fait naturellement de même. Le corps strié donc s'allonge et s'incurve, de telle sorte qu'à la fin du deuxième mois, il a pris la forme caractéristique d'un croissant dont les extrémités antérieure et postérieure descendent très bas et se rejoignent presque (fig. 307). Ce croissant, vu par la face externe de l'hémisphère, après que la paroi externe de la vésicule hémisphérique a été enlevée, circonscrit la fosse de Sylvius et par conséquent l'insula de Reil, ainsi que le lobe olfactif postérieur, qui forment le fond de cette fosse. Vu du dedans, la paroi externe de l'hémisphère demeurant en place, mais la paroi interne étant soulevée et une section sagittale du cerveau ayant détaché le corps strié de la couche optique, il se présente sectionné au niveau de son pédicule, tout le long du sillon curviligne par lequel il s'insérait sur la couche optique. Le bord convexe du croissant se rattache au manteau, le bord concave est continu avec la couche optique. Il en est séparé par un sillon, dit pour cette raison *sillon opto-strié*, nommé aussi *sulcus terminalis*, sans doute parce qu'il marque la terminaison de l'hémisphère le long du cerveau intermédiaire, appelé enfin par His *sulcus striæ corneæ*. Cette dernière dénomination vient de ce qu'au niveau de ce sillon se formera une lamelle nerveuse, dite plus tard *lame*, *strie*, ou *bandelette cornée*, bientôt épaissie par un autre ruban

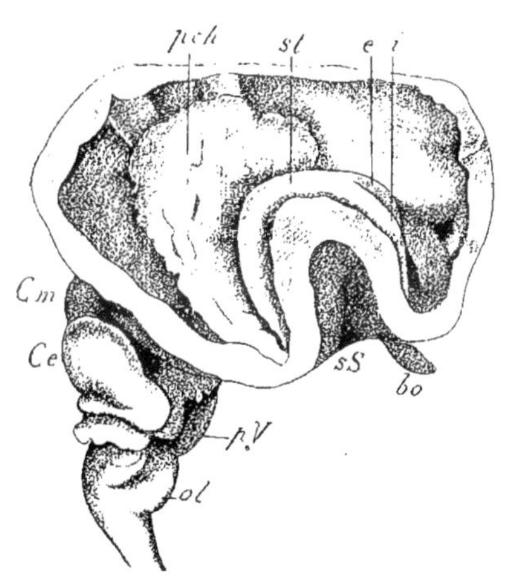

FIG. 307. — *Encéphale d'un embryon humain de 10 centim. de long V. C. (3 mois et demi).*

La paroi externe des hémisphères cérébraux a été enlevée. — *pch*, plexus choroïde latéral. — *st*, corps strié incurvé en un anneau presque complet. — *e*, *i*, ses branches externe et interne. — *sS*, scissure de Sylvius encore à l'état de fosse peu profonde, dont l'insula de Reil forme le fond. — *bo*, bulbe olfactif. — *Cm*, cerveau moyen. — *Ce* cervelet. — *pV*, pont de Varole. — *ol*, olive.

nerveux fibreux nommé *tænia semi-circularis*. Il faut voir dans ces formations des différenciations, des épaississements d'une lamelle mince, appartenant à la paroi interne de l'hémisphère, qui tapisse la couche optique et qui en s'épaississant comble en partie le sillon opto-strié (*lamina affixa* de la nomenclature anatomique récente, ainsi nommée parce qu'elle se soude à la couche optique).

On voit que, par sa situation, le *tænia semi-circularis* correspond au bord de la paroi interne de l'hémisphère. Un « ligament postérieur des hémisphères cérébraux » a été décrit dans cette même position, c'est-à-dire le long de l'insertion de la paroi postérieure de l'hémisphère sur la couche optique, chez les Reptiles et d'autres Vertébrés. De là une homologie toute naturelle entre les deux formations, homologie déjà affirmée par Serres et confirmée par Honegger, qui en a détaillé les raisons d'être. Honegger admet en effet pour les Oiseaux, Reptiles et Amphibiens, l'existence d'un faisceau qui va de la partie postérieure de la paroi interne de l'hémisphère à la face externe de la couche optique, placé en dehors du ganglion de l'habenula, et qui se croise avec celui du côté opposé.

L'extrémité ou corne postérieure du corps strié est simple et forme un bourrelet curviligne assez mince, qui se détache du manteau par un sillon profond.

L'extrémité ou corne antérieure au contraire se partage par un sillon en deux branches divergentes, une interne, l'autre externe, la première étant beaucoup plus incurvée que la seconde (fig. 307, *i* et *e*). De ces deux branches, l'externe représente le prolongement antérieur du stade précédent ; l'interne correspond à la fois aux prolongements moyen et postérieur du corps strié primitif, ainsi que l'atteste encore un léger sillon creusé le long de cette branche. Les deux branches interne et externe du corps strié sont séparées l'une de l'autre par une gouttière longitudinale qui, à son extrémité inférieure, vient se terminer près de la ligne médiane dans la cavité du lobe olfactif antérieur. Le pied de la branche interne a deux racines, l'une qui s'attache à la paroi du recessus optique, l'autre qui s'enfonce dans le recessus olfactif, c'est-à-dire dans la fosse du lobe olfactif postérieur (voir fig. 305).

Le corps strié a, dès cette époque, la figure piriforme qu'on lui connaît à l'état adulte. Il présente une extrémité postérieure ou *queue*, effilée et recourbée en bas, en avant et en dehors. Sa *tête*, d'autre part, très rapprochée de la ligne médiane, descend jusqu'au lobe olfactif postérieur (espace perforé antérieur), où elle forme une légère saillie dite *colliculus du noyau caudé* (apparente au dehors sur les moules de His).

La description de Marchand diffère sur quelques points de celle de His et la complète sur d'autres, parce qu'elle porte sur des embryons humains plus âgés. Chez un embryon de trois mois, on voit, sur la coupe médiane du cerveau, juste en arrière de la lame terminale, déjà modifiée à cette époque, un bourrelet vertical, qui n'est autre que le pédicule du corps strié (fig. 308, *pst*). En avant, ce pédicule est séparé de la paroi interne de l'hémisphère par une incisure, qui n'est autre, d'après Marchand, que le recessus olfactif s'ouvrant à la limite du troisième ventricule et du ventricule latéral. En arrière, il est séparé de même de la couche optique (*th*) par une fente, qui descend jusqu'au recessus optique (*ro*), et qui forme l'entrée du sillon opto-strié ou corné, encore profond à cette époque. Le pédicule du corps strié forme donc, chez des embryons de cet âge et chez des embryons plus âgés (fig. 308 et 309), la lèvre postérieure du trou de Monro (*tm*) (1).

Chez un embryon du quatrième mois, le pédicule du corps strié devenait déjà moins visible sur la coupe médiane du cerveau. Un peu plus tard, il n'est plus du tout possible de l'apercevoir ; car le bord antérieur de la couche optique s'est rapproché davantage de la paroi antérieure du troisième ventricule, c'est-à-dire de la lame terminale. A ce moment, on ne trouve plus alors, le pédicule du corps strié s'étant pour ainsi dire retiré de la région du trou de Monro, qu'une fente verticale représentant ce trou, située entre la lame terminale et la couche optique.

Tout ce qui précède s'applique particulièrement au corps strié proprement dit (**noyau caudé** des auteurs français), c'est-à-dire à la *partie intra-ventriculaire* de cet organe. La *partie extra-ventriculaire* du corps strié ou **noyau lenticulaire** se forme aux

(1) Marchand fait observer que les figures de His ne montrent pas cette incisure, qui sépare le pédicule du corps strié de la paroi de l'hémisphère, que même His ne fait pas participer le pédicule en question à la limitation du trou de Monro, puisqu'il ne représente que ce trou entre la lame terminale et la couche optique.

dépens de la portion inféro-externe de l'éminence ganglionnaire primitive, de celle qui correspond exactement à l'insula et à la fosse de Sylvius, et qui demeure centrale, tandis que le noyau caudé occupe la partie périphérique de cette éminence ganglionnaire. L'*avant-mur* ou *claustrum* aurait, d'après Mihalkovics, une origine semblable (1). De là, la situation qu'occuperont ces

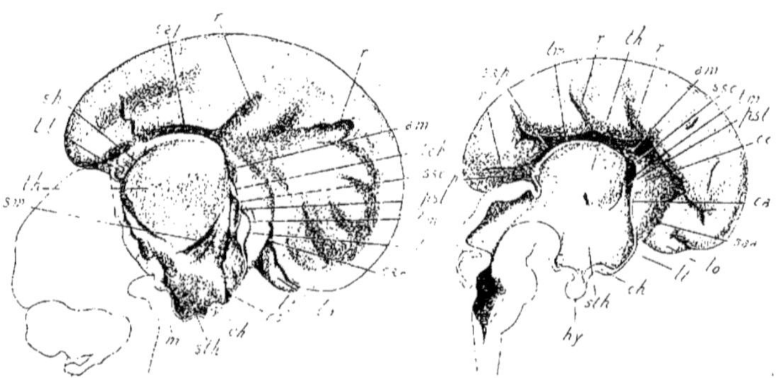

FIG. 308. — *Cerveau d'un fœtus humain du troisième mois, vu par le côté droit* (d'après MARCHAND).

th, *thalamus*. — *sth*, région sous-thalamique. — *sm*, sillon de Monro. — *tt*, *tænia thalami*. — *sh*, *sulcus habenulæ*. — *m*, corps mamillaires. — *ch*, chiasma optique. — *ro*, recessus optique. — *lt*, lame terminale. — *lt'*, épaississement de la partie supérieure de cette lame. — *tm*, trou de Monro. — *pst*, pédicule du corps strié. — *ssc*, *sulcus striæ corneæ*. — *tch*, toile choroïdienne. — *am*, arc marginal. — *sap*, sillon arqué postérieur. — *saa*, sillon arqué antérieur. — *r*,*r*, sillons radiés. — *lo*, lobe olfactif.

FIG. 309. — *Cerveau d'un fœtus humain du quatrième mois, vu par le côté droit* (d'après MARCHAND).

Mêmes lettres que dans la figure précédente. — De plus, *cc*, première ébauche du corps calleux. — *ca*, commissure antérieure. — *p*, glande pinéale. — *hy*, hypophyse.

diverses masses grises par rapport au noyau caudé dans le cerveau définitivement constitué. L'origine commune de ces noyaux gris explique que chez l'adulte ils seront tous confondus par leur partie inférieure, fusionnés aussi avec les masses grises, telles que la « substance perforée antérieure », qui se forment à la base inféro-externe du cerveau. Au reste, la genèse du noyau lenticulaire et de l'avant-mur n'a pas encore été suivie de près. Dejerine prétend que le noyau lenticulaire (spécialement le *globus pallidus*) et

(1) Pour d'autres auteurs, l'avant-mur n'est qu'une partie détachée de l'écorce cérébrale ; telle est la manière de voir adoptée par Dejerine.

le « noyau amygdalien » dérivent de la paroi interne de l'hémisphère, tandis que le noyau caudé, le *putamen* du noyau lenticulaire et l'avant-mur proviennent de la paroi externe. Il est alors obligé d'admettre une fusion secondaire entre ces deux ordres de noyaux, puis de nouveau une séparation s'effectuant grâce à la pénétration et à l'interposition des fibres du segment antérieur ou lenticulo-caudé de la capsule interne.

G. — *Examen des connexions du corps strié et de la couche optique.* — Une des questions les plus discutées du développement du cerveau est celle des connexions exactes qui relient le cerveau intermédiaire et particulièrement la couche optique au cerveau hémisphérique, et spécialement au corps strié. On sait que, chez l'adulte, la couche optique n'est plus visible sur la face externe du cerveau, soudée qu'elle est à la face interne du corps strié dans une étendue beaucoup plus considérable que celle suivant laquelle ces deux organes étaient d'abord fusionnés, que celle par conséquent du pédicule du corps strié. Pour l'expliquer, certains auteurs ont admis autrefois que, quand par suite de l'accroissement considérable des hémisphères la paroi interne vient à recouvrir la face externe du cerveau intermédiaire, cette paroi se fusionne avec la couche optique. Schwalbe a montré qu'un tel phénomène de soudure n'existait pas, et que la disposition définitive était le résultat de processus particuliers d'accroissement se passant au niveau du pédicule qui réunit le grand cerveau au cerveau intermédiaire.

L'examen des connexions précises existant entre le corps strié et la couche optique nous permet encore de trancher une question très importante et fort controversée de morphologie cérébrale. Il s'agit de savoir si réellement, ainsi qu'on en a l'impression en examinant le plancher du ventricule latéral, la couche optique fait partie de ce plancher, et comment il se fait qu'on lui trouve un tel rapport.

Les anciens auteurs ont expliqué cet état de diverses manières. Reichert prétendait que la couche optique n'est nullement en rapport par sa face supérieure avec le ventricule latéral, et que cette relation est toute artificielle ; elle est due à ce que, dans la préparation, l'insertion du plexus choroïde se trouve détachée de la strie cornée, et reportée en dedans, démasquant ainsi la couche optique sur une certaine étendue. L'explication donnée par Mihalkovics est différente : il admet que le rapport ventriculaire de la couche optique est réel et primitif, s'effectuant d'ailleurs de la façon suivante : on voit se former sur la face dorsale du ganglion cérébral un sillon longitudinal qui deviendra le sillon de la strie cornée, séparant ainsi la face dorsale du ganglion en deux régions, une externe appartenant au corps strié, une interne faisant partie de la couche optique, et représentant notamment la zone intraventriculaire de cette couche optique, étendue depuis le sillon corné jusqu'à la ligne d'attache du plexus choroïde. Cette manière de voir ne peut se soutenir ; car le sillon en question, selon Kölliker et Hochstetter, est transitoire et ne peut représenter par conséquent le sillon corné.

His, Lachi et Hochstetter ont donné l'interprétation vraie qui convient à cette disposition et qui a été adoptée par Dejerine. Entre

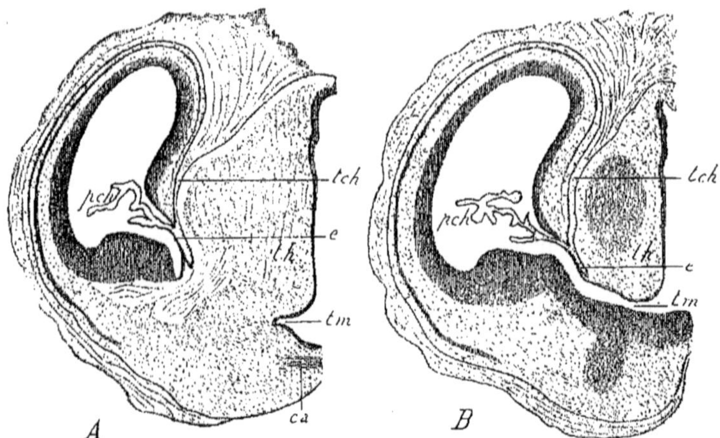

Fig. 310. — *Coupes frontales de la tête d'un embryon de Chat de 30 millim. de long* (d'après Hochstetter).

th, couche optique. — *tm*, trou de Monro. — *tch*, toile choroïdienne (*velum interpositum*). — *e*, région épendymaire de la paroi interne de l'hémisphère qui tapisse la couche optique. — *pch*. plexus choroïdes latéraux. — *ca*, commissure antérieure. L'épaississement basal de la paroi de l'hémisphère est le pédicule du corps strié. Entre ce pédicule et la zone épendymaire *e* se trouve le sillon opto-strié ou corné.

le sillon choroïdien et le pédicule du corps strié se trouve, comme le montrent les coupes transversales et verticales de la figure 310, une partie de la paroi interne de l'hémisphère sous la forme d'un feuillet mince (*e*), qui recouvre la face latérale de la couche optique (*th*), mais en demeure séparée par une lame conjonctive interposée (*velum interpositum*) qui deviendra partie constituante de la toile choroïdienne (*tch*). Le feuillet cérébral s'étend jusqu'au fond du sillon opto-strié ou corné, qui a une certaine profondeur, mais qui se comblera partiellement par l'épaississement de ce feuillet et la formation de la strie cornée et de la bandelette demi-circulaire qui en résultent. Il y a donc une zone de la couche optique, de forme semi-lunaire, comme le corps strié lui-même, qui n'est tapissée que par un feuillet nerveux peu épais, et une mince lame conjonctive destinée d'ailleurs à disparaître bientôt. Le feuillet nerveux, issu de la paroi interne de l'hémisphère, qui recouvre la couche optique, est la *lamina cornea* de Schwalbe, la *lamina affixa* de la nomenclature anatomique récente. Cette lame se soudant ensuite avec la face externe de la couche optique, et cette face externe se tournant du côté dorsal, l'état définitif est réalisé, et la couche optique paraît former en partie le plancher du ventricule latéral. Il résulte de là que la région de soudure entre couche optique et corps strié est plus étendue que primitivement, puisqu'elle intéresse non seulement le pédidule du corps strié, mais encore la bande de substance dont il vient d'être question. A la région de soudure primaire s'est donc ajoutée une zone de soudure secondaire.

§ 2. — **Région olfactive**. — A. — *Aperçu de l'évolution phylogénétique de la région olfactive.* — L'examen même superficiel du développement phylogénétique suffit à convaincre que le cerveau antérieur est essentiellement et primitivement un cerveau olfactif, de même que le cerveau moyen représente le cerveau optique. Aussi voit-on, chez les Vertébrés inférieurs, surtout chez les Sélaciens, les Gymnophyones, la partie de la vésicule cérébrale antérieure qui est plus immédiatement en rapport avec les nerfs olfactifs prendre un grand développement et même se rendre plus ou moins indépendante, en formant un *rhinencéphale* composé de deux lobes olfactifs, rhinencéphale que les auteurs, Huxley par exemple, ont mis sur le même rang que le cerveau antérieur proprement dit, formé par les deux lobes cérébraux. Wilder, qui, il est vrai, a été contredit sur ce point d'une manière formelle par

Balfour, avait même prétendu que chez les Sélaciens les lobes olfactifs précèdent ontogénétiquement les hémisphères cérébraux ; ce qui inviterait à les considérer comme plus anciens phylogénétiquement et partant comme ayant une valeur morphologique plus grande.

A mesure que l'on s'élève dans la série des Vertébrés, ou même à l'intérieur d'une classe donnée de Vertébrés, quand on passe des formes inférieures aux types plus élevés, on constate la réduction des lobes olfactifs. Cette réduction doit être regardée comme la marque d'un état plus parfait de l'encéphale pris dans son ensemble.

La réduction se réalise de deux façons : d'abord par l'amoindrissement général des lobes olfactifs, portant et sur leur longueur et sur leur diamètre; en second lieu, par leur rapprochement et même leur soudure sur la ligne médiane; en troisième lieu, par leur fusion avec le cerveau dont ils se distinguent peu. Il en résulte que ces lobes ne forment plus alors qu'un appendice minime, bilobé ou même impair, à la face inférieure du cerveau, dont ils ne dépassent pas l'extrémité antérieure, peu distincts de l'encéphale. Ainsi, d'après Osborn, dans la classe des Amphibiens, les lobes olfactifs, proéminents et distincts l'un et l'autre chez les Urodèles, sont moins saillants et sont réunis chez les Anoures; bien séparés du cerveau chez les *Ichthyophis*, ils lui sont presque complètement réunis chez les autres Amphibiens (Burckhardt). Dans la classe des Oiseaux, Turner a montré que les ordres inférieurs se rapprochent des Reptiles par leurs lobes olfactifs s'étendant au loin sous forme de deux bulbes pairs, tandis que dans les ordres supérieurs, les lobes olfactifs ressemblent à ceux des Mammifères, ou même sont confondus en un petit corps impair, en partie enfoui dans la base du cerveau.

Il ne faudrait pas du reste être trop absolu et vouloir trouver dans l'état des lobes olfactifs un critérium infaillible de la position phylogénétique du cerveau considéré. Le plus ou moins grand développement des lobes olfactifs, leur condition sessile ou pédiculée, leur indépendance réciproque, leur délimitation plus ou moins nette d'avec le cerveau, tout cela peut être facteur de circonstances secondaires, ainsi qu'en témoignent les cerveaux des Sélaciens et ceux des Reptiles, où toutes les dispositions se rencontrent, sans que cependant on soit en droit de sérier phylogénétiquement ces dispositions variées.

Les Mammifères offrent aussi un exemple manifeste de l'influence de l'adaptation sur le développement de l'appareil olfactif. Dans cette classe, en effet, la constitution morphologique fondamentale du cerveau demeurant partout la même, on voit varier d'un genre au genre voisin l'importance de cet appareil, et les variations peuvent se faire dans des limites étendues; d'où la distinction, acceptée depuis les travaux de Broca, d'animaux *microsmatiques* et *macrosmatiques*, suivant que l'appareil olfactif est faiblement ou grandement développé.

B. — *Développement des lobes olfactifs chez les Mammifères et l'Homme.* — Le développement individuel des lobes olfactifs chez les Vertébrés supérieurs nous fait assister aussi à la réduction relative de ces parties.

La région olfactive, d'abord très importante, finit par n'être plus qu'un appendice peu considérable de l'hémisphère.

Le lobe olfactif est indiqué d'abord, suivant la description donnée par His pour l'embryon humain, grâce à un prolongement antérieur de cette dépression légère de la face externe de l'hémisphère qui sera la fosse de Sylvius. Ce prolongement fait une entaille dans l'hémisphère (*fissura rhinica* de Turner), et cette entaille délimite en dessus un segment de l'hémisphère qui deviendra le **lobe olfactif**, le **rhinencéphale**. L'extrémité postérieure de ce segment olfactif est située juste au-devant de la racine de la vésicule oculaire, dont elle est séparée par une large gouttière, qui peut être considérée comme un prolongement inférieur de la fosse sylvienne. La paroi interne du lobe olfactif, tournée vers la ligne médiane, est déprimée par la partie initiale d'un sillon que nous décrirons plus tard sous le nom de « sillon arqué » (spécialement « sillon arqué antérieur »). Ce sillon divise le lobe olfactif en deux moitiés, l'une antérieure, l'autre postérieure. La première, que His appelle *partie bulbaire du lobe olfactif* ou *lobe olfactif antérieur*, est le *lobe olfactif proprement dit* des auteurs; elle fournira le **bulbe**, le **tractus** et le **trigone olfactifs** (fig. 302, *loa*). La seconde, appelée par His *lobe olfactif postérieur*, deviendra la **substance perforée antérieure** de l'anatomie descriptive (fig. 302, *lop*). A la limite de ces deux lobes, c'est-à-dire à l'extrémité inférieure du sillon arqué antérieur, vient s'épanouir le nerf olfactif. Le sillon arqué, en s'accentuant toujours davantage, forme dans la cavité ventriculaire un bourrelet de plus en plus saillant (voy. fig. 262, *sa*, entre *lop* et *bo*). Ce bourrelet rétrécit la région de la cavité ventriculaire qui sert de communication entre le lobe olfactif antérieur et le lobe olfactif postérieur et la transforme en un détroit, resserré encore du côté opposé au bourrelet déterminé par le sillon arqué, c'est-à-dire du côté externe, par la présence du corps strié. C'est à l'extrémité antéro-externe de ce détroit que débouche plus spécialement la cavité du lobe olfactif antérieur, c'est-à-dire la cavité du bulbe olfactif.

Si, chez un embryon humain de 4 ou 5 mois, on examine la base du cerveau, on voit dans la région olfactive les deux lobes olfactifs antérieur et postérieur, séparés par un sillon, la *fissure* ou *incisure primaire* (*incisura seu fissura prima* de His), qui n'est autre que la partie initiale du sillon arqué antérieur. Cette fissure se compose de deux parties : l'une est transversale (*fissura prima* proprement dite) ; l'autre, oblique en avant vers la ligne médiane, remonte sur la face interne du cerveau où on la perd de vue (*sulcus parolfactorius posterior* de la nomenclature anatomique).

Le lobe olfactif antérieur a déjà la forme de l'organe qu'il servira surtout à constituer ; il se présente en effet comme un appendice bulbeux du cerveau, le bulbe olfactif, coudé sur lui-même de telle sorte que son extrémité libre est tournée en arrière. Libre, cette extrémité ne l'est en réalité pas ; car elle est enchâssée (fig. 311) dans une sorte de cupule que lui forme le ganglion du nerf olfactif, et qui constituera la couche externe du bulbe définitif, ou *glomérulaire* (*pero* des auteurs) (*pg*). La partie proximale, adhérente au cerveau, de ce lobe olfactif antérieur, est opposée sous le nom de *pied* (*pes* des auteurs) à la précédente portion (*pc*). Elle formera la partie centrale, ou *cérébrale* du bulbe, ainsi qu'un pédicule de ce bulbe, appelé *tractus olfactif* ou *bandelette olfactive*. Le pied (bulbe et tractus) est d'abord creux, chez l'embryon de Mammifère, comme il l'est définitivement chez nombre de Poissons ; puis il devient le plus habituellement plein, sauf chez quelques animaux

(Cheval, Chien) où il conserve sa cavité. La base d'insertion du pédicule formera le *trigone olfactif*, avec le *carrefour olfactif* ou *champ de Broca* (*area parolfactoria* de la nomenclature anatomique) et la *racine olfactive interne*. Ce carrefour est délimité en dehors par le tractus olfactif, en arrière et en dehors par la fissure primaire, en avant et en dehors par une autre gouttière que His a nommée *fissura serotina* et qui est le *sulcus parolfactorius posterior* de la nomenclature anatomique.

Le lobe olfactif postérieur se présente sous l'aspect d'une large plaque nerveuse de forme quadrangulaire (*espace quadrilatère* de Foville et de Broca), déjà à cette époque criblée de petits orifices vasculaires (*espace* ou *substance perforée antérieure*). Vers le côté interne, cet espace est parcouru en diagonale par un bourrelet lisse, qui s'efface plus ou moins en s'élargissant en arrière, qui devient au contraire plus saillant et plus mince en avant, et gagne la face interne de l'hémisphère où il disparaît à la vue. C'est là la formation dite *pédoncule du corps calleux*, avec laquelle coïncident essentiellement celles appelées tour à tour *pédoncule du septum lucidum*, *bandelette diagonale* (Broca), *faisceau olfactif de la corne d'Ammon*, *gyrus subcallosus* (Zuckerkandl) (1). Du côté externe, l'espace perforé antérieur est limité chez l'embryon humain de 3 ou 4 mois par une bandelette, au moyen de laquelle le lobe olfactif antérieur est relié au lobe temporal du cerveau ; c'est le « bord falciforme du lobe limbique » (Broca), le *limen insulæ* (Schwalbe) ; le long de cette bandelette, se développera la *racine*

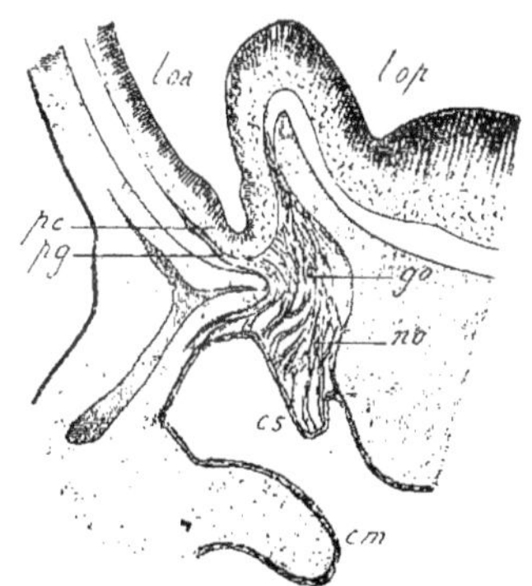

FIG. 311. — *Coupe sagittale de la région olfactive d'un embryon de la huitième semaine* (d'après HIS).

loa, lobe olfactif antérieur. — *lop*, lobe olfactif postérieur. — *pc*, partie cérébrale du bulbe olfactif et ractus olfactif (*pes*). — *go*, ganglion olfactif. — *no*, nerf olfactif. — *pg*, partie glomérulaire du bulbe olfactif (*pero*). — *cs*, cornet supérieur. — *cm*, cornet moyen.

(1) Voir HIS : Die anatomische Nomenclatur. *Archiv für Anat. und Phys. Anat. Abth., Suppl. Bd.*, 1895, pour la valeur exacte de ces diverses dénominations.

olfactive externe, si apparente chez un grand nombre de Mammifères. Du lobe olfactif antérieur dérivent donc le bulbe, le tractus ou bandelette et le trigone olfactifs avec le champ de Broca et ses dépendances. Du lobe olfactif postérieur proviennent l'espace quadrilatère perforé antérieur, et le pédoncule du corps calleux ou bandelette diagonale. Le ganglion olfactif, en s'appliquant à la face inférieure du bulbe, lui forme une sorte d'écorce, de laquelle dériveront les couches externes du bulbe olfactif définitif, savoir la couche des fibres nerveuses et celle des glomérules olfactifs, le reste de la substance du bulbe étant d'origine cérébrale et provenant du lobe olfactif antérieur.

III. — Pallium. Écorce cérébrale

§ 1. — **Considérations générales sur sa signification et son évolution phylogénétique.** — L'évolution du **manteau** ou **pallium** dans la série des Vertébrés nous est déjà connue dans ses traits fondamentaux. Nous savons que rudimentaire et épendymateux chez nombre de Poissons, il prend dans la majorité des Vertébrés un développement prépondérant, en même temps qu'une structure plus compliquée, et devient ainsi l'**écorce cérébrale.**

1° Une première question se présente à nous : celle de savoir à quel endroit de la série phylogénétique se fait la transformation du manteau en écorce. Comme nous l'avons admis antérieurement d'après Edinger, et comme on le reconnaît aussi communément, une écorce cérébrale méritant véritablement ce nom, caractérisée à cet effet par des groupes de cellules ganglionnaires disséminées çà et là ou mieux distribuées en couches distinctes, une telle écorce se montre nettement pour la première fois chez les Reptiles. Est-ce à dire cependant qu'on n'en trouve aucune indication dans les classes inférieures de la série? Plusieurs auteurs pensent qu'elle y est déjà indiquée.

Chez les Amphibiens Urodèles (*Spelerpes ruber*, en particulier), Nakagawa admet, contrairement à Osborn et Edinger, qu'il existe une écorce du pallium, représentée sur la face interne de l'hémisphère par quelques îlots cellulaires. Oyarzun, Burckhardt, R. y Cajal accordent de même aux Urodèles une écorce cérébrale rudimentaire. Elle ne manque pas non plus aux Dipnoï (Fulliquet, Burckhardt). La première indication d'une écorce se trouverait chez les Sélaciens, d'après Rohon et Burckhardt, où l'on voit les cellules nerveuses s'amasser en une couche externe plus compacte. Studnicka, chez les Cyclostomes mêmes, veut trouver dans cette partie de l'hémisphère qu'il compare au pallium (selon la manière de voir qui lui est propre) une indication de l'arrangement cellulaire caractéristique de l'écorce.

En somme, la science n'est pas fixée sur ce premier point de l'histoire phylogénétique du pallium, c'est-à-dire sur le développement histologique et l'époque d'apparition de l'écorce cérébrale.

2° Un deuxième point de phylogénèse n'est pas encore tranché non plus. Il s'agit de savoir si toutes les parties dont se compose le pallium des types supérieurs sont représentées, sous une forme réduite et incomplètement distinctes les unes des autres dans le manteau des formes inférieures, ou si au contraire la totalité de ce manteau ne correspond qu'à une région limitée de l'écorce des Vertébrés supérieurs, et dans ce second cas il faut dire quelle est cette région.

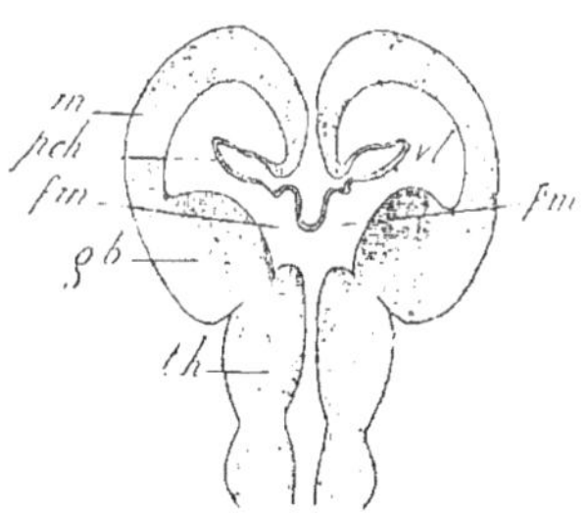

Fig. 312. — *Coupe diagrammatique horizontale du cerveau antérieur chez l'embryon des Vertébrés supérieurs.*

m, manteau ou *pallium* (écorce cérébrale). — *gb*, ganglion basal (corps strié de l'anatomie descriptive). — *p*, plexus choroïdes latéraux. — *fm*, *fm*, trous de Monro. — *vl*, ventricule latéral. — *th*, *thalamus*.

La première manière de voir est l'opinion classique. On a cherché de tous temps à retrouver dans le cerveau des Ichthyopsidés les rudiments des régions cérébrales des Vertébrés plus élevés. Certains auteurs ont prétendu, en suivant la série phylogénétique de bas en haut, assister à l'apparition successive des divers lobes des hémisphères cérébraux. Edinger, par exemple, voit le lobe occipital pour la première fois chez les Amphibiens. Osborn et Burckhardt trouvent chez eux un lobe temporal, etc. Mais la partie du cerveau des Vertébrés supérieurs que l'on a retrouvée le plus aisément et de la façon la plus constante dans celui des groupes inférieurs, c'est le lobe de l'hippocampe, qui ne paraît jamais faire défaut, sous quelque forme et dans quelque situation qu'il se présente.

D'après la seconde manière de voir, le manteau des Vertébrés inférieurs est homologue dans sa totalité ou dans sa majeure partie à l'une seulement des régions de l'écorce des Mammifères, particulièrement à la région olfactive (lobe de l'hippocampe) avec ses diverses dépendances. Ainsi Brill a considéré l'écorce tout entière des Reptiles comme n'étant qu'une écorce olfactive ou ammonique. La comparaison de la plus grande partie du pallium des Amphibiens et du Protoptère avec le corps godronné et le lobe limbique des Mammifères paraît autorisée à Strasser. Studnicka compare l'écorce des Cyclostomes tout entière à l'écorce ammonique des autres animaux, et par conséquent en fait un centre olfactif.

Cette manière de voir aboutit nécessairement à faire primitivement du grand cerveau un cerveau olfactif : résultat qui a été accepté par certains auteurs (Burckhardt, par ex.) au point de vue physiologique, devant lequel des morphologistes mêmes n'ont pas reculé, et que nous avons admis plus haut (p. 659).

3° En troisième lieu, se pose le problème phylogénétique suivant. Le manteau mince et épendymateux des Poissons osseux et autres, et les régions amincies et épendymaires du pallium des Vertébrés supérieurs (plexus choroïdes, par exemple), bref toutes les parties épendymateuses doivent-elles être considérées comme un état primitif ou tout au contraire comme le résultat d'une réduction secondaire?

La première opinion est généralement admise, de telle sorte que le pallium épithélial des Téléostéens, Ganoïdes, etc., sert de point de départ pour l'évolution phylogénétique (Rabl-Rückhard); on cherche donc un intermédiaire entre ce pallium épendymaire des Téléostéens et le manteau des Amphibiens, intermédiaire que Fulliquet, par exemple, trouve dans la voûte cérébrale des Dipnoï. Pour Burckhardt, la membrane épendymaire est aussi la forme primitive sous laquelle se présente la paroi, dans le cerveau d'un Vertébré donné. C'est la zone médiane du cerveau, c'est-à-dire celle qui est intéressée par une coupe sagittale et médiane du cerveau, qui offre cet état primitif de la paroi hémisphérique, tandis que les zones latérales offrent souvent un état plus compliqué et sont des formations secondaires; « dans les zones médianes réside l'élément fixe, dans les zones latérales l'élément progressif; celles-là nous donneront le plan, celles-ci ses modifications ». Telle est la plaque du plancher à la base du cerveau, la plaque pariétale sur la voûte et particulièrement la lame supraneuroporique, constante et toujours identique à elle-même dans la série animale (1).

Pour d'autres auteurs au contraire, l'état rudimentaire du pallium est le fruit d'une régression, comme l'admettent, par exemple, Goronowitsch pour les Téléostéens, Waldschmidt pour le Polyptère.

D'ailleurs, on n'a jamais montré objectivement, à notre connaissance, comment la membrane épendymaire à une seule assise de cellules pouvait être le point de départ d'une paroi plus épaisse et plus compliquée et représenter ainsi un état primitif, ni comment elle se transformait en cette paroi. Il est vrai qu'on n'a pas fait voir davantage comment la paroi cérébrale se réduisait et s'atrophiait pour devenir membrane épendymaire.

§ 2. — **Premiers développements du manteau chez l'Homme et les autres Mammifères**. — Chez tous les Vertébrés supérieurs, le manteau des hémisphères se développe surtout en haut et en arrière, contrairement aux Amphibiens chez lesquels il s'accroît surtout en avant, et aux Dipnoï où il proémine surtout du côté ventral. Nous avons déjà dû indiquer les grandes lignes du développement des hémisphères, qu'il ne sera pas inutile cependant de retracer ici, vu leur importance. L'hémisphère s'incurve autour de son ganglion basal comme centre, si bien que son extrémité postérieure est à présent dirigée en bas (fig. 313). La région qui occupe le sommet de la courbe décrite par l'hémisphère est le **lobe pariétal** futur (*lp*) ; la partie antérieure sera le **lobe frontal** (*lf*) ; la partie postéro-inférieure deviendra le lobe **lobe temporal** (*lt*) ; il s'y ajoutera un **lobe occipital** dirigé directement en arrière (*lo*). Toutes ces parties se développeront de plus en plus et s'étendront la première en haut, la seconde en

(1) Cependant Burckhardt dit ailleurs que le cerveau à parois également épaisses est le cerveau primitif « aux dépens duquel se sont différenciés d'une part une substance médullaire fortement épaissie, d'autre part de l'épendyme » ; l'épendyme n'aurait donc pas un caractère primitif.

avant, la troisième en bas et sur les côtés, la quatrième en arrière. Le centre de l'hémisphère par contre, c'est-à-dire la partie insérée sur le cerveau intermédiaire et continue avec le ganglion basal, demeurera relativement stationnaire dans ce développement; d'où résulte que, débordée par les autres régions, cette partie présentera une dépression verticale, circonscrite de tous les côtés par le reste du manteau. Cette dépression est la **fosse de Sylvius**; le fond de la dépression s'appelle le **lobe central** ou **insula de Reil** (*fs*, *lc*); tout le reste du manteau qui entoure cette fosse peut être désigné du nom de *lobe annulaire* par opposition au lobe central.

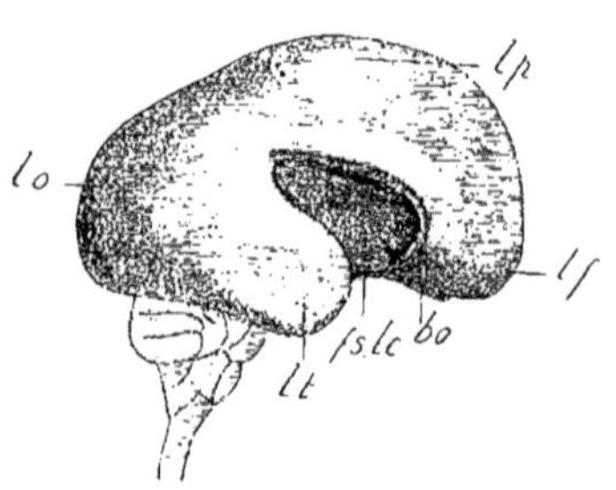

FIG. 313. — *Cerveau d'un fœtus humain de six mois*, (d'après KŒLLIKER).

fs, *lc*, fosse de Sylvius, dont le fond est formé par le lobe central ou insula de Reil. — *lf*, *lp*, *lo*, *lt*, lobes frontal, pariétal, occipital et temporal formant ensemble le grand lobe annulaire de l'hémisphère. — *bo*, bulbe olfactif.

Telles sont les modifications offertes par la face externe et supérieure du manteau (convexité de l'hémisphère). A mesure que les hémisphères grandissent, ils se séparent plus complètement l'un de l'autre et aussi du cerveau intermédiaire. Cette séparation procède de haut en bas et d'avant en arrière, commençant naturellement là où les hémisphères sont le plus développés. De la sorte, ces hémisphères acquièrent, outre la face convexe (supéro-externe) (fig. 314, *hc*), une face interne ou plane, qui se sépare de la précédente par un rebord tranchant, l' « arête du manteau » (*am*). Dans la plus grande partie de son étendue, la face interne d'un côté regarde celle de l'hémisphère du côté opposé; puis la partie postérieure de cette face se dévie un peu en dehors, formant un angle obtus avec la portion cérébrale, et se trouve contiguë à la vésicule cérébrale intermédiaire (fig. 314). Les faces internes des deux hémisphères sont séparées en avant par un sillon profond, la scissure interhémisphérique (fig. 315, *sh*), qui s'atténue peu à peu antérieurement, tandis qu'elle se prolonge en arrière en se bifurquant en deux branches; celles-ci sont les sillons qui séparent chaque hémisphère du cerveau intermédiaire et dont le fond forme la limite dorsale du trou de Monro (fig. 314). Dans la scissure interhémisphérique s'engage un prolongement falciforme du tissu conjonctif et vasculaire où le cerveau est plongé; c'est la « faux du cerveau ». De même que la scissure interhémisphérique qu'elle comble, la faux du cerveau se continue sur les côtés et au-dessus du cerveau intermédiaire ; son prolongement, qui double supé-

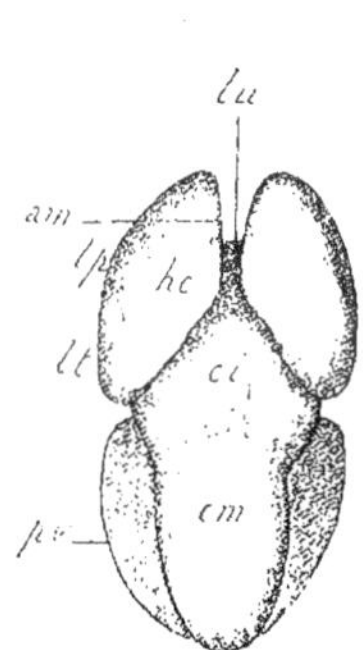

Fig. 314. — *Cerveau d'un embryon humain de sept semaines, vu d'en haut* (d'après Mihalkovics).

hc, face convexe ou externe des hémisphères cérébraux. — *am*, arête du manteau. — *lp*, lobe pariétal. — *lt*, lobe temporal. — *lu*, lame unissante des hémisphères (lame terminale). — *ci*, cerveau intermédiaire. — *cm*, cerveau moyen. — *pv*, pont de Varole.

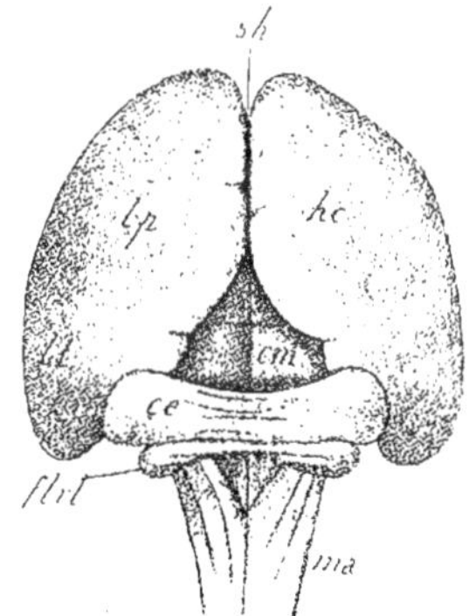

Fig. 315. — *Cerveau d'un embryon humain âgé de presque trois mois, vu d'arrière et d'en haut* (d'après Mihalkovics).

Mêmes lettres que dans la figure précédente : de plus : *sh*, scissure interhémisphérique. — *ce*, cervelet. — *flrl*, flocons et paroi des recessus latéraux. — *ma*, moelle allongée.

rieurement le toit épithélial du troisième ventricule, n'est autre que la toile choroïdienne.

La face interne de l'hémisphère, comme le manteau tout entier, est incurvée autour du cerveau intermédiaire et du trou de Monro. Celui-ci est limité en arrière par le pédicule du corps strié, au moyen duquel ce corps se rattache au cerveau intermédiaire. En avant, en haut et en dessous, il est borné par la zone qui réunit le manteau des hémisphères entre eux et au cerveau intermédiaire. Cette zone forme, dans la face interne du pallium, la « zone limite » ou *limbus medialis* de His, c'est-à-dire qu'elle contient le bord même de l'hémisphère, continu avec le cerveau intermédiaire. Ce limbe médian a une forme générale curviligne. Une inflexion assez brusque de la courbe décrite par le limbe médian permet d'y distinguer deux parties : une antéro-inférieure, qui unit entre eux les deux hémisphères au-devant de la lame terminale ; l'autre

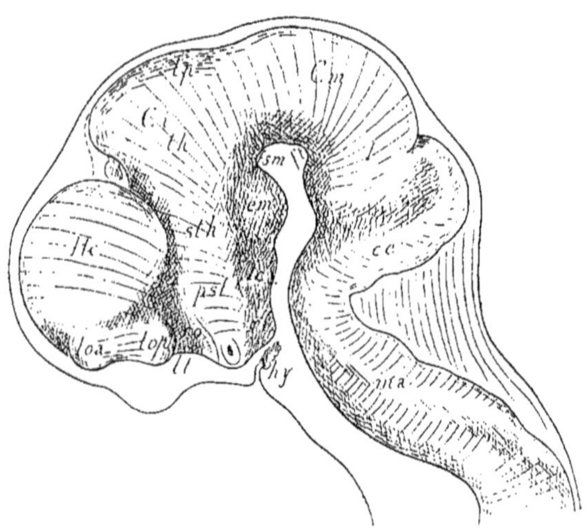

FIG. 316. — *Vue latérale du cerveau d'un embryon humain de 4 semaines et demie* (reconstruction de coupes), d'après HIS.

hc, hémisphère cérébral. — *loa*, *lop*, lobes olfactifs antérieurs et postérieurs. — *lt*, lame terminale. — *Ci*, cerveau intermédiaire. — *lp*, lobe pinéal. — *th*, *thalamus*. — *sth*, région sous-thalamique. — *pst*, pédicule du corps strié. — *ro*, *recessus opticus*. — *ri*, *recessus infundibuli*. — *tc*, *tuber cinereum*. — *hy*, hypophyse. — *em*, éminence mamillaire. — *Cm*, cerveau moyen. — *I*, isthme. — *ce*, cervelet. — *ma*, moelle allongée. — *fsm*, fosse supramamillaire. — *ft*, fosse de Tarin ou interpédonculaire.

Sur la voûte cérébrale, dans l'encoche qui sépare le cerveau antérieur du cerveau intermédiaire, on voit le bourgeon de la paraphyse ou épiphyse antérieure de His.

postéro-supérieure par laquelle chacun des hémisphères se rattache au cerveau intermédiaire.

Parallèlement et concentriquement au limbe de l'hémisphère vont se produire des plissements de la paroi cérébrale interne qui sont de la plus haute importance. En effet, entre le limbe médian et le bord supérieur de la face interne du manteau (arête du manteau), apparaissent deux replis parallèles entre eux et aussi au limbe médian et à l'arête du manteau. Ces replis doivent être examinés : d'abord sur des vues de la face extérieure de la paroi interne, puis par la face ventriculaire de cette même paroi, enfin sur des coupes.

La vue de la face extérieure de la paroi médiane du manteau offre les détails suivants. Entre le limbe et l'arête du manteau, la face interne est parcourue par une rainure large et profonde qui remonte verticalement jusqu'à peu de distance de l'arête (fig. 317

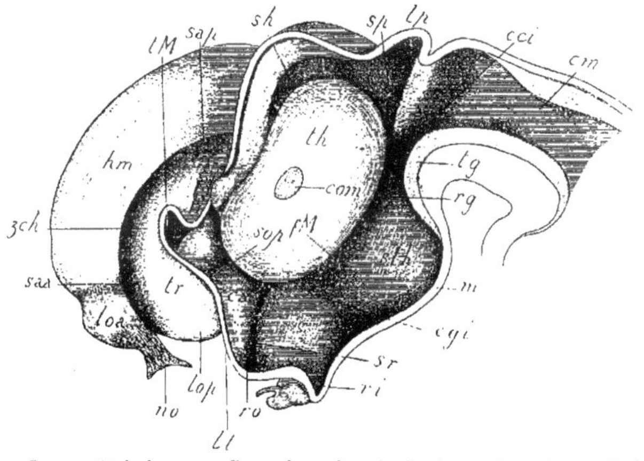

FIG. 317. — *Coupe sagittale du cerveau d'un embryon humain d'environ sept semaines et demie* (d'après HIS).

th, couche optique (*thalamus, tuber thalamicum*). — *com*, commissure molle ou grise. — *sth*, région sous-thalamique (*pars subthalamica*). — *fM*, fente ou sillon de Mouro. — *sr*, sillon radiculaire. — *sop*, sillon opto-strié. — *sh*, *sulcus habenulæ*. — *sp*, *sulcus pinealis transversus*. — *lp*, lobe pinéal (ébauche de la glande pinéale). — *rg*, *recessus geniculi*. — *cci*, canal cervical du cerveau intermédiaire. — *cgi*, région du futur corps genouillé interne. — *tg*, *tegmentum* ou calotte. — *cm*, cerveau moyen. — *m*, éminence mamillaire. — *ri*, *recessus infundibuli*. — *ro*, recessus optique. — *lt*, lame terminale. — *tr*, aire trapézoïde. — *zch*, zone choroïdienne. — *tM*, trou de Monro. — *loa*, *lop*, lobes olfactifs antérieur et postérieur. — *no*, nerf olfactif. — *hm*, hémisphère. — *saa*, *sap*, sillons arqués antérieur et postérieur. — *cs*, corps strié.

et 312). A son origine inférieure, cette rainure sépare deux proéminences de la base du cerveau, dans lesquelles nous reconnaissons les lobes olfactifs antérieur et postérieur (*loa*, *lop*) ; elle n'est autre par conséquent à ce niveau que l'*incisura prima*. Le prolongement de la scissure primaire vers le haut est appelé *sillon arqué antérieur* (*saa*). Entre la partie inférieure du sillon arqué et l'incisure primaire d'une part, et d'autre part la portion du limbe médian qui s'attache à la lame terminale, se trouve une aire de forme irrégulièrement quadrilatère; c'est l'*area trapezoides* de His (*tr*); d'après sa situation, on voit que l'aire trapézoïde se continue sur la base de l'hémisphère par le lobe olfactif postérieur. Entre la partie supérieure du sillon arqué d'une part, et la portion du limbe médian d'autre part qui se réunit au cerveau intermédiaire, se trouve une zone arciforme de la paroi interne du manteau, enroulée comme le limbe médian lui-même autour du bord du cerveau intermédiaire; elle est connue depuis Schmidt sous le nom d'*arc marginal*. His donne à la partie antérieure de l'arc marginal le nom de *zone choroïdienne* (*area chorioidea*) (*zch*), parce que c'est à son niveau que va se produire tout d'abord le sillon choroïdien ou *fissura chorioidea*. On voit, en effet, le long d'une ligne très rapprochée du limbe médian et parallèle à ce limbe, la paroi cérébrale s'enfoncer en une gouttière étroite et profonde, dans laquelle pénètreront plus tard le tissu conjonctif et les vaisseaux qui, coiffés du manteau très aminci à cet endroit, formeront avec lui les **plexus choroïdes des ventricules latéraux**. L'arc marginal n'est d'abord limité par en haut que dans sa portion toute antérieure, là où règne encore le sillon arqué antérieur. Bientôt, dans sa portion postérieure aussi, un nouveau sillon indépendant du premier (His, Marchand, Martin) vient former sa limite supérieure: c'est le *sillon arqué postérieur* (*sap*, fig. 317), connu aussi sous les noms de *sillon d'Ammon* et *sillon de l'Hippocampe*, qui s'étend peu à peu sur toute la longueur de la paroi interne de l'hémisphère, depuis le trou de Monro jusqu'à l'extrémité postéro-inférieure.

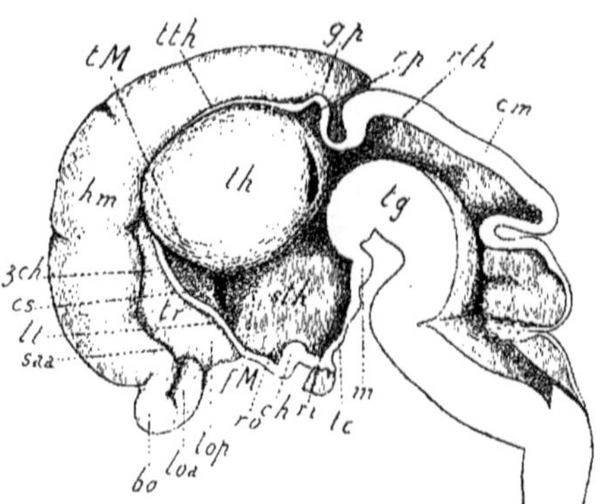

FIG. 318. — *Coupe sagittale du cerveau d'un embryon humain d'à peu près deux mois et demi* (d'après His).

Mêmes lettres que pour la fig. 293. De plus : *rth*, *pars retrothalamica*, résultant de la réduction des recessus genouillé, sillon pinéal transverse et canal cervical. — *tth*, *tænia thalami*. — *gp*, glande pinéale. — *rp*, recessus pinéal. — *bo*, bulbe olfactif. — *ch*, chiasma optique. — *tc*, *tuber cinereum*.

La paroi interne du manteau, observée maintenant par sa face ventriculaire, nous permet de retrouver ces différents accidents de surface ; mais les creux se présentent ici en relief et inversement. Vis-à-vis de chaque sillon de la face extérieure, nous trouverons donc un repli ou bourrelet sur la face ventriculaire.

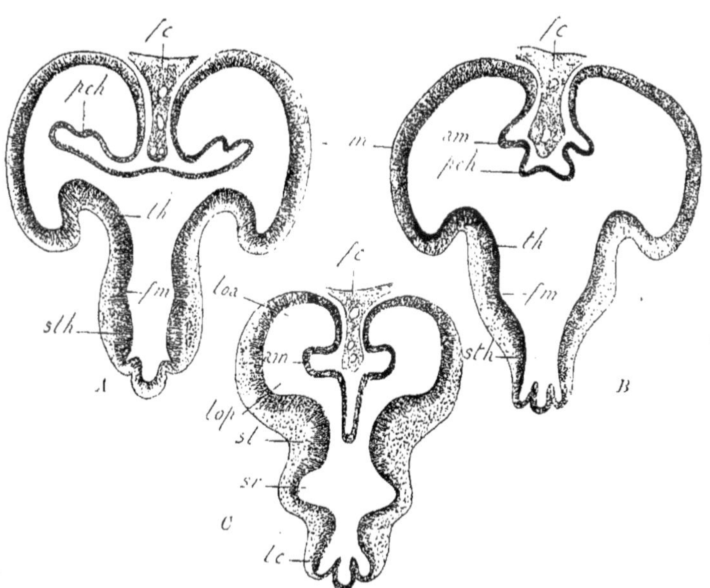

FIG. 319. — *Coupes vertico-transversales du cerveau antérieur d'un embryon humain de 4 semaines et demie* (d'après HIS).

Ces coupes sont pratiquées à des niveaux différents. La coupe A est la plus élevée, et intéresse le pli choroïdien là où il est le plus étendu. — La coupe B passe par un plan inférieur et antérieur à celui de la coupe précédente. — La coupe C est la plus antérieure et inférieure, puisqu'elle intéresse les lobes olfactifs et les corps striés.

fc, faux du cerveau. — *pch*, pli et sillon choroïdiens et plexus choroïde latéral. — *m*, manteau de l'hémisphère. — *th*, couche optique. — *fm*, sillon ou fente de Monro. — *sth*, partie sous-thalamique. — *am*, pli arqué ou d'Ammon. — *loa*, *lop*, lobes olfactifs antérieur et postérieur. — *st*, corps striés. — *sr*, sillon radiculaire du recessus optique. — *tc*, *tuber cinereum*.

C'est ainsi que le sillon arqué postérieur se traduit dans le ventricule par un repli de forme demi-cylindrique, à direction curviligne, le *pli arqué* ou *pli d'Ammon*, ébauche de la formation appelée *corne d'Ammon* ou *pied de l'hippocampe*. Au-dessous de celui-là, se trouve un autre bourrelet qui devient très saillant et très irrégulier ; c'est le *pli choroïdien latéral*, qui correspond au sillon choroïdien et qui contient l'ébauche des plexus choroïdes latéraux.

Des coupes soit horizontales, soit vertico-transversales (fig. 319 et 320), achèveront de nous rendre compte des dispositions de la paroi interne du manteau. En suivant cette paroi soit d'avant en arrière s'il s'agit de coupes menées horizontalement, soit de la face dorsale à la face ventrale dans le cas de sections transversales et verticales, on reconnaît successivement le pli arqué et le sillon arqué correspondant (*am*), le sillon et le pli choroïdiens (*pch*).

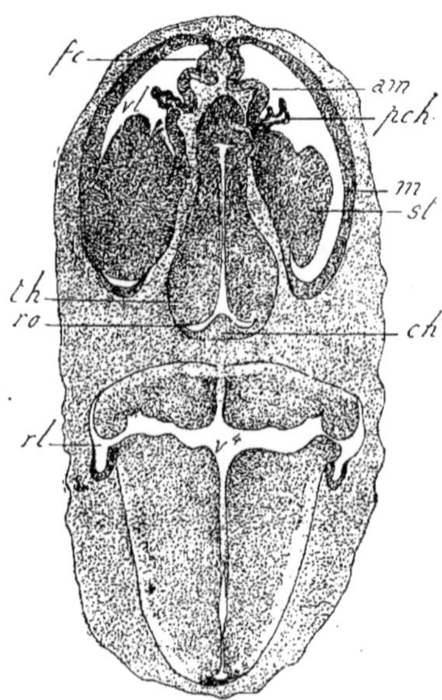

FIG. 320.— *Coupe horizontale du cerveau d'un embryon de Lapin de 14 jours et demi.*

m, manteau, future écorce cérébrale. — *fc*, faux du cerveau remplissant la scissure interhémisphérique. — *am*, pli arqué ou d'Ammon. — *pch*, pli et sillon choroïdiens déjà fortement proéminents dans le ventricule lateral *vl*, et formant le plexus choroïde.— *st*, corps strié bilobé. — *th*, couche optique. — *ro*, recessus optique. — *ch*, chiasma optique. — v^4, quatrième ventricule. — *rl*, recessus latéral du quatrième ventricule.

Le pli arqué a naturellement deux feuillets : l'un antéro-supérieur, l'autre postéro-inférieur. Ce dernier est compris déjà dans le territoire de l'arc marginal qui, nous l'avons vu, est limité en avant et en haut par le sillon arqué, et qui d'autre part s'étend jusqu'au limbe médian de l'hémisphère. L'arc marginal ainsi compris renfermerait la zone choroïdienne avec le sillon et le pli choroïdiens. C'est ainsi que nous avons défini plus haut l'arc marginal ; mais il faut savoir qu'habituellement on assigne à l'arc marginal des limites plus restreintes, désignant sous ce nom seulement le feuillet postéro-inférieur du pli arqué, c'est-à-dire la bande de paroi nerveuse qui s'étend entre le fond du sillon d'Ammon et la lèvre antéro-supérieure du sillon choroïdien.

Le pli choroïdien présente, lui aussi, deux feuillets formés par une paroi épendymateuse très mince, qui se réduit finalement à une simple couche de cellules épithéliales plates. Le pli contient un prolongement latéral, pie-mérien, de la faux du cerveau, vasculo-conjonctif par conséquent, qui d'autre part se continue sur toute la longueur de la fente choroïdienne, au-dessus de la voûte du troisième ventricule, avec la membrane conjonctive et vasculaire qui recouvre cette dernière et forme avec elle la toile choroïdienne et les plexus choroïdes médians. Par suite de la vascula-

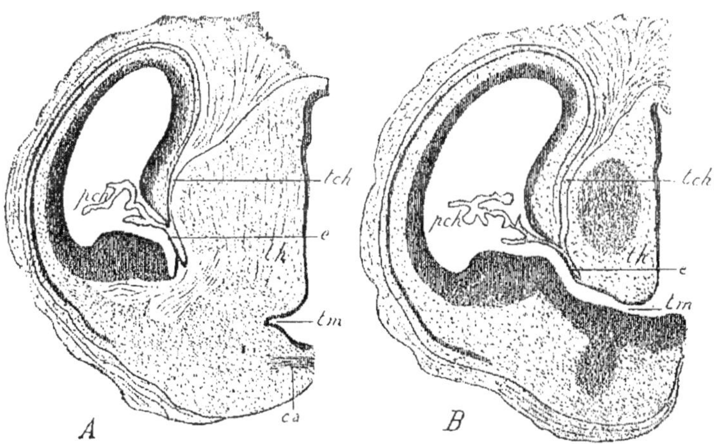

FIG. 310. — *Coupes frontales de la tête d'un embryon de Chat de 30 millim. de long* (d'après HOCHSTETTER).

th, couche optique. — *tm*, trou de Monro. — *tch*, toile choroïdienne (*velum interpositum*). — *e*, région épendymaire de la paroi interne de l'hémisphère qui tapisse la couche optique. — *pch*. plexus choroïdes latéraux. — *ca*, commissure antérieure. L'épaississement basal de la paroi de l'hémisphère est le pédicule du corps strié. Entre ce pédicule et la zone épendymaire *e* se trouve le sillon opto-strié ou corné.

risation de plus en plus abondante du tissu conjonctif pie-mérien qui remplit le bourrelet choroïdien, ce bourrelet devient de plus en plus considérable ; il pénètre très avant dans l'intérieur du ventricule latéral, toujours recouvert par l'épendyme, et comble presque totalement la cavité ventriculaire en formant le plexus choroïde latéral.

Nous n'en avons pas fini avec la paroi interne du manteau, et cette paroi interne du manteau ne se termine pas avec la lèvre postéro-inférieure du pli choroïdien; ce n'est pas elle en effet qui marque le limbe médian de l'hémisphère. Entre elle et ce limbe règne encore une zone de la paroi interne du manteau, dont il a été déjà question plus haut, et dont la figure nous atteste l'existence. Le limbe de l'hémisphère en effet, c'est-à-dire le bord par lequel il se continue avec le cerveau intermédiaire, est au niveau du sillon opto-strié ou sillon de la strie cornée. Entre ce sillon et la zone choroïdienne, la paroi interne du manteau est une lame très mince, étendue verticalement 'abordd puis horizontalement, par-dessus la couche optique (fig. 321, *e*). Elle se soude ultérieurement, ainsi que nous l'avons exposé, avec la face externe du thalamus, entre temps devenue face supérieure ; c'est la *lamina affixa*. Pour se continuer avec le reste de la paroi interne, verticalement dirigé, cette lame, qui est d'abord horizontale, se réfléchit à angle droit ou même aigu.

Or si maintenant on jette un coup d'œil sur la constitution de la paroi interne du pallium, on constate que cette paroi est d'autant plus mince qu'on se rapproche davantage du limbe de l'hémisphère. De toutes les formations donc, dites circonvolutions, qui se développeront aux dépens du manteau devenu écorce cérébrale, celles-là seront le plus rudimentaires, nous devons nous y attendre, qui seront le plus rapprochées du rebord de l'hémisphère. Voilà un premier point qu'il est bon d'avoir présent à l'esprit.

Un deuxième point qu'il importe aussi de retenir, c'est que toutes les formations issues de la paroi interne du manteau seront parallèles à la fois à l'arête ou bord supérieur et au limbe ou bord inférieur de cette paroi ; elles décriront par conséquent un arc très étendu tout autour du cerveau intermédiaire, ouvert en bas et en avant, mais dont les extrémités se rejoignent presque.

§ 3. — **Commissures du cerveau antérieur**. — 1° *Développement phylogénétique des commissures*. — A mesure qu'on s'élève dans la série des Vertébrés, les hémisphères cérébraux prennent de plus en plus d'importance. Comme maintenant ces hémisphères fonctionnent synergiquement, et qu'à cet effet, pour assurer leur action synergique, ils sont reliés par des fibres commissurales, on verra donc les commissures interhémisphériques devenir de plus en plus étendues, contenant ainsi un nombre de fibres unitives de plus en plus grand.

Chez les Poissons il existe une commissure du cerveau antérieur, à laquelle on a parfois donné le nom de **commissure antérieure**, la comparant à la formation qui porte ce nom chez les Mammifères. Mais il n'est pas certain qu'il y ait parfaite homologie entre ces deux organes, et l'appellation de *commissure interlobaire* et *interlobulaire* (Gottsche, Osborn, Goronowitsch), indiquant seulement une commissure jetée entre les lobes cérébraux des Poissons, est certainement plus convenable. Du reste, si l'on tient compte que les aboutissants des fibres commissurales sont très différents dans l'un et l'autre cas, puisque chez les Vertébrés supérieurs et spécialement les Mammifères ce sont les deux moitiés du pallium, tandis que ce sont chez les Poissons les lobes cérébraux qui jusqu'à plus ample informé n'ont rien de commun avec un pallium, on se prendra à douter de la possibilité d'une telle homologie.

A la commissure antérieure des Vertébrés supérieurs et à la commissure interlobaire des Poissons s'ajoute une autre formation commissurale, ne manquant peut-être à aucun Crâniote, mais pouvant être très rudimentaire; c'est la *commissure du* **fornix** *ou* **trigone**, dite aussi *commissure de l'hippocampe, commissure de la corne d'Ammon*, qui réunit les faces internes des deux hémisphères et particulièrement les parties appelées lobes de l'hippocampe.

En troisième lieu, à partir des Dipnoï et des Amphibiens, selon l'opinion généralement adoptée, paraît un nouveau pont interhémisphérique, le **corps calleux**, qui, développé d'une façon insignifiante dans les groupes inférieurs, devient tout à fait prépondérant chez les Mammifères, que l'on croyait autrefois être seuls à le posséder. Les opinions sont du reste très partagées quant à l'existence du corps calleux chez les divers groupes de Vertébrés; très différents sont en effet les critériums exigés d'un corps calleux. Les uns se refusent à voir un corps calleux dans une formation donnée des Poissons, située à un endroit déterminé, parce que, disent-ils, ces Poissons n'ont pas d'écorce cérébrale; les autres au contraire prétendent que c'est faute d'écorce cérébrale que cette formation calleuse se trouve reléguée en cet endroit où on la trouve; pour les uns donc, il n'y a pas de corps calleux sans écorce cérébrale; pour les autres l'écorce cérébrale n'est pas indispensable à l'existence du corps calleux. Pour certains auteurs, un corps calleux, situé dans l'épaisseur de la lame terminale, tel qu'on le décrit chez les Vertébrés inférieurs, n'est pas un corps calleux véritable; selon d'autres cette situation exceptionnelle ne s'oppose pas à une homologie.

Le développement phylogénétique de ces diverses commissures cérébrales a été tracé brièvement dans ses grandes lignes par Fish de la façon suivante. La commissure antérieure paraît la première. Le corps calleux et le fornix se forment simultanément et sont d'importance morphologique égale. Là où le corps calleux n'existe pas, on trouve toujours la commissure antérieure et le fornix; la commissure antérieure et le fornix ne manquent jamais quand existe le corps calleux. Ajoutons que, bien entendu, ces règles ne sont valables que pour une certaine interprétation des commissures cérébrales, et qu'elles cessent de l'être dès que varie cette interprétation et que l'on change les étiquettes mises sur les commissures; or c'est ce qui est arrivé très souvent, comme on le verra ci-dessous.

Peu de points, dans l'anatomie comparée du cerveau, sont aussi discutés que celui des homologies des commissures interhémisphériques. Nous venons d'exposer les résultats généraux qui paraissent acceptés. Mais il ne sera pas inutile, comme il s'agit d'un sujet très controversé, de rapporter les opinions principales qui ont été soutenues pour les différents Vertébrés.

A. — Chez les *Poissons*, Micklucho-Maclay, l'un de ceux qui ont étudié les premiers le cerveau des Sélaciens d'une façon détaillée, décrit un faisceau commissural qui représenterait à la fois la commissure antérieure, le corps calleux et le fornix des Vertébrés supérieurs. — Mayser distingue dans la commissure antérieure des Cyprinoïdes une partie dorsale ou commissure interhémisphérique et une partie ventrale ou partie olfactive équivalente à la *pars olfactoria* de la commissure antérieure des Mammifères. — Dans cet auteur, ainsi que dans Fritsch et Rabl se révèle une tendance marquée à vouloir retrouver dans la commissure antérieure des Poissons les mêmes parties que dans celle de l'Homme, savoir une *pars olfactoria* et une *pars temporalis*. Fritsch et Rabl décrivent en effet deux faisceaux : 1° le faisceau supérieur ou dorsal (tractus olfactif interne), dont les fibres forment un chiasma, est la *pars olfactoria ;* 2° l'autre faisceau, étendu horizontalement vers les parties latérales de la base du cerveau, est homologué à la *pars temporalis ;* un troisième faisceau, situé en arrière et en dessous des précédents, ne peut être comparé à aucune partie de la commissure antérieure des Mammifères. — Bellonci trouve deux tractus olfactifs interne et externe : 1° le tractus interne forme deux faisceaux, dont l'un se dirige en arrière dans l'hémisphère du même côté, tandis que l'autre forme un chiasma olfactif avec le faisceau correspondant du côté opposé ; 2° le tractus externe se divise lui aussi en deux faisceaux, dont l'un s'épuise dans l'hémisphère correspondant, l'autre formant au contraire une vraie commissure, *pars olfactoria*, unissant les deux bulbes olfactifs ; en outre, au-dessous de ces deux faisceaux règne la commissure propre des hémisphères, que l'auteur nomme *commissura transversa*. — Les données d'Osborn se rapprochent beaucoup de celles de Bellonci ; il a observé chez les Poissons osseux deux tractus olfactifs externe et interne ; le tractus interne est une racine olfactive prenant naissance sur l'hémisphère du côté opposé ; le tractus externe est une commissure interolfactive, ou *pars olfactoria ;* indépendamment de ces tractus olfactifs, il y a des fibres commissurales des hémisphères, qui représentent dans leur ensemble le prototype du système commissural interhémisphérique, que l'on pourrait appeler avec Gottsche *commissura interlobularis*. — Herrick prétend que les Ganoïdes et les Téléostéens possèdent un corps calleux véritable, dont la position à côté de la commissure antérieure s'explique par l'absence d'écorce cérébrale chez ces animaux.

B. — Chez les *Amphibiens* et *Dipnoï*, on sait depuis longtemps (Reissner, Stieda) qu'il existe deux faisceaux commissuraux, soit juxtaposés (*Rana*), soit éloignés l'un de l'autre (Protée, Ménobranche). Les commissures cérébrales occupent d'ailleurs chez les Amphibiens deux situations différentes. Tantôt (*Rana*, *Dipnoï*) elles sont situées, comme chez les Vertébrés supérieurs, dans l'épaisseur même ou au niveau de la lame terminale (fig. 321, cc, ca). Tantôt au contraire, comme chez les Urodèles inférieurs, les commissures sont placées dans un repli du plancher cérébral en avant du chiasma optique, dans une situation semblable à celle de la bande commissurale qui unit les lobes cérébraux des Téléostéens. L'interprétation de ces faisceaux commissuraux a beaucoup varié. D'après Reissner, le faisceau supérieur représenterait un corps calleux, dont Leuret et Blattmann avaient déjà soupçonné la présence ; Fulliquet pour le Protoptère, Osborn pour le Ceratodus et les Amphibiens ont admis l'existence de ce corps calleux. Le faisceau inférieur est divisé lui-même en deux tractus correspondant à la *pars olfactoria* et à la *pars temporalis* de la commissure antérieure (Osborn) (fig. 322, *pol*, *pt*). — Stieda a considéré ces deux faisceaux comme correspondant à la commissure antérieure, le faisceau supérieur constituant la partie olfactive, le faisceau inférieur la partie temporale de cette commissure. Bellonci ne diffère de Stieda qu'en ce qu'il décompose le faisceau supérieur en deux tractus, calquant ainsi le schéma des Amphibiens sur celui des Poissons osseux. Tandis donc que Reissner, Fulliquet et surtout Osborn accordent un corps calleux aux Amphibiens, Stieda, Bellonci, Wilder et Fish se refusent à considérer comme tel le faisceau supérieur commissural de ces animaux. Stieda et Fish disent en effet que le prétendu corps calleux des Amphibiens a une situation anormale, différente de celle qu'il occupe chez les autres Vertébrés ; au lieu de former la voûte du ventricule latéral, il est logé dans le plancher du ventricule commun, de l'aula ; au lieu d'être situé en avant et au-dessus du trou de Monro, il est placé en

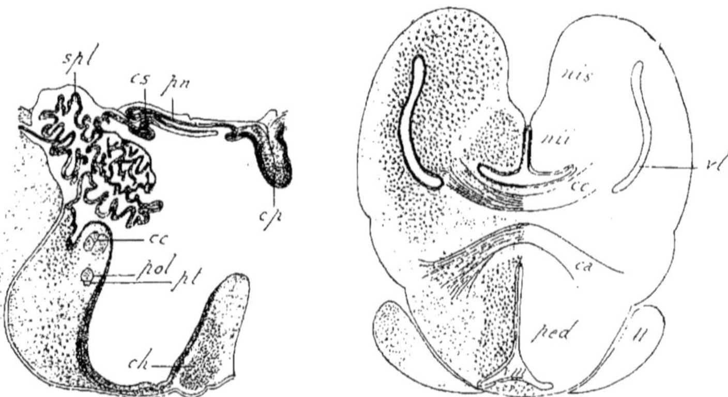

FIG. 322. — *Coupes sagittale et vertico-transversale du cerveau de Rana mugiens* (d'après OSBORN).

A, coupe sagittale. B, coupe vertico-transversale. — *cc*, corps calleux. — *ca*, commissure antérieure. — *pol*, partie olfactive. — *pt*, partie temporale. — *spl*, supraplexus (partie supérieure, non ventriculaire, des plexus choroïdes). — *cs*, commissure supérieure. — *pn*, glande pinéale. — *cp*, commissure postérieure. — *ch*, chiasma optique. — *vl*, ventricule latéral. — *nis*, *nii*, noyaux internes supérieur et inférieur de l'hémisphère. — *ped*, pédoncule cérébral. — *vm*, ventricule moyen. — II, nerf optique.

arrière et au-dessous. Fish a décrit alors chez *Desmognathus* comme corps calleux tout autre chose que le corps calleux d'Osborn ; pour lui, en effet, toutes les fibres qui occupent l'épaisseur de la lame terminale représentent la commissure antérieure, décomposable en deux parties, olfactive et temporale ; au-dessus, se trouve un *forni-callosum*, constitué par des fibres dont les unes vont aux parties caudales des hémisphères (fornix ou commissure de l'hippocampe), tandis que les autres (corps calleux) relient les faces internes des hémisphères et forment le plafond du ventricule latéral.

C. — Avec les *Reptiles* nous retrouvons la même controverse. Existe-t-il ou non dans ce groupe un corps calleux ? Stieda, décrivant des faisceaux commissuraux supérieur et inférieur dans la lame terminale des Chéloniens, compare le faisceau inférieur à la commissure antérieure, le faisceau supérieur au corps calleux. — Osborn, dans le même groupe, trouve aussi deux faisceaux placés dans un prolongement de la lame terminale en avant et au-dessous du trou de Monro, en une situation toute différente par conséquent de celle des commissures des Amphibiens ; comme pour Stieda, le faisceau inférieur est pour lui l'homologue de la commissure antérieure avec ses deux parties olfactive et temporale. Quant au faisceau supérieur, il en fait un complexe comprenant un corps calleux (déjà admis par Spitzka pour l'Iguane), et derrière celui-ci un faisceau grêle, qui longe le bord postéro-interne du manteau et s'étend parallèlement au limbe de l'hémisphère entre celui-ci et la couche optique, et qui de par ces rapports représente la partie commissurale du fornix. Par cette dernière interprétation, Osborn se rapproche de Rabl, qui auparavant, chez Alligator et Psammosaurus, avait décrit un faisceau commissural réunissant les moitiés internes des hémisphères sous le nom de « commissure antérieure du pallium », puis avait comparé cette commissure au fornix ou commissure de la corne d'Ammon. — Meyer au contraire nie l'existence chez les Reptiles d'un véritable corps calleux et d'un vrai fornix. Il trouve une commissure antérieure unitive des ganglions basaux et homologue de la partie temporale des Mammifères, puis un autre faisceau réunissant les parties antérieures des deux manteaux, mais privé de connexion avec les bulbes olfactifs, non susceptible par conséquent d'homologie avec la partie olfactive des Mammifères. Quant aux fibres du manteau qui vont d'un hémisphère à l'autre (« commissure antérieure du pallium » de Rabl, corps calleux et fornix d'Osborn), elles se croisent dans la lame terminale pour aller s'accoler au « faisceau basal du cerveau antérieur » du côté opposé et ne sauraient ainsi être comparées ni au corps calleux ni au fornix, parce que ce que l'on appelle corps calleux chez les Mammifères consiste en fibres commissurales qui courent dans une région soudée des hémisphères. — Pas plus que Meyer, Herrick ne fait mention ni d'un corps calleux ni d'un vrai fornix ; il n'y a, selon lui, qu'une commissure antérieure, dont certaines fibres toutefois ont le trajet des piliers antérieurs du trigone des Mammifères, ainsi que l'ont observé auparavant Osborn et Bellonci.

D. — Chez les *Oiseaux*, le corps calleux n'existe, pas plus pour Stieda, que chez les Reptiles. Au contraire, Bumm, Osborn, C. H. Turner décrivent chez les Oiseaux (fig. 323) un corps calleux (*cc*), déjà connu de Meckel, plus petit que chez les Reptiles et moins développé que la commissure antérieure (*ca*), la réduction de ce corps calleux tenant à celle de la paroi interne du manteau. Ce corps calleux envoie en arrière un faisceau qui est la commissure du fornix. Quant à la commissure antérieure, ni Osborn ni Turner n'y ont trouvé une *pars olfactoria*, ce qui s'explique par l'atrophie relative des lobes olfactifs chez les Oiseaux.

E. — Le cerveau des *Monotrèmes* et des *Marsupiaux*, étudié par Flower et par Sander, nous offre l'état primitif du corps calleux et de la commissure antérieure. La comparaison des Monotrèmes (Échidné), des Marsupiaux inférieurs (*Didelphis*) et des Marsupiaux supérieurs (*Macropus*) fournit une série de stades du développement phylogénétique de ces productions (Osborn). Dans les Monotrèmes, le corps calleux est petit et en raison de la réduction de la lame terminale se rapproche de la commissure antérieure qu'il touche par son bord inférieur. Chez les Marsupiaux, le développement médiocre du corps calleux, qui s'irradie sur la face interne des hémisphères, est compensé par la puissance de la commissure antérieure, dont les fibres fournissent la partie latéro-verticale des hémisphères. Dans les uns et les autres, la partie postérieure du corps calleux

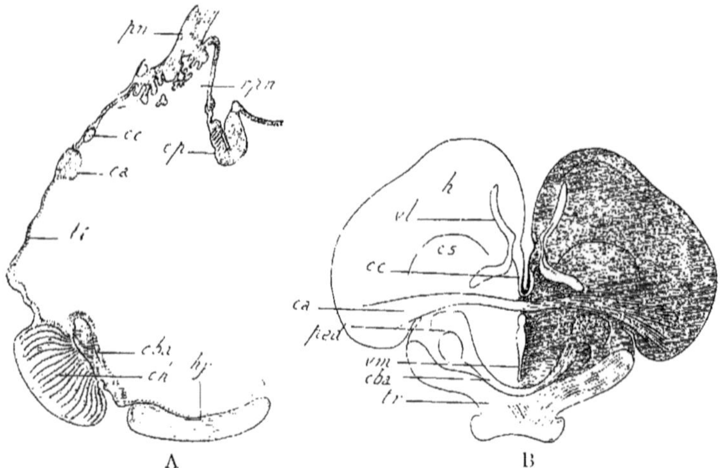

FIG. 323. — *Coupes sagittale et vertico-transversale du cerveau d'Anas boschas* (d'après OSBORN).

A, coupe sagittale. — B, coupe vertico-transversale. — *lt*, lame terminale. — *ca*, commissure antérieure. — *cc*, corps calleux. — *pn*, pédicule de la glande pinéale. — *rpn*, recessus pinéal. — *cp*, commissure postérieure. — *cba*, commissure basilaire de Meynert. — *ch*, chiasma optique. — *hy*, hypophyse. — *vl*, ventricule latéral. — *cs*, corps strié. — *vm*, ventricule moyen. — *ped*, pédoncule cérébral. — *tr*, tractus optique.

représente le fornix (Osborn). Symington et Elliot Smith disent même que le corps calleux est absent chez les Monotrèmes et les Marsupiaux et que le fornix seul existe.

F. — Chez les *Mammifères supérieurs*, la commissure antérieure se compose : 1° d'une *pars olfactoria* qui réunit non seulement les lobes olfactifs (chiasma olfactif), mais encore le lobe olfactif d'un côté au lobe temporal de l'hémisphère du côté opposé ; 2° d'une *pars temporalis* ou « partie hémisphérique » joignant deux régions temporales symétriques, les deux « circonvolutions de l'hippocampe ». — Le corps calleux égale en importance ou même le plus souvent dépasse de beaucoup, comme on le sait, la commissure antérieure. Le fornix (trigone, *voûte à trois ou à quatre piliers*) est une formation complexe, dans laquelle Honegger, qui l'a minutieusement étudié, décrit les parties suivantes : 1° le *fornix longus* consistant essentiellement en fibres venues du tapetum, c'est-à-dire de la paroi externe du ventricule, et se rendant par le septum lucidum et son pédoncule dans la base du cerveau antérieur, pour gagner de là le thalamus ; — 2° le feuillet ventral ou superficiel du *psalterium* consistant en fibres commissurales (*fornix transverse*) et en fibres longitudinales pour les *piliers postérieurs du trigone* ; — 3° le feuillet dorsal ou ventriculaire du *psalterium*, comprenant aussi une commissure transverse qui forme la plaque ventrale du splénium et des fibres longitudinales ; — 4° les *fimbriæ* envoyant des fibres longitudinales aux piliers antérieurs du trigone et contenant des fibres transversales confondues avec le corps calleux ; — 5° le *tænia semi-circularis* dont il a été question plus haut.

2° *Développement ontogénétique des commissures du cerveau antérieur.* — Le développement ontogénétique des **commissures** (*commissure antérieure, fornix, corps calleux*) est loin d'être complètement élucidé chez les Mammifères et nous est encore très peu connu pour les autres classes de Vertébrés. Au développement de ces commissures se rattache étroitement celui du *septum lucidum* des Mammifères qui sera traité en même temps.

Nous avons vu plus haut (p. 672) que chez les Mammifères et particulièrement chez l'Homme, deux sillons qui sont dans le prolongement l'un de l'autre, mais ne se rejoignent tout d'abord pas, le sillon arqué antérieur et le sillon arqué postérieur, limitent avec la lame terminale et avec le limbe médian de l'hémisphère une région du manteau, que nous avons appelée l'arc marginal, la portion antérieure de l'arc marginal ayant reçu particulièrement le nom de zone choroïdienne. L'apparition de la fente choroïdienne restreint davantage l'étendue dorso-ventrale de cette région, puisque l'arc marginal ne sera plus alors que cette zone de la paroi interne qui est sus-jacente au sillon choroïdien et sous-jacente au sillon arqué. Enfin nous avons vu qu'on a l'habitude de limiter plus encore la signification de l'arc marginal en ne comprenant sous ce nom que la lèvre inférieure du sillon arqué (voy. p. 674).

Ainsi compris, l'arc marginal, d'après la description de Schmidt acceptée par Kölliker, ne demeure pas simple, mais se décompose en deux bourrelets arqués superposés, l'*arc marginal externe* de Schmidt ou *arc marginal supérieur* de Kölliker et l'*arc marginal interne* ou *inférieur*.

L'arc marginal, dans sa portion antérieure et inférieure, cesse, au quatrième mois chez l'embryon humain et chez le Chat de 7,5 cm., d'être indépendant du reste du manteau, parce que le sillon arqué antérieur qui le délimitait en avant a disparu (Marchard, Martin). Au contraire, le sillon arqué postérieur demeure net et s'étend de plus en plus en arrière et en bas à mesure de l'expansion des hémisphères ; la partie postérieure de l'arc marginal se conserve donc distincte et s'allonge dans la même proportion. Au niveau de la jonction des sillons antérieur et postérieur, toute gouttière cesse d'assez bonne heure d'être visible, chez le Chat, d'après Martin.

C'est dans la région de la lame terminale, et dans celle de l'arc marginal (au sens large du mot) qui est placé au-dessus et au-devant d'elle, que se développent les commissures cérébrales. Comme ces commissures consistent en fibres unitives des deux hémisphères, il va de soi que la formation de chaque commissure s'accompagne d'une soudure des parois internes du manteau dans l'endroit où cette commissure se trouvera plus tard ; cette soudure est réalisée primitivement en partie par la lame terminale ou lame unissante des hémisphères.

A. — *Commissure antérieure.* — C'est au niveau de la lame terminale et dans une aire circonscrite de cette lame que s'établissent les premières fibres commissurales des hémisphères constituant la *commissure antérieure*. Celle-ci se voit, sur les coupes sagittales, comme un petit champ elliptique plus clair, et de nature fibreuse (voir fig. 328 B). Sur les sections vertico-transversales, elle figure un tractus blanc fibreux (fig. 324) qui se prolonge de chaque côté par deux branches : vers la région olfactive d'une part (*pars olfactoria*), dans l'extrémité du lobe temporal d'autre part (*pars temporalis*).

B. — *Trigone.* — La description classique de la formation du fornix ou trigone, que nous ont donnée Kölliker et Mihalkovics, peut-être résumée de la façon suivante. Cette commissure se développe aux dépens de deux parties d'origine différente.

L'une se forme juste au-devant et le long de la lame terminale, dont elle figure un épaississement, et paraît de bonne heure sous la forme de deux tractus fibreux, les *columnæ fornicis* ou *piliers antérieurs du trigone* (fig. 324, *cf*). Ces piliers, sur une coupe frontale du cerveau se montrent de chaque côté de la ligne médiane, en avant et au-dessus de la commissure antérieure déjà bien marquée à cette époque, sous la forme de deux bandelettes fibreuses à section allongée. Suivis sur une coupe sagittale, les piliers antérieurs descendent vers le plancher cérébral et se terminent dans la région mamillaire.

L'autre partie prend naissance de toute l'étendue de l'arc marginal interne et s'infléchit par conséquent dans le lobe temporal comme cet arc lui-même. Elle constituera dans sa partie

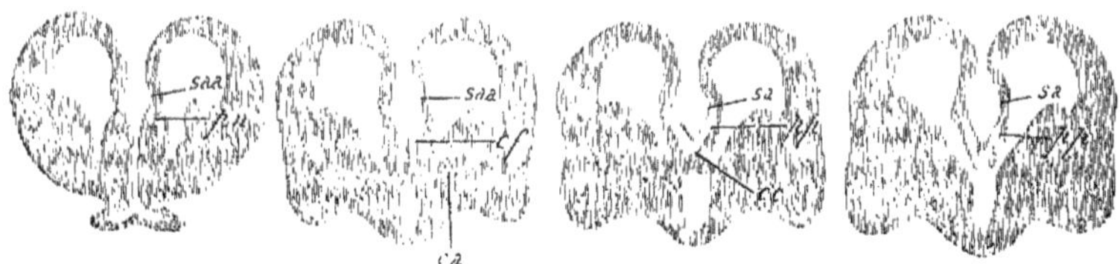

FIG. 324. — *Coupes frontales du cerveau d'un embryon de Chat de 3,8 de long* (d'après MARTIN).

La coupe A est la plus antérieure. — *saa*, sillon arqué antérieur. — *sap*, sillon arqué postérieur. — *pn*, piliers nasaux du trigone. — *cf*, colonnes du fornix. — *ca*, commissure antérieure. — *pp*, piliers postérieurs du trigone. — *cc*, corps calleux.

supérieure ou horizontale le *corps du trigone* (*corpus fornicis s. fimbriae*) qui résulte de la soudure des deux fornix droit et gauche et représente ainsi la commissure du trigone proprement dite; dans sa partie postérieure ou descendante elle formera les *piliers postérieurs du trigone* (*crura poster.*, *fimbriæ*, *corps bordants*) (*pp*) (1).

Cette dualité d'origine n'est d'ailleurs qu'apparente. Car la région de la face interne de l'hémisphère, immédiatement contiguë à la lame terminale, n'est que le prolongement de l'arc marginal interne ou plutôt est partie constituante de l'arc marginal lui-

(1) Kölliker rattache le corps du trigone même à la lame terminale et n'attribue que les piliers postérieurs à l'arc marginal.

même, à l'époque très précoce où se fait le premier développement du trigone.

Secondairement de nouvelles parties s'ajoutent au fornix constitué essentiellement comme il vient d'être dit. Chez les Mammifères, des fibres transversales se forment, constituant au-dessus du corps du trigone une couche dite *fornix transversus* (Forel). Chez l'Homme, entre les deux piliers postérieurs en voie d'écartement, se développe une lame fibreuse, en partie confondue avec le corps calleux, la *lyre* ou *psalterium*.

Enfin Marchand, chez le Chat, décrit, outre les piliers postérieurs (*fimbriæ*) et les piliers antérieurs (*columnæ fornicis*), des « piliers nasaux » (fig. 325, *pn*). Ceux-ci décrivent d'avant en arrière et de bas en haut un arc de cercle qui les amène au niveau de l'extrémité antérieure du corps du trigone ; là ils se continuent, de la même manière que les piliers postérieurs, avec les colonnes du fornix. Celles-ci reçoivent donc deux contingents de fibres arquées : un postérieur plus considérable venu des piliers postérieurs, un antérieur moins important fourni par les piliers nasaux.

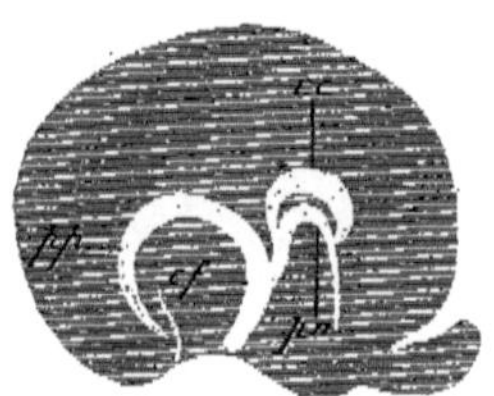

FIG. 325. — *Diagramme du fornix tout entier et du corps calleux chez le Chat* (d'après MARTIN).

pp, piliers postérieurs. — *pn*, piliers nasaux. — *cf*, colonnes du fornix ou piliers antérieurs. — *cc*, corps calleux.

C. — *Corps calleux*. — C'est le développement spécial du corps calleux qui a le plus fixé l'attention des embryologistes tels que Schmidt, Kölliker, Mihalkovics, Marchand, Martin, Blumenau, Hamilton.

a) *Première ébauche du corps calleux*. — Chez l'embryon humain du troisième mois, qui peut nous servir de point de départ, la lame terminale forme dans sa partie dorsale un épaississement allongé verticalement et légèrement infléchi en S (fig. 326, *lt'*), dont l'extrémité supérieure constitue sur une coupe sagittale un fin liséré, un tænia, auquel fait suite la toile choroïdienne du troisième ventricule (Marchand). Au quatrième mois, cet épaississement disparaîtrait et serait remplacé, d'après Marchand, par un épaississement de nouvelle formation (fig. 327, *cc*) produit par l'extrémité toute dorsale de la lame terminale, juste au-devant du trou de Monro (*tm*), et réalisant une nouvelle soudure des deux hémisphères.

La nouvelle région soudée est semi-lunaire; par son extrémité supérieure et postérieure elle se continue avec le bord ventral ou inférieur de l'arc marginal, par son extrémité inférieure et antérieure avec la lame terminale épaissie à ce niveau et constituant la commissure antérieure. C'est là la première ébauche du corps calleux, que Schmidt a vue le premier dans sa véritable situation. Elle occupe donc la partie supérieure de la portion antérieure de l'arc marginal, surmontant la lame terminale et se formant par

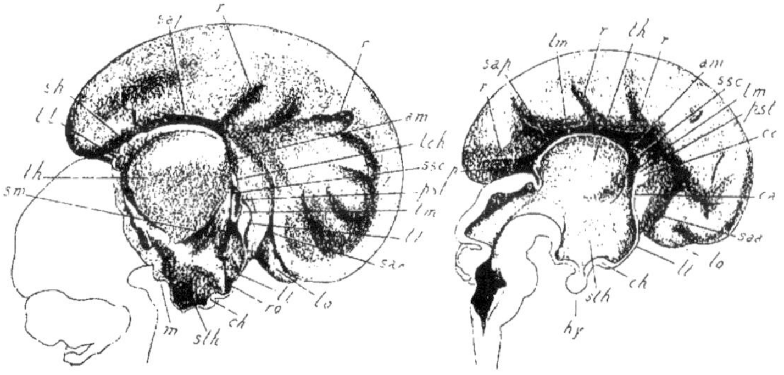

FIG. 326. — *Cerveau d'un fœtus humain du troisième mois, vu par le côté droit* (d'après MARCHAND).

th, *thalamus*. — *sth*, région sous-thalamique. — *sm*, sillon de Monro. — *tt*, *tænia thalami*. — *sh*, *sulcus habenulæ*. — *m*, corps mamillaires. — *ch*, chiasma optique. — *ro*, recessus optique. — *lt*, lame terminale. — *lt'*, épaississement de la partie supérieure de cette lame. — *tm*, trou de Monro. — *pst*, pédicule du corps strié. — *ssc*, *sulcus striæ corneæ*. — *tch*, toile choroïdienne. — *am*, arc marginal. — *sap*, sillon arqué postérieur. — *sau*, sillon arqué antérieur. — *r*, *r*, sillons radiés. — *lo*, lobe olfactif.

FIG. 327. — *Cerveau d'un fœtus humain du quatrième mois, vu par le côté droit* (d'après MARCHAND).

Mêmes lettres que dans la figure précédente. — De plus, *cc*, première ébauche du corps calleux. — *ca*, commissure antérieure. — *p*, glande pinéale. — *hy*, hypophyse.

des fibres qui se surajoutent par en haut à celles qui constituent la commissure blanche antérieure. Remarquons que l'ébauche du corps calleux chez l'embryon des Mammifères supérieurs se retrouve dans la même situation que le corps calleux des Monotrèmes et Marsupiaux et des Vertébrés inférieurs d'une manière définitive.

Une fois la première ébauche du corps calleux constituée, il s'agit de savoir : d'abord si elle représente sous une forme réduite l'organe définitif tout entier, ou si elle ne correspond qu'à l'une de ses parties, et en même temps comment l'organe s'accroît ou comment il se complète si l'une de ses parties constituantes lui manquait tout d'abord ; en second lieu, quelles sont les modifications apportées par la présence et par l'extension du corps calleux à l'état anatomique de la paroi interne du manteau.

b) *Signification et mode d'accroissement de l'ébauche du corps*

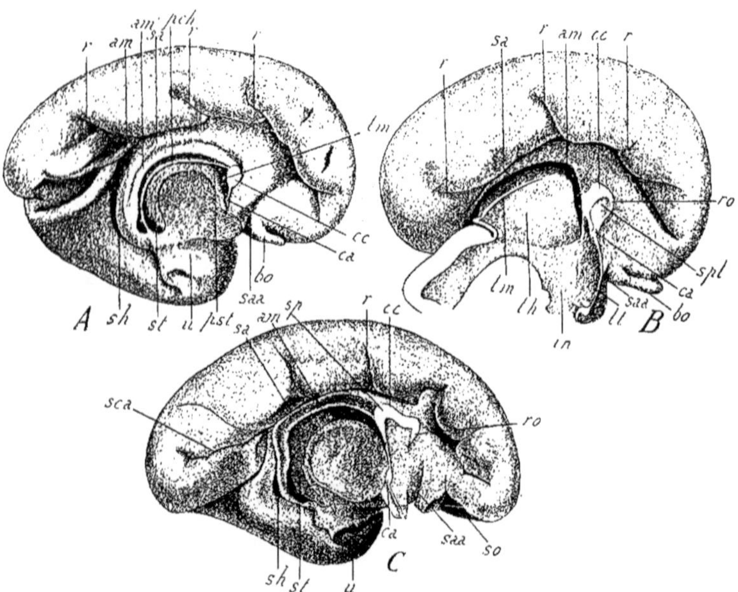

FIG. 328. — *Cerveaux de fœtus humains du quatrième et du cinquième mois, vus par le côté droit* (d'après MARCHAND).

th, *thalamus*. — *in*, *infundibulum*. — *lt*, lame terminale. — *tm*, trou de Monro. — *st*, corps strié. — *pst*, pédicule du corps strié. — *am*, *am'*, arc marginal dédoublé en arc externe et arc interne. — *sa*, sillon arqué postérieur ou sillon arqué proprement dit. — *saa*, sillon arqué antérieur. — *r*, sillons radiés. — *pch*, plexus choroïdes. — *sh*, sillon de l'hippocampe. — *tm*, *tænia medullaris thalami*. — *bo*, bulbe olfactif — *cc*, corps calleux. — *ro*, *rostrum*. — *sp*, *splenium*. — *spl*, *septum pellucidum*. — *u*, *uncus*. — *sca*, scissure calcarine. — *so*, sillon olfactif.

calleux. — Les deux réponses indiquées plus haut ont été données sur la première question. Mihalkovics pensait que l'ébauche du corps calleux ne représentait que la partie antérieure de l'organe définitif, le futur genou du corps calleux par conséquent. Son développement ultérieur marche ensuite peu à peu d'avant en arrière, grâce à ce que les arcs marginaux des deux côtés s'appliquent l'un contre l'autre et se soudent tout le long de la face supérieure du troisième ventricule. Le corps calleux acquiert ainsi, d'après Mihalkovics, sa longueur définitive, par apposition se faisant d'avant en arrière de parties toujours nouvelles. Blumenau est aussi d'avis qu'il ne se forme d'abord qu'une partie du corps calleux ; cette portion initiale toutefois n'est pas, selon lui, le genou, comme le pensait Mihalkovics, mais le corps, c'est-à-dire la partie moyenne; l'organe s'accroît ensuite en avant et en arrière.

Pour la majorité des auteurs au contraire, pour Schmidt, Kölliker, Marchand, Martin, le corps calleux embryonnaire représente la maquette de l'organe développé et comprend déjà en puissance toutes les parties futures (*bec* ou *rostrum*, *genou*, *corps*, *bourrelet* ou *splénium*) (fig. 329, *ro*, *cc*, *sp*). Il s'accroît non par apposition, mais par intussusception ou plutôt intercalation de nouvelles fibres entre celles déjà formées. Ainsi, selon Marchand, le bord antérieur de la région soudée dont il a été question ci-dessus, correspond au bec et au genou du corps calleux; la partie supérieure formera le corps; le bord postérieur de la plaque de soudure, qui répond au bord libre de l'arc marginal et qui formera plus tard un angle presque aigu avec le corps de l'organe, deviendra le bourrelet. Martin, chez l'embryon de Chat, peut aussi retrouver de très bonne heure les futures parties constitutives du corps calleux; la forme de l'organe est reconnaissable sur des coupes sagittales et latérales, avant de l'être sur les coupes médianes, ce qui se comprend aisément, puisque le corps calleux, en tant que commissure, procède dans son développement des parties latérales vers le plan médian. Martin n'est cependant pas aussi exclusif que ses devanciers; car il se voit obligé de reconnaître que le bec du corps calleux est une formation surajoutée, apposée à l'extrémité antérieure de l'ébauche primitive.

c) *Rapports du corps calleux avec les parties avoisinantes du manteau.* — Les modifications apportées par l'apparition et la croissance du corps calleux à la disposition primitive du pallium sont très importantes à connaître. Elles dépendent de l'endroit exact où le corps calleux se forme et où il s'allonge, ainsi que de son mode de développement ; cet endroit et ce mode de développement ne sont pas encore définitivement fixés.

Nous avons vu que l'arc marginal se scinde en deux bourrelets superposés, l'arc marginal externe et l'arc marginal interne. D'après Schmidt, dont la description est devenue classique sur ce point, le corps calleux perce entre les deux arcs marginaux secondaires et s'allonge dans le sillon même qui sépare ces deux arcs. Il en résulte que l'arc marginal est divisé plus complètement que jamais, par l'interposition du corps calleux, en deux bandes.

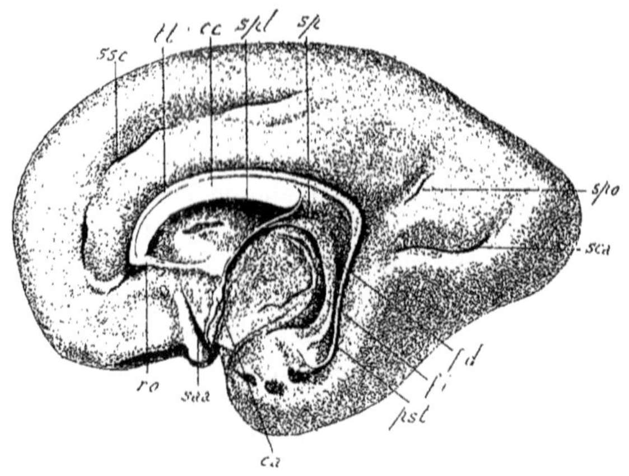

FIG. 329. — *Cerveau d'un fœtus humain du cinquième mois, détaché du thalamus* (d'après MARCHAND).

cc, corps calleux. — *sp*, *splenium*. — *ro*, *rostrum*. — *tt*, *tænia tecta*. — *spl*, *septum pellucidum*. — *fd*, *fascia dentata*. — *fi*, *fimbria*. — *pst*, pédicule du corps strié. — *ca*, commissure antérieure. — *saa*, sillon arqué antérieur. — *sca*, scissure calcarine. — *spo*, scissure perpendiculaire occipitale. — *ssc*, scissure supracalleuse.

L'une, supérieure, formera une mince zone du pallium, qui demeurera dans un état rudimentaire, et constituera sur la face supérieure du corps calleux les formations connues sous les noms de *stries longitudinales de Lancisi*, *médianes et latérales* (*striæ s. tæniæ tectæ*, *striæ albæ Lancisii*) et de *fasciola cinerea* (fig. 329, *tt*). L'autre bande, inférieure, deviendra, d'après Schmidt, le trigone et le septum lucidum (fig. 329, *fi* et *spl*).

Kölliker a adopté essentiellement, en la complétant, la manière de voir de Schmidt. L'arc marginal externe, qu'il appelle supérieur, fournit les *striæ tectæ* et *Lancisii*, et aussi la *corne d'Ammon* avec le *fascia dentata* ou *corps godronné* de la corne d'Ammon (fig. 329, *fd*). Kölliker montre ainsi embryologiquement la continuité du corps godronné avec les stries couvertes et de Lancisi, prouvée d'autre part anatomiquement par Giacomini ; ces formations sont en effet sur le prolongement l'une de l'autre et dérivent toutes en commun de l'arc marginal supérieur. Quant à l'arc marginal interne ou inférieur, il se continue en avant avec la lame terminale épaissie qui fournit les piliers antérieurs du fornix, tandis qu'il fournit lui-même les piliers postérieurs (*fimbriæ*) du côté correspondant.

Marchand a vu la même disposition, à quelques détails près. Pour lui, en effet, le bourrelet du corps calleux, en se développant d'avant en arrière, emprunte la voie du sillon qui sépare les arcs marginaux ; l'arc marginal externe, qui demeure ainsi au-dessus du corps calleux, devient le *fascia dentata*, tandis que l'arc marginal interne, sous-jacent au corps calleux, formera le trigone.

Pour Blumenau, les choses se passent plus simplement. Le corps calleux en effet se forme non dans le sillon qui sépare les deux arcs marginaux, mais au niveau de l'arc marginal externe même ; l'arc marginal interne devient le fornix. Le sillon creusé entre les deux arcs marginaux fait défaut au niveau de ce qui sera plus tard le corps du fornix, et ainsi se trouve expliquée la fusion (qui serait donc primitive) qui existe à ce niveau entre le fornix et le corps calleux.

Chez le Chat, les dispositions seraient, d'après Martin, beaucoup plus compliquées. La situation du corps calleux serait différente suivant les parties de cet organe qui sont en question. C'est en effet aux dépens de l'arc marginal inférieur que se forme le corps calleux dans sa portion postérieure et ventrale, c'est-à-dire dans la région sphénoïdale du cerveau ; le bourrelet au contraire naît entre les deux arcs marginaux ; le corps se forme au niveau de l'arc marginal supérieur, mais n'en occupe pas toute la hauteur, de sorte qu'il reste au-dessus du corps calleux une bande de manteau, employée à la formation des stries longitudinales médianes et latérales (fig. 330, *str*). Entre les stries médianes et les stries latérales se creuse une rainure parallèle au corps calleux, qui n'a du reste qu'une existence éphémère ; cette rainure, en effet, que l'auteur appelle « sillon calleux latéral » (*scl*), se confond de bonne heure au niveau du corps calleux avec le sillon arqué (*saa*) en une gouttière unique, qui est la « scissure supracalleuse ». A la hauteur de la portion ventrale, c'est-à-dire sphénoïdale, il existe de même un sillon, dit « scissure godronnée » (*sg*, *sfd*), qui est le prolongement du sillon calleux latéral, mais qui persiste à ce niveau entre l'arc marginal interne (futur fornix) (*fo*) et l'arc marginal externe (corps godronné futur) (*fd*).

Martin a insisté sur la forme particulière qu'acquiert le corps calleux chez les embryons des animaux domestiques, du Chat particulièrement. Le corps calleux, grâce à la forte projection du splénium en arrière, prend la forme d'un hameçon très fermé, ainsi que Kölliker entre autres l'avait du reste figuré déjà. Il se compose alors de deux parties (fig. 330 et 331) : une partie ventrale, qui commence à la lame terminale et qui s'étend d'avant en arrière et de bas en haut jusqu'au bourrelet (fig. 331, *bo*) ; une partie dorsale, comprenant le corps (*cc*) et le genou (*ge*) et se terminant par le bec. Cette inflexion du corps calleux ne fait d'ailleurs que suivre celle du

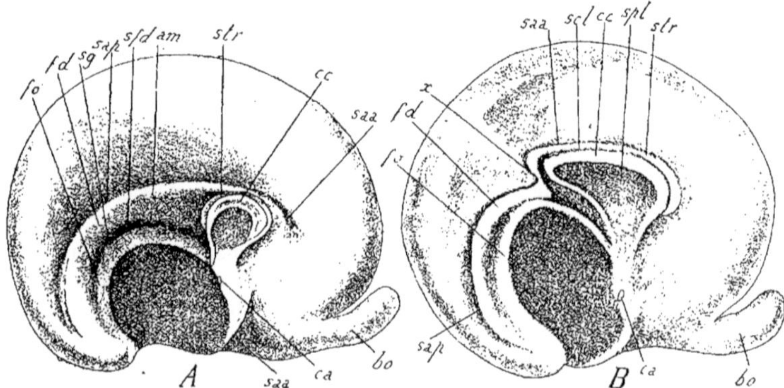

FIG. 330. — *Coupes médianes du cerveau d'embryons de Chat* (d'après MARTIN).

A, Embryon de 6 millim. — B, Embryon de 11 millim. — *cc*, corps calleux. — *spl*, septum lucidum. — *str*, stries longitudinales. — *scl*, sillon calleux latéral. — *saa*, sillon arqué antérieur. — *ca*, commissure antérieure. — *bo*, bulbe olfactif. — *sap*, sillon arqué postérieur. — *x*, région de passage entre les sillons arqués antérieur et postérieur. — *fd*, *fascia dentata* ou corps godronné. — *fo*, fornix. — *am*, arc marginal externe. — *sg*, *sfd*, sillon godronné ou du *fascia dentata*.

sillon arqué, fortement recourbé en S, le long duquel le corps calleux se développe (voir fig. 330, B). Il résulte de là que chez les animaux domestiques les parties développées aux dépens de la région postérieure de l'arc marginal, c'est-à-dire la corne d'Ammon, la *fimbria* et le corps godronné, se montreront aussi infléchies de la même façon, et par suite apparaîtront, sur une certaine étendue, au-dessous du corps calleux.

d) Développement des fibres calleuses. — Le développement anatomique du corps calleux nous étant connu, nous pouvons dès à présent passer à l'étude de la genèse de ses fibres, en nous servant de préférence de coupes verticales et transversales.

Martin a montré que chez le Chat les premières fibres du corps calleux proviennent des piliers postérieurs du trigone, dont elles représentent la partie médiane ; les autres fibres ne se développent qu'ensuite.

D'autre part, Blumenau a étudié l'origine de ces fibres chez l'embryon de Cochon. Les faisceaux fibreux de corps calleux viennent

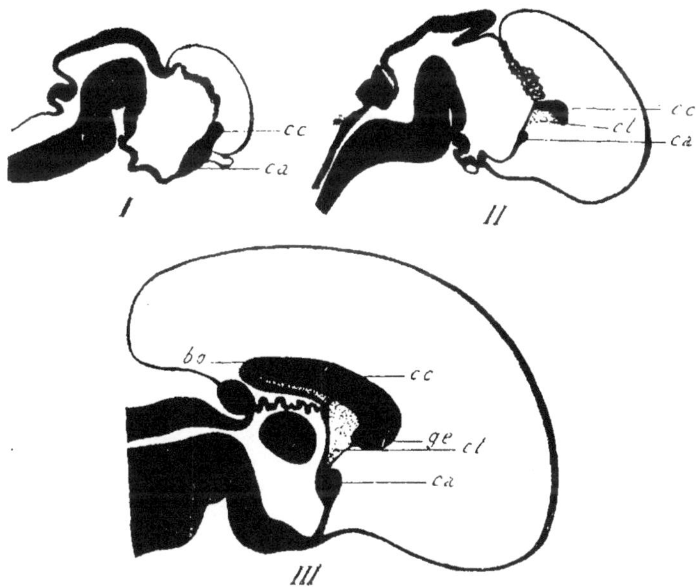

FIG. 331. — *Trois coupes sagittales et médianes du cerveau d'embryons de Chat de divers âges* pour le développement du corps calleux (d'après MARTIN).

I, Embryon de 38 millim. — II, Embryon de 5 centim. — III, embryon de 9 centim. — *cc*, corps calleux. — *ca*, commissure antérieure rattachée en I au corps calleux par une lame épaisse qui en s'amincissant fournira dans les stades ultérieurs une partie de la lame terminale. — *cl*, cloison transparente (*septum lucidum*). — *bo*, *ge*, bourrelet et genou du corps calleux.

de la couche la plus profonde du manteau des hémisphères et s'accroissent vers le plan médian, marqué par la faux cérébrale, en s'approchant de plus en plus de la surface cérébrale. Comme c'est, d'après Blumenau, le corps qui est fermé le premier, c'est donc là que les faisceaux gauche et droit du corps calleux seront le plus rapprochés, tandis qu'aux extrémités ils seront encore très éloignés les uns des autres et du plan médian ; on trouvera donc tous les intermédiaires, tous les stades du déplacement vers la ligne médiane si l'on examine des coupes vertico-transversales pratiquées entre le corps et les extrémités (fig. 332). La paroi interne des hémisphères offre ici les mêmes couches qu'ailleurs :

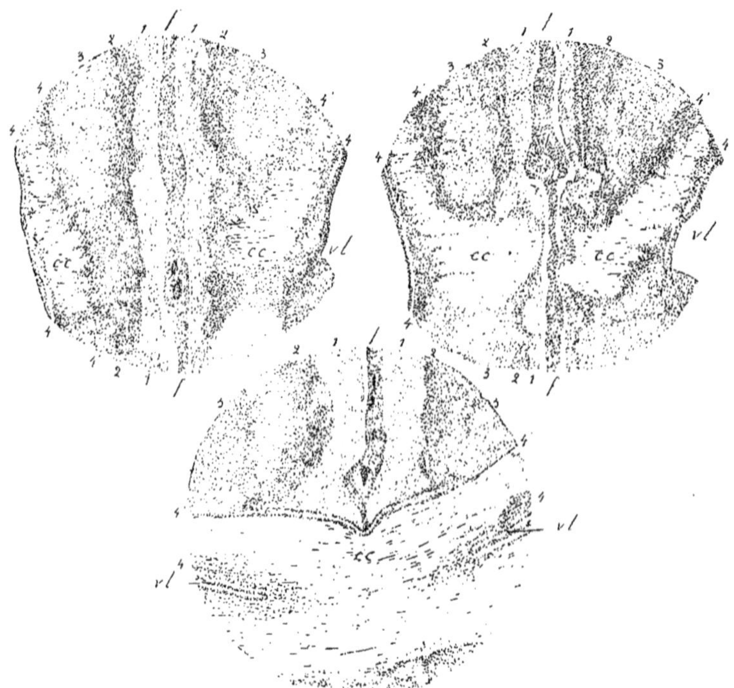

Fig. 332. — *Coupes frontales du cerveau antérieur d'un embryon de Porc de 10 centim. de long* (d'après Blumenau).

f, *f*, faux du cerveau. — *cc*, faisceau calleux et corps calleux. — *vl*, ventricule latéral. — 1, 2, 3, 4, les quatre couches de l'écorce cérébrale ; 4', zone séparée dans la quatrième couche par l'apparition du faisceau calleux.

a) une couche superficielle pauvre en cellules ; *b*) une couche cellulaire compacte ; *c*) une zone blanche fibreuse ; *d*) une couche cellulaire profonde limitrophe de l'épendyme (fig. 332, 1, 2, 3, 4). Dans l'épaisseur de cette dernière paraissent des fibres qui, à la hauteur de la moitié de la paroi interne, forment un faisceau compact (*cc*) ; c'est là l'ébauche des fibres calleuses. Ce faisceau repousse devant lui et invagine vers la faux du cerveau les différentes couches du manteau, dont il détermine l'atrophie en se rapprochant de plus en plus de son congénère du côté opposé (fig. 332). La faux du cerveau subit à son tour le même sort, et, dès lors, les deux faisceaux droit et gauche du corps calleux sont unis sur la ligne médiane. Toutefois les deux faisceaux réunis offrent encore sur leur face supérieure un prolongement du manteau cérébral qui s'est réfléchi sur eux et qu'ils ont entraîné dans leur déplacement. Les deux moitiés droite et gauche du manteau ainsi entraînées se soudent à leur tour, comme les deux faisceaux du corps calleux eux-mêmes.

e) *Influence du développement du corps calleux sur l'état de la paroi interne du cerveau. Écorce sus-calleuse et sous-calleuse.* — De ce qui précède il résulte que la face supérieure du corps calleux est revêtue par le manteau tout entier, représenté par ses quatre couches, très amincies, il est vrai.

Le revêtement palléal supérieur du corps calleux porte, depuis Obersteiner, le nom d'*indusium*, auquel Wilder a ajouté l'épithète *griseum*, ou encore il a reçu la dénomination de *gyrus marginalis* (Zuckerkandl). La puissance de cette couche palléale varie considérablement suivant les espèces animales et n'est nullement en rapport avec la condition microsmatique ou macrosmatique de ces espèces ; cette couche est en effet bien développée chez l'Homme et les Singes (des microsmatiques), tandis que chez le Chat (un macrosmatique) elle est réduite.

Le revêtement palléal supérieur du corps calleux est aussi d'épaisseur variable suivant l'âge des embryons, d'autant plus épais que l'embryon est plus jeune.

L'*indusium* diffère enfin d'épaisseur suivant les endroits. Son maximum de développement se trouve sur les parties latérales de la face supérieure du corps calleux (fig. 333). En outre, grâce à un renflement de ses tractus fibreux, il forme des bandes longitudinales saillantes, que nous connaissons déjà sous le nom de stries longitudinales médianes et latérales de Lancisi. Ces stries, derrière le bourrelet du corps calleux, se continuent avec les *fasciolæ cinereæ*, et, par leur intermédiaire, avec les corps godronnés, comme l'ont montré Kölliker chez l'embryon et Giacomini dans le cerveau adulte. Blumenau ajoute que non seulement les zones cellulaires de l'écorce, mais encore les couches fibreuses peuvent être suivies au delà du bourrelet du corps calleux dans les formations précitées : la couche superficielle pour former « la lame médullaire du corps godronné », la couche profonde pour constituer la substance blanche de la circonvolution de l'hippocampe.

On comprend maintenant, d'autre part, qu'il puisse en être pour la face inférieure du corps calleux comme pour la face supérieure, que les faisceaux du corps calleux entraînent sur leur face inférieure les couches du manteau et s'en revêtent. On aura donc à la face inférieure du corps calleux, sur toute l'étendue de cette face qui est libre, c'est-à-dire au-dessus de la cavité du *septum lucidum* et dans l'angle laissé par l'écartement des piliers postérieurs du trigone, une couche de substance grise. Cette substance grise, là où le corps calleux formera la voûte du ventricule de la cloison, sera l'équivalente de celle qui tapisse les parois latérales de ce ventricule, c'est-à-dire des *laminæ septi* (1).

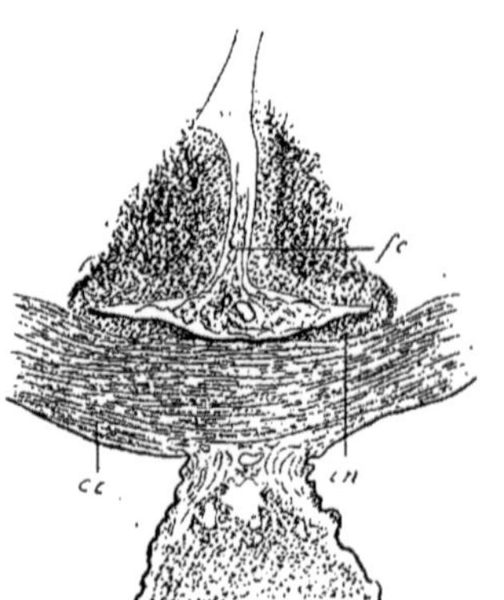

FIG. 333. — *Coupe frontale du corps calleux d'un fœtus de Mouton de 30 centim. de long.*

cc, corps calleux. — *in*, *indusium griseum*. — *fc*, faux du cerveau.

Il y a plus. On conçoit que, selon l'endroit exact du siège du corps calleux embryonnaire, une partie plus ou moins importante de l'arc marginal ou même cet arc tout entier puisse demeurer au-dessous du corps calleux. Les formations qui prendront naissance de cet arc marginal pourront par suite occuper dans certains cas, chez certains animaux, une situation sous-calleuse, au lieu d'être sus-jacentes au corps calleux. C'est là du moins la prémisse qu'il est nécessaire d'admettre pour donner une interprétation satisfaisante des faits anatomiques constatés par Duval. Duval a vu que chez le Mouton, le Rat, le Lapin, la formation ammonique dans son ensemble, dérivée de l'arc marginal et comprenant la corne d'Ammon, le corps bordant et le corps godronné, a la forme d'un fer à cheval dont la

(1) L'existence de cette couche sous-jacente au corps calleux est niée par Fish chez la Brebis.

branche inférieure est très courte. La branche supérieure, plus longue, se montre, sur des coupes vertico-transversales du cerveau, sous-jacente au corps calleux (voy. fig. 340), au lieu qu'elle devrait être située au-dessus de cette commissure, pour que le corps godronné, par exemple, pût se continuer directement avec les stries longitudinales. De deux choses l'une alors : ou bien les stries longitudinales n'existent pas ici au-dessus du corps calleux et sont représentées par la continuation des corps godronnés au-dessous du corp calleux ; ou bien elles coexistent avec ces corps godronnés, mais n'ont aucune relation avec ces derniers, chez les animaux précités. Les formations ammoniques du Rat et du Lapin présentent, outre ce rapport exceptionnel avec le corps calleux, des relations entre elles, que l'on ne trouve pas ailleurs ; elles affectent en effet l'une avec l'autre des rapports intimes et se rapprochent jusqu'à s'accoler sur la ligne médiane (Duval).

D. — *Septum lucidum.* — Le développement de la cloison transparente sera facile à comprendre, à présent que nous sommes renseignés déjà sur la topographie de la région où cette formation se développe.

Nous avons dit plus haut que les hémisphères cérébraux, d'après la description de Schmidt, de Kölliker et de Mihalkovics, se soudaient dans une région triangulaire. Chez l'Homme, le processus de soudure, qui prélude à la formation du corps calleux et de la commissure antérieure, ne s'effectue, contrairement à ce qui se passe chez d'autres Mammifères, qu'à la périphérie de cette région triangulaire, au lieu que dans l'aire centrale du triangle, les parois cérébrales demeurent écartées et limitent ainsi latéralement dès le milieu du quatrième mois une cavité qui n'est autre que le *ventricule* du septum pellucidum ou cloison transparente.

D'après Martin, la plaque terminale épaissie (région de soudure de Schmidt et des autres auteurs) ne joue qu'un rôle accessoire dans la formation du septum lucidum ; celui-ci est surtout formé chez le Chat par cette portion de la paroi hémisphérique qui est entourée par le corps calleux (voir fig. 330, *spl*). Cette portion figure une aire considérable, de forme triangulaire, ouverte en bas et en avant, parce que là elle n'est pas encore fermée par le bec du corps calleux, alors encore incomplètement développé. Marchand au contraire, au lieu d'admettre, comme Mihalkovics et Martin, que le ventricule de la cloison est un espace ménagé dès le début par le processus de fusion, prétend qu'il résulte de la fissuration secondaire de la région soudée (voir fig. 328, B, *spl*).

Quoi qu'il en soit, le ventricule de la cloison, sur la coupe sagittale du cerveau d'un embryon du sixième mois, a la forme d'une cavité triangulaire (fig. 334, *spl*); son bord supérieur est constitué par la face inférieure du corps calleux; son bord inféro-postérieur est formé par un prolongement de la lame terminale, que l'on appelle « lame basilaire du ventricule de la cloison », et de chaque côté de laquelle courent les piliers antérieurs du trigone; le bord antérieur ou base correspond au reste du corps calleux qui, n'ayant pas encore toute sa longueur, n'arrive pas à clore le ventricule en avant et en bas; le sommet du ventricule s'étend à cette époque

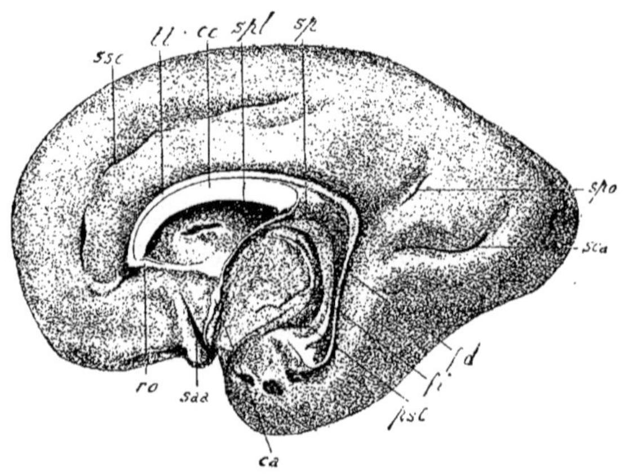

FIG. 334. — *Cerveau d'un fœtus humain du cinquième mois, détaché du thalamus* (d'après MARCHAND).

cc, corps calleux. — *sp*, *splenium*. — *ro*, *rostrum*. — *tt*, *taenia tecta*. — *spl*, *septum pellucidum*. — *fd*, *fascia dentata*. — *fi*, *fimbria*. — *pst*, pédicule du corps strié. — *ca*, commissure antérieure. — *saa*, sillon arqué antérieur. — *sca*, scissure calcarine. — *spo*, scissure perpendiculaire occipitale. — *ssc*, scissure supracalleuse.

jusqu'au splénium. Les parois de la cavité du septum lucidum ne sont donc pas seulement formées par le corps calleux et par la partie interne du manteau des hémisphères, mais comprennent encore au début un plancher constitué par la lame terminale prolongée.

Dans le cours ultérieur du développement, le ventricule de la cloison, qui avait d'abord une certaine largeur mesurée par celle même de la lame basilaire qui forme son plancher, et qui s'étendait longitudinalement jusqu'au splenium en arrière, se rapetisse dans les deux sens : en largeur, parce que les deux parties latérales ou piliers du fornix s'accolent et se soudent au-dessus et en arrière du trou de Monro, annihilant ainsi la lame basilaire qui leur était interposée; en longueur, parce que cette même lame basilaire s'applique à la face inférieure du corps calleux et s'y soude intimement, d'arrière en avant, du bourrelet vers le genou du corps calleux.

On sait que ce dernier processus de soudure peut faire défaut dans certains cas. Il en résulte alors une cavité, dite sixième ventricule ou ventricule de Verga, du nom de l'auteur qui l'a découverte, ouverte ou non par un aqueduc dans le ventricule de la cloison. Tenchini, qui, après Verga et Strombio, a décrit ce ventricule, admet qu'il existe toujours chez les fœtus âgés, que sa présence chez l'adulte résulte par conséquent d'un arrêt de développement, et que l'exagération de ses dimensions reconnaît des causes pathologiques.

De ce qui précède, il résulte qu'embryologiquement chez les Mammifères le *septum lucidum* doit être considéré comme une portion du manteau cérébral, qui s'atrophie dans la suite dès que par sa soudure avec la portion symétrique du côté opposé elle cesse d'être superficielle. Telle est du moins l'opinion classique, étayée par la notion embryologique. L'anatomie comparée a donné une interprétation différente de la signification de la cloison transparente. Pour A. Meyer, les homologies du *septum lucidum* avec les régions correspondantes du cerveau des Vertébrés inférieurs et spécialement des Reptiles montrent que l'on n'a pas affaire à une portion d'écorce modifiée, mais à une masse ganglionnaire sans écorce, analogue à la substance perforée antérieure.

§ 4. — Développement du manteau. Écorce et circonvolutions cérébrales.

A. — *Face interne du manteau. Plexus choroïdes.* — Nous avons vu que l'on appelle manteau toute la portion distale de la vésicule hémisphérique, c'est-à-dire celle qui est le plus éloignée de l'insertion de la vésicule sur le reste du cerveau. On sait aussi que ce manteau ou bien demeure mince et épendymateux, ou bien s'épaissit considérablement et se différencie pour donner lieu à l'écorce cérébrale. Nous avons dit que l'état épendymateux du manteau se rencontre chez les Poissons osseux et les Ganoïdes dont il caractérise bien le cerveau. Dans les autres groupes de Vertébrés cet état persiste au niveau des plexus choroïdes, dont la lame épithéliale est constituée par la paroi cérébrale épendymateuse; nous l'avons trouvé encore ailleurs, dans cette zone de la paroi interne de l'hémisphère qui fait suite aux plexus et que nous avons appelée *lamina affixa*.

La région du manteau qui prend part à la formation des plexus choroïdes mérite une description spéciale. De la toile choroïdienne du cerveau intermédiaire, continuée en avant par la lame supraneuroporique du cerveau antérieur, partent deux paires de replis épithéliaux logeant des prolongements de la pie-mère, bref deux paires de plexus choroïdes : une paire, dite *plexus inferiores*, dirigée en bas vers le plancher cérébral; une autre, dite *plexus hemispherium* ou plus habituellement *plexus choroïdes latéraux*, s'enfonçant dans les ventricules latéraux.

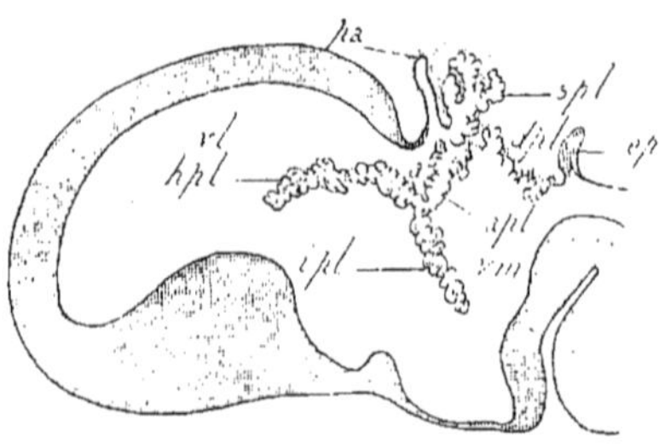

FIG. 335. — *Diagramme des plexus choroïdes.*

spl, *supraplexus* avec la paraphyse *pa*. — *apl*, *auliplexus*. — *hpl*, *plexus hemispherium* ou plexus choroïdes latéraux. — *ipl*, *plexus inferiores*. — *dpl*, *diaplexus* ou plexus choroïdes du ventricule moyen. — *ep*, épiphyse. — *vl*, ventricule latéral. — *a*, *aula*. — *vm*, ventricule moyen.

Les plexus inférieurs (fig. 335, *ipl*) et les plexus hémisphériques (*hpl*) ne sont que les dépendances antérieures des *auliplexus* (*apl*) ou plexus de l'*aula* (antichambre) des ventricules latéraux; de même que les *diaplexus* (*dpl*) ou plexus choroïdes du ventricule moyen sont les prolongements postérieurs des mêmes *auliplexus*. Ces derniers à leur tour représentent la portion inférieure de plexus supérieurs ou *supraplexus*, sus-jacents au cerveau (*spl*).

Chez le Protoptère, chez les Amphibiens et particulièrement *Ichthyophis*, les deux paires de plexus hémisphériques et inférieurs sont représentées. Chez les Sélaciens, les plexus inférieurs existent, mais ceux des hémisphères font défaut. Il en est de même chez les Téléostéens, où même les plexus inférieurs sont très réduits, indiqués seulement par des plissements latéraux, très peu profonds, de la voûte épendymateuse du cerveau. Chez les Vertébrés supérieurs, les plexus inférieurs entrent en régression et finissent par disparaître chez les Mammifères, tandis qu'au contraire les plexus hémisphériques persistent seuls et se développent de plus en plus (1).

De toutes les régions du manteau, celle de la face interne est certainement la plus ancienne. Il est certain, en effet, que le manteau ne se développe pas excentriquement d'une façon régulière à partir du ganglion basal, mais qu'il s'accroît incessamment en dedans et en bas, de telle façon que ses parties les plus récentes sont externes et dorsales. « Plus une partie du cerveau antérieur est externe et dorsale, plus elle est phylétiquement récente, plus au contraire elle est médiane et basale, plus elle est ancienne » (Burckhardt). Cela serait dû à ce que le manteau reçoit de la part du ganglion basal un appoint incessant, et que des parties du manteau virtuellement présentes, mais enfouies dans le ganglion basal, viennent s'épanouir tour à tour dans la formation palléale.

D'après ce qui précède, la plus ancienne zone du manteau serait, chez les Mammifères, celle qui est voisine du limbe médian des hémisphères, et qui comprend successivement, en procédant vers le haut, c'est-à-dire vers l'arête du manteau : la *lamina affixa ;* l'épithélium des plexus choroïdes latéraux ; l'arc marginal avec ses deux subdivisions, l'arc interne et l'arc externe et leurs dérivés, c'est-à-dire le fornix avec la fimbria et les piliers antérieurs, le fascia dentata avec son prolongement, le fasciola cinerea et les stries longitudinales. Toute cette zone offre d'ailleurs des caractères particuliers, des marques évidentes de réduction, telles qu'on considère les diverses formations ci-dessus énumérées comme des circonvolutions atrophiées; cela n'est pas une des moindres preuves à faire valoir en faveur de l'ancienneté de cette région (2).

---

(1) Cet aperçu phylogénétique sur les plexus choroïdes est emprunté à Burckhardt.

(2) Nous avons indiqué déjà plus haut comment certains auteurs ont été amenés à homologuer une grande partie du pallium des Amphibiens et des Reptiles, ou même la totalité, à la zone interne du manteau des hémisphères.

B. — *Face convexe du manteau. Développement de quelques sillons et circonvolutions.* — Le manteau se développe chez les Mammifères, ainsi qu'on l'a vu (p. 652), tout autour du ganglion basal et du cerveau intermédiaire auquel celui-ci est attaché.

Nous avons vu déjà aussi comment le manteau se partage en plusieurs régions ou lobes, lobe frontal, lobe pariétal, lobe occipital, et lobe temporal. Ce dernier lobe, d'autant plus développé qu'on s'adresse à des types plus élevés dans la série animale, donne la mesure de la puissance d'expansion des hémisphères cérébraux.

On sait que chez les Mammifères la surface de ces lobes ne demeure pas régulière et lisse, mais qu'il y paraît un certain nombre de **sillons** ou **scissures** (*sulci*) délimitant des reliefs appelés **circonvolutions** (*gyri*). Ces circonvolutions n'existent que chez les Mammifères et sont le résultat d'un mode d'ampliation des hémisphères propre à ces animaux. Chez les Oiseaux, par exemple, comme C. H. Turner le dit, il peut y avoir, au lieu de circonvolutions, épaississement externe du manteau sous forme d'une tubérosité, dont il existe plusieurs, tant sur la face dorsale que sur la face ventrale du cerveau ; il peut y avoir aussi projection en dedans de la substance grise du manteau sans qu'il y ait extérieurement indication d'une circonvolution.

Parmi les sillons qui incisent la surface du manteau, les uns sont *transitoires*, les autres *définitifs*. D'autre part, on peut aussi diviser ces sillons en *partiels* ou *totaux ;* les seconds intéressent toute l'épaisseur de la paroi cérébrale et par conséquent déterminent sur la face ventriculaire de cette paroi des bourrelets correspondants ; les premiers demeurent superficiels et ne produisent pas de reliefs sur la face ventriculaire. On distingue enfin, suivant l'époque de leur apparition, des sillons *primaires* et des sillons *secondaires;* et il se trouve que les premiers sont précisément des sillons totaux.

Les sillons permanents sont en premier lieu les sillons qui limitent les hémisphères, savoir : la *scissure interhémisphérique*, ou « sillon de la faux du cerveau », et le « pli latéral » de His ou « grande fente cérébrale de Bichat ». Ces scissures préexistent aux prolongements des méninges qui s'engagent dans leur intérieur, et sont le résultat du mode d'accroissement propre de l'hémisphère. Pour ce qui est de la scissure interhémisphérique par exemple, il est absolument démontré, contrairement à Mihalkovics et à Turner qui l'attribuent à la pénétration de la faux du cerveau, qu'elle est formée alors que la faux n'a pas encore pénétré entre les hémisphères.

La *fente choroïdienne*, dont il a été question plus haut, n'est que l'entrée d'une profonde scissure que limite le repli choroïdien du manteau et qui doit encore être rangée parmi les sillons permanents de l'hémisphère. Le repli choroïdien et la scissure du même nom doivent aussi uniquement leur existence à une exagération localisée de la puissance d'accroissement du manteau et non à la pénétration d'un prolongement de la pie-mère. La fente apparaît chez l'embryon humain dès la cinquième semaine du développement. Dans la même catégorie, il faut aussi placer les *sillons arqués*, ou du moins le *sillon arqué postérieur* (*sillon d'Ammon* ou *scissure des hippocampes*); car le *sillon arqué antérieur*, ainsi que nous l'avons vu, disparaît assez rapidement (His, Marchand, Martin, Cunningham, contre Mihalkovics).

Ces sillons permanents sont très primitifs et ils sont totaux, au sens que nous avons attaché à cette expression. D'autres sillons, qui paraissent aussi de très bonne heure, dès le quatrième mois, et qui occupent toute l'épaisseur du manteau, ne sont au contraire que transitoires, et disparaissent déjà au cours du cinquième mois. Ceux-ci, découverts par Meckel, ont été considérés par Tiedemann comme les précurseurs des sillons futurs.

C'est F. Schmidt qui le premier a donné leur véritable interprétation et a montré qu'il s'agissait de sillons transitoires. Leur existence étant indéniable, Bischoff a douté de leur valeur réelle et les a considérés comme des artifices de préparation. Ecker, Kölliker, Mihalkovics, C. Giacomini, Cunningham au contraire ont montré que la production de ces plis n'était pas artificielle, bien que le nombre et la situation des plis fussent variables et que leur profondeur fût augmentée par le durcissement. Ces plis ou sillons passent pour appartenir exclusivement à la paroi interne des hémisphères ; ils sont disposés radiairement à partir du sillon arqué, auquel ils aboutissent; de là le nom de *plis*, *sillons radiés*, qui leur a été donné (fig. 326 et 327, *r*). Cependant Giacomini a signalé sur la face externe ou convexe de l'hémisphère, avant le quatrième mois de la vie fœtale où se montrent nettement les scissures définitives et principales de cette face convexe, l'existence de sillons profonds, qui, en raison de la minceur du manteau à cette époque, paraissent sur la face ventriculaire sous forme de crêtes et sont ainsi des scissures totales. Ces sillons s'étendent radiairement du bord supérieur du manteau à la vallée sylvienne, et sont asymétriquement développés sur les hémisphères. A mesure qu'augmente l'épaisseur de la paroi cérébrale, ces sillons temporaires se comblent, la surface du cerveau redevient lisse, pour être de nouveau sillonnée en tous sens par des scissures définitives. Quant à la signification de ces entailles, à leur rapport possible avec les sillons permanents, on n'en sait rien encore. Nous verrons plus loin quel peut être le mécanisme formateur des sillons provisoires.

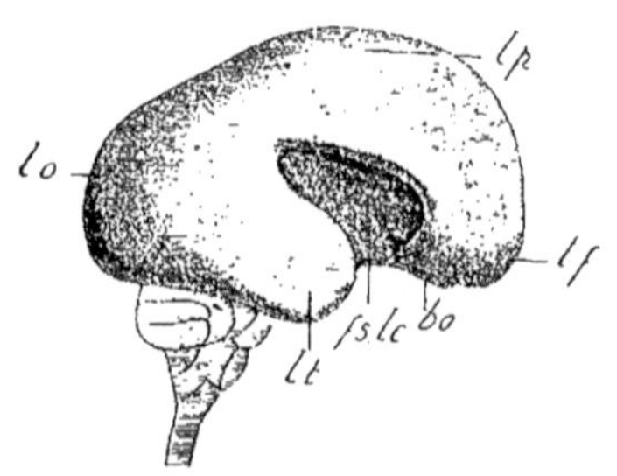

FIG. 336. — *Cerveau d'un fœtus humain de six mois* (d'après KOELLIKER).

fs. lc, fosse de Sylvius, dont le fond est formé par le lobe central ou insula de Reil. — *lf*, *lp*, *lo*, *lt*, lobes frontal, pariétal, occipital et temporal formant ensemble le grand lobe annulaire de l'hémisphère. — *bo*, bulbe olfactif.

Un certain nombre de scissures persistantes, totales ou non, bien que d'importance capitale pour la morphologie externe du cerveau, n'apparaissent que plus tard que les précédentes.

C'est en première ligne la **scissure de Sylvius**. Celle-ci paraît d'abord sous la forme d'une large fosse peu profonde, la *vallée* ou *fosse de Sylvius*, chez l'Homme à la fin du deuxième mois (Cunningham), au début du troisième (Giacomini). Le fond de la fosse de Sylvius correspond au corps strié, et on peut même considérer la fosse sylvienne comme une scissure totale dont le relief sur la face ventriculaire de l'hémisphère serait représenté par le corps strié. A mesure du développement, la forme de la fosse de Sylvius change considérablement. D'abord à peu près circulaire, le contour de la fosse s'allonge en arrière et du côté dorsal, et la dépression prend une figure générale triangulaire (fig. 336).

Le développement ontogénique de la fosse de Sylvius de l'Homme et l'évolution phylogénique de la scissure dans la série des Primates ont été suivis surtout par Cunningham, auquel nous emprunterons notre description. Chez l'Homme, la bordure d'écorce cérébrale qui proémine au-dessus de la fosse de Sylvius et qui l'entoure en avant, en haut et en arrière, est divisée par la formation d'angles ou sinus en quatre sections : temporale ou inférieure, fronto-pariétale ou supérieure, frontale, et orbitale ou antérieure. Chacune de ces portions du rebord palléal de la scissure se comporte dans son accroissement d'une façon indépendante, et par suite, avec le temps, quatre *opercules* s'accroissent au-dessus de la scissure de Sylvius pour la rétrécir et la fermer de plus en plus; les opercules temporal et fronto-pariétal se développent les premiers. De par la rencontre au-dessus de l'espace sylvien des lèvres contiguës des quatre opercules, on comprend que dans cet espace sont découpés trois sinus ou angles, qui figurent autant de prolongements ou *branches* de la scissure de Sylvius, et auxquels correspondent du côté cavitaire les branches du corps strié (fig. 337). Une branche antérieure ou ascendante (*aa*) répond à l'intervalle des opercules frontal et fronto-pariétal ; une branche postérieure ou horizontale (*ph*) est limitée par les opercules fronto-pariétal et temporal ; une branche antérieure horizontale (*ah*) est comprise entre les opercules frontal et orbital.

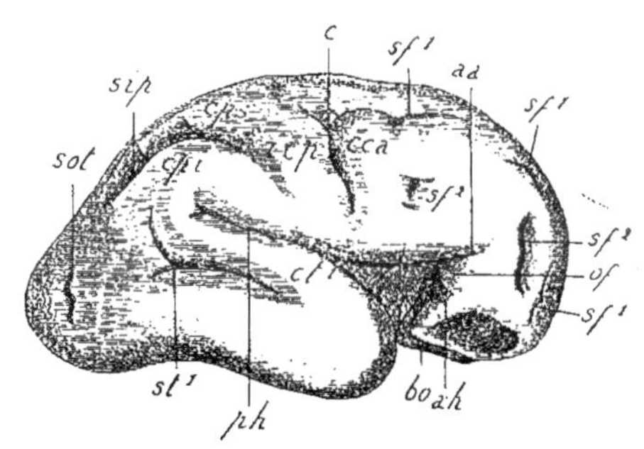

FIG. 337. — *Cerveau d'un fœtus humain de 7 mois et du sexe femelle vu de profil* (d'après KŒLLIKER).

ph, *aa*, *ah*, branches postérieure horizontale, antérieure ascendante, antérieure horizontale de la scissure de Sylvius. — *of*, opercule frontal ou cap. — *bo*, bulbe olfactif. — sf^1, sf^1, sf^1, premier sillon frontal décomposé en trois segments. — sf^2, sf^2, deuxième sillon frontal paraissant en deux tronçons. — *c*, sillon central ou de Rolando. — *cca*, *ccp*, circonvolutions centrales antérieure et postérieure. — *sip*, sillon interpariétal. — *cps*, *cpi*, circonvolutions pariétales supérieure et inférieure. — *sot*, sillon occipital transverse. — st^1, premier sillon temporal. — ct^1, première circonvolution temporale.

Il y a du reste des irrégularités dans le processus de complication de la scissure de Sylvius; ainsi, l'opercule frontal, qui n'est autre que le « cap de Broca » de l'anatomie descriptive, peut manquer, et alors les deux branches antérieures de la scissure de Sylvius se fusionnent en une seule (30 p. 100 des cas); ou bien cet opercule a une longueur très faible, d'où la disposition en V des deux rameaux antérieurs des deux scissures (31,5 p. 100 des cas).

On sait que le fond de la fosse et de la scissure de Sylvius est formé par une région spéciale du manteau, en connexion avec le ganglion basal, qui porte le nom de *lobe central* ou *insula de Reil.*

L'insula demeure à découvert pendant la plus grande partie de la vie embryonnaire, et ce n'est que dans les tout derniers mois, lorsque la fosse de Sylvius s'approfondit et se rétrécit, convertie en scissure par la convergence des opercules, que l'insula de Reil disparaît de la face extérieure du cerveau et prend la situation profonde qu'elle a chez l'adulte. A la naissance, l'insula n'est visible que sur un point restreint, à l'endroit où les deux branches antérieures de la scissure divergent. Après la naissance, cet endroit découvert disparaît à son tour par le développement de la circonvolution frontale inférieure (Giacomini).

Lisse jusque vers le neuvième mois (Mihalkovics), jusqu'au septième mois seulement (Reubold), l'insula se sillonne ensuite. A la surface de l'insula fœtal paraissent trois sillons radiés, qui correspondent aux trois sillons principaux et primaires de la surface externe du reste du manteau, c'est-à-dire à la scissure de Rolando, au sillon inférieur précentral et à la partie verticale du sillon intra-pariétal, et qui ne sont que des prolongements sur l'insula de ces scissures du manteau.

Dans le cours du développement, la fosse de Sylvius s'allonge en arrière beaucoup plus rapidement que l'hémisphère lui-même; donc une partie de plus en plus grande de l'insula de Reil, qui forme le fond de la dépression sylvienne, viendra se placer au-dessous de l'os pariétal, tandis que la fosse et l'insula se retireront de plus en plus de la partie frontale de la capsule crânienne.

Le **sillon de Rolando** (Leuret), *sillon central* des auteurs allemands, paraît plus tard que la fosse de Sylvius, à une époque quelque peu variable, d'ordinaire vers la fin du cinquième mois. D'après la description classique, il commence sous la forme d'une légère gouttière, oblique sur la ligne verticale, s'étendant entre le bord supérieur de l'hémisphère et la scissure de Sylvius, puis se prolonge graduellement en haut et en bas. Selon Cunningham, les choses ne se passeraient pas exactement ainsi. Le sillon de Rolando se développerait par deux segments distincts (fig. 338, *ri*, *rs*). Le segment inférieur, plus long, et aussi plus précoce, a son extrémité inférieure au niveau de la suture frontale du crâne

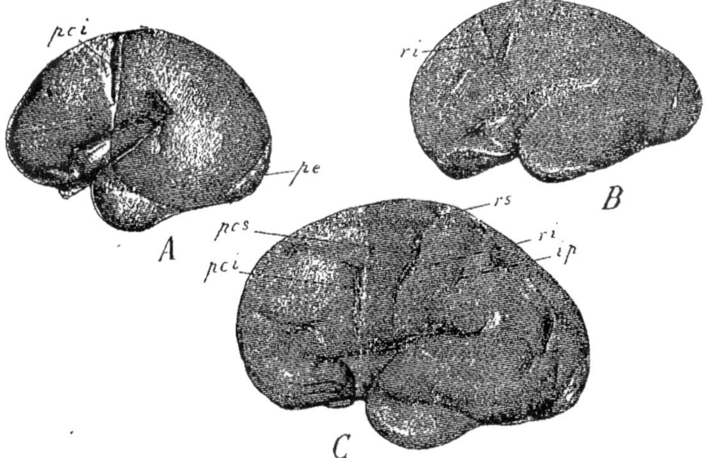

FIG. 338. — *Développement des sillons de la convexité du cerveau* (d'après CUNNINGHAM).

A. Première moitié du cinquième mois. — B. Fin du cinquième mois. — C. Fin du sixième mois. — *pci*, *pcs*, segments inférieur et supérieur du sillon précentral. — *ri*, *rs*, segments inférieur et supérieur du sillon de Rolando. — *ip*, sillon intrapariétal. — *pe*, scissure perpendiculaire externe.

(B, *ri*) ; son extrémité supérieure est située, vu l'obliquité du sillon, en arrière de cette suture. Le segment supérieur, plus court, plus tardif, est plutôt une fossette qu'un sillon (C, *rs*). Plus tard, les deux segments se rejoignent et se confondent bout à bout ; le pont de substance, qui séparait les deux segments, peut persister néanmoins, même chez l'adulte, au fond de la scissure, qui n'est ici que superficielle. Cette forme interrompue existe d'ailleurs typiquement chez les Anthropoïdes, où les deux segments sont reliés par un pont anastomotique profond. Bien plus, chez les Singes inférieurs, les deux segments demeurent séparés.

Dans son développement ultérieur, le sillon de Rolando se comporte de la façon suivante. Un troisième segment inférieur peut s'ajouter, à la naissance, au sillon de Rolando existant déjà, sous la forme du « sillon transverse inférieur » d'Eberstaller. C'est aussi seulement à cette époque que le sillon de Rolando atteint le bord supérieur de l'hémisphère. C'est enfin alors seulement que la scissure a sa direction définitive et l'angle rolandique sa valeur minima, tandis qu'auparavant la scissure avait une direction presque transversale et que l'angle rolandique était beaucoup plus ouvert. Dès le septième mois, comme l'a indiqué Eberstaller, les deux circonvolutions qui bordent le sillon de Rolando se développent inégalement, la circonvolution pariétale ascendante tendant à recouvrir la circonvolution frontale ascendante.

Le développement de quelques autres sillons primaires importants nous est aussi connu par les recherches de Mihalkovics, Kölliker, Giacomini et Cunningham.

Dès le cinquième mois ou même le quatrième mois de la vie fœtale (Giacomini) paraissent sur la face interne de l'hémisphère, confondues parmi les nombreux sillons radiés transitoires qui parcourent cette face, la *scissure calcarine* et la *scissure pariéto-occipitale* ou *scissure perpendiculaire interne* (fig. 329, *sca*, *spo*), qui limitent ensemble le *cunéus*. Elles ont pour précurseurs, d'après Cunningham, deux sillons radiés temporaires qui occupent la même situation, et qui formeront le fond des scissures définitives. Dans certains cas cependant, la scissure pariéto-occipitale temporaire est ensuite oblitérée, et le sillon définitif se creuse entièrement à nouveau au même endroit. De même, il y a, d'après Cunningham, dans la transformation de la scissure calcarine provisoire en scissure définitive, de nombreuses variations et des complications dans le détail desquelles nous ne pouvons entrer (1).

Le premier en date de tous les sillons qui paraissent sur la face externe de l'hémisphère est, d'après Cunningham, le *sillon précentral*, plus particulièrement le « sillon précentral inférieur »

(1) Nous renvoyons à ce sujet aux travaux de Cunningham.

(fig. 338, A, *pci*); il existe dès le cinquième mois et par conséquent est antérieur à la scissure de Rolando. Un « sillon précentral supérieur » (C, *pcs*) apparaît ensuite. Puis il se forme deux sillons additionnels, un précentral médian, et un précentral marginal. Le système scissural précentral est alors définitivement complet.

Le *sillon intrapariétal* (fig. 338, C, *ip*) paraît à la fin du sixième mois. Il se montre bientôt interrompu et divisé en un certain nombre de segments d'origine indépendante, « sillon post central inférieur », « rameau horizontal », rameau occipital », auxquels se surajoute un « sillon postcentral supérieur ». (Pansch Cunningham).

La *scissure perpendiculaire externe* est aussi un des sillons les plus précoces (fig. 338, A, *pe*).

Quelques-unes de ces scissures marquent d'une façon nette et définitive la délimitation des divers lobes du manteau. Le sillon de Rolando limite en arrière le lobe frontal et en avant le lobe pariétal. La scissure perpendiculaire externe établit désormais les frontières du lobe pariétal et du lobe occipital. La scissure de Sylvius séparait depuis longtemps déjà le lobe temporal du reste du manteau cérébral.

A partir de ce moment, c'est-à-dire des cinquième et sixième mois de la vie fœtale, le développement des sillons de la face convexe et de la face interne du cerveau fait de rapides progrès. Après les sillons primaires qui nous ont occupé jusqu'ici, il se forme des *sillons secondaires* et même des *sillons tertiaires*, limitant de nouvelles circonvolutions. On comprend que nous ne puissions étudier ici un à un les très nombreux sillons de l'écorce et que nous devions nous borner à donner les règles générales de leur formation, renvoyant pour les détails aux mémoires spéciaux de Gratiolet, Bischoff, Pansch, Ecker, Giacomini, etc.

Les règles générales du développement des sillons et des circonvolutions ont été établies surtout par Giacomini et Mingazzini, qui ont en même temps montré qu'elles souffraient de nombreuses exceptions. Quelques sillons secondaires paraissent aux septième et huitième mois, d'autres seulement plus tard; les sillons tertiaires se montrent entre le septième et le dixième mois. Chez le fœtus à terme, toutes les scissures sont développées, et elles ont leur longueur et leur situation définitives (1). A la naissance aussi, le type individuel et le type sexuel du cerveau sont définitivement établis (Mingazzini). Il y a en effet, dans la disposition des sillons et des circonvolutions, d'après Rüdinger et Mingazzini, des variations assez importantes suivant le sexe, comme le leur a montré la comparaison des cerveaux de fœtus jumeaux mâle et femelle ; ces variations sexuelles seraient très précoces, selon Rüdinger, et surviendraient dès la dix-huitième semaine, consistant essentiellement en ce que le cerveau du fœtus mâle précède celui du fœtus femelle dans son sillonnement. Selon Giacomini au contraire, les différences qu'offre la disposition des scissures sont toutes individuelles, et nullement dues au sexe ; il en trouve la preuve dans l'examen de cerveaux de fœtus jumeaux du même sexe, où il existe des variétés qui ne sont imputables qu'à l'individu. C'est à partir du septième mois de la vie fœtale que, d'après Giacomini, les variétés se produisent, annoncées par ce que certains sillons paraissent tout d'abord à droite, d'autres tout d'abord à gauche, parce qu'aussi certains s'approfondissent ou s'allongent d'abord à droite et seulement ensuite à gauche. D'après certaines observations, au contraire (Gratiolet, Ecker, Reubold), ce n'est pas indifféremment à droite ou à gauche, suivant les individus, qu'apparaîtraient les sillons de l'écorce ; mais l'hémisphère gauche se sillonnerait toujours avant l'hémisphère droit ; d'ailleurs le premier aurait, par l'ensemble de son développement, une avance marquée sur le second (2).

C. — *Causes du plissement de l'écorce.* — La question des causes productrices des scissures cérébrales a été des plus controversées. Les principales opinions émises à ce sujet ont été classées par Strasser, qui y a ajouté la sienne propre. Le résumé suivant lui est emprunté.

Les forces plastiques agissant dans le développement du cerveau et les causes du plissement de l'écorce sont très diverses selon les auteurs.

(1) Ce fait, observe Giacomini, est d'autant plus digne d'être noté que le cerveau à cette époque est loin d'avoir sa constitution histologique complète. Si donc, à la naissance, une cause pathologique arrête le cerveau dans son développement, ce cerveau, dans sa conformation extérieure, pourra paraître normal, alors que de par son organisation intérieure il est incapable de fonctionner.

(2) Nous n'avons pas eu à notre disposition un récent travail de Martin sur le développement des circonvolutions.

On a tour à tour fait jouer un rôle aux dispositions des vaisseaux, à l'influence de la pression exercée par la capsule crânienne, et enfin l'on a placé dans le cerveau lui-même les causes efficientes de la production des plis et des sillons cérébraux.

C'est Reichert qui le premier a invoqué l'action des vaisseaux dans la formation des scissures cérébrales. Flesch, qui l'a suivi, a mis la formation des sillons secondaires tout au moins sur le compte de la présence des artères. Seitz surtout, plus récemment, a fait intervenir les artères ou du moins les prolongements pie-mériens dans la production des sillons ; pour lui, les sillons cérébraux ne sont que des fentes nourricières destinées à loger les vaisseaux. Plus le cerveau est grand, plus il est plissé, parce qu'aussi les artères ont besoin de pénétrer plus profondément, de telle sorte que le développement des sillons et des circonvolutions ne serait pas en rapport avec l'intelligence mais avec la nutrition de l'organe.

L'influence compressive exercée par la capsule crânienne a été surtout soutenue par Schwalbe, pour lequel il n'y a pas de sillons ni de circonvolutions possibles, si le cerveau ne remplit pas complètement la cavité crânienne. Au contraire, la majorité des auteurs n'ont admis cette influence que dans des circonstances pathologiques. Il est indéniable, observe Strasser, que dans les premiers temps de la vie embryonnaire le crâne reçoit l'impression du cerveau et que celui-ci se moule à son tour sur le crâne ; car il y a coaptation intime entre la capsule crânienne et la masse cérébrale. Mais plus tard, quand le crâne est complètement formé, il n'en est plus de même. Chez les Vertébrés supérieurs, l'Homme même, à un âge embryonnaire avancé, il arrive alors que, comme chez les Vertébrés inférieurs, le cerveau ne remplit pas complètement la cavité du crâne et que ce crâne doit être sans influence sur lui (Schnopfhagen), ou n'avoir qu'une influence accessoire (Kölliker, Strasser). Wundt au contraire avait admis l'action de la capsule crânienne et l'avait reportée aux derniers temps de la vie fœtale et après la naissance ; la résistance de la capsule crânienne contre le cerveau en voie d'expansion déterminerait alors le plissement du manteau cérébral, les plis s'effectuant dans le sens de la moindre résistance.

Cette théorie peut s'appuyer sur l'examen comparatif des scissures dans les cerveaux des dolichocéphales et des brachycéphales. En effet, comme l'ont observé Calori, L. Meyer, Meynert, Rüdinger, Zuckerkandl, le cerveau des dolichocéphales se distingue par la prédominance des sillons longitudinaux, celui des brachycéphales au contraire par celle des sillons transversaux. L'arrêt d'accroissement du crâne en direction sagittale (brachycéphalie) produit des plis transversaux du cerveau ; la dolichocéphalie favorise le développement des plis longitudinaux.

Cette même théorie enfin a été généralisée par Turner. Les sillons du cerveau et les plis dont ces sillons ne sont que l'expression se partagent en sagittaux ou longitudinaux, c'est-à-dire parallèles au bord supérieur du manteau, en transversaux ou frontaux, en arqués et aussi en radiaires. La cause principale du plissement réside dans l'obstacle apporté à la croissance du cerveau, c'est-à-dire à la poussée exercée par les systèmes de fibres qui de la profondeur viennent s'étaler dans l'écorce, par la résistance de la capsule crânienne et de la faux du cerveau. L'obstacle à l'accroissement longitudinal donne lieu à des plis et sillons transversaux. L'obstacle apporté à l'élargissement du cerveau produit le plissement et le sillonnement longitudinal, parce qu'alors les trois bords longitudinaux de l'hémisphère sont empêchés de s'écarter l'un de l'autre.

Restent maintenant à examiner les théories qui font résider dans le cerveau lui-même les forces capables d'en produire le plissement. Ces théories sont très diverses quant au *modus faciendi* invoqué.

D'après Wundt, si dans les derniers temps de la vie fœtale l'action exercée par la capsule crânienne sur le sillonnement cérébral est indéniable, les premiers sillons au contraire doivent leur production à l'expansion propre du cerveau. Au début paraissant des plis transversaux, en rapport avec l'allongement de l'hémisphère ; aux sixième, septième mois, en même temps que les lobes frontal et temporal s'élargissent, se forment au contraire des plis longitudinaux, parallèles à l'axe de ces lobes. Les sillons s'étendent donc perpendiculairement à la direction de la plus grande énergie d'accroissement.

Le point de vue de Heschl est différent. Pour lui, les sillons et les circonvolutions sont le résultat d'une inégalité d'accroissement en dehors ; tandis qu'au niveau de certaines lignes correspondant aux sillons la substance blanche demeure en retard dans son accroissement, entre ces lignes, c'est-à-dire au niveau des circonvolutions, elle s'accroît au contraire au maximum.

Jelgersma, qui s'est élevé avec force contre la théorie de l'influence du crâne, a considéré les sillons comme l'expression d'une disproportion entre l'accroissement de l'écorce cérébrale et celui du substratum blanc médullaire. L'écorce, comme tout autre organe, peut croître en épaisseur et en surface ; mais la masse médullaire sous-jacente est incapable de la suivre dans son accroissement. Force est donc à l'écorce de se plisser; et ce n'est que quand se forment les gaines de myéline dans la substance blanche, qu'il y a compensation.

Mais la théorie de Jelgersma, pour séduisante qu'elle soit, rencontre de sérieuses difficultés, que Ziehen et Strasser lui ont opposées. Pourquoi l'écorce cérébrale se plisse-t-elle au lieu de s'épaissir purement et simplement, pour satisfaire à son besoin d'accroissement? Comment comprendre avec cette théorie la formation des sillons totaux, auxquels la théorie ne paraît pas applicable ?

Schnophagen a émis une autre manière de voir. Il suppose que les fibres nerveuses repoussent et écartent les parties entre lesquelles elles s'accroissent. Les fibres de la couronne rayonnante, qui ont leur point de départ dans le corps strié et la couche optique, les fibres du corps calleux qui ont leur point fixe dans la partie médiane de cet organe, repoussent vers la périphérie les territoires corticaux correspondants. De même font les fibres courtes d'association ; les points fixes de ces fibres correspondent à leur milieu. La série de ces points fixes d'un même système de fibres d'association représente la ligne d'un futur sillon, et par conséquent la limite de deux circonvolutions; les extrémités de ces fibres en poussant de part et d'autre du futur sillon soulèveront la substance corticale en deux bourrelets qui seront les circonvolutions limitrophes du sillon considéré. Cette théorie ne s'applique, comme la précédente, qu'aux sillons secondaires et n'est valable que pour la période où la substance blanche est déjà en voie de formation.

Quant à Strasser, son opinion est encore assez différente de celle de Schnopfhagen. Pour lui, la formation des sillons corticaux secondaires est en première ligne en rapport avec des causes intérieures résidant dans le cerveau même. Au contraire, la résistance de la boîte crânienne ne peut jouer qu'un faible rôle dans l'orientation et non dans la production des sillons. L'état du cerveau au moment où le sillonnement cérébral débute, la forme de la masse médullaire, le point de départ de la radiation fibreuse, la différence entre l'expansion du noyau médullaire et celle de l'écorce jouent le rôle essentiel. La multiplication et l'approfondissement des scissures secondaires sont dus à l'agrandissement des éléments intracorticaux et au développement des systèmes d'association. Le coefficient cortical, c'est-à-dire le rapport entre la surface corticale et la masse médullaire sous-jacente est alors porté à son maximum.

§ 5. — **Développement histologique du manteau.** — A. — *Développement de l'écorce cérébrale.* — Nos premières connaissances, sur ce sujet, sont dues à Kölliker, Vignal, Unger, Betz, Korsch, Fuchs, Brandts, Magini, Below, etc. Pour abondantes que soient les données dues à ces nombreux auteurs, elles ont presque complètement perdu tout intérêt, depuis que la méthode de Golgi a été employée et a profondément modifié les résultats antérieurement acquis à l'aide des procédés ordinaires. C'est donc surtout dans un but de fidélité historique que nous transcrivons les plus anciennes de ces données, et aussi parce qu'elles peuvent servir d'introduction naturelle à l'exposé des faits montrés par le procédé de Golgi.

Ces anciennes données ne sont d'ailleurs acceptables qu'au point de vue de l'étude anatomo-microscopique de la stratification, c'est-à-dire de la décomposition de l'écorce en strates superposées. Quant à y chercher des renseignements sur le développement histologique même des éléments de l'écorce, il faut y renoncer ; on jugera, par la citation suivante, que l'on ne ferait qu'encombrer la science en tenant compte aujourd'hui de ces données surannées. Dans quelle mesure, se demandait par exemple Korsch en 1881, peut-on, en suivant le développement de l'écorce cérébrale, tirer de l'étude des noyaux des conclusions quant à l'origine et au développement des cellules ganglionnaires? Et il répond que les prétendus noyaux libres sont les précurseurs des cellules.

Le manteau offre chez les très jeunes embryons de Mammifères deux couches distinctes, l'une interne épithéliale et germinative plus épaisse, l'autre externe, formée de cellules sphériques ou elliptiques qui sont de jeunes neuroblastes ; il est donc construit sur le plan fondamental de la paroi du tube nerveux. L'assise externe de neuroblastes, d'abord mince, s'épaissit ensuite incessamment par le processus que nous avons appris à connaître (p. 365), tandis que la couche interne épithéliale se réduit relativement. Puis les cylindres d'axe émis par les neuroblastes, en s'accumulant à la face interne de la zone formée par ceux-ci, viennent constituer une assise intermédiaire, blanche, fibreuse, la « couche de la formation rayonnante » ou « des fibres pyramidales ». D'autre part, à la surface de la couche neuroblastique, une autre zone fibreuse blanche, dite « couche moléculaire », se développe. De la sorte, au vingtième jour chez le Lapin, l'écorce cérébrale comprend quatre et même cinq couches distinctes : une couche blanche fibreuse externe ou *couche moléculaire ;* une strate grise de neuroblastes (*couche des cellules pyramidales*) ; une zone blanche fibreuse (*couche de la formation rayonnante*) ; une *assise épithéliale* simple, ayant en dehors d'elle une couche de cellules distinctes des cellules pyramidales (la couche de Rolando) (Kölliker, Loëwe, Brandts).

Chez le fœtus humain, le point de départ étant le même que chez l'embryon de Lapin, c'est dès le sixième mois et de là jusqu'à la naissance que l'écorce cérébrale prend sa constitution définitive et permet de reconnaître les cinq couches fondamentales que l'on trouve chez l'adulte (type de Meynert) (Vignal). Ce type de Meynert n'est réalisé de même qu'au septième mois chez le fœtus de Veau (Fuchs).

Alors les couches primitives cessent d'être distinctes comme telles, envahies qu'elles sont par des neuroblastes de forme variée, tandis que d'autre part les fibres nerveuses se mélangent aux différentes masses cellulaires des strates grises. Ainsi la couche blanche externe n'est plus exclusivement fibreuse, mais offre des cellules nerveuses fusiformes, triangulaires ou étoilées. La zone fibreuse intermédiaire a perdu son indépendance par suite du mélange de ses fibres avec des neuroblastes issus de la deuxième couche primitive ; les fibres néanmoins tendent vers la face interne de l'écorce où elles se tassent en un plexus serré. C'est la différenciation des neuroblastes en formes cellulaires variées qui permet seule désormais d'établir une stratification, et de distinguer dans la puissante assise cellulaire résultant de la fusion des deuxième et troisième couches primitives trois couches nouvelles : une extérieure ou *couche des petites cellules pyramidales ;* une moyenne ou *couche des grandes cellules pyramidales*, dite aussi *couche ammonique ;* une interne nommée, en raison de la forme variée de ses éléments, *couche des cellules polymorphes,* confondue avec la couche de Rolando ; une *masse blanche* de fibres, doublée intérieurement par l'*épithélium épendymaire*, complète et termine en dedans l'écorce cérébrale.

L'écorce cérébrale des Mammifères complètement développée se compose donc des assises suivantes, que la méthode de Golgi permet de distin-

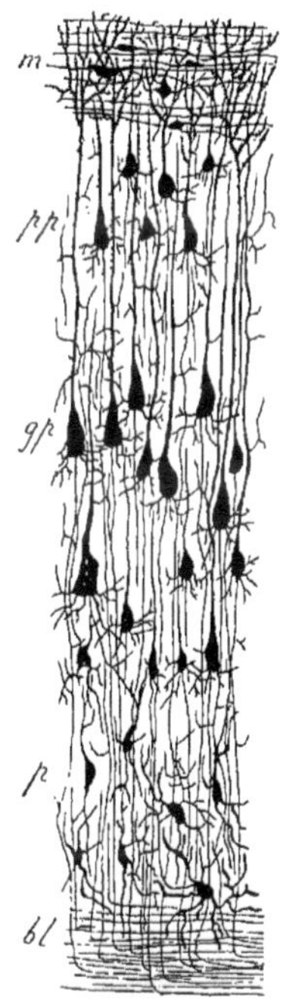

FIG. 339. — *Coupe demi-schématique de l'écorce cérébrale de l'Homme* après traitement par la méthode chromo-argentique, d'après les données de CAJAL.

m, couche moléculaire. — *pp*, *gp*, couche des petites cellules et couche des grandes cellules pyramidales. — *p*, couche des cellules polymorphes. — *bl*, couche de substance blanche.

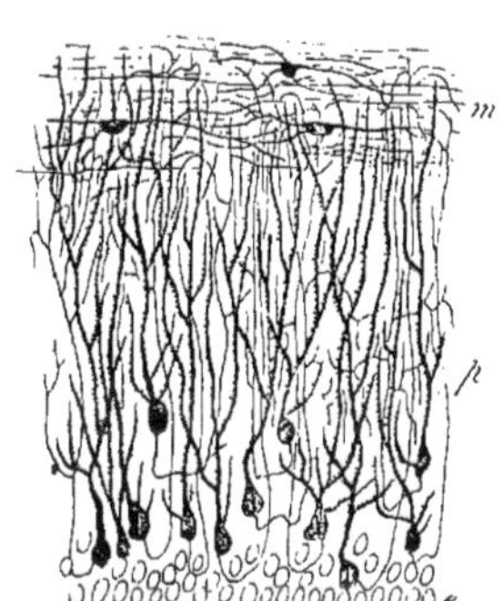

FIG. 340. — *Coupe demi-schématique de l'écorce de la Grenouille* après traitement par le procédé chromo-argentique, d'après CAJAL.

m, couche moléculaire. — *p*, couche des cellules pyramidales. — *e*, couche épithéliale.

guer et dont elle montre les parties constitutives : 1° la couche moléculaire, qui doit en grande partie son aspect aux innombrables branches protoplasmatiques des cellules pyramidales qui s'y ramifient, mais qui renferme aussi des cellules nerveuses et des cylindres d'axe (fig. 339, *m*); 2° la couche des petites et des grandes cellules pyramidales respectivement réparties en deux zones plus ou moins distincte (*pp*, *gp*); 3° la couche des cellules polymorphes (*p*); 4° la couche blanche fibreuse (*bl*) doublée par : 5° l'épithélium épendymaire.

Chez les Vertébrés inférieurs aux Mammifères, le nombre des couches qui se développent d'une façon distincte est moindre que chez les Mammifères; car il peut se faire que la masse blanche de fibres, au lieu de se condenser en une couche sous-épithéliale (comme chez les Mammifères et les Reptiles), reste mélangée aux autres couches (Amphibiens et Oiseaux).

C'est dans le groupe des Batraciens qu'une écorce apparaît pour la première fois manifestement; mais elle offre une structure très simple, et se compose d'une couche moléculaire externe (fig. 340, *m*), d'une zone de cellules pyramidales confondue avec la précédente (*p*) et d'une assise épithéliale (*e*), le tout mélangé de fibres nerveuses qui ne se rassemblent pas en une couche distincte. C'est d'ailleurs seulement dans la région hippocampique du manteau qu'on trouverait cette stratification caractéristique d'une écorce cérébrale (Edinger).

Chez les Reptiles, la stratification est beaucoup plus nette et l'écorce apparaît avec ses couches essentielles bien délimitées. De plus, comme Mason l'a montré, la constitution corticale se retrouve dans toute l'étendue du manteau.

Enfin, chez ces mêmes Reptiles, se montre pour la première fois une formation ammonique, bien caractérisée histologiquement (Schulgin, Edinger). Cette formation ammonique se distingue essentiellement au point de vue anatomo-microscopique : par un épaississement fibreux qui n'est autre que le pilier postérieur du trigone ou corps bordant; par la différenciation d'une couche spéciale, le *stratum granulosum*, qui se montre dans l'épaisseur du corps godronné et le caractérise. Duval a assisté chez l'embryon du Mouton et celui du Lapin à l'apparition de ces deux parties caractéristiques (fig. 341). Le corps bordant (*cb*) est produit par la concentration et l'inflexion longitudinale des cylindres d'axe issus des cellules de la formation ammonique. Le stratum granulosum (*gr*) est dû à l'accumulation de petites cellules pyramidales figurant sur les préparations ordinaires d'innombrables grains.

Le corps godronné et la corne d'Ammon représentent deux circonvolutions corticales adossées par leur face externe, c'est-à-dire par leur couche moléculaire. Elles comprendront par conséquent chacune, comme on le sait depuis longtemps et comme l'ont montré surtout les dernières recherches effectuées à l'aide du procédé chromo-argentique par plusieurs auteurs : une couche moléculaire externe, une couche de cellules pyramidales, une assise de cellules polymorphes, une couche blanche centrale. Celle-ci est représentée dans la corne d'Ammon par l'*alvéus*; le corps godronné n'a pas à proprement parler de couche blanche, ou plutôt les fibres de celle-ci se concentrent et s'orientent longitudinalement de façon à former le corps bordant. La couche des cellules pyramidales est représentée dans le corps godronné par le stratum granulosum. La couche moléculaire de la corne d'Ammon est complexe, décomposable en trois strates, dites de dehors en dedans *stratum moleculare, stratum lacunosum, stratum radiatum :* la première doit son aspect moléculaire aux innombrables sections des branches terminales des prolongements protoplasmatiques des cellules pyramidales ; la deuxième est caractérisée par l'existence de cylindres d'axe à direction tangentielle et parallèle ; la troisième doit sa constitution radiée à la juxtaposition des troncs principaux des prolongements protoplasmatiques des cellules pyramidales.

Parmi les éléments de l'écorce cérébrale, ceux dont le développement est le plus intéressant à connaître sont les *cellules pyramidales,* aussi nommées *cellules psychiques* à cause de leur rôle dans l'activité psycho-

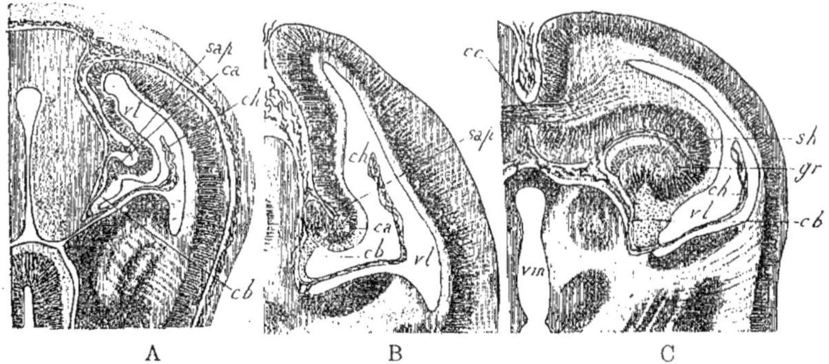

FIG. 341. — *Développement de la formation ammonique chez le Lapin* (d'après DUVAL).

A. Embryon de 17 millim. de long. — B. Embryon de 36 millim. — C. Lapin presque à terme. — *sap*, sillon arqué postérieur. — *sh*, sillon de l'hippocampe (ou sillon arqué postérieur). — *ca*, corne d'Ammon. — *cb*, corps bordant. — *gr*, *stratum granulosum*. — *vl*, ventricule latéral. — *ch*, plexus choroïde. — *vm*, ventricule moyen. — *cc*, corps calleux.

motrice du cerveau. D'après les recherches de Vignal, ces cellules apparaîtraient chez l'embryon humain au sixième mois et deviendraient tout à fait nettes au huitième ; Magalhaès e Lemos ne les a vues complètement développées qu'à la naissance. L'emploi de la méthode de Golgi permet de reculer beaucoup ces dates, pour les cellules pyramidales comme pour les autres éléments nerveux de l'encéphale et de la moelle.

Des recherches effectuées à l'aide de cette méthode sur des embryons de divers âges ont montré à plusieurs auteurs, et principalement à R. y Cajal, les différentes étapes de l'histogenèse des cellules pyramidales. Ces éléments possèdent d'abord un prolongement, qui n'est autre que le futur cylindre d'axe (fig. 342, a) ; puis ils gagnent un rudiment de prolongement protoplasmique principal ou « prolongement primordial » avec un bouquet de courtes expansions (*b*) ; ensuite ces expansions s'allongent (*c*) ; des « branches latérales » se détachent du prolongement protoplasmique primordial (*d*) ; des « expansions basilaires » protoplasmiques naissent enfin du corps même de la cellule, tandis que des « collatérales » sont poussées par le cylindre d'axe. La cellule pyramidale a atteint alors son maximum de complication.

Un coup d'œil jeté sur l'évolution phylogénétique de ces cellules dans la série des Vertébrés a permis encore d'assister à leur complication graduelle. Chez la Grenouille (fig. 342, a), ces cellules n'ont, outre le cylindre

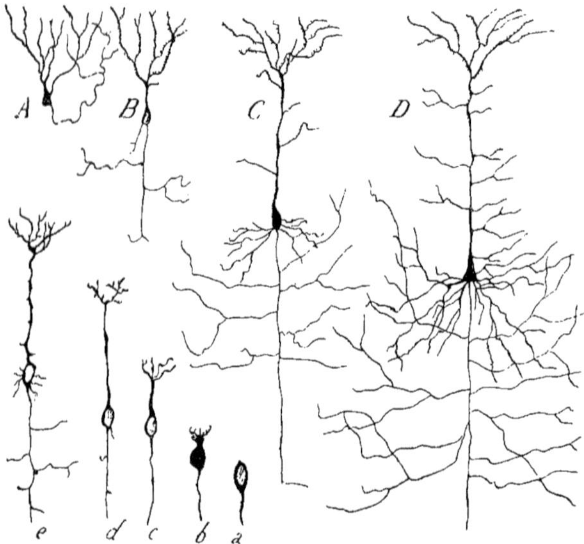

Fig. 342. — *Diagramme du développement ontogénique et de l'évolution phylogénique des cellules pyramidales ou psychiques*, d'après Cajal.

a, *b*, *c*, *d*, *e*, stades du développement ontogénique. — A, B, C, D, phases de l'évolution phylogénique A. Grenouille. — B. Lézard. — C. Souris. — D. Homme.

d'axe, que des branches protoplasmatiques ramifiées à leur extrémité. Chez les Reptiles (*b*), ces branches se concentrent en un tronc principal, et il se forme un prolongement basilaire rudimentaire. La Souris (*c*) présente des prolongements basilaires nombreux, des branches collatérales du prolongement protoplasmique principal, des collatérales du cylindre d'axe; la cellule pyramidale offre donc ici tous ses éléments constituants. Ces éléments, chez l'Homme (*d*), atteignent leur maximum de développement.

B. — *Développement des trajets fibreux.* — Les trajets fibreux qui prennent naissance dans l'intérieur des hémisphères cérébraux nous sont déjà en grande partie connus.

Nous avons étudié, en effet, chez les Vertébrés inférieurs, les trajets qui parcourent le cerveau intermédiaire ; or, ils sont en partie communs à ce dernier et aux hémisphères cérébraux. C'est ainsi que le « faisceau basal du cerveau antérieur », le « faisceau du manteau » et d'autres nous ont occupé déjà (p. 623 et suiv.) ; il n'en sera donc plus question ici.

On sait que les trajets fibreux dans les hémisphères cérébraux des Vertébrés supérieurs et particulièrement des Mammifères se partagent en trois groupes systématiques bien distincts : les *systèmes de projection*, les *systèmes d'association*, les *systèmes commissuraux*.

Les premiers établissent des relations entre l'écorce cérébrale et des centres d'ordre inférieur ; les fibres de projection qui vont de l'écorce aux ganglions cérébraux (corps strié et thalamus) forment dans leur totalité le système de projection nº 1, appelé *couronne rayonnante*. L'ensemble des fibres qui porte ce nom fait défaut aux Vertébrés inférieurs, et la couronne rayonnante n'apparaît que chez les Reptiles (Herrick, Meyer, etc.). Le développement de la couronne rayonnante chez l'embryon de Mammifère est, comme son apparition dans la série, assez tardif. Néanmoins la formation de la couronne rayonnante précède celle du corps calleux : fait dont l'explication serait donnée par les résultats fournis par la méthode de Golgi sur la constitution de cette commissure. Le corps calleux, en effet (fig. 343, *cc*), outre des fibres cylindre-axiles issues directement de cellules nerveuses, serait en majeure partie formé de collatérales poussées par des cylindres d'axe, par ceux entre autres de la couronne rayonnante (cc); les fibres calleuses donc, n'étant que des branches d'autres fibres nerveuses, doivent donc se montrer après ces dernières.

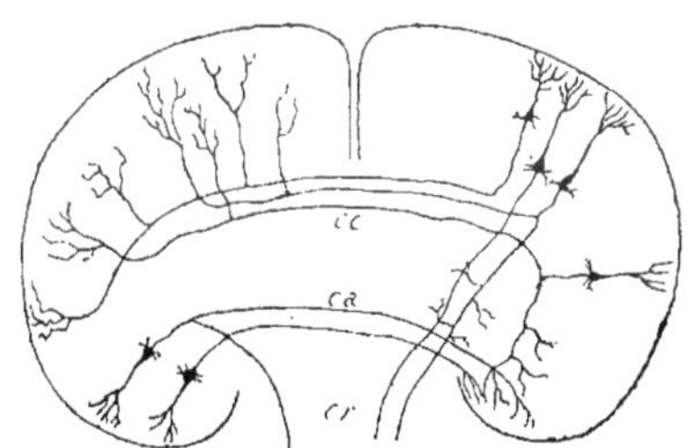

FIG. 343. — *Schéma d'une coupe transversale du cerveau*, montrant la disposition vraisemblable des commissures et des fibres de la couronne rayonnante (d'après CAJAL).

cc, corps calleux. — *ca*, commissure antérieure. — *cr*, couronne rayonnante (fibres de projection).

On sait que, chez les Mammifères (et il en est de même pour les Oiseaux, d'après C. H. Turner), la couronne rayonnante se partage dans son trajet ultérieur en deux faisceaux, appelés *capsule interne* et *capsule externe*. La capsule interne, plus importante, a essentiellement trois ordres de fibres : des fibres pyramidales allant directement de la couronne rayonnante aux pédoncules cérébraux ; des fibres reliant la couronne rayonnante au corps strié et au thalamus ; des fibres par lesquelles les pédoncules se terminent dans le corps strié et le thalamus. On connaît, depuis Flechsig, le développement histologique des fibres de la couronne rayonnante et de la capsule interne dans les stades avancés, et les phénomènes de la myélinisation de ces fibres ; mais ce que l'on n'a jamais spécialement étudié, c'est la première formation, au point de vue anatomique, de ces masses fibreuses, pour laquelle nous n'avons d'autres documents que quelques figures de Mihalkovics.

Les systèmes d'association sont représentés par des fibres tangentielles, plus ou moins parallèles à la surface corticale, qui unissent entre eux deux points plus ou moins éloignés d'un même hémisphère. Ces systèmes, très nombreux en fibres, forment la plus grande partie de la masse blanche centrale des hémisphères.

Les systèmes commissuraux (corps calleux, commissure antérieure, trigone) nous sont déjà connus et ne nous occuperont plus. Ils relient des régions, symétriques ou non, des deux hémisphères.

La distinction des divers systèmes dont il vient d'être question s'établirait de bonne heure dans le développement ontogénique, et serait marquée, d'après Brandts, par l'orientation différente des chaînes cellulaires qui concourent au développement des fibres nerveuses. On voit en effet, chez des embryons de Lapin déjà âgés, la couche de la formation rayonnante offrir des rangées cellulaires disposées obliquement par rapport à la couche des cellules neuroblastes : c'est là l'ébauche des systèmes de projection. Vers la couche de Rolando, au contraire, ces rangées cellulaires deviennent parallèles à la surface ; c'est l'ébauche des systèmes d'association.

L'étude histogénétique des trajets fibreux, l'étude de la myélinisation des fibres cérébrales en d'autres termes, a fourni à Flechsig, Edinger, Fuchs, Vulpius, etc., des résultats intéressants. Une donnée générale fort importante se dégage des recherches de ces auteurs, savoir : l'époque très tardive à laquelle les fibres cérébrales ont parfait leur développement histologique et se sont couvertes de myéline. C'est ce qu'Edinger a constaté dans le cerveau des Amphibiens. C'est surtout ce que Flechsig, Fuchs et Vulpius ont observé chez l'Homme. A la naissance, les fibres cérébrales sont encore dépourvues de myéline (sauf, selon Flechsig et Vulpius, au niveau de la circonvolution prérolandique ou frontale ascendante). Les premières fibres tangentielles ou d'association ne paraissent qu'à la naissance (Flechsig), qu'au quatrième mois (Vulpius) ou même au septième (Fuchs) ; elles forment d'abord deux couches interne et externe entre lesquelles paraît plus tard une couche moyenne (Vulpius). Le développement fibreux se passe d'ailleurs d'une façon très différente selon les régions du cerveau. Il procède très lentement, si bien que c'est seulement vers la septième ou la huitième année que les dispositions adultes sont réalisées (Fuchs) ; à 17 ans même, d'après Vulpius, le développement des fibres tangentielles n'est pas encore terminé dans toutes les parties du cerveau.

Pour prendre un exemple, voici quelques-uns des résultats obtenus par

Flechsig sur des fœtus humains à terme. Certaines parties seulement de la couronne rayonnante sont myélinisées ; ce sont celles qui correspondent à la circonvolution centrale postérieure (pariétale ascendante) et aussi aux parties situées immédiatement en avant et en arrière (circonvolution centrale antérieure et præcunéus). Dans des régions situées soit en avant, soit en arrière, le nombre des fibres myéliniques diminue. Les fibres pourvues de myéline sont des fibres sensibles, prolongement des cordons postérieurs de la moelle. Le noyau caudé ne reçoit nulle part de fibres myélinisées ; la capsule interne, par exemple, ne lui amène que des fibres amyéliniques. Parmi les fibres qui abordent le noyau lenticulaire, les unes sont privées de moelle ; les autres en sont pourvues, et ce sont celles qui dans les lames médullaires courent concentriquement à la face externe du noyau, ainsi que les fibres de l' « anse du noyau lenticulaire ». Il en est de même pour les fibres qui se mettent en relation avec la couche optique ; les unes sont myéliniques, les autres amyéliniques. Non seulement les fibres des systèmes de projection, mais encore celles des systèmes d'association se développent les unes après les autres, d'après des recherches récentes de Flechsig, de sorte que les différents territoires corticaux ne sont mis en connexion les uns avec les autres que successivement. Les fibres tangentielles d'association paraissent tout d'abord pourvues de myéline en deux régions distinctes : dans la région rolandique d'une part, et d'autre part dans celle de la sphère olfactive (circonvolution de l'hippocampe, pédoncules du septum, stries de Lancisi) (Flechsig). En somme, les foyers de la formation myélinique coïncident d'une part avec les points de terminaison des fibres olfactives, d'autre part avec les stations terminales des nerfs sensibles musculaires et cutanés. Quand les fibres de projection qui aboutissent à ces régions sont myélinisées, les fibres d'association ne tardent pas à l'être.

On comprend toute l'importance que la question du développement des fibres cérébrales a pour l'évolution intellectuelle, pour le développement psychique de l'individu, les fonctions psychiques étant incompatibles avec une organisation histologique incomplète des conducteurs nerveux. Jelgersma a développé à ce sujet quelques considérations générales par lesquelles nous terminerons ce chapitre. Partageant l'axe cérébro-médullaire en un *intellectuorium* représenté par les hémisphères cérébraux, et un « arc réflexe » comprenant les autres parties de l'axe nerveux, il appelle « voie intellectuelle » l'ensemble des trajets fibreux compris dans l'intellectuorium et reliant deux points de ce dernier. La voie intellectuelle, ainsi comprise, n'existe pas dans l'ébauche primitive du système nerveux central, et ne prend naissance que secondairement, par le fait de la soudure secondaire qui s'établit entre le cerveau antérieur secondaire et le cerveau intermédiaire, soudure qui lui livre passage. La voie intellectuelle n'atteint que très tard son état histologique définitif ; ses fibres ne gagnent une gaine de myéline qu'après la naissance. Les voies motrices centripétales (pyramidales) et les voies sensibles centrifugales, qui relient l'intellectuorium à l'arc réflexe, apparaissent encore tardivement, mais avant la voie intellectuelle. Leur achèvement histologique, leur myélinisation, est aussi plus précoce. C'est l'arc réflexe enfin dont les trajets fibreux sont les premiers formés et les premiers histologiquement constitués ; ils sont présents déjà chez le jeune embryon avec leurs caractères définitifs de structure. La voie intellectuelle, dernière à se former, est celle dont le développement varie le plus selon les espèces et même les individus. L'arc réflexe au contraire, qui est à l'origine du système nerveux central, représente, chez les divers individus et même dans les différentes espèces, une constante (1).

INDEX BIBLIOGRAPHIQUE

I. — Généralités et évolution phylogénique

Steiner. Ueber das Grosshirn der Knochenfische. *Sitz. d. math.-nat. Wiss.*, Berlin, 1887. — Jelgersma. Beitrag zur Morphologie und Morphogenese des Gehirnstammes. *Centr. f. Nervenheilk.*, 1887, nos 18-20. — Miklucho-Maclay. *Beitrag zur vergleichenden Neurologie der Wirbelthiere*, Leipzig, 1860. — Viault. Recherches histologiques sur les centres nerveux des Plagiostomes. *Arch. de zool. expér.*, V, 1876. — Goronowitsch. Das Gehirn und die Cranialnerven von Acipenser ruthenus. *Morphol. Jahrbuch*, Bd XIII, 1888. — Burckhardt. Zur vergleichenden Anatomie des Vorderhirns bei Fischen. *Anat. Anzeiger*, 1894, n° 12. — Rabl-Rückhard. Das Grosshirn der Knochenfische und seine Anhangsgebilde. *Arch. f. Anat. und Phys., Anat. Abth*, 1883. — Id. Weiteres zur Deutung des Gehirns der Knochenfische. *Biol. Centralblatt*, Bd III, 1883. — Waldschmidt. Beitrag zur Anatomie des Centralnervensystems und des Geruchsorgans von Polypterus bichir. *Anat. Anzeiger*, 1887, n° 11. — Balfour and Parker. Structure and Development of Lepidosteus. *Philos. transactions*, 1882. — Edinger. Untersuchungen über die vergl. Anat. des Gehirns. I. Das Vorderhirn. *Abh. d. Senck. naturf. Ges.*, 1888. — Ahlborn. Untersuchungen über das Gehirn der Petromyzonten. *Zeitschr. f. wiss. Zool.* Bd XXXIX, 1883. — Huxley. *Anatomie comparée des Vertébrés.* — Balfour. *A monograph of the Development of Elasmobranch Fishes.* London, 1878. — Wilder. On the Brain of Fishes. *Proc. Acad. Nat. Sc. of Philadelphia*, 1876. — Id. Note on the Development and Homologies of the anterior Brain-mass, etc. *Amer. Journ. of sc. a. arts*, XII, 1876. — Id. The Anatomy and Development of the Brain in fish-like Vertebrates. *Amer. Naturalist* et *Monthly micr. Journal*, XVI, 1876. — Sanders. Contributions to the Anat. of the central nervous System in Vertebrate Animals. *Phil. Transact.*, 1887. — Studnicka. Zur Lösung einiger Fragen aus der Morphologie des Vorderhirnes der Cranioten. *Anat. Anzeiger*, 1894, n° 10. — Id. Bemerkungen zu dem Aufsatze : « Das Vorderhirn der Cranioten » von Rabl-Rückhard. *Anat. Anzeiger*, nos 3-4, 1894. — Rabl-Rückhard. Das Vorderhirn der Cranioten. *Anat. Anzeiger*.

---

(1) Nous n'étudierons pas ici les malformations de l'encéphale, dont l'étude sera faite avec celles des organes des sens dans un chapitre tératologique spécial.

Le développement des méninges sera examiné avec celui de la capsule crânienne.

II. — GANGLION CÉRÉBRAL ET RÉGION OLFACTIVE

STRASSER. *Ergebnisse der Anat. und Entw.*, 1892. — A. MEYER. Ueber das Vorderhirn einiger Reptilien. *Zeitschr. für wiss. Zool.*, Bd LV, 1893. — C. L. HERRICK. The Commissures and Histology of the Teleost Brain. *Anat. Anzeiger*, 1891, n°s 23-24. — C. H. TURNER. Morphology of the Avian Brain. *Journ. of comp. Neurology*, 1891. — HIS. Die Formentwicklung des menschlichen Vorderhirns. *Abh. d. königl. Sächs. Ges. der Wiss.*, 1889. — SCHWALBE. *Jenaische Sitzungsber.*, 1880. — REICHERT. *Der Bau des menschlichen Gehirns.* Leipzig, 1859. — MIHALKOVICS. *Entw. des Gehirns.* Leipzig, 1877. — HOCHSTETTER. Ueber die Beziehung des Thalamus opticus zum Seitenventrikel der Grosshirnhemisphären. *Anat. Anzeiger*, 1894, n° 9. — LACHI. *La tela coroidea superiore e i ventricoli cerebrali dell'uomo.* Pisa, 1889. — ID. Sul rapporto del talamo ottico ventricolo laterale dell'emisfero cerebrale. *Anat. Anzeiger*, n° 17, 1895. — DEJERINE et DEJERINE-KLUMPKE. Anatomie des centres nerveux. Paris, Rueff, 1895. — HUXLEY. *Loc. cit.* — WILDER. *Loc. cit.* — BALFOUR. *Loc. cit.* — OSBORN. A contribution to the morphology of the Amphibian Brain. *Journ. of Morphology*, vol. I, 1888. — BURCKHARDT. Untersuchungen am Hirn und Geruchsorgan von Triton und Ichthyophis. *Zeitschr. für wiss. Zool.* Bd LII, 1892. — C. H. TURNER. *Loc. cit.* — WILDER. The Dipnoan Brain. *Amer. Naturalist*, XXI, 1887.

III. — PALLIUM. ÉCORCE CÉRÉBRALE

§ 1. — **Considérations générales.** — NAKAGAWA. The origin of the cerebral Cortex, etc. *Journal of Morphology*, vol. IV, 1890. — OSBORN. *Journ. of Morphology*, 1888. — EDINGER. *Loc. cit.* — OYARZUN. Ueber den feineren Bau des Vorderhirns der Amphibien. *Arch. für mikr. Anat.*, Bd XXXV, 1890. — BURCKHARDT. *Zeitschr. f. wiss. Zool.*, 1891. — CAJAL. La estructura fundamental della cortezza cerebral en los Vertebrados inferiores. *Pequenâs contribuciones*, Barcelona, 1891. — FULLIQUET. Recherches sur le cerveau du Protopterus annectens. Genève et *Rec. zoolog. suisse*, 1886. — BURCKHARDT. *Das Centralnervensystem von Protopterus annectens.* Berlin, Friedländer u. Sohn, 1892. — ROHON. Das Centralorgan des Nervensystems der Selachier. *Denkschr. d. K. Akad. Wien*, 1878. — STUDNICKA. Zur Geschichte des Cortex cerebri. *Verh. d. Anat. Ges.*, Strassburg, 1894. — BRILL. The true Homology of the mesal Portion of the Hemisphere Vesicle in the Sauropsida. *Med. Record*, 1890. — STRASSER. *Loc. cit.* — RABL-RÜCKHARD. Das Grosshirn der Knochenfische, etc. *Arch. für Anat. und Phys.*, *Anat. Abth.*, 1883. — BURCKHARDT. Der Bauplan des Wirbelthiergehirns. *Morph. Arbeiten*, Bd IV, 1894, et *Verhandl. d. Anat. Gesellschaft.* Strassburg, 1894. — WALDSCHMIDT. Beitrag zur Anat. des Centralnervensystems und des Geruchsorgans von Polypterus bichir. *Anat. Anzeiger*, 1887, n° 11.

§ 2. — **Premiers développements du manteau chez l'Homme, etc.** — SCHMIDT. Beiträge zur Entw. des Gehirns. *Zeitschr. für wiss. Zoologie*, 1862, Bd XI. — HIS. Die Formentwickelung des menschlichen Vorderhirns. *Abh. d. math.-phys. Cl. d. K. Sächs. Ges. d. Wiss.*, 1889. — MIHALKOVICS. *Loc. cit.* — MARCHAND. Ueber die Entw. des menschlichen Balkens. *Arch. für mikr. Anat.*, Bd XXXVII, 1891. — MARTIN. Zur Entw. des Grosshirnbalkens bei der Katze. *Anat. Anzeiger*, Bd IX, n°s 5-6, 15. — ID. Bogenfurche und Balkenentwickelung bei der Katze. *Jenaische Zeitschr. f. Naturw.*, Bd XXXIX, 1894.

§ 3. — **Commissures du cerveau antérieur.** — OSBORN. The origin of corpus callosum. *Morph. Jahrbuch*, Bd XII, 1887. — GORONOWITSCH. *Loc. cit.* — FISH. The Central nervous system of Desmognathus fusca. *Journ. of Morphology*, 1895. — MICKLUCHO-MACLAY. *Loc. cit.* — MAYSER. Vergl. anat. Studien über das Gehirn der Knochenfische. *Zeitschr. f. wiss. Zool.*, Bd XXXVI, 1881. — FRITSCH. *Untersuchungen über den feineren Bau des Fischgehirns.* Berlin, 1878. — ID. Zur Anatomie des Fischgehirns. *Verh. d. phys.-med. Ges. zu Berlin* et *Arch. f. Anat. und Phys.*, 1880. — RABL-RÜCKHARD. Zur Deutung und Entw. des Gehirns der Knochenfische. *Arch. f. Anat. u. Phys.*, 1883. — BELLONCI. Intorno alla struttura e alla connessioni dei lobi olfattorii, etc. *R. Accad. d. Lincei*, XIII, 1882 et *Arch. ital. de biologie*, 1883. — OSBORN. Observations upon the presence of the corpus callosum in the brains of the Amphibians and Reptiles. *Zool. Anzeiger*, n° 219, 1886. — ID. Note upon the cerebral commissures in the lower Vertebrata and a probable fornix rudiment in the brain of Tropidonotus. *Ibid.*, n° 233, 1886. — ID. The origin of the corpus callosum, etc. *Morph. Jahrbuch*, Bd XII, 1887. — HERRICK. The Commissures and Histology of the Teleost Brain. *Anat. Anzeiger*, 1891, nos 23-24 — REISSNER. *Bau des Centralnervensystems der ungeschwänzten Batrachier*. Dorpat, 1864. — STIEDA. Studien über das Centralnervensystem der Wirbelthiere. *Zeitschr. f. wiss. Zool.*, Bd XX, 1870. — FULLIQUET. *Loc. cit.* — OSBORN. Preliminary Observations upon the Brain of Amphiuma. *Proc. Phil. Acad. Nat. Sciences*, 1883. — ID. Preliminary Observations upon the Brain of Menopoma and Rana. *Ibid.*, 1884. — ID. A contribution to the morphology of the Amphibian Brain. *Journ. of Morphology*, 1888. — WILDER. The Dipnoan Brain. *Amer. Naturalist*, 1887. — STIEDA. Studien über das Centralnervensystem der Reptilien. *Zeitschr. f. wiss. Zool.*, Bd XXV, 1875. — SPITZKA. Notes on the Brain of Iguana. *Journ. of nerv. a. mental Diseases and Sc.*, 1880. — RABL-RÜCKHARD. Ueber das Centralnervensystem des Alligators. *Zeitschr. f. wiss. Zool.*, Bd XXX, 1878. — ID. Ueber das Vorkommen eines Fornixrudiments bei Reptilien. *Zool. Anzeiger*, 1881. — A. MEYER. Das Vorderhirn einiger Reptilien. *Diss. in.* Zürich et *Zeitschr. f. wiss. Zool.*, Bd LV, 1893. — HERRICK. Contributions to the comparative morphology of the central nervous system. *Journ. of comp. Neurol.*, vol. I et III, 1891 et 1893. — BUMM. Das Grosshirn der Vögel. *Zeitschr. f. wiss. Zool.*, Bd XXXVIII, 1883. — C. H. TURNER. Morphology of the Avian Brain. *Journ. of comp. Neurol.*, vol. I, 1891. — FLOWER. Upon the cerebral Commissures in the Marsupialia and Monotremata. *Phil. Transactions*, 1865. — SANDER. Ueber Faserverlauf und Bedeutung der Comm. cerebri anterior bei den Saügethieren. *Arch. f. Anat und Phys.*, 1868. — SYMINGTON. The cerebral commissures in the Marsupialia and Monotremata. *Journ. of Anat. and Phys.*, 1892. — ELLIOT SMITH. The connection between the olfactory Bulb and the Hippocampus. *Anat. Anzeiger*, 1895, n° 15. — HONEGGER. Vergl.-anat. Untersuchungen über den Fornix, etc. in Gehirn des Menschen und der Saügethiere. *Diss. in.*, Zürich et *Rec. zool. suisse*, t. V. — SCHMIDT. Beiträge zur Entw. des Gehirns. *Zeitschr. für wiss. Zool.*, Bd XI, 1862. — KÖLLIKER. *Traité d'embryologie.* — MIHALKOVICS. *Entw. des Gehirns*, 1877. — MARCHAND. Ueber die Entw. des Balkens im menschlichen Gehirn. *Arch. für mikr. Anat.*, Bd XXXVII, 1891. — BLUMENAU. Zur Entw. und feineren Anat. des Hirnbalkens. *Arch. für mikr. Anat.*, Bd XXXVII, 1891. — MARTIN. Zur Entw. des Grosshirnbalkens bei der Katze. *Anat. Anzeiger*, Bd IX, nos 5-6 et 15. — ID. Bogenfurche und Balkenentwickelung bei der Katze. *Jenaische Zeitschr. f. Naturw.*, Bd XXIX, 1894. — HAMILTON. On the corpus callosum in the embryo. *Brain*, 1885. — OBERSTEINER. *Centralnervensystem*, 1890. — WILDER. Article Brain. *Suppl. Vol. of the Reference Handbo k of the med. Sc.*, 1893. — ZUCKERKANDL. *Ueber das Riechcentrum*,

Stuttgart, 1887. — FISH. The Indusium of the Callosum. *Journ. of compar. Neurol.*, vol. VIII, 1893. — DUVAL. La Corne d'Ammon (Morphologie et Embryologie). *Arch. de Neurologie*, 1881-82 et *Progrès médical*, 1882. — VERGA. Sul ventricolo della volta a tre pilastri. *Gaz. med. ital. Lombardia*, 1851 et *Mem. d. Hist. Lombardo*, 1855. — STROMBIO. *Tratt. elem. di Anat. descrittiva*. Milano, 1865. — TENCHINI e STAURENGHI. *Contributo alla anatomia del Cervelletto umano e dell' apparaio ventricolare della volta a 4 pilastri*. Pavia, 1881. — A. MEYER. Zur Homologie der Fornixcommissur und des Septum lucidum bei den Reptilien und Saügern. *Anat. Anzeiger*, Bd X, 1895, n° 15.

§ 4. — **Développement du manteau. Écorce et circonvolutions cérébrales.** — BURCKHARDT, C. H. TURNER, HIS, MARCHAND, MARTIN, MIHALKOVICS, SCHMIDT. *Loc. cit.* — BISCHOFF. Die Grosshirnwindungen des Menschen u.s.w. *Abh. d. k. bayr. Acad. d. Wiss.* München, 1868. — ECKER. Zur Entw. der Furchen und Windungen der Grosshirn-Hemisphären im Fœtus des Menschen. *Arch. f. Anthropologie*, Bd III, 1868.— CUNNINGHAM. Contribution to the surface anatomy of the cerebral hemispheres. *Cunningham Memoirs of Royal british Academy*, VII, et *Journ. of comp. Neurol.*, 1893. — ID. The Fissure of Rolando. *British Academy* et *Journ. of Anat. and Phys.*, vol. XXV, 1891. — ID. The Sylvian Fissure and the Island of Reil in the Primate Brain. *Ibid.* — ID. The Development of the Gyri and Sulci on the surface of the Island Reil of the human Brain. *Ibid.* — ID. A Demonstration illustrating the Development of the cerebral Sulci in the human Brain. *Journ. of mental Sc.*, vol. XL, 1894. — ID. The complete Fissures of the human Cerebrum. *Journ. of Anat. and Phys.*, 1890, vol. XXIV. — C. GIACOMINI. *Circonvoluzioni cerebrali dell' uomo*. Torini, Lœscher, 1884. — REUBOLD. Zur Entw. des menschlichen Gehirns. *Fetschrift d. Julius-Max.-Univ. zu Würzburg*. Leipzig, Vogel, 1882. — EBERSTALLER. Das Stirnhirn. Wien. u. Leipzig, Urban u. Schwarzenberg, 1890. — LEURET et GRATIOLET. *Anatomie comparée du système nerveux*. Paris, 1839-57. — GRATIOLET. *Mémoire sur les plis cérébraux de l'Homme et des Primates*. Paris, 1854. — ECKER, BISCHOFF. *Loc. cit.* — PANSCH. *De sulcis et gyris in cerebris Simiorum et Hominum*. Kiel, 1866. — ID. Bemerkungen über die Faltungen des Grosshirns und ihre Beschreibung. *Arch. f. Psychiatrie*, Bd VIII, H. 2, 1877. — ID. *Die Furchen und Wülste am Grosshirn des Menschen*. Berlin, 1879. — ID. Beiträge zur Morphologie des Grosshirns der Saügethiere. *Morph. Jahrbuch*, 1880. — GIACOMINI. *Loc. cit.* — MINGAZZINI. Sullo sviluppo dei sulchi e delle circunvoluzioni del cervello umano. *Atti Accad. med. Roma*, vol. II, 1886. — ID. Ueber die Entwickelung der Furchen und Windungen des menschlichen Gehirns. *Moleschott's Untersuchungen*, Bd XIII, 1888. — RUDINGER. Vorl. Mitth. über die Unterschiede der Grosshirnwindungen nach dem Geschlechte beim Fœtus und Neugeborenen. Die Unterschiede der Grosshirnwindungen nach dem Geschlechte bei Zwillingen. *Beiträge zur Anthrop. und Urgeschichte Bayerns*, Bd I, Münich, 1877. — MARTIN. Zur Entw. der Gehirnfurchen bei Katze und Kind. *Arch. f. wiss. u. prakt. Tierheilk.*, Bd XXI, 1895. — REICHERT. *Der Bau des menschlichen Gehirns*. Leipzig, 1861. — FLESCH. Die Bedeutung der secundären Furchen für die Erkenntniss der Ursachen der Hirnfurchung. *Anat. Anzeiger*, Bd V, 1890. — SEITZ. *Ueber die Bedeutung der Hirnfurchung*. Leipzig u. Wien, 1887. -- SCHWALBE. *Lehrbuch der Neurologie*, 1881. — STRASSER. *Ergebnisse d. Anat. u. Entw.*, 1894. — SCHNOPFHAGEN. *Die Entstehung der Windungen des Grosshirns*. Leipzig u. Wien, 1891. — KÖLLIKER. *Traité d'embryologie*. — WUNDT. *Grundzüge der physiologischen Psychologie*, 1880. — CALORI. Del cervello mi sui due tipi brachiocefalo e doliocefalo italiani. *Mem. d. Acc. d. sc*

Bologna, 1871. — L. MEYER. Ueber den Einfluss der Schädelform auf die Richtung der Grosshirnwindungen. *Centr. f. med. Wiss.*, 1876, n° 43. — MEYNERT. Vorl. Mitth. über die Ursachen des Zustandekommens der Grosshirnwindungen. *Anz. d. Ges. d. Wien. Aerzte*, 1876, n° 29. — RÜDINGER. *Ueber die Unterschiede der Grosshirnwindungen nach dem Geschlecht beim Fœtus und Neugeborenen*. München, 1877. — ZUCKERKANDL. Beitrag zur Morphologie des Gehirns. *Zeitschr. für Anat. u. Entw.*, 1877, Bd III. — ID. Beiträge zur Anat. des menschlichen Körpers. X. Ueber den Einfluss der Schädelform auf die Richtung der Gehirnwindung. *Wien. med. Jahrbücher*, Bd LXXXIV, 1888. — TURNER. The convolutions of the brain : a study in comparative anatomy. *Journ. of Anat. and Phys.*, vol. XXV, et *Verhandl. d. X intern. med. Congr.* Breslau, 1890. — HESCHL. *Ueber die vordere quere Schlafenwindung des menschlichen Grosshirns.* Wien, 1878. — JELGERSMA. Ueber den Bau des Saügethiergehirns. I. Die intellektuellen Bahnen und Centren der Medulla oblongata und des Hirnstammes. II. Entstehen der Windungen. *Morph. Jahrbuch*, Bd XV, 1889. — ID. Noch einmal die Entstehung von Gehirnwindungen. *Centr. f. Nerv. u. Psych.*, Bd XIV, 1891. — ID. Das Gehirn ohne Balken, ein Beitrag zur Windungstheorie. *Neur. Centralblatt*, Bd XI, 1890. — ZIEHEN. *Ibid.*

§ 5. — **Développement histologique du manteau.** — KŒLLIKER. Traité. — VIGNAL. Sur le dével. des éléments de la substance grise corticale des circonvolutions cérébrales. *C. r. Acad. Sc.*, 1886. — ID. Rech. sur le dével. des couches corticales du cerveau et du cervelet. *Arch. de physiologie*, 1888. — UNGER. Untersuchungen über die Entw. der centralen Nervengewebe. *Sitz. d. Akad. der Wiss.* Wien, 1879. — BETZ. Ueber die feinere Structur der Gehirnrinde des Menschen. *Med. Centralblatt*, 1881. — KORSCH. *Beiträge zur Lehre von der Entstehung und Entw. der motorischen Ganglienzellen der Grosshirnrinde.* Diss. Berlin, 1881. — FUCHS. Zur Histogenese der menschlichen Grosshirnrinde. *Sitz. d. Wien. Akad.*, 1883. — BRANDTS. *Beiträge zur Entw. der Gehirnrinde.* Diss. Freiburg, 1884. — MAGINI. Nevroglia e cellule nervose cerebrali nei feti. *Atti del XII Cong. med. Pavia*, 1888. — ID. Nouvelles recherches histologiques sur le cerveau du fœtus. *Arch. ital. de biologie*, t, X, 1888, et *R. Accad. d. Lincei*, vol. IV, 1888. — BELOW. Die Ganglienzellen des Gehirns bei verschiedenen neugeborenen Thieren. *Sitz. d. phys. Ges.* Berlin, 1887-1888. — LOEWE. *Beiträge zur Anat. und Entw. des Nervensystems.* Leipzig, 1880. — R. Y. CAJAL. *Nuevo concepto de la Histologia de los centros nerviosos.* Barcelona, 1893. *Trad. franç.* par AZOULAY. *Trad. allem.* par HELD in *Arch. f. Anat. u. Phys. Anat. Abth.*, 1893 (y consulter la bibliographie spéciale). — SCHULGIN. Ueber den Bau des centralen Nervensystems der Amphibien und Reptilien. *Schr. d. Neuruss. Ges. in Odessa*, 1887. — EDINGER. *Loc. cit.* — DUVAL. *Loc. cit.* — MAGALHAÈS E LEMOS. A região psychomotriz, etc. *Diss. in.* Porto, et en français : Histologie de la région psychomotrice chez le nouveau-né, 1882. — C. L. HERRICK, A. MEYER, C. H. TURNER. *Loc cit.* — FLECHSIG. Zur Anat. und Entw. der Leitungsbahnen in Grosshirn des Menschen. *Arch. f. Anat. und Entw.*, 1881. — ID. Zur Entw. der Associationssysteme im menschlichen Gehirn. *Ber. über die Verh. d. k. Sächs. Ges. d. Wiss.* 1894. — EDINGER, FUCHS, BRANDTS. *Loc. cit.* — VULPIUS. Ueber die Entw. und Ausbreitung der Tangentialfasern in der menschlichen Grosshirnrinde, etc. *Arch. für Psychiatrie*, Bd XXIII, 1892. — JELGERSMA. Beitrag zur Morphologie und Morphogenese des Gehirnstammes. *Centr. f. Nervenheilk.*, 1887, n°s 18-20, et *Weekblad v. h. Ned. Tijdschr v. geneesk.*, Bd XXIII.

APPENDICE

Les différents chapitres de ce volume ayant été composés à mesure qu'ils ont été écrits, il est arrivé que pour quelques-uns d'entre eux la science s'est enrichie de nouvelles et importantes données, qui n'ont été publiées que postérieurement à la rédaction de ces chapitres. Dans cet appendice, nous nous proposons, pour mettre notre ouvrage exactement à jour, de faire connaître ces données, n'hésitant pas même, dans le cas d'une question qui aurait subi dans ces derniers temps une évolution complète, à l'exposer tout à fait à nouveau.

APPENDICE A LA PREMIÈRE PARTIE

LE TUBE DIGESTIF ET SES ANNEXES

CHAPITRE I

Développement de la bouche et de l'anus. Le stomodaeum et le proctodaeum.

Rapports du stomodaeum, de la poche hypophysaire et de la corde dorsale. — L'intéressante question des rapports de l'extrémité antérieure de la corde dorsale avec la poche hypophysaire et le pharynx a été reprise par Bawden et Saint-Remy.

Saint-Remy, qui a étudié des représentants de toutes les classes d'Amniotes, s'est proposé de rechercher principalement les transformations histologiques que subit l'extrémité de la corde dorsale, mais a observé aussi des faits organogéniques dignes d'être mentionnés. Chez tous les Amniotes, la portion terminale antérieure de la corde dorsale, qui se termine d'abord au point d'insertion de la membrane pharyngienne, comme l'auteur le montre particulièrement chez les Oiseaux, se coude ensuite pour garder son insertion sur l'épithélium, en formant un angle plus ou moins prononcé (voy. p. 77, fig. 46), de telle sorte qu'on peut y distinguer alors une branche ascendante et une branche descendante.

---

(1) Il ne sera question ici que des travaux concernant la bouche et les organes du voisinage. Nous retrouverons plus tard, avec les organes génitaux, les données nouvelles qui se rapportent à l'anus et aux parties voisines.

Celle-ci disparaît de bonne heure par désagrégation de ses éléments; le sommet de l'angle et même une partie de la branche ascendante font de même. Chez les mammifères et les Reptiles cependant, l'angle de la corde s'épaissit et bourgeonne en produisant un bouton terminal, parfois considérable, et multilobé (fig. 344, fig. 345 *b*) qui d'ailleurs subit secondairement une désagrégation ou une transformation, et disparaît en tant que partie constituante de la corde. Chez les Oiseaux, au contraire, ce bouton ne se produit pas. Le bouton cordal en question est considéré par Saint-Remy comme l'homologue de la « poche palatine » de Selenka (voy. p. 78); nous avions déjà regardé la poche en question comme un produit de dégénération de la corde. Bawden au contraire avait assimilé à cette dernière la poche pharyngienne de Seessel, c'est-à-dire le cul-de-sac præoral de l'intestin antérieur. La connexion que Romiti et d'autres ont aperçue et que Bawden a retrouvée chez les Oiseaux entre l'hypophyse et la corde dorsale est secondaire selon Saint-Remy et consiste dans un « cordon connectif » (Bawden), dû à la transformation secondaire de la branche descendante de la corde. Quant aux connexions que l'on trouve entre la corde dorsale et certains points de l'épithélium pharyngien, elles sont le résultat d'un retard dans la séparation de la corde d'avec l'entoderme.

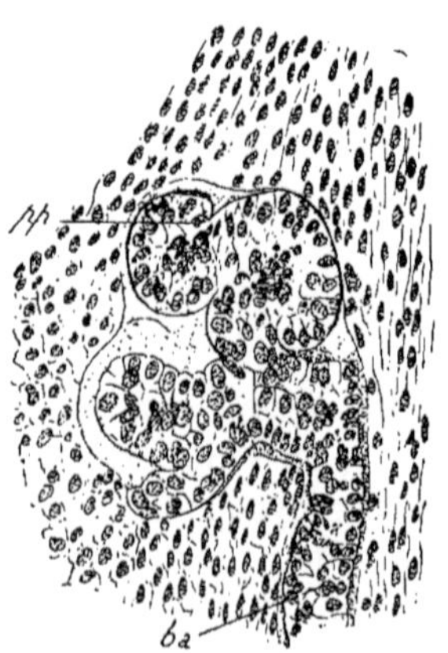

FIG. 344. — *Extrémité antérieure de la corde dorsale chez un embryon de Brebis de 13 millim.* (d'après SAINT-REMY).

ba, branche ascendante de la corde. — *pp*, bouton cordal transformé en une formation irrégulièrement lobée, la poche palatine.

Les faits histogénétiques observés par Saint-Remy consistent dans la transformation des tissus de la corde en tissu conjonctif embryonnaire et en cartilage. La métamorphose cartilagineuse du tissu cordal était connue depuis longtemps et V. Schmidt l'avait récemment constatée dans la région caudale de la corde des Urodèles. La transformation des éléments cordaux en cellules conjonctives embryonnaires a été décrite par Saint-Remy au niveau surtout de la branche descendante de la corde, chez le Chat, le Poulet, etc. (fig. 345 *bd*). Il peut arriver aussi que le tissu cordal se détruise

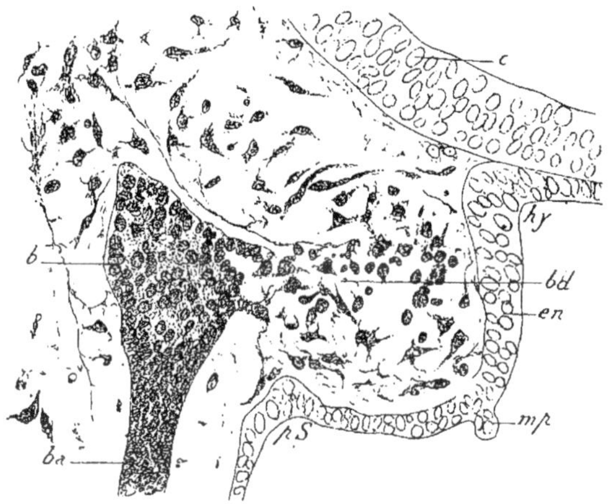

FIG. 345. — *Extrémité antérieure de la corde dorsale chez un embryon de Chat de 5 millim, de long* (d'après SAINT-REMY).

B, bouton cordal, se développant au niveau de l'angle de la corde. — *ba*, branche ascendante. — *bd*, branche descendante déjà transformée en tissu conjonctif sur presque toute sa longueur. — *c*, paroi cérébrale. — *en*, entoderme. — *mp*, reste de la membrane pharyngienne. — *hy*, poche hypophysaire. — *pS*, poche de Seessel.

purement et simplement, les éléments conjonctifs voisins jouant le rôle de phagocytes et faisant disparaître les restes des cellules cordales (1).

(1) Nous reportons plus loin (voir appendice au Système nerveux, p. 825) l'exposé de deux intéressants mémoires de Kupffer et de Saint-Remy concernant la signification de la poche pharyngienne de Seessel.

CHAPITRE II

Développement de l'intestin respiratoire (intestin bucco-pharyngo-œsophagien). L'appareil branchial et l'appareil pulmonaire.

I. — *Fentes branchiales et leurs dérivés. Fistules branchiales.* — La question des *fentes branchiales et des arcs branchiaux,* considérée au point de vue morphologique le plus général, n'a donné lieu depuis 1892 à aucun travail important (1). Mais il n'en est pas de même des produits normaux ou pathologiques qui dérivent de ces formations.

Étudiant le développement histologique de la *langue* chez les larves de Batraciens urodèles, Gegenbaur montre que cet organe paraît sous la forme d'une saillie de la muqueuse, garnie d'organes du goût (fig. 346). Dans un stade ultérieur, cet organe acquiert de nombreuses glandes (fig. 347). A la métamorphose de la larve, paraît la musculature, en relation intime avec les glandes, et dont la formation est liée à l'existence même de ces glandes C. De même phylogénétiquement, la langue des Poissons est demeurée en l'état primitif de la langue chez les larves de Batraciens urodèles. On peut ainsi dire que la langue parcourt trois stades, soit ontogéniques, soit phylogéniques : la langue muqueuse et gustative, la langue glanduleuse, la langue musculeuse.

Les *fistules branchiales* ont été l'objet, de la part de Lannelongue et Monard, d'un travail d'ensemble qu'on pourra consulter avec le plus grand profit.

II. — *Thymus et glande thyroïde latérale.* — Plusieurs travaux se sont produits sur la question de l'origine de ces formations.

---

(1) Nous n'avons pu consulter le travail récent que Tettenhammer a fait à ce sujet (voir Index bibliographique).

Schaffer, en décrivant l'ébauche des thymus chez *Petromyzon Planeri*, comble une lacune; car bien que J. Müller et Stannius aient autrefois signalé un thymus chez les Cyclostomes, leur observation est erronée; d'autre part, Dohrn et tout récemment

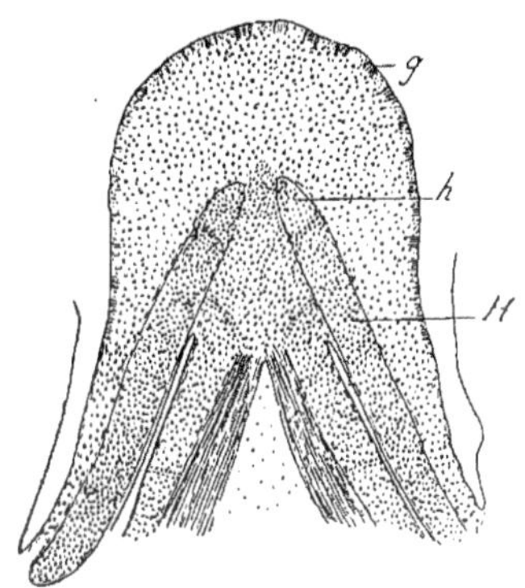

FIG. 346. — *Coupe du rudiment de la langue chez une jeune larve de Salamandre ou de Triton* (d'après GEGENBAUR).

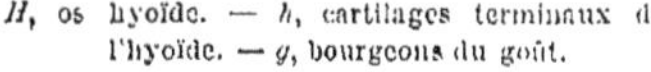
H, os hyoïde. — *h*, cartilages terminaux de l'hyoïde. — *g*, bourgeons du goût.

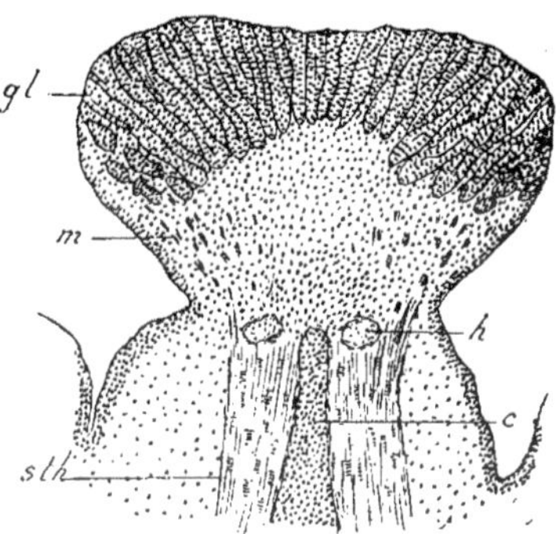

FIG. 347. — *Coupe de la langue chez une larve de Salamandre ou de Triton plus âgée que dans la figure précédente* (d'après GEGENBAUR).

c, copula. — *h*, cartilages terminaux de l'hyoïde. — *sth*, muscle sterno-hyoïdien. — *m*, prolongements de ce muscle dans l'épaisseur de la langue. — *gl*, glandes.

Beard, n'ont pas réussi à en trouver. De plus, pour Schaffer, ce thymus a une origine ectodermique, et ainsi est apportée une nouvelle preuve de la participation de l'ectoderme à l'édification du thymus, admise par His, Fischelis, Kastschenko.

Si l'on suit la série des coupes transversales d'une jeune larve d'Ammocète en partant de la région du cœur, on voit que sur les côtés du corps règne un sillon longitudinal (fig. 348 A, *s*), dans lequel s'ouvrent les orifices branchiaux externes, et dont le plancher est doublé par un muscle, le muscle de fermeture de l'orifice branchial (*mf*), qui s'attache aux baguettes cartilagineuses de la corbeille branchiale (*bc*). Entre deux orifices branchiaux, ce sillon devient moins profond. Au contraire, au voisinage de l'orifice branchial (A), il s'approfondit et ses bords se soulèvent. Plus en avant, on voit partir des bords supérieur et inférieur du sillon deux lamelles cutanées en forme de valvules (A, *vbr*), qui ne tardent pas à se réunir (B) et enferment ainsi un espace tubuleux, l'orifice branchial externe, dirigé en arrière; cet espace est avoisiné par le muscle constricteur du sac branchial (*mc*), les baguettes cartilagineuses de la corbeille branchiale (*bc*) et la veine jugulaire (*vj*). Sur des coupes antérieures, la valvule branchiale devient plus épaisse et musculeuse. Aux extrémités supérieure et inférieure de l'orifice branchial les cellules de la paroi épithéliale ectodermique deviennent plus hautes (B et C), là où elles se continuent avec l'entoderme du sac branchial. Il se forme ainsi de courts pédicules épithéliaux (B et C, *pp*). A ces pédicules se montrent appendus en C deux masses puissantes et denses de cellules rondes (*th*, *th*), qui sont entourées d'une capsule (*cth*). Les

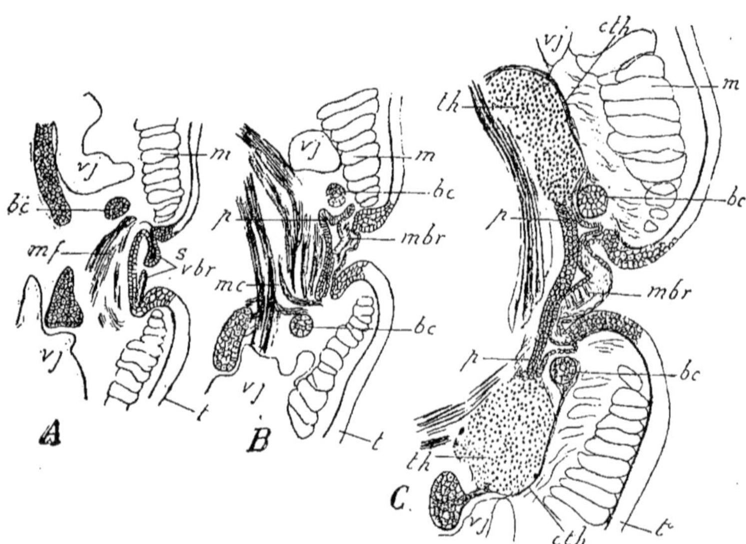

FIG. 348. — *Coupes transversales du dernier trou branchial externe de l'Ammocète de Petromyzon Planeri*, pour le développement des bourgeons thymiques (d'après SCHAFFER).

A, coupe la plus distale. — C, coupe proximale. — *s*, sillon latéral au niveau duquel s'ouvrent les orifices branchiaux externes. — *vbr*, valvule de l'orifice branchial externe. — *bc*, baguette cartilagineuse de la corbeille branchiale. — *mf*, muscle de fermeture de l'orifice branchial. — *mc*, muscle constricteur du sac branchial. — *vj*, veine jugulaire. — *m*, muscle de la paroi du corps. — *p*, pédicule épithélial du bourgeon thymique. — *th*, *th*, bourgeons thymiques dorsal et ventral. — *cth*, capsule des bourgeons thymiques. — *t*, tégument.

cellules de ces bourgeons sont des éléments lymphoïdes, sans doute d'origine épithéliale. Leur structure, leur connexion avec l'épithélium du sac branchial, leur rapport avec la veine jugulaire, ne permettent pas de douter qu'il s'agisse de bourgeons thymiques. Ces bourgeons, métamériquement disposés sur les sept paires de sacs branchiaux et au nombre de deux pour chaque sac, ressemblent aux thymus des Raies. Le nombre total de ces rudiments thymiques est plus grand que dans aucune autre classe de Vertébrés ; il atteint le chiffre de vingt-huit, alors que, d'après Dohrn, il n'est que de quatorze chez *Heptanchus*.

Beard a confirmé, pour les Sélaciens, les résultats obtenus par Dohrn et par Maurer, relativement à la première origine des bourgeons thymiques. Ils naissent sous forme d'épaississements de l'épithélium qui tapisse la face dorsale de chacune des vraies fentes branchiales, et sont par conséquent au nombre de cinq paires ; c'est vraisemblablement l'entoderme et non l'ectoderme qui leur donne naissance. Chez *Raja*, le thymus qui naît de la cinquième fente branchiale demeure seul rudimentaire, tandis que selon Dohrn, chez *Mustelus*, *Scyllium*, *Pristiurus*, l'avant-dernier se développe très peu et le dernier dégénère. L'évent et la bouche sont dépourvus de véritables thymus ; mais les follicules qui garnissent les bords de ces cavités sont peut-être des représentants déformés des bourgeons thymiques. En raison de la nature lymphoïde des thymus, l'auteur suppose que ces organes fonctionnent à la manière des tonsilles des Vertébrés supérieurs, et qu'ils jouent le rôle de protecteurs de l'appareil respiratoire, c'est-à-dire des fentes branchiales. Grâce à leurs éléments lymphatiques, en effet, les thymus sont capables de purger les fentes branchiales des impuretés de toutes sortes qui pourraient nuire à l'intégrité de la branchie.

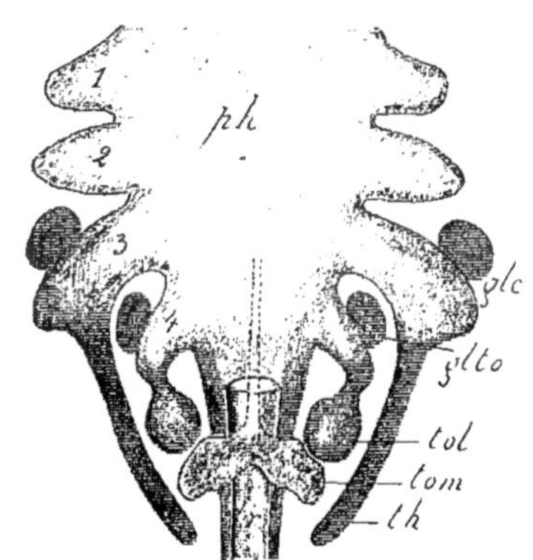

FIG. 349. — *Schéma des dérivés des fentes branchiales chez les Mammifères.*

Ce schéma ne représente que le pharynx et les poches entodermiques branchiales qui en dépendent. — *ph*, pharynx. — 1 4, les quatre poches entodermiques branchiales. — *th*, diverticule thymique (futur thymus). — *tol*, diverticule thyroïdien latéral (future thyroïde latérale). — *glc*, glandule thymique (glande carotidienne). — *glto*, glandule thyroïdienne. — *tom*, thyroïde médiane. — *tr*, trachée.

Jusque dans ces derniers temps, les fentes branchiales avaient passé pour des organes à évolution variable, donnant lieu à des produits différents, capables de caractériser chacune des fentes branchiales. Une homodynamie véritable n'existait que chez les Vertébrés inférieurs, où même elle n'était que partielle, et ne se vérifiait que par la formation d'un bourgeon thymique sur chacune des poches entodermiques branchiales (voy. fig. 63, I). Nous pensons avoir montré, par nos recherches sur des embryons de Mouton, que dans cette espèce l'homodynamie existe entre la troisième et la quatrième poche entodermique, et qu'elle y est complète. Chacune fournit un diverticule ventral creux ; chacune aussi, par épaississement de sa paroi, donne naissance à un bourgeon épithélial plein, qui deviendra une glandule. Le diverticule issu de la troisième poche donnera le thymus ; celui qui provient de la quatrième poche fournira la glande thyroïde latérale. La glandule annexée à la troisième poche thymique sera la glande carotidienne ; celle qui est appendue à la quatrième poche thyroïdienne deviendra la glandule thyroïdienne (fig. 349). On peut ainsi établir pour le Mouton, quant à la destinée des dérivés des branchies, une véritable formule branchiale, à laquelle il faudra comparer, par des recherches ultérieures, la formule branchiale des autres Mammifères et des divers types de Vertébrés.

Cette comparaison peut déjà être en partie faite et des homologies peuvent déjà être établies, en utilisant les travaux de de Meuron sur l'ensemble des Vertébrés, de Maurer sur les Téléostéens et les Amphibiens, de van Bemmelen sur les Oiseaux et les Reptiles. L'examen comparatif des résultats de ces travaux et des nôtres nous apprend les faits généraux suivants.

En premier lieu, chez tous les Vertébrés, une ou plusieurs poches entodermiques branchiales donnent naissance à autant de diverticules épithéliaux, plus ou moins complètement fusionnés plus tard, pour produire un organe, le thymus, que caractérisera sa transformation lymphoïde ultérieure.

En second lieu, partout aussi ou presque partout, aux dépens de la dernière poche branchiale existant chez l'animal considéré, ou même d'une évagination issue de la partie du pharynx qui est située immédiatement en arrière de cette poche et qui représente (de Meuron, Maurer) la dernière poche branchiale vraie qui aurait dû se former, se constitue une vésicule, qui est le « corps supra-péricardique » des Sélaciens (van Bemmelen), le « corps post-branchial » des Amphibiens (Maurer), la « glande thyroïde latérale » des autres groupes. Ces diverses formations ne sont pas homologues, dérivant de fentes branchiales différentes chez les Vertébrés, mais elles sont homodynames, et comme telles méritent d'être confondues (de Meuron) sous la dénomination commune de thyroïdes latérales. La poche branchiale qui fournit la thyroïde latérale échappe à la destinée qui entraîne les autres poches dans la formation thymique, pour en suivre une autre. Elle ne subit pas de transformation lymphoïde, mais elle forme une vésicule lobée et prolongée en diverticules acineux, qui se réunit ou non, suivant les cas, à la thyroïde médiane. L'union n'a lieu que chez les Mammifères, exception à la règle qui a déjà attiré l'attention de Piersol. La fusion n'est peut-être chez eux, ainsi que de Meuron l'a supposé, que l'effet d'une cause mécanique. Chez les Mammifères en effet, la thyroïde latérale, qui, grâce à la diminution numérique des fentes branchiales et au raccourcissement de la région branchiale, prend naissance sur la quatrième poche entodermique, s'est trouvée reportée très en avant au voisinage de la thyroïde médiane. En elle, la thyroïde médiane a ainsi trouvé secondairement un canal excréteur pharyngien latéral, pair, d'origine branchiale. Ce canal ne fonctionne d'ailleurs pas plus que le canal excréteur médian, impair, plus ancien que lui, et méritant le nom de conduit primaire. Son orifice pharyngien s'est en effet oblitéré à l'époque où les lobules de la thyroïde médiane pourraient s'ouvrir dans la lumière du canal ou de ses diverticules. L'état histologique de la thyroïde latérale, qui est une vésicule incapable d'une production colloïde comparable à celle qui caractérise la glande thyroïde de tous les Gnathostomes, vient à l'appui de l'interprétation phylogénétique de la thyroïde latérale comme canal excréteur de la thyroïde médiane.

En troisième lieu, d'autres dérivés branchiaux se présentent sous la forme d'épaississements pleins des parois des fentes branchiales en des points divers de la cavité branchiale : de la quatrième fente (Lézard, Poulet, Mammifères, d'après de Meuron) ; de la troisième (Mammifères, d'après de Meuron et nous; Poulet, Tortue, selon van Bemmelen) ; de plusieurs fentes branchiales ou de plusieurs points de la paroi pharyngienne (Amphibiens d'après

Maurer, Reptiles selon van Bemmelen). Certains auteurs ont fait intervenir de pareils épaississements dans la constitution du thymus, sans prendre garde à la différence de structure qui les en distingue dès le début et qui a fixé cependant l'attention de van Bemmelen et de Maurer particulièrement. D'autres observateurs ont fait de certains de ces épaississements des thyroïdes accessoires, confondant leur structure avec celle de la thyroïde proprement dite. Rien ne permet cependant de rapprocher ces corps du thymus non plus que de la glande thyroïde, sinon les relations qu'ils peuvent contracter secondairement avec l'un ou l'autre de ces organes. Toutes les fois, en effet, que mention a été faite de leur constitution histologique, on les trouve décrits comme des nodules épithéliaux doués d'un aspect propre. Il en est ainsi des « restes épithéliaux » de Maurer, des « corpuscules épithéliaux » du même auteur, des nombreux corps trouvés en divers endroits par van Bemmelen chez des types de Reptiles de tous ordres, de la « glande carotidienne » des Reptiles, des Amphibiens, des Mammifères (v. Bemmelen, Maurer, Rabl, de Meuron, nous), de la « glandule thyroïdienne » du Mouton (nous). Tous ces corps, dont le plus connu et le plus constant est la glande carotidienne, forment une série autonome de dérivés branchiaux, développés sur les poches branchiales elles-mêmes, et ayant (van Bemmelen, Maurer) des rapports remarquables avec les arcs aortiques.

Telles sont les considérations générales que nous ont suggérées nos recherches. Voici maintenant les principaux résultats que nous avons obtenus chez le Mouton quant au développement des formations en question.

La glande carotidienne, née aux dépens de la troisième poche entodermique branchiale, sous la forme d'un épaississement de la paroi de cette poche, est d'abord purement épithéliale ; mais elle est ensuite pénétrée par le tissu conjonctif et les vaisseaux du voisinage. La glande carotidienne, appendue d'abord à la carotide, s'accole ensuite à la tête du thymus et mérite dès lors le nom de « glandule thymique ».

La tête du thymus se développe aux dépens de la troisième poche entodermique et d'un diverticule de cette poche. Ce dernier, qui est sans doute identique à la « vésicule thymique » de Kastschenko et de Piersol (laquelle aurait ainsi une origine entodermique et non pas ectodermique, comme le voulait cet auteur), est limité par une paroi épithéliale inégalement épaisse. La vésicule thymique a des rapports intimes avec le ganglion du nerf vague, dans lequel elle s'enfonce, présentant à ce niveau une paroi amincie. Le thymus est formé, chez l'embryon de Mouton, de la *tête*, qui se développe tardivement d'une manière puissante et du *corps* beaucoup plus important, dans lequel à son tour il convient de distinguer plusieurs parties. Il se compose en effet : d'un cordon mince qui unit la tête du thymus au corps cervical de l'organe (« cordon intermédiaire cervical ») ; de ce « corps cervical » lui-même ; d'un « cordon cervico-thoracique » qui relie le corps cervical au corps thoracique ; de ce « corps thoracique » enfin, qui forme la masse principale du thymus.

Relativement à l'histogenèse du thymus, nous nous rangeons à l'avis de Kölliker, Dahms, G. Herrmann et Tourneux, Maurer ; c'est-à-dire que nous admettons la transformation lymphoïde directe de l'ébauche épithéliale. Beard est arrivé récemment au même résultat chez les Sélaciens. En effet, dans la période de transformation lymphoïde du thymus, on voit paraître à côté des cellules épithéliales primitives des éléments à noyau de plus en plus petit et de plus en plus coloré à mesure que l'âge avance, qui ressemblent à des lymphocytes. His, Stieda et plus récemment Gulland admettent que ces nouveaux venus sont des cellules immigrées dans l'ébauche épithéliale et provenant du tissu conjonctif ambiant.

En l'absence de preuves établissant cette dernière origine, force est pour nous de les faire dériver des cellules épithéliales. Il est d'ailleurs probable qu'un certain nombre de celles-ci persistent dans l'organe définitif sous forme de cellules de charpente.

Le thymus en voie de développement offre dans chacun de ses lobules une différenciation en deux substances : l'une, corticale, plus dense, riche en cellules lymphatiques ; l'autre, médullaire, plus lâchement texturée, pauvre en cellules lymphatiques. Dans la substance corticale à son tour se différencie une zone périphérique moins foncée, qui est sans doute une zone prolifératrice. Cette différenciation a déjà été reconnue par d'autres auteurs, tels que Flemming.

L'ébauche thyroïdienne latérale nous a d'autre part occupé, quant à son origine et à son évolution. Elle se forme aux dépens de la quatrième poche branchiale entodermique ; celle-ci est constituée par deux branches, dont l'interne se dilate en une vésicule piriforme, à lumière triangulaire sur la coupe, qui est l'ébauche en question (fig. 351, *tol*). Dans l'angle des deux branches, la paroi épithéliale s'épaissit et produit un corps que l'on appellera « glande » ou « glandule thyroïdienne » (*glto*). Ce corps, de constitution purement épithéliale au début, est ensuite envahi par les éléments conjonctifs et vasculaires qui l'avoisinent. Quant à l'ébauche thyroïdienne latérale, elle forme une masse volumineuse (fig. 352, *tol*),

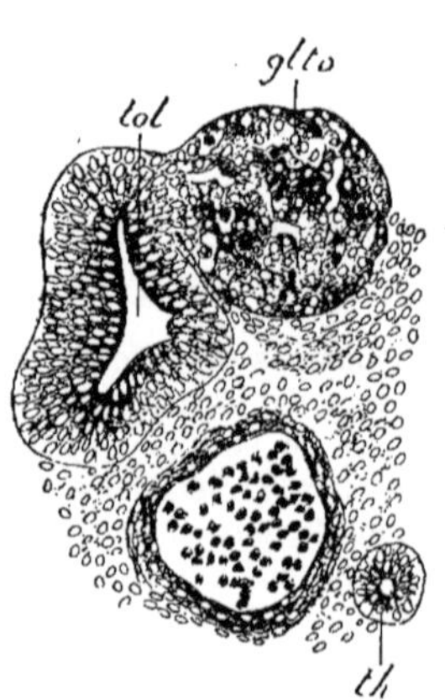

FIG. 350. — *Ébauche thyroïdienne latérale et glandule thyroïdienne chez un embryon de Mouton de 15 millim.*

tol, ébauche thyroïdienne latérale. — *glto*, glandule thyroïdienne. — *th*, thymus.

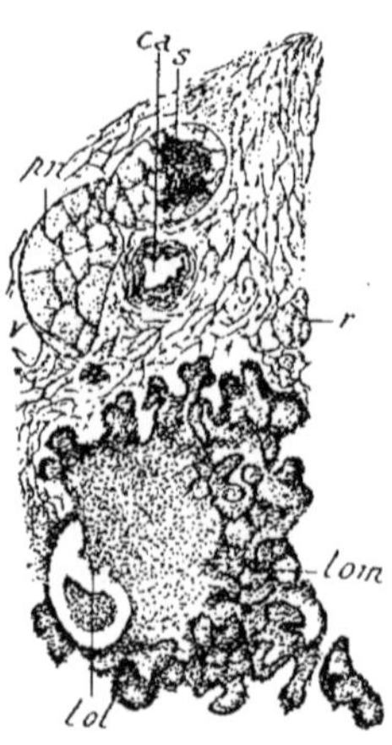

FIG. 351. — *Formation thyroïdienne d'un seul côté, chez un embryon de Mouton de 26 millim.*

tom, thyroïde médiane. — *tol*, thyroïde latérale avec un îlot de tissu dans l'intérieur de sa cavité. — *ca*, carotide. — *pn*, pneumogastrique. — *s*, sympathique. — *r*, récurrent. — *v*, veine jugulaire.

constituée par un tissu particulier, différent de celui de la thyroïde médiane, et creusée d'une cavité spacieuse à bordure épithéliale. Cette thyroïde latérale, comme son nom l'indique, est placée sur les côtés du cou ; elle porte la glandule thyroïdienne qui lui est appendue ; elle est distincte d'abord de la thyroïde médiane, à laquelle elle ne s'unira que plus tard. Cette union est opérée (fig. 352) ; la thyroïde latérale figure alors une sorte de noyau central dans chacun des lobes latéraux de la glande thyroïde. Plus tard, l'importance de ce noyau diminue peu à peu, et il ne reste

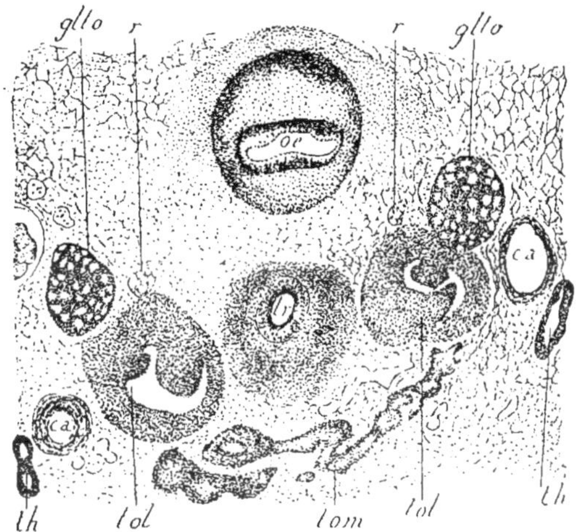

FIG. 352. — *Formation thyroïdienne vue dans son ensemble chez un embryon de Mouton de 20 millim.*

tom, thyroïde médiane. — *tol*, thyroïde latérale. — *gllo*, glandule thyroïdienne. — *th*, thymus, — *oe*, œsophage. — *tr*, trachée. — *ca*, carotide primitive. — *r*, nerf récurrent.

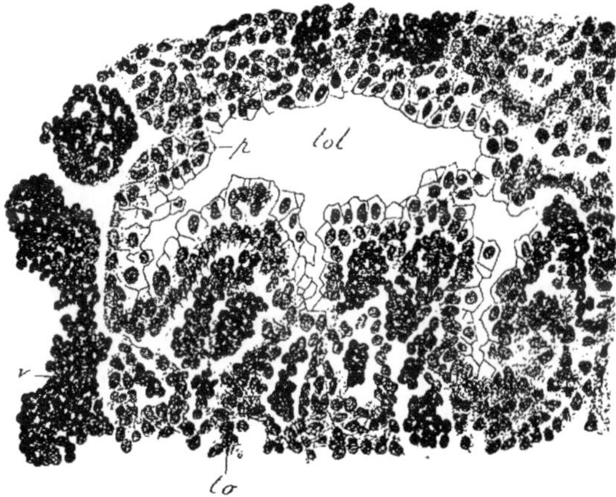

FIG. 353. — *Canal central du lobe de la thyroïde ou canal de la thyroïde latérale chez un embryon de Mouton de 6 centim.*

tol, canal de la thyroïde latérale. — *p*, sa paroi épithéliale. — *to*, glande thyroïde médiane avec ses travées. — *v*, ses vaisseaux sanguins.

plus, comme trace de la formation primitive, dans chaque lobe du corps thyroïde, qu'un canal anfractueux, bordé par un épithélium simple ou stratifié (canal central de la thyroïde) (fig. 352 et 353 *tol*). Ch. Simon a retrouvé, chez d'autres Mammifères que le Mouton et jusqu'à des stades assez avancés du développement, la glande thyroïde latérale et le canal central de la thyroïde, se présentant, il est vrai, sous des aspects très variés et paraissant sujets à la plus grande irrégularité.

Dans un travail récent, Jacoby, sans apporter pour le moment une contribution de faits personnels à l'histoire du développement du thymus, de la glande thyroïde et de la glande carotidienne, se borne à fixer quels sont les points de ce développement qui lui paraissent appeler de nouvelles recherches. Il ne considère pas comme suffisamment établie l'origine directe de l'ébauche thyroïdienne latérale aux dépens de la quatrième poche branchiale. Il faudra retrouver chez d'autres Mammifères et chez l'Homme les organes dorsaux de la quatrième poche (de de Meuron et Prenant) et déterminer leur signification. Quant à la part que prennent les trois ébauches à la constitution de la glande définitive, elle n'est pas faite ; on ne sait toujours pas si les ébauches latérales correspondent aux lobes latéraux du corps thyroïde et l'ébauche médiane à l'isthme, ou si cette correspondance n'existe pas. L'endroit exact où se fait la connexion des ébauches latérales avec la glande médiane, non plus que la nature de cette connexion ne sont encore établis. Dans le développement du thymus, on ne sait encore quelle est la part prise par l'ectoderme à l'édification de cet organe. La situation exacte du nodule épithélial annexé à la troisième poche est encore à déterminer. L'origine de la glande carotidienne est encore obscure, puisque Stieda et d'autres d'un côté la font dériver d'une poche de l'épithélium branchial, au lieu que Kastschenko la fait naître dans l'adventice de la carotide. Jacoby doute que la glande carotidienne décrite par Prenant soit identique à la glande carotidienne des auteurs. Dans la question de l'histogenèse du thymus, on ne peut répondre encore si le thymus lymphoïde dérive de la transformation directe de l'ébauche épithéliale ou n'en est qu'une pseudomorphose.

III. — *Glande thyroïde médiane.* — Jacoby vient de corriger les données classiques sur l'origine de la glande thyroïde médiane. Il déclare en effet avoir trouvé chez le Porc pour cet organe une ébauche double, et non pas simple, comme on l'admettait autrefois.

Le schéma que His a donné du développement de la glande thyroïde médiane a été généralement accepté par les auteurs, et les conséquences que ce schéma comporte pour l'explication de certains cas pathologiques ont été largement utilisées aussi. Ainsi pour Bland Sutton, le « conduit lingual » existe une fois sur dix. La persistance fréquente de ce conduit permet donc d'expliquer facilement certaines tumeurs qui siègent à la base de la langue sur la ligne médiane et d'en faire de véritables « goitres linguaux ». R. Johnson a publié deux cas typiques de canal lingual persistant.

C. F. Marshall a donné la description d'un cas très intéressant de « canal de His ». Un sac, ouvert au dehors à peu de distance de la base du sternum, se continuait supérieurement par un canal, qui s'enfonçait sous l'os hyoïde en se prolongeant par un cordon fibreux plein ; à ce cordon plein se réunissait aussi un conduit émanant de la pyramide de Lalouette ; le cordon fibreux plongeait dans l'épaisseur de la langue et se continuait par un court canal ouvert dans le foramen cæcum. L'explication toute naturelle de cette disposition est, d'après Marshall, que le sac et le canal qui lui fait suite représentent l'un des deux lobes de la glande thyroïde médiane, la pyramide et son conduit dérivant de l'autre lobe (fig. 354).

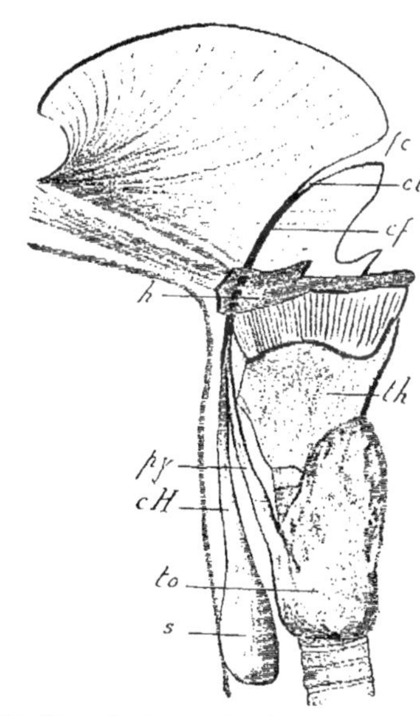

FIG. 354. — *Cas de « canal de His » observé chez un garçon de cinq ans (en coupe demi-schématique)*. (d'après C. F. MARSHALL).

fc, *foramen cæcum*. — *cl*, canal lingual. — *cf*, cordon fibreux qui lui fait suite. — *h*, os hyoïde. — *th*, cartilage thyroïde. — *py*, pyramide de Lalouette. — *cH*, canal de His. — *s*, sac appendu à ce canal. — *to*, corps thyroïde.

Kanthack nie au contraire tout rapport entre ces diverses productions et la formation du corps thyroïde. Il recherche chez le fœtus, l'enfant et l'adulte, la fréquence du conduit lingual et des formations connexes (foramen cæcum, conduit thyroïdien, glandes accessoires) décrites par His comme vestiges du développement de la glande thyroïde médiane. Dans la corne moyenne ou pyramide de Lalouette, l'auteur n'a jamais trouvé trace d'un « canal thyroïdien », contrairement à His et à Sutton ; et la corne moyenne lui a toujours paru formée exclusivement de tissu thyroïdien et de muscle strié. Les glandes suprahyoïde et præhyoïde, qui sont communes, sont toujours situées sur les faces antérieure et supérieure du corps de l'os hyoïde ; elles sont ainsi séparées par le plancher de la bouche du plan qui contient la corne moyenne et le ligament qui lui sert d'insertion. Le prétendu « conduit lingual », que His a décrit entre les muscles géniohyoïdiens, n'est qu'un trousseau fibreux, d'ailleurs constant. Le foramen cæcum n'est nullement aussi fréquent qu'on le croit, et peut même faire totalement défaut; c'est quand l'amygdale linguale est hypertrophiée qu'il est le plus développé; il se dirige toujours superficiellement à la base de la langue et n'a aucune tendance à s'enfoncer vers l'os hyoïde.

L'auteur conclut à l'absence de toute relation entre le foramen cæcum et la glande thyroïde. Il rejette toute participation du conduit lingual à la formation de ces tumeurs qui paraissent à la base de la langue, dont beaucoup d'ailleurs ne sont pas formées de tissu thyroïdien, et qui, si elles ont cette constitution, peuvent être le produit de l'hypertrophie des glandes suprathyroïdes et præhyoïdes. Quant aux cas de conduit thyréo-lingual persistant décrits par exemple par R. Johnson et par Kostanecki et Mielecki, ils paraissent à l'auteur n'être que des cas de fistule branchiale interne ouverte à la surface de la langue, c'est-à-dire du deuxième arc pharyngien.

IV. — *Appareil pulmonaire. Larynx.* — Aucune contribution nouvelle n'a été apportée à la connaissance des premiers développements du larynx, et les données de His sur ce point continuent à être classiques. Mais plusieurs mémoires ont traité du développement ontogénétique et phylogénétique des cartilages du larynx. Cette question mérite donc d'être reprise et exposée complètement à nouveau dans cet appendice.

Plusieurs points ont été débattus dans ces mémoires et ne sont pas encore définitivement tranchés. Quelle est la disposition typique initiale des cartilages du larynx? Quelle est la provenance anatomique des diverses pièces cartilagineuses? Ces pièces sont-elles toutes des parties du squelette branchial adaptées à la respiration aérienne, ou bien au contraire certaines d'entre elles ne sont-elles que des éléments néoformés, sans précurseur phylogénique?

Henle avait donné le larynx du Protée comme point de départ de l'évolution phylogénétique des cartilages du larynx et de la trachée : une paire de pièces cartilagineuses y représentent tout le squelette laryngo-trachéal. Chez les Amphibiens supérieurs, il admettait que chacune de ces pièces se divise en un cartilage supérieur et un cartilage inférieur, le premier correspondant au cartilage aryténoïde, le second représentant une pièce crico-trachéale, de laquelle résulteront les cartilages trachéaux et le cricoïde homologue de plusieurs anneaux trachéaux. Dubois accepta la manière de voir de Henle, admit le point de départ et la différenciation ultérieure. Wiedersheim au contraire ne crut pas les cartilages du larynx des Amphibiens formés par la segmentation d'une seule pièce primitive; pour lui, les cartilages aryténoïdes représentent les organes les plus anciens, auxquels s'ajoutent ensuite les cricoïdes puis les cartilages trachéaux. Différente encore est la manière de voir de Wilder, pour qui les Amphibiens possèdent typiquement deux paires de cartilages respiratoires, une paire antérieure placée au côté de l'orifice laryngé (aryténoïdes), une paire postérieure longeant la trachée (cricoïdes et trachéaux) ; pour lui l'état existant chez *Proteus* et aussi *Necturus*, où il n'y a qu'une paire de cartilages, n'est pas primitif, comme Henle le veut, mais est au contraire le résultat d'une réduction. Quant aux cartilages thyroïde et épiglottique, ils ne se montrent que plus haut dans l'échelle phylogénétique.

L'origine des cartilages du larynx a été élucidée par Gegenbaur et Dubois. Gegenbaur a montré que les cartilages latéraux des Amphibiens ne sont que des parties du squelette branchial. Les arcs viscéraux n° 7, qui déjà chez les Poissons deviennent rudimentaires en tant que substratum branchial, se mettent chez les Amphibiens au service de l'appareil pulmonaire et deviennent les cartilages latéraux du larynx. Wilder rattache aussi au squelette viscéral le squelette laryngé primitif; mais pour lui, l'aryténoïde seul provient de cet arc viscéral, tandis que toutes les autres parties squelettiques du tube aérien des Amphibiens (pièces cricoïdes et trachéales) sont des acquisitions nouvelles développées dans la muqueuse. Dubois a établi que, de même, les parties qui, chez les Monotrèmes, servent de charpente au larynx et qui correspondent aux quatrième et cinquième arcs viscéraux primitifs, se détachent dans les ordres supérieurs aux Monotrèmes et fournissent le cartilage thyroïde, qui est aussi une formation paire, comme l'ont autrefois pensé Fleischmann et Arnold, et comme Nicolas vient de le prouver. Le sixième arc branchial ne demeure pas non plus inutilisé par l'appareil pulmonaire. En effet, comme Gegenbaur l'a montré chez les Amphibiens, il se fait ontogénétiquement un faible déplacement du larynx en avant, qui est en rapport avec la régression de l'appareil branchial. Dans les classes plus élevées, ce déplacement augmentant, le larynx arrive à se placer derrière le complexus hyoïdien et absorbe ainsi les quatrième, cinquième et sixième arcs viscéraux. Les deux premiers, comme on vient de le voir, fournissent le cartilage thyroïde (Dubois).

Gegenbaur chercha à montrer que le sixième arc produisait la charpente cartilagineuse de l'épiglotte. Il a prouvé, en effet, contre Dubois, que le cartilage épiglottique n'est pas simplement une production de la muqueuse du larynx et aussi qu'il n'est pas un dérivé des autres cartilages du larynx, mais qu'il représente une véritable pièce squelettique paire au même titre que les autres cartilages laryngés. Il lui supposa donc comme à ces derniers une origine branchiale, qu'il plaça dans le sixième arc viscéral. Göppert a confirmé récemment cette origine branchiale et l'état pair du cartilage épiglottique. Le cartilage épiglottique des Insectivores peut servir de type ; il se compose d'une large bande échancrée au milieu de sa base et entourant en avant l'aditus du larynx ; de cette bande partent trois prolongements, un médian, impair, qui pénètre dans l'épiglotte, et deux latéraux en forme de cornes, dits « processus cunéiformes ». Comme l'avait déjà fait voir Gegenbaur, le bourrelet muqueux qui constitue l'épiglotte ne renferme pas la totalité du cartilage épiglottique, mais seulement le prolongement médian de ce cartilage. D'autre part, le cartilage épiglottique n'est pas contenu tout entier dans l'épiglotte muqueuse, mais dépasse les limites de cette dernière par ses processus cunéiformes. L'examen d'une série de types de Vertébrés a montré à Göppert que le cartilage épiglottique se segmente en un certain nombre de pièces secondaires grâce à la végétation abondante des glandes muqueuses de l'épiglotte, que les processus cunéiformes s'isolent ainsi du reste de la formation cartilagineuse épiglottique pour devenir les cartilages cunéiformes ou de Wrisberg, que la disposition paire de l'épiglotte peut s'effacer tout à fait. Chez les Primates par exemple, *Hapale*, *Cebus*, *Ateles* présentent encore l'état primitif, tandis que chez les Platyrrhiniens et l'Homme les cartilages de Wrisberg sont devenus indépendants. Du reste, on peut assister ontogénétiquement à ces transformations ; car en examinant des embryons de Chien assez jeunes (fig. 355), on trouve que les cartilages de Wrisberg sont des dépendances du cartilage épiglottique, qu'ils ne doivent pas leur origine à une simple différenciation de la muqueuse, comme le voulait Dubois, et enfin qu'ils ne se relient que secondairement aux aryténoïdes. Ceux-ci ne produisent en fait d'annexes que les cartilages corniculés ou de Santorini.

Ainsi tous les cartilages du larynx sont des dérivés des arcs branchiaux ; aucun d'entre eux n'est le produit d'une différenciation de la muqueuse laryngée.

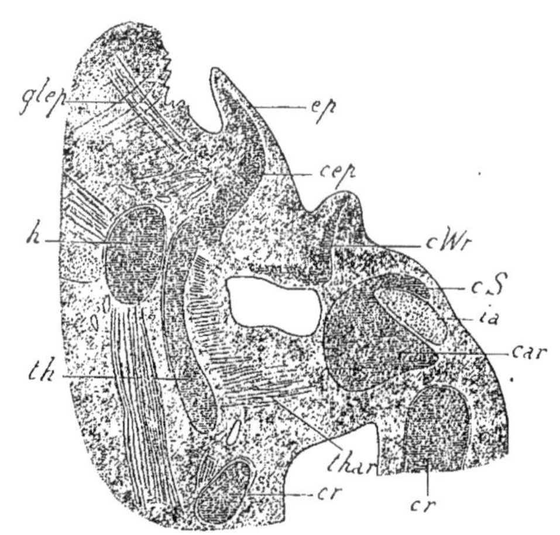

FIG. 355. — *Coupe sagittale et latérale du larynx d'un embryon de Chien de 8 centim. de long* (d'après GÖPPERT).

ep, épiglotte. — *cep*, cartilage épiglottique. — *cWr*, cartilage de Wrisberg, prolongement du précédent. — *car*, cartilage aryténoïde. — *cS*, cartilage de Santorini, prolongement du précédent. — *cr*, *cr*, cartilage cricoïde. — *th*, cartilage thyroïde. — *h*, os hyoïde. — *thar*, muscle thyro-aryténoïdien. — *ia*, muscle interaryténoïdien. — *glep*, muscle glosso-épiglottique.

Nicolas vient d'étudier le développement du cartilage thyroïde chez l'embryon humain, dans le but de décider s'il a une ébauche paire ou impaire, et de déterminer l'origine de la zone cartilagineuse médiane, interposée à ses deux lames, que Rambaud et Renault ont découverte et qui est connue depuis eux sous les noms de « pièce intermédiaire », « lame médiane », « cartilage vocal ». Sur le premier point, Nicolas confirme l'opinion de Fleischmann, Arnold et Dubois, et, contrairement à l'opinion classique, affirme l'origine paire du cartilage thyroïde (fig. 356 A, *th*, *th*). Les deux lames constitutives du cartilage thyroïde sont d'abord complètement indépendantes l'une de l'autre. Puis elles s'unissent bout à bout par leur bord antérieur et successivement en deux endroits distincts, d'abord au-dessus, puis au-dessous des cordes vocales.

Elles demeurent par conséquent séparées dans deux points : dans toute leur partie supérieure, et, plus bas, dans toute l'étendue qui correspond aux cordes vocales. La fusion des deux lames latérales ne se fera jamais dans la région supérieure, d'où l'existence d'une fente comblée par du tissu conjonctif ; cette fente, échancrure thyroïdienne de l'anatomie descriptive, n'appartient donc pas au bord supérieur du cartilage thyroïde, mais est comprise entre les bords antérieurs des deux lames latérales. Celles-ci ne se rencon-

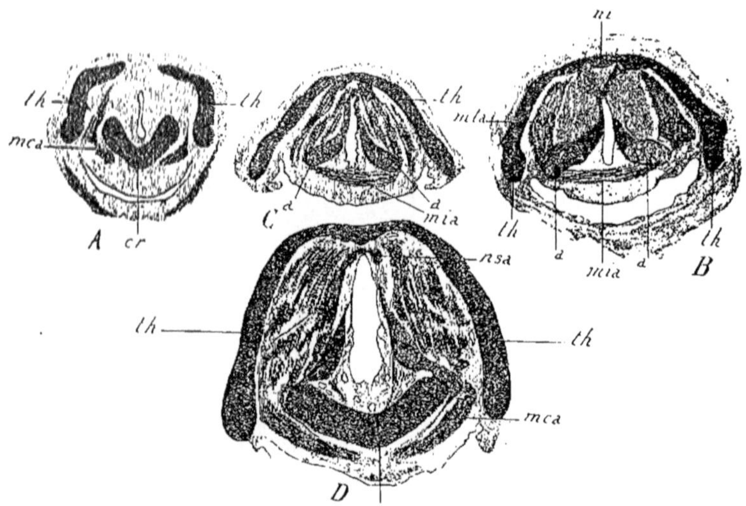

FIG. 356. — *Développement du cartilage thyroïde chez l'embryon humain* (d'après NICOLAS).

A. Embryon de 22 millim. — B. Embryon de 48 millim. : coupe passant par la région vocale. — C. Embryon de quatre mois. — D. Embryon de six mois et demi. — *th*, *th*, cartilage thyroïde unique et impair et ses deux ébauches paires. — *a*, *a*, cartilages aryténoïdes. — *cr*, cartilage cricoïde. — *ni*, nodule intermédiaire provisoire. — *nsa*, nodules sésamoïdes antérieurs. — *mca*, muscle crico-aryténoïdien. — *mta*, muscle thyro-aryténoïdien. — *mia*, muscle inter-aryténoïdien.

treront pas non plus dans la région vocale ; mais ici, leur soudure sera effectuée par un nodule impair médian (B, *ni*). — Dans les derniers mois de la vie fœtale, le cartilage thyroïde est formé par une plaque cartilagineuse continue (C et D). Aucun indice ne révèle ni l'existence du nodule intermédiaire du stade précédent, ni l'indépendance primitive des lames latérales. Immédiatement après la naissance, on constate, à la hauteur des cordes vocales, sur la ligne médiane du cartilage thyroïde, un arrangement spécial des cellules cartilagineuses qui répond à la lame intermédiaire des auteurs. Celle-ci ne dérive donc pas du nodule intermédiaire du stade embryonnaire; elle est une formation secondaire et résulte du remaniement limité d'une lame cartilagineuse primitivement homogène.

Depuis Strazza, on admet que la musculature intrinsèque du larynx forme typiquement un anneau complet, le sphincter laryngé, qui n'est du reste, comme le veut Wilder, que la continuation de la musculature annulaire du canal alimentaire, entraînée par le tube aérien en voie de formation. Nicolas ne pense pas que cet état primitif soit conservé chez l'Homme où l'on voit, on le sait, les muscles de ce sphincter, les crico-thyro-aryténoïdiens et l'inter-aryténoïdien, réunis par quelques fibres passant par-dessus la face externe des cartilages aryténoïdes; ce n'est-là, suivant lui, qu'une disposition secondaire; car à un certain stade du développement de l'embryon humain, les muscles précités sont indépendants les uns des autres.

Anomalie pulmonaire. — C'est par un arrêt de développement portant sur les tout premiers stades du développement du tube laryngo-pulmonaire que Tichomiroff explique la production des cas d'absence congénitale de l'un des poumons (cas de Meckel, Pozzi, Fürst, Münchmeyer, et cas personnel). Les influences mécaniques invoquées pour expliquer ce fait tératologique paraissent en effet tout à fait insuffisantes, et force est de faire appel tant à l'anatomie comparée qu'à l'embryologie pour trouver une explication convenable. Meckel avait déjà songé à rapprocher l'anomalie du poumon humain du développement unilatéral de l'organe chez les Serpents, d'autant que, observe Tichomiroff, dans les cas d'anomalie connus jusqu'ici, c'est le poumon gauche qui faisait défaut. Or cette particularité est en harmonie avec la phylogenèse de l'organe; chez les Serpents c'est en effet le poumon gauche qui demeure rudimentaire; et, pour la vessie natatoire, l'homologue du poumon, s'il survient une réduction, elle porte comme chez le Polyptère sur la vessie gauche. Embryologiquement, il suffit d'admettre, pour obtenir l'anomalie observée, que le tube laryngo-pulmonaire est demeuré au premier stade de son développement et que sa bipartition ne s'est pas faite (1).

(1) Cette explication a le défaut de toutes celles similaires. Elle fait comprendre l'anomalie qualitative mais pas la réduction quantitative de l'appareil pulmonaire. On conçoit que le poumon demeurant au premier stade organogénique, sa forme demeure simple, et qu'il ne soit pas bilobé. Mais alors pourquoi, dans le poumon gauche anormal qui représente toute l'ébauche pulmonaire, puisqu'il équivaut au cæcum embryonnaire primitif, ne retrouve-t-on pas toujours les éléments d'un appareil pulmonaire complet ?

CHAPITRE III

Appareil dentaire.

Il est peu de sujets qui, dans ces derniers temps, aient donné lieu à autant de travaux que l'appareil dentaire. De nombreuses contributions ont été apportées par différents auteurs, qui sont venues enrichir le trésor de nos connaissances sur cette question. Parmi ces auteurs, Röse et Leche ont pris la plus grande part à cet enrichi ssement en étudiant tour à tour le développement dentaire chez une foule d'animaux.

En outre, non content d'accumuler des faits d'odontogénie normale, on les a fait servir, ainsi d'ailleurs que des observations de cas anormaux, à l'établissement de théories de la dentition qu'il est très important de connaître. L'importance qu'il y a à posséder une bonne théorie de la dentition consiste, comme l'a dit Leche, en ce que l'appareil dentaire est, avec le squelette, la seule partie du corps des Vertébrés sur laquelle il soit possible de comparer directement l'ontogenèse, réalisée dans le développement de la dentition de lait, avec la phylogenèse étudiée avec le secours des données anatomo-comparatives et paléontologiques.

Les rapports que présente ontogénétiquement la dentition temporaire avec la dentition permanente sont capables de nous éclairer sur l'évolution phylogénétique de l'appareil dentaire et par suite sur le développement historique des Vertébrés.

I. — Exposé des faits d'odontogénie. — Nous commencerons par l'exposé succinct des faits concernant le développement des dents, en utilisant les données acquises chez les différents Vertébrés.

1° *Premiers développements. Crête dentaire.* — Le premier problème qui s'offre à nous est de connaître le mode exact du premier développement des dents.

L'épithélium buccal peut donner lieu à une ébauche dentaire de deux façons différentes. Ou bien il se fait pour les dents, comme l'a montré O. Hertwig pour les écailles placoïdes des Sélaciens, une saillie papilliforme. Ou bien, au contraire, l'ébauche dentaire est une invagination de l'épithélium dans la profondeur des tissus. Le premier cas est exceptionnel. Le second se rencontre chez la majorité des Vertébrés.

Le premier est réalisé, d'après Röse, chez les Poissons osseux et les Ganoïdes. Les dents de ces animaux seraient, d'après Röse, ébauchées sous forme de papilles saillantes qui s'élèvent au-dessus du niveau de la muqueuse. C'est là ce que Röse appelle le « stade papillaire libre » ou encore « stade placoïde » du développement dentaire, dans lequel les ébauches dentaires proéminent au-dessus de la couche la plus profonde de l'épithélium, comme le font les ébauches des écailles placoïdes des Sélaciens et les papilles cutanées des Mammifères (fig. 357, *d*). Du reste, il n'y a que la première série dentaire, chez ces animaux soumis au remplacement, c'est-à-dire la plus ancienne, qui offre ce stade placoïde; les autres naissent à la façon habituelle. Il résulte de là, observe Röse avec raison, un rapprochement naturel et direct des dents maxillaires avec les papilles cutanées ossifiées, avec les écailles placoïdes, rapprochement sur lequel O. Hertwig le premier a insisté.

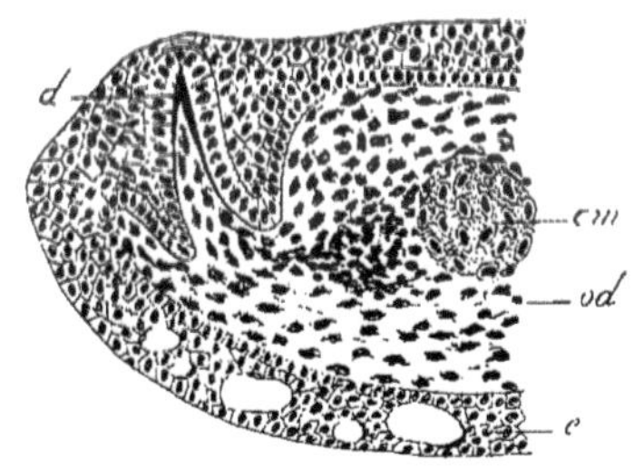

FIG. 357. — *Ébauche dentaire de la mâchoire inférieure d'un jeune Lépidostée* (d'après RÖSE).

d, ébauche dentaire naissant suivant le mode papilliforme (stade placoïde). — *e*, épithélium buccal. — *od*, os dental. — *cm*, cartilage de Meckel.

Chez les Téléostéens et Ganoïdes, les premières dents de remplacement ne peuvent déjà plus, selon Röse, se former superficiellement, par le processus décrit ci-dessus, parce qu'elles risqueraient d'être endommagées par les aliments. Elles se forment pour cette raison profondément. Deux processus différents peuvent alors intervenir. Ou bien les dents de remplacement se formeront comme autant de bourgeons épithéliaux isolés les uns des autres, à la manière des rudiments pileux (« stade des bourgeons dentaires »); ou bien il se constitue une crête dentaire saillante dans la profondeur, qui accapare toute la production dentaire, le reste de la muqueuse maxillaire perdant le pouvoir odontogène (« stade de la crête dentaire ») : ce dernier mode est considéré par Röse comme le plus parfait; il est le plus répandu et il existe à l'exclusion des autres chez les Vertébrés supérieurs (1). Le stade placoïde a été méconnu chez les Poissons osseux et les Ganoïdes par Boas, Heincke, Huxley, Tomes, et il a été nié récemment par Carlsson. Cet auteur n'admet pas que, chez les Poissons osseux, les dents se forment autrement que dans le reste des Vertébrés.

Un état plus primitif encore que l'état placoïde a été découvert par Röse chez les Dipnoï. C'est ici l'épithélium, qui recouvre le maxillaire et les plaques dentaires ptérygo-palatines, qui fonctionne directement comme couche adamantogène; ses cellules deviennent plus hautes et sécrètent l'émail, sans qu'il se forme de crête dentaire. Puis l'épithélium se prolonge profondément autour de la base de la dent en une gaîne épithéliale (gaîne externe et gaîne interne (fig. 358, *ge*, *gi*), tandis que sa portion superficielle s'atrophie et n'est plus représentée que par une mince couche cornée qui disparaît peu à peu (*re*). Il en est de même lors du remplacement dentaire, qui s'effectue aussi sans le concours d'une crête dentaire et directement aux dépens de la muqueuse buccale. Il doit donc se faire ici une véritable éruption dentaire, la dent devant percer, ainsi que W. N. Parker l'a reconnu, l'épithélium buccal aux dépens et au-dessous duquel elle s'est formée.

Chez les Vertébrés supérieurs il y a toujours un organe particulier, intermédiaire entre l'ébauche adamantine de la dent et l'épithélium buccal. Cet organe est, comme nous le savons déjà, la *crête dentaire* (« bourrelet épithélial » de Legros et Magitot, « germe adamantin », *crête* ou *rempart épithélial* de Kölliker, Hertz, Waldeyer, « pli primitif » de Baume, « lame dentaire » de Pouchet et Chabry, « mur adamantogénique » de Debierre et

(1) Nous verrons un peu plus loin quelle restriction Röse lui-même apporte à cette donnée.

Pravaz, « crête dentaire » ou « crête adamantine » de Schwink, Röse et de la plupart des auteurs). Cette crête dentaire, dont Marcusen et Huxley, puis Kölliker, Waldeyer, Hertz, Kollmann ont les premiers fait connaître l'existence chez différents Mammi-

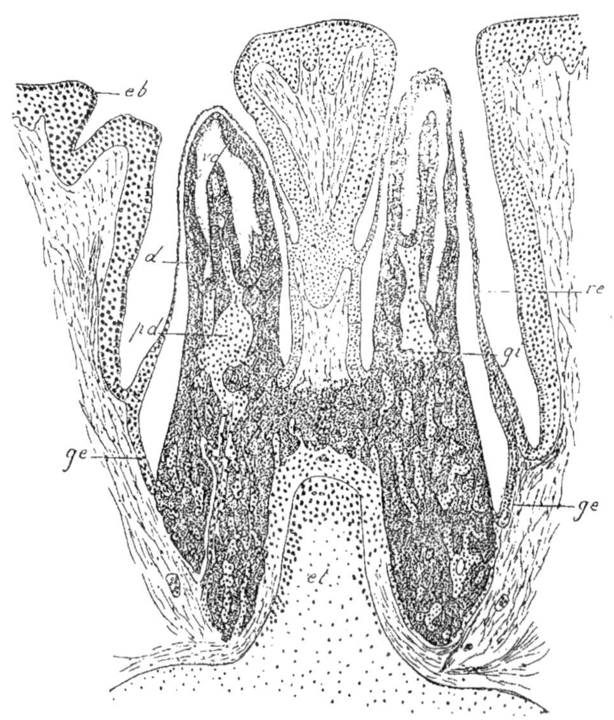

FIG. 358. — *Coupe de la partie antérieure de la plaque ptérygo-palatine d'un jeune Protopterus annecten récemment éclos* (d'après Röse).

pt, partie osseuse basale de la plaque ptérygo-palatine. — *et*, cartilage ethmoïdal. — *pd*, pulpe dentaire. — *d*, dentine. — *vd*, vitro-dentine. — *ge*, gaine externe de l'épithélium de l'émail. — *gi*, gaine interne. — *re*, restes de l'épithélium de l'émail. — *eb*, épithélium buccal.

fères et particulièrement chez l'Homme, a été surtout étudiée chez ce dernier par Röse. D'après la description de ce dernier auteur, c'est une lame qui, sur la coupe transversale de la mâchoire, a une forme hémisphérique, et consiste en cellules épithéliales rondes, non encore différenciées. Les rapports de la crête dentaire avec la crête « labiale » ou « mur plongeant », de la fissuration de laquelle résulte le vestibule de la bouche, ont été précisés par plusieurs auteurs. Pouchet et Chabry ont les premiers soigneusement distingué entre ces deux formations, et Leche a confirmé, spécialement chez le Hérisson, qu'il s'agissait bien de deux choses indépendantes. Baume au contraire avait fait naître la crête dentaire au voisinage immédiat de la crête labiale et même à ses dépens, et Röse admit même que l'une et l'autre chez l'Homme dérivent d'une ébauche commune.

Pour Röse du reste, si c'est bien réellement la crête dentaire qui est, chez l'Homme et en général tous les Vertébrés supérieurs, l'organe formateur de la dent, elle n'est cependant pas la première manifestation de l'activité odontogène de l'épithélium buccal. En effet, en même temps ou même avant que cette crête dentaire se forme, il paraît, ainsi que nous l'avons déjà vu (p. 183), au niveau même de la crête, un soulèvement de l'épithélium, une papille, qui rappelle absolument le stade placoïde des Vertébrés inférieurs, et qui doit être considérée comme une crête véritablement primaire.

Quant au « sillon dentaire » que l'on avait cru accompagner la crête dentaire et dont la formation avait été mise en rapport avec la production de cette crête, Pouchet et Chabry, Waldeyer, Kollmann avaient montré déjà qu'il n'avait rien à faire avec l'odontogenèse, qu'il n'était autre qu'un sillon labial : opinion que confirment les recherches plus récentes de Röse.

La crête dentaire a été retrouvée par Röse même chez les Oiseaux où sa véritable signification avait échappé à Gardiner, à cause de l'état rudimentaire où elle se présente. Elle y est indépendante d'une crête labiale, dont Gardiner a démontré l'existence.

Cette crête dentaire des Oiseaux paraît sans fonctions. En effet, elle n'intervient pas dans la genèse des productions pseudo-dentaires qu'on observe chez les Oiseaux et les autres Sauropsidés. On s'est toujours efforcé, on le sait, de trouver chez les Oiseaux et les Tortues, des rudiments d'un appareil dentaire. Les papilles spéciales du bord des mâchoires qu'Et. Geoffroy Saint-Hilaire avait découvertes chez les Perroquets et où E. Blanchard avait même cru trouver de l'ivoire, ne sont pas des organes dentaires, mais seulement des productions cornées (Fraisse, Braun). Quant aux « dents ovulaires », dont se servent les embryons des Sauropsidés pour perforer la coquille de l'œuf, les unes, découvertes par J. Müller et étudiées récemment par Sluiter, sont de vraies dents pourvues de dentine, situées sur l'os intermaxillaire, et se présentent chez les Reptiles dont les œufs ont une coquille parcheminée. Les autres, décrites tout d'abord par Yarrel, sont des productions épithéliales cornées, que l'on trouve chez les Oiseaux, les Crocodiles, les Tortues; elles n'ont aucune ressemblance avec des dents, car leur développement est passablement différent (Gardiner) et bien qu'elles ne se calcifient pas, elles deviennent très dures, méritant ainsi le nom de « durillons ovulaires » que Röse leur a donné.

Étant donnée maintenant une crête dentaire, comment se produisent les premiers germes adamantins à son niveau? C'est encore Röse qui a définitivement fixé, par la méthode des reconstructions de coupes, au moins pour certains cas spéciaux, la forme exacte de la crête dentaire et la façon dont elle procède à la genèse des germes de l'émail. La crête dentaire a la forme d'une lame verticale régnant le long de la mâchoire; elle présente deux faces, l'une interne ou linguale, l'autre externe, un bord supérieur adhérent à l'épithélium buccal duquel elle s'est détachée, un bord inférieur libre, plongeant dans les tissus sous-jacents. Celui-ci est festonné et épaissi, les épaississements étant le plus marqués au niveau des saillies du feston. Ce n'est pas directement au sommet de ces saillies épaissies que se produiront les germes dentaires, mais quelque peu au-devant d'elles et sur leur face interne, de telle façon qu'ils paraîtront appendus à la crête dentaire comme des nids d'hirondelle à une poutre. Leche chez l'Iguane et chez de nombreux Mammifères a vu aussi que ce n'est pas sur le bord libre, sur le fond même de la crête dentaire, mais sur ses côtés que les germes paraissent, et nous savons qu'il en est de même dans le cas des Sélaciens étudié par Hertwig pour les dents de remplacement. Mais on comprend que ce peut n'être là qu'une conséquence de la forme de la crête dentaire. Dans tous les cas dont il vient d'être question, celle-ci est étroite; mais si elle est large, comme cela se présente chez les Poissons osseux, les germes dentaires pourront se former aux dépens du fond même de la crête, et même plusieurs germes pourront aisément prendre là naissance côte à côte (Carlsson).

Une question se présente encore au sujet de la lame ou crête dentaire.

Est-elle continue, régnant sans interruption tout le long du maxillaire, existant même là où plus tard aucune dent ne se développera? Ou au contraire présente-t-elle des solutions de continuité correspondant aux endroits qui plus tard seront dépourvus de dents? C'est dans le sens de la première question qu'il faut répondre. La lame dentaire, en effet, peut ne pas manifester son activité par la production de germes dentaires et de dents fonctionnantes, sans pour cela être absente, ainsi qu'on l'a constaté dans plusieurs cas. L'étude des régions adentées des mâchoires chez certains animaux, l'examen en d'autres termes des intervalles appelés « barres » ou « diastèmes », a montré l'existence d'une crête dentaire et même de germes adamantins en ces endroits qui chez l'adulte ne seront pas dentés. C'est ce que Pouchet et Chabry, Schwink et Mayo ont établi pour le diastème de l'intermaxillaire des Ruminants. C'est aussi ce que Pouchet et Chabry ont vu pour les vastes régions des mâchoires des Édentés qui sont privées de dents. C'est enfin ce que les mêmes auteurs, ainsi que Freund, ont constaté pour les Rongeurs; le diastème entre incisives et molaires de la mâchoire supérieure présente chez *Lepus*, *Cavia*, *Sciurus*, une crête dentaire bien développée et même chez ce dernier animal des organes adamantins; le diastème de la mâchoire inférieure de *Sciurus* en offrirait aussi une, d'après Pouchet et Chabry. D'ailleurs, ces phénomènes suivent la loi générale posée par Fleischmann, d'après laquelle la crête dentaire et les ébauches dentaires qui en dérivent sont plus inconstantes et plus caduques dans la mâchoire inférieure que dans la mâchoire supérieure.

Il peut se faire même que là où il n'y a pas de dents du tout chez l'adulte, il se forme tout de même une lame dentaire; c'est ainsi que chez un Édenté, le *Manis*, où M. Weber avait nié l'indication de toute ébauche dentaire, Röse a retrouvé une lame dentaire et même une ébauche de dent.

Quand maintenant, ce qui arrive parfois, la crête dentaire est discontinue, cette discontinuité peut tenir à une absence réelle, à ce que jamais cette crête ne s'est formée à ce niveau. Cette lacune,

Pouchet et Chabry l'ont constatée chez l'Écureuil dans la région intermaxillaire, au niveau des canaux de Stenson, et Freund l'a vue s'étendre même un peu au delà de ces canaux. D'autre part, il peut arriver que la lacune soit le résultat d'une destruction partielle de la crête dentaire, s'effectuant sur une plus ou moins grande étendue et rendant ainsi cette crête discontinue; c'est ce que Röse a observé chez la Vipère.

Chez les Vertébrés inférieurs et en général dans tous les cas où il se fait un remplacement dentaire continuel, la crête dentaire se

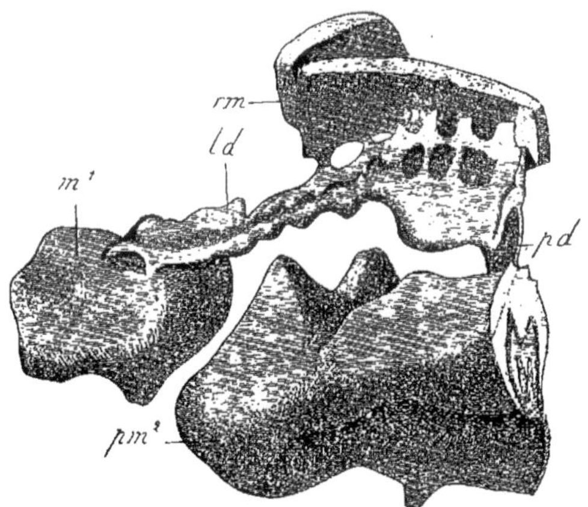

FIG. 359. — *Modèle montrant les relations de la lame dentaire, de la deuxième prémolaire temporaire et de la première molaire permanente chez un fœtus humain à terme* (d'après RÖSE).

ld, lame dentaire, ici végétante, là perforée et en voie d'atrophie. — *rm*, réseau de Malpighi dont elle dérive. — m^1, première molaire permanente. — pm^2, deuxième prémolaire temporaire, avec le pédicule dentaire *pd* qui la rattache à la lame dentaire.

conserve toute la vie, par exemple chez les Poissons osseux (Carlsson). Chez les Mammifères, au contraire, elle disparaît en donnant lieu à des formations résiduales que nous avons déjà signalées, que Röse a surtout bien vues chez l'Homme, mais qui se retrouvent aussi chez la Vipère et le Crocodile. La crête dentaire, en effet, d'après les observations de cet auteur, se résorbe vers la vingt-quatrième semaine de la vie fœtale chez l'Homme en certains endroits, végète en d'autres, d'où résultent des trous et des nodosités de forme très variée et en définitive une formation des plus irrégulières, alvéolaire ou même fenêtrée (fig. 359 *ld*). Les transformations de la lame dentaire débutent par la région antérieure des mâchoires; la lame dentaire se montre déjà profondément modifiée dans cet endroit, alors que dans la région molaire elle est encore tout à fait lisse.

2° *Organe de l'émail.* — *L'organe de l'émail* ou « germe adamantin », comme nous l'avons vu (p. 185 et suiv.), passe par une série de formes successives que Leche a soigneusement distinguées: 1° forme en bourgeon ou en massue (simple épaississement claviforme de l'épithélium); 2° forme en capuchon (avec cellules épithéliales non encore différenciées); 3° forme en cloche (avec différenciation des cellules en épithélium interne et externe de l'émail). Ces stades successifs ne s'observeraient pas chez les Téléostéens, d'après Carlsson; la phase claviforme ferait particulièrement défaut.

Une fois constitués, les germes adamantins tendent à se détacher de la crête dentaire qui leur a donné naissance. Ils s'en séparent de très bonne heure chez les Mammifères (Leche, Röse); chez les Sauriens et les Téléostéens au contraire, la séparation peut être très tardive (Leche, Carlsson).

Nous avons déjà attiré l'attention (p. 193) sur ce fait intéressant, mis en lumière pour la première fois par Brunn, que l'organe de l'émail est avant tout pour la dent une gaîne épithéliale qui protège la papille dentaire et assure sa forme. Röse et Ballowitz ont développé plus encore cette manière de voir. Ils ont montré que dans le développement des dents recouvertes d'émail le bord inférieur du germe adamantin s'étend toujours au delà de la région adamantine et végète en formant une « gaîne épithéliale » dont la forme est celle que la racine aura plus tard. Dans les dents à croissance continue des Rongeurs et des Édentés la gaîne épithéliale ne disparaît pas, mais se conserve pendant toute la vie à la base de la papille dentaire; c'est là le point à partir duquel la dent continuera à croître (fig. 360).

De ses recherches sur l'odontogenèse des Édentés, dont les dents sont dépourvues d'émail et qui cependant possèdent un organe de l'émail bien développé, Ballowitz a pu conclure ce qui suit La seule fonction de l'organe de l'émail est ici une fonction plastique et régulatrice de la croissance de la dent. La formation et l'arrangement des odontoblastes ne se font jamais qu'à la face interne de l'organe de l'émail et jusqu'à un certain point sous l'influence de l'irritation apportée par la prolifération épithéliale. Tandis que la partie supérieure de l'organe de l'émail, sitôt sa fonction remplie, c'est-à-dire dès que les premières couches de dentine se sont déposées, s'atrophie et disparaît immédiatement, sa partie inférieure persiste à la base de la papille dentaire, parce que c'est de ce point que la dent poursuit son développement et que là l'organe de l'émail doit continuer à agir sur les odontoblastes pour déterminer par leur irritation la production continue de la dentine. Comme Brunn, comme Röse, l'auteur conclut que la fonction adamantogène de l'organe de l'émail, par comparaison avec ce rôle si important, n'est qu'accessoire.

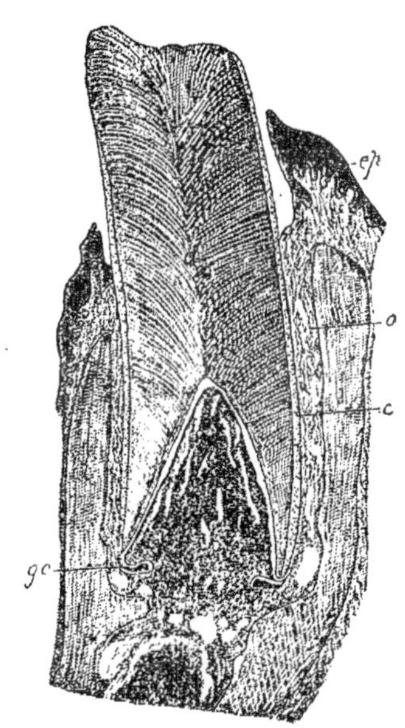

FIG. 360. — *Coupe frontale du maxillaire inférieur et d'une dent de Dasypus novemcincta adulte* (d'après BALLOWITZ).

La figure, un peu schématisée, est destinée à montrer le « bord germinatif » de la gaine épithéliale adamantine (*ge*). — *d*, dentine. — *p*, pulpe dentaire. — *c*, cément. — *ep*, épithélium buccal. — *o*, alvéole osseux

L'organe de l'émail n'est pas toujours représenté d'une façon complète et dans toutes ses parties. La pulpe de l'émail par exemple peut faire défaut d'emblée ; c'est ce qui arrive chez les Lacertiens, tandis que chez la Vipère, le Crocodile et le Caméléon la pulpe existe (Röse). D'autre part, la couche d'émail formée peut être très mince et incomplète, comme chez les Serpents, où elle se continue dans la profondeur par une cuticule de l'émail (Tomes, Röse).

3° *Organe de l'ivoire.* — Sur l'organe de l'ivoire ou papille dentaire, il y a peu de faits nouveaux à enregistrer.

Röse et Carlsson ont détruit, l'un pour les Urodèles, l'autre pour les Téléostéens, l'opinion soutenue plus anciennement par Leydig, Gegenbaur, Santi Sirena, Tauber, qui croyaient la papille de l'ivoire formée uniquement au début, chez ces Vertébrés inférieurs, par une seule grosse cellule conjonctive (1).

4° *Rapports et moyens de fixation des dents.* — Les rapports qu'affectent entre elles les dents correspondantes appartenant à des dentitions différentes sont habituellement tels que la dent de remplacement est dans le même plan transversal que la dent fonctionnante. Mais il n'en est pas toujours ainsi. Nous n'en citerons que deux exemples, l'un emprunté au type polyphyodonte, l'autre au type mono-diphyodonte. Chez les Amphibiens, il résulte des recherches déjà anciennes de O. Hertwig et de celles récentes de Röse que les dents de remplacement successives forment avec la dent fonctionnante correspondante une rangée oblique en dedans et en arrière, de sorte que, si l'on considère l'ensemble des séries parallèles de dents des diverses dentitions, ces dents sont rangées en quinconce. Chez les Mammifères, il peut arriver qu'une dent de remplacement se montre entre deux éléments de la dentition précédente ; c'est par exemple le cas, ainsi que nous le retrouverons plus loin, pour l'unique dent prémolaire de remplacement qu'offrent les Marsupiaux.

Les processus par lesquels les dents se fixent ont été étudiés avec détails par Röse chez différents Vertébrés inférieurs. Cet auteur nous montre, pour les Amphibiens, que, comme Hertwig l'avait soutenu, le « socle de la dent » y correspond au cément des Mammifères. Il a en outre fait voir, après Hertwig aussi, que les « plaques dentaires » des Urodèles résultent de la fusion des socles dentaires de plusieurs dents d'abord indépendantes. Ainsi se forment des os de revêtement, comme l'operculaire de la mâchoire inférieure, qui sont garnis de dents (*Siren*). Les dents chez l'animal adulte peuvent s'atrophier, si bien que l'os denté devient alors un os de revêtement dépourvu de dents. Röse a retrouvé chez un Sélacien, le *Chlamydoselachus anguineus*, le

(1) Pour le développement ultérieur des tissus dentaires, qui a été exposé avec des détails suffisants (p. 192 et suiv.), consulter encore Mummery, Demontporcelet et Rousseau (v. Index).

même mode de fusion des socles dentaires en une pièce unique.

On peut placer ici quelques considérations intéressantes développées par Röse au sujet de la valeur du cément et des formations similaires. L'auteur montre que les productions dures, ivoire, cément et os, ne sont que des modifications d'une seule et même espèce de tissu. Si les cellules formatives de ce tissu, savoir les odontoblastes et ostéoblastes, sont entourées par leurs produits, on obtient de l'os. Si elles s'éloignent de ce produit en y laissant enfouis leurs prolongements protoplasmiques, on a l'ivoire. Si elles se retirent totalement de ce produit sans y laisser quoi que ce soit de leur substance, le cément est formé, ou encore le socle dentaire des Sélaciens dans lequel il n'y a pas d'éléments cellulaires. Entre ces trois sortes de tissus, il y a toute une série d'intermédiaires.

5° *Remplacement dentaire.* — Le schéma que l'on donne actuellement du remplacement dentaire et des rapports des dents permanentes avec les dents de lait est différent de ce qu'il était autrefois. On admettait, conformément aux vues de Kölliker, de Waldeyer, et de Kollmann, que du collet de la dent de lait part de très bonne heure un prolongement qui devient le bourgeon adamantin de la dent permanente. Hertz, à ce mode de développement de la dent de remplacement, en ajoute un autre qu'il aurait observé chez les embryons de divers Mammifères ; lors de l'ébauche de la crête dentaire, il a vu se faire une végétation double et non pas simple, donnant lieu aux germes adamantins de la dent de lait et de la dent permanente. Baume, Pouchet et Chabry, Schwink, ensuite affirmèrent catégoriquement l'existence exclusive du second mode admis par Hertz ; les deux ébauches dentaires sont indépendantes et la dent permanente n'est pas un bourgeon de la dent temporaire. Pouchet et Chabry, chez divers Mammifères, placèrent dans les » prolongements descendants de la lame dentaire » l'ébauche des germes adamantins des dents permanentes. Mais ce sont surtout Kükenthal, Leche et Röse qui mirent bien en évidence l'indépendance des deux séries temporaire et définitive. Röse, par des reconstructions de la dentition humaine, montra que les dents des deux séries prennent, il est vrai, naissance du même côté, du côté externe ou labial, sur la crête dentaire, sans confondre cependant leurs insertions sur cette crête, et d'une façon absolument indépendante.

Par une autre voie que la voie embryologique, Scheidt a cherché à prouver l'indépendance des deux dentitions. En comparant entre eux chez le Chat les éléments de la première dentition et les éléments correspondants de la seconde, quant à leur forme, il pense avoir montré que les termes de même ordre de l'une et de l'autre ne se ressemblent pas.

Quant aux germes des molaires (v. p. 202), Magitot les faisait provenir l'un de l'autre, celui de la deuxième molaire du collet de la première, celui de la troisième du collet de la seconde. Kollmann attribua au germe de la première molaire seul la genèse des deux autres. Morgenstern fit naître les premier et troisième germes isolément et directement aux dépens de la lame dentaire, tandis que le deuxième au contraire proviendrait du premier. Wortman admit l'existence de trois dentitions : la première représentée par les dents qui viennent directement de la lame dentaire, c'est-à-dire par les dents temporaires I, C, Pm et par M^1; la deuxième par les dents permanentes I, C, Pm et par M^2, qui dérivent du collet des organes adamantins des dents correspondantes; la troisième par M^3. Pour Kölliker au contraire, les trois molaires naissent indépendantes l'une de l'autre et des autres dents, sur la partie postérieure de la crête dentaire: opinion que les recherches de Röse ont confirmée.

6° *Dents rudimentaires et surnuméraires.* — L'existence de dents rudimentaires et surnuméraires, qui demeurent incapables de fonctionner, est très répandue, et de nouvelles trouvailles sont faites tous les jours à ce sujet. Nous nous bornerons à quelques exemples variés. Tout d'abord il peut se produire normalement des germes dentaires dans un endroit donné en nombre beaucoup plus considérable qu'il n'en existe chez l'adulte; un certain nombre donc demeurent rudimentaires et même disparaissent. C'est ce que Lilljeborg et Carlsson ont observé sur la langue du Brochet, où il y a chez le jeune animal sept germes dentaires qui se réduisent à trois chez l'adulte.

Il se forme une « dent ovulaire » rudimentaire chez certains Reptiles (1).

(1) Une dent ovulaire est destinée à permettre à l'embryon de briser la coquille de l'œuf.

En effet, d'après les recherches de Sluiter et de Röse, il se produit un germe adamantin de chaque côté de la ligne médiane dans la région intermaxillaire des Reptiles, dès la formation de la première série dentaire. Chez les Geckotidés, l'un et l'autre germes droit et gauche persistent ; chez les Serpents et les Lacertiens, le germe gauche s'atrophie, de sorte que le droit seul, qui vient se placer sur la ligne médiane, fonctionne et devient la dent ovulaire impaire de ces animaux.

La question des incisives rudimentaires des Rongeurs a attiré l'attention de Freund et de Woodward. On sait que Huxley et Pouchet et Chabry, dans les mâchoires de l'embryon de *Lepus*, ont révélé la présence, audevant de la grande incisive, d'une dent extrêmement rudimentaire et vouée à la caducité. Freund chez *Sciurus*, Woodward chez *Mus musculus* retrouvent un rudiment dentaire semblable. On comprend combien, dans ce cas et dans les cas analogues de dents rudimentaires, il y a matière à discussion sur la nature véritable du rudiment. Ici, il s'agit de savoir si la dent avortée représente un vestige de I^1, la grande incisive devenant alors I^2, ou si elle est le reste de la dent de lait correspondant à la grande incisive. Freund penche du côté de cette dernière opinion, déjà émise par Huxley.

Freund et Noack décrivent encore, en dehors de la grande incisive, deux autres rudiments dentaires ; ils font de l'un une incisive postérieure, de l'autre une canine.

Enfin, pour ce qui concerne les dents surnuméraires et rudimentaires de l'Homme, dont de nouveaux cas ont été acquis à la science, nous nous limiterons à l'indication de deux mémoires.

Dans l'un, qui émane de Turner, se trouve relaté le cas très rare non pas d'une seule dent, mais d'une paire de dents surnuméraires placées vis-à-vis et en dedans de l'intervalle qui sépare la première et la deuxième molaire.

Dans l'autre mémoire, Zuckerkandl rend définitivement très probable l'existence d'une quatrième molaire très rudimentaire. Il trouve en effet derrière la dent de sagesse un rudiment dentaire représenté par un prolongement de la gencive et de l'épithélium, pour lequel il se forme même une ébauche d'alvéole figurée par une rainure (fig. 362a^4), qui est creusée dans la paroi postérieure de l'alvéole de la dent de sagesse. L'aspect qu'il a eu sous les yeux était le même que pour toute autre dent en voie de formation, comme peut en rendre compte la comparaison des figures 361 et 362. Que si l'on s'étonnait de l'état très rudimentaire de cette dent, il ne faudrait pas oublier que la dent de sagesse elle-même est souvent tout aussi réduite, ou même, assure-t-on, manque tout à fait ; et il est même curieux à cet égard de voir que la quatrième molaire offre les mêmes signes de régression que la dent de sagesse elle-même. L'auteur ajoute que chez les autres Mammifères on peut aussi trouver des formations dentaires rudimentaires derrière la série des molaires.

7° *Types spéciaux de développement*. — Ne pouvant ici examiner tous les cas particuliers de développement dentaire que présentent les différents groupes de la série, nous en rapporterons deux seulement, à cause de leur particularité même (1).

Les dents cornées des Cyclostomes, étudiées par divers auteurs (Beard, Behrends entre autres) moins il est vrai pour leur développement que dans leur constitution définitive, sont-elles homologues aux dents calcifiées des autres Vertébrés? Beard, ainsi que Behrends, dans un premier travail, ont soutenu cette homologie, contre laquelle Behrends, dans une deuxième publication, puis Jacoby se sont incrits en faux, suivant en cela l'exemple d'O. Hertwig. Les dents des Cyclostomes et particulièrement des Myxines se composent des parties suivantes : la coiffe cornée ; un tissu étoilé spécial ; une « rainure dentaire annulaire », formée par l'épithélium ;

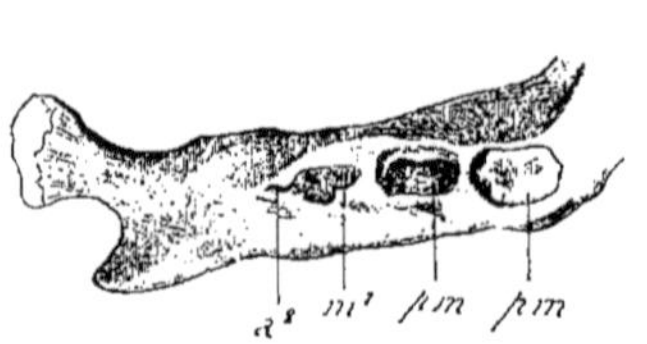

Fig. 361. — *Mâchoire inférieure (moitié droite) d'un enfant d'un an* (d'après Zuckerkandl).

pm, *pm*, prémolaires de lait. — a^2, gouttière alvéolaire, précurseur de l'alvéole de la deuxième molaire, qui forme une encoche sur le bord postérieur de l'alvéole de la première molaire m^1.

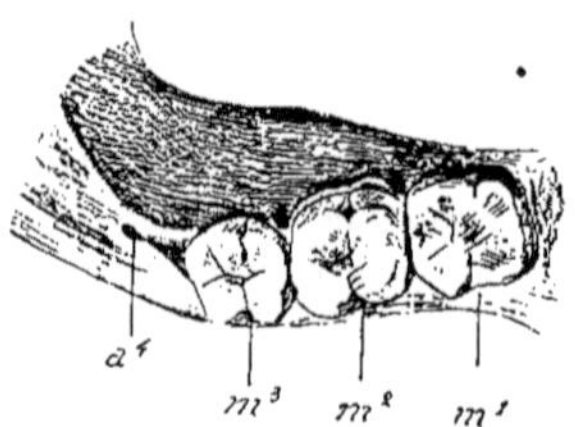

Fig. 362. — *Mâchoire inférieure (moitié droite) d'un adulte* (d'après Zuckerkandl).

m^1, m^2, m^3, molaires. — a^4, gouttière alvéolaire destinée à loger un prolongement gingival, indication de la quatrième molaire (comparer avec la figure précédente).

un « cône odontoblastique » (Beard) ou « cône des cellules pocales » de Behrends, enfin la papille conjonctive. Chez les Pétromyzontes, la dent offre essentiellement la même constitution. La plupart de ces parties sont d'origine ectodermique; la papille conjonctive est seule mésodermique (Jacoby). Beard au contraire avait cru à une prépondérance, dans la dent des Cyclostomes, des parties mésodermiques sur les portions ectodermiques.

Le peu que nous savons du développement des dents des Cyclostomes, nous le devons à Kaüsche et à Jacoby. Comme pour les dents ordinaires, l'épithélium s'enfonce et forme des invaginations semblables à celles qui se produisent sur le tégument des Cyclostomes. Ce bourgeon épithélial est ensuite déprimé en calice par la papille conjonctive, qui entre temps s'est développée. Les couches épithéliales superficielles se kératinisent et donnent lieu aux coiffes cornées. Du développement du cône des cellules pocales on ne connaît rien.

(1) Pour les autres cas, voir les nombreuses monographies de Röse, celles de Leche, Kükenthal, Scheidt, Freund, Nawroth, etc. (cités à l'Index bibliographique).

Quant à la signification des dents cornées des Cyclostomes, il s'agit évidemment, d'après O. Hertwig, Behrends et Jacoby, de formations phylogénétiquement plus anciennes que les dents calcifiées avec lesquelles elles n'ont rien à faire. Les odontoblastes, la dentine, l'émail et l'épithélium de l'émail font ici défaut. La présence de la coiffe cornée s'explique par la tendance générale que les cellules tégumentaires manifestent vers l'état kératinisé; cette coiffe cornée se rapproche de la cuticule de l'émail, formée aussi, d'après Waldeyer, de cellules cornées. De même le tissu étoilé spécial des dents cornées est comparable à la pulpe de l'émail des dents ordinaires, de par sa structure, sa situation et son origine. Ces ressemblances à part, l'homologie des dents cornées et des dents calcaires n'existe pas.

Les dents venimeuses des Reptiles offrent un certain nombre de particularités organogéniques que Leydig, Ch. Tomes et Röse ont fait connaître. Le remplacement de ces dents se fait très activement; on n'a pas compté moins de neuf ou dix ébauches dentaires prêtes à remplacer tour à tour la dent destinée à tomber. La dent venimeuse en fonctionnant s'enferme dans une « poche gingivale » d'origine épithéliale. La formation du canal venimeux se fait de la façon suivante. Il se produit à la surface de la papille conjonctive un léger sillon, qui s'approfondit de plus en plus et devient un canal complet. Comme ce sillon a entraîné avec lui la couche des odontoblastes, il suit de là que deux couches odontoblastiques finissent par être superposées concentriquement, et par conséquent aussi seront déposées deux coques concentriques d'ivoire emboîtées l'une dans l'autre. Le centre de la coque la plus interne est occupé par un tissu lâche étoilé recouvert par une assise épithéliale; l'un et l'autre dérivent de la portion de l'organe adamantin qui a été entraînée et incluse dans le tube dentaire, et représentent respectivement une pulpe de l'émail et un épithélium adamantin.

II. — Théories de la dentition. — Schwalbe, à l'occasion d'un cas intéressant observé par lui, a écrit sur les théories de la dentition un article magistral que nous ne saurions mieux faire que de reproduire presque intégralement, sauf quelques coupures et quelques additions que nous nous réservons d'y faire.

A. — *Théories de la différenciation et de la concrescence.* — Les nombreux travaux de ces dernières années se sont de préférence occupés de deux questions fondamentales, d'ailleurs intimement connexes. C'est en premier lieu celle de l'origine de la dentition *hétérodonte* aux dépens de la dentition *homodonte* : il s'agit de savoir comment les formes dentaires compliquées, celles des molaires de Mammifères par exemple, dérivent de formes plus simples, comme le sont les dents coniques, celles des Reptiles entre autres.

1° Des paléontologues américains tels que Cope, Osborn, Ryder, Scott, ont essayé à ce sujet de tracer une histoire des formes dentaires, essentiellement basée sur ce fait que chez les plus anciens Mammifères tertiaires paraissent sur les dents coniques simples des pointes latérales, qui deviennent de plus en plus fortes et donnent ainsi lieu à une dent trituberculée ; celle-ci peut encore se compliquer par la formation de nouvelles pointes et par les déplacements des anciennes. Non seulement les paléontologistes, mais encore des anatomistes ont défendu cette idée sur la genèse des molaires et cherché à la prouver, tels Wortmann, Schlosser, Fleischmann. Tous admettent que la molaire actuelle dérive par complication croissante d'une unique dent conique de Reptile. La dent a acquis d'abord de petites excroissances latérales sous forme de dentelures (*Dromatherium*). Puis, sur les faces mésiale et distale du cône principal (appelé « protoconus » dans la mâchoire supérieure, « protocônide » dans la mâchoire inférieure) a paru un cône accessoire, le « paraconus » ou « paracônide », et un autre, le « metaconus » ou « métacônide » (*Triconodon*), les trois cônes étant alors sériés dans le sens sagittal. Puis les trois cônes se sont déplacés les uns par rapport aux autres, de telle sorte que la couronne, d'abord pectiniforme, a été transformée en une couronne triangulaire ; d'après Osborn, le protoconus de la mâchoire supérieure est alors devenu lingual, les deux cônes accessoires sont devenus latéraux ; inversement dans la mâchoire inférieure le protoconide a pris une position latérale, les cônes accessoires une situation linguale. C'est de ce « type trituberculaire » que Cope, Osborn et Schlosser font dériver toutes les formes dentaires des Mammifères. Dans la mâchoire supérieure, prend naissance ensuite, au côté postéro-lingual, une nouvelle tubérosité, l'« hypoconus »; dans la mâchoire inférieure deux nouveaux tubercules, plus petits que les trois premiers, se forment, dits ensemble « talon ».

Fleischmann, bien que partisan de cette théorie, la reconnaît passible de plusieurs objections. Il n'est pas prouvé d'ailleurs, dit-il, que les ancêtres des Mammifères actuels aient été possesseurs d'un type dentaire haplodonte, c'est-à-dire formé de dents coniques toutes semblables. Les dents de la mâchoire supérieure et de la mâchoire inférieure ne sont pas orientées de la même façon, ainsi que cependant cela devrait être ; mais le côté interne des dents supérieures correspond au côté externe des dents inférieures, leur côté antérieur au côté postérieur de celles-ci. Enfin, le type n'est pas le même pour les dents supérieures et inférieures; les molaires inférieures sont typiquement à trois tubercules, « macromère », « micromère », « métamère » ; les molaires supérieures possèdent en outre un « entomère ».

2° Dans la manière de voir qui vient d'être exposée, une molaire, toute compliquée qu'elle est, est homologue à une dent unicuspidée, conique, de Reptile ; elle est une. En face de cette opinion, une autre s'est élevée ; elle consiste à admettre que les formes dentaires compliquées sont le produit de la fusion de dents simples, coniques. Gaudry, Dybowsky, Magitot, Kükenthal, Röse, Schwalbe ont été les défenseurs de cette théorie qu'ils ont étayée d'arguments divers, embryologiques surtout.

C'est ainsi que Röse cherche à montrer que les molaires et les prémolaires actuelles, celles de l'Opossum et de l'Homme particulièrement, sont nées de la fusion de plusieurs dents coniques simples. Dans le cours du développement de ces dents, il se forme de nombreuses papilles accessoires, en même nombre qu'il y a de tubercules principaux dans la molaire définitive. Ces papilles ne sont pas également développées. Chez Opossum, comme chez l'Homme, c'est le tubercule antéro-externe qui est le plus développé, puis le lingual antérieur, et le postéro-externe, tandis que chez l'Opossum et le Péramele le lingual postérieur et le mésial, chez l'Homme le lingual postérieur et le distal sont à peine indiqués à la même époque. Le dépôt des substances dures se fait dans le même ordre que celui du développement même des papilles.

Les prémolaires aussi sont indubitablement le résultat de la fusion de plusieurs dents coniques, en nombre moindre que pour les molaires ; les prémolaires de l'Homme par exemple, naissent de deux dents, dont l'externe est plus précoce.

Quant aux incisives et aux canines, on ne peut rien dire de définitif. Les petites incisives d'Opossum correspondent à une dent conique de Reptile. La troisième dent incisive de *Procyon* et de *Nasua* est nettement tuberculée. Quant aux larges incisives de l'Homme, elles n'ont qu'une ébauche simple. Les canines à leur tour peuvent être considérées, dans certains cas tout au moins, comme dérivant de la fusion d'au moins deux dents élémentaires (Primates, Marsupiaux) ; d'ailleurs Cope et Osborn en font des prémolaires modifiées.

Röse fait observer que le processus de la fusion de dents indépendantes paraît très répandu chez les Vertébrés, dans le but de créer des dents plus résistantes : ainsi chez les Raies, les Dipnoï, certains Poissons osseux. Chez *Ceratodus* par exemple, on reconnaît encore l'origine des plaques dentaires aux dépens de dents élémentaires fusionnées.

La forme des dents des Monotrèmes et des Multituberculés est très bien expliquée par cette théorie. Par exemple, chaque lamelle dentaire d'une molaire d'Eléphant correspond à une dent élémentaire. Ces dents sont indépendantes alors même que déjà elles sont revêtues d'ivoire et d'émail, et sont ensuite réunies en une molaire unique par le cément (1). De même, comme l'a montré Mahn, la première ébauche des molaires des Rongeurs se compose de plusieurs papilles juxtaposées qui se soudent ensuite en zig-zag, en confondant leurs systèmes de dentine.

C'est un progrès physiologique nécessaire qui a amené la concentration des dents élémentaires en complexus dentaires. C'est le besoin de trituration, s'accompagnant d'un raccourcissement des mâchoires, lequel raccourcissement a produit la fusion des unités dentaires (Fleischmann, Schlosser, Röse, Schwalbe).

(1) Consulter à ce sujet Cleland (voir Index bibliographique).

Quand le raccourcissement n'a pas été poussé trop loin, le type triconodonte, formé par trois denticules placés en direction sagittale, a pris naissance. Puis, la mâchoire se raccourcissant encore, ces trois denticules se sont déplacés latéralement, et ainsi, comme Cope l'a exprimé, est né le type trituberculé, que l'on retrouve encore chez l'Homme et les Marsupiaux dans le développement ontogénique, puisque chez eux, à un certain moment du développement des molaires, celles-ci n'ont que trois tubercules. A l'appui de la fusion des dents simples en complexes dentaires, Kükenthal a apporté une preuve curieuse : chez les Cétacés, les molaires, construites sur le type triconodonte, paraissent par suite de l'allongement de la mâchoire se résoudre de nouveau en leurs pièces élémentaires.

La fusion des unités dentaires s'accompagne souvent d'une réduction numérique de ces unités. Ainsi, la forme typique des molaires supérieures de l'Homme est la forme quadricuspidée, celle des molaires inférieures est pentacuspidée. La molaire supérieure, trituberculée, et la molaire inférieure, quadrituberculée, sont des états de réduction physiologique, comme Zuckerkandl le prétend : la réduction est d'ailleurs plus marquée chez les Européens, ce qui indique qu'elle est un perfectionnemebt. La régression frappe les premières les dents élémentaires qui ont apparu tout d'abord, par exemple, dans la mâchoire supérieure, le tubercule distal-lingual.

On peut nommer *théorie de la différenciation* et *théorie de la concrescence* les deux manières de voir différentes, qui viennent d'être exposées. D'après la première, les dents les plus compliquées, les molaires, sont univalentes ; dans la seconde, elles deviennent plurivalentes et correspondent à une somme de dents simples coniques.

B. — *Théorie du diphyodontisme primitif, hérité du polyphyodontisme.* — Le deuxième but qu'on s'est proposé dans les nombreux travaux de ces dernières années a été de rechercher de quelle façon il faut comprendre le remplacement dentaire qui s'effectue chez les Mammifères et l'Homme, dans quel rapport se trouvent l'une vis-à-vis de l'autre les deux dentitions, quelle relation elles ont avec les dentitions nombreuses qu'offrent les Sélaciens, les Amphibiens et beaucoup de Reptiles.

Avant de parler de théories de la dentition, il serait bon de fixer ce qu'il faut comprendre sous le terme de dentition. Chez l'Homme, nous distinguons les deux dentitions de lait et permanente. Pour quelle raison attribuons-nous une dent à la première, une autre à la seconde de ces dentitions ? Pour l'Homme, la réponse paraît aisée. Ici vingt dents font éruption d'abord, fonctionnent, et sont remplacées à des époques déterminées par vingt autres dents. Les dents de lait et les dents de remplacement paraissent ici correspondre à deux dentitions tout à fait distinctes dans le temps et dans l'espace. Mais si l'on étend la question aux molaires, la réponse est rendue plus difficile ; car elles n'ont ni précurseurs ni successeurs. De ce qu'elles n'ont pas de précurseurs, faut-il les attribuer à la première dentition (Osborn, Beauregard) ; de ce qu'elles n'ont pas de successeurs faut-il les ranger dans la deuxième dentition (Magitot, Lataste) ? L'anatomie comparée et le développement nous apprennent en outre que chez les Mammifères inférieurs, les Marsupiaux par exemple, la plupart des dents ne sont pas remplacées. D'après leur mode de formation et leurs rapports avec la crête dentaire, elles semblent des dents de lait et ont été ainsi considérées par Röse et Kükenthal, tandis que Flower et Thomas sont d'avis qu'elles correspondent aux dents permanentes des Mammifères supérieurs.

En réalité, on peut parler de dents de la première dentition et de dents de la deuxième dentition, et répartir les dents suivant ces deux groupes. Mais il faut bien le savoir, ni la simultanéité de l'entrée en fonction de ces dents, ni la simultanéité de leur naissance aux dépens de la crête dentaire ne nous autorisent à les ranger plutôt dans l'une que dans l'autre dentition. Des dents, qui appartiennent à des dentitions diverses, peuvent entrer simultanément en fonction ; d'autres, comme la première molaire, fonctionner en même temps à la fois avec la première et avec la seconde dentition. D'autre part, des dents de la même dentition peuvent se former à des époques très différentes, et inversement des dents de différente dentition à la même époque. Aussi Leche est-il arrivé à ce résultat, qu'il n'y a pas de critérium infaillible permettant de dire à quelle dentition une dent appartient. Il considère cependant une dentition comme une génération dentaire. Il faut bien dire que lorsqu'on voit, dans une telle dentition ou génération dentaire, les dents se succéder le long de la mâchoire, très inégalement développées, les internes et antérieures étant le plus avancées, les externes et postérieures l'étant le moins, il y a lieu de penser qu'il n'y a pas seulement, pour les réunir en une seule et même génération dentaire, l'influence du temps mais encore celle du lieu. Leur contemporanéité n'est que la résultante des conditions topographiques où elles se sont développées chacune individuellement. Comme les recherches faites sur le développement dentaire des Amphibiens et des Sélaciens l'ont montré, les dents, qui sont ici soumises à un fréquent renouvellement, paraissent ici disposées en rangées correspondant à la direction du bord des mâchoires. Les dents d'une seule et même rangée sont alors naturellement considérées comme faisant partie d'une même dentition ; la série dentaire devient la dentition. Mais alors se pose la question de savoir dans quel rapport les séries dentaires (dentitions) successives sont vis-à-vis les unes des autres.

On sait, et nous l'avons vu plus haut, que, pour ce qui concerne les rapports entre dents de la première et dents de la seconde dentition chez les Mammifères, abandonnant l'ancienne idée de la connexion étroite de ces deux dentitions, on a proclamé dans ces derniers temps leur autonomie parfaite. Mais ce que l'on n'a pas abandonné, c'est cette notion que les dents de l'une et de l'autre série se correspondent dans le sens transversal, et que chaque dent temporaire a un représentant de même nom dans la série des dents permanentes, et marque sa place, pour ainsi dire, à son successeur définitif. Il y a donc origine indépendante des deux dents, mais fixation par la dent de lait de l'endroit qu'occupera la dent de remplacement ; d'où le schéma : = = = = = = =

Schwalbe se propose de montrer que ce schéma doit être remplacé par un autre, plus capable de nous rendre intelligibles des cas particuliers, sans cela difficiles à comprendre. Le schéma bisérial néanmoins peut être provisoirement admis pour l'Homme et la majorité des Mammifères (Primates, Carnivores et Ongulés), si l'on ne prend pas pour le moment en considération la question des molaires.

Le problème fondamental qui se présente est celui de savoir de quelle façon, au point de vue phylogénétique, on peut rattacher le diphyodontisme des Mammifères précités, c'est-à-dire le remplacement des deux dentitions l'une par l'autre, au polyphyodontisme des Vertébrés inférieurs, c'est-à-dire au renouvellement fréquemment répété des dents. Doit-on, ou non, considérer le diphyodontisme comme un héritage du polyphyodontisme ?

La théorie la plus ancienne de la dentition, renouvelée et acceptée dans ces derniers temps par Kükenthal, Röse et Leche, répond affirmativement. Chez les Mammifères, par suite d'une plus haute spécialisation, le nombre des séries dentaires, des dentitions, aurait peu à peu diminué et serait tombé à deux. Malheureusement cette théorie, la plus naturelle et la plus simple, se heurte à maintes difficultés, que les paléontologues surtout, Busch entre autres, ont fait surgir. Il va de soi qu'avec cette théorie, les Mammifères les plus inférieurs, les Marsupiaux par exemple, devraient offrir encore des traces de polyphyodontisme, ou tout au moins être parfaitement et complètement diphyodontes, et qu'on devrait pouvoir exiger le même diphyodontisme complet et parfait des Mammifères les plus anciens des âges géologiques, tels que les Dromathériums et les Triconodontes.

Pour ce qui est des Mammifères inférieurs, des Marsupiaux, leur observation n'est pas favorable à la théorie. En effet, ils sont surtout monophyodontes, dépourvus de remplacement dentaire. Il est vrai que Flower puis Thomas découvrirent que l'une des dents, savoir la dernière prémolaire, a un successeur, dans la plupart des familles de cet ordre (sauf *Dasyurus*, *Phascolomys*, *Phascologale*) ; ce qui permit de considérer comme une dent de lait la dernière prémolaire qui paraît la première.

L'observation des autres ordres les plus anciens des Mammifères, savoir des Cétacés, Édentés, Insectivores, Rongeurs, offrit les mêmes obstacles à la théorie du diphyodontisme hérité du polyphyodontisme.

De même, les résultats des recherches paléontologiques ne furent pas favorables à la théorie. Car les Mammifères du Trias et du Jurassique *Dromatherium*, *Triconodon*) n'ont montré aucune trace de remplacement (dentaire étendu, bien que Flower et Thomas y aient cru trouver, comme pour les Marsupiaux, un renouvellement de la dernière prémolaire.

En définitive donc, la théorie du diphyodontisme hérité et primitif n'a pas en sa faveur et a même contre elle les faits zoologiques et palæontologiques.

C. — *Théories du monophyodontisme primitif.* — De là sont nées d'autres interprétations. Celles-ci consistent à admettre chez les Mammifères un monophyodontisme primaire ; par suite le remplacement dentaire serait une nouvelle acquisition des Mammifères. C'est là la deuxième principale théorie de la dentition. Elle comporte d'ailleurs plusieurs variantes, selon la façon dont on s'est représenté l'acquisition du diphyodontisme.

1° La plus simple et la plus naturelle, celle qui s'harmonise en apparence le mieux avec les faits embryologiques, consiste à regarder la dentition de lait comme primitive, la dentition permanente comme acquise. Leche surtout s'est fait le défenseur et presque a été le promoteur de cette opinion. Elle permet de comprendre que les Mammifères éteints ne possédaient qu'une seule dentition, que les Marsupiaux sont monophyodontes, et elle interprète le remplacement de la dernière prémolaire qui s'effectue chez ces animaux comme une première indication de diphyodontisme. Elle peut en toute sécurité se bercer de l'espoir que de nouveaux faits de remplacement dentaire partiel seront acquis à la science dans d'autres groupes que les Marsupiaux. Et de fait, de nombreux faits semblables ont été enregistrés, sans qu'elle ait à reculer devant ces faits. C'est ainsi que Kükenthal, Röse, Leche, ont montré embryologiquement, chez divers Marsupiaux, qu'en dedans, du côté lingual, des germes des dents fonctionnantes, la crête dentaire poursuit son œuvre comme organe de remplacement dentaire. Ces auteurs ont découvert, en effet, à côté de toutes les dents persistantes antérieures à la troisième molaire, des germes adamantins, parmi lesquels celui qui est situé vis-à-vis de la dernière prémolaire se développe, pour donner naissance à la dent trouvée par Flower et Thomas.

Les résultats de cette trouvaille ont été différemment interprétés par les auteurs. Leche, fidèle à sa théorie, considère la deuxième série dentaire des Marsupiaux comme l'indice d'un développement progressif. La première dentition serait pour lui, ontogénétiquement aussi bien que phylogénétiquement, la plus ancienne ; la dentition de remplacement serait une acquisition nouvelle. Partant du monophyodontisme primaire, il trace comme suit les différentes étapes du développement dentaire chez les Mammifères : 1° la dentition persistante consiste en dents de la première dentition (*Odontoceti*) ; 2° la dentition persistante consiste en dents de la première dentition, sauf la dernière prémolaire (*Marsupialia*) ; 3° la dentition persistante consiste en molaires de la première dentition, tandis que les incisives, canines et prémolaires appartiennent partie à la première, partie à la deuxième dentition (*Erinaceus*) ; 4° la dentition persistante, outre les molaires, ne comprend que des éléments de la deuxième dentition (Mammifères supérieurs).

2° Flower et Thomas, puis Lataste, à l'inverse de Leche, ont admis que dans le monophyodontisme primaire, c'est la dentition de lait qui représente l'acquisition. Par conséquent, les dents fonctionnantes des Marsupiaux font partie de la série des dents permanentes et correspondent à la deuxième dentition des Mammifères placentaires. Les dents des Cétacés dentés monophyodontes sont aussi attribuées par eux à la deuxième série (1). A l'appui de leur théorie, ces auteurs essayent de montrer que la dentition de lait, acquisition nouvelle, se complète quand on s'élève dans la série des Mammifères, depuis *Orca capensis* en passant par *Morunga proboscidea*, *Phoca groenlandica*, *Canis familiaris*. Un type primitif, le type parathérié de Thomas, dont les Edentés actuels se rapprochent le plus, offre dix dents prémaxillaires ou incisives, et dix dents maxillaires. Dans un deuxième type, dit métathérié, représenté par les Marsupiaux, en même temps qu'il se fait une différenciation des dents maxillaires ou canines, prémolaires et molaires, et qu'il se produit une réduction numérique des dents, une dent de lait apparaît pour la dernière prémolaire. Le type euthérié, réalisé chez les Mammifères supérieurs, est amené par une réduction plus grande encore du nombre des dents et par l'apparition de dents de lait pour les incisives, canines et prémolaires.

Cette théorie a contre elle de nombreux arguments tirés des principaux groupes de Mammifères que Flower et Thomas mêmes ont considérés.

Les nombreux germes de la deuxième série dentaire des Marsupiaux, dont Kükenthal, Röse et Leche ont montré l'existence, sont rudimentaires. Ce fait dispose à penser, avec Kükenthal, Röse, Osborn et Schlosser, qu'il s'agit ici de formations en voie de régression, et que le monophyodontisme des Marsupiaux est secondaire plutôt que primitif ; les Marsupiaux seraient en train de perdre la deuxième série ; de même, compare Schlosser, que chez les Mammifères placentaires c'est la première série, celle des dents de lait, qui est en voie de disparition.

Les Cétacés dentés seraient monophyodontes, d'après Flower et Thomas, et leurs dents homologues de celles de la deuxième dentition des Mammifères supérieurs. Mais Kükenthal vient de constater chez ces animaux la présence en dedans des dents fonctionnantes d'une crête de remplacement dentaire et même de germes adamantins qui arrivent à un degré de développement assez avancé. Les dents fonctionnantes des Cétacés dentés doivent donc être reléguées dans la première série dentaire, et considérées comme des dents de lait. Kükenthal a fait la même constatation pour les Cétacés à fanons ; il a vu que les ébauches dentaires rudimentaires, qui disparaissent déjà dans la vie embryonnaire, offrent des indications d'une seconde dentition. Les Cétacés possèdent donc deux séries de dents ; la deuxième série parue demeure rudimentaire chez les Cétacés dentés ; toutes deux sont frappées d'arrêt de développement chez les Cétacés à fanons. Dans ces conditions, il est tout naturel de considérer comme dentition de lait celle qui paraît la première. Quant à la deuxième, ou dentition

(1) Ces Cétacés, à l'époque de Flower et Thomas, étaient réputés monophyodontes, tandis qu'on connaît aujourd'hui chez eux un remplacement dentaire.

permanente, la question se pose de savoir si elle est en voie d'évolution progressive ou de réduction ; c'est pour la deuxième alternative que se décide Kükenthal.

Les Édentés à leur tour ont fourni des arguments contre la théorie de Flower et Thomas. Les recherches de Kükenthal, Röse, Leche, Ballowitz ont montré que les Édentés étaient loin de représenter le type simple, primitif, que Flower et Thomas croyaient y trouver. Ils établirent embryologiquement, en effet, que la dentition des *Dasypus* et *Orycteropus* est diphyodonte ; et, en outre, que *Tatusia*, *Bradypus* ne sont nullement homodontes. La dentition des Édentés n'est pas un type initial, mais le fruit d'une régression plus ou moins avancée, qui peut même être telle que chez *Manis* il ne se produit plus de dents (Weber, Leche), ou tout au plus (Röse) une crête dentaire rudimentaire. La conception de Flower et Thomas s'est donc trouvée contredite par les faits embryologiques les plus récents, comme Thomas lui-même l'a reconnu dernièrement.

Nous venons de voir jusqu'ici que la théorie du monophyodontisme primitif, soit sous la forme que Leche lui a donnée soit sous celle de l'opinion de Flower et Thomas, ne peut être maintenue, et que la théorie du diphyodontisme primaire doit la remplacer. Mais cette dernière rencontre, elle aussi, des difficultés sérieuses, que nous avons indiquées ci-dessus. De là est née une nouvelle conception qu'il nous faut maintenant exposer.

3° Celle-ci peut-être dite théorie du diphyodontisme apparent ; proposée par Baume, elle a été adoptée par Zuckerkandl. Baume aussi part d'un état monophyodonte ; les deux séries dentaires du Mammifère diphyodonte appartiennent primitivement à une seule et même série. Par suite du raccourcissement progressif des mâchoires, du développement ainsi que de la différenciation d'une partie des dents, il s'est fait une réduction de l'autre partie. Ces dernières dents, plus réduites, se sont formées plus tôt que les autres et ont fait éruption de meilleure heure, demandant moins de place pour se loger dans la mâchoire, mais aussi empêchant la formation et l'éruption des autres. Ainsi les dents de moindre valeur sont devenues les dents de lait, les plus importantes constituant les dents de remplacement. Un bel exemple de la réduction extrême des dents de lait nous est fourni par les Cheiroptères ; chez eux, se forment et disparaissent pendant la vie intra-utérine des dents de lait très simplement constituées, de sorte que la dentition de lait est chez ces animaux presque homodonte, contrairement à la dentition permanente, qui est fortement hétérodonte (Leche). Il n'y a qu'une rangée dentaire, dont les divers représentants se développent plus ou moins rapidement et plus ou moins complètement. Ainsi s'explique la différence chronologique dans l'apparition de l'une et de l'autre dentition. Les deux dentitions constituent l'arrangement le plus favorable, pour permettre au plus grand nombre possible de dents de se former. Il n'y a pas deux rangées parallèles de dents juxtaposées de dehors en dedans, dans le sens labio-lingual ; le diphyodontisme n'est qu'apparent.

Malgré l'heureux dispositif qui permet aux dents de se développer côte à côte, il y a entre les diverses dents une sorte de lutte pour l'existence, où les dents de lait plus faibles succombent et se réduisent quantitativement et qualitativement.

Cette théorie a contre elle le fait embryologique bien constaté de l'existence de deux rangées de germes dentaires, les uns pour les dents de lait, les autres pour les dents permanentes. Une deuxième objection peut lui être faite : les dents de lait ne sont pas toujours, comme le voudrait la théorie, plus faibles que les autres. Par exemple, chez l'Homme, les prémolaires de lait ont une couronne plus compliquée et plus développée que leurs successeurs ; et il en est de même chez les Primates, les Carnassiers, les Ongulés.

En faveur de la théorie, Schwalbe fait valoir que, par le raccourcissement des mâchoires, il a dû nécessairement manquer d'espace pour l'éruption simultanée de toutes les dents. Ce manque d'espace explique alors très heureusement les plissements qu'éprouve la crête dentaire, ses déplacements et leurs conséquences : savoir que dans ces parties disloquées les germes dentaires trouvent un obstacle à leur développement et demeurent latents.

La théorie a encore pour elle un fait observé par Woodward chez le Kanguroo. Il a vu que la dernière prémolaire de remplacement ne paraît pas vis-à-vis de la troisième ou de la quatrième prémolaire, mais dérive d'un renflement de la crête dentaire situé entre ces deux dents. Cette prémolaire nouvelle venue pourrait donc appartenir à la même rangée que ses devancières ; il n'y aurait diphyodontisme qu'en apparence.

D. — *Théorie mixte de Schwalbe.* — Quelque séduisante que soit la théorie de Baume, elle ne peut être conservée cependant, parce que, comme les autres conceptions du monophyodontisme primaire, elle est en opposition formelle avec les données embryologiques qui établissent la réalité de deux dentitions distinctes par leur situation sur la crête dentaire.

Schwalbe, en alliant la notion du diphyodontisme à l'hypothèse de la concrescence, a fondé une théorie dont voici les lignes principales. S'appuyant sur un cas où il avait observé le fusionnement de l'incisive interne supérieure avec la couronne très précocement developpée de sa dent de remplacement, il a admis la concrescence comme un phénomène très répandu dans l'évolution dentaire. Pour les molaires de lait et pour les molaires de l'Homme, il résulterait de la doctrine de la concrescence cette conséquence remarquable que les unes et les autres dérivent de deux séries, l'une labiale, l'autre linguale, de dents coniques simples et primitives. Les molaires donc n'appartiennent ni à la première dentition (Osborn, Beauregard, Leche), ni à la seconde (Lataste, Magitot), mais à la fois à toutes deux, c'est-à-dire par la rangée labiale de leurs cuspides à la première dentition, par la rangée linguale de ces cuspides à la deuxième. Il y a donc diphyodontisme véritable ; mais ce diphyodontisme diffère totalement de celui que l'on admet généralement.

Comment maintenant, puisque les deux dentitions sont épuisées par les molaires de lait, où elles sont toutes deux représentées, les prémolaires permanentes peuvent-elles apparaître comme dents de remplacement ? Schwalbe pense que ces prémolaires de remplacement ne forment avec les molaires de lait et les molaires qu'une seule série, mais qu'elles ont dû, faute d'espace, céder la première place aux autres et ne se developper que plus tard.

E. — *Insuffisance des théories de la dentition.* — Si nous éprouvons la valeur de toutes ces théories l'une après l'autre, nous voyons qu'aucune n'est à l'abri d'objections sérieuses et surtout qu'aucune n'apporte pour sa défense des preuves objectives bien évidentes. C'est ce qui explique la répugnance qu'ont montrée certains auteurs pour toute théorie de la dentition. Ainsi Schlosser déclarait qu'en l'état actuel de nos connaissances il lui semblait impossible d'expliquer d'une manière satisfaisante le renouvellement dentaire des Mammifères. Quelque temps après, il ajouta que tout ce qui lui paraissait acquis, ou tout au moins vraisemblable, c'était que les Mammifères ont hérité des Reptiles le remplacement dentaire, mais considérablement amoindri.

Cette descendance de la dentition des Mammifères, Scheidt la rejette même comme trop spéculative. En particulier, on ne dispose d'aucun moyen réellement naturel pour faire dériver la dentition des Mammifères de celle des Reptiles. L'hypothèse de la concrescence ne repose sur aucun fait probant, et Röse par exemple ne l'appuie que sur la forme multicuspidée que présentent certaines dents. Il ne montre pas embryologiquement dans ces dents multicuspidées plusieurs papilles dentaires ; et alors que, d'après v. Brunn et selon l'opinion générale, c'est l'organe de l'émail, la gaîne épithéliale, qui donne à la dent sa configuration, il ne montre pas, ce qui devrait être cependant, l'état multifide de cet organe, de cette gaîne.

CHAPITRE IV

Développement de l'intestin digestif.

I. — Développement anatomique de l'intestin digestif et de son mésentère. — *Formation du cæcum.* — Dès que le cæcum a fait son apparition, c'est-à-dire chez l'embryon humain de la sixième semaine, il s'allonge beaucoup plus, nous apprend Toldt, que le reste du gros intestin, surtout par sa portion terminale destinée à fournir l'appendice vermiforme et déjà à cette époque plus grêle que le reste du cæcum. Entre la huitième et la dixième semaine, survient un changement dans la direction d'accroissement du cæcum, duquel résultent les rapports définitifs de cet organe. Le cæcum subit alors un mouvement par lequel il s'infléchit vers le sommet de l'anse intestinale, c'est-à-dire vers l'intestin grêle, si bien que son axe arrive à faire un angle d'abord droit, puis aigu, avec celui du côlon. Ce déplacement a pour conséquence la formation de la valvule côlique ou iléo-cæcale. La partie terminale de l'intestin grêle est en effet aplatie par suite de ce déplacement et s'adosse sur une faible longueur à la paroi du gros intestin en formant deux replis, comprenant chacun toute l'épaisseur des tuniques du gros et du petit intestin, et qui représentent les deux lèvres supérieure et inférieure de la valvule.

Toldt indique la forme conique comme caractéristique du cæcum et de son appendice, chez l'embryon et le jeune enfant. Cette forme embryonnaire et infantile disparaît vers la troisième année. Le cæcum prend alors la forme de sac qu'il possède chez l'adulte. D'après Toldt, ce changement de forme est en relation avec le développement des bandelettes longitudinales de l'organe, qui paraissent à l'âge de trois ou quatre ans, en même temps que la configuration externe du cæcum se modifie.

Développement des mésentères. — Une importante controverse s'est élevée entre Toldt et Klaatsch au sujet du développement des mésentères.

Toldt maintient que tous les processus, déplacements et soudures, qui modifient la forme et la disposition des mésentères, reconnaissent des causes mécaniques qui interviennent chaque fois dans tout développement ontogénétique.

Nous nous sommes expliqué suffisamment déjà (p. 233) sur le rôle que Toldt attribue à ces causes mécaniques pour n'avoir plus à y revenir.

Endres est aussi un partisan des influences mécaniques agissant dans le développement de l'intestin et de son mésentère. Les changements qu'éprouve l'intestin et le mésentère relèvent, selon lui, de plusieurs facteurs; ce sont, outre la croissance propre à ces organes, l'accroissement des organes voisins, doués d'une consistance plus grande, qui s'opposent au développement de l'intestin et du mésentère et peuvent même les déplacer; l'état du mésentère, plus ou moins mobile, dont la mobilité d'ailleurs est commandée par la disposition, d'une importance capitale, qu'offrent les vaisseaux sanguins. Pour donner par un exemple concret une idée de la manière de voir de l'auteur, il attribue la direction de torsion de l'anse intestinale primitive à la situation de l'ombilic intestinal à droite, du cloaque à gauche; si ces parties sont inversement situées, il en résulte un *situs inversus* des organes intestinaux qui dérivent de l'anse primitive.

Les processus admis par Klaatsch sont, il est vrai, quant à leur nature, essentiellement les mêmes que ceux invoqués par Toldt. Ces processus sont pour lui de deux ordres : les uns intéressent le mésentère en lui-même, les autres portent sur les rapports de deux mésentères. Dans la première catégorie, il faut distinguer des changements dans la continuité, dans la direction et dans la fixation. Quant aux premiers, un mésentère peut s'étendre en surface, ou bien se réduire, ou même (comme chez certains Poissons) disparaître partiellement ou en totalité. Il peut en second lieu changer de direction, soit tout entier, soit par une seulement de ses parties; dans ce second cas, il se fait un coude du mésentère, au niveau duquel se développe souvent, pour un organe annexe de l'intestin, un « mésentère ou plaque accessoire » (formation de l'épiploon) (fig. 363 A et B). Quant à la fixation du mésentère et de l'organe y contenu, elle peut se faire par soudure ou par raccourcissement du mésentère. Les rapports entre mésentères sont modifiés par la soudure des deux mésentères, préparée elle-même par la disparition de l'épithélium. Dans le cas de deux mésentères ayant une insertion commune sur la paroi abdominale (fig. 363 C), cette insertion commune s'allonge et la niche du cœlome comprise entre les deux mésentères disparaît (D). Partout où se fait par soudure la perte d'une partie du cœlome, comme la soudure n'est pas par-

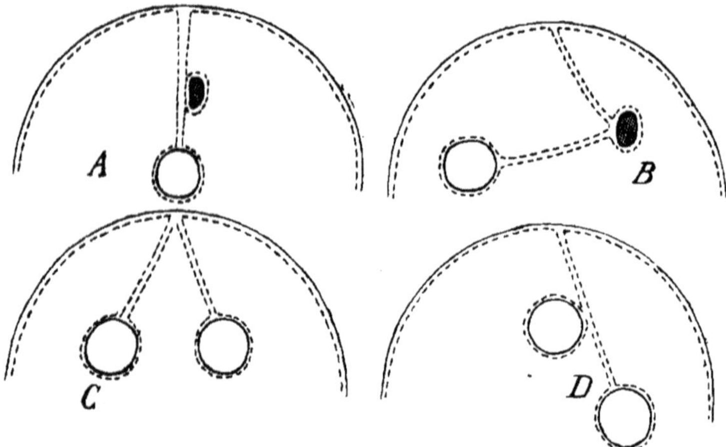

Fig. 363. — *Schémas de la coupe transversale du cœlome pour expliquer les transformations des mésentères* (selon Klaatsch).

A et B. Formation d'un coude du mésentère dorsal et d'une plaque accessoire. — C et D. Fusionnement de la racine de deux mésentères d'abord simplement voisins, et suppression de l'espace cœlomique qui séparait ces deux mésentères.

faitement régulière et complète, il se produit des fossettes et des plis irréguliers.

Si Klaatsch diffère à peine de Toldt quant à la nature des processus modificateurs des mésentères, il déclare que, quant aux causes déterminantes de ces processus, les influences mécaniques supposées par Toldt, si elles nous font comprendre jusqu'à un certain point le comment des transformations éprouvées par les mésentères, ne peuvent nous en expliquer le pourquoi. Pour quelle raison, par exemple, le foie, qui était d'abord un organe ventral, arrive-t-il ensuite à se fixer du côté dorsal? Pourquoi le duodénum est-il fixé, le reste de l'intestin demeurant libre? Pourquoi les soudures du côlon et du duodénum, du côlon et du mésogastre, alors que les anses de l'intestin grêle, pourtant si voisines, ne se soudent pas? La méthode anatomo-comparative seule et non la voie embryologique peut fournir une réponse à de telles questions.

Les transformations effectuées dans la série phylogénétique en raison de la lutte pour l'existence sont seules à exercer leur influence; celle-ci se conserve dans les développements ontogénétiques, où se fait la récapitulation de ces transformations phylogénétiques. Le but à atteindre est donc d'abord de fixer le point de départ, le type primitif des mésentères, ensuite de voir comment et sous quelles influences ce type s'est peu à peu modifié dans la série des Vertébrés.

Il est douteux que le type primitif, tel qu'il est représenté dans la figure 105, à mésentères dorsal et ventral sagittalement dirigés, ait jamais existé. Car un organe, comme le foie, aussi ancien que la souche des Vertébrés elle-même, en se portant vers la droite et s'orientant transversalement, a dès le début troublé la disposition symétrique. L'apparition du foie est intimement liée à la formation des gros vaisseaux et du cœur. L'évolution de ces derniers doit être rapidement exposée ici, parce qu'elle donne la clef de la disposition essentielle des mésentères. Le premier vaisseau, paru dans le développement ontogénique aussi bien que phylogénique, qu'on voit bien par exemple chez l'embryon de Sélacien, est la veine sous-intestinale, qui est logée dans le mésentère ventral (et que représente en partie la veine abdominale des Amphibiens); le cœur doit être considéré comme une partie différenciée de ce gros vaisseau. La veine sous-intestinale est remplacée dans la série (des Amphibiens aux Vertébrés supérieurs) par deux veines intestino-hépatiques, qui prennent des connexions avec le mésentère dorsal, et dont l'une, tantôt la droite (Cyclostomes), tantôt la gauche (Gnathostomes), devient la veine porte. Elles ont comme tributaires deux veines cardinales postérieures qui leur amènent le sang de la paroi du tronc. Comme les veines intestino-hépatiques sont situées dans le mésentère ventral, et que les veines cardinales postérieures occupent la paroi du corps et sont sous-jacentes au péritoine pariétal, nécessité est de la formation d'un pont ou ligament péritonéal transversal, unissant le péritoine pariétal au mésentère ventral, qui servira de voie aux veines cardinales postérieures. Ainsi se formera, de chaque côté, un pli mésentérique transversal, un « mésentère pariétal », qui, vers l'extrémité proximale ou antérieure du cœlome, juste derrière la cavité péricardique, entrera en connexion avec le mésentère dorsal de l'intestin. Le prolongement distal ou postérieur du mésentère pariétal droit deviendra un mésentère dorsal du foie, que l'on peut, d'après tout ce qui précède, considérer comme une plaque accessoire droite du

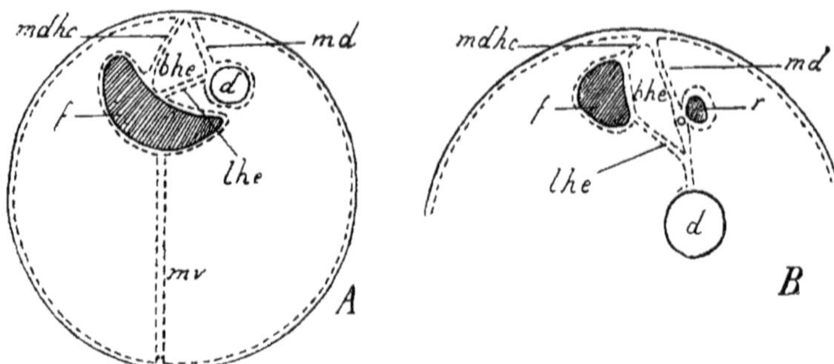

FIG. 364. — *Coupes transversales schématiques du cœlome de Siren lacertina* (d'après KLAATSCH).

A, coupe proximale. — B, coupe distale. — *md*, mésentère dorsal. — *mv*, mésentère ventral. — *d*, duodénum. — *f*, foie. — *lhe*, ligament hépato-entérique. — *mdhc*, mésentère dorsal hépato-cave. — *bhe*, *bursa hepato-enterica*. — *r*, rate.

mésentère ventral intestinal. Comme maintenant un vaisseau nouveau, la veine cave inférieure, qui résulte vraisemblablement de l'union de la veine hépato-intestinale droite et de la veine cardinale droite, s'enfonce dans l'extrémité distale ou lobe descendant du foie, il en résulte que le foie et la veine cave inférieure ont les mêmes connexions péritonéales, c'est-à-dire que le mésentère dorsal du foie se prolonge sur la veine cave inférieure, formant dans son ensemble un ligament ou mésentère dorsal hépato-cave (fig. 364 A, *mdhc*) qui repose sur la face droite du mésentère dorsal de l'intestin et s'unit à ce mésentère au niveau de l'extrémité distale du foie. On conçoit et nous savons déjà que la présence du foie divise le mésentère ventral en deux parties, qui sont coudées d'ailleurs l'une sur l'autre à cause du déplacement du foie vers la droite; une partie qui va du foie à la paroi ventrale du cœlome (ligament suspenseur du foie ou mésentère ventral proprement dit) (A, *mv*); une autre allant du foie à l'intestin (ligament hépato-entérique de Klaatsch) (A, *lhe*). Le ligament hépato-entérique, à son extrémité inférieure, où le foie cesse d'exister, n'étant plus séparé du mésentère dorsal hépato-cave par de la substance hépatique interposée, subit le sort de ce dernier, c'est-à-dire s'unit comme lui avec le mésentère intestinal dorsal.

Par suite de la présence et de la disposition de tous ces mésentères, il se formera un espace, séparé du reste du cœlome, quand les mésentères qui le limitent [mésentère intestinal dorsal (*md*), mésentère dorsal hépato-cave (*mdhc*), ligament hépato-entérique (*lhe*)] n'offrent aucune lacune. Klaatsch nomme cet espace *bursa hepato-enterica* (*bhe*). Cette bourse s'étend à droite de l'intestin, à gauche du foie, depuis le mésentère pariétal (du côté proximal) jusqu'au point de jonction des trois mésentères dorsal, hépato-entérique et hépato-cave (du côté distal).

Voilà l'état le plus primitif que Klaatsch ait rencontré, tel qu'il se présente, par exemple, chez *Siren*. *Hatteria punctata*, parmi les Reptiles, offre aussi une disposition très primitive.

Étant données les dispositions primitives du mésentère, réparti en trois territoires principaux correspondant aux régions successives du tractus intestinal (mésogastre en territoire proximal, mésentère de l'anse intestinale ou territoire moyen, mésentère de l'intestin terminal ou territoire distal), étant admis qu'à ces diverses régions mésentériques répondent des artères différentes (artère cœliaque, artère mésentérique supérieure, artère mésentérique inférieure), susceptibles de déplacements étendus, les changements secondaires dans l'état du mésentère sont, suivant Toldt, de trois ordres, et consistent : dans l'augmentation de sa surface, dans des modifications de sa situation et dans des changements de rapport.

Pour ne parler que du premier ordre de changements (car les autres nous sont suffisamment connus), l'accroissement superficiel du mésentère est en général dans un certain rapport avec l'allongement de l'intestin, celui-ci étant à son tour subordonné à la distance qui sépare la région intestinale considérée de la ligne médiane de la paroi dorsale du tronc. Les régions intestinales et mésentériques, qui sont fixées de bonne heure, s'accroissent beaucoup moins que celles qui demeurent libres et mobiles : ainsi le duodénum, par opposition au jéjunum, les côlons ascendant et descendant comparés au côlon sigmoïde. D'ailleurs la croissance des diverses régions intestinales n'est pas simultanée ; le jéjunum par exemple se développe plus rapidement que le gros intestin, de la septième à la douzième semaine; au contraire, la période d'augment du gros intestin s'étend du quatrième au cinquième mois. Il arrive alors qu'une région intestinale, au fort de son accroissement, non seulement subit des déplacements très étendus, mais encore déplace fortement les régions voisines.

Les dispositions existant chez les autres Amphibiens et Reptiles et même les Vertébrés supérieurs peuvent être dérivées aisément. Il se fait une « anse des intestins antérieur et moyen », que l'on retrouve du reste chez certains Poissons (Requins, Chimère); d'où résulte l'allongement de l'intestin antérieur, et comme conséquence une rotation de la région stomacale vers la droite, avant même que cette région soit différenciée morphologiquement en un estomac. Le foie, dirigé sagittalement dans le type primitif, s'oriente horizontalement et transversalement, entraînant avec lui le ligament hépato-entérique, qui prend une orientation semblable; le lobe descendant du foie s'atrophie, et par suite la bourse hépato-entérique se réduit d'autant du côté distal ; le foie devient d'autre part plus fixe par le raccourcissement de son mésentère dorsal. Chez *Cryptobranchus* et *Hatteria*, il existe une indication d'épiploon ; elle consiste en ce que le mésentère dorsal de l'intestin fait un léger coude, en rapport avec la formation de la rate, dans lequel la bourse hépato-entérique se prolonge.

Toldt et Endres avaient attiré l'attention sur ce fait très intéressant qu'à mesure de l'augmentation de la longueur relative de l'intestin dans la série animale, on voit le nombre des artères qui naissent indépendantes sur l'aorte diminuer et ces artères se concentrer en troncs plus volumineux (fig. 364). Klaatsch reprend cette donnée et l'utilise pour faire comprendre la formation de la racine du mésentère de l'intestin grêle. Les artères intestinales, en effet primitivement indépendantes et dirigées sagittalement chez les

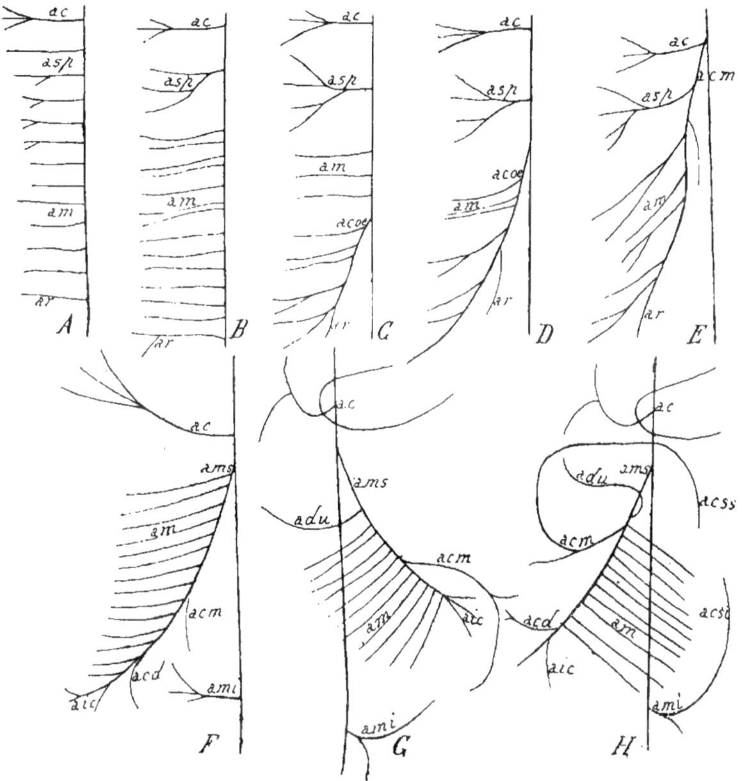

FIG. 365. — *Schémas de la disposition des artères du mésentère* (d'après KLAATSCH).

A, B, C, D, E. Schémas montrant la concentration des artères dans la série des Amphibiens : A, *Siren*; B, *Menobranchus*; C et D, *Cryptobranchus*; E, Anoures. — F. Schéma des artères des Mammifères. — G, H. Schémas pour le changement de direction des artères lors de la torsion de la racine du mésentère pendant le développement ontogénétique.

L'aorte est représentée par une ligne verticale plus épaisse. — *ac*, artère cœliaque. — *asp*, artères spléniques. — *am*, artères mésentériques. — *ar*, artère rectale. — *acoe*, artère cæcale. — *acm*, artère côlique médiane. — *acd*, artère côlique droite. — *acs*, artère côlique gauche. — *aic*, artère iléo-cæcale. — *ams*, artère mésentérique supérieure. — *ami*, artère mésentérique inférieure. — *adu*, artère duodénale. — *acsi*, *acss*, artères côliques gauches inférieure et supérieure.

Urodèles inférieurs (A, B, C, D), se concentrent en un seul tronc principal et s'orientent vers la droite dans les types supérieurs;

ce tronc asservit les autres vaisseaux artériels, qu'il réduit à la condition de branches, et devient ainsi l'artère mésentérique supérieure (fig. 365 F, G, H, *ams*). Celle-ci figure alors une sorte de pivot autour duquel le mésentère peut tourner, et, de sagittal qu'il était, prendre une direction transversale, qui est celle de la racine du mésentère. L'intestin, dans toute la partie qui n'est pas en rapport avec le foie, forme des anses libres et mobiles. Mais tout le long du foie et du ligament hépato-entérique, c'est-à-dire dans la région duodénale, il devient, par suite de ses relations avec le foie, une anse à convexité tournée à droite, l'anse duodénale, fixée par le ligament hépato-entérique. L'intestin terminal conserve d'abord son mésentère dorsal, dirigé dans le sens sagittal et libre de toutes connexions ; mais ce mésentère se déplace ensuite et vient se souder en partie au ligament hépato-entérique et par son intermédiaire au duodénum, laissant entre les deux une profonde dépression péritonéale, le « recessus recto-duodénal », dont le toit est formé par la racine du mésentère.

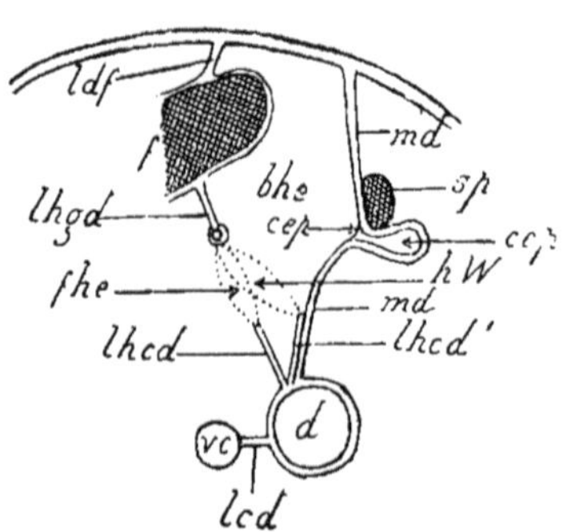

FIG. 366. — *Diagramme pour montrer, d'après les données* de KLAATSCH, *le mode de formation de l'hiatus de Winslow et les limites de la bourse hépato-entérique.*

md, mésentère dorsal du duodénum, — *d*, duodénum. — *sp*, rate. — *cep*, cavité épiploïque rudimentaire développée au niveau de la rate. — *cep'*, la même, approfondie. — *ldf*, ligament dorsal du foie. — *f*, foie. — *lhgd*, ligament hépato-gastro-duodénal. — *lhcd*, ligament hépato-cavo-duodénal, continué par le ligament cavo-duodénal *lcd*, inséré sur la veine cave inférieure *vc*. — *lchd'*, position secondaire du ligament hépato-cavo-duodénal, à présent soudé au mésoduodénum. — *bhe*, bourse hépato-entérique. — *fhe*, trou hépato-entérique séparant l'un de l'autre les ligaments hépato-gastro-duodénal et hépato-cavo-duodénal, qui étaient primitivement réunis en un ligament continu, dit hépato-entérique. — *hW*, hiatus de Winslow.

Le ligament hépato-entérique peut être percé d'ouvertures variées qui mettent la bourse hépato-entérique en communication avec le reste du cœlome. De ces ouvertures, il en est une, dite « tronc hépato-entérique » que l'on trouve chez *Hatteria* et certains Chéloniens; elle persiste chez les Mammifères et, malgré cela, n'est pas identique à l'hiatus de Winslow. Ce trou hépato-entérique sépare le ligament hépato-entérique primitivement continu en deux régions, l'une proximale (ligament hépato-gastro-duodénal), l'autre distale (ligament hépato-cavo-duodénal).

Ce dernier ne demeure indépendant que dans la zone (ligament cavo-duodénal) qui fixe le duodénum à la veine cave; dans le reste de son étendue, il se soude à la face droite du mésoduodénum. De la sorte, le trou hépato-entérique disparaît, puisque ses limites naturelles cessent d'exister; l'orifice nouveau, qui faisait d'abord partie de la bourse hépato-entérique, situé entre le ligament hépato-gastro-duodénal et le mésoduodénum, devient l'hiatus de Winslow. Comme le montre l'inspection de la figure 365, l'hiatus de Winslow n'a de commun avec le trou hépato-entérique que sa limite antérieure ou proximale.

En ce qui concerne les particularités du développement des mésentères chez l'embryon humain, la description de Klaatsch diffère de celle de Toldt, que nous avions précédemment exposée, sur plus d'un point. Il explique la forme et la fixation de l'anse duodénale par l'existence du ligament hépato-cavo-duodénal et par le raccourcissement de ce ligament, lequel entraîne avec lui de très bonne heure le mésoduodénum et le duodénum qui lui sont fixés. Déjà chez des embryons de 2,3 et 3 centim., la partie post-cæcale de l'intestin est en connexion avec le mésoduodénum et recouvre la racine du mésentère qui existe déjà, bien qu'il n'y ait pas encore d'anses intestinales. Par là, l'embryon humain se trouve alors en un état primitif, qui est réalisé en grande partie chez les Carnivores (fig. 366, comp. A et B).

Cette partie post-cæcale, c'est-à-dire le gros intestin, se divise en deux régions naturelles à cause d'un coude qu'elle forme, coude que Toldt considère comme la courbure splénique du côlon, et qui, selon lui, devrait ainsi séparer les côlons ascendant et transverse d'une part du côlon descendant et du rectum d'autre part. Pour Klaatsch, ce coude correspond au contraire à la limite du côlon ascendant et du reste de l'intestin, où la différenciation en côlon transverse et côlon descendant ne s'est pas faite encore. C'est chez des embryons de 4,8 et de 5 centim. que la soudure du côlon ascendant et de son méso au méso duodénum devient complète. Le côlon recouvre de plus en plus complètement l'intestin grêle, et vient s'appliquer contre la face gauche du mésoduodénum, jusqu'à ce qu'il ne reste plus entre les deux intestins qu'une étroite bande de mésentère formant un ligament côlico-duodénal semblable à celui qui existe chez les Rongeurs.

Ce fusionnement du mésocôlon et du mésoduodénum n'est que le début d'une soudure plus étendue, qui se propage vers la gauche et qui fixe le mésocôlon au grand épiploon. Dans la région du futur côlon transverse, le mésocôlon et le grand épiploon

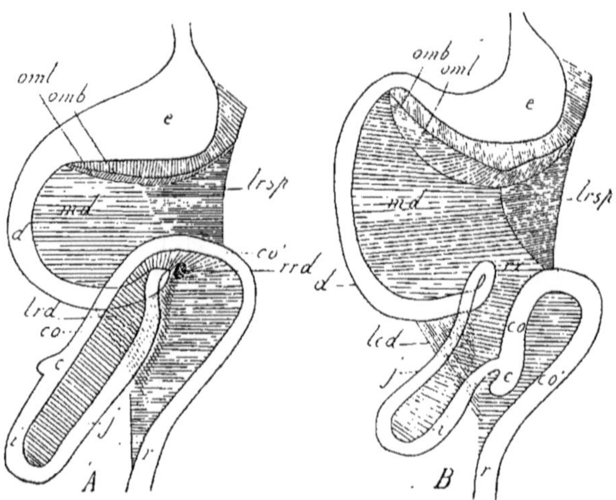

FIG. 367. — *Schémas des dispositions des mésentères chez un embryon humain de 3 centim. de long, et chez le Chat adulte,* pour montrer leur similitude (d'après KLAATSCH).

A. Embryon humain. — B. Chat. — *e*, estomac. — *d*, duodénum. — *j*, jéjunum. — *i*, iléon. — *c*, cæcum. — *co*, côlon (particulièrement côlon ascendant). — *co'*, côlons descendant et transverse non encore distincts. — *r*, rectum. — *omb*, bord de l'omentum ou grand épiploon. — *oml*, limite de l'omentum. — *md*, méso-duodénum. — *lrsp*, ligament recto-splénique. — *rx*, racine du mésentère. — *lcd*, ligament cavo-duodénal. — *lrd*, ligament recto-duodénal. — *rrd*, recessus recto-duodénal.

demeurent distincts et limitent entre eux une fosse gastro-côlique qui s'étend vers la gauche jusqu'au ligament côlico-splénique par lequel la rate et l'épiploon gastro-splénique sont soudés au côlon, et vers la droite jusqu'à l'endroit où le mésocôlon est attaché au méso-gastre et au mésoduodénum. La racine du mésentère s'est tournée différemment; elle regarde à présent à gauche, comme chez les Mammifères. Par l'ensemble de ses caractères, cette période du développement du mésentère humain correspond à l'état persistant du mésentère chez certains Singes inférieurs, *Cebus*, par exemple (fig. 368).

Dans une deuxième période (embr. de 8 à 20 centim.), le duodénum, par l'accroissement de sa partie terminale, prend une forme annulaire, la courbure sigmoïde du côlon se forme, la courbure gastro-hépatique du côlon, séparatrice des portions ascendante et transverse, s'accentue, le côlon transverse s'individualise et des

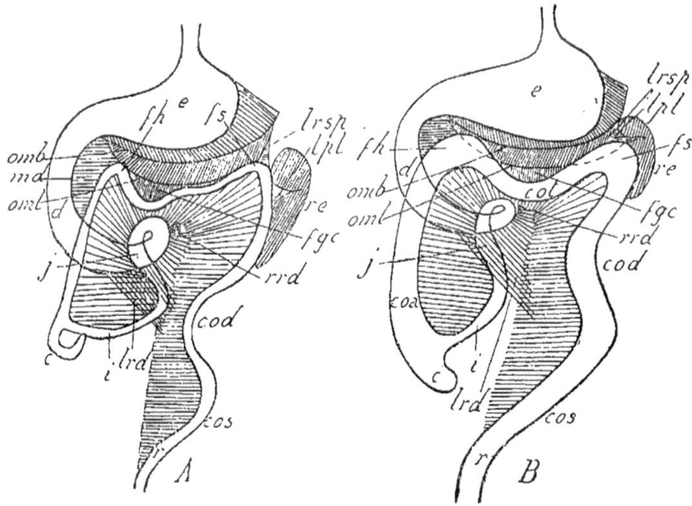

FIG. 368. — *Schémas des dispositions des mésentères chez un embryon humain de 5 centim. de long et chez Cebus hypoleucos*, pour montrer leur ressemblance (d'après KLAATSCH).

A. Embryon humain. — B. *Cebus*. — *e*, estomac. — *d*, duodénum. — *j*, jéjunum. — *i*, iléon. — *c*, cæcum. — *coa*, côlon ascendant. — *cot*, côlon transverse. — *cod*, côlon descendant. — *cos*, côlon sigmoïde. — *r*, rectum. — *re*, rein. — *omb*, bord de l'omentum ou grand épiploon. — *oml*, limite de l'omentum. — *md*, mésoduodénum. — *fgc*, fosse gastro-côlique. — *lrsp*, ligament recto-splénique. — *lpl*, ligament pleuro-côlique. — *fh*, courbure hépatique du côlon. — *fs*, courbure splénique du côlon. — *lrd*, ligament recto-duodénal. — *rrd*, recessus recto-duodénal.

flexuosités s'y développent. La fosse gastro-côlique disparaît, comme déjà Lookwood l'a montré, par la fusion complète du mésogastre et du mésocôlon ; vers la gauche, la soudure du mésocôlon au mésogastre se fait, grâce à la pénétration de la courbure splénique du côlon dans le ligament recto-splénique, jusqu'à ce que la rate et le côlon se rapprochent et que le côlon atteigne l'épiploon gastro-splénique. Le côlon ascendant vient de même s'enfoncer dans le ligament hépato-cavo-duodénal, de telle sorte que la pointe inférieure de ce ligament, qui au stade précédent partait encore du coude inférieur, unit maintenant le cæcum à la veine cave inférieure en formant le pli subcæcal (1).

En résumé, tout dans le développement des mésentères chez l'embryon humain montre qu'il s'agit de processus héréditaires, parce qu'à chaque stade du développement ontogénétique, on peut trouver un correspondant exact dans la série phylogénétique, parmi les diverses formes de Mammifères adultes (voir fig. 366-367). Tandis que Toldt, Treitz, Endres invoquent des influences mécaniques, rapports d'accroissement, économie d'espace, etc., entrant en jeu lors de chaque développement individuel, Klaatsch place au premier rang des facteurs du développement mésentérique l'hérédité et la tendance à reproduire les dispositions anatomiques antérieurement acquises dans l'évolution phylogénétique.

II. — Anomalies de développement de l'intestin digestif et de son mésentère. — Lamb analyse 185 cas de *diverticule de Meckel*, au point de vue de la situation de ce diverticule par rapport à l'intestin ; il le trouve dans 21 p. 100 des cas à moins d'un pied au-dessus de la valvule iléo-cæcale, dans 10 p. 100 des cas à 2 ou 3 pieds au-dessus ; 14 fois le diverticule était inséré sur le jéjunum et 7 fois sur le duodénum. Le pourcentage du diverticule est, d'après Lamb, évalué différemment par les auteurs. Albers estime que le diverticule est très rare (1 p. 1000) ; Osler porte à 2 p. 100 et Rolliston à 3,37 p. 100 son degré de fréquence ; Kelynack l'a trouvé 4 fois sur 298 cas examinés. La longueur moyenne du diverticule est de 2 pouces. Le cordon fibreux attaché à l'extrémité du diverticule existe dans 12 p. 100 des cas ; par son autre extrémité, ce cordon était toujours inséré, le plus souvent à l'ombilic, ou au mésentère, plus rarement à l'intestin.

Les *recessus péritonéaux* relèvent, d'après Toldt, de deux causes bien différentes. Les uns sont dus à des interruptions dans les processus de soudure qui se font entre mésentères et intestins ; tel le recessus intersigmoïde, les recessus subcæcaux et paracôliques. Les autres sont le résultat de plissements péritonéaux, comme le recessus cæcal, la poche de Landzert, les fosses vésico-ombilicales, le recessus recto-duodénal décrit par Klaatsch et surtout le recessus duodéno-jéjunal.

(1) Comme Toldt le fait remarquer avec raison, il est difficile de se rendre compte de ces processus par lesquels un intestin pénètre dans un mésentère étranger.

Symington, ayant examiné le *mésocôlon descendant* au point de vue de sa disparition, a constaté, chez des fœtus humains du 5e au 9e mois, que le mésentère disparaît et que le côlon descendant se fixe, d'abord au niveau du rein, puis plus bas vers la crête iliaque, comme Toldt l'avait du reste indiqué.

III. — Développement du foie, du pancréas et de la rate. — A. — *Pancréas.* — Depuis trois ans, le développement du pancréas a été un des sujets de prédilection des embryologistes. La plupart des travaux qui se sont produits sur cette question ont abouti à confirmer pour toutes les classes de Vertébrés les résultats, obtenus tout d'abord par Götte et retrouvés plus tard par Göppert et par Stoss, qui sont consignés dans cet ouvrage. Ces résultats ont été synthétisés par Laguesse, auquel nous emprunterons le plus essentiel de notre description.

a) *Type habituel de développement du pancréas.* — On connaît depuis très longtemps que le pancréas se développe essentiellement aux dépens d'un diverticule dorsal de la région duodénale de l'intestin, situé à peu près en face de celui qui donne naissance au foie (voy. p. 281). Ce diverticule se sépare de l'intestin, à peu près comme le fait le bourgeon trachéo-pulmonaire, par un étranglement marchant d'avant en arrière. Ce processus est général chez les Vertébrés, et Laguesse récemment l'a retrouvé chez les Sélaciens, où il n'avait été qu'incomplètement décrit auparavant par Balfour.

On croyait, avant quelques années, que toute la glande a pour point de départ exclusif ce bourgeon dorsal pancréatique. Quelques auteurs cependant (Goette et Duval chez le Poulet, Phisalix et Zimmermann chez l'Homme) avaient signalé en outre l'existence d'un second bourgeon, qu'ils avaient appelé soit pancréas droit, soit pancréas accessoire.

Goette en 1875, chez le *Bombinator igneus*, trouva trois ébauches pancréatiques : l'une, dorsale, anciennement connue ; deux ventrales, dont la découverte lui appartient.

Goeppert retrouva chez plusieurs Amphibiens anoures et urodèles ce mode de développement, et chercha à expliquer par là toutes les variétés que l'on trouve dans cette classe quant à la disposition des canaux excréteurs. Il montra que les trois ébauches fournissent chacune du tissu glandulaire et un canal. A un moment donné, il existe donc chez la larve trois glandes et trois conduits ; puis les glandes se fusionnent en une masse glandulaire unique pourvue de trois canaux excréteurs. Le canal dorsal (homologue du canal de Santorini de l'Homme) persiste chez les Urodèles et peut être même double ou multiple, si la portion simple du canal est absorbée peu à peu par le duodénum, de telle sorte que ses branches de ramification secondaires et même tertiaires arrivent à s'ouvrir peu à peu isolément dans l'intestin ; au contraire, chez

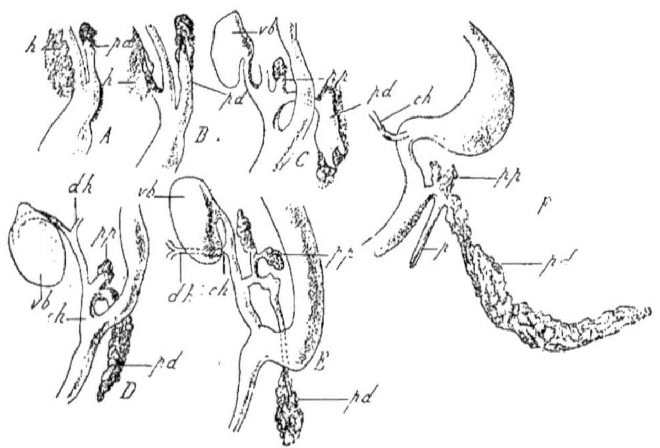

FIG. 369. — *Développement du pancréas chez l'embryon de Lacerta agilis*, d'après des reconstructions de coupes (d'après JANOSIK).

A, stade le plus jeune. — *pd*, pancréas dorsal ou principal. — *pp*, pancréas proximal. — *p*, pancréas distal. — *h*, foie. — *ch*, canal cholédoque. — *dh*, canal hépatique. — *vb*, vésicule biliaire.

les Anoures, il s'atrophie. Quant aux conduits ventraux, ils se réunissent généralement l'un à l'autre ou au canal cholédoque, pour s'ouvrir finalement soit dans l'intestin directement, soit dans ce canal.

Les trois ébauches pancréatiques des Amphibiens ont été retrouvées par beaucoup d'auteurs dans tous les groupes de Vertébrés, savoir : par Stoss chez le Mouton, par Félix chez l'Homme, par Félix et Saint-Remy chez le Poulet, par Saint-Remy chez les serpents, par Kupffer chez l'Esturgeon, par Laguesse, Stöhr et

Goeppert chez la Truite, par Kupffer chez les Cyclostomes, par Laguesse chez les Sélaciens.

Janosik, qui vient d'étudier différents Vertébrés et surtout le Lézard, est arrivé à des résultats assez spéciaux pour que nous ne puissions le ranger dans la série des auteurs précédents. Là en effet, comme chez le Lézard et le Poulet, où il a trouvé trois ébauches pancréatiques distinctes, celles-ci ne sont pas, l'une dorsale, les deux autres ventrales. S'il retrouve en effet une ébauche dorsale, d'origine intestinale directe, qui fournit la partie primitive du pancréas, les deux autres sont, de par leur situation, non pas ventrales, mais l'une proximale, l'autre distale. Ces rudiments apparaissent d'ailleurs successivement, dans l'ordre suivant : dorsal, proximal et distal (fig. 368).

Exception faite des résultats de Janosik et d'Endres (voir plus loin), les schémas A de la figure 370 montrent le processus général du développement du pancréas communément admis. On y voit l'ébauche dorsale (*pd*) s'étendre vers la droite principalement. Sur la face ventrale du duodénum s'ouvre un large conduit hépatique primitif (A, 1, *h*), destiné à devenir le cholédoque. Ce conduit porte deux diverticules latéraux à paroi épaissie, qui sont les pancréas ventraux droit et gauche (*pv*, *pv*) ; ils se forment après que l'ébauche dorsale a paru, chez les Téléostéens longtemps après. Le foie, en se développant, surtout du côté droit, entraîne dans ce sens son canal excréteur *ch*, et avec celui-ci les deux ébauches pancréatiques ventrales (fig. 370, 2 et 3). L'ébauche ventrale droite, amenée par ce déplacement au contact de l'ébauche dorsale, se fusionne avec elle, en même temps que se confondent les deux pancréas ventraux. Il en résulte une masse glandulaire unique (3), dans laquelle la part des éléments composants ne peut plus être faite, et deux canaux excréteurs : l'un dorsal, qui appartenait au bourgeon pancréatique dorsal, est le canal de Santorini ; l'autre, ventral, formé par la réunion des conduits des deux bourgeons ventraux, est le futur canal de Wirsung.

« C'est là du moins, dit Laguesse, une sorte de schéma applicable aux Vertébrés en général, avec de nombreuses variétés, dans les dispositions définitives des canaux notamment. C'est ainsi que chez certains animaux adultes (Amphibiens urodèles, Cheval, Chien, etc.), les deux canaux conservent une importance à peu près égale, et que même, chez le Poulet, les trois canaux primitifs persistent. Chez d'autres, et c'est le cas le plus fréquent, le canal de Santorini s'atrophie de très bonne heure (quelquefois immédiatement après la fusion des ébauches primitives), et le canal de Wirsung recueille la sécrétion des trois parties fusionnées de la glande (Truite, Esturgeon, Amphibiens, Anoures, etc.). »

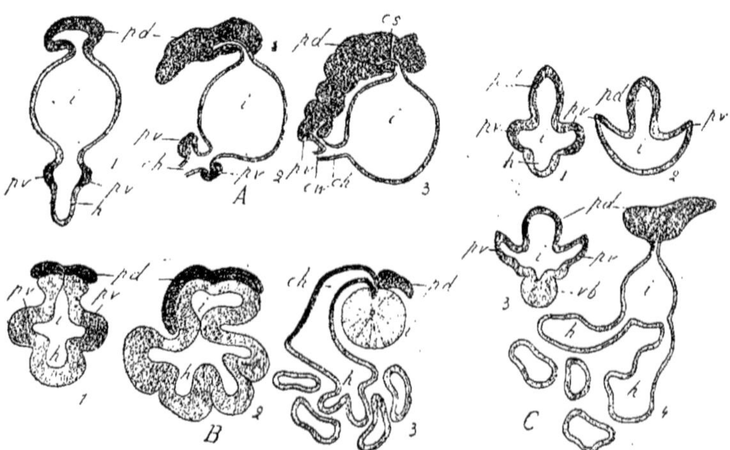

Fig. 370. — *Figures demi-schématiques pour le développement du pancréas* (d'après Laguesse et d'après Kupffer).

A. Vertébrés en général (d'après Laguesse). — B. Cyclostomes (d'après Kupffer). — C. Sélaciens (d'après les dessins ou les données de Laguesse).

1, 2, 3, 4, stades successifs du développement. Le pancréas est représenté partout avec une teinte plus foncée. — *pd*, pancréas dorsal. — *pv*, *pv*, pancréas ventraux. — *i*, intestin duodénal. — *h*, diverticule hépatique primitif ou ramifications des tubes hépatiques. — *ch*, canal cholédoque. — *vb*, vésicule biliaire. — *cw*, canal de Wirsung. — *cs*, canal de Santorini.

Les résultats que Hamburger a obtenus chez l'Homme sont parfaitement conciliables avec le schéma général. Il décrit chez l'embryon de la quatrième semaine deux ébauches pancréatiques (fig. 371 A) : l'une plus petite située vis-à-vis de l'embouchure du cholédoque (*pmi*) ; l'autre, plus volumineuse, rapprochée du pylore, ayant déjà la forme et la direction de la glande définitive (*pmj*). A la cinquième semaine, la petite ébauche s'ouvre en commun avec le cholédoque dans l'intestin et s'est rapprochée par son extrémité libre de l'ébauche principale. Chez l'embryon de la sixième semaine, les deux rudiments pancréatiques se sont fusionnés (fig. 370 B). Il conclut des résultats précédents : que le pancréas humain dérive de deux ébauches, l'une indépendante du cholédoque, et plus volumineuse, l'autre, minime, débouchant simultanément avec le canal excréteur du foie ; que les deux ébauches s'anastomosent ; que le canal de Santorini définitif est représenté non pas par le conduit de la petite ébauche, mais par la partie, arrêtée dans son développement, du canal de la grande ébauche qui est située entre l'intestin et le point d'anastomose des deux rudiments pancréatiques.

Janosik retrouve bien les deux ébauches du pancréas de l'Homme, mais dans d'autres relations que celles constatées par Hamburger. Au début, en effet, il trouve que la grande ébauche, née directement de l'intestin, est la plus éloignée de l'estomac (contrairement à Hamburger, fig. 371) et que c'est par une transposition secondaire qu'elle prend sa place définitive et devient proximale. Cette grande ébauche fournit le conduit de Santorini avec la partie du canal de Wirsung qui s'étend le long de la queue et du corps du pancréas ; la partie du canal de Wirsung qui est logée dans la tête a une signification secondaire, d'après son développement (1).

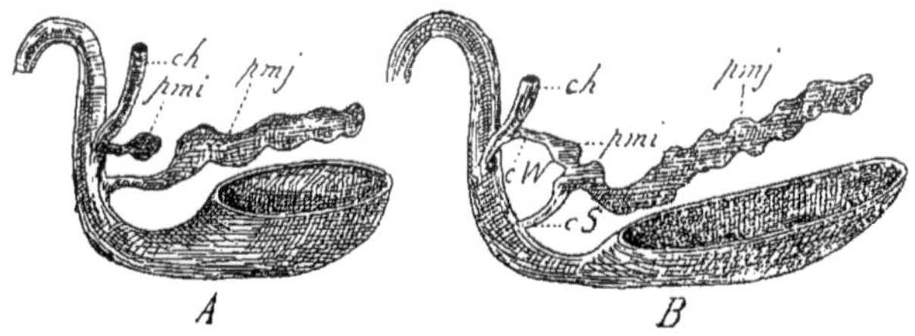

FIG. 371. — *Développement du pancréas humain, d'après des reconstructions de coupes* (selon HAMBURGER).

A. Duodénum et ébauches pancréatiques d'un embryon de 5 semaines. — B. Les mêmes chez un embryon de 6 semaines. — *ch*, cholédoque. — *pmi*, *pancreas minus* (petite ébauche). — *pmj*, *pancreas majus* (grande ébauche). — *cW*, canal du petit pancréas ou futur canal de Wirsung. — *cS*, canal du grand pancréas, futur conduit de Santorini.

Les résultats précédents obtenus chez l'embryon humain ne diffèrent du schéma général qu'en ce que Hamburger et Janosik, comme aussi Zimmermann et Félix pour l'Homme, de même que Wlassow pour le Porc, et Janosik chez le Mouton, n'ont trouvé que deux bourgeons pancréatiques. Mais ces résultats rentrent dans la règle, si l'on admet que tous ces auteurs ont examiné des stades trop avancés, où les deux ébauches ventrales du pancréas étaient déjà fusionnées.

Si les données des auteurs précédents se concilient avec celles des autres observations, grâce à la supposition que nous venons de faire, il n'en est pas de même de celles d'Endres. Celui-ci, au contraire, affirme qu'il n'y a au début qu'une ébauche pancréatique, et que s'il en est plus tard deux, l'une dorsale, l'autre ventrale, c'est là le produit d'un dédoublement de

(1) L'auteur ne dit pas si cette partie dérive du canal excréteur de la petite ébauche pancréatique.

l'ébauche primitive, causé par les vaisseaux et spécialement la veine omphalo-mésentérique droite. Wlassow ne peut souscrire au résultat d'Endres, et malgré le rapport intime qu'il trouve entre les vaisseaux omphalo-mésentériques et le pancréas, il n'admet pas qu'ils puissent agir autrement qu'en déterminant les détails secondaires de la forme de la glande.

« Quoi qu'il en soit, dit Laguesse, la découverte des pancréas ventraux nous permet de comprendre l'existence de conduits multiples, leurs anomalies, leurs variations spécifiques et individuelles, les rapports de ces conduits avec ceux du foie, et des deux organes entre eux. Si, chez l'Homme et chez beaucoup d'animaux, le canal de Wirsung vient s'ouvrir en commun avec le cholédoque dans l'ampoule de Vater, c'est qu'il est né des parois mêmes de celui-ci. S'il existe un canal de Santorini, accessoire, inconstant, et décroissant généralement de sa réunion au principal jusque vers son embouchure (d'où le nom de canal récurrent : Cl. Bernard), c'est que ce canal représente la voie d'excrétion dorsale primitive de tous les Vertébrés, voie dont l'atrophie commence partout à l'embouchure pour remonter vers la glande. Enfin, on s'explique les rapports, presque constants chez les Vertébrés, du canal cholédoque avec le pancréas, qui l'entoure plus ou moins complètement et aussi les anastomoses multiples et variées, existant chez quelques Batraciens (le protée notamment) et surtout chez les reptiles (voyez Boulart), non seulement entre les canaux excréteurs des deux organes à leur terminaison, mais entre leurs ramifications (canaux hépatiques, cystiques, biliaires) et la vésicule, etc. ».

Il est généralement admis, comme Laguesse le rapporte, que, chez la plupart des animaux, les trois glandes primitives fournissent chacune une partie du tissu glandulaire définitif; la glande dorsale formerait le corps et la queue du pancréas; la tête dériverait des ébauches ventrales réunies, en connexion avec le cholédoque. Pour quelques auteurs cependant, la glande dorsale s'atrophierait, par suite de la disparition de son canal; pour Félix, par exemple, le pancréas du Chat proviendrait en totalité des ébauches ventrales. Laguesse invite à beaucoup de réserve à cet égard, en invoquant les nombreuses variétés individuelles, qui ne permettent pas d'établir une règle générale. Ces variétés sont attestées par l'état rudimentaire, chez une même espèce, de tantôt l'un, tantôt l'autre des deux canaux de Wirsung et de Santorini (Meckel, Cl. Bernard).

Non seulement l'ébauche dorsale joue le principal rôle dans l'édification de la glande définitive, mais encore le fait qu'elle paraît la première dans le développement ontogénique a suggéré à Saint-Remy l'idée que son origine phylogénique était plus ancienne et qu'elle avait ainsi une valeur morphologique plus grande que les ébauches ventrales. Cette supposition est encore étayée par le fait suivant, qu'il nous reste à interpréter, et qui consiste essentiellement en ce que, chez les Sélaciens et les Cyclostomes, il n'existe qu'une ébauche dorsale pour former le pancréas

b) *Pancréas des Cyclostomes et des Sélaciens.* — Il y a donc chez les Cyclostomes et les Sélaciens une exception à la règle que nous avons établie plus haut. Mais cette exception n'est qu'apparente. Car, ainsi qu'il résulte des recherches de Kupffer et de Laguesse, il existe bien ici sur le conduit hépatique primitif deux diverticules latéraux, homologues aux ébauches ventrales pancréatiques des autres animaux; mais ces diverticules donnent, dans la suite du développement, non du pancréas, mais du foie.

La figure 370 B se rapporte à l'Ammocœte. On y voit, en 1, le pancréas dorsal (*pd*) et les deux diverticules latéraux (*pv*, *pv*) correspondant aux pancréas ventraux. En 2, on constate que le pancréas dorsal se comporte comme au stade correspondant du diagramme A, c'est-à-dire s'accroît vers la droite, du côté du diverticule latéral droit. En 3, ce diverticule droit s'est fusionné avec le pancréas dorsal; les deux forment ensemble un conduit *ch*, qui devra servir de cholédoque, car le canal hépatique primitif qui devait devenir cholédoque a disparu; il ne reste plus du pancréas dorsal qu'une petite masse insignifiante. Le canal excréteur du foie est donc ici un produit du pancréas ventral droit et du pancréas dorsal des autres Vertébrés; plus tard, d'ailleurs, lors de la métamorphose de l'Ammocète en Lamproie, ce canal hépatique secondaire disparaîtra à son tour, puisque le foie, chez l'animal adulte, est une glande close.

Chez les Sélaciens (fig. 370 C), les choses se passent différemment. Le point de départ (1) est le même que partout ailleurs, et a été déjà décrit par Balfour. Dans un deuxième stade (2), le conduit hépatique primitif (*h*) a disparu. Plus tard (3), une dépression médiane et ventrale donne naissance à la vésicule biliaire (*vb*). Au stade 4, les diverticules latéraux, désignés dans les stades précédents par les lettres *pv*, *pv*, se comportent tout autrement que dans la règle; car au lieu de devenir des ébauches pancréatiques ventrales, ils donnent naissance, en se ramifiant abondamment, à l'organe hépatique (*h*, *h*).

c) *Résumé et considérations théoriques sur la phylogénie du pancréas.* — En résumé, il existe trois rudiments primitifs : l'un dorsal, indépendant du foie; les deux autres, ventraux, insérés sur le canal hépatique primaire. Chez les différents Vertébrés ces rudiments se comportent d'une manière variable. Dans la règle, tous les trois sont pancréatiques et concourent à l'édification du pancréas. Chez les Sélaciens, le rudiment dorsal seul conserve une destination pancréatique; les ébauches ventrales sont employées à former du foie. Chez les Cyclostomes, la plus grande partie du rudiment dorsal et les deux rudiments ventraux sont absorbés par la formation du foie et constituent son canal excréteur, le cholédoque; il ne reste, en fait de pancréas, qu'une partie minime de l'ébauche dorsale. Kupffer pense même avoir démontré que chez l'Esturgeon et les Cyclostomes, le pancréas ventral se transforme pour donner la partie antérieure de la rate.

L'examen de ces faits a permis à Kupffer de conclure qu'il existe « entre les organes annexes de l'intestin moyen, le foie, le pancréas, la rate, des rapports génétiques plus étroits qu'on ne l'avait admis jusqu'alors... Tous ces faits indiquent que ces organes se sont constitués par une différenciation fonctionnelle et morphologique, aux dépens d'une formation univoque, qui leur a servi de point de départ et qui s'étendait le long de l'intestin moyen ». La grande extension que cette formation aurait présentée serait attestée encore par ce fait, indiqué par Kupffer, qu'il existe chez l'Esturgeon un quatrième bourgeon pancréatique, situé à la paroi dorsale loin en arrière du premier, auquel il vient plus tard se souder. Cette formation primitive des Vertébrés, Kupffer la compare à l'organe glandulaire diffus qui existe chez les Tuniciers. Laguesse la caractérise d'un mot heureux, en disant que c'est un *hépato-pancréas*, transportant ainsi cette expression, qui d'abord, on le sait, n'avait qu'une signification physiologique, dans le domaine de la morphologie, et cela grâce aux faits embryologiques précédemment énoncés. On sait que, chez les Invertébrés, le foie est appelé de préférence « hépato-pancréas » parce qu'il sécrète un liquide ayant les propriétés communes de la bile et du suc pancréatique. « On peut donc supposer, dit Laguesse, chez les ancêtres des vertébrés actuels, une glande unique, un hépato-pancréas, possédant, à l'état rudimentaire du moins, les fonctions des deux glandes, organe dans lequel le perfectionnement graduel de ces fonctions, la division du travail, a créé peu à peu des parties exclusivement hépatiques, et des parties exclusivement pancréatiques plus ou moins bien séparées... L'existence dans la région duodénale, chez l'ensemble des Vertébrés, de bourgeons nombreux et diversement placés, la comparaison avec certains invertébrés (vers, ascidies), invite à croire que l'hépato-pancréas primitif n'était pas une glande massive, mais que l'épithélium de la région duodénale tout entier a d'abord possédé en bloc et à l'état rudimentaire toutes ces fonctions, peu à peu localisées à mesure qu'elles se compliquaient, en un certain nombre de bourgeons glandulaires de structure différente. Le foie et le pancréas nous apparaissent de plus en plus, au triple point de vue anatomique, physiologique et embryologique, comme les deux parties d'un même tout. »

d) *Développement ultérieur du Pancréas des Poissons osseux.* — Laguesse a suivi pas à pas le développement ultérieur du pancréas dans le cas des Poissons osseux, cas particulièrement intéressant en raison de la disposition très spéciale du pancréas de ce groupe. Le *pancréas diffus* des Poissons osseux, tel que Legouis surtout l'a décrit, a pour point de départ un « petit pancréas massif » ou masse principale, duquel partent des « coulées glandulaires » qui, en cheminant le long des divers organes abdominaux, se répandant entre les viscères à la façon d'un véritable mycélium, vont former autant de masses, distinctes sinon indépendantes : une masse splénique ; une masse interappendicielle, formant une collerette autour du pylore et remplissant les intervalles des appendices pyloriques ; une coulée sous-intestinale, le long de la veine du même nom, étendue jusqu'à la région anale ; une coulée stomacale ; une coulée cystique et intra-hépatique. Ainsi se réalisent les divers états représentés chez les Poissons, par une expansion plus ou moins grande de la glande primitive, depuis le pancréas massif du Silure et du Brochet, depuis celui de l'Anguille limité à quelques larges coulées, jusqu'à celui de la Truite, jusqu'à ceux surtout où la glande est complètement diffuse, s'étendant tantôt en un réseau intra-mésentérique *(Cyclopterus, Gobius, Scorpaena)*, tantôt en une arborescence intra-hépatique (Labrides, *Syngnathus*), ou s'égrenant en petites masses globuleuses (*Scomber, Cyprinus*).

e) *Développement des canaux excréteurs et histogenèse du pancréas.* — Laguesse n'a pas négligé le développement des *canaux excréteurs du pancréas*. Le canal de Wirsung se montre bifurqué en deux branches ; au point de bifurcation se trouve une dilatation, dite « ampoule pancréatique ». De cette ampoule partent des canaux secondaires, les *tubes de Weber* ou

Wébériens, qui se ramifient en branches de plus en plus fines et se mettent en rapport avec les *conduits sécréteurs* de la glande.

Enfin, relativement à *l'histogenèse du pancréas*, l'auteur montre que la formation du « zymogène » dans les cellules sécrétantes est très précoce, et se fait bien avant que l'intestin ne commence à fonctionner. Il apporte d'autre part une preuve embryologique en faveur de la nature épithéliale des « cellules centro-acineuses » ; celles-ci forment dans la paroi de l'acinus une deuxième couche épithéliale incomplète en dedans de la couche continue des cellules sécrétantes ; cette assise de cellules centro-acineuses se continue manifestement avec l'épithélium des tubes Wébériens.

B. — *Foie.* — Le développement du foie est loin d'avoir donné lieu à autant de recherches que celui du pancréas. Néanmoins plusieurs travaux ont été consacrés tant à l'organogénie qu'à l'histogénie de la glande hépatique.

a) *Organogenèse du foie.* — Shore, Félix, Frobeen, Hammar se sont occupés du développement organique, et en premier lieu de la question du nombre des ébauches primitives du foie. Shore, Félix et Hammar s'accordent pour dire que les Oiseaux ont deux rudiments hépatiques : l'un céphalique, ou antérieur, plus précoce, situé immédiatement derrière le sinus veineux (fig. 374 h^1) ; l'autre caudal, ou postérieur, adossé à la paroi antérieure de ce sinus (h^2). D'ailleurs, ces deux diverticules ne sont que deux branches d'un cul-de-sac unique plus ou moins long, le plus souvent si court que ces branches paraissent naître indépendantes sur l'intestin. Au contraire, chez les Mammifères, tandis que Hammar, comme His chez l'embryon humain, ne trouve qu'un seul diverticule hépatique primitif, Félix, comme autrefois Kölliker pour le Lapin, en décrit deux. Les Reptiles n'offrent qu'une seule ébauche (Hammar).

Quant aux Sélaciens, Hammar, retrouvant en partie les faits déjà indiqués par Balfour, leur trouve un développemen thépatique qui semble très spécial, au premier abord du moins : deux évaginations latérales sont formées par la gouttière intestinale, à l'époque de sa fermeture ; puis, immédiatement ensuite, entre elles paraît un diverticule médian, indépendant des évaginations latérales (Balfour faisait naître le diverticule médian le premier, et en faisait partir les bourgeons latéraux). Ces dispositions ne sont pas tellement propres aux Sélaciens qu'on pourrait le croire;

car Hammar a montré, chez les Oiseaux, que le diverticule hépatique caudal ou postérieur est double (fig. 374 A, B, C, h^2, h^2), constitué par deux évaginations latérales de l'épithélium intestinal, qui, lorsque l'intestin se suture, se réunissent en un seul diverticule. Ainsi, chez les Sélaciens comme chez les Oiseaux, on trouve à un certain moment du développement trois ébauches distinctes, produites d'ailleurs par un mécanisme différent dans l'un et dans l'autre cas.

Félix et Hammar insistent sur ce fait, devenu presque banal, à force d'avoir été constaté, que les ébauches du foie se forment chez les différents Vertébrés dès le stade où l'intestin est encore à l'état de gouttière, et ne sont tout d'abord que des replis de la paroi antérieure de la gouttière intestinale ; le repli s'isole de l'intestin par un sillon.

Shore, en étudiant le développement organique et histologique du foie chez les Batraciens, le Poulet et les Mammifères, a été amené à développer quelques considérations intéressantes sur le fonctionnement de cet organe dans les premiers temps de la vie embryonnaire. Chez la Grenouille par exemple, le foie, à sa première origine et plus tard, est en connexion étroite avec le vitellus ; le diverticule hépatique s'enfonce en effet dans une masse antérieure de vitellus, lequel vitellus antérieur est spécialement et entièrement consacré à lui servir de paroi ; on voit en effet les cellules vitellines se transformer en cellules hépatiques (fig. 372 et 373). Les cellules hépatiques de l'embryon de Poulet ont sans doute la même origine vitelline ; car si la situation des cæcums hépatiques primaires ne permet pas de dire s'ils se développent aux dépens de l'intestin ou du sac vitellin, puisqu'ils siègent à la limite des deux, du moins le fait que les cellules du foie contiennent chez l'embryon de Poulet des plaques de vitellus, parle en faveur de leur origine vitelline. Ces faits, comme les relations étroites du foie avec les vaisseaux du sac vitellin, la nature particulière du tissu hépatique qui forme autour des capillaires sanguins un réseau de cylindres cellulaires pleins et englobe de toutes parts ces capillaires, l'absence de membrane d'enveloppe sur les cellules hépatiques qui fait que le contact est intime entre ces cellules et les vaisseaux sanguins, le grand et précoce développement du foie chez l'embryon à une époque où nul organe n'a à remplir de fonctions glandulaires, tout cela forme pour Shore autant de raisons en faveur de l'hypothèse suivante. Il suppose que le foie est avant tout un organe de digestion du vitellus qui procède d'arrière en avant, et devient un tube hépatique primitif. Ce tube continue de s'allonger par le même mécanisme, séparation d'avec l'intestin, et aussi par végétation active des cellules de ses parois.

Comme conséquence de cette hypothèse physiologique, cet organe de nutrition a dû paraître en même temps que le vitellus dans l'œuf des Vertébrés. Par suite encore, le foie des Vertébrés ne dérive nullement de celui des Invertébrés : il n'y a du reste entre les deux organes aucune homologie, pas plus qu'aucune analogie de structure.

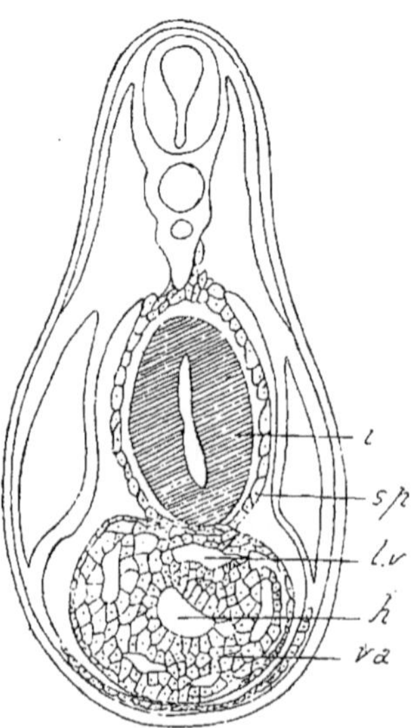

FIG. 372. — *Section transversale d'une larve de Grenouille de 13 jours après fécondation* (d'après SHORE).

i, intestin. — *sp*, feuillet splanchnique du mésoderme. — *h*, diverticule hépatique. — *va*, masse vitelline antérieure, dans l'épaisseur de laquelle se développe le diverticule hépatique. — *lv*, lacunes vasculaires sanguines, origines des veines vitellines, et futurs vaisseaux du foie.

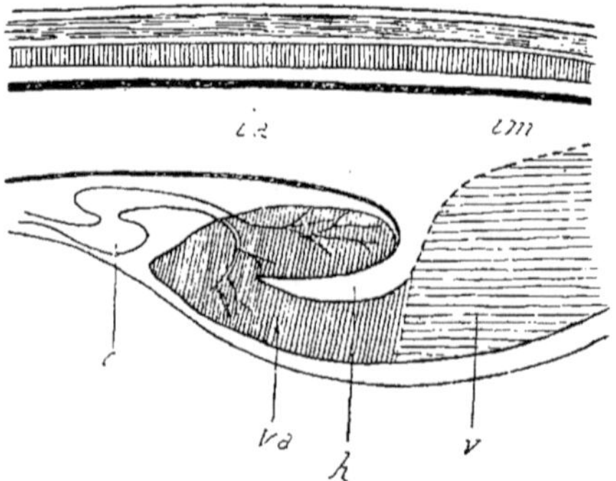

FIG. 373. — *Diagramme d'une coupe longitudinale dans une larve de Grenouille* (d'après SHORE).

ia, intestin antérieur. — *im*, intestin moyen. — *h*, diverticule hépatique. — *v*, masse vitelline. — *va*, masse vitelline antérieure — *c*, cœur recevant les veines vitellines ramifiées dans le vitellus antérieur.

Pour le développement ultérieur des ébauches hépatiques, Félix a assisté aux débuts du processus le plus caractéristique de ce développement, c'est-à-dire de l'anastomose des tubes glandulaires. De chacun des diverticules hépatiques primaires du Poulet (fig. 374 E, *f*, *f*), il a vu en effet partir une lame épithéliale, qu'il appelle « plaque anastomotique », parce que ces lames issues des deux conduits hépatiques primitifs se rejoignent et se soudent en formant autour du sinus veineux une collerette cylindrique et en circonscrivant les parois antérieure et postérieure de ce sinus (Félix, Hammar). Dès ce moment, le foie va prendre une constitution trabéculaire, due à ce que les branches de ramification du foie, suivant l'exemple des lames épithéliales anastomotiques dont il vient d'être parlé, s'anastomoseront entre elles, donnant lieu ainsi à un réseau épithélial. Dans ce réseau s'intrique étroitement celui

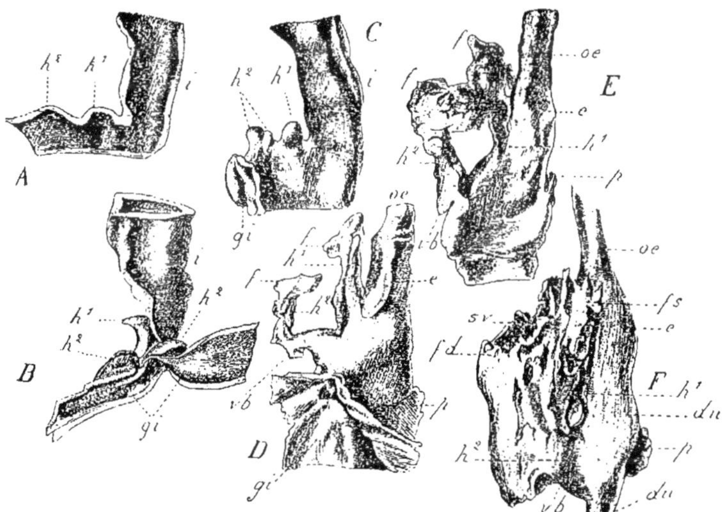

Fig. 371. — *Modèles du développement du foie chez le poulet* (d'après Hammar).

A, B, C. Embryon du troisième jour ; vues latérales (A, C) et vue antérieure (B). — D, E. Embryons du début du quatrième jour ; vue latérale gauche. — F. Embryon du quatrième jour ; vue antéro-latérale gauche.

i, tube intestinal. — *œ*, œsophage. — *e*, estomac. — *du*, duodénum. — *gi*, gouttière intestinale. — h^1, diverticule hépatique antérieur. — h^2, h^2, diverticule hépatique postérieur avec ses deux ébauches. — *vb*, vésicule biliaire. — *f*, *f*, ébauches du foie, anastomosées en E. — *fd*, *fs*, lobes droit et gauche du foie. — *sv*, sinus veineux. — *p*, pancréas.

des vaisseaux sanguins. On voit en effet (Hammar) que les plaques anastomotiques et aussi les branches de ramification offrent des lacunes pour le passage des vaisseaux sanguins ; inversement, les veines omphalo-mésentériques et le sinus veineux sont cloisonnés, chez les Oiseaux et les Mammifères, par des travées épithéliales du foie.

b) *Histogenèse du foie.* — Kostanecki et Frobeen ont apporté chacun une part contributive différente à l'étude de l'histogenèse du foie.

Kostanecki étudie cet organe chez l'embryon, dans ses rapports avec la formation du sang. Il admet bien avec van der Stricht qu'il se forme un réseau capillaire secondaire, mais le processus reconnu par lui diffère tout à la fois et de celui décrit par van der Stricht et de celui indiqué par Kuborn. Pour Kostanecki, la néoformation capillaire se fait avec le concours de la division mitotique d'une cellule endothéliale, et de la production d'un diverticule infundibuliforme, qui par une extrémité effilée vient plonger dans le parenchyme hépatique; il n'y a pas bourgeonnement plein, et creusement secondaire du bourgeon par liquéfaction du protoplasma. Les cellules géantes que Kuborn met en relation avec la formation des vaisseaux n'ont rien à y faire, non plus qu'avec l'hématopoièse. En réalité, les globules sanguins se forment dans des vaisseaux parfaits aux dépens de globules sanguins déjà existants. Le foie n'est un organe hématopoiétique qu'en ce sens que les globules sanguins y rencontrent des conditions plus favorables pour leur multiplication ; ils n'y trouvent pas leur matériel formateur.

Quant à Frobeen, la question qu'il examine est toute spéciale. Il s'agit de savoir si les travées hépatiques primitives sont pleines ou creuses. Suivant les auteurs, selon les objets étudiés, on trouve des réponses différentes. Frobeen confirme d'abord pour le Poulet les données de Kölliker, Remak, Gœtte, d'après lesquelles, vers la fin de la première semaine de l'incubation, la formation de bourgeons est terminée, et il n'y a plus que quelques extrémités de travées hépatiques qui soient libres, toutes les autres travées étant déjà anastomosées en un réseau. Ensuite, comme on l'a admis généralement pour l'ensemble des Vertébrés, Frobeen trouve, avec Remak et Hering et contre Kölliker, que les cordons hépatiques du Poulet sont de très bonne heure creusés d'une lumière et ne sont pleins que dans une première période, qui ne dépasse pas le quatrième jour ; cette lumière, les travées hépatiques l'acquièrent grâce à leur extension très rapide et très considérable, grâce aussi au déplacement des cellules hépatiques qui est la conséquence de cette extension.

C. — *Rate.* — La rate est-elle d'origine entodermique ou mésodermique, telle est la question qui continue à diviser les auteurs.

Kupffer affirme la réalité de la première origine. Il a vu en effet, chez l'Esturgeon, comme nous l'avons indiqué plus haut, deux ébauches pancréatiques dorsales ; ces ébauches se divisent chacune en plusieurs bourgeons, l'un droit, l'autre gauche, un troisième dorsal et médian. Le bourgeon droit est destiné à donner du pancréas ; le bourgeon dorsal et médian se dissocie en cellules qui formeront le tissu lymphoïde sous-cordal. Quant au bourgeon gauche, il se comporte d'abord à la manière d'une ébauche pancréatique et se présente sous l'aspect d'un tube épithélial contourné ; mais bientôt ses cellules se désagrègent en un complexus de caractère lymphoïde ; la glande tubuleuse primitive est « splénisée » ; elle est devenue l'ébauche de la rate. Les deux rudiments fournis par les bourgeons gauches des deux ventricules pancréatiques dorsaux se réunissent ensuite en une seule ébauche splénique.

Laguesse n'a rien vu de cette origine entodermique pancréatique de la rate, ni chez *Acanthias*, ni chez la Truite. Il n'a pas constaté de bourgeon splénique limité né aux dépens du bourgeon pancréatique. Chez la Truite, la rate se développe manifestement par une condensation du tissu mésenchymateux qui entoure la veine sous-intestinale, au voisinage du pancréas, mais sans connexion organique avec lui. Quant à affirmer que des cellules ne peuvent se détacher une à une de l'entoderme du pancréas ou de l'intestin même, Laguesse ne l'oserait pas. Chez les Sélaciens, l'indépendance du pancréas et de la rate en voie de développement devient tout à fait évidente. Au reste, Laguesse se demande s'il y a entre l'opinion de Maurer-Kupffer et la sienne une si profonde différence que celle qu'on y suppose, et ne le pense pas. La genèse mésodermique ou mésenchymateuse d'un organe n'est qu'un processus dérivé de la genèse entodermique, puisque mésoderme et mésenchyme sont des produits de l'entoderme ; là où, comme chez l'Esturgeon, le mésenchyme est très peu abondant, force est aux organes qui devraient naître mésenchymateux, de se former directement, par abréviation du développement, aux dépens de l'entoderme.

Les observations faites par Janosik sur les embryons de plusieurs Vertébrés et spécialement du Lézard l'ont conduit a refuser aussi à la rate une origine entodermique et à la faire dériver du duodénum.

IV. — *Histogenèse de l'intestin digestif et de son mésentère.* — S. et Suz. Ph. Gage ont étudié les changements qu'éprouve l'épithélium du canal alimentaire des Amphibiens durant le développement larvaire et la métamorphose. Pendant les premiers stades, l'épithélium cilié fait complètement défaut. Les cils vibratiles paraissent quand le vitellus nutritif a disparu. Dans les stades larvaires des Salamandrines l'épithélium vibratile est limité à l'œsophage, tandis que chez les larves de Grenouille et de Crapaud il se trouve en outre dans l'estomac et dans une partie du canal intestinal, ou même dans le cloaque. Avec le changement dans le mode de respiration et avec l'acquisition d'habitudes carnassières, cet épithélium vibratile subit une histolyse presque complète et ne persiste que dans certaines régions antérieures du tube digestif.

On sait qu'il se passe chez les larves de Grenouille durant la métamorphose un phénomène très curieux de raccourcissement de l'intestin, en rapport avec le changement de l'alimentation qui, d'abord exclusivement végétale, devient ensuite animale. Ratner, qui a étudié le mécanisme de ce raccourcissement, fait observer d'abord que le têtard de Grenouille, seul parmi les larves de Batraciens à se nourrir de végétaux, est le seul aussi chez lequel l'intestin étant d'abord très long ait ensuite à se raccourcir. En d'autres termes, son tube digestif est exceptionnel, et la réduction qu'il subit dans la métamorphose le ramène aux dimensions habituelles existant chez tous les autres Batraciens soit à l'état larvaire, soit à l'état adulte. Le long intestin du têtard de Grenouille est le résultat d'une adaptation à l'alimentation végétale : c'est l'intestin court, qui est primitif. Le mécanisme du raccourcissement consiste, d'après l'auteur, en une diminution de la longueur de la tunique musculaire longitudinale ; à cet effet les cellules musculaires pénètrent les unes entre les autres en s'écartant de plus en plus dans le sens transversal. De là résulte un raccourcissement en même temps qu'un épaississement de la couche des muscles longitudinaux. Un phénomène analogue se produit dans la tunique musculaire circulaire, quoique dans des proportions bien moindres. Il a pour conséquences un faible allongement de cette tunique et une diminution du diamètre transversal.

Chez les Batraciens aussi, Nicolas a étudié le développement de ces formations décrites par Bizzozero et Oppel chez les Urodèles adultes sous le nom de « bourgeons épithéliaux » au-dessous de l'épithélium intestinal, et considérées par Bizzozero comme des centres germinatifs destinés en fournissant de jeunes cellules à faire les frais de la régénération épithéliale. Nicolas voit que ces bourgeons, qu'il appelle « bourgeons germinatifs » pour rappeler leur destinée, se forment par division amitotique de cellules épithéliales superficielles ; les cellules-filles ainsi constituées gagnent la profondeur, font partie pour un temps du bourgeon sous-épithélial, s'y multiplient mitotiquement, leurs descendants cellulaires allant ensuite reconquérir la place primitive à la surface épithéliale parmi les autres éléments cylindriques à plateau et mucipares. Ainsi ces éléments servent chez la larve à l'agrandissement de la surface épithéliale de l'intestin, et plus tard chez l'adulte à sa régénération.

Les cellules muqueuses de l'intestin n'attendent pas, comme déjà

Palzelt l'a montré, l'état adulte pour faire leur apparition, et, d'après les observations récentes de Sacerdotti, se différencient de très bonne heure chez les embryons de Mammifères ; cela nous montre le bien-fondé de l'opinion de Bizzozero, d'après laquelle les cellules muqueuses sont en général indépendantes des autres éléments. Les centres de formation des cellules muqueuses sont dans l'intestin, à la base des villosités, dans les cryptes qui séparent celles-ci ; au sommet des villosités au contraire se trouvent les formes adultes et définitives des éléments mucipares, incessamment refoulés vers l'extrémité des villosités par la poussée des éléments jeunes. Les cellules muqueuses peuvent se développer isolément; mais souvent elles forment dans l'épithélium de petits groupes au centre desquels se trouve une cavité minime; les cellules muqueuses déversent leur premier produit de sécrétion dans cette cavité, qui d'abord close s'ouvre ensuite dans l'intestin.

INDEX BIBLIOGRAPHIQUE (1)

Chapitre I

Saint-Remy. Recherches sur l'extrémité antérieure de la corde dorsale chez les Amniotes. *Arch. de biologie*, t. XIV, 1895. — Bawden. Selenka's « Pharyngeal Sac » in the Duck. *Journ. of comp. Neurology*, III, 1893.

Chapitre II

Gegenbaur. Zur Phylogenese der Zunge. *Morph. Jahrbuch*, Bd XXI, 1894. — Lannelongue et Ménard. *Affections congénitales*. I. Tête et cou. Asselin et Houzeau, 1891. — Tettenhammer. Ueber das Vorkommen offener Schlundspalten bei einem menschlichen Embryo. *Münch. med. Abhandl.* S. VII, 1893. — Schaffer. Ueber die Thymusanlage bei Petromyzon Planeri. *Wien. Sitzunsber.*, 1894. — Dohrn. *Mitth. a. der zool. Stat. zu Neapel*, 1884. — Beard. The Development and probable Function of the Thymus. *Anat. Anzeiger*, 1894, n° 15. — Prenant. Contribution à l'étude du développement organique et histologique du thymus, de la glande thyroïde et de la glande carotidienne. *La Cellule*, t. X, 1894. — Même sujet. *Soc. de biologie*, 1893, n°s 21 et 23. — Considérations sur les dérivés branchiaux. *Bull. des séances de la Soc. des sc. de Nancy*, 1894. — Flemming. Studien über Regeneration der Gewebe. I et VII. *Arch. für mikr. Anat.*, Bd XXIV, 1885. — Ch. Simon. Note préliminaire sur l'évolution de l'ébauche thyroïdienne latérale chez les Mammifères. *Soc. de biologie*, 1894, n° 8. — Id. Contribution à l'étude du développement organique de la glande thyroïde chez les Mammifères. *Revue biol. du N. de la France*, t. VI, 1894. — Jacoby. Entw. der Halsorgane der Saügetiere und des Menschen. *In. Diss.* Freiburg i. Br., 1895. — Id. Ueber die mediane Schilddrüsenanlage bei Saügern (Schwein). *Anat. Anzeiger*, Bd X, 1895, n° 12. — Kanthack. The Thyreoglossal Duct. *Journ. of Anat. and Phys.*,

(1) Cet index comprend, outre la liste des mémoires cités dans le précédent appendice, l'indication de quelques travaux que nous n'avons pu utiliser.

vol. XXV, 1891. — R. JOHNSON. *Path. Society. Lancet*, 1890. — C. F. MARSHALL. The Thyreo-glossal Duct or « canal of His ». *Journ. of Anat. and Phys.*, vol. XXVI, 1891. — HENLE. *Vergl.-anat. Beschreibung des Kehlkopfes, etc.* Leipzig, 1839. — DUBOIS. *Loc. cit.*, p. 175. — WIEDERSHEIM. *Lehrbuch der vergl. Anatomie*, 1886. — WILDER. Studies in the Phylogenesis of the Larynx. *Anat. Anzeiger*, 1892, n° 18. — GEGENBAUR. *Die Epiglottis. Vergl.-anat. Studie.* Leipzig, 1892. — ARNOLD. *Handbuch der Anatomie des Menschen*, Bd II, 1851. — FLEISCHMANN. *De chondrogenesi asperæ arteriæ.* Erlangen, 1820. — NICOLAS. Recherches sur le développement de quelques éléments du larynx humain. *Bibl. anatomique*, n° 5, 1894. — GÖPPERT. Ueber die Herkunft des Wrisberg'schen Knorpels. *Morphol. Jahrbuch*, 1895, Bd XXI. — RAMBAUD et RENAULT. *Origine et développement des os.* Paris, 1864. — TICHOMIROFF. Fehlen der linken Lunge, etc., Kiew, 1894 (en russe), et *Intern. Monatsschrifft für Anat. u. Phys.*, Bd XII, 1895. — MOTTI. Anomali degli organ. interni, etc. (rara anomalia pulmonare). *Giorn. intern. sc. med.*, 1893. — JOSSELIN DE JOUG. Een geval van zoogenaamden Lobus azygos van de rechter long. *Nederl. Tidjschr. v. geneesk.*, 1893.

CHAPITRE III

RÖSE. Ueber die Entw. der Zähne des Menschen. *Arch. f. mikr. Anat.*, Bd XXXVIII, et *Schw. Vierteljahrschr. f. Zahnheilk.*, Bd II, 1892. — ID. Zur Phylogenie des Saügetiergebisses. *Biol. Centralblatt*, XII, 1892. — ID. Ueber die Entw. und Formabänderungen der menschlichen Molaren. *Anat. Anzeiger*, VII, 1892, n°s 13-14. — ID. Beiträge zur Zahnentw. der Edentaten. *Ibid.*, n°s 16-17. — ID. Ueber rudimentäre Zahnanlagen der Gattung Manis. *Ibid.*, n°s 19-20. — ID. Ueber die Zahnentw. der Beuteltiere. *Ibid.*, n°s 19-20. — ID. Ueber die Zahnleiste und die Eischwiele der Sauropsiden. *Ibid.*, n°s 23-24. — ID. Ueber Zahnbau und Zahnwechsel der Dipnoer. *Ibid.*, n°s 25-26. — ID. Ueber die schmelzlosen Zahnrudimente des Menschen. *Verh. d. deutschen odont. Ges.*, Bd IV, 1892. — ID. Ueber die Zahnentw. der Reptilien. *Deutsche Monatsschrift f. Zahnheilk.*, X, 1892. — ID. Ueber die Zahnentw der Kreuzotter (*Vipera berus*). *Anat. Anzeiger*, 1894, n° 14. — ID. Ueber die erste Anlage der Zahnleiste beim Menschen. *Anat. Anzeiger*, 1893, n° 1. — ID. Ueber den Bau und Zahnwechsel von *Elephas indicus. Morph. Arbeiten*, Bd III, 1893. — ID. Beiträge zur Zahnentw. der Schwanzmolche. *Morph. Arbeiten*, Bd IV, 1894. — ID. Ueber die Zahnentw. von *Chlamydoselachus anguineus. Morph. Arbeiten*, Bd IV, 1894. — ID. Ueber die Zahnentw. der Krokodile. *Morph. Arbeiten*, Bd III, 1893. — ID. Ueber die Zahnentw. von Chamaeleon. *Anat. Anzeiger*, 1893, n° 17. — ID. Ueber die Zahnentw. von *Phascolomys wombat. Sitz. d. Berl. Acad.*, 1893. — ID. Ueber die Zahnentw. der Fische. *Anat. Anzeiger*, 1894. — LECHE. Studien über das Milchgebiss und die Zahnhomologien bei den Chiropteren. *Arch. f. Naturgeschicht*, J. XLIII, 1877. — ID. Zur Kenntniss des Milchgebisses und der Zahnhomologien bei Chiropteren. *Acta Univ. Lundensis*, t. XIV, 1877-78. — ID. Studien über die Entw. des Zahnsystems bei den Säugethieren. *Morph. Jahrbuch*, Bd XIX, 1892. — ID. Nachträge zu Studien über die Entw. etc. *Morph. Jahrbuch*, Bd XX, 1893. — ID. Ueber die Zahnentw. von *Iguana tuberculata. Anat. Anzeiger*, 1893, n°s 23-24. — ID. Zur Entw. des Zahnsystems der Säugethiere. *Bibl. zoologica*, H. 17 et suiv. — O. HERTWIG, *Loc. cit.* (p. 216). — BOAS. Die Zähne der Scaroïden. *Zeitsch. f. wiss. Zool.*, Bd XXXII. — HEINCKE. Untersuchungen über die Zähne niederer Wirbelthiere. *Zeitschr. f. wiss. Zool.*, Bd XXIII. — HUXLEY. On the development of the Teeth, etc. *Quart.*

Journ. of micr. Sc., 1853. — TOMES. On the Development of the Teeth of Fishes, etc. *Phil. Trans. roy. Soc.*, 1876. — CARLSSON. Ueber die Zahnentw. bei einigen Knochenfischen. *Zool. Jahrbücher*, Bd VIII, H. 2, 1894. — W. N. PARKER. Zur Anat. und Phys. von Protopterus annectens. *In. Diss.* Freiburg i. Br., 1888. — BAUME. *Odontologische Forschungen* I. *Versuch einer Entw. des Gebisses.* Leipzig, 1882. — POUCHET et CHABRY, KOLLMANN, WALDEYER. *Loc. cit.* (p. 215). — GARDINER. Beiträge zur Kenntniss des Epitrichiums und der Bildung des Vogelschnabels. *In. Dissert.*, Leipzig, 1884. — E. BLANCHARD. *Comptes rendus Ac. Sc.*, 1860. — FRAISSE. Ueber Zähne bei Vögeln. *Phys.-med. Ges. Würzburg*, 1879. — BRAUN. Entw. von Wellenpapagei. *Arb. a. d. zool. Inst. in Würzburg*, 1882. — SLUITER. Ueber den Eizahn und Eischwiele einiger Reptilien. *Morph. Jahrbuch*, Bd XX, 1893. — SCHWINK. *Ueber den Zwischenkiefer und seine Nachbarorgane bei Saügetieren.* München, 1888. — MAYO. The superior incisors and canine Teeth of Sheep. *Bull. of the Mus. of comp. Zool.*, vol. VIII, 1886-88. — FREUND. Beiträge zur Entw. der Zahnanlagen bei Nagethieren. *Arch. für mikr. Anat.*, Bd XXXIX, 1892. — FLEISCHMANN. *Embryologische Untersuchungen. H. 2. Die Stammesgeschichte der Nagethiere.* Erlangen. — ID. Mitth. über die Zahnentw. von Hyrax. *Abh. naturhist. Ges. Nürnberg*, Bd X. H. 2, 1894. — M. WEBER. Beiträge zur Anat. und Entw. des Genus Manis. *Zool. Erg. ein. Reise nach Nied.-Ostindien*, Bd II, 1891. — V. BRUNN. *Loc. cit.* (p. 216). — BALLOWITZ. Das Schmelzorgan der Edentaten. *Arch. f. mikr. Anat.*, Bd L. 1892. — ID. Die Bedeutung des Schmelzorganes. *Deutsche med. Wochenschr.*, n° 40, 1892. — TOMES. On the Structure and Devel. of the Teeth of Ophidia. *Phil. Trans.*, vol. 165, 1875. — ID. On the Devel. of the Teeth of the Newt, Frog, Slowworm and Green Lizard. *Phil. Trans.*, vol. 165, 1875. — LEYDIG. *Anat. hist. Unters. über Fische und Reptilien*, Berlin, 1853. — ID. *Ueber die Molche der Württemberg'schen Fauna*, Berlin, 1868. — GEGENBAUR. *Unters. zur vergl. Anat. der Wirbelsäule bei Amphibien und Reptilien*, Leipzig, 1862. — SANTI SIRENA. Ueber den Bau und die Entw. der Zähne bei den Amphibien und Reptilien. *Verh. d. phys.-med. Ges. in Würzburg*, 1872. — TAUBER. *Tanddannelse og Tandudwiklinghos Hvirveldyrene.* Kjöbenhavn, 1876. — DEMONTPORCELET et ROUSSEAU. Rech. histologiques sur le développement des tissus dentaires. *Rev. odontol.*, t. XI. — MUMMERY. Some points in the Structure and Development of Dentine. *Phil. Transactions*, vol. 182, 1892. — O. HERTWIG. Ueber das Zahnsystem der Amphibien und seine Bedeutung, etc. *Arch. f. mikr. Anat.*, *Suppl. H.*, 1874, Bd XI. — KÜKENTHAL. Einige Bemerkungen über die Saügetierbezahnung *Anat. Anzeiger*, 1891. — ID. Das Gebiss von Didelphys. *Anat. Anzeiger*, 1891. — ID. Beiträge zur Entw. des Beutelthiergebisses. *Naturw. Rundschau*, VII, 1892. — ID. Ueber den Ursprung und die Entw. der Saügetierzähne. *Anat. Anzeiger*, 1891, n° 13, et *Jenaische Zeitschrift*, Bd XXVI, 1892. — ID. Entw. Unters. am Pinnipediergebisse. *Jenaische Zeitschrift*, Bd XXVIII, 1893. — ID. Vergl.-Anat. und entw. Unters. an Waltieren. *Denkschr. d. med.-nat. Gesellschaft in Jena*, Bd III, 1893. — SCHEIDT. Morphologie und Ontogenie des Gebisses der Hauskatze. *Morph. Jahrbuch*, Bd XXI, H. 3, 1894 et *In. Diss.* Erlangen. — MAGITOT, KOLLMANN, MORGENSTERN. *Loc. cit.* (p. 216). — WORTMAN. *Comp. Anat. of the teeth of the vertebrata.* Philadelphia, 1886. — TOPINARD. De l'évolution des molaires et prémolaires chez les primates et en particulier chez l'homme. *L'Anthropologie*, n° 6, t. III, 1892. — LILLJEBORG. *Sveriges och Norges Fauna*, Fiskarne, Upsala, 1891. — FREUND. *Loc. cit.* — WOODWARD. On the milk-dentition of *Procavia* (*Hyrax*) *capensis* and of the rabbit (*Lepus cuniculus*). *Proc. of the zool. Soc. of London*, 1892. — ID. On the milk-dentition of the Rodentia, etc. *Anat. Anzeiger*, 1894, n°s 19-20. — ID. On the Succession and Genesis of mammalian Teeth. *J. Brit. dent. Assoc.*, 1894, vol. XV. — NOACK. Neue Beiträge zur Kenntniss der Saügetier-Fauna von Ostafrica. *Zool. Jahrbücher. Abth. f. Syst.*, Bd XVII, H. 4, 1893. — TURNER. A Pair of supernumerary Teeth in the Molar Region. *Journ. of Anat. und Phys.*, vol. XXVI. 1802. — ZUCKERKANDL. Ueber das epitheliale Rudiment eines vierten Milchzähnes beim Menschen. *Sitz. d. K. Ak. Wiss. Wien.* — D'AJUTOLO. Quinta dentizione in un fanciullo di dodici anni. *M. R. Accad. d. sc. d. ist. di Bologna*, 1894. — BARILLET. Des anomalies dentaires de nombre. *Union méd. du N. E.*, Reims, 1893. — WARNEKROS. Origine delle posizioni anomali dei denti. *Progr. dento Milano*, et *Anat. Anzeiger*, 1894, Bd X, n°s 2-4. — LIVI. Sur le dével. de la dent de sagesse. *Arch. ital. de biol.* t. XXI, 1894. — V. MESNITZ. Ueberzählige Praemolaren. *Oest. ungar. Viert. Zahnheilk.* 1894. J. X, H. 7. — HALASZ. Eine seltene Anomalie bei der Entw. eines Zähnes. *Pest. med. chir. Presse*, 1894. — ID. Oberer Molarzähn mit seltener Entwicklungsanomalie. *Vereinsbeil. d. Deutsche med. Wiss.* J. X, et *Allg. Wien. med. Centr.*, 1894, n° 44. — SCHWALBE. Ueber eine seltene Anomalie des Milchgebisses beim Menschen, etc. *Morph. Arbeiten*, Bd III, 1894. — ID. Ueber Zahnentw. und Zahnwechsel. *Deustche med. Wochenschrift*, 1894, n° 3. — ID. Ueber Theorien der Dentition. *Verh. d. Anat. Ges. in Strassburg*, 1894.

BEARD. Morphological Studie. *Zool. Jahrbücher*, Bd III, 1889. — ID. Notes on Lampreys and Hags (Myxine). *Anat. Anzeiger*, 1893. — BEHRENDS. Untersuch. über die Hornzähne der Myxine glutinosa. *Zool. Anzeiger*, 1891. — ID. Ueber Hornzähne. *Nova Acta d. K. L.-Car. Ak. d. Naturf.* Bd LVIII, 1892. — O. HERTWIG. *Loc. cit.* — JACOBY. Die Hornzähne der Cyclostomen etc. *Arch. für mikr. Anat.*, Bd XLIII, 1894. — LEYDIG. Die Zähne einheimischer Schlangen nach Bau und Entw. *Arch. für mikr. Anat.*, Bd IX, 1873. — CH. TOMES. On the structure and development of the teeth of Ophidia. *Philos. Transactions*, vol. 165, 1875. — ID. *Ibid.*, vol. 166. — ROSE. Ueber die Zähnentw. der Kreuzotter (*Vipera berus*). *Anat. Anzeiger*, 1894. — TAEKER. Zur Kenntniss der Odontogenese bei Ungulaten. *In. Diss.* Dorpat, 1892. — NAWROTH. Zur Ontogenese der Schweinemolaren. *In. Diss.* Bâle, 1893.

COPE. The homologies and origin of the types of molar teeth, etc. *Journ. Phil. Acad.*, 1874. — ID. The origin of the specialised teeth of the carnivora. *Amer. Naturalist*, 1879. — ID. The mechanical origin of the dentition of the Amblypoda. *Proc. of the Amer. phil. Soc.*, 1880. — ID. The mechanical causes of the origin of the dentition of Rodentia. *Amer. Naturalist*, 1888. — ID. The mechanical causes of the development of the hard parts of the mammalia. *Journ. of Morphology*, Bd III, 1889. — OSBORN. The evolution of mammalian molars to and from the tritubercular type. *Americ. Naturalist*, 1888. — ID. Structure and classification of the mesozoic mammalia. *Journ. Phil. Acad.*, 1888. — ID. The history and homologies of the human molar cusps. *Anat. Anzeiger*, 1892. — ID. Recent Researches upon the succession of the teeth in mammals. *Amer. Naturalist*, 1893. — RYDER. On the mechanical genesis of teethforms. *Proc. of the Acad. of nat. sc. of Phil.*, 1878. — ID. Further notes on the mechanical genesis of tooth-forms. *Ibid.*, 1879. — SCOTT. The evolution of the praemolar teeth in the mammals. *Proc. of the Acad. of nat. sc. of Philadelphia*, 1892. — WORTMAN, FLEISCHMANN. *Loc. cit.* — SCHLOSSER. Ueber die Deutung des Milchgebisses der Saügetiere. *Biol. Centralblatt*, X, 1890-91. et *Verh. d. deutschen odont. Ges.*, Bd IV, 1893. — ID. Die Differenzung des Saügetiergebisses. *Biol. Centralblatt*, X, 1890-91. — GAUDRY. *Les enchaînements du monde animal*, Paris, 1878. — DYBOWSKI. Studien über Saügetierzähne. *Verh. d. Zool.-bot. Ges. in Wien*, Bd XXXIX, 1889. — MAGITOT. Des lois de la dentition. *Journ. de l'anat. et de la phys.*,

1883. — Id. Sur les deux dentitions des Mammifères. *Soc. de Biologie*, 1888. — Kükenthal, Rose, Schwalbe. *Loc. cit.* — Cleland. On the Development of the molar Teeth of the Elephant with Remarks on dental Series. *Rep. 63. Meet. British Assoc.*, 1893. — Mahn. *Loc. cit.* (p. 216). — Beauregard. *Loc. cit.* (p. 216). — Leche. *Loc. cit.* — Flower. On the development and succession of the teeth in the Marsupialia. *Phil. Transactions*, vol. 157, 1867. — Id. Remarks on the homologie and notation of the teeth of the Mammalia. *Journ. of anat. and phys.*, vol. III, 1869. — Id. On the milk-dentition of Mammalia. *Trans. of the odont. Society*, vol. III, 1871. — Thomas. On the homologies and succession of teeth, etc. *Phil. Transactions*, vol. 178, 1887. — Id. Ueber die Deutung des Milchgebisses der Saügetiere. *Biol. Centralblatt*, X, 1890-91. — Id. Notes on Dr. W. Kükenthal discoveries in Mammalian dentition. *Ann. and Mag. of nat. hist.*, 1892. — Lataste. *Loc. cit.* (p. 126). — Baume. *Odontologische Forschungen.* Leipzig, 1882. — Zuckerkandl. *Anatomie der Mundhohle mit bes. Berücksichtigung der Zähne*, Wien, 1891. — Schwalbe. Schlosser, Scheidt. *Loc. cit.* — Dietlein. Ueber Zahnwechsel und verwandte Fragen. *Anat. Anzeiger*, Bd X, n° 11, 1895.

Chapitre IV

Toldt. Die Formbildung des Blinddarmes. *Verh. d. Anat. Gesellschaft in Strassburg*, 1894. — Id. Zur Geschichte der Mesenterien. *Verh. d. Anat. Gesellschaft in Göttingen*, 1893. — Id. Bauchfell und Gekröse. *Ergebnisse d. Anat. u. Entw.*, 1893-1894. — Endres. Anat.-entw. Studien über die formbildende Bedeutung des Blutgefäss-Apparates, etc. *Arch. für mikr. Anat.*, Bd XL, 1892. — Klaatsch. Zur Morphologie der Mesenterialbildungen am Darmkanal der Wirbelthiere. *Morph. Jahrbuch*, Bd XVIII, 1892. — Lamb. The Meckel Diverticulum. *Amer. Journ. of the Med. Sc.*, 1893. — Albers, Osler, Rolliston, cités par Lamb. — Kelynack. Cases of Meckel's Diverticulum. *Journ. of Anat. and Phys.*, vol. XXVI, 1891. — Symington. The Relations of the Peritoneum to the descending Colon in the human Subject. *Journ. of Anat. and Phys.*, vol. XXVI, 1891. — Collard. Abnormal Position of Meckel's Diverticulum. *Journ. of Anat. and Phys.* Vol. XXVI, 1892. — Launay. Un cas d'inversion isolée des organes du mésogastre antérieur et postérieur. *Bull. Soc. anat.*, Paris, 1894. — Busse. Situs viscerum inversus totalis. *Wien. klin. Wochenschrift*, Bd VIII, 1895. — Fraser. A case of complete Transposition of the thoracic and abdominal Viscera. *Trans. R. Ac. med. Dublin.* Ireland, vol. XII, 1895. — Rogie et Pérignon. Anomalie de l'évolution du péritoine. *Journ. d. sc. méd. de Lille*, I, 1892. — Goette. *Die Entw. der Unke.* Leipzig, 1875. — Goeppert. Die Entw. und das spätere Verhalten des Pankreas der Amphibien. *Morph. Jahrbuch*, Bd. XVII, et *In. Dissert.*, Heidelberg, 1891. — Stoehr. *Ergebnisse d. Anat. u. Entw.* 1891, Bd. I. — Stoss. Zur Entw. des Pankreas. *Anat. Anzeiger*, 1891. — Id. Untersuchungen über die Entw. der Verdaungsorgane. *Deutsche Zeitschr. f. Thiermedicin und vergl. Pathol.*, Bd XIX et *In. Dissert.*, Leipzig, 1892. — Laguesse. Structure et développement du pancréas d'après les travaux récents. *Journ. de l'anat. et de la phys.*, 1894. — Balfour. *A monograph of Elasmobranch Fishes.* Londres, 18. — Goette. *Beiträge zur Entw. des Darmkanales im Hühnchen.* Tübingen, 1867 — Duval. *Atlas d'embryologie*, Paris, 1889. — Phisalix. Etude d'un embryon humain de 10 millim. *Arch. de zool. expér. et générale*, 1888. — Zimmermann. Rekonstruction eines menschlichen Embryo. *Verhandl. d. Anat. Ges.* Berlin, 1887. — Felix. Zur Leber-und Pankreasentwickelung. *Arch. f Anat. u. Phys.*,

Anat. Abth., 1892. — SAINT-REMY. Sur le développement du pancréas chez les Ophidiens. *C. r. Ac. Sc.*, 1893. — ID. Recherches sur le développement du pancréas chez les reptiles. *Journ. de l'Anat. et de la Phys.*, 1893. — ID. Recherches sur le développement du pancréas chez les Oiseaux. *Revue biol. du N. de la France*, 1893. — KUPFFER. Ueber die Entw. von Milz und Pankreas. *Münch. med. Wochenschrift*, 1892. — LAGUESSE. Sur les bourgeons pancréatiques accessoires et l'origine du canal pancréatique chez les Poissons. *Soc. de biologie*, 1893. — ID. Développement du pancréas chez les Poissons osseux. *Journ. de l'Anat. et de la Phys.*, 1894. — STOEHR. Die Entw. von Leber und Pankreas der Forelle. *Anat. Anzeiger*, 1893. — GOEPPERT. Die Entw. des Pankreas der Teleostier. *Morph. Jahrbuch*, Bd XX, 1893. — KUPFFER. Ueber das Pankreas bei Ammocoetes. *Münch. med. Wochenschrift* et *Sitz. d. ges. f. Morph. u. Phys. zu München*, 1893, H. II-III. — LAGUESSE. Développement du pancréas chez les Sélaciens. *Bibl. anatomique*, 1894. — HAMBURGER. Zur Entw. der Bauchspeicheldrüse des Menschen. *Anat. Anzeiger*, 1892. — WLASSOW. Zur Entw. des Pankreas beim Schwein. *Morphol. Arbeiten*, Bd IV, 1894. — ENDRES. *Loc. cit.* — JANOSIK. Le pancréas et la rate. *Bibl. anatomique*, n° 2, 1895. — SHORE. Notes on the Origin of the Liver. *Journ. of Anat. and Phys.*, vol. XXV, 1891. — FROBEEN. Zur Entw. der Vogelleber. *Anat. Hefte*, Bd I, 1892. — HAMMAR. Einige Plattenmodelle zur Beleuchtung der früheren embryonalen Leberentwickelung. *Nova Acta R. Soc. Sc. Upsal;* Ser. III, vol. XVI, 1888, et *Arch. für Anat. und Phys., Anat. Abth.*, 1893. — KOSTANECKI. Die embryonale Leber in ihrer Beziehung zur Blutbildung. *Anat. Hefte*, Bd I, 1892. — KUBORN. Du développement des vaisseaux et du sang dans le foie de l'embryon. *Anat. Anzeiger*, Bd V, 1890. — HERLITZKA. Intorno ad alcune particolarità di sviluppo e di struttura del fegato infantile. *Thèse* et *Lo sperimentale*, Ann. XLVIII, 1894.

KUPFFER. Ueber die Entw. der Milz und des Pankreas. *Münch. med. Abhandl.*, 1893. — LAGUESSE. La rate est-elle d'origine entodermique ou mésodermique ? *Bibl. anatomique*, 1894, n° 1. — JANOSIK. Le pancréas et la rate. *Bibl. anatomique*, 1895, n° 2.

S. ET SUZ. PH. GAGE. Changes in the ciliated areas of the alimentary canal of the Amphibia. *Proc. of the Americ. Assoc. for the adv. of science*, vol. XXXIX, 1890. — RATNER. Zur Metamorphose des Darmes bei der Froschlarve. *Diss. in.*, Dorpat, 1891. — NICOLAS. Les « bourgeons germinatifs » dans l'intestin de la larve de Salamandre. *Bibl. anatomique*, 1894, n° 1. — BIZZOZERO. Ueber die schlauchförmigen Drüsen des Magendarmkanals, etc. *Arch. für mikr. Anat.*, Bd XL et XLII. — OPPEL. Beiträge zur Anatomie des Proteus anguineus. *Arch. für mikr. Anat.*, Bd XXXIV. — SACERDOTTI. Ueber die Entw. der Schleimzellen des Magenkanales. *Intern. Monatsschrift für Anat. u. Phys.* Bd XI, 12, 1894. — PALZELT, BIZZOZERO, cités in SACERDOTTI.

APPENDICE A LA DEUXIÈME PARTIE

SYSTÈME NERVEUX CENTRAL

CHAPITRE I

Généralités et premiers temps du développement du système nerveux central.

---

1) *Le tube nerveux ou médullaire. Constitution générale.* — Le plan général de constitution du tube nerveux embryonnaire que His a dressé n'a pas subi de modification importante et a été généralement accepté, par exemple par Minot et Marshall dans leurs traités d'embryologie.

2) *Spina-bifida. Anencéphalie.* — Sur la question du spina-bifida et de l'anencéphalie, que nous avons vue si intimement liée à celle de l'évolution du tube nerveux, plusieurs travaux se sont produits.

D'une étude que Leonowa a faite d'un cas d'amyélie et d'anencéphalie, les conclusions intéressantes que voici peuvent être tirées. Comme il n'y avait pas, dans ce cas, de racines antérieures, on aurait pu s'attendre à ce que les muscles fussent imparfaitement développés ; or il n'en était rien. D'autre part, en l'absence même de cerveau et de moelle, mais les ganglions spinaux étant présents, le système nerveux périphérique et les organes des sens offraient à peu près leur développement habituel : fait qui montre l'indépendance du développement du système nerveux périphérique vis-à-vis du névraxe.

On trouvera dans Sulzer la relation d'un cas intéressant de spina-bifida. D'autre part, Saalfeld apporte une nouvelle contribution à l'étude de l'hypertrichose lombaire concomitante du *spina-bifida occulta*.

3) *Moelle épinière et cerveau. Le cerveau; ses grandes divisions.* — Si dans le paragraphe (p. 329) il n'est pas fait mention des

divisions que His et Kupffer ont introduites récemment dans le cerveau, il en a été tenu compte du moins dans les chapitres 4 et 6 auxquels nous renvoyons.

4) *Occlusion de la gouttière nerveuse, etc., le neuropore antérieur.* — De nouveau, His est revenu sur l'autonomie de la « suture frontale » ou « terminale » qu'il distingue nettement de la suture dorsale. Dans le chapitre 6 (p. 527 et 528) il est rendu compte des nouvelles considérations développées par His. Quant au lobe olfactif impair de Kupffer, son existence a été confirmée par Rabl-Rückhard chez les Sélaciens.

5) *Neuromérie.* — Locy montre que la neuromérie est chez les embryons de Sélaciens beaucoup plus précoce qu'on ne l'admet généralement. L'axe nerveux se montre en effet segmenté alors qu'il est encore à l'état de plaque épaissie et avant que les replis médullaires se soient formés; avant toute indication de vésicules cérébrales; avant que le mésoderme soit segmenté en somites. Les segments neuraux ainsi constitués ne sont pas transitoires, mais se maintiennent pour devenir les neuromères que présentent les stades plus âgés.

CHAPITRE II

Histogenèse du système nerveux.

On trouvera, comme complément à ce qui est dit (p. 367) sur l'évolution des cellules nerveuses, quelques renseignements et un dessin empruntés à Cajal (p. 718 et fig. 342).

La question de la différenciation des cellules névrogliques et nerveuses et de l'histogenèse de la névroglie a donné lieu à plusieurs travaux.

Valenti, étudiant le cerveau de quelques Poissons cartilagineux, voit les cellules névrogliques dériver tout aussi bien que les cellules nerveuses des éléments de la gouttière médullaire; car alors qu'il n'existe encore aucune trace d'enveloppe conjonctive cérébrale, se développent des éléments de forme conjonctive, des cellules névrogliques, qui ne peuvent avoir par conséquent qu'une origine ectodermique. En outre et plus tard, des éléments conjonctifs immigrés dans l'ébauche cérébrale prennent encore part à la formation de la névroglie. Celle-ci reconnaît donc une double origine, ectodermique et conjonctive.

Le développement de la névroglie dans la moelle épinière de l'Homme et d'autres Mammifères a été suivi par Colella, dont voici les principales conclusions. Il y a trois catégories de cellules névrogliques toutes d'origine ectodermique : 1° cellules de l'épithélium nerveux; 2° cellules névrogliques profondes; 3° cellules névrogliques superficielles. Les cellules névrogliques ne se mettent jamais en connexion, mais en simple contact les unes avec les autres; elles ne sont ainsi que contiguës à la pie-mère, au-dessous de laquelle leurs prolongements périphériques se terminent librement.

Les études de Schaper, qui seront analysées plus loin, l'ont conduit, comme Colella, à admettre l'origine ectodermique unique de tous les éléments névrogliques du cervelet, à part quelques éléments immigrés avec les vaisseaux.

On croyait que les cellules névrogliques épendymaires ne persistent pas chez l'adulte ou tout au moins ne demeurent pas en connexion par leur prolongement externe avec la périphérie du cerveau. On n'avait pu chez les Vertébrés supérieurs adultes montrer cette connexion périphérique. C'est cette lacune que Berkley a comblée en étudiant l'histologie de la région infundibulaire.

Relativement à l'origine des fibres nerveuses, périphériques, Mitrophanow combat les idées de Dohrn sur la provenance de ces fibres aux dépens d'épaississements ectodermiques. Il bat aussi en brèche les vues de Goronowitsch d'après lesquelles les fibres nerveuses périphériques, comme les ganglions spinaux eux-mêmes, seraient mésodermiques.

CHAPITRE III

Développement de la moelle.

Pour déterminer sur quelles portions du canal épendymaire primitif porte la réduction du canal central qui s'effectue au cours du développement, si elle s'exerce à la fois sur l'extrémité dorsale et sur l'extrémité ventrale de la lumière épendymaire, ou si elle n'intéresse que la partie dorsale, on n'a utilisé jusqu'ici que des faits d'ordre anatomique, cherchant à retrouver, en suivant les changements de forme qu'éprouve le canal pendant son évolution, la partie du canal primitif qui se conserve chez l'adulte. Nous avons employé dans ce but des critériums d'ordre histologique plus certains que les données purement anatomiques.

Ces critériums sont les suivants :

En premier lieu, la proportion des figures de division nucléaire dans les diverses régions du canal central primitif peut donner des renseignements précieux. Comme, en effet, la bordure épendymaire définitive ne comporte qu'une seule rangée de cellules, que les éléments qui entourent l'épendyme et qui forment la substance gélatineuse centrale sont clairsemés, la paroi épendymaire primitive n'aura que peu de cellules à former pour constituer la paroi immédiate et médiate du canal définitif; elle pourra donc, dans l'endroit qui plus tard entourera celui-ci, n'offrir que peu de figures mitotiques. Il en sera autrement de la région non employée à border le canal épendymaire définitif, et qui, d'après Löwe et Corning, doit subvenir aux frais de la formation de la substance gélatineuse de Rolando; cette deuxième région devra donc présenter de nombreuses mitoses.

En second lieu, il paraît évident que celle des régions de la paroi épendymaire primitive dans laquelle les cellules constituantes se rapprocheront le plus, par leur forme, des cellules épendymaires définitives, sera celle qui persistera pour former l'épendyme de l'adulte; par suite, la région du canal central limitée par elle deviendra le canal épendymaire permanent.

Un troisième critérium est fourni par la ciliation des cellules. Les cils n'existent pas au début et sont une acquisition secondaire des cellules. Or, il est vraisemblable que, dans ces portions du canal central qui doivent plus tard s'oblitérer, les cellules épithéliales n'acquerront pas de cils, ceux-ci devant demeurer sans emploi.

Les propositions précédentes peuvent être considérées comme l'explication des divers résultats que nous a fournis l'étude d'embryons de Mouton et d'embryons humains dans la question de la partie persistante du canal central. Pour les diverses raisons qui viennent d'être exposées, c'est la portion ventrale du canal qui doit persister chez l'adulte. Les phénomènes se passent du reste d'une façon assez différente chez l'Homme et chez le Mouton.

CHAPITRE IV

Le cerveau rhomboïdal. Développement de la moelle allongée, du pont et du cervelet.

Le développement du cervelet a été dans ces derniers temps l'objet d'importantes recherches de la part de Schaper, Lugaro et et Kuithan (1). Les recherches de Schaper portent sur le cervelet des Poissons osseux, dont l'auteur a étudié tant l'organogenèse que l'histogenèse.

Au point de vue organogénique elles ont abouti au résultat

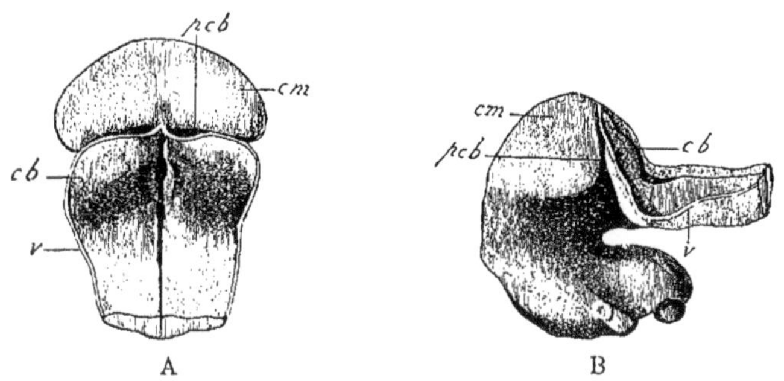

Fig. 875. — *Ébauche du cervelet d'un embryon de Truite de 16 jours* (reconstruction de coupes) d'après Schaper.

A. Vue d'en haut et d'en arrière. — B. Vue de côté. — *pcb*, pli cérébelleux, entre le cerveau moyen et le cerveau postérieur. — *cb*, ébauche du cervelet (bourrelets latéraux). — *cm*, cerveau moyen. — *v*, voûte du quatrième ventricule sectionnée le long de son insertion aux parois latérales.

capital suivant : le cervelet des Poissons osseux se développe aux dépens d'une ébauche paire et symétrique, et à ce titre il est parfaitement l'équivalent du cervelet des Vertébrés supérieurs.

L'ébauche bilatérale et symétrique du cervelet des Téléostéens

(1) Nous regrettons n'avoir pas eu à notre disposition le mémoire de ce dernier auteur.

doit son origine d'abord à la formation d'un pli du tube nerveux (fig. 375, *pcb*) (pli cérébelleux), s'effectuant à la limite de la vésicule cérébrale moyenne et de la vésicule postérieure, et en second lieu à l'accroissement en épaisseur de la partie de ce pli qui deviendra le cervelet. Le plissement, qui est transversal, débute sur les côtés et ne gagne que peu à peu la ligne médiane où il est encore à peine marqué, tandis qu'il est déjà très profond sur les parties latérales. Ce sont les branches postérieures de ce pli, formant la bordure antérieure du quatrième ventricule, qui sont l'ébauche même du cervelet, et qui pour le former vont s'épaissir fortement

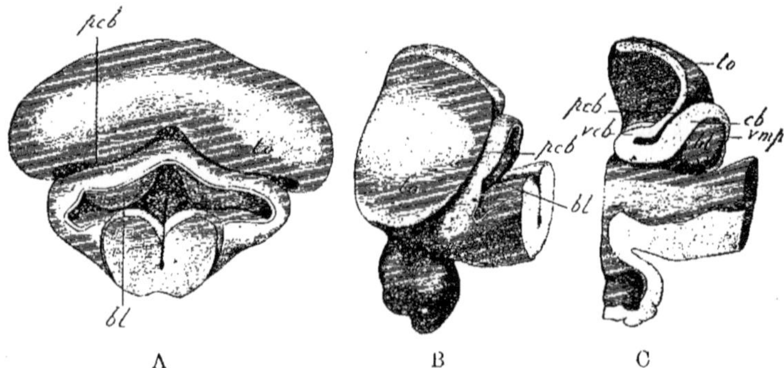

FIG. 376. — *Ébauche du cervelet d'un embryon de Truite de 79 jours* (reconstruction de coupes), d'après SCHAPER.

A. Vue d'en haut et d'en arrière. — B. Vue de côté. — C. Coupe sagittale. — *to*, toit optique du cerveau moyen. — *pcb*, pli cérébelleux. — *vcb*, valvule cérébelleuse. — *vmp*, voile médullaire postérieur. — *cb*, cervelet. — *bl*, ses bourrelets latéraux saillants dans le quatrième ventricule.

(fig. 375 A et B, *cb*). La voûte du quatrième ventricule étant enlevée, ces branches du pli se présentent sous la forme de deux bourrelets latéraux, proéminant dans le quatrième ventricule et l'un vers l'autre, unis seulement en haut et sur la ligne médiane par un pont étroit de substance (fig. 378 A, *pm*). Ces bourrelets enferment ainsi entre eux une fente étroite (fig. 378 A, *sm*), au fond de laquelle se trouve l'orifice postérieur de l'aqueduc de Sylvius. C'est seulement à ce moment, c'est-à-dire quand déjà les ébauches du cervelet sont parfaitement formées, que la voûte du quatrième ventricule est aussi absorbée dans l'édification cérébelleuse. Mais cette fois encore, comme pour les parois latérales du tube nerveux, c'est beaucoup plus les parties latérales que la portion médiane de la voûte qui contribuent en s'épaississant à la constitution du cervelet; la portion médiane demeure mince et formera, en se projetant fortement en avant, la valvule cérébelleuse (fig. 376 C, *vcb*). Ainsi donc, chez les Téléostéens, de même que chez les Vertébrés supérieurs et particulièrement chez l'Homme d'après les dessins de His, ce n'est pas la voûte du cer-

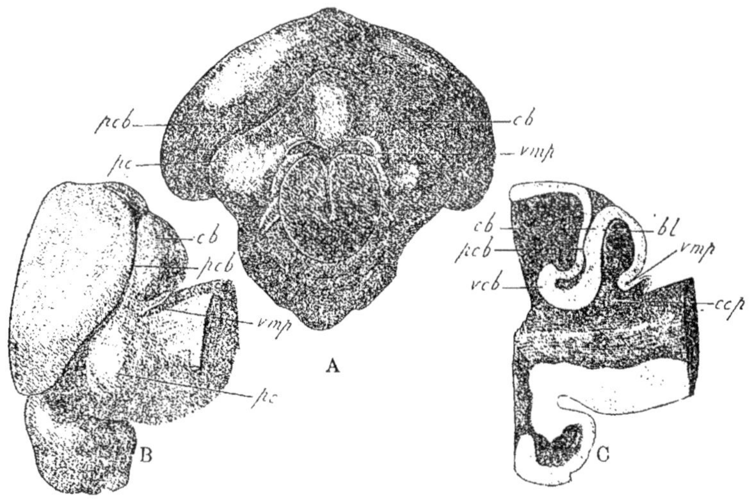

FIG. 377. — *Cervelet d'un embryon de Truite de 100 jours* (reconstruction de coupes), d'après SCHAPER.
A. Vue postéro-supérieure. — B. Vue latérale. — C. Coupe sagittale. — Mêmes lettres que ci-dessus. De plus, *ccp*, *cavum cerebelli primitivum*. — *pc*, pédoncule cérébelleux moyen.

veau postérieur qui fournit l'ébauche du cervelet, mais bien ses parties latérales; le cervelet n'est pas une formation médiane et impaire, mais paire et bilatérale.

Dans la suite du développement, le pli qui a donné naissance au cervelet s'incline de plus en plus en arrière, si bien que l'ébauche cérébelleuse arrive à se coucher obliquement sur la partie antérieure de la fosse rhomboïdale. Les parties latérales du cervelet, se développant d'une façon extrême, pendent en dehors de chaque côté du quatrième ventricule sous forme de deux puissants bourrelets (fig. 376 A, *bl*). D'autre part, en s'épaississant incessamment vers la ligne médiane (fig. 378 A), tandis que le pont intermédiaire (*pm*) qui les réunit demeure à peu près stationnaire, elles tendent à se rapprocher l'une de l'autre, et ainsi elles comprennent entre elles un sillon profond (*sm*) ouvert inférieurement dans le quatrième ventricule. Tandis que jusqu'ici le cervelet, après enlèvement de la toile choroïdienne, n'était pas caché et montrait à nu sa face postérieure, il arrive maintenant que la

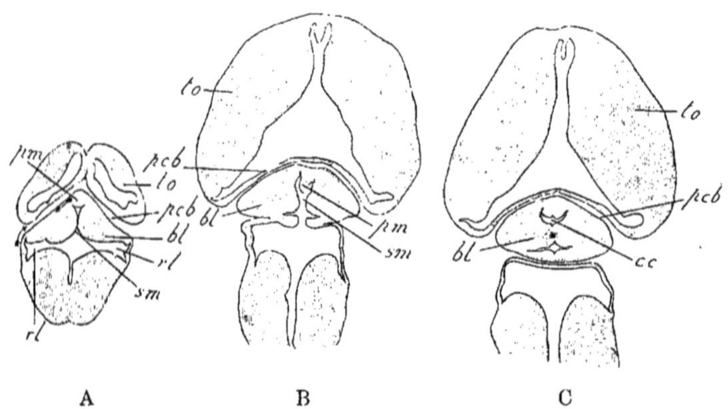

Fig. 378. — *Coupes de l'ébauche cérébelleuse chez des embryons de Truite d'âge différent*, d'après SCHAPER.

A. Embryon de 90 jours ; coupe perpendiculaire au pli cérébelleux. — B. Embryon de 103 jours ; coupe perpendiculaire au pli cérébelleux et passant par son milieu. — C. Même embryon ; coupe menée par un plan plus élevé. — *to*, toit optique. — *pcb*, pli cérébelleux. — *pm*, plaque médiane du cervelet unissant les deux bourrelets latéraux *bl*, *bl*. — *rl*, recessus latéraux du 4ᵉ ventricule. — *sm*, sillon médian du 4ᵉ ventricule. — *cc*, canal central du cervelet. — Les flèches indiquent la direction dans laquelle les cellules néoformées au niveau des recessus latéraux et de la plaque médiane émigrent pour constituer la couche granuleuse superficielle. L'astérisque marque le point où les bourrelets latéraux se soudent.

lèvre postérieure du pli cérébelleux s'enfonce vers la fosse rhomboïdale en formant le voile médullaire postérieur (fig. 377, *vmp*). L'ébauche cérébelleuse est ainsi transformée en un organe en forme de capuchon (fig. 377, C), dans la cavité duquel font saillie les bourrelets latéraux de l'ébauche cérébelleuse; cette cavité, l'auteur la nomme *cavum cerebelli primitivum* (fig. 377, *ccp*). Par l'accroissement de plus en plus considérable des bourrelets latéraux, cette cavité se réduit de plus en plus. D'autre part, le sillon médian (fig. 378, *sm*), que laissaient entre eux les deux bourrelets, se rétrécit toujours davantage par le rapprochement de ces deux bourrelets *bl*, *bl*. Puis ceux-ci venant à se fusionner dans leur partie centrale (fig. 378, C), il en résulte un étroit canal situé au-dessus du point de fusion des deux bourrelets qui communique avec la cavité cérébelleuse primitive à ses deux extrémités antérieure et postérieure ; c'est le « canal central du cervelet » des auteurs (fig. 378 C, *cc*).

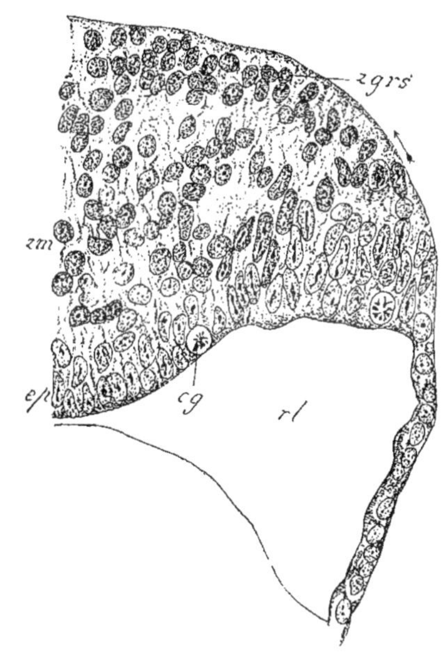

FIG. 379. — *Paroi du cervelet d'un embryon de Truite de 90 jours, au voisinage des recessus latéraux*, d'après SCHAPER.

rl, recessus latéral. — *cg*, cellule germinative en voie de division. — *ep*, cellules épendymaires. — *zm*, zone du manteau formée de cellules indifférentes. — *zgrs*, zone granuleuse superficielle formée de cellules venues du bord du recessus latéral suivant le sens de la flèche.

Les faits histogénétiques décrits par Schaper sont les suivants. Les cellules épithéliales de la paroi cérébelleuse en voie de multiplication prennent la forme des cellules germinatives de His ; celles-ci (fig. 379, *cg*) ne sont donc pas une espèce distincte d'éléments nerveux. Ces cellules germinatives, après avoir produit par leur division pendant un certain temps des cellules épithéliales, donnent naissance à des cellules indifférentes, qui émigrent vers la périphérie à travers la couche épithéliale et s'y accumulent en une zone du manteau (fig. 379, *zm*). De ces cellules indifférentes, dérivent tant des cellules nerveuses que des éléments névrogliques ; cette origine commune des unes et des autres est un fait général, que l'on observe dans toutes les parties du système nerveux. Les cellules épithéliales primitives forment au début le seul soutien de la paroi cérébelleuse ; quelques-unes, les plus voisines de la cavité cérébelleuse, persistent et deviennent cellules épendymaires (fig. 379, *ep*), mais la plupart disparaissent et sont remplacées par des cellules névrogliques.

Le fait le plus nouveau mis en lumière par les recherches de Schaper concerne l'apparition des cellules de cette couche granuleuse transitoire dont l'existence est connue depuis longtemps chez les Vertébrés supérieurs, mais dont l'origine et la signification sont encore énigmatiques. Les éléments de cette couche prennent naissance de la façon suivante. Tandis qu'au niveau des parties épaissies du cervelet l'activité cinétique diminue ou même s'arrête, de nombreuses divisions cellulaires continuent à s'effectuer dans les parties minces du cervelet, c'est-à-dire dans le pont médian (fig. 378, *pm*) qui réunit les bourrelets latéraux et qui forme la voûte du sillon médian ou futur canal central, sur les bords de la paroi des recessus latéraux du quatrième ventricule (*rl*), au niveau du voile médullaire postérieur, partout en un mot où la paroi cérébelleuse se réduit à une couche épendymaire. Mais les cellules néoformées ne demeurent pas en ces points, qui doivent rester minces ; elles émigrent et viennent recouvrir la face externe de l'ébauche cérébelleuse d'une couche continue (fig. 379) (1). C'est cette couche, connue depuis longtemps, qui formera la zone granuleuse superficielle transitoire (fig. 379, *zgrs*) ; c'est elle que nous avons appelée « couche de renfort », « couche d'Obersteiner » (Lahousse) (p. 498). Son existence est très générale et a été constatée chez divers animaux par de nombreux observateurs (Hess, Besser, Obersteiner, Boll, Denissenko, Lubimoff, Löwe, Vignal, Lahousse, Bellonci et Stefani, Wlassak, Herrick, Schaper, Lugaro, Cajal), sans que ces auteurs puissent s'accorder sur son origine, que Herrick et Schaper paraissent avoir enfin définitivement établie. Quant à sa destinée, on sait bien que c'est là une couche transitoire, que l'on a vue disparaître après la naissance en laissant à sa place la « couche moléculaire », que l'on a supposée formée à ses dépens.

Les éléments de la couche granuleuse superficielle sont, comme ceux de la zone du manteau, des cellules indifférentes, d'où dérivent cellules nerveuses et cellules névrogliques (fig. 379). Elles représentent, comme l'indique très bien l'expression de cellules de renfort sous laquelle on les a désignées, un contingent cellulaire destiné à remplacer celui de la zone germinative des parties épaisses du cervelet, lorsque ce dernier est épuisé. Le lieu d'origine, la migration, la situation superficielle de ces cellules sont la conséquence nécessaire de la forme de l'ébauche cérébelleuse et de son puissant développement ; c'est ce qui explique que le cervelet, de toutes les régions de l'axe nerveux, soit seul à les présenter. La disparition ultérieure de la couche granuleuse superficielle tient à l'émigration centripète de ses cellules, prouvée par Herrick et par Schaper. Les cellules de renfort en effet se mêlent aux cellules indifférentes de la zone du manteau et s'emploient de la même façon qu'elles à l'édification du cervelet et à la différenciation de ses divers éléments constituants. Il est probable, selon Schaper, que cette couche granuleuse joue un grand

(1) Nous avons vu (p. 497) que Herrick a décrit nettement, avant Schaper, un processus analogue.

rôle dans l'accroissement en surface et le plissement du cervelet ; car elle est beaucoup plus développée dans les cervelets abondamment plissés des Vertébrés supérieurs que dans ceux des Amphibiens et des Poissons, qui sont lisses. Contrairement à ce que l'on croyait avant Schaper, la couche moléculaire externe est indépendante de la couche granuleuse superficielle et n'en dérive pas ; elle apparaît seulement au moment où celle-ci disparaît.

L'histoire de la destinée de la couche granuleuse superficielle a été poursuivie par Lugaro. Nous avons vu que la destinée de cette couche était encore problématique pour la plupart des auteurs, qui en faisaient provenir la couche moléculaire du cervelet définitif, sans trop connaître le processus employé. Nous venons de voir que, selon Schaper, les éléments de cette couche émigrent en direction centripète, pour donner naissance aux diverses sortes cellulaires de l'ébauche cérébelleuse. Lugaro et avant lui

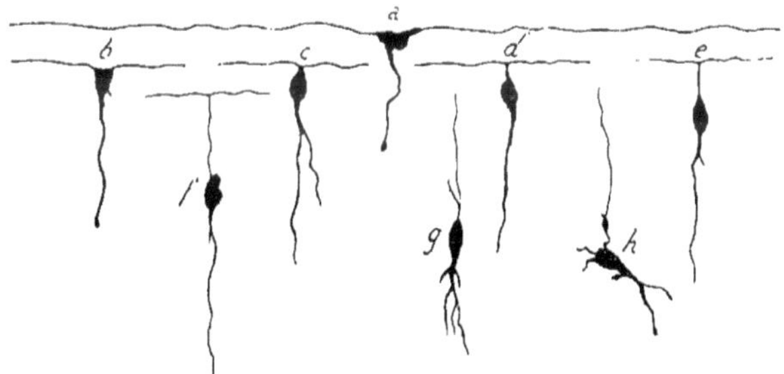

FIG. 380. — *Transformation des éléments bipolaires horizontaux du cervelet en éléments bipolaires verticaux et en grains*, d'après LUGARO.

a, cellule bipolaire horizontale. — *c*, cellule bipolaire verticale. — *h*, grain.

Cajal et P. Ramòn ont précisé les cellules qui dérivent de ces éléments. Ils ont trouvé dans la couche granuleuse superficielle deux zones successives caractérisées par des espèces différentes de cellules : la première comprenant des éléments épithélioïdes, la deuxième des éléments bipolaires horizontaux, à prolongements nerveux et protoplasmiques tangentiels. En outre, ils trouvèrent des éléments bipolaires verticaux à cylindre-axe dirigé vers la surface ; entre les éléments horizontaux et les éléments verticaux, toutes sortes d'intermédiaires existaient. Les cellules bipolaires verticales viennent après la naissance se placer dans la partie profonde de l'assise moléculaire et dans la partie superficielle de l'assise granuleuse ; elles ne sont autres que les « grains » du cervelet. Les grains naissent donc par transformation des cellules indifférentes de la couche granuleuse superficielle en cellules bipolaires horizontales, en cellules bipolaires verticales, et de ces dernières à leur tour. La métamorphose des éléments bipolaires horizontaux en éléments verticaux se fait par un processus analogue (fig. 380), à celui qui change les cellules opposito-polaires des ganglions spinaux en cellules unipolaires (voir p. 381 et suiv.) ; ce serait le prolongement cylindre-axile qui, en s'allongeant, produirait la migration du corps cellulaire des éléments bipolaires et l'amènerait dans la situation où l'on trouve définitivement celui des grains (fig. 380).

CHAPITRE VI

Cerveau antérieur primitif et cerveau intermédiaire.

I. — PLANCHER DU CERVEAU INTERMÉDIAIRE. HYPOPHYSE. — Kupffer vient de développer davantage encore les vues qu'il avait émises déjà sur l'existence d'un palaeostôme hypophysaire (v. p. 564), en les appuyant sur de nouveaux faits empruntés à différents Vertébrés.

Voici d'abord les principaux faits qu'il établit.

Chez le Myxine, il trouve, contre Retzius, que l'extrémité postérieure du processus infundibulaire est en communication avec les tubes de l'hypophyse. A cet effet, le processus infundibulaire se partage à son extrémité postérieure en trois branches, dont la médiane se termine en cul-de-sac, mais dont les deux latérales s'ouvrent dans les tubes hypophysaires. L'hypophyse est ainsi une glande infundibulaire à canal excréteur pair et symétrique, située au-dessus du canal naso-pharyngien.

Chez la Lamproie de Planer adulte, l'hypophyse consiste en deux corps placés l'un derrière l'autre. L'antérieur est en connexion à certains endroits avec l'épithélium de la paroi dorsale du canal naso-pharyngien, dont il dérive d'ailleurs, ainsi que Kupffer l'a constaté embryologiquement. Le corps postérieur, indépendant du précédent, est en communication avec le processus infundibulaire divisé en trois lobes, dont le médian est homologue au sac vasculaire des Poissons osseux; ce corps postérieur est une glande infundibulaire. L'hypophyse se compose donc ici de deux organes glandulaires indépendants, l'un antérieur pharyngien, l'autre postérieur infundibulaire.

Chez les Poissons osseux et les Sélaciens il en est de même; il y a donc en avant une glande hypophysaire, en arrière un sac vasculaire ou glande infundibulaire communiquant avec le processus infundibulaire.

Nous pouvons ici intercaler aux faits rapportés par Kupffer la

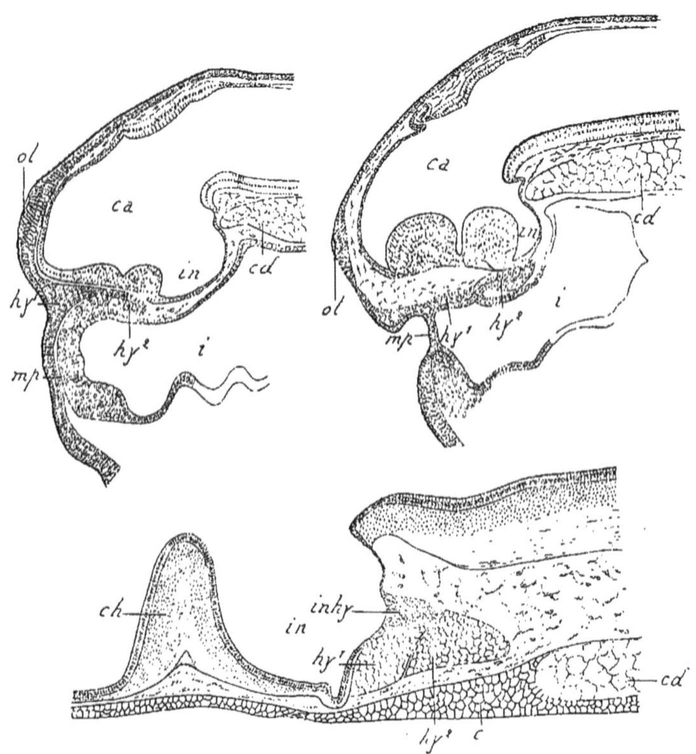

FIG. 381. — *Coupes sagittales de la tête d'embryons de Rana fusca*, pour le développement de l'hypophyse, d'après KUPFFER.

A, stade le plus jeune ; C, le plus âgé. — *ca*, cerveau antérieur. — *in*, infundibulum. — *inhy*, partie infundibulaire de l'hypophyse (gl. infundibulaire). — *hy*¹, partie ectodermique de l'hypophyse, homologue de la poche de Rathke des Amniotes. — *hy*², partie entodermique de l'hypophyse, homologue de la poche de Rathke des Amniotes. — *i*, intestin. — *cd*, corde dorsale. — *ol*, organe olfactif impair qui dérive du neuropore antérieur. — *mp*, membrane pharyngienne. — *ch*, chiasma optique. — *c*, cartilage de la base du crâne.

description que donne Bickford de l'hypophyse de *Calamoichthys calabaricus*. Elle a vu que la lumière du canal infundibulaire issu du cerveau règne tout le long de l'hypophyse, sans s'ouvrir cependant dans les tubes glandulaires de l'hypophyse, comme l'admet Waldschmidt pour *Polypterus bichir*. D'autre part, l'extrémité inférieure de l'hypophyse communique d'une façon persistante avec la cavité buccale.

Chez la Grenouille rousse (fig. 381), Kupffer décrit un bourgeon ectodermique (partie ectodermique de l'hypophyse), à l'extrémité profonde duquel vient s'accoler intimement un bourgeon entodermique (partie entodermique de l'hypophyse) ; les deux bourgeons, quoique accolés, demeurent distincts. Tous deux se séparent ensuite de leur matrice respective, c'est-à-dire de l'ectoderme et de l'entoderme, et viennent s'enclaver entre l'extrémité antérieure de la corde dorsale et l'infundibulum. C'est alors que ce dernier en bourgeonnant vient former une troisième partie constitutive de la formation hypophysaire ; cette dernière partie est la glande infundibulaire, le sac vasculaire, qui est ici plein au lieu d'être creux.

Ces trois parties constituantes se retrouvent chez les Amniotes et spécialement chez l'embryon de Brebis. Chez la Brebis, une coupe sagittale de la tête montre, dans l'ectoderme : d'abord un épaississement, la plaque olfactive médiane; puis un diverticule, la poche de Rathke; puis un nouvel épaississement que l'auteur compare au disque adhésif de l'Esturgeon et du Lépidostée; puis la membrane pharyngienne. Du côté de l'entoderme, on voit la poche de Seessel. Celle-ci, dans un stade ultérieur, tandis que le plancher cérébral forme le processus infundibulaire, bourgeonne et donne lieu à une masse cellulaire assez considérable, en connexion avec l'extrémité antérieure de la corde, dont plus tard elle ne paraît plus qu'un appendice.

Ainsi la formation hypophysaire dérive de trois organes différents : 1° une ébauche entodermique, qui est soit le canal naso-pharyngien, soit le diverticule hypophysaire ou poche de Rathke; 2° une ébauche ectodermique, représentée chez les Amniotes par la poche de Seessel ; 3° le processus infundibulaire avec la glande infundibulaire.

Chez le Myxine existent seuls le conduit naso-pharyngien et la glande infundibulaire ouverte dans l'infundibulum cérébral. Chez la Lamproie il en est de même; mais de plus le canal naso-pharyngien développe une glande dorsale, distincte de la glande infundibulaire, qui est la glande hypophysaire. Chez les autres Poissons il en est de même que chez la Lamproie. Les trois parties persistent chez les Batraciens; une partie seulement de l'hypophyse est de provenance ectodermique, l'autre est entodermique. Quant aux Amniotes, ils se comportent comme les Batraciens, et chez eux la portion entodermique de l'hypophyse est représentée par un bourgeon parti de la poche pharyngienne de Seessel. L'existence d'une ébauche entodermique pour l'hypophyse a été confirmée chez les Amphibiens par Valenti, qui diffère de Kupffer en ce qu'il trouve à côté de l'ébauche entodermique hypophysaire un bourgeon épithélial issu de la paroi du pharynx et représentant un intestin préoral.

Kupffer donne de ces diverses dispositions une remarquable interprétation qui est en partie contenue dans la théorie qu'il a émise antérieurement et que nous avons exposée déjà (p. 562 et suiv.), savoir la théorie du paleaostome. Pour lui en effet, rappelons-le, il aurait existé chez les ancêtres directs des Vertébrés une bouche primitive, un palaeostome, qui aurait persisté sous la forme du canal naso-pharyngien des Monorhiniens, de la poche de Rathke des Amphirhiniens. Ce canal et cette poche ne seraient d'ailleurs que la portion extérieure, ectodermique, de cette communication buccale primitive. Sa portion intérieure ou entodermique (intestin préoral) serait représentée par le bourgeon hypophysaire entodermique des Amphibiens et par la poche de Seessel des Amniotes. Un diverticule glanduleux poussé par le plancher cérébral débouchait dans ce palaeostome; il est représenté par la « glande hypophysaire » chez les Tuniciers, par la glande infundibulaire chez les Vertébrés. Ce palaeostome persiste encore en tant que communication réelle chez le Myxine et l'Esturgeon, et l'on en retrouve des traces chez l'Ammocète. Ailleurs il n'existe qu'à l'état virtuel.

Saint-Remy vient cependant d'apporter un fait probant à l'appui de l'existence de ce palaeostome même chez les Amniotes. Il décrit en effet entre la poche de Seessel et la poche de Rathke une communication étroite, très fugace, qu'il a observée chez le Poulet de la soixante-dixième heure. Il diffère du reste de Kupffer en ce qu'il n'admet pas que la poche de Seessel bourgeonne pour donner lieu à une troisième partie constitutive de l'hypophyse, d'origine ectodermique; et il rattache à la corde dorsale cette formation, prise par Kupffer pour une ébauche entodermique de l'hypophyse.

Toute cette région est assez mal connue encore; on le voit d'après les opinions contradictoires qui règnent sur sa constitution. Voici que Chiarugi y décrit un nouveau détail. Chez un embryon de Cobaye du dix-neuvième jour, il a vu un tractus filamenteux (à la fois cellulaire et fibreux) partir de la région du chiasma optique et venir s'accoler à la face profonde de l'ectoderme sous-jacent sur une assez grande longueur ; sa signification lui est d'ailleurs restée inconnue.

II. — Paraphyse. — La question de la paraphyse vient d'être reprise par Studnicka. Après avoir rappelé la découverte de la paraphyse par Hoffmann, les travaux fondamentaux de Selenka et Francotte, les publications confirmatives de Burckhardt, Eycleshymer, S. P. Gage, His, Humphrey, l'auteur donne les raisons pour lesquelles, selon lui, la vésicule antérieure des Cyclostomes ne peut être regardée comme une paraphyse. C'est d'abord et surtout parce qu'au-devant de cette vésicule antérieure on peut encore trouver un autre organe, évagination de la voûte cérébrale, qui est la paraphyse. C'est ensuite parce que la vésicule pariétale antérieure est située juste au-devant de la commissure supérieure, tandis que la paraphyse en est toujours fort éloignée. En troisième lieu, la vésicule pariétale antérieure est en relation avec les ganglions de l'habenula, tandis que la paraphyse des autres animaux est toujours éloignée de ces ganglions. Enfin l'organe pariétal antérieur des Cyclostomes n'est semblable ni par son développement, ni par sa forme définitive, à la paraphyse des groupes voisins (Ganoïdes, Dipnoï), et ressemble au contraire par son développement à la vésicule antérieure de *Coregonus* et à l'œil pariétal des Sauriens.

La paraphyse des Petromyzontes se forme bien après que les organes pariétaux se sont développés. On voit que la toile choroïdienne à son extrémité tout antérieure forme deux replis peu saillants qui se confondent en avant en une évagination impaire, laquelle est précisément l'ébauche de la paraphyse. Celle-ci forme chez le Petromyzon adulte un large sac qui peut se ramifier. Par sa situation et sa forme, cette paraphyse ressemble beaucoup à celle du Protoptère et du têtard de Pélobate. Chez les Cyclostomes elle se forme tardivement, de même que chez l'Esturgeon (Kupffer) et les Amphibiens, tandis que chez les Reptiles elle est contemporaine de l'épiphyse (Hoffmann, Francotte, Leydig).

Dans la série animale, la paraphyse a des formes très variées. Chez la Lamproie et le Protoptère, c'est un sac membraneux ; chez la plupart des Amphibiens et des Reptiles, c'est un diverticule étroit; celle des Téléostéens est tout à fait rudimentaire (Studnicka), de même que celle de l'Homme (Francotte); la paraphyse de l'Esturgeon, d'*Ichthyophis* et de *Ceratodus* est une simple évagination à paroi mince dont l'extrémité se lobe en une sorte de plexus; celle des Ophidiens (Francotte, Studnicka) est remarquable au contraire par l'épaisseur de ses parois.

En raison de son apparition tardive, Studnicka ne croit pas que la paraphyse ait une valeur morphologique considérable. Sa structure ne permet pas de la considérer comme un organe des sens et en fait seulement une forme spéciale des plexus choroïdes.

INDEX BIBLIOGRAPHIQUE

Chapitre I

S. Minot. *Human Embryology*, 1892. — M. Marshall. *Vertebrate Embryology*, 1893.— Leonova. Contribution à l'étude de l'évolution pathologique du système nerveux. *Bull. de la Soc. imp. des natur. de Moscou*, 1893, anal. par Herrick in *J. of comp. Neur.*, 1894, vol. IV. — Darvas. Ueber das Nervensystem eines Anencephalus, etc. *Verh. d. Anat. Ges. in Strassburg*, 1894. — Sulzer. Ein Fall von Spina bifida. *Beiträge zur path. Anat.*, Bd XII, 1893. — Saalfeld. Ueber Spina bifida occulta mit Hypertrichosis lumbalis. *Virch. Archiv*, Bd CXXXVII, 1894. — Taruffi. *Della Rachischisis*, Bologne, 1890 (avec historique et critique).

His. Vorschläge zur Eintheilung des Gehirns. *Arch. für Anat. und Phys., Anat. Abth.*, 1893. — Minot. Structural plan of the human brain. *Pop. sc. Monthly*, 1893. — Kupffer. *Studien zur vergl. Entw. des Kopfes der Kranioten*. H. 2. *Die Entw. des Kopfes von Ammocoetes Planeri*. München-Leipzig, Lehmann, 1894.

His. Ueber das frontale Ende des Gehirnrohres. *Arch. für Anat. und Phys., Anat. Abth.*, 1893. — Rabl-Rückhard. Der Lobus olfactorius impar der Selachier. *Anat. Anzeiger*, 1893, nos 21-22.

Locy. Metameric Segmentation in the medullary Folds and embryonic Rim. *Anat. Anzeiger*, 1894, n° 13.

Chapitre II

Valenti. Contribution à l'histogenèse de la cellule nerveuse et de la névroglie dans le cerveau de quelques poissons chondrostéens. *Arch. ital. de biologie*, t. XX, 1894. — Paladino. Sur les limites précises entre la névroglie et les éléments nerveux de la moelle épinière. *Arch. ital. de biologie*, t. XXII, 1895. — Colella. Sur l'histogenèse de la névroglie dans la moelle épinière. *Arch. ital. de biologie*, t. XX, 1894. — Sala

Y PONS. La neuroglia de los Vertebrados. *Diss. in.* de Madrid. Barcelone, 1894. — SCHAFFER. Die oberflachliche Gliahülle und das Stützgerüst der weissen Rückenmarksmantels. *Anat. Anzeiger*, 1894, Bd IX, n° 8. — ID. Beiträge zur Kenntniss des Stützgerüstes im menschlichen Rückenmarke. *Arch. für mikr. Anat.*, Bd XLIV, 1894. — BERKLEY. The Histology of the infundibular Region. *Brain*, 1894. — MITROPHANOW. Note on the structure and development of nervous elements. *Journ. of comp. Neur.*, Bd III, 1893. — KLEINENBERG. Sur le développement du système nerveux périphérique chez les Mollusques. *Arch. ital. de biologie*, t. XXII, 1894. — R. Y CAJAL. *Nuevo concepto de la Histologia de los Centros nerviosos*, Barcelone, 1893. Neue Darstellung vom histologischen Bau des Centralnerven systems, *trad. allem. par* HELD. *Arch. f. Anat. und Phys.*, *Anat. Abth.*, 1893. Les nouvelles idées sur l'histologie des centres nerveux. *Bull. médical*, 1893. Les nouvelles idées sur la structure du système nerveux etc., *trad. française par* AZOULAY. Paris, 1894. — V. LENHOSSÈK. *Der feinere Bau des Nervensystems im Lichte neuester Forschungen.* Berlin, Fischer, 1893. — TREPINSKY. Beitrag zur Kenntniss der Entw. der Markscheiden in den Hintersträngen des Rückenmarkes. *Allg. Zeitschr. f. Psych. u. psych. Med.*, Bd XLIX, 1892.

CHAPITRE III

PRENANT. Des critériums qui peuvent servir à la détermination de la partie persistante du canal épendymaire. *Bibl. anatomique*, t. II, 1894, et *Journal intern. mensuel d'anat. et de phys.*, t. XI, 1894.

CHAPITRE IV

SCHAPER. Die morphologische und histologische Entw. der Kleinhirns der Teleostier. *Anat. Anzeiger*, 1894, n° 16, et *Morph. Jahrbuch*, Bd XXI, 1894. — LUGARO. Ueber die Histogenese der Körner der Kleinhirnrinde. *Anat. Anzeiger*, 1894, n° 23. — SCHAPER. Einige Kritische Bemerkungen zu Lugaro's Aufsatz, etc. *Anat. Anzeiger*, Bd X, n° 13, 1895. — KHUITHAN. Die Entw. des Kleinhirns von Saugeticren. *Sitz. d. ges. f. Morph. u. Phys. Munchen*, 1891. — RAMÒN Y CAJAL. Sur les fibres nerveuses de la couche granuleuse du cervelet et sur l'évolution des éléments cérébelleux ; et : A propos de certains éléments bipolaires du cervelet, etc. *Intern. Monatsschrift f. Anat. u. Phys.*, Bd VII, 1890. — ID. *Nuevo concepto de la Histologia de los Centros nerviosos.* Barcelona, 1893. — P. RAMÒN. Notas preventivas sobre la estructura de los centros nerviosos III. Estructura del cerebelo de los peces. IV. El encéfalo de los reptiles. Cerebelo. *Gac. san. de Barcelona*, 1890 et 1891. — HESS, cité par SCHAPER. — BESSER, BOLL, LUBIMOFF, LÖWE, VIGNAL, cités p. 396 et suiv. et p. 502. — LAHOUSSE, BELLONCI E STEFANI, cités p. 502. — DENISSENKO. Zur Frage über den Bau der Kleinhirnrinde. *Arch. für mikr. Anat.*, Bd XIV, 1877. — OBERSTEINER. Unters. über die Rinde des kleinen Gehirns. *Sitz. d. K. Akad. d. Wiss. Wien*, 1870. — ID. Der feinere Bau der Kleinhirnrinde bei Menschen und Thieren. *Biol. Centralblatt*, Bd III. — WLASSAK. Das Kleinhirn des Frosches. *Arch. für Anat. und Phys.*, *Phys. Abth.*, *Suppl. Bd*, 1887. — HERRICK. *Loc. cit.*, p. 502, et : The evolution of the cerebellum. *Science*, 1891. — ID. Notes upon the Histology of the central nervous system of Vertebrata. *Festschrift für Leuckart*, 1892.

Chapitre VI

Kupffer. Die Deutung des Hirnanhanges. *Sitz. d. Ges. f. Morph. u. Phys. in München*, 1894. — E. Bickford. The hypophysis of the *Calamoichthys calabaricus. Anat. Anzeiger*, 1895, nº 15. — Valenti. Sullo sviluppo dell' Ipofisi. *Acad. med.-chir. di Perugia*, 1894. *Atti d. Toscana di sc. nat.*, 1895. *Mon. zool. ital.* et *Anat. Anzeiger*, 1895. — Saint-Remy. Sur la signification morphologique de la poche pharyngienne de Seessel. *Soc. de biologie*, 1895, nº 19. — Chiarugi. Di una particolare connessione della parete ventrale del cervello intermedio coll' ectoderma, etc. *Monit. zool. ital.* nº 5, 1894.

Studnicka. Zur Anat. der sogen. Paraphyse des Wirbelthiergehirnes. *Sitz. der Kön. böhm. Ges. d. Wiss.*, 1895.

TABLE ALPHABÉTIQUE

A

B

C

D

E

J

K

L

O

P

W

Z

TABLE ALPHABÉTIQUE DES NOMS D'AUTEURS

AVEC RENVOI AUX PAGES (1)

(1) Cette table renvoie non seulement au texte, mais encore aux différents index bibliographiques. Dans ce dernier cas un auteur, figurant pour plusieurs travaux dans la même page, il n'y est renvoyé cependant qu'une seule fois.

M

N

O

P

Q

R

S

T

U

ERRATA

Page 129, 2e ligne, lire : *comme des restes du thymus épithélial primitif épargné par l'envahissement du tissu lymphoïde.*
Page 306, lire : *Conil* au lieu de *Cornil.*
Page 308, lire : *V. Gehuchten.*
Pages 314 et 527, lire : *Kupffer.*
Page 375, lire : *M. Schultze.*
Pages 361, 372, 405, 413, 432, 433, 436, 444, 446, 456, 488, 505, 507, lire : *Burckhardt.*
Page 561, 9e ligne, lire : *particularités.*
Page 571, lire : *Oiseau.*

IMPRIMERIE LEMALE ET Cie, HAVRE

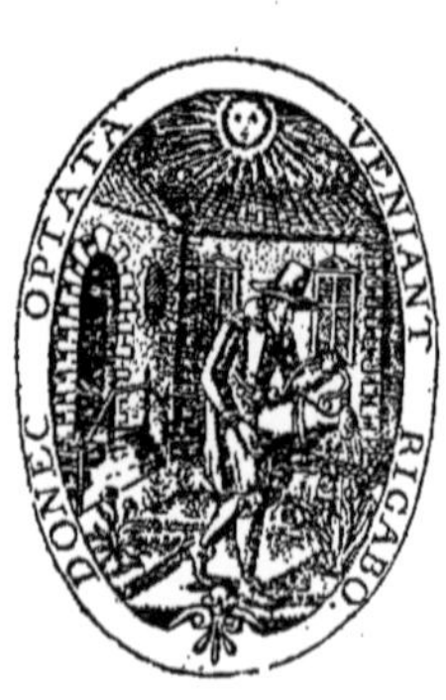

IMPRIMERIE LEMALE ET Cie, HAVRE

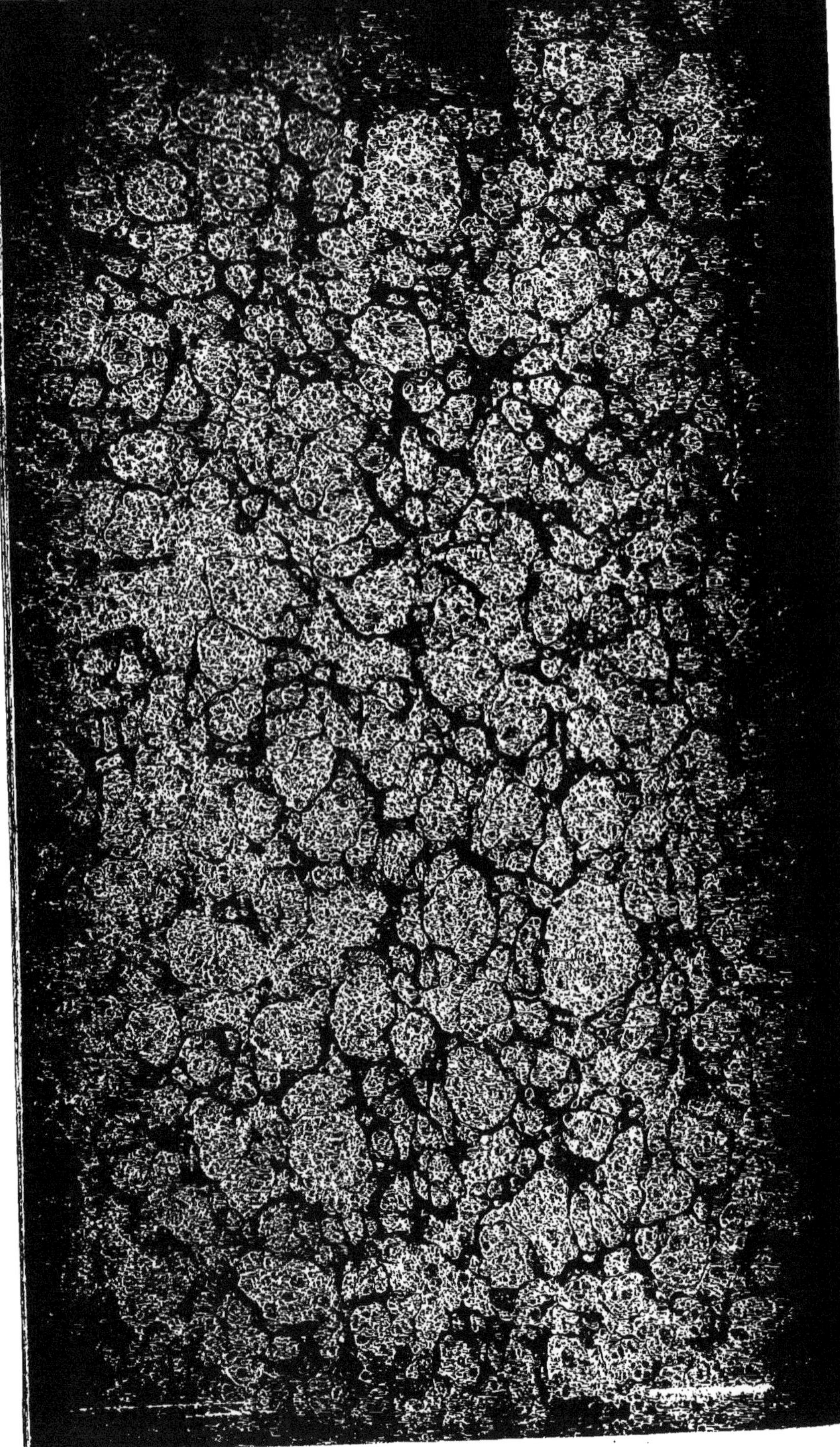

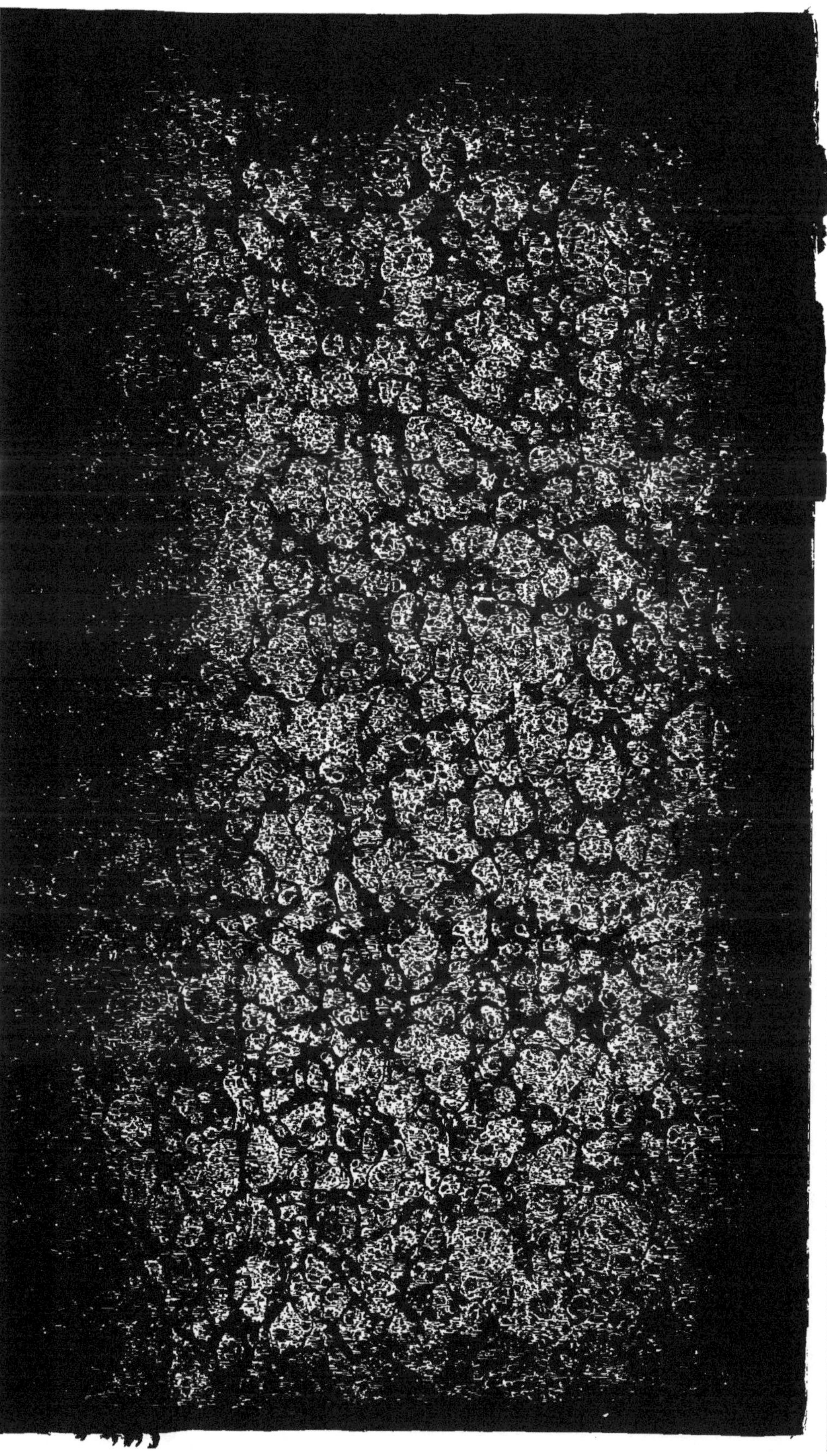

www.ingramcontent.com/pod-product-compliance
Ingram Content Group UK Ltd.
Pitfield, Milton Keynes, MK11 3LW, UK
UKHW020125220726
13923UKWH00001B/2